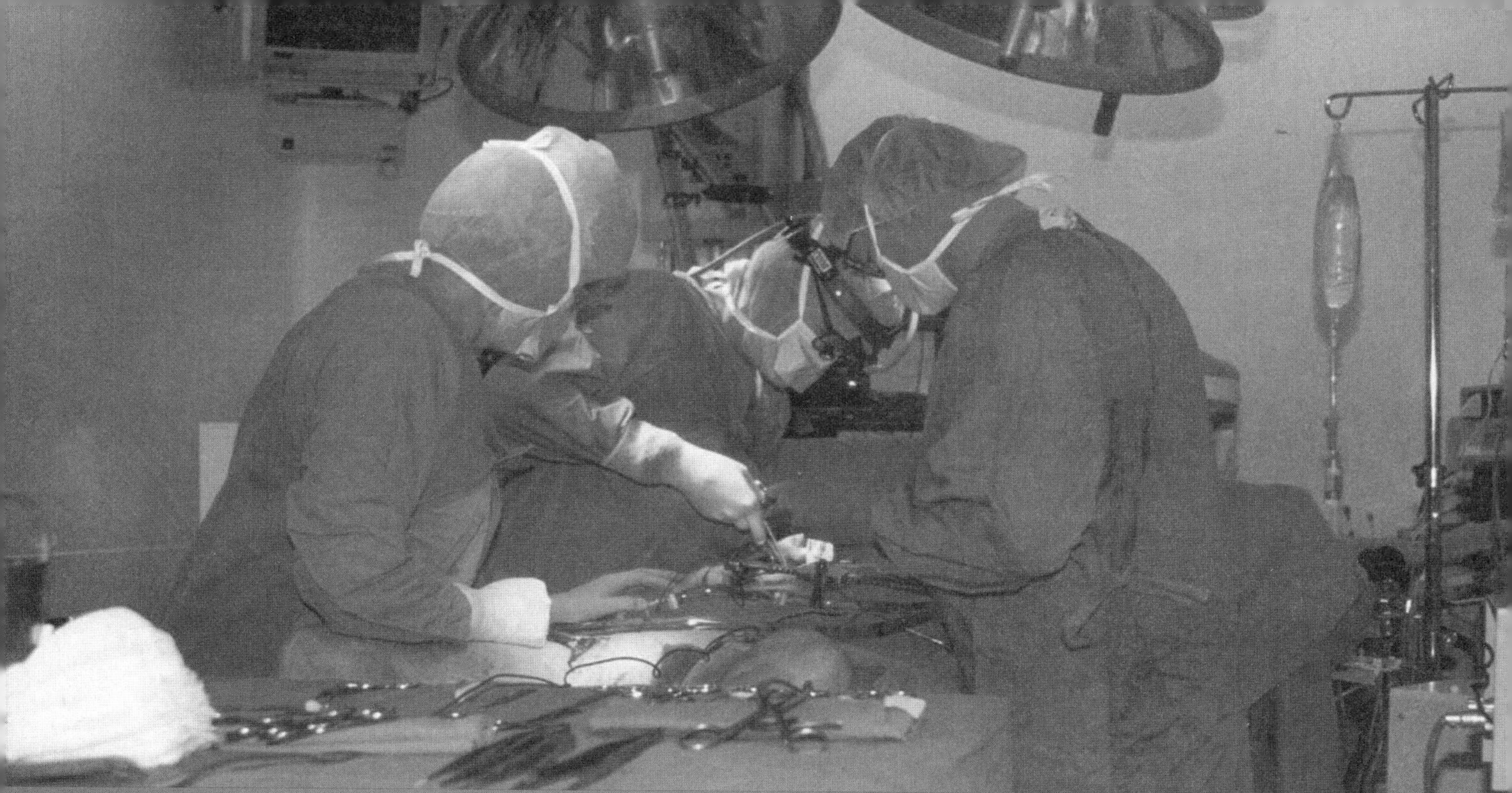

现代
泌尿外科诊疗实践

蔡平昌　主　编

云南出版集团公司
云南科技出版社

图书在版编目（CIP）数据

现代泌尿外科诊疗实践 / 蔡平昌主编. -- 昆明 : 云南科技出版社, 2018.4
ISBN 978-7-5587-1309-5

Ⅰ. ①现… Ⅱ. ①蔡… Ⅲ. ①泌尿外科学－诊疗 Ⅳ. ①R69

中国版本图书馆CIP数据核字(2018)第097023号

现代泌尿外科诊疗实践
蔡平昌　主编

责任编辑：王建明　蒋朋美
责任校对：张舒园
责任印制：蒋丽芬
装帧设计：庞甜甜

书　号：978-7-5587-1309-5
印　刷：廊坊市海涛印刷有限公司
开　本：889mm×1194mm　1/16
印　张：43.5
字　数：1400千字
版　次：2020年7月第1版　2020年7月第1次印刷
定　价：198.00元

出版发行：云南出版集团公司云南科技出版社
地址：昆明市环城西路609号
网址：http://www.ynkjph.com/
电话：0871-64190889

前　言

随着现代医学的飞速发展和医疗救治水平的不断进步，泌尿外科疾病的诊疗技术有了突飞猛进的发展，同时也推动了泌尿外科各个领域迈向了新的高峰。因此，作为泌尿外科专业的医务人员，不仅需要具有扎实的泌尿外科学基础知识与实践训练，而且还需要掌握专业领域内新的诊疗技术、治疗药物和手术方法。鉴于此，我们特组织多位专家在参阅了国内外大量有关资料的基础上，结合自身多年的临床工作经验撰写了这本《现代泌尿外科诊疗实践》。

本书以器官为单元编写，疾病覆盖面广，便于查阅；反映近年来泌尿外科临床领域的新进展，体现循证医学的原则。本书内容主要编写泌尿外科症状及诊疗技术，同时简要介绍与临床诊治有关的流行病学、病因、发病机制、病理等。本书文字简练生动，定义准确，是泌尿外科临床医师值得阅读的参考书和工具书。

尽管本书在编撰过程中，编者们做出了巨大的努力，对稿件进行了多次认真的修改，但由于编写经验不足，加之编写时间有限，书中如存在遗漏之处，敬请广大读者提出宝贵的修改建议，以期再版时修正完善！

目 录

基础篇

疾病篇

手术篇

基础篇

第一章　泌尿外科疾病主要症状

第一节　疼痛

泌尿男生殖器官病变引起的疼痛可呈剧烈绞痛，也可以表现为隐痛或钝痛，呈持续性或间歇性。疼痛与泌尿男性生殖系统空腔脏器内压升高、实质器官包膜张力增加或平滑肌痉挛有关，主要见于尿路梗阻及炎症。由于泌尿男性生殖系统多受自主神经支配，疼痛定位往往不准确。

一、肾区疼痛

肾区痛一般局限于一侧肋脊角，呈持续性钝痛或阵发性绞痛，运动后疼痛可能加剧。钝痛多见于肾或肾周感染、积水或巨大占位病变等，因肾包膜扩张并受牵引所致。绞痛多见于结石引起上尿路急性梗阻，也见于血块、脱落组织等阻塞肾盂出口处或输尿管，引起输尿管平滑肌痉挛、肾盂内压力升高，表现为腰腹部突发性剧痛，呈阵发性。绞痛常放射至下腹部、脐部、腹股沟处、睾丸或大阴唇及大腿内侧。肾脏剧烈胀痛多见于肾脓肿、肾梗死、肾周围炎等急性炎性疾病，常伴全身症状，如寒战、高热等。肾恶性肿瘤早期不引起疼痛，晚期可因梗阻和侵犯受累脏器周围神经而造成持续性疼痛。

由于腹腔神经节和肾邻近腹腔脏器受刺激，肾区剧痛时可合并消化道症状，如反射性恶心、呕吐、腹胀等。此时，右侧肾绞痛应与急性胆囊炎、胆石症、急性阑尾炎等疾病鉴别。不过，腹腔内脏器疼痛很少呈绞痛样，且多伴有腹肌紧张，并常向肩部放射，这是由于膈肌和膈神经受刺激的原因。T_{10}～T_{12}肋间神经受刺激时产生的疼痛易与肾区疼痛混淆。这类疼痛表现为肋脊角针刺样疼痛，有时向脐周放射，且可随体位变化而得到改善。

二、输尿管疼痛

输尿管因剧烈蠕动、管腔急性扩张以及平滑肌痉挛均会引起疼痛，表现为突发性、多样性，如输尿管走行区的钝痛或绞痛。输尿管绞痛多为结石或血块堵塞输尿管后所致，向患侧腰部、下腹部、股内侧和外生殖器等部位放射。疼痛区域可提示输尿管梗阻的部位：输尿管上段梗阻时，疼痛可向外生殖器放射；输尿管中段梗阻时，伴患侧下腹部疼痛，右侧应与急性阑尾炎鉴别；输尿管下段梗阻表现为膀胱刺激征和耻骨上不适感，在男性可沿尿道反射至阴茎头部。

输尿管绞痛常伴发血尿，应仔细询问两者出现的时间顺序：绞痛先于血尿者，多见于上尿路结石；当血尿先于绞痛时，则可能由血块阻塞输尿管所致，应排除肾肿瘤等疾病。输尿管慢性、轻度梗阻一般不引起疼痛，有时可表现为钝痛。

三、膀胱区疼痛

细菌性或间质性膀胱炎患者表现为间歇性耻骨上区疼痛，膀胱充盈时更显著，同时伴有尿频、尿急或排尿困难，排尿后疼痛感可部分或完全缓解。膀胱颈口或后尿道结石引起急性梗阻时可出现耻骨上、阴茎头及会阴部放射性剧烈疼痛。膀胱肿瘤晚期或原位癌患者也可出现膀胱区疼痛，提示肿瘤已侵犯盆腔内组织，多伴有严重的膀胱刺激征。

排尿痛是部分膀胱炎患者典型的症状，呈烧灼样或针刺样，多在排尿初出现，排尿末加重，放射至尿道远端，常伴有脓尿及膀胱刺激征，甚至出现尿闭感。长期抗感染治疗的膀胱炎患者，如果疼痛不缓解，反而逐渐加重，应考虑膀胱结核。

急性尿潴留引起膀胱过度膨胀时，可导致膀胱区胀痛不适，此时下腹部能扪及包块。慢性尿潴留患者尿潴留和膀胱膨胀呈缓慢进展，即使残余尿超过 1000ml，也很少有膀胱疼痛不适。

四、前列腺、精囊疼痛

前列腺、精囊痛多因炎症导致前列腺水肿和包膜扩张所致。疼痛主要集中于会阴部或耻骨上区，向后背部、腹股沟、下腹、阴囊、睾丸以及阴茎头等处放射。急性炎症引起的疼痛较重且伴有寒战、发热，同时合并膀胱刺激症状，直肠指诊时前列腺、精囊部位有明显触痛。慢性炎症引起的疼痛程度较轻，部位多变，且病史长，全身症状少见。严重的前列腺肿胀可造成急性尿潴留。

前列腺、精囊肿瘤引起的疼痛因肿瘤部位、大小及浸润情况而异。前列腺癌除了可以侵袭周围组织、骨盆、腰骶部和直肠等部位引起疼痛，还可引起一侧或两侧坐骨神经痛。癌性疼痛多剧烈且伴有消瘦等恶病质表现。

（赵恒太）

第二节　排尿相关症状

排尿/储尿期症状多见于下尿路（膀胱和尿道）疾病，目前临床上应用下尿路症状（LUTS）来概括，并取代以前常用的膀胱梗阻性症状和膀胱刺激征。LUTS 包括刺激症状（如尿频、夜尿增多、尿急、急迫性尿失禁等）和梗阻症状（如排尿困难、尿不尽感、尿末滴沥等）。

一、尿痛

尿痛指排尿时或排尿后耻骨上区或尿道内烧灼样、针刺样痛感，与尿频、尿急合称为膀胱刺激征。病因多见于膀胱、尿道炎症或结石。病变刺激膀胱及尿道黏膜或深层组织，引起膀胱、尿道痉挛及神经性反射。排尿初痛多见于尿道炎，而膀胱炎为排尿中或排尿后痛。

二、尿频

尿频是指排尿次数明显增加。正常成人每日排尿4～6次，夜尿0～1次，每次尿量200～300ml。尿频者24小时排尿>8次，夜尿>2次，每次尿量<200ml，伴有排尿不尽感。生理情况下，排尿次数与饮水量、温度高低、出汗多少等有关。病理性尿频特点是排尿次数增加，夜尿增加，而每次尿量少。

尿频患者多因膀胱功能性容量降低所致。膀胱出口梗阻时，膀胱顺应性降低，残余尿增多。结核性膀胱和间质性膀胱炎患者，由于膀胱肌层广泛纤维化，发生膀胱挛缩，膀胱容量显著降低，引起严重尿频，有时每次排尿量仅10ml。

膀胱本身病变，如炎症、结石、异物、肿瘤等，或膀胱周围病变，如子宫肌瘤、盆腔脓肿等，都可以导致膀胱容量降低，出现尿频。精神、心理等因素，如焦虑、恐惧等，也可引起尿频，其特点是白天尿频明显，夜间入睡后消失。尿频伴尿量增加常见于糖尿病、尿崩症及肾浓缩功能障碍等疾病。

三、尿急

尿急是一种突发且迫不及待要排尿的感觉，严重时引起急迫性尿失禁。尿急见于下尿路炎症(如急性膀胱炎)、膀胱过度活动症、高敏感低顺应性的神经源性膀胱等病理情况，也可以由焦虑等精神因素引起。

四、排尿困难

排尿困难是指膀胱内尿液排出受阻引起的一系列症状，表现为排尿等待且费力、排尿间断或变细、尿线无力、尿线射程变短、排尿末滴沥状等。尿末滴沥是前列腺增生症的早期症状，排尿困难呈渐进性，可伴发急性尿潴留或肾功能受损。

排尿困难病因分为三类：机械性梗阻见于尿道狭窄、尿道肿瘤、先天性尿道瓣膜等；动力性梗阻见于糖尿病、脑脊髓病变、盆腔手术损伤盆神经或阴部神经等；混合性梗阻多见于前列腺增生症、急性前列腺炎等。排尿困难男性多见于前列腺增生症和尿道狭窄，而女性常由膀胱颈硬化症或心理因素所致；儿童则可能与神经源性膀胱和后尿道瓣膜有关。

五、尿潴留

尿潴留表现为膀胱内充满大量尿液，不能排出致下腹部膨隆和(或)胀痛，分为急性与慢性两类。急性尿潴留多见于下尿路机械性梗阻，如尿道狭窄和前列腺增生症突然加重，或药物所致一过性尿潴留。慢性尿潴留是指膀胱内尿液长期不能完全排空，有残余尿存留，多见于神经源性膀胱或渐进性的机械性梗阻。慢性尿潴留患者多以充盈性尿失禁就诊。

六、尿失禁

尿失禁是指尿液不由自主流出体外。尿失禁分为4种类型：

1.真性尿失禁　是指在任何时候和任何体位时均有尿液不受意识控制而自尿道口流出。因尿道外括约肌缺陷、严重损伤或尿道支配神经功能障碍，膀胱括约肌丧失了控制尿液的能力，表现为膀胱空虚、持续流尿且没有正常的排尿，多见于神经源性膀胱、女性尿道产伤以及前列腺手术引起的尿道外括约肌损伤等。

2.压力性尿失禁　是指平时能控制排尿，但在腹腔内压突然升高时，发生尿失禁的现象。多见于经产妇或绝经后妇女，也可见于男性前列腺手术后，表现为咳嗽、喷嚏、大笑或增加腹压的运动时有尿液突然自尿道口流出。病因包括尿道肌肉本身缺陷；阴道前壁的支撑力减弱；肛提肌、尿道外支持组织和盆底肌肉功能障碍；功能性尿道缩短；膀胱尿道后角消失；尿道倾斜角增大等。

3.充盈性尿失禁　又称为假性尿失禁，是由于膀胱内大量残余尿所致。患者不时地滴尿，无成线排尿，多见于慢性下尿路梗阻疾病。

4.急迫性尿失禁　是指因强烈尿意，出现快速的尿液流出。该尿失禁分为两类：①运动性急迫性尿失禁，系逼尿肌无抑制性收缩，使膀胱内压超过尿道阻力所致，见于膀胱以下尿路梗阻和神经系统疾病；②感觉急迫性尿失禁，是由膀胱炎性刺激引起的一个症状。精神紧张、焦虑也可引起急迫性尿失禁。急迫性尿失禁和压力性尿失禁常混合存在。

七、漏尿

漏尿是指尿液不经正常尿道排出，而是从其他通道流出，如阴道或肠道，也称为尿道外性尿失禁。发生漏尿的常见疾病有膀胱阴道瘘、尿道阴道瘘、尿道直肠瘘等。如果瘘孔小，患者一般正常排尿，往往因尿道瘘周围炎症就诊才发现；如果瘘孔大，则尿液全部由尿路相通的器官流出，易诊断。尿道直肠瘘可表现为尿道排出气体或含粪便的尿液，且肛门排尿。

先天性输尿管异位开口也是漏尿的常见原因之一。输尿管开口于尿道或女性阴道时，女性患者有正常排尿，同时伴有持续性少量尿液流出，易被误认为慢性的阴道分泌物。由于输尿管开口多在尿道外括约肌的近端，男性患者一般很少发生尿失禁。漏尿也可见于脐尿管瘘和膀胱外翻等先天性畸形。

八、遗尿

遗尿是指儿童在睡眠时发生不自主排尿。遗尿在3岁以内儿童中应视为正常现象，大部分可以自愈。6岁以上仍遗尿时应视为异常。女性儿童的遗尿应排除输尿管异位。遗尿原因有大脑皮质发育迟缓、睡眠过深、遗传或泌尿系统疾病等。

九、尿流中断

尿流中断是指在排尿过程中出现不自主的尿线中断。膀胱结石患者易出现尿流中断，改变体位时可以继续排尿，常伴有阴茎头放射性剧痛，或尿道滴血。前列腺增生症患者也会发生尿流中断。

（赵恒太）

第三节　尿液相关症状

一、血尿

血尿指尿中含有过多的红细胞。离心尿液每高倍视野(×400)中红细胞计数≥3时称为镜下血尿;而每1000ml尿中含有1ml以上血液时可呈肉眼血尿。血尿程度与潜在的后果无相关性,但是血尿程度越重时,发现病变的几率就越大。

1.肉眼血尿和镜下血尿　肉眼血尿几乎都存在泌尿系统病变,其中40%的肉眼血尿来源于膀胱;而镜下血尿依靠目前的检查手段能明确病因的机会并不高。内科血尿一般为肾小球性血尿,由肾前性疾病或肾小球疾病引起,应用相差显微镜可观察尿中有变形红细胞及管型,尿蛋白定性≥++。外科血尿为非肾小球性血尿,红细胞形态正常,无管型,尿蛋白定性≤+。

服用某些药物或食物时尿液可呈红色,如利福平、氨基比林、卟啉、胡萝卜等,尿液镜检无红细胞可以与血尿区别。血尿还应与血红蛋白尿、肌红蛋白尿相区别,后者常见于溶血反应、大面积烧伤、肢体挤压伤等,尿液镜检无红细胞,但隐血试验阳性。

2.血尿时段　依据排尿过程中血尿出现的时间可对病变进行初步定位,常采用三杯试验来帮助区别。初始血尿提示尿道或膀胱颈出血;终末血尿提示病变位于膀胱三角区、膀胱颈或后尿道;全程血尿提示出血来自膀胱或膀胱以上尿路。尿道损伤引起的尿道流血时,血液鲜红,尿中并不含有血液,不能误认为血尿,血尿发作时,应进行膀胱镜检查,可以区分血尿来自膀胱或上尿路,如果发现输尿管口喷血,则上尿路来源血尿可以基本确定。

3.血尿伴随症状　血尿伴肾绞痛应考虑上尿路梗阻,如结石或血块;血尿伴单侧上腹部肿块多为肾肿瘤、肾积水、肾囊肿或肾下垂;血尿伴双侧上腹部肿块常为多囊肾;血尿伴膀胱刺激征多为下尿路炎症引起,其次为肾结核或晚期膀胱肿瘤等;血尿伴下尿路梗阻症状见于BPH和膀胱结石等。无痛性肉眼血尿,呈全程间歇性或持续性,应高度警惕泌尿系恶性肿瘤的可能,最常见的是膀胱肿瘤。

环磷酰胺等抗癌药物全身应用时,可引起化学性出血性膀胱炎。膀胱内灌注抗癌药物,如卡介苗、丝裂霉素等也可导致化学性出血性膀胱炎,有时伴高热。盆腔肿瘤,如宫颈癌、前列腺癌、膀胱癌等在放疗后,可发生放射性膀胱炎,表现为严重肉眼血尿和下尿路刺激症状。

4.血块的形状　尿液中含血块说明血尿程度较严重。新鲜血尿伴大小不等、形态不规则的血块时提示膀胱或前列腺部尿道出血。肾或输尿管出血为暗红色,血块如条状或蚯蚓状,可伴有腰部疼痛不适,无排尿不畅。

5.血尿鉴别诊断　年龄和性别对分析血尿病因有帮助。年轻血尿患者多因泌尿系结石、感染、畸形或外伤所致;老年患者的血尿则提示膀胱肿瘤或BPH;女性血尿一般与尿路感染、妇科疾病或月经污染有关;男性患者一般较少发生血尿,一旦出现血尿,往往提示有潜在病变,应详细检查。

肾实质疾病,如各型肾炎、肾病,可以引起血尿,多为镜下血尿,同时伴有高血压、水肿、蛋白尿、管型尿等。肾血管畸形(如动脉瘤、动静脉瘘、血管瘤、肾梗死等)导致的血尿特点为反复发作的镜下或肉眼血尿,多见于青少年患者。如肠系膜上动脉和腹主动脉之间角度过小,压迫左肾静脉,引起肾淤血,可出现血尿,临床称为胡桃夹综合征。运动性血尿一般原因不明确,可能与肾静脉淤血,肾、膀胱黏膜血管损伤出血有关。

全身性疾病，如糖尿病、血友病、白血病等，可以发生血尿，有时为首发症状，应引起重视。后腹腔或盆腔的恶性肿瘤、炎症肿块等压迫、刺激、浸润泌尿系统时也可以出现镜下或肉眼血尿，此时多伴有患侧肾积水。

原因不明的血尿称为特发性血尿，约占血尿患者的20%，可能的原因包括肾血管畸形、微结石或结晶、肾乳头坏死等。

二、脓尿

脓尿常为乳白色，混浊，严重时有脓块，多见于尿路感染。正常人尿液中含有少量白细胞，如果离心尿液中白细胞≥10个/高倍视野，或普通尿检白细胞≥5个/高倍视野时，应视为异常。根据排尿过程中脓尿出现的时间以及伴发症状可对病变进行初步定位。初始脓尿为尿道炎；脓尿伴膀胱刺激征而无发热多为膀胱炎；全程脓尿伴膀胱刺激征、腰痛和发热提示肾盂肾炎。

引起脓尿的泌尿系感染常分为非特异性感染和特异性感染两大类。非特异性感染的致病微生物以大肠埃希菌最常见，其次为变形杆菌、葡萄球菌、肠球菌，厌氧菌、衣原体、真菌等较少见。特异性感染主要指由结核分枝杆菌和淋病奈瑟菌引起。

三、乳糜尿

乳糜尿是指尿液中混有乳糜液而使尿液呈乳白色或米汤样，内含有大量脂肪、蛋白质、红细胞及纤维蛋白原。如其中红细胞较多，可呈红色，称为乳糜血尿。乳糜溶于乙醚，故乙醚可使乳糜尿变清，从而确诊乳糜尿。该试验称为乳糜试验，可鉴别乳糜尿与脓尿、结晶尿。乳糜尿的常见病因是丝虫病，其次为腹膜后肿瘤、结核或外伤等。

四、气尿

排尿时尿中出现气体，称为气尿，多见于尿路与肠道之间有瘘管相通时。这些瘘管除手术、外伤引起外，更多见于结核、炎性肠病、放射性肠炎、乙状结肠癌等。气尿也可见于膀胱、肾盂内产气细菌感染，糖尿病患者的发生率较高。尿中的产气菌分解高浓度的尿糖产生二氧化碳，排尿时便有气体出现。

五、尿量异常

正常成人每日尿量为700～2000ml，平均1500ml，尿比重波动在1.003～1.030。通常情况下，尿量增加，尿比重则相应下降，以维持体液平衡。

1.*多尿*　指每日尿量＞2500ml，典型患者每日尿量＞3500ml。泌尿外科疾病中，多尿常见于急性肾后性肾功能不全的多尿期，系肾浓缩功能减退或溶质性利尿所致。

2.*少尿*　临床上将每日尿量＜400ml定义为少尿。突发性少尿是急性肾衰竭的重要标志。肾前性、肾性和肾后性因素都可造成少尿，见于休克、脱水、尿路梗阻、尿毒症等。

3.*无尿*　临床上将每日尿量＜100ml定义为无尿。持续性无尿见于器质性肾衰竭，表现为氮质血症或尿毒症，称为真性无尿症；结石或肿瘤引起输尿管完全性梗阻所致的无尿称为假性无尿症。急性血管内溶血也可以引起无尿。

（赵恒太）

第四节　尿道分泌物

尿道分泌物是指在无排尿动作时经尿道口自然流出黏液性、血性或脓性分泌物。正常尿道口应无分泌物，只是在性冲动时由尿道口流出白色清亮的黏液。

一、血性尿道分泌物

血性尿道分泌物包括尿道出血和血精。尿道出血多来自尿道外伤或尿道、精阜肿瘤，患者常在无意中发现内裤上有陈旧性血迹。血精是前列腺、精囊疾病的特征性表现，病因以炎症、肿瘤或结核为多见。

二、脓性尿道分泌物

脓性分泌物最多见于淋病奈瑟菌性尿道炎，表现为尿道流脓，并伴有急性尿道炎症状及尿道口红肿，挤压尿道近端后可见淡黄色脓液自尿道外口流出。淋病性尿道炎的诊断，可取少量脓液涂片行革兰染色，常在白细胞内查到革兰阴性双球菌。非特异性尿道炎的分泌物量较少，呈稀薄状或水样黄色。非特异性尿道炎的常见致病微生物为大肠埃希菌、链球菌、葡萄球菌、沙眼衣原体、解脲支原体等。

三、黏液性分泌物

黏液性尿道分泌物见于性兴奋及慢性前列腺炎。性兴奋时，前列腺充血，腺泡分泌增加及腺管扩张，当腹压增高或会阴部肌肉收缩时，前列腺液便从尿道口流出。慢性前列腺炎患者常在清晨从尿道口流出少量色清的黏液性分泌物，或分泌物将尿道外口黏合。患者如果在大小便后，发现有少量乳白色、黏稠分泌物流出尿道外口时，俗称“滴白”，显微镜下检查可见较多的白细胞和脓球。

（潘伟民）

第五节　肿块

由于泌尿系器官解剖位置较隐蔽或不甚注意，当这些器官出现肿块时，往往已存在一定时间。肿块多因肿瘤、畸形、感染、外伤、梗阻性疾病等所致。

一、腹部、腰部肿块

上腹部两侧或腰部发现肿块时，都应与正常肾脏相鉴别。体型瘦长的人，深呼吸时可触及正常肾脏下极，故肾下极肿块较上极更易扪及。当肾脏肿块可以触及时，应仔细触摸肿块的大小、质地、活动度、坚硬度，有无结节等。肾肿瘤多为实性，质地坚硬，表面光滑或呈分叶状。肿瘤早期时，有一定的活动度；晚期时肿瘤浸润周围组织而固定，此时多有局部剧痛的症状。肾中下极巨大肿瘤可越过腹部正中线。脓肾或肾周感染之肿块可有明显的腰痛、叩击痛，患者向患侧弯曲的体位以减轻疼痛。肾囊肿和肾积水形成的肿块表面光滑，多有囊性感。

多囊肾一般是双侧性的，两侧上腹可触及巨大肾脏，表面呈囊性结节样。小儿腹部肿块常见于肾母细胞瘤和巨大肾积水，质地明显不同。肾损伤引起的肾周围血肿及尿外渗时，在患侧腹部和腰部可触及痛性肿块，如出血未控制，肿块可进行性增大。肾下垂者，肾移动范围明显增大，坐位和侧卧位时均较易触及。

二、下腹部肿块

下腹部触及肿块时，首先应排除尿潴留。最可靠的方法是超声检查，其次是导尿术，如果导尿后肿块消失，并引流出大量尿液，表明肿块是膨胀的膀胱。

膀胱、盆腔内恶性肿瘤以及隐睾恶变等患者都可以在下腹部耻骨上触及肿块。脐部常见肿块为结核性腹膜炎所致的粘连性包块，肠系膜淋巴结结核或肿瘤，横结肠包块及蛔虫团等；左下腹常见肿块为乙状结肠肿瘤、血吸虫病、左侧卵巢或输卵管包块；右下腹常见肿块为盲肠、阑尾的炎性病变、肿瘤及右侧卵巢或输卵管肿块；下腹部常见包块为膨胀的膀胱、膀胱肿瘤、妊娠子宫及子宫肿瘤等。盆腔肿块除腹部检查外，还应经直肠或阴道进行双合诊，确定肿块大小、位置和活动度。

三、腹股沟区肿块

腹股沟触及肿块时，首先应考虑疝，肿块多可回纳入腹腔，咳嗽时出现。如果疝内容物为大网膜时，触及为实性，应与淋巴结、精索囊肿或隐睾等相鉴别。

腹股沟肿大淋巴结多为炎性或阴茎癌转移。炎性淋巴结表现为压痛明显，活动度大，而癌性淋巴结多相互融合，质坚硬，活动度差，确诊需进行活检。如果阴囊空虚，在腹股沟处触及肿块时，首先应考虑隐睾。

四、前列腺肿块

前列腺部触及肿块应注意区别肿瘤还是非特异性炎性结节、结核或结石。早期前列腺癌可以在前列腺表面触及孤立的硬结节；晚期时，癌肿占据整个前列腺，向直肠腔凸出，质地坚硬，表面结节感，不光滑，与周围界限不清。

（安旭方）

第六节 男性性功能相关症状

一、阴茎勃起功能障碍

勃起功能障碍（ED）是男性最常见的性功能障碍，指阴茎不能达到和维持足以进行满意性生活的勃起。

根据病因，ED分为心理性、内分泌性、神经性、动脉性、静脉性和医源性六大类；临床上则分为器质性ED（动脉性、静脉性、神经性和内分泌性）、心理性ED及混合性ED。器质性ED约占50%，病因主要有糖尿病、心血管疾病、脑脊髓病变、服用药物等。

二、性欲障碍

1.性欲低下　性欲低下是指对性交的欲望意念冷淡，或根本无要求，或厌恶而拒绝性交等。性欲低下男性患者在外界刺激下仍有阴茎勃起，这不同于ED。而女性表现为无性高潮。导致性欲低下的病因以精神因素为主，多有与性有关的创伤史，也与器质性疾病有关。女性发病率明显高于男性。

2.性欲亢进　性欲亢进是指性欲望、性冲动过分强烈和旺盛，造成性兴奋频繁，性行为要求迫切，性交频率增加而自我感觉不满足为临床特点。患者常无自我主诉，多发现于性心理调查或性伴侣所述。

二、射精异常

1.早泄　早泄是射精障碍中最常见的疾病，发病率占成人男性的35%～50%。早泄是指阴茎能勃起，性交时当阴茎插入阴道前或接触阴道后，即出现射精，性生活双方都不满意。性交时射精快慢无一定的标准，个体差异很大。因此，有正常性功能的男性在性交时偶尔出现射精过早，不应视为病态；只有经常射精过早，以致不能完成性交全过程时，才视为早泄。

2.不射精　不射精是指性欲正常的男子在性交过程中，勃起的阴茎插入阴道后，始终达不到性高潮且不能产生节律的射精动作，也没有精液射出尿道外口的一种异常现象。射精活动是神经、内分泌、生殖系统共同参与、协调的复杂生理反射结果，以上任何部位的病变均可以引起不射精。

根据病因分类：①功能性不射精：由于射精中枢受到大脑皮质的抑制或者由于脊髓射精中枢反应阈值太高或性刺激程度不足，正常性交动作不能诱发射精，但可以有梦精或手淫射精，主要病因有各种精神心理障碍、长期手淫、阴道松弛等；②器质性不射精：脊神经损伤、医源性射精神经系统受损等可以导致不射精，患者性交中还是睡梦中均无射精现象；③药物性不射精：部分药物可抑制射精，如镇静剂、安眠药、抗抑郁剂等，影响程度与药物剂量及用药时间有关；④混合性不射精：多由精神心理因素和服用药物造成的。

3.逆向射精　是指患者性生活随着性高潮而射精，但是射精时精液全部自后尿道逆向流入膀胱，不从尿道口流出。正常射精时尿道内口闭锁以防止精液向膀胱逆流，而逆行射精则是由于尿道内口关闭不全，导致精液逆行射入膀胱。原发性逆行射精较为罕见，继发性逆行射精可见于前列腺电切术后、尿道外伤等。逆向射精的诊断依据是射精后尿液中含大量精子。

4.射精痛　性兴奋或射精时患者感阴茎根部或会阴部疼痛，被迫中止性交，或遗精时痛醒。射精痛的病因有精囊炎、前列腺炎、前列腺结石、附睾炎、尿道狭窄等。由于射精痛，使患者畏惧射精，可能发展成心理性ED或功能性不射精。

四、无性高潮

无性高潮是女性常见性功能障碍，是指女性有正常性欲，但在性交中仅有低水平快感，很少出现或从不出现性高潮，从而得不到性满足。

五、血精

血精是男科临床最常见的症状之一，指精液中混有血液。血精可呈鲜红色、咖啡色或暗红色，含血凝块，或仅在显微镜下有少量的红细胞。血精的常见病因有：①精囊及前列腺疾病，如精囊炎、前列腺炎、前列腺及精囊的结核、结石、损伤等；②肿瘤，如精囊及前列腺的癌肿，精阜乳头状瘤；③血液病，如紫癜、白血病等；④其他，如精囊静脉曲张、会阴部长期反复压迫、精阜旁后尿道上皮下静脉扩张破裂等。

（安旭方）

第七节　全身症状

发热、寒战是泌尿生殖系感染最常见的全身症状。对体重明显下降的老年人应进行详细检查，排除恶性疾病。

一、发热

发热是当机体在致热原作用下或各种原因引起体温调节中枢的功能障碍时，体温升高超出正常范围（36.2～37.2℃）。在对发热为主诉的患者进行问诊时，特别要重视发热热型、有无寒战、诊治经过以及传染病接触史、手术史、服药史等。

1.发热分类　常见的热型有稽留热、弛张热、间歇热、不规则热、癌性发热、波状热、消耗热、见于败血症。泌尿外科疾病常见热型为间歇热和不规则热，前者见于慢性泌尿男性生殖系统感染，后者主要见于肾癌。在疾病过程中，两种或两种以上热型交互存在，热型可由典型稽留热变为弛张热。由于抗菌药物的普遍应用，及时控制了感染；或由于解热药与肾上腺皮质激素的应用，也可使发热变为不典型。此外，热型还与个体反应有关，例如老年人，发热可不高或甚至无发热。

根据体温高低，发热可分为 3 种，即低热（37.3～38℃），中等度热（38.1～39℃），高热（39.1～41℃）。

2.发热与泌尿外科疾病的关系　发热对泌尿系统有一定的影响。体温上升和高热持续时，体内的水分和钠盐潴留，同时肾小管的再吸收功能增强，导致尿量减少、比重增高，尿中氯化物含量降低。感染性发热时由于高热和病原体毒素的作用，可以使肾实质细胞发生变性，尿中出现蛋白质和管型。

严重泌尿系统感染可引起急性发热，见于急性肾盂肾炎、急性前列腺炎和急性附睾炎等。对于有尿路梗阻，特别是输尿管结石引起的上尿路梗阻的患者，症状的出现提示败血症，必须及时解除梗阻因素，引流尿液。发热伴膀胱刺激征和肾区叩压痛时，应考虑肾盂肾炎、肾周围炎或肾周脓肿等。

慢性尿路感染是女性患者常见的低热病因。部分患者可无明显的尿路刺激症状，甚至尿常规检查也可正常，而仅以低热为唯一临床表现。疑为尿路感染所致的低热时，应反复多次地进行尿常规检查和培养，中段尿每高倍视野有 5 个以上白细胞，细菌培养阳性，且菌落计数大于 105/ml 时，则诊断可以成立。

恶性肿瘤有时首发症状为低热。肾癌患者发热的发生率为 10%～20%。部分患者发热是其就诊的唯一症状，常为 39℃以下的低热，偶为稽留热。发热原因多认为与肿瘤产生的致热原有关。另有研究发现，原发性肿瘤可能分泌白细胞介素-6 从而导致肿瘤性发热。在切除肿瘤后，体温多能恢复正常。

3.原因不明发热　病因可概括为四大类，即感染、肿瘤性疾病、结缔组织-血管性疾病、诊断不明。其中感染、肿瘤性疾病、结缔组织.血管性疾病等三大类占约80%以上患者的病因。在年龄方面可区分为三个不同的组别，6岁以下的不明原因发热以感染性疾病为多见，特别是原发性上呼吸道、泌尿道感染或全身感染；6～14岁年龄组则以结缔组织-血管性疾病和小肠炎症性疾病为最常见；14岁以上的成人组，虽然感染性疾病仍占首位，但肿瘤性疾病的发病率明显地增长。

二、恶病质

恶病质也称为恶病体质，是晚期恶性肿瘤患者极度消瘦、衰竭的一种表现，严重影响患者的治疗效果和生活质量。具体表现有厌食、贫血、进行性体重下降、极度消瘦，皮肤干燥松弛、肋骨外露、代谢失常等，俗称“皮包骨头”。据统计，约50%癌症晚期患者伴有恶病质，其中10%～25%的患者死于恶病质。

造成恶病质主要有三方面因素：①肿瘤的全身作用：由于肿瘤过度过快生长，尤其是全身多脏器转移后，增加基础代谢率或改变酶的利用，消耗了大量的热量和蛋白质，如果继发出血、发热和继发感染时，这种消耗会成倍增加。②肿瘤的局部作用：例如胃肠道的梗阻，造成食欲明显下降，甚至完全不能进食，加重了消耗程度和速度。③治疗对局部和全身的影响。

（安旭方）

第二章 体格检查

一、肾区检查

1.视诊 观察肾区有无肿胀、肿块、炎症现象，脊柱有无弯曲。检查时病人先站立，然后仰卧。较大的肾积水、肿瘤及囊肿可见患侧腰部或腹部圆形隆起。急性肾周组织感染因患侧腰肌炎症刺激而紧张，腰椎凸向健侧。

2.触诊 病人仰卧，下肢屈曲，使腹肌松弛。双侧肾脏肿大，表面呈结节状，是多囊肾的特征；肾脏增大，质地坚实，可能是肾肿瘤；巨大腰腹肿块，有囊性感，为肾积水；站立后肾脏在脐水平以下为肾下垂等。

3.叩诊 左手掌平放于背部肾区，右手握拳轻叩，有叩击痛时表示该侧肾周围有炎症现象。输尿管结石在绞痛时，肾区叩痛对诊断有重要意义。

4.听诊 肾动脉狭窄、动脉瘤或动静脉瘘在上腹部或腰部可听到血管杂音。

二、输尿管检查

输尿管深在腹后壁脊柱两侧，一般不易触及。沿输尿管走行有压痛表示有炎症。输尿管结石可有局部压痛。输尿管下端的肿瘤或结石可经阴道或直肠触及。

三、膀胱检查

病人平卧，观察下腹部有无隆起或肿块。如膀胱容量超过400ml，即可见下腹部隆起，触诊为椭圆形肿块，表面光滑，有囊性感。腹壁厚或肥胖病人可叩诊膀胱边缘的浊音界。膀胱或盆腔肿瘤应在排尿后行经直肠或阴道（已婚女病人）双合诊检查，可判断肿瘤是否侵犯膀胱壁及其周围组织。

四、外生殖器检查

（一）阴茎

首先观察阴茎的发育情况。阴茎增大多见于青春期性早熟、先天性肾上腺皮质增生、睾丸间质细胞癌。小阴茎，即进入青春期后阴茎仍呈儿童型，常温下短于3cm，见于先天性睾丸发育不良症、双侧隐睾、垂体功能减退等。其次注意有无包皮过长、包茎，翻开包皮检查阴茎头有无红肿、糜烂、溃疡、分泌物，与包皮有无粘连。包皮不能翻开为包茎，需手术治疗（背侧切开或包皮环切）。尿道口检查应注意有无狭窄或异位。尿道口位置在阴茎头背侧、阴茎背侧为尿道上裂，少见；在阴茎头腹侧冠状沟处、阴茎腹侧、阴囊甚至会阴者为尿道下裂，临床多见。这两种情况均常伴有阴茎异常弯曲，前者弯向背侧，后者弯向腹侧。如尿道口有分泌物应涂片行细菌学检查。尿道触诊硬韧呈索条状，提示尿道狭窄。骑跨伤所致尿道瘢痕狭窄可于尿道球海绵体部触及硬结。包皮过长伴阴茎头肿物，呈乳头状增生，质地坚硬，有奇臭，并伴有脓性分泌物，多为阴茎癌。阴茎头溃疡、圆形或椭圆形，有大量分泌物且无痛，是硬下疳（一期梅毒）；阴茎头或冠状沟溃疡、有脓性分泌物，边缘不整齐，呈潜行性疼痛，是软下疳。

（二）阴囊

双侧隐睾者阴囊多不发育；阴囊纵行分成两半见于阴囊型及会阴型尿道下裂。阴囊象皮病变已少见，是由于淋巴回流梗阻所致，多由丝虫病引起。

（三）睾丸

四指在后，拇指在前，将睾丸放在指间仔细触诊，比较两侧睾丸大小、硬度，有无肿块或触痛。准确测量睾丸大小应用卡尺测量钳或睾丸模型测量。正常成人的睾丸容积为15～25ml，小于12ml表示睾丸功能不良。如睾丸增大，质硬，用手托起较对侧沉重，应高度怀疑睾丸肿瘤。急性睾丸炎时睾丸明显肿大，并有触痛。阴囊内触及肿块应常规行透光试验，实质性肿块不透光，睾丸鞘膜积液透光呈红色。萎缩的睾丸（继发于睾丸固定术后、病毒性睾丸炎或精索扭转）可以有松弛感及感觉过敏，但通常为坚实感且对挤压不敏感，基本上失去了生精功能，但分泌雄性激素的功能还可维持。

（四）附睾

附睾有时紧贴于睾丸后表面，有时却有相当距离。应仔细触诊附睾的大小、硬度，有无结节或压痛。附睾肿大、疼痛、高热，提示为急性附睾炎。此时触痛非常明显，睾丸与附睾和充血变红的阴囊相粘连，使睾丸和附睾在触诊时难以区分。慢性附睾炎时附睾增粗，有轻度压痛，但无全身症状。附睾结核多在附睾尾部、少数在头部触到硬结，严重者，整个附睾肿大或累及睾丸。发生寒性脓肿时，与阴囊皮肤粘连或破溃形成窦道。附睾结核是阴囊皮肤窦道的最常见病因。附睾肿瘤罕见，应与炎症或结核相鉴别。

（五）精索及输精管

检查有无增粗、结节或触痛。急性精索炎时，精索增粗，触痛明显，常与急性附睾炎同时发生。附睾结核常伴有输精管结核，输精管可触到串珠状结节。不育症病人应检查双侧输精管，以排除先天性输精管缺如。精索静脉曲张是年轻男性常见病，检查时让病人站立，在睾丸后面可见到膨大的静脉团，触摸为蚯蚓状柔软盘曲的团块，而平卧后团块消失，即可确诊。肾癌由于癌栓阻塞肾静脉，使精索内静脉回流受阻，也可引起精索静脉曲张，但仰卧后曲张静脉不消退。

（六）前列腺和精囊检查

需做直肠指检。检查前嘱病人排完尿液，站立位，腹部靠近检查台一侧弯腰接受检查。也可取膝胸位，年老体弱或重病患者宜仰卧位或侧卧位检查。注意检查前列腺的大小、硬度、活动度，表面是否光滑，有无结节或压痛。正常前列腺约如栗子大小、平坦、边缘清楚、质韧、无结节或压痛，用手推移略活动，两侧叶对称，中央沟稍凹陷。急性前列腺炎时腺体肿大，明显压痛，如有波动感提示脓肿形成。慢性前列腺炎腺体大小无改变或缩小，硬度可软或硬，表面不光滑，边界不清。前列腺增大时体积增大膨隆，表面光滑，中等硬度，中央沟变浅或消失。临床常将前列腺大小分度及估重：Ⅰ度，腺体达正常的2倍，中央沟可能消失，估重为20～25g，Ⅱ度，腺体为正常的2～3倍，中央沟可能消失，估重为25～50g；Ⅲ度，腺体为正常的3～4倍，指检不能触及前列腺顶部，中央沟消失，估重为50～70g；Ⅳ度，腺体超过正常4倍，指检腺体明显突向直肠腔，一侧或两侧侧沟消失，估重为75g以上。也有人用简易诊断标准：达鸽蛋大为＋，鸡蛋大为＋＋，鸭蛋大或以上为＋＋＋。前列腺小管阻塞发生结石时，有触到结石的捻发感。前列腺结核时，腺体质地较硬，表面不规则，并有结核浸润的小硬结。前列腺癌早期可触到硬结，大小不一，小的仅几毫米；晚期腺体坚硬，与周围固定，边界不清，此时应与前列腺纤维变、肉芽肿性前列腺炎、前列腺结核、前列腺增生相鉴别，必要时针吸活检。精囊位于膀胱底部下方并自下而上分叉。正常精囊一般不易触及，有急性炎症时，则两侧精囊肿大，有压痛。精囊结核常与前列腺结核同时发生，精囊可有结核浸润或结节。前列腺癌累及精囊时，精囊可触到不规则的硬结。因前列腺炎常累及精囊，故行前列腺按摩治疗时亦应挤压精囊。精囊的原发肿瘤罕见。

五、其他检查

除以上检查外，泌尿外科体检还应注意血压、体重、体型、皮肤、毛发分布、喉结、精神状态等。40岁以前出现高血压者须排除肾性高血压。肾上腺疾病，包括皮质醇症、原发性醛固酮增多症、嗜铬细胞瘤及肾上腺髓质增生均可引起高血压，应注意鉴别。皮质醇症体检可有向心性肥胖，包括满月脸、水牛背、悬垂腹和锁骨上窝脂肪垫，肢体瘦弱；皮肤角层菲薄，透明性增加，可见皮下的毛细血管丛；腹部、臀、大腿上部和腋下常有宽广的紫纹；女病人可有多毛。原发性醛固酮增多症的高血压一般在中等或稍高水平。嗜铬细胞瘤及肾上腺髓质增生的高血压有持续型和阵发型两类，通常收缩压与舒张压均高，阵发性高血压发作时收缩压可骤升至26.6kPa(200mmHg)以上。

（谢波涛）

第三章　泌尿外科常用检查

第一节　尿液检查

尿液检查对泌尿生殖器疾病的诊断具有重要意义。除明显的性功能方面疾病或生殖器局部病变可不做尿液检查外，其他门诊患者和住院患者都需做尿液检查。做尿液检查前，必须决定应做何项检查，以定采取标本的方法，例如要做尿培养，预先应做无菌处理及准备。尿液检查以新排出的标本为佳；男性患者可用直接排出的尿液做常规检查，女性患者应避免外阴分泌物污染，可在洗净尿道周围后留取中段尿，必要时可用导尿法取得标本。

一、尿常规检查

包括色泽、透明度、比重、蛋白及葡萄糖定性，以及尿液离心后沉淀物显微镜检查，红细胞、白细胞、管型、上皮细胞和结晶。

1.颜色　正常新鲜尿液呈淡黄色，血尿为鲜红色或红茶色，色素尿为棕黄色，乳糜尿为乳白色。

2.透明度　正常新鲜尿液清晰通明，如尿中有脓细胞、细菌、真菌、乳糜、结晶体等，则尿液可呈现浑浊。

3.比重　正常尿液比重在1.003～1.030，晨尿比重偏高。

增高者：见于糖尿病、急性肾炎、高热状态、脱水和周围循环衰竭等。

降低者：见于精神性多尿、尿崩症及慢性肾炎肾功能不全者，可固定在1.010左右。

4.酸碱度　正常人尿液呈弱酸性，pH为5～7。食物及药物可引起尿液酸碱度的改变，如进食肉类食物者尿呈酸性；素食可呈中性或弱碱性；饭后多为碱性。如严重呕吐、碱中毒或服用碳酸钠类药物后，尿液呈碱性。如新鲜尿呈碱性且伴有较多细胞者，常为尿路感染所引起。

5.蛋白定性　正常尿液中含有微量蛋白40～80mg/d，常规定性实验不能测出。尿液蛋白含量每日超过150mg即为蛋白尿。生理性蛋白尿常见高蛋白饮食后、精神激动、剧烈运动、发热、妊娠期等，都可能出现暂时性蛋白尿；病理性蛋白尿见于肾小球或肾小管病变及全身性疾病累及肾者。

6.糖定性　正常人的尿液内含微量葡萄糖，一般方法不能测出。持续性大量糖尿是糖尿病的特征，亦可见于甲状腺功能亢进症、脑垂体前叶功能亢进症、肾上腺皮质功能亢进症、颅内压增高及慢性肝病等。采用Benedict法，于试剂3ml内加尿4滴，煮沸1～2min，冷却后试管中呈绿色为微量；淡黄色沉淀＋；深黄色沉淀为＋＋；棕黄色沉淀为＋＋＋；橘红色沉淀为＋＋＋＋。

7.显微镜检查　新鲜尿液须做离心分离，取尿沉淀镜检。

(1)红细胞：正常尿每高倍视野一般不超过0～3。红细胞增多常见于肾小球肾炎、肾盂肾炎、肾结核、泌尿系统肿瘤、结石及出血性疾病等。

(2)白细胞：正常尿液每高倍视野一般为0～3。超过5/高倍视野为异常；当尿路感染时可大量增多，成堆出现，又称脓细胞。

(3)上皮细胞：正常尿液中可有少量的鳞状上皮细胞和移行上皮细胞。当上皮细胞明显增多时，表示有病理改变。①小圆上皮细胞：来自泌尿道深层上皮，表示肾小管有实质性损害。②尾形上皮细胞：来自膀胱、输尿管、肾盂、前列腺及精囊。③扁平上皮细胞：来在膀胱尿道的浅层。

(4)管型：正常尿液中不含有管型。它是由蛋白质类物质在肾小管内凝固而成，依其成分不同可分为以下几型。①透明管型：正常人偶见。可见于肾本身疾病，也可见于发热、剧烈活动后及麻醉后。②颗粒管型：表示肾小管有严重损伤，如肾小球肾炎、肾病、发热及肾动脉硬化等。③蜡样管型：表示肾小管有严重的变性坏死。多见于重症肾实质性疾病。④脂肪管型：多见于类脂性肾病及慢性肾小球肾炎。⑤上皮管型：为肾小管上皮细胞变性，多见于急性肾炎、肾病、毒性反应、重金属中毒及淀粉样变性病等。⑥红细胞管型：多数红细胞附于管型内集聚而成，表示血液进入肾小管，如伴有出血的肾炎。⑦白细胞管型：多见于肾盂肾炎。

(5)结晶体：正常人尿液中常伴有结晶，诊断意义不大，但在新鲜尿液中有多量尿酸结晶或草酸钙结晶，且有红细胞存在，而患者又有肾或膀胱刺激症状时，应考虑有结石的可能。泌尿生殖道肿瘤时，可于尿中发现胆固醇结晶。多量磷酸钙结晶出现，多见于膀胱尿潴留、慢性膀胱炎及前列腺肥大等。

二、尿三杯试验

根据排尿过程中红细胞或白细胞在尿中出现的时间不同，可判断泌尿系疾病的病灶部位。

方法：将一次排尿过程的开始、中间和终末三部分的尿液分别置于三个容器内。要求排尿过程是一个连续的过程，每次调换容器时排尿不能中断，每个容器内尿量约60ml。依次序将三个容器内的尿液分别离心后取其沉淀行显微镜检查。

三、尿细菌学检查

正常泌尿器官中可以有少量细菌存在，但当泌尿系感染时，致病菌就大量繁殖。常见的致病菌有大肠埃希菌、变形杆菌、铜绿假单胞菌、产气杆菌及金黄色葡萄球菌等。通过尿液培养，可确定何种细菌感染。

具体方法如下：

1.尿液标本收集　必须严格遵循无菌操作，采集中段尿。容器须无菌且无化学药物或消毒剂。做尿培养前48h，最好停用所有抗生素药物，避免药物影响暂时抑制而培养时无细菌生长。一般取晨尿，男性患者行会阴及阴茎部充分清洗，取中段尿做检查用。女性患者用导尿法留尿。必要时采取膀胱穿刺留尿或输尿管插管收集每侧肾盂尿。

2.尿液涂片镜检　不离心或离心后取沉淀尿涂片用革兰染色后镜检。每视野发现一个细菌，表示其含菌量＞10^5/ml尿，为尿路感染。

3.尿液细菌培养计数及药敏试验　临床意义较大，尿含菌量＞10^5/ml者，为尿路感染；10^3～10^5/ml者为可疑，需要重复检查；10^3/ml以下者，98%是由于污染所致。如培养阳性，应行药敏试验，以作为临床选用抗生素的参考。

4.结核杆菌检查　留取晨起第一次尿液，离心后做涂片染色找抗酸杆菌，连续查3d，以获取阳性结果。

必要时取新鲜尿15ml,取沉淀做结核杆菌培养或动物接种,此种方法可靠,只是时间太长。

结果判断:若一次涂片或培养发现结核杆菌为阳性结果,一般都应考虑诊断。

四、尿脱落细胞检查

细胞学检查对泌尿系统上皮细胞肿瘤的诊断具有重要意义。尿液脱落细胞检查,应留取早晨第二次新鲜清洁尿液30ml以上,离心沉淀后立即涂片,HE染色后查找肿瘤细胞。主要用于诊断泌尿系统上皮细胞肿瘤,包括肾盂、输尿管、膀胱及尿道的上皮细胞肿瘤,其阳性率达61.7%。肾实质肿瘤患者的脱落细胞阳性率仅8.3%,前列腺癌的阳性率为15%。

五、尿液生化检查

留取24h尿,测定尿液中肾排出的代谢物和电解质,是检查肾功能的一种方法。

1.尿肌酐、尿素氮测定　尿肌酐正常值为0.7～1.5g/24h,在急性肾炎或肾功能不全时,尿肌酐含量降低。尿素氮正常值为9.5g/24h,增高表示体内组织分解代谢增加,降低见于肾功能不全、肝实质性病变。

2.尿肌酸测定　尿肌酸正常值为0.1～0.2g/24h。增高多见于痛风,降低见于肾炎。

3.尿钾、钠测定　尿钠正常值为3～6g/24h。增高见于肾上腺皮质功能减退、ARF及肾移植术后利尿期,降低见于长期禁用钠盐、肾上腺皮质亢进等。尿钾正常值为2～4g/24h。增高见于肾上腺皮质功能亢进、ARF及肾移植术后利尿期,降低见于严重失水、失钠而有肾前性氮质血症及失盐综合征、尿毒症及肾上腺皮质功能减退等。

4.尿钙、磷测定　尿钙正常值为0.1～0.3g/24h,尿磷为1.1～1.7g/24h。尿钙、磷排出量增高主要见于甲状旁腺功能亢进症,可引起多发性尿路结石。

六、尿激素测定

(一)尿17-羟类固醇和17-酮类固醇测定

肾上腺皮质分泌的类固醇激素的代谢物17-羟类固醇与17-酮类固醇经尿排出,测定其尿中的含量,有助于肾上腺疾病的诊断。

盛尿容器内应预先加入盐酸5～10ml或甲苯5ml,收集24h尿液,混匀,测其总量,留下50ml送检。集尿时尽量少饮水。

1.尿17-羟类固醇(简称17-OHCS)测定的临床意义

(1)正常值:男性每24h尿8～12mg,女性每24h时尿较男性低1～2mg。

(2)增高:肾上腺皮质功能亢进,如库欣综合征,在病理上可为肾上腺皮质瘤或双侧皮质增生等。

(3)减低:肾上腺皮质功能不全,如艾迪生病。

2.尿17-酮类固醇(简称17-KS)测定的临床意义

(1)正常值:男性每24h尿中含10～20mg,女性每24h尿中含量比男性低2～3mg。

(2)增高:见于肾上腺皮质功能亢进,如库欣综合征、肾上腺性异常综合征、睾丸间质细胞瘤、内分泌激素治疗后等。

(3)减低:见于垂体功能减退,肾上腺皮质功能减退,如艾迪生病。睾丸切除后性功能减退及甲状腺功能减退，以及某些慢性病，如结核、肝炎、糖尿病等。

（二）尿儿茶酚胺和3甲氧基-4羟基-苦杏仁酸测定

1.儿茶酚胺测定　儿茶酚胺又称邻苯二酚胺，包括去甲肾上腺素（占80%）、肾上腺素和儿茶酚乙胺（多巴胺）三种物质。

（1）标本采集

①容器内加冰醋酸约5ml，留24h尿液。测其总量，留下50～100ml送检。

②试验期间不宜进食有荧光反应的物质。

（2）临床意义

①正常值：24h尿含9～108g，平均50g。

②增高：患嗜铬细胞瘤者＞180g，常达正常人的10～100倍。进行性肌营养不良症、重症肌无力和大面积烧伤患者，健康人于剧烈运动后，尿儿茶酚胺亦可增高。

③减低：见于营养不良，颈部脊髓的横截和家族性自主神经功能失常。

2.3甲氧基-4羟基-苦杏仁酸（VMA）测定　VMA是肾上腺髓质激素的代谢产物。患嗜铬细胞瘤时产生多量的肾上腺素及去甲肾上腺素，故患者尿中会大量排出VMA。

（1）标本采集：盛尿容易内加入10ml浓盐酸防腐，收集24h尿液，混匀。测其尿总量并记录，留50～100ml送检。

（2）临床意义

①正常值：24h尿含1～6g（不超过9g）。

②增高：见于嗜铬细胞瘤（阵发性型患者须在高血压发作日测定，因非发作日VMA的排出量可能正常），亦可见于神经母细胞瘤和交感神经节细胞瘤。

（三）尿醛固酮测定

醛固酮是肾上腺皮质球状层所分泌的一种盐类皮质激素，维持电解质（主要为钠、钾）和水的平衡。

1.标本采集

（1）盛尿容器内预先应加浓盐酸或冰醋酸10ml作防腐剂，收集24h尿液，测其总量并记录，留50～100ml送检。

（2）检查前3d应禁服一切药物及水果、糖、咖啡等。刺激药物停服7d。

2.临床意义

（1）正常值：24h尿含10g以下。

（2）增高：①原发性醛固酮增多症；②充血性心力衰竭、腹水型硬化及肾病综合征等引起的继发性醛固酮增多症。

（李宏军）

第二节　分泌物检查

一、前列腺液检查

前列腺液检查用于诊断或治疗前列腺炎的参考。

（一）标本采集

1.一般用按摩法采标本，放置于洁净玻片上，立即送检。

2.前列腺分成许多小房，按摩时未必能将炎症部分压出，故有时需多次检查。

（二）临床意义

1.颜色　正常为乳白色。有病变时，可呈浅黄脓样，或浅红色伴有黏丝。

2.卵磷脂小体　正常时几乎均匀布满于视野，炎症时卵磷脂体往往减少，且有成堆的倾向。

3.细胞　正常红、白细胞数一般每高倍视野不超过5个，而且是分散的，如每高倍视野有10个以上或成堆的白细胞，表示前列腺有炎症可能，红细胞常在精囊炎时出现。

4.前列腺颗粒细胞　前列腺液中有许多大细胞，有的内含多量磷脂状颗粒，部分系吞噬细胞，在炎症时或老年人较多。

5.寄生虫　患前列腺滴虫症时，可能找到滴虫。

6.细菌　在炎症时可发现葡萄糖球菌或链球菌。前列腺、精囊结核时，在涂片中可能找到结核菌。必要时做细菌培养。

二、精液检查

精液检查常用于检查不育的原因或观察输精管结扎的效果。

（一）标本采集

要求检查前1周停止排精。通常用手淫法取精或性交时将精液射入干燥清洁的玻璃瓶内，取得标本应立即送检，最好不超过1h，冷天应注意保温，以免影响精子活力。

（二）临床意义

1.量　待精液液化测量，正常每次排精量为2～5ml，其量受排精次数与频率的影响。如受检者已有5～7d未排精，而精液量仍少于1.5ml或多于8ml时，则为异常现象。可影响生育，但非不育的仅有依据。

2.颜色　正常精液呈灰白色或淡黄色，精囊炎、肿瘤或结核性炎症时，可呈黄色至棕色。

3.稠度　新鲜精液黏稠度很高，放置半小时后，可自行液化。完全液化后为稀薄的液体，如1h不液化则为异常现象。如排出时甚稀薄，其所含精子常很少，液化迟缓或不液化者，会影响精子活力，也可能是不育的因素。多为前列腺或精囊病变所引起。

4.酸碱度　精液的正常pH为7.2～7.8，精液偏酸时精子的活力和代谢水平呈直线下降，相反，如碱化达8.4时常见活力增加，而过于碱性时，精子活力又下降。

5.活动力　精子的活动力与受孕有关，全部精子无动力时为死精症，是不孕的主要原因，因大部分精子不能活动也可能是不孕的原因。正常能活动的精子应在70％以上，前向运动精子数应＞50％。精子存活时间6h，活动精子率为20％。

6.计数　每毫升精子数有1亿～1.5亿，低于2千万可能影响生育。完全无精子称无精症，见于先天性睾丸畸形，睾丸萎缩或睾丸损伤，感染，慢性中毒等。或因在排出过程中受到阻塞或破坏，如淋病、附睾炎、尿道狭窄等。

7.形态　正常精子分为头、体、尾三部分。正常精子形态应达到80％以上。畸形精子在10％以下，对生育并无影响。在20％以下，仍有生育可能，超过20％，可间接反映睾丸生精功能的障碍，由此必然影响精子的活力和受精能力。

精液常规检查应包括以上各项，鉴定男性生育能力时将各项指标综合分析，才能得出较为客观的结论。

三、尿道分泌物检查

尿道分泌物可用消毒棉棒采取，立即做直接涂片及细菌培养检查。

尿道分泌物有脓性、血性及黏液性，可因非特异性尿道炎、淋病性尿道炎、滴虫性尿道炎等引起，常做的化验检查有以下几种。

1.尿道分泌物直接涂片找细菌　新鲜涂片镜检，观察有无白细胞、脓细胞、红细胞、滴虫、精子、真菌及其他有形成分。然后进行固定革兰染色，在油镜下观察。若涂片镜检发现有大量白细胞或脓细胞，多见于非特异性尿道炎、淋病性尿道炎等；如有红细胞存在或后面红细胞与脓细胞并存，多见于尿道损伤或感染、尿道肿瘤、尿道结石及尿道肉阜等。

2.尿道分泌物找滴虫　按上述方法取尿道分泌物做涂片镜检，镜下观察滴虫外形似梨状，比白细胞稍大，顶端有四条鞭毛。然后进行固定革兰染色。滴虫培养的方法较复杂，但准确性高。如发现滴虫，表示泌尿生殖系有滴虫感染。

3.尿道分泌物找淋球菌　取尿道分泌物直接涂片，做革兰染色，可直接发现淋病双球菌。

（吴朝阳）

第三节　血液检查

一、血液生化检查

1.血尿素氮及肌酐的测定。

2.血清电解质的测定　肾对维持机体电解质平衡起着重要作用，当肾病变时，可引起电解质紊乱。

(1)钠：正常血清钠为136～145mmol/L。血清钠增高多见于肾上腺皮质功能亢进、原发性醛固酮增多症、垂体肿瘤及过多补入钠盐等。当肾功能减退，排钠受影响时血清钠亦可增高。血清钠降低，多见于肾上腺皮质功能减退、慢性肾小球肾炎、尿毒症、肾髓质囊性病、多囊肾、代谢性酸中毒及过量输液等。

(2)钾：正常血清钾为3.5～5.5mmol/L。血清钾增高至5.6mmol/L以上时，称为高钾血症，多见于肾衰竭、肾上腺皮质功能减退、酸中毒及过量补钾等。血清钾降至3.5mmol/L以下时称低钾血症，多见于失钾性肾炎、各种肾小管间质性肾病、原发性醛固酮增多症、应用肾上腺皮质激素或大量利尿药及饮食中钾摄入不足等。

(3)氯：正常血清氯为98～106mmol/L。血清氯增高多见于急性肾小球肾炎、尿路梗阻、呼吸性碱中毒及摄入食盐或输入生理盐水过多等。血清氯降低常与低钠血症同时存在，多见于严重吐、泻、大量利尿、出汗过多、糖尿病、艾迪生病及长期限盐等。

(4)钙和磷：正常人血清钙为2.2～2.7mmol/L，血清磷成人为1.0～1.6mmol/L。[Ca]×[P]＝35～40(钙毫克/dl血液和磷毫克/dl的乘积)，＞40时，则钙磷沉积在骨组织中；＜35时，则会妨碍骨组织的钙化。长期肾功能不全，甲状旁腺功能减退可引起血磷升高和血钙降低；甲状旁腺功能亢进、骨质软化症可引起血磷降低；多发性骨髓瘤可引起血钙与血磷升高。

二、血液中激素测定

（一）血浆皮质醇测定

血浆皮质醇浓度有明显的昼夜节律变化：晨6～8时为最高，晚10时至凌晨2时为最低，呈V形曲线。

1.临床意义　正常人血浆皮质醇上午8时为10～25g/dl，24时为2～5g/dl。

2.减低　肾上腺皮质功能减退者血浆皮质醇浓度减少且对ACTH兴奋无反应。服用苯妥英钠、水杨酸盐可减少血浆CBG含量，致血浆皮质醇下降。

3.增高　肾上腺皮质功能亢进(库欣综合征)、异位产生ACTH肿瘤。此外，还有昼夜分泌节律消失。单纯性肥胖虽可有皮质醇增高，但无正常昼夜分泌节律改变。应激状态、妊娠、肝硬化、口服避孕药及肾病亦可增高。

（二）血浆醛固酮测定

正常人血浆醛固酮为(8,37±2.9)ng/dl(上午8时卧式基础值)及(13.64±7.51)ng/dl(上午10时立位刺激值)。原发性醛固酮增多症醛固酮含量超过正常值的2.8～4.2倍。肾上腺皮质增生立位比卧位升高，肾上腺皮脂腺瘤立位比卧位下降，这一现象可作为术前鉴别肾上腺皮质增生和肾上腺皮脂腺瘤的参考指标。继发性醛固酮增多症血浆醛固酮增高，肾素活性、血管紧张素Ⅱ含量也增加4倍以上；肾上腺皮质癌病人血浆醛固酮增高不受姿势改变的影响；艾迪生病血浆醛固酮低于正常值。

（三）血浆儿茶酚胺测定

儿茶酚胺包括多巴胺、去甲肾上腺素和肾上腺素三种。但肾上腺髓质释放肾上腺素和去甲肾上腺素，且以肾上腺素为主。嗜铬细胞瘤一般分泌大量的去甲肾上腺素和少量的肾上腺素。

血儿茶酚胺中肾上腺素(NA)计0.05±0.03g/L。去甲肾上腺素(NA)计0.2±0.08g/L。

儿茶酚胺无论在生理或病理情况下波动很大。由平卧位至直立位，去甲肾上腺素可增加2～3倍。

糖尿病酮症酸中毒时去甲肾上腺素可增加10倍。胰岛素诱发性低血糖时肾上腺素值可增加50倍之多。

嗜铬细胞瘤释放儿茶酚胺，其值变化很大，血浆水平仅反映肿瘤的瞬时分泌状态。

（四）血浆睾酮测定

睾酮是人体内主要的雄激素。某些内分泌疾病及男性功能障碍患者可发生体内雄激素含量的变化，并往往在血浆睾酮含量上反映出来。

睾酮的分泌存在昼夜节律，夜间(20～22时)分泌最少，早晨(6～8时)分泌最高。最低值约为早晨分泌高峰期值的60%。所以，睾酮的测定值与采血的时间有关。对于边缘性异常值应多次重复测定，以免做出错误的判断。

正常人血浆睾酮，男(570±156)ng/dl，女(59±22)ng/dl。

下丘脑和垂体疾病引起的继发性睾丸功能减退，睾酮水平减低或正常。原发性睾丸功能减退和无睾症的睾酮水平明显减低。隐睾时睾酮水平可以正常。Klinefelter综合征的睾酮水平一般减低，约有25%的病例睾酮水平正常。

三、血酶检查

1.碱性磷酸酶(AKP)　AKP由成骨细胞制造，小部分来自肾和小肠等。正常人血清AKP为1.5～4.5

布氏单位。当泌尿系肿瘤累及骨骼时，血清AKP活性可明显升高。

2.前列腺酸性磷酸酶(PAP) PAP主要来自前列腺上皮细胞。正常人血清PAP<2.8U/L。在前列腺癌有骨转移的患者中，血清PAP活性升高可达到2.8U/L以上。

四、肿瘤标记物检查

肿瘤标记物系指在血液或其他体液中只是因肿瘤而存在的生化物质。理想的肿瘤标记是一个抽象概念，目前还未实现。根据统计学确定某一标记物具有价值的值，作为目前使用该肿瘤标记的定量标准。尽管肿瘤标记物尚缺乏具有100%敏感性与特异性用于人群筛选，然而在肿瘤诊断、观察疗效、提示肿瘤复发、评估预后等方面，对临床有一定帮助。近年泌尿男性生殖系肿瘤常用肿瘤标记物有以下几类。

1.由肿瘤分泌的标记

(1)激素：如绒毛膜促性腺激素、儿茶酚胺等。

(2)胎癌抗原：如甲胎蛋白、癌胚抗原等。

(3)同工酶：前列腺酸性磷酸酶(PAP)。

(4)特殊蛋白：如前列腺特异性抗原(PSA)。

(5)癌基因：如src、c-myc、H-ras等。

2.宿主对肿瘤的反应产物 ①铁蛋白；②β_2微球蛋白；③碱性磷酸酶。

罹病器官之肿瘤标记物如下。

1.前列腺肿瘤肿瘤标记物

(1)前列腺特异性抗原(PSA)：定量检测PSA，因其敏感性高，是前列腺癌早期诊断的一个很好的参考资料，PSA的特异性有限(浓度超过正常范围同样可出现在前列腺良性病变)。PSA是正常或癌变前列腺上皮细胞质小泡产生的糖蛋白，分子量为3.4万，等电点6.9，半衰期约3.15d。血清正常上线，RTA法为10ng/ml，酶免疫法为4ng/ml。PSA敏感性(癌患者阳性数/癌患者数)为87.2%～89.5%，病情越进展，数值越高。前列腺癌检出阳性率：肿瘤未转移者42.8%，转移者91.7%～100%，总阳性率约70%。

(2)前列腺特异酸性磷酸酶(PAP)：PAP是酸性磷酸酶同工酶，由前列腺上皮细胞溶酶体产生，器官特异性高于酸性磷酸酶(总酸酶)。早期前列腺癌阳性率为4%～27%，同时测定的PSA为66.6%～70%，晚期(已转移)阳性率为52.7%～67.5%(PSA为94.5%～100%)，敏感性为64.1%。测定值随病情进展而升高，转移组比未转移组均值高5.6倍。同时测定PAP和PSA，可提高前列腺癌的检出率及准确性。

2.睾丸肿瘤肿瘤标记物

(1)甲胎蛋白(AFP)：AFP定量测定选用的方法是免疫测量法，其正常值的上限在10～20g/L。进展的非精原细胞瘤患者血中AFP阳性率达80%～90%。

(2)绒毛膜促性腺激素(HCG)：睾丸肿瘤中绒毛膜上皮癌患者血中HCG 100%阳性，非精原细胞阳性率60%，精原细胞瘤66.6%～90.0%。胚胎肿瘤如畸形瘤，阳性率达60%。治疗后随访中，应保证肿瘤标记浓度恢复到正常水平。当肿瘤标记又出现复升时，则可预测患者复发。

3.膀胱癌肿瘤标记物

(1)癌胚抗原(CEA)膀胱癌组织CEA含量比正常组织高40倍。尿中CEA含量与膀胱肿瘤分化、大小、预后有关。尿中CEA值高于正常50%以上具有临床意义。膀胱癌患者尿CEA阳性率为62%，与肿瘤大小、病理分级呈正相关，复发时尿CEA升高。

(2)β_2微球蛋白(β_2-MG)：凡细胞转换增加的疾病(如肿瘤)，血与尿中β_2-MG均增加。由于β_2-MG从

肾小球滤过后99.9%由肾小管重吸收，故肾功能不良时尿中也增高。学者测定40例膀胱癌患者血中β_2-MG阳性率为65%，尿中阳性率为52.5%。β_2-MG因临床分期不同而有一定的差异，T_1 42.1%，T_2 75%，T_3和T_4 87.5%，认为β_2-MG可作为膀胱癌的非特异性肿瘤标记。

4.肾癌肿瘤标记物　肾癌至今尚缺乏特异与灵敏肿瘤标记物。

(1)CEA：肾癌患者血清CEA阳性率为56%。

(2)β_2-MG：肾癌有87.5%的患者血清中β_2-MG增高。

(3)AFP：肾胚胎性肿瘤患者血清AFP增高。

(4)铁蛋白：血清中铁蛋白水平可反映铁储存情况。近年来发现肾肿瘤患者的蛋白显著升高，故也常以此作为肾肿瘤的诊断及疗效观察。

总之，理想肿瘤标记物应满足以下要求：①特异性高，在肿瘤与非肿瘤之间有显著的量的差别，假阳性率极低；②敏感性较高，能早期诊断或早期预测复发，并能指出癌肿侵犯的脏器，假阴性率极低；③方法简便，重复性好，成本一效果比相宜，便于检查大批量患者。但目前尚无全部符合上述标准的肿瘤标记物。

五、肾功能检查

肾功能检查在临床上占有重要地位，它是估计肾疾病严重性及其预后不可缺少的方法，也是诊治其他系统疾病或严重感染、外伤、大手术时需要参考的一项常用检查项目。由于各种肾功能检查的原理和临床意义不尽相同，因此，在实际工作中，应根据不同的病情，选择应用。

（一）酚红排泄试验(PSP)

酚红主要由肾排泄，经肾小球滤过排泄的约占6%，经肾小管细胞分泌排泄的占94%，故为检查肾小管功能的试验方法。测定2h内酚红的排泄量，可作为判断肾小管分泌功能指标之一，但肾排泄酚红量尚与下列因素有关：①肾血流量（血流量减少时，排出减少）；②测定时间内的尿量（要求每分钟尿量最少应有1～2ml）；③尿路通畅情况（梗阻或膀胱尿潴留时减少）；④有无抑制剂与竞争剂的存在。

临床意义如下。

酚红排泄率的正常值受年龄影响，儿童的排泄率较成人略高，老年人的排泄率则略低。酚红排泄试验简单，15min排泄较敏感，在临床上对中度肾功能损害的判定仍有实用价值。在严重肾功能障碍时酚红排泄太少，对估计肾功能损害程度则无任何意义。

若血浆蛋白过低，可增加酚红的排泄；后期妊娠、充血性心力衰竭、血容量不足、严重高血压和肾盂肾炎时，酚红的排泄会降低。尿路梗阻或膀胱功能障碍时排尿困难，酚红排出受阻，这时后段尿酚红排出较15min为高。另外，某些药物如各种利尿药、青霉素及静脉尿路造影剂等从肾小管排出时，会在肾近端小管与酚红争夺共同转运系统，因此能使酚红的排泄减少，这些因素在评价试验意义时应做具体分析。

（二）浓缩与稀释试验

正常肾小管具有回收水分和溶质的功能，以维持体液的渗透压和酸碱平衡，所以正常人尿液比重和尿量在24h内有很大变化。如肾功能损害时，需要浓缩时肾小管不能再吸收足够的水，反之也不能将多余清除，从而造成代谢失调。浓缩和稀释试验可以反映肾功能。浓缩功能受肾外因素影响较少，而稀释功能多受肾外因素影响，故浓缩功能有更大的临床意义。

1.浓缩试验　肾功能正常时，肾小管对水的重吸收功能良好，则尿量逐渐减少，60～20ml/h。尿比重至少有一个应为1.025以上，若低于1.025表示肾浓缩功能不佳。肾浓缩尿能力丧失是肾功能受损的早期表现。正常人日尿量＞夜尿量，且夜尿量＜500ml，若夜尿量＞750ml，是肾功能不全的最早征象。将各次尿标本分别做尿比重测定。

2.稀释试验　正常者4h排尿总量在80%以上，并至少有一个标本比重在1.003以上。肾病早期水排泄障碍与远曲小管和集合管受损有关。肾病加重时则有多种原因造成，另外非肾疾病也能导致排尿障碍，因此稀释试验临床意义较差。

（三）血清内生肌酐测定

内生肌酐是由肌肉代谢产生，由肌酸衍化而来，其产生速度约1mg/min，而正常肾也以同样速度排除，故人体内的血清肌酐的含量基本是相对稳定的。肌酐主要由肾小球滤过，不被肾小管重吸收，肾小管在血肌酐增高时也可少量分泌，但其微不足道，故临床上用此法测定肾小球滤过功能。标本采集：采集静脉血液2ml送检。

正常人血肌酐1～2mg/dl(88～177mmol/L)。超过2mg/dl表示肾功能不全。血肌酐愈高，肾功能愈差，成正比例关系。

（四）血液尿素氮测定

血液中的尿素氮(BUN)系蛋白质代谢产物之主要成分，在正常情况下尿素氮经肾小管滤过后有1/3又经肾小管重吸收，其余2/3随尿排出，故作为判断肾小管滤过功能的指标。标本采集：采集静脉血液2ml送检。

临床意义：正常值为9～20mg/dl(3.2～7.0mmol/L)。

1.肾病时测定BUN的目的在于了解有无氮质潴留，以判断肾对蛋白质代谢产物的排泄能力。

2.BUN＞25mg/dl(8.75mmol/L)时称为氮质血症。

3.肾功能不全的早期，通过“健存”肾单位的代偿作用，BUN往往正常。当肾小球滤过下降至正常的25%以下时才出现BUN升高，因此它不是一项敏感的肾功能检查法，但对确定尿毒症的诊断有临床意义，其增高程度与病情的严重性多呈正比，故对病情的判断和预后的估计有重要意义。临床上当血BUN＞80mg/dl时，会出现尿毒症症状。

4.肾前或肾后因素引起少尿或无尿，如脱水、循环衰竭、尿路结石或前列腺肥大引起的尿路梗阻等均会引起血中BUN升高。此外，大量进食肉类后，由于尿素生成增多，血中BUN亦常升高，但这种升高仅为暂时性。

5.引起体内蛋白质呈高分解代谢状态的疾病，如急性传染病、败血症、大面积烧伤、严重创伤及上消化道出血时，血BUN亦会升高。

（五）内生肌酐清除率试验(Ccr)

清除率是指肾在单位时间内能将多少毫升血浆中所含的某些物质完全清除出去。因血浆内生肌酐比较恒定，且不为肾小管吸收，一般由肾小球滤过排泄。因此临床上用内生肌酐清除率来代表肾小球滤过率，并以此作为判断肾小球滤过功能。

临床意义：Ccr是目前广泛采用的具有实用价值的方法，是肾小球滤过率的临床最佳指标。成人的Ccr的正常值为80～120ml/min，＜80ml/min表示肾小球滤过功能下降。其具体临床意义如下。

1.判断肾小球滤过功能有无损害　急性肾炎时GFR首先下降；慢性肾实质疾病时，GFR可出现进行性降低。

2.了解肾损害的严重程度及发展速度　Ccr 50～70ml/min为肾小球滤过功能轻度降低，30～50ml/min为中度降低，小于30ml/min为重度降低。Ccr 10～20ml/min称早期肾衰竭，5～10ml/min为晚期肾衰竭，0～5ml/min则为终末期肾衰竭。

3.指导临床用药和治疗　比如Ccr＜30～40ml/min时应限制蛋白质摄入，Ccr接近10ml/min时应开始透析治疗。Ccr≤30ml/min时噻嗪类利尿药往往无效，Ccr≤10ml/min时其他利尿药反应也极差。

（六）自由水清除率测定（C_{H_2O}）

自由水清除率是对肾浓缩稀释功能更为精确的测定，是测定肾髓质功能的良好方法。留尿和血标本同时送检，可利用渗透压机冰点下降法直接测定。

临床意义：C_{H_2O}是判断肾髓质功能的一种较敏感而准确的检测方法。C_{H_2O}正值或0代表稀释尿；负值代表浓缩尿，负值越大表示肾的浓缩功能越强。C_{H_2O}的正常值为－100～－25ml/h。测定C_{H_2O}意义如下。

1.C_{H_2O}的连续性测定可作为急性肾衰竭的早期诊断及恢复期判断的一个指标。正常成人清晨第一次尿渗透浓度为700～1400mmol/L，＞800mmol/L说明浓缩功能正常，＜620mmol/L说明浓缩功能障碍。正常人24h尿渗透压：血浆渗透压＞1，如≤1说明浓缩功能低下。急性肾衰竭时尿渗透压：血浆渗透压＞1.05时使用甘露醇可有效，反之无效。在急性肾衰竭的大部分过程里，肾的浓缩能力完全丧失，特点是C_{H_2O}接近于零，当C_{H_2O}又回转到满意的负值时，提示肾小管细胞功能的恢复。这个指标可以在典型的临床表现和一般化验改变前的1～3d出现。

2.有助于非少尿性肾功能不全和肾外性氮质血症的鉴别。有氮质血症的患者，其日尿量虽高于1000ml，但C_{H_2O}的绝对值较近于零者提示非少尿性肾功能不全。如给予加压素后期绝对值在30ml/h以下亦提示为肾功能不全。如在30ml/h以上，则提示肾外氮质血症。

3.C_{H_2O}可以作为严重创伤、大手术后低血压、少尿或休克患者髓质功能损害程度的一项观察指标。

4.长期尿路梗阻引起肾实质受累时，C_{H_2O}有助于估计肾实质损害程度，决定治疗，指示预后，并在术后观察功能的恢复情况。

5.肾移植时有助于早期发现急性排异，积极防治，从而使排异反应可能得到逆转。

（七）肾血流量（RPF）的测定

在一定单位时间中流经双侧肾的血液量称为肾血流量。若某一物质可由肾小球滤过，同时又可从肾小管排泄，亦即此物质随血液流经肾而完全被肾清除出去时，即可从尿中测得所排出的量计算出单位时间内流经肾的血流量。以往多用对氨基马尿酸（PAH）测定，目前多采用放射性核素示踪技术来测定。当示踪剂随血流达到肾后，约90％被清除，其余10％则经肾静脉而再循环，因此测定血中示踪剂的清除率可以反映肾有效血流量。

临床意义：肾有效血流量正常值为900～1300ml/min。

肾有效血流量是反映肾血流动力学的一个重要指标，可用来分析各种病理情况下肾血流的变化。若与心排血量测定相结合，可鉴别肾血流减少时由于心排血量减少所致，还是原发性肾疾病如肾动脉狭窄等引起。正常情况下肾血流量为心排血量的15％～25％，肾移植后有排异反应时肾有效血流量下降，因此又可作为诊断排异反应的一个较灵敏的指标。此外，肾血流量的测定对判断肾功能状态以及治疗前后的疗效观察，亦有重要价值。

近年随着彩色B超问世，可直接测量肾血流量成为可能。该项检查具有操作简便、无痛及结果准确等优点。

（八）钠排泄分数的测定

钠排泄分数（FENa）的测定在诊断急性肾衰竭时正确率很高；在区分肾前性氮质血症、急性少尿型肾衰竭、急性梗阻性肾病及急性肾小球肾炎中具有很高价值。其计算公式如下：

$$\text{FENa}=\frac{\text{尿钠}/\text{血钠}}{\text{尿肌酐}/\text{血肌酐}}\times 100$$

当其值＞1时，为少尿型和非尿型急性肾衰竭或尿路梗阻；如其值＜1时，则为肾前性氮质血症或急性肾小球肾炎。

（詹　扬）

第四节 内镜检查

泌尿系内镜检查是泌尿外科最常用的诊断和治疗手段，在泌尿外科诊断工作中有十分重要的地位，是泌尿外科医师都应熟练掌握的基本功。但是内镜检查是一种侵入性检查方法，若使用不当，会给患者造成不适或痛苦，甚至出现严重的并发症。因此，在进行泌尿外科内镜检查时，应遵循以下原则。

1.严格掌握适应证 检查前应详细了解病史、辅助检查及治疗情况，明确检查的目的，以确定检查的方法和重点。

2.检查前应做好器械准备 实施内镜检查前应仔细检查器械，了解器械型号是否合适，数目是否准确，并检查其功能状态。不合要求的器械应及时更换，同时注意器械的消毒灭菌是否符合要求。

3.注意无菌操作，防止发生感染 若有泌尿系感染，应先控制感染，然后再检查，以防止感染扩散。检查后给予抗菌药物防止感染。

4.规范操作程序，防止发生并发症 内镜检查是一种侵入性检查方法，操作者必须认真负责，手法准确、轻柔，切忌使用暴力，以免造成患者的不适和痛苦。

5.争取患者的合作，提高检查的成功率 检查时应向患者交代注意事项及检查程序，使患者有思想准备，消除患者恐惧心理。

6.及时、详细地做好检查记录 根据各医院的情况，可采用精心设计的图表形式记录，要求描述准确、全面、客观。如发现肿物，应详细描述肿物的部位、形状、大小及其与特定的解剖学标志的关系等。

一、膀胱尿道镜检查

膀胱尿道镜检查是借助膀胱尿道镜来诊断和治疗膀胱、尿道病变及某些上尿路疾病的内镜技术。是泌尿外科应用最早、最多且效果最为满意的内腔镜诊疗方法，是泌尿外科医师所必须掌握的基本功。

【适应证】

1.经过一般检查、B超、X线检查等手段仍不能明确诊断的膀胱、尿道及上尿路疾病。

2.了解泌尿系统以外疾病对泌尿系统的影响。

3.需要进行输尿管插管，以备逆行性尿路造影，或收集肾盂尿做特殊检查或作为盆腔手术的术前准备等。

4.需经膀胱尿道镜进行治疗，如取异物、活检、电灼、电切、输尿管扩张、肾盂内灌药。

【禁忌证】

1.泌尿（生殖）系的急性炎症或妇女月经期，原则上不宜行膀胱镜检查。

2.尿道狭窄、包茎、尿道内结石，膀胱镜无法插入者。

3.膀胱容量＜50ml。

4.全身出血性疾病患者应避免做此项检查。

5.由于骨、关节疾病，因体位关系不能进行检查者。

【主要表现】

1.膀胱炎 膀胱镜下见黏膜充血水肿，黏膜呈深红色，血管纹理消失，有点状出血，膀胱三角区尤为明显。慢性期黏膜颜色变浅，呈水泡样，血管纹理不清晰。

2.膀胱肿瘤　单个或多个乳头状或菜花样肿物，大小不等由数毫米至数厘米，多数肿瘤有蒂，有时因肿瘤覆盖不易见到瘤蒂。肿瘤表面可有出血，血管纹理紊乱。肿瘤多数见于输尿管开口附近或三角区。

3.前列腺增生　膀胱内小梁增多增粗，间嵴扩张，三角区升高，于尿道内口两侧或后侧可见因前列腺增生所致隆起。膀胱底部下陷。

【术后处理】

常规应用抗生素药物2～3d，鼓励多饮水，防止泌尿道感染。

【并发症及其防治】

1.发热　多见于检查前已有泌尿感染，尿道插放膀胱尿道镜有困难时偶出现发热；造影剂注入过多、过快造成肾实质逆流或原有肾积水再逆行造影时也易发生急性感染。对膀胱尿道镜检查后发热患者给予抗生素治疗多能控制。

2.血尿　膀胱尿道镜检查后血尿较常见，一般不严重，多饮水后即可自愈。

3.腰腹疼痛　多见于行逆行肾盂造影的患者，注入造影剂过多、过快时产生急性绞痛。停止注药后多数减退，若疼痛不缓解者，给予对症治疗即可。

4.尿道损伤　尿道损伤多见于尿道有梗阻的患者，如尿道狭窄及前列腺增生，而检查时又未被重视，插镜过程中遇到阻力后继续用力，企图靠强力通过，因而镜端穿破尿道进入直肠或穿过前列腺形成假道，应引起高度重视。有部分尿道损伤是完全由于操作者技术不熟练造成的，熟练掌握膀胱镜检查技术是减少并发症的关键因素之一。膀胱尿道镜检查前应详细了解病情，操作轻柔，勿施以暴力。遇有阻力时，可先行尿道扩张，亦可在直视下插入膀胱镜。一旦发生尿道损伤，若能将导尿管放入膀胱，留置导尿2周左右可自愈，否则行耻骨上膀胱造瘘，引留尿液，同时应用抗生素防治感染，尿道损伤一般不需要手术修补。

5.膀胱损伤　膀胱损伤不多见，膀胱内容量明显缩小及操作者经验不足是常见的原因。膀胱穿孔能及时发现者，只需留置导尿管引流膀胱即可。若膀胱穿孔后未及时发现而出现严重尿外渗者，需手术引流，同时修补膀胱裂孔。

二、输尿管肾镜检查

输尿管肾镜检查是泌尿腔内技术上的重要发展，使输尿管病变能进行直观检查并能通过泌尿内镜技术对输尿管病变进行治疗。

【适应证】

1.用于诊断目的

(1)静脉尿路造影或逆行造影发现肾盂、输尿管充盈缺损，需明确病变性质者。

(2)影像学检查正常，但尿脱落细胞学有阳性发现，需明确病变部位者。

(3)不明原因的输尿管狭窄或梗阻。

(4)不明原因的输尿管口喷血，需明确出血的部位及原因者。

(5)上尿路肿瘤局部切除后的随访观察。

2.用于治疗目的

(1)上尿路结石，尤其是输尿管中、下段结石。也可通过输尿管肾镜来完成尿路结石的碎石治疗及体外冲击波碎石后石街的治疗。

(2)肾盂、输尿管内体积较小、分化较好的乳头状移行上皮细胞肿瘤可经输尿管肾镜行活检、电灼或电切。

(3)肾盂、输尿管异物取出。

(4)输尿管狭窄扩张。

(5)上尿路出血电灼止血。

【禁忌证】

1.泌尿道急性炎症期不宜行此检查,以免感染扩散。

2.病变以下尿路有器质性梗阻。若勉强进行检查易导致检查失败及损伤。

3.全身性出血性疾病。

4.前列腺增生影响输尿管肾镜进入。

5.膀胱痉挛。

【注意事项】

1.操作要轻柔,绝不能用暴力,保持视野清晰。

2.持续低压向输尿管镜内灌注,压力以 30cmH_2O 为宜(即吊瓶高度为肾平面上方 30cm)。不宜压力过高及冲入太多,这样易造成肾内反流而引起患者不适及发热等并发症。根据视野的清晰情况决定注入水流量,必要时放出部分水后再灌注。

3.输尿管插入受阻多由梗阻性病变或输尿管扭曲成角等因素所致。若因输尿管狭窄所致,用扩张器扩张后再通过该处。输尿管扭曲引起者,通过旋转输尿管镜、调整检查台使之头低臀高体位来克服。必要时术中输尿管造影,查明原因后再检查。

4.检查过程中视野不清,满视野一片红时,可能为黏膜出血或镜面紧贴黏膜所致,试行冲水及稍后退镜体,看清管腔后推进。

5.软性输尿管镜的检查方法同硬性输尿管镜,但视野极小,定向较困难,操作上较复杂。

【并发症及其防治】

1.*血尿* 输尿管肾镜检查后多数患者有血尿,一般不严重,能自愈。

2.*发热* 多见于有潜在泌尿道感染的患者,检查中腔内灌注压力过高是诱因。检查前应控制尿路感染,术后给予抗生素治疗。

3.*输尿管损伤* 是输尿管镜检查的主要并发症,包括穿孔、撕脱、狭窄、坏死等,最常见的是穿孔。损伤部位多位于膀胱壁段及输尿管弯曲、狭窄处。

预防方法:①详细了解病情,阅读尿路造影片,了解输尿管走向特点;②先放入导丝,行输尿管扩张;③操作轻柔;④看清导丝及管腔后再推进输尿管镜。

4.*输尿管口狭窄或反流* 是晚期并发症,多见于取石术患者。

三、经皮肾镜检查

经皮肾镜检查术是应用内镜经过扩张后形成的皮肤至肾集合系统通道,进入上泌尿系统施行检查、诊断和治疗的一种技术,是泌尿外科领域很有价值的诊治措施之一。

【适应证】

凡是需经皮肾造口放置肾镜操作的集合系统疾病均可以是经皮肾镜检查术的适应证。

1.肾、输尿管上段结石。

2.肾内异物。

3.肾盂或肾盏内占位性病变的诊断与鉴别诊断。

4.肾上皮肿瘤的检查、活检及电灼、切除等。

5.肾盂输尿管交界部狭窄的治疗。

6.非反流性、慢性输尿管扩张，采用经皮肾镜检查了解上尿路解剖与功能，结合尿流动力学检查确定治疗措施。

【禁忌证】

1.全身出血性疾病。

2.肾及肾周急性感染期。

【术后处理】

1.按肾手术常规护理，注意保护造瘘管并保持其通畅。

2.应用抗生素防止感染。

3.肠道功能恢复后鼓励多饮水。

【合并症及防治】

1.血尿　是最常见的并发症，一般在1～2d可停止。若出血过多，必要时用气囊扩张器压迫止血。

2.感染　一般不常见，若检查前有尿路感染，则可造成感染扩散。术前有尿路感染者，在控制感染后再做检查，术后应用抗生素防治感染。

3.腹膜后血肿或尿囊肿　腹膜后血肿是肾内血管损伤所引起，若穿刺部位在肾下极背侧则很少发生严重的腹膜后血肿。一旦发生应严密观察，多数可逐渐消失。尿囊肿是因为造瘘管引流不畅所致，调整引流管的位置后多能自行消失。

4.周围器官损伤　主要是因为穿刺不当所致。

5.水、电解质平衡失调　多发生于用蒸馏水高压灌注及操作时间过长者。用生理盐水低压灌注可防止发生。一旦发生水中毒，应及时应用利尿药加速水分排出，并给予高渗盐水治疗。

（詹　扬）

第五节　影像学检查

一、X线检查

X线检查是诊断泌尿外科疾病的重要方法。目前检查种类较多，方法也在不断改进，因此必须充分了解各种X线检查方法的优缺点、适应证，以做到有的放矢。并正确掌握操作技术，才能既减少患者痛苦又达到正确诊断的目的，各种造影技术，不但可以通过摄片做静态的读片诊断，还可以采用电视、电影和录像技术，做动态的观察，分析动力学的变化。

（一）尿路平片

不用任何造影剂的泌尿系X线摄片，包括肾、输尿管及膀胱部位，临床上简写为KUB平片，也可单独摄取其中某一部位。

【适应证】

1.观察肾的位置、轮廓、大小和形状。

2.观察泌尿系有无结石、钙化阴影，以提示有无必要进一步做造影检查。

3.观察腰部软组织、脊椎、骨盆、骨骼等情况，如肾周围脓肿病例，都能显示典型的患侧腰大肌阴影消失的征象。

4.泌尿系造影X线检查前，常先摄取平片，作为对照资料。

（二）排泄性尿路造影

排泄性尿路造影亦称顺行性或静脉尿路造影，临床上常简写为IVU或IVP。应用无毒性的有机碘质做造影剂（如泛影葡胺注射液），经静脉注入体内后，由肾小管细胞分泌并排泄到肾盏、肾盂、输尿管及膀胱，掌握恰当时间，进行X线摄片，以达到泌尿系显影的目的。其方法简单，不需要特殊设备和技术，能够反映肾功能及尿路病变。

排泄性尿路造影可分为如下几类。①常规排泄性尿路造影。②延迟排泄性尿路造影。按常规造影方法，10min的X线片上尚未见有肾盏、肾盂显影时，则推迟至30min、60min、90min或120min等不同时间摄延迟造影片，直到能满足于诊断要求为止。③大剂量静脉尿路造影。在常规排泄性尿路造影不满意时，可用大剂量静脉尿路造影，对肾功能不良、肾性高血压、肾下垂，以及需要观察全泌尿系者，均有重要价值。

【适应证】

1.已有尿路病变，如血尿、脓尿和排尿功能紊乱。

2.受病情或年龄限制而不宜行逆行尿路造影时。

3.受技术设备条件限制，不能做膀胱镜检查及输尿管插管进行逆行尿路造影时。

4.泌尿系先天性畸形，如双肾盂、双输尿管逆行造影不能全部显示者。

【禁忌证】

1.对碘有过敏者。

2.肾功能中重度损害时，酚红排泄试验2h总排出量在10%以下，血肌酐在300μmol/L以上，用一般常规剂量造影常不宜得到清晰显影。

3.肝功能严重障碍者。

4.心血管功能不全或全身极度衰竭者。

5.甲状腺功能亢进症者。

6.妊娠期间，除非有特殊必要，否则都不做造影检查。

（三）逆行性尿路造影

在膀胱镜观察下将输尿管导管插入肾盂，经导管将造影剂直接注入肾盂、肾盏内行造影的方法，称逆行性尿路造影，亦称上行尿路造影。

【适应证】

应用范围与排泄性尿路造影相同，为同时需具备膀胱镜检查及输尿管插管的适应证。对IVU检查未能明确肾、输尿管病变的范围、部位和性质者，以及KUB平片上的阴影需要做出鉴别者均可行此项检查。

【禁忌证】

尿道狭窄，膀胱内出血、炎症，膀胱容量<50ml，心肺功能不全者。

【注意事项】

1.如需观察全段输尿管，在肾盂肾盏显影满意后，将输尿管导管边拔边注射造影剂，拔出后立即摄片。有输尿管梗阻时，应将导管拔至梗阻部位以下，再注射造影剂摄片。

2.如疑尿道结石，先应用空气做逆行性造影，可借负影以衬显出肾盂、输尿管结石。这对平片上不显影或显影不清的肾盂、输尿管结石的病例有其独特优点。

【并发症及防治】

1.*疼痛*　逆行性尿路造影后，多数患者出现腰痛，少数患者发生绞痛、恶心和呕吐，一般1～2d后消失，有机碘造影剂所致疼痛症状较轻。注射造影剂时，压力不宜过大和速度过快。疼痛难忍者，可用解痉镇痛药。

2.*血尿*　膀胱镜检查时插管损伤，多数患者1～2d有肉眼血尿。可嘱咐患者多饮水，必要时可用止血药物。

3.*感染*　检查器械消毒不严，术者无菌观念不强，可致逆行感染，在有尿路梗阻时则更易发生。预防感染的关键在于严格无菌操作；有尿路梗阻者，造影剂中加入适量抗生素；逆行造影术后口服诺氟沙星(氟哌酸)，0.2g，3/d。

4.*无尿或少尿*　少见，但后果严重，应予以重视。无尿或少尿的原因与输尿管水肿及神经反射有关。

5.*肾盂逆流*　在肾盂造影中，因注射造影剂压力过高，可使造影剂从肾盂、肾盏外溢到肾组织，称肾逆流。可分为以下几种。

(1)肾小管逆流：造影剂由肾盏进入乳头部肾小管，并从肾小管进入肾实质。表现为毛刷状阴影，自肾小盏的中心开始，止于皮质与髓质交界处。

(2)穹窿逆流

①肾盂肾窦逆流：穹窿周围边缘有小角状或不定形阴影。

②静脉周围逆流：肾窦内造影剂外溢至血管周围间隙，大部分沿静脉分支散布，呈纤细的支条状阴影。

③肾盂淋巴逆流：造影剂向间质外溢，迅速被肾淋巴管吸收，形成多数纤细纡曲的串珠状和线条状阴影，向内侧经肾门，汇集与主动脉旁的淋巴结。

(四)肾盂穿刺造影

肾盂穿刺造影是经腰部皮肤将穿刺针直接刺入肾盂或肾盏内注射造影剂、使肾盂、肾盏显影的方法。对肾积水虽然经常规的排泄性或逆行性尿路造影检查，而不能得出明确诊断时，可应用此法来获得正确诊断。

【适应证】

1.经排泄性或逆行性尿路造影不能做出诊断者。

2.肾功能严重障碍，或因不合作不能行排泄性造影者，或逆行性造影受限或失败者。

3.肾积水体积较大，为明确病变性质和部位者。

4.用肠管代膀胱术后的肾积水者。

【禁忌证】

1.疑有肾肿瘤或结核。

2.肾区皮肤有感染。

3.全身情况极差或有出血倾向或不能接受造影检查者。

(五)膀胱造影

膀胱造影有排泄性与逆行性两种。排泄性尿路造影时，造影剂排入膀胱后摄片，为排泄性膀胱造影。逆行性膀胱造影是将造影剂或空气经尿道注入膀胱内摄片，以观察膀胱的大小、形态及其与邻近器官的关系。

【适应证】

1.膀胱本身病变，如肿瘤、憩室、结石、痉挛、瘘管、损伤破裂等。

2.膀胱颈部有梗阻病变，如前列腺肥大。

3.膀胱功能病变，如神经性膀胱、尿失禁、膀胱输尿管逆流。

4.膀胱邻近器官，如盆腔肿瘤、脐尿管未闭、输尿管囊肿等。

5.膀胱镜检查有困难，或者不适合做膀胱镜检查。

（六）尿道造影

尿道造影有直接注入和排尿充盈造影两种。

【适应证】

适用于尿道狭窄、肿瘤、憩室、瘘管、畸形、后尿道瓣膜、前列腺增生等。如尿道、前列腺、附睾畸形和炎症，以及近期泌尿系器械检查时，不宜造影。

（七）输精管造影

经阴囊由输精管注入造影剂，使输精管、精囊、射精管显影。

【适应证】

精道疾病、不育症、输尿管结扎术后拟再育、前列腺癌肿及盆腔肿瘤等。

（八）肾血管造影

1953 年 Seldinger 发明了经皮穿刺置管造影技术，推动了经皮血管腔内诊治技术的发展。在泌尿外科得到了广泛的应用，不仅提高了诊断的精确度，而且开辟了一个新的诊治领域。

腹主动脉-肾动脉造影

腹主动脉-肾动脉造影用以显示腹主动脉、双侧肾动脉及副肾动脉，从而可了解肾动脉的解剖形态及病变。实质期可显示双侧肾轮廓及肾实质病变。因此，一般先做腹主动脉-肾动脉造影，必要时再做选择性肾动脉造影。

【适应证】

1.肾血管性高血压，了解肾动脉狭窄的程度、范围，以便估计手术范围及预后。

2.肾区肿块的定位及定性，在其他非损伤性影像诊断方法不能肯定诊断时应用。

3.了解肾外侧支循环情况。

4.选择性肾动脉造影后，应用本法进一步了解有关的血管情况。

5.作为其他系统疾病的辅助诊断。

【禁忌证】

有严重心血管功能不全、冠状动脉疾病、全身情况较差及对碘过敏者。

选择性肾动脉造影术

根据腹主动脉-肾动脉造影结果，确定应行选择性造影的肾动脉。其优点是造影剂集中，即使较细小的肾动脉分支也能显影，而且无其他腹主动脉分支的重叠阴影，所以显影效果好，诊断价值高；造影剂用量少，对肾功能损害小，可重复注射造影剂，直到显影满意。其缺点是遇有双支肾动脉、肾动脉畸形时容易遗漏。肾动脉狭窄插管不宜成功。对某些病变不能进行双肾对比。

【适应证】

1.非侵入性影像诊断方法无法明确肾肿块的性质时，本法可清晰显示肿块的血管情况。

2.肾移植后高血压怀疑动脉吻合口狭窄所致，常可显示吻合口狭窄情况。

3.经各种方法检查无明确结论的血尿患者，本法常可显示血管异常。

4.肾内小动脉血管瘤、动静脉瘘及微小动脉瘤。

肾静脉造影

【适应证】

1.肾癌患者疑有肾静脉癌栓。

2.选择性精索静脉造影，通过肾静脉造影显示精索静脉开口。

3.肾性高血压，如肾动脉狭窄、抽取肾静脉血测定肾素等。

数字减影肾动脉造影

【适应证】

1.肾血管性高血压，临床诊断已明确，实行外科手术或介入放射学PTA治疗前，了解血管狭窄的范围、程度及侧支循环。

2.其他肾血管性病变，包括血管瘤、动静脉瘘等。

3.少数肾肿块性病变不易确诊或不典型肾肿瘤与肾脓肿鉴别等。

（九）腹膜后充气造影

经骶前穿刺将氧气（最好是二氧化碳）注入腹膜后间隙，显示肾上腺、肾轮廓的方法为腹膜后充气造影，亦称肾周围充气造影。

【适应证】

主要用于检查肾上腺增生或肿瘤，肾肿瘤及腹膜后肿块等。

【禁忌证】

手术所致腹膜后粘连、肛门周围感染、有严重出血倾向者。

（十）泌尿生殖系淋巴造影

经淋巴管直接注入造影剂使部分淋巴管及淋巴结显影的方法谓之淋巴造影。

【适应证】

1.乳糜尿、丝虫病：观察淋巴管及胸导管有无阻塞和淋巴管与尿道管相交通性异常情况。

2.泌尿生殖系肿瘤：了解有无淋巴结转移，淋巴结充盈缺损超过1cm时应高度怀疑癌转移的可能。

3.可疑与淋巴系有关的盆腔、腹部肿块和阻塞性尿路疾病，借以了解其病因及病变性质。

【禁忌证】

1.对碘有过敏者。

2.注射部位皮肤有感染者。

3.全身情况不良，不能耐受检查者。

【并发症】

部分患者造影后并发咳嗽、发热。有的并发淋巴管炎、静脉炎。肺栓塞和脑栓塞是主要的死亡原因，虽然很少发生但一旦发生后果很严重。

二、超声检查

（一）肾超声检查

【适应证】

肾积水、肾囊肿、多囊肾、肾肿瘤、肾结核、肾结石、肾先天性异常以及肾下垂、移植肾、肾周血肿、肾周脓肿等。

【正常超声表现】

1.肾周围被肾周脂肪包围，故可显示肾周脂肪的网络状强回声与肾包膜线状明亮的轮廓。

2.肾皮质部分为相对低回声区，仅有少量细光点。

3.肾锥体为肾髓质区呈回声更低三角形暗区，在集合系统周围排列成放射状5～8个。其间为肾柱。

4.肾中央为集合系统，呈密集的粗亮光点，是由肾盏和肾窦内脂肪、血管等回声组合而成。

5.肾门区有凹入，可见到肾血管。

6.左肾位置略高于右肾，体积亦略大。

7.集合系统中央肾盂无回声区<1cm。

【超声诊断】

1.肾积水　①肾形态正常或扩大。②一侧或两侧可同时发生肾积水。③轻度肾积水出现集合系统光点分离，中间出现无回声暗区。其形状随积水量不同可出现菱角形、烟斗形、调色碟形等。巨大肾积水可出现多个圆形暗区，与肾囊肿相似，但转动探头可见各暗区均互相沟通。④肾皮质变薄。

2.肾囊肿　①肾囊肿多为单侧，也有双侧发病，囊肿可单个或多个。②囊肿呈圆形或近乎圆形液性暗区，壁薄光滑整齐。③囊肿稍大时，两侧出现“侧壁效应”，远侧有回声增强效应。④囊肿出现于肾实质部位，如近中央，集合系统光点有受压现象，位于肾边缘时肾外缘向外隆起。⑤多发性肾囊肿，在无囊肿部位的肾实质回声与正常相同。

3.多囊肾　①整个肾外形增大。②肾区出现无数圆形或扁圆形液性暗区，大小不等，边缘整齐。当囊肿过小时，暗区不明显，仅见两条粗光带或粗光斑。③肾实质回声增强，无正常肾实质。④两肾同时发病，有时合并多囊肝。

肾积水为尿路梗阻引起，及时排除可得痊愈。肾囊肿一般不出现症状，不需治疗，预后较好；巨大囊肿或继发感染、出血，可穿刺治疗。多囊肾为进行性疾病，有家族史，手术可行去顶减压术延缓病情发展。B型超声波能正确地辨别这三种病变，其诊断效果远超过X线检查，故有重要的临床实用价值。

4.肾肿瘤

(1)肾恶性肿瘤：肾肿大，肿瘤部分的肾轮廓向外凸出；集合系统光点区受压；当瘤体较大时肾细胞瘤多出现低回声区，瘤体较小时出现比集合系统光点略暗的高回声区，透声一般，轮廓不整齐。

(2)错构瘤：错构瘤是由多种分化良好的组织交错而构成的肿瘤，亦称为血管平滑肌脂肪瘤。其声像图常表现为强光团型。B型超声对肾肿瘤能显示其轮廓、大小，并从内部声像鉴别恶性或良性，以及通过检查肾静脉及下腔静脉有无癌栓、腹主动脉旁淋巴结有无肿大等，来估计预后并确定治疗方案。

以上优点为核素肾扫描和X线造影所不及，故对疑似肾肿瘤者行B型超声检查应列为首选，如配合X线、核素、CT扫描、肾动脉造影术等更可提高诊断准确率。

5.肾结核　①轻型肾结核无异常声像表现。②重度肾结核出现肾肿大、轮廓不规则。③有冷脓肿、干酪型坏死区时，出现液性暗区，暗区内有散在小光点。④可同时伴有肾积水。⑤肾结核钙化称为“油灰肾”时，出现表浅部位的密集强光点伴声影。肾结核缺乏特异的B超声像图特征，必须结合临床及其他方面的检查。

6.肾结石　①当结石直径>0.3cm时可出现结石强光团伴有声影。②常伴有同侧肾盏或肾积水。

7.肾先天性异常及肾下垂

(1)肾先天性异常：超声可检出的肾先天性异常如下。

①肾缺如：该病亦称肾不发育，单侧肾缺如者超声在患侧不能探及肾，对侧则代偿性增大，故也称孤立肾。双侧肾缺如则超声在胎儿期或新生儿期均能发现无肾存在。

②肾发育不全：肾体积小于正常，长5～8cm，肾内结构正常。双侧肾发育不全时，两肾大小可不一致。

③重复肾：肾窦回声分隔呈上下两团，肾盂、肾血管和输尿管上端明显分开。输尿管可部分或全部重

复，后者为两条输尿管且上方输尿管往往在异位开口，上方重复肾常出现肾积水，超声可见肾上极有球形无回声区。

重复肾出现积水时，同侧输尿管必有积水，并可见输尿管蠕动。

④融合肾：分同侧融合与对侧融合。同侧融合肾又称横过型融合肾，两侧肾位于同一侧。对侧融合肾按其融合的部位与形态分为蹄铁形肾、S形和团块肾。

同侧型融合肾类似重复肾，但对侧看不到肾回声。

蹄铁形融合肾：中腹部腹主动脉或下腔静脉后方可看到块物，内有肾实质回声，左右肾高低一致。

S形：背部探测式，融合的两肾一上一下排列。

团块型融合肾：块状物位于盆腔内近中线处，形态不整齐。

⑤异位肾：一侧肾区无肾回声，而在髂腰部、盆腔、横膈附近或对侧肾区探到肾。形态大小常小于正常肾，且常伴有积水，不能还纳到肾窝正常位置。健侧肾大小正常。

⑥肾旋转不全：肾门位于肾的前方，常合并肾积水、结石、感染，出现相应的声像图。

⑦分叶肾：成年后肾仍保留分叶，肾局部隆起，似肿瘤状。超声见肾轮廓局部隆起或凹凸不平，但转动探头并不显示为球状肿块，回声与正常肾实质一致，且肾窦未受压迫，肾内结构正常。

(2)肾下垂：立位和卧位测定肾下极位置，一般立位与卧位下垂超过3cm以上即提示肾下垂。

(3)移植肾：①移植肾在髂窝内的位置表浅，肾门在内侧后面，凸缘在外侧前面体积略大于正常肾，内部回声同正常人。②移植肾可出现肾周围积液、积血、积脓及吻合口动脉瘤，均表现为肾旁无或低回声区。输尿管坏死时可见输尿管扩张、肾积水及尿瘘形成的肾周和(或)盆腔积液。③移植肾急性排异时，可见肾体积在1～2d迅速增大；慢性排异时，肾体积先增大后缩小，肾窦回声减小乃至消失，最终肾萎缩。移植肾排异时，彩色多普勒可示肾动脉血管阻力指数明显增高(>0.8)。

(4)肾周血肿：按发病原因，肾周血肿有外伤性、医源性和自发性三种。①肾周血肿于包膜下见低或无回声区，形态多不规则，流入腹腔后形成局限或散在无回声区；②外伤性肾周血肿常伴肾挫裂伤、肾断裂、移位，其间无回声区。

(5)肾周脓肿：①临床有腰痛、发热、白细胞升高、肾区叩痛；②肾周出现脓肿低回声，液化完全时，可见低回声内光点飘动，按压探头时更为明显。

(二)肾上腺超声检查

【正常超声表现】

1.肾上腺左右各一，右侧呈三角形位于肾上极的前上方，一部分在下腔静脉的后面，左侧呈月牙形位于左肾上极的前内侧、胰尾的后面和腹主动脉的外侧。

2.肾上腺长为4～6cm，宽2～3cm，厚0.2～0.8cm。

3.从两侧腰部及沿肋间多处探测，以性能较好的B型超声仪器可以获得正常的肾上腺切面像，为实质暗区，周围较亮。

【超声诊断】

1.*库欣综合征*　由肾上腺皮质肿瘤或肾上腺皮质增生引起。肿瘤多属良性，一般直径为3～5cm。声像图呈圆球形或椭圆形的实质暗区，具有明亮的边界。内部回声一般为均匀分布的细光点，其亮度与肝相似。当有出血、坏死、液化时内部回声不均匀或出现无回声区。恶性肿瘤往往内部回声不均匀，边界不整齐呈分叶状，皮质增生往往不能显示增厚的肾上腺。

2.*原发性醛固酮增多症*　多由肾上腺皮质腺瘤所引起，瘤体甚小，多数仅1cm左右，不易被超声探及。近有用具有动态聚集的超声仪器发现该肿瘤的存在，但仍有相当的漏诊率。皮质腺瘤呈圆形或椭圆形低回声区，球体感极好，边界回声整齐，明亮。

3.嗜铬细胞瘤　约90%发生在肾上腺髓质，亦有发生在腹主动脉旁、肾门区和膀胱区。瘤体较大，一般为3～9cm，不易漏诊，其声像图为边界整齐，呈圆形或椭圆形，内部回声均匀，为中等回声或相对低回声，肿瘤内出现囊性变或出血时，可见单个或多个液性暗区。

（三）输尿管超声检查

【超声诊断】

1.输尿管结石及积水

(1)输尿管结石常伴输尿管与肾积水。沿扩张的肾盂向下探查，可见扩张的输尿管呈两条平行光条，其间为无回声暗区，与肾盂暗区相同。

(2)结石位于扩张输尿管的远端，呈强回声的弧形光带，或是光团，伴声影。对X线平片不能显示的透光结石和小结石，超声检查甚有帮助。

2.输尿管狭窄

(1)特异性或非特异性炎症可引起输尿管狭窄，超声仅见肾积水和输尿管扩张的声像图改变，远端梗阻部位输尿管变细，但探查不到结石或肿瘤。

(2)静脉肾盂造影或逆行尿路造影输尿管不显影时，超声引导下经皮肾盂造影可发现输尿管梗阻的部位与原因。

3.输尿管口囊肿

(1)该病为先天性异常。

(2)超声见膀胱内输尿管开口处有圆形囊肿，壁薄。输尿管有充盈时膨大，喷尿后缩小的节律性变化。

(3)合并结石者，可在囊肿内见到结石强回声伴声影。

(4)输尿管失代偿者，同侧肾或双侧肾出现肾盂积水的声像图。

(5)伴有输尿管尿液逆流肾积水者，排尿后即刻检查，膀胱内尿液很快增多。

（四）膀胱和前列腺超声检查

【适应证】

包括膀胱肿瘤、膀胱结石、膀胱憩室、前列腺增生、前列腺癌等。

【正常超声表现】

1.测量　①正常膀胱容量为400～500ml。②膀胱容积的计算，参考椭圆球公式V＝4/3π·r1·r2·r3，简化后得V＝0.5×D1×D2×D3，D1、D2、D3分别为超声测得的上下、左右及前后径。③正常前列腺横径约4cm，纵径约3cm，前后径约2cm。

2.声像图　①男性膀胱横切面呈圆形或椭圆形，纵切呈三角形；女性膀胱由于子宫压迹，在后壁略有凹入，膀胱壁回声整齐，有良好的连续性。②当膀胱尿液充盈时呈液性暗区。③在膀胱三角区可见输尿管口喷尿现象，表现为条状光点。④正常前列腺横切面呈对称栗子形，包膜回声为光滑整齐的光环，内部回声为均匀细光点。

【超声诊断】

1.膀胱肿瘤　①膀胱壁出现隆凸性凸出光团凸向膀胱液性暗区内。光团边缘常不规则或呈菜花样，如肿瘤有蒂可见肿瘤光团在尿液中飘动，并可见到蒂的光带。②膀胱肿瘤位于后壁与侧壁较易探及，位于膀胱下部常需应用特殊探头经肠或阴道探测。

2.膀胱结石和异物　①膀胱液性暗区内出现强光团。②结石伴声影，结石的远侧常被声影所掩盖而不显示。③体位移动时，可见结石光团滚动。④膀胱异物的声像，根据异物形状表现为不同亮度的光点、光带、光环或光团等。转动探头做多切面观察，可估计出异物的立体情况。

3.膀胱憩室　①膀胱憩室位于膀胱后面或两侧，呈囊肿状无回声暗区，可发现憩室与膀胱之间相同。②于膀胱排尿后缩小或消失。

4.前列腺增生　①前列腺切面明显增大，横切时呈对称性肥大，多呈球形。纵切时，增大的前列腺常凸入膀胱。②内部呈均匀细光点，但光点密度显著大于正常前列腺。③包膜完整、增厚，边缘清晰。④常在前列腺内出现球形增生结节。

5.前列腺癌　①前列腺切面呈不规则增大，明显不对称。②包膜失去连续性，边界不整齐。③内部光点呈不均匀分布，局部出现亮光点、光斑或光团，也有呈局灶性低回声区。④侵犯邻近组织，有时可引起下尿路梗阻。

膀胱镜检查膀胱肿瘤能查及＜0.5cm 的肿瘤，而超声只能显示较大的肿瘤，但超声对肿瘤大小和肿瘤分期的估计较为准确。在有大量血尿、膀胱炎症、尿道狭窄而不能做膀胱镜检查的病例能顺利探测并且无损伤性。膀胱或前列腺超声检查需在膀胱充盈时进行，一些保留导尿管或不能憋尿的病例不能进行观察。对某些较复杂的病例，最好两者结合检查以提高诊断准确率。

超声检查前列腺可以准确地测量其大小，前列腺癌多发于周围带，但也有一部分发生于移行带和中央带，直肠指检不易扪及，而超声可查到，并能看到癌肿与周围组织的关系，对肿瘤分期有帮助。

三、CT 及 MRI 检查

CT：检查前 3d 禁服高密度药物及钡剂，扫描前 4h 禁食，根据扫描目的的不同，于扫描前 5min 至 2h 范围内，口服胃肠道造影剂 400～600ml 以充盈相应层面肠管。

MRI：检查前 3d 禁做钡剂检查，检查前 4h 禁食，胃肠准备有 0.1mmol 的枸橼酸铁铵溶液 500ml，保持皮肤清洁、干燥，禁用油性护肤品，检查时宜着棉质内衣，除去携带的金属物体。一般不需增强扫描。有心脏起搏器者禁做。

（一）肾上腺

【正常表现】

1.一般形态学表现　右侧多为长条形、左侧为人字形，厚度＜1cm，长度≤5cm，位于双肾上极层面。

2.CT　平扫时与肝密度相似，边缘锐利光滑，可有轻度增强。

3.MRI　T_1WI 上呈中等强度的灰色信号，在高信号脂肪的衬托下易于识别，PDWI 和 T_2WI 上腺体呈稍高信号而与周围结构不易鉴别。

【CT 及 MRI 诊断】

1.嗜铬细胞瘤

(1)一般形态学表现：瘤体多＞2cm，呈圆形或不规则性，右侧较多见，10%可双侧多发，10%位于肾上腺外的交感链上。

(2)CT：除瘤体大者外，质地多较均匀，CT 值 30～60Hu，部分病例有散在不规则钙化，增强扫描仅见轻度强化。

(3)MRI：T_1WI 上与肝信号相比略低，大者质地可不均，PDWI 和 T_2WI 上呈明显高信号，恶性者伴有邻近侵犯及腹膜后淋巴结肿大，MRI 不能区分钙化与小的血管断面。

2.库欣综合征

(1)一般形态学表现：70%左右由肾上腺皮质增生引起，余多为腺瘤，5%～10%为恶性，常伴有体内脂肪的过度堆积和脂肪肝。

(2)CT:增生者多为腺体的一致性增大,偶见等密度的小结影,密度同正常腺体;腺瘤呈中等大小的圆形肿块,质均无钙化,平扫CT值为2～26Hu,可见明显均一强化。

(3)MRI:增生者除具明显双侧腺体一致性增大外,信号变化与正常肾上腺相似;腺瘤在T_1WI上为较低信号,在PDWI和T_2WI上与肝信号相似或略高,质地多均匀。

3.原发性醛固酮增多症

(1)一般形态学表现:70%～80%由腺瘤引起,20%～30%为增生所致。与库欣综合征不同的是原发性醛固酮增多症的腺瘤体积较小,常伴有体内脂肪含量的减少。

(2)CT:腺瘤呈圆形,质均无钙化,平扫CT值－6～32Hu,可有薄环状强化,瘤实体强化不明显。

(3)MRI:腺瘤瘤体较小,信号变化与库欣综合征之腺瘤相似。

4.艾迪生病

(1)一般形态学表现:结核是主要原因,本病多为双侧性,早期呈不规则形、不均质肿块,晚期病变萎缩,有钙斑,且与周围结构粘连,常合并其他部位的结核。

(2)CT:病变质地不均,可见边缘强化。

(3)MRI:T_1WI呈略低信号,PDWI和T_2WI上液化坏死区呈高信号,肉芽组织呈中等信号,血管及钙化斑块为极低信号。

5.肾上腺无功能性病变

(1)腺瘤:最常见,表现见库欣综合征。

(2)腺癌:巨大分叶状不均质肿块,可有钙斑,常有局部侵犯,多为单侧性。

(3)肾上腺转移瘤:影像学表现与腺癌相似。

(4)髓质脂肪瘤:少见,单侧,20%有钙化斑,CT、MRI提示病变主质为脂肪。

(5)神经母细胞瘤:儿童多见,瘤体巨大质不均,80%可见到环形或不规则点状钙化。

CT、MRI对肾上腺病变的诊断价值:①对1cm以上病变定位诊断价值高;②对功能性病变,结合临床多能做出定性诊断;③对无功能性病变定性困难;④恶性病变的诊断主要靠对周围结构的侵犯而非瘤体自身的形态学改变;⑤对钙化的显示,MRI远不及CT;⑥扫描上强调薄层技术。

(二)肾

【正常表现】

1.一般形态学表现　肾位于腹腔后腔,4cm×(5～10)cm×(6～12)cm,左肾上极外侧之局限性驼峰状突起,为正常变异。

2.CT　平扫为均一密度,CT值(30±10)Hu,增强早期皮质明显强化而髓质易区别,继后髓质强化,肾盂、肾盏显影。

3.MRI　T_1WI上皮髓界限清楚,PDWI和T_2WI上皮质、髓质均呈较高信号而不能区别。

【CT及MRI诊断】

1.肾细胞癌

(1)一般形态学表现:肾实质不规则形或分叶形状肿块,质地多不均,向外使肾轮廓改变,向内使肾窦脂肪受压消失,可见到局部侵犯和淋巴结转移,多发者常见于Von Hippel-Lindou综合征。

(2)CT:平扫呈不均匀质地,与正常肾组织分界不清,部分病例瘤体中央可见钙化或液化坏死,增强扫描肿瘤强化不明显,与正常肾组织分界清。

(3)MRI:T_1WI上呈混杂信号,以重点和略低信号为主,瘤周围偶见低信号的包膜,PDWI和T_2WI

上，癌组织呈略高信号，液化坏死区呈明显高信号，常不能显示钙化。

2.Wilm 瘤 儿童多见，瘤体较大，少有钙化，CT、MRI 表现与肾癌相似。

3.肾囊肿

(1)一般形态学表现：肾内圆形囊性病变，边缘锐利，囊壁菲薄。

(2)CT：平扫时囊内密度均匀，CT 值 0～15Hu，无强化，囊肿小时因部分容积效应或囊肿感染，出血时 CT 值可较高。

(3)MRI：T_1WI 呈低信号，PDWI 上呈中等信号，T_2WI 呈高信号，少数合并出血症 T_1WI 呈高信号，PDWI 和 T_2WI 上为略低信号。

4.多囊肾 双肾多发大小不等的囊肿使呈“蜂窝状”外观，肾形态饱满，体积增大，囊内常有出血，1/3 病例伴有肝胰的多囊性病变。

5.肾血管平滑肌脂肪瘤

(1)一般形态学特点：是最常见的良性肾肿瘤，组织成分包括脂肪、平滑肌和血管，多为单发，双侧多发者常与结节性硬化有关。临床多见以脂肪成分为主者，以平滑肌为主者少见且与肾癌不易区别。

(2)CT：平扫时肿瘤主体呈脂肪密度，与周围肾组织分界清楚。瘤内可见网线状略高密度分隔，偶见点状钙化，病变无明显增强。

(3)MRI：T_1WI 上呈稍高信号，与腹膜后脂肪信号变化同步，PDWI 及 T_2WI 上依脂肪成分的多少不同可呈等或较低信号(与背景肾相比)。

6.肾盂癌

(1)一般形态学特点：移行细胞癌多见，本型恶性度低，常有输尿管、膀胱种植。鳞状细胞癌，少见，本型恶性度高，常伴肾结石。形态学上难以辨别其组织来源。病变早期仅见向腔内凸起的充盈缺损，呈分叶状或不规则形，晚期则向外破坏肾窦脂肪，侵及肾实质，而与肾细胞癌不易鉴别，本病可引起局部肾积水。

(2)CT：平扫 CT 值 30～40Hu，瘤体小时质地均匀，大者质地多不均，无明显强化，伴有肾结石者提示鳞癌可能。

(3)MRI：信号变化与肾细胞癌相似。

7.肾脓肿

(1)一般形态学特点：肾内单发或多发病灶，类圆形或不规则形，边缘模糊，有不规则的厚壁，局部肾包膜增厚，可向肾外侵犯，邻近肾实质功能可稍差。

(2)CT：平扫示不均质略低密度灶，占位效应不明显，脓腔不增强，脓肿壁可强化。

(3)MRI：T_1WI 示不均匀低信号灶，中央可有更低信号区，病变与背景肾组织分界欠清，PDWI 和 T_2WI 上脓液呈明显高信号，脓肿壁则呈中等高信号。

8.肾移植术后

(1)急性肾排斥：移植肾体积突然增大，CT 上示病肾密度较低，功能较差；MRI 之 T_2WI 上可见到皮、髓质界限(CMD)消失，其消失的范围与排斥的部位和程度一致。

(2)慢性肾排斥：患肾体积减小，皮质变薄，CT 增强扫描示患肾功能明显减低，偶可见到肾血管钙化；MRI 示 CMD 消失。

(3)肾移植并发症：早期并发症包括肾血肿、肾脓肿，中晚期并发症有肾结石、肾盂积水、肾周淋巴囊肿等。

9.肾结石、肾积水

(1)肾结石：在 CT 上表现为肾盂内或肾盂旁的致密影，CT 值＞80Hu；MRI 各加权序列上，结石均呈低信号，小的结石与血管断面不能区别。

(2)肾积水：表现为肾实质变薄，肾盂、肾盏一致性或局限性积水扩张，CT 增强扫描有造影剂液平面时期特征性表现，患肾实质增强程度低于健肾。MRI 示积水的肾盂 T_1WI 呈低信号，PDWI 呈中等信号，T_2WI 为高信号。局限性积水与肾盂旁囊肿难以区别。

10.肾外伤

(1)肾包膜下血肿：最常见，表现为肾周半月形影，急性期 CT 平扫示血肿与肾等密度，慢性期血肿液化而成低密度，增强扫描血肿不强化而与强化的肾实质分界清楚；MRI 示；T_1WI 上血肿呈中等或略低信号与肾分界不清，PDWI 和 T_2WI 上呈明显高信号。

(2)肾撕裂：肾轮廓连续性中断，肾周低垂部位可有尿液聚积，常合并肾包膜下血肿和肾周血肿。CT 平扫示肾周液体聚积，增强扫描示造影剂进入肾周脂肪囊内。MRI 上诸病变 T_1WI 上均呈较低信号，PDWI 上血肿为高信号，尿液呈中等信号，T_2WI 上均为高信号。

CT、MRI 对肾病变诊断能力评估：①对肾占位性病变的诊断能力，一般情况下 CT 优于 MRI，对结石的诊断，MRI 远不及 CT；②对肾功能的评价，尤其是移植肾排斥及肾功差或有碘过敏者，MRI 略优于 CT；③疑为肾盂癌者，均需检查输尿管或膀胱，以除外多发性的可能；④对肿瘤分期，两种技术均佳。

（三）输尿管

【正常表现】

输尿管位于双侧腰大肌前内方，正常时呈点状，直径＜1cm，CT 增强扫描造影剂充盈而成高密度，MRI 之 T_2WI 上呈点状高信号。

【CT 及 MRI 诊断】

1.结石并积水　CT 平扫示结石多呈高密度，梗阻点以上输尿管可有扩张。

2.输尿管肿瘤　良性多为息肉，恶性多见于癌，前者多为长条形，后者可伴有肾盂癌、膀胱癌。影像学上二者难以辨别，均呈均匀质地的实质结构，局限于输尿管内，多无邻近侵犯，其近端肾盂、输尿管常伴有结石、积水扩张。

3.腹膜后纤维化　罕见，原因不明，为腹膜后纤维团块，包埋输尿管及大血管使之狭窄，但移位不明显。CT 示腹膜后中线附近的境界不清实性结构，其强化程度视病变内纤维组织的含量而不同。MRI 之 T_1WI 上呈灰色信号，PDWI 和 T_2WI 上为中等或略低信号。

4.腹膜后淋巴结肿大　腹膜后大血管周围单发或多发的软组织影，圆形或分叶状，直径≥1.5cm，融合巨大者中央可有坏死液化区，结核性者可有钙化，目前 CT、MRI 技术水平难以鉴别淋巴结的良、恶性。

（四）膀胱

【正常表现】

圆形，壁光滑，厚度均匀，适度充盈时壁厚为 2～3mm。

【CT 及 MRI 诊断】

1.膀胱炎

(1)一般形态学表现：膀胱壁广泛性增厚，壁毛糙，粗梁状，膀胱腔内偶见阳性结石，结核性者可见膀胱体积一致性缩小。

(2)CT：增厚的膀胱壁呈实质密度，可有均一强化，结石多为高密度，增强后于含有造影剂的尿液中不易识别。

(3)MRI：膀胱壁信号与盆壁肌组织信号变化同步，结石在各加权图像上均呈低信号。

2.膀胱癌

(1)一般形态学表现:膀胱壁局限性增厚,向腔内突出但局部膀胱外表面光滑;膀胱肿块伴膀胱周围脂肪界限模糊和软组织团块、膀胱精囊角闭塞或闭孔内肌肥大、盆腔淋巴结肿大。

(2)CT 表现:肿瘤呈均一实质密度,可有均匀强化,有时肿瘤表面有结石沉积。

(3)MRI 表现:T_1WI 呈灰色信号,PDWI 和 T_2WI 上呈中等偏低信号,其三维成像尤适于膀胱上壁和膀胱底病变的观察。

CT、MRI 对膀胱病变诊断价值评估:①对阳性结石,CT 平扫价值最高,MRI 其次,增强扫描有时因造影剂淹没而诊断价值低;②此两种技术对膀胱肿瘤的显示与分期均好,但对其上壁及三角区病变,MRI 冠状、矢状面显示更佳。

(五)前列腺

【正常表现】

栗形,耻骨联合后方,上缘低于耻骨联合上 1cm,CT、MRI 上其左右径均略大于真实值。CT 上,腺体呈均匀密度,有轻度强化。MRI 上信号表现复杂:T_1WI 呈略低信号,质子加权和 T_2WI 上前叶为低信号,中叶呈中等信号,侧叶呈较高信号,左右对称是其特性。

【CT 及 MRI 诊断】

1.前列腺增生、结石 BPH 以中叶和侧叶为主,上界达耻骨联合上 2～3cm,质地可不均,可见到点状或圆形钙化或小的低密度区,腺体轮廓多光整,CT 对钙化显示好,MRI 之 T_2WI 腺体为稍高信号。

2.前列腺癌 3/4 发生于外周带(后叶包膜下区),早期为腺体内局限性略低密度影,腺体轮廓变化不明显,晚期腺体表面不对称性隆起,患侧膀胱精囊角闭塞,邻近淋巴结肿大,CT、MRI 示上述病变均为实质性结构。

CT、MRI 对前列腺病变的诊断价值:①对前列腺体积的测量,MRI 优于 CT;②对前列腺癌的诊断,CT、MRI 主要用于肿瘤分期和疗效观察,对早期癌价值不大;③前列腺的不均匀质地和表面不光滑均缺乏特异性;④前列腺扫描,CT 强调薄层和窄窗技术,MRI 则强调三维扫描。

(王 彦)

第六节 尿流动力学检查

尿流动力学检查的目的是再现患者的症状以探究造成这些症状的原因,并分析其相关的病理生理过程。检查包括一系列检查手段,针对不同病情的患者选择具有针对性的检查项目来回答其储尿期和排尿期的问题。常用尿流动力学检查:项目包括尿流率测定、膀胱充盈期压力容积测定、压力-流率测定及同步盆底肌电图测定,这些检查可以满足大多数排尿功能障碍患者的检查需求。选用尿流动力学检查:是针对常用尿流动力学检查项目不能解决的情况,包括影像尿流动力学测定、尿道压力测定、漏尿点压力测定、儿童尿流动力学检查、盆底神经电生理检查及动态尿流动力学监测,其中盆底神经电生理检查所配备的仪器及操作技术要求高,仅少数尿控中心开展。

一、选择尿流动力学检查的原则

1.由于尿流动力学检查属有创检查,应避免不适当的使用。一般情况下,通过病史、查体及无创辅助检查即能明确病因的患者无须行尿流动力学检查;患者有复杂的下尿路症状、既往治疗效果不佳或准备接受有创治疗时应考虑行尿流动力学检查;由于神经源性膀胱患者的治疗计划非常依赖于尿流动力学检查结果,对此类患者进行治疗前,建议有尿流动力学的检查结果作为治疗依据。

2.由于不同的尿流动力学检查项目具有一定的针对性,应避免选择不能良好反映患者病情的无效检查。在选择检查项目时首先应当深入了解患者的病史、体征及其他辅助检查,争取选择具有针对性的检查项目。

二、结果分析应遵循的原则

1.尿流动力学检查结果只反映尿路的功能状况,即只对尿路的功能状况做出诊断,完整的临床诊断应在结合病史、体检及其他辅助检查的基础上做出。

2.尿流动力学检查是一种方法学,与其他方法学一样,对有些异常能得出确诊性结果,对有些异常能得出参考性结果,还有些异常不能得出有意义的结果。因此,未获得异常记录并不能排除异常的存在;不是全部的异常记录都有临床意义;与患者症状不符的检查结果不能作为诊断。

三、常用尿流动力学检查

1.*尿流率测定* 尿流率测定是一种简单的无创检查方法。可用于下尿路功能障碍患者的初筛、疗效评价,也可与其他尿流动力学检查项目同步联合测定,如压力-流率测定、压力-流率-尿道括约肌肌电测定等。主要观察指标包括:最大尿流率(Qmax)、平均尿流率(Qave)、排尿量(Vv)、排尿时间(Vt)、尿流时间及曲线形态。

2.*充盈期膀胱压力容积测定* 充盈性膀胱压力容积测定用于评估受检者储尿期膀胱的功能容量、感觉功能、顺应性、稳定性等。可用于膀胱功能障碍性疾病的诊断、鉴别诊断、病因分析、治疗方法的选择以及疗效评估。对上尿路的评估来说,膀胱压力是重要内容。此外,还可用于膀胱生理、药理、病理生理及神经生理学研究。主要观察指标包括:膀胱压(Pves)、腹压值(Pabd)、逼尿肌压(Pdet)、初尿意容量(FD)、正常尿意容量(ND)、急迫尿意容量(UD)、膀胱最大容量(MCC)、顺应性(ml/H_2O)。

3.*压力-流率测定* 同步测定排尿期逼尿肌压力和尿流率,并分析两者之间的相关性以确定尿道阻力的方法,可用于鉴别排尿功能障碍的原因,包括膀胱出口梗阻、逼尿肌收缩力状况、逼尿肌-括约肌协调性。储尿期观察指标同充盈性膀胱测压。排尿期主要观察指标:最大尿流率(Qmax)、逼尿肌开口压力(Pdet-open)、膀胱开口压力(Pves-open)、最大尿流率时逼尿肌压力(Pdet-Qmax)、最大逼尿肌压力(Pdet-max)。

4.*同步括约肌肌电测定* 同步括约肌肌电测定用于确定受检者是否存在尿道肌肉神经支配异常,通常以肛门括约肌综合肌电活动间接反映尿道括约肌收缩活动情况。常与膀胱压力及压力-流率同步进行。观察指标:分别观察在储尿期和排尿期括约肌活动情况,如储尿末期括约肌电位发放频率未见增加,波幅减小,表明括约肌收缩力减弱;而排尿期括约肌肌电不消失甚至加强,则表明逼尿肌-括约肌功能失调。注意排除排尿期由于腹压增加造成的肌电活动增加的假象。

四、选用尿流动力学检查

1.*影像尿流动力学检查* 影像尿流动力学检查是指在膀胱测压(充盈期和排尿期)显示和记录尿流动

力学参数的同时显示和摄录X线透视或B超的下尿路动态变化图形。主要用于复杂的排尿功能障碍病因判断。如前列腺术后排尿困难及梗阻伴尿失禁、神经源性排尿功能障碍、下尿路梗阻伴肾积水、女性排尿困难、可控尿流改道术后复查。观察指标主要包括：膀胱压、腹压、尿流率、尿道括约肌肌电图、膀胱尿道形态，有尿失禁受检者需观察腹压漏尿点压力(ALPP)、逼尿肌漏尿点压力(DLPP)、膀胱输尿管反流情况。充盈期应了解膀胱的稳定性、膀胱感觉、膀胱顺应性和膀胱容量。排尿期了解逼尿肌有无反射，收缩力大小和最大尿流率逼尿肌压(PdetQmax)。排尿期膀胱出口是否存在梗阻，是否存在逼尿肌、括约肌协同功能失调(DSD)。同步透视影像可判断梗阻的解剖水平，但不是诊断梗阻的依据。判断有无上尿路反流。

2.*腹压漏尿点压力测定*　腹压漏尿点压力(ALPP)测定，又称为应力性漏尿点压(SLPP)，为患者进行各种增加腹腔压力的动作过程中出现尿液漏出时的膀胱腔内压(腹压与逼尿肌压的总和)，其实质是测量造成漏尿所需的腹腔压力的最小值。用于评价压力性尿失禁(SUI)患者的控尿功能，代表和定量反映尿道固有括约肌功能的完整性，并为SUI的诊断与分类提供标准。

观察指标：在正常情况下，由于尿道固有括约肌控尿功能正常，即使腹压增加也不会发生漏尿。漏尿点压力测定(VLPP)是一个连续参数，一般认为其参考值范围为：①VLPP＜60cmH_2O，提示尿道固有括约肌关闭功能受损；②VLPP＞90cmH_2O，可以排除尿道固有括约肌关闭功能受损，即可以除外Ⅲ型压力性尿失禁，提示压力性尿失禁与尿道过度下移有关；③VLPP介于60～90cmH_2O，提示尿道括约肌关闭功能受损和尿道过度下移同时存在；④若膀胱压＞150cmH_2O仍未见尿液漏出，提示尿失禁有其他因素存在。

3.*逼尿肌漏尿点压力*　逼尿肌漏尿点压力(DLPP)是在无逼尿肌自主收缩及腹压增高的前提下，膀胱充盈过程中出现漏尿时的逼尿肌压力。在膀胱充盈过程中，因膀胱顺应性下降，膀胱腔内压力随着充盈量的增加超过尿道阻力时产生漏尿，此时记录的逼尿肌压力即为DLPP。主要用于评估因膀胱顺应性下降导致上尿路损害的风险。

观察指标：主要观察指标为DLPP及相对安全容量。DLPP≥40cmH_2O为造成上尿路损害的临界压力。在无逼尿肌自主收缩及腹压改变的前提下，灌注过程中逼尿肌压达到40cmH_2O时的膀胱容量为相对安全容量。相对安全膀胱容量越小，意味着膀胱内低压状态的时间越短，上尿路扩张发生越早，扩张程度也越严重。

4.*尿道压力描记*　尿道压力描记可用于评价尿道控制尿液能力，分为静态尿道压力测定(RUPP)、应力性尿道压力测定(SUPP)。RUPP主要用于反映储尿期女性近端尿道和男性后尿道的尿液控制能力，可为各种近端尿道和膀胱颈梗阻的诊断及梗阻定位提供参考。如良性前列腺增生、器质性及功能性膀胱颈梗阻、逼尿肌括约肌协同失调等。也可用于尿道功能的药理学神经支配、排尿生理等试验研究。SUPP则主要用于评估女性压力性尿失禁患者应力状态下尿道的尿控能力。由于测量结果变异较大，目前仅作为参考指标用于临床分析。

观察指标：RUPP主要观察指标为最大尿道关闭压、功能尿道长度。此外，男性还可获得前列腺长、膀胱颈压、精阜压等参数。女性可获得控制带长度等参数。SUPP主要观察指标为尿道闭合压、压力传导率。

（蔡　恂）

第七节　活组织检查

一、肾活组织检查

肾活组织检查是诊断肾病变的一项重要手段，可采用经皮穿刺和开放穿刺法。前者优点是操作简单，痛苦小，缺点是穿刺时有损伤肾血管和其他脏器的可能。后者优点是可以观察肾色泽和质地变化，在适当部位穿刺，避免损伤其他器官，缺点是手术给患者增加痛苦。

【适应证】

1.用其他方法难确诊的弥漫性肾病变，如肾小球肾炎、淀粉肾、肾病综合征、肾硬化等。

2.无症状蛋白尿和肾性血尿诊断有疑问者。

3.肾移植术后鉴别排异和炎症反应及判定是否需要摘除移植肾。

4.系统性红斑狼疮、结节性多动脉炎、糖尿病及多发性骨髓瘤等全身疾病可引起肾病变，肾穿刺活检以确诊肾脏病变性质。

【禁忌证】

绝对禁忌证为出血素质、肾动脉瘤、孤立肾及全身衰竭。相对禁忌证为肾囊肿、肾肿瘤、积水积脓、严重高血压等。

二、前列腺活组织检查

前列腺肿瘤确诊依赖于组织的病理学检查。前列腺穿刺活检是前列腺肿瘤诊断的重要方法，多采用经会阴或经直肠前列腺穿刺法。

【适应证】

直肠指检、B超发现前列腺结节或肿块，组织活检目的是为了明确病变性质和确定肿瘤的组织类型。

三、睾丸活组织检查

睾丸活检在男性学中是一种重要的检测方法。通过睾丸活检，能直接评估生精的功能及生精障碍的程度，睾丸合成类固醇激素的功能，评估生育能力并能提供直接资料；对男子不育症的诊断、治疗措施的选择和判断预后也是必不可少的方法。

【适应证】

①男性不育症的无精子或少精者；②精道阻塞性无精症。

（王月清）

第四章　泌尿外科腹腔镜

腹腔镜通过小孔进入腹腔或后腹腔，运用数字摄像技术，指导医生对患者的病情进行分析判断以及运用特殊的腹腔镜器械进行手术。

一、腹腔镜在泌尿外科应用概况

1991年Glayman首次成功施行腹腔镜肾切除和盆腔淋巴结清扫术。1992年Gaur成功进行经腹膜后途径腹腔镜手术。我国于1992年率先开展了腹腔镜手术，目前趋于标准化和规范化。

泌尿外科腹腔镜手术种类涉及泌尿外科大部分领域，可分为3大类：肾上腺、肾等切除手术；肾盂成形等重建手术；复杂的综合性手术，如膀胱全切及尿流改道术等。

腹腔镜手术方法除了标准腹腔镜外，近来开展了新的手术模式：①手助腹腔镜手术：方法是助手通过特制的带有密封圈的袖套伸入一手，进入手术野中协助腹腔镜操作，器官切除后可从袖套皮肤切口完整取出。目前手助腹腔镜手术较为肯定的适用范围是作为初学者的过渡和活体供肾切除术，以最大限度缩短手术时间，减少供肾热缺血时间。②针式腔镜手术：采用比标准腹腔镜更为精细的器械，例如直径$<$3mm的观察镜和操作件，进行各类腔镜手术，使皮肤创口更加微细，手术创伤进一步减小。1998年，美国泌尿外科医生Gill等率先应用针式腹腔镜行泌尿外科手术（肾上腺切除）。③机器人腹腔镜手术：随着现代通信技术以及计算机网络的发展，可以使一个地域医学专家通过操作另一个地域的机器人实施外科手术，即远程外科。目前可提供的已商业化的手术机器人主要有三种：伊索系统（USA）、宙斯系统（USA）和达·芬奇系统（USA）。最为成功的外科机器人系统是达·芬奇系统。

二、腹腔镜手术的适应证与禁忌证

（一）适应证

1.肾上腺外科手术　肾上腺囊肿、原发性肾上腺皮质腺瘤、体积较小的无功能肾上腺肿瘤、直径小于4cm的嗜铬细胞瘤可采用腹腔镜手术治疗。肾上腺复发肿瘤、恶性肿瘤、体积较大的肿瘤不应采用腹腔镜手术。皮质醇增多症患者因肥胖，肾上腺周围脂肪较多，寻找及暴露肾上腺有一定困难，经慎重选择腹腔镜手术，特别是经后腹腔途径。

2.肾脏手术　目前腹腔镜开展了肾切除术、保留肾单位的肾部分切除术、肾癌根治性切除术、肾囊肿去顶术、肾盂输尿管成形术、肾下垂复位固定术、活体供肾取肾术等。体积较小且无粘连的无功能肾或萎缩肾是腹腔镜肾切除术的理想病例。较大肾癌、肾周围粘连严重以及急性肾感染时不宜选用腹腔镜手术。

3.输尿管手术　通过腹腔镜可以治疗肾盂输尿管连接部梗阻和输尿管狭窄，还可以治疗腹膜后纤维化、下腔静脉后输尿管所致的输尿管梗阻。对于输尿管结石，腹腔镜输尿管切开取石术不推荐为首选治疗方法。

4.膀胱手术 不伴有膀胱出口梗阻且憩室口较小的原发性膀胱憩室可以通过腹腔镜治疗。其他腹腔镜手术有膀胱部分切除术、膀胱憩室切除术、肠道膀胱扩大术、输尿管膀胱抗反流术等。

5.前列腺手术 主要是前列腺癌根治性术。

6.淋巴结清扫术 包括盆腔淋巴结清扫术和腹膜后淋巴结清扫术。盆腔淋巴结清扫术只作为前列腺癌患者临床分期判断的手术。

7.隐睾探查或切除术 对高位隐睾可采用腹腔镜在腹腔内寻找。

8.精索静脉高位结扎切除术 用于治疗原发性(非梗阻性)精索静脉曲张,双侧需要同时手术时腹腔镜则显示出明显优势。

(二)禁忌证

1.患有严重出血性疾病、心肺疾病和不能耐受麻醉和手术的其他全身性疾病时,不应进行手术。

2.手术通路、手术部位或器官急性感染时不应选用腹腔镜手术,如腹腔感染、肾周感染、泌尿系感染等。既往肾周、肾脏感染或二次手术估计局部粘连较重者慎用腹腔镜手术。

3.既往腹腔内感染或手术,有腹腔内粘连者最好不选择腹腔途径,腹膜后途径则不受此项限制。

4.过度肥胖者因脂肪组织较多,显露泌尿系较困难,应慎用腹腔镜手术。

慎用腹腔镜手术的情况有:原有腹腔内炎症、手术、创伤史,明显肠扩张;特别肥胖者;有肝硬化和门脉高压症;有心肺功能不全者;未纠正的凝血功能障碍。腹腔镜手术术中发生出血、脏器损伤、解剖困难以及心肺功能不全者,以中转开放性手术为宜。

三、腹腔镜手术的麻醉与体位

(一)麻醉

1.麻醉方式 一般采用气管插管全身麻醉,常用方式为静吸复合麻醉+肌松药+气管插管+间歇正压通气或双向高频喷射通气。精索静脉高位结扎、隐睾探查切除、肾囊肿等较容易且手术时间短的可选用腰麻或连续硬膜外麻醉。

2.诱导麻醉 静脉诱导或吸入诱导麻醉均可。常选用芬太尼、阿芬太尼作静吸复合麻醉和诱导联合用药的首选。

3.维持麻醉 维持麻醉一般使用氧气、氧化亚氮、吸入麻醉剂辅以肌松剂、吗啡类药物。

(二)体位

患者手术体位主要根据所做手术种类以及术者习惯而定。泌尿外科腹腔镜手术中,经腹腔途径常采用仰卧位,而腹膜后途径为侧卧位。

1.仰卧位 上腹部手术常采用头高足低位;下腹部手术或盆腔手术则采用头低足高位;左或右侧腹部手术则将患侧身体抬高30°～45°,以利于术野暴露。

2.侧卧位 泌尿外科最常用的体位,适用于肾上腺、肾脏等腹腔镜手术,患侧在上,健侧在下。

四、腹腔镜手术入路

标准腹腔镜手术入路有两种:经腹腔途径和腹膜后途径。早期的泌尿外科腹腔镜手术均采用经腹腔途径,目前多采用腹膜后途径。

（一）经腹腔途径

经腹腔途径可进行所有的腹腔镜手术。该径路优点是解剖标志清楚.手术空间大，视野清晰，必要时可同时处理双侧病变，所以早期的泌尿外科手术均经腹腔路径进行。其缺点为所需通道较多，需 4～5 个，而且存在着易损伤腹内脏器、污染腹腔、引起肠麻痹，甚至有肿瘤种植危险。腹腔有外伤、手术史或粘连时不易操作。泌尿系统为腹膜后和腹膜外器官，经腹腔手术路径远，对腹腔干扰大，因此目前泌尿外科腹腔镜手术多采用腹膜后途径。既往有腹部手术和腹部感染病史不宜采用。

（二）经腹膜后途径

腹膜后间隙多系疏松组织，无重要血管神经组织。1992 年 Gaur 率先利用类似血压气泵和袖带样结构的腹膜后气囊分离器先扩张后腹膜间隙，形成人工后腹膜腔，再建立气腔。有报道，利用侧卧位借助重力使腹腔内脏器移向对侧，可以直接应用镜体直视下建立腹膜后间隙（IUPU 法）。

后腹腔镜手术与经腹腔腹腔镜手术比较，前者对腹腔内脏器干扰小，并减少内脏损伤的可能；与易于鉴别肾动脉，以及处理肾背侧病变，不受或少受腹腔内既往有手术、创伤、感染等病史影响；CO_2 吸收量小，可防止细菌、尿液对腹腔内的影响，减少了胃肠反应及术后腹腔感染和粘连的机会；并发症少，恢复快。与经腹腔途径相比，其主要缺点是：存在解剖标志不明确、操作空间受限、止血不便，工作通道间距较近，立体感欠佳等缺陷，给手术操作带来一定困难；对过度肥胖、既往腹膜后手术史、双侧病变需同时处理者，宜选用经腹腔途径手术。若腹膜一旦漏气，须中转开放手术。

建立后腹腔的操作常用的有两种方法：①腋后线肋缘下切一小口，用手指伸入腹膜后间隙分离后放入水囊撑开再置套管；②将气腹针插入腹膜后间隙充气，再穿刺插入套管直接分离。用第 1 种方法能保证水囊置入腹膜后间隙，操作较容易，但较繁琐。切口较大时会有漏气现象，需用丝线缝 1～2 针收紧切口。实际操作中可以根据情况灵活选择或联合应用两种方法。

术中解剖标志的识别及手术并发症的防治是开展后腹腔镜手术需要注意的重要问题。腰大肌是镜下最重要的解剖标志，其他还有肾周筋膜、腹膜、肾脏等。

后腹腔镜手术常见的并发症有：①皮下气肿，一般都能够自行吸收，严重时可导致纵隔气肿及气胸的发生；②术中高碳酸血症，导致苏醒困难，因此术中当 CO_2 分压过高时要停止气体的灌注；③术后继发性腹膜后间隙出血，原因有术中的止血不彻底或穿刺通道的出血未引起注意，可通过术毕的认真检查来预防；④术后肠麻痹肠胀气，其发生与手术时间长，腹腔神经丛受刺激有关，一般不需要做特殊处理，必要时可行胃肠减压治疗；⑤气胸，与术中损伤膈肌或穿刺时损伤胸膜反折有关，一般通过穿刺抽气或闭式引流解决。

五、腹腔镜手术基本操作

腹腔镜手术基本操作技术与传统性开放手术具有共性，即暴露、分离、止血、缝合、打结及钉合技术。

（一）穿刺

常用的套管有重复试验的前端锥形套管、带有保护鞘的一次性使用套管和钝头套管（Hasson 套管）三种基本类型。

1.经腹腔途径　患者取平卧位。一般先在脐上缘或脐下缘作一长 1cm 左右的皮肤切口。在这个位置，腹膜附着与腹白线，易于进针，而且腹白线上血管少，不易发生穿刺点渗血。再以布巾钳夹住切口两侧皮肤，向两侧提起以固定腹壁。应避免腹壁牵拉过高，使脐周围腹膜呈伞状隆起，如此气腹针易插入腹膜外间隙。然后，术者握住 Veress 气腹针的针柄，腕部用力垂直或略向脐部方向插入腹腔。因气腹针先后穿过腹白线和腹膜，常有两次突破感。

气腹针是否进入腹腔，可用以下方法来证实：①抽吸试验：用注射器抽取5～10ml生理盐水，经气腹针推入，如无阻力且反复抽吸无注入盐水抽回，说明针尖位于游离腹腔内；如抽回注入盐水，提示针尖在腹膜外间隙，需重新穿刺；如抽出血液或肠液，提示针尖位于血管或肠腔内，应重新穿刺，并检查损伤器官，必要时需中转开放手术。②充气试验：估计气腹针位于腹腔内后，将注气管与气腹针相连，开始充气并观察腹内压的变化。如针尖位于游离腹腔内，初始充气时腹内压不应超过1.3kPa(10mmHg)，随充气量增加而腹内压逐渐升高；如果初始充气压力就高于此数值，可能气腹针与网膜或肠管贴附或腹部肌肉松弛不够，可上提腹壁或调整气腹针位置；如果腹内压仍高于此数值，表明气腹针位于腹膜外间隙或其他有限的空间。③叩诊试验：游离腹腔充气后，腹壁均匀膨隆，肝浊音界消失。如果腹壁不对称膨胀，提示腹膜外间隙充气或气体被注入胃肠道内。

2.经后腹腔途径

(1)体位：患者取传统腰部手术体位，腰部抬高，使腰背筋膜略有张力即可，一是容易定位，二是气腹针易插入。

(2)气腹针的插入：一般在髂嵴上缘2cm与腋中线交叉点处垂直插入气腹针，待针刺有突破感后即停止。除了盲目穿刺外，也可以作一小切口，分开肌肉，到达后腹腔，在直视下置入Hasson套管。因Hasson套管与腰背筋膜不完全闭合，易漏气，须用缝线紧密缝合切口。漏出的CO_2易进入皮下组织被吸收，引起高碳酸血症，增加麻醉危险。

(3)手术空间扩展：置入第一支套管后，由此放入气囊或水球，打入气体或生理盐水500～1000ml，维持3～5分钟。气囊或水球放置位置依手术要求而定，如肾上腺、肾上部则将气囊放置在肾脏上极旁；如位肾脏中部或上段输尿管手术则气囊最好位于肾门附近；如位中段输尿管及其下面则可放置在腰大肌旁边。充气后，在十二肋与腋后线交叉处下盲目或观察下穿刺，置入第二支套管，应避免肾脏下极受损，尤其在肾脏与后腹壁粘连时易发生。将腹膜尽量向前剥离，即可在十二肋与腋前线交叉处下穿刺，置入第三支套管。若手术部位在上段输尿管以上，则需置入第四支套管，一般以5mm即可，由此放入牵引器，暴露手术区域。

3.套管穿刺的并发症及预防　套管穿刺并发症多发生在气腹针盲目穿刺时，虽然发生率不高，但国内外文献时有报道。穿刺并发症最多见的是肠管穿孔，其次是膀胱穿孔、大网膜血肿等。最严重的并发症是刺伤腹腔内大血管，如下腔静脉、腹主动脉或髂血管，可引起急性大出血、失血性休克而死亡。为了避免发生并发症，可采用如下措施。

(1)腹壁固定十分重要，常用方法有：①术者用手提起腹壁；②术者和助手分别用手提起脐部两侧腹壁；③术者和助手分别用布巾钳提起脐部两侧腹壁。使用布巾钳固定戳孔两侧腹壁最为可靠，可以避免牵引时突然滑脱，造成穿刺过深损伤脏器。

(2)当考虑肠管与脐周腹壁粘连时，术前可使用线性超声，来判断有无肠管与腹壁粘连以及粘连的部位。如果高度怀疑有粘连，应更换穿刺位置，离原手术切口至少3.0cm以上。上腹部手术史者，选择在脐下缘穿刺；下腹部手术史者，在脐上缘穿刺。

(3)既往多次腹部手术、腹部外伤及弥漫性腹膜炎史的患者，考虑到腹腔内广泛粘连，任何部位的穿刺都是危险的，此时，选择开放式插管最为安全。在脐周作一1.5～2.0cm切口，逐层切开至腹膜，手指进入腹腔分离切口旁粘连，再放入钝头套管，并缝合腹膜固定，以防切口漏气和术中套管脱出。

(4)穿刺式使用腕部力量旋转刺入，切忌肩部用力或暴力操作；放置第一支套管时最好使用带有保护鞘的一次性套管针，其余套管的放置应在腹腔镜监视下完成。

（二）气腹

目前建立气腹主要选择 CO_2 等惰性气体，主要原因是因为腔内要使用电刀、超声刀等器械，可以避免产生大量烟雾影响视野。当腹腔内注入一定量的 CO_2 后，腹内压升高，膈肌运动受限，导致非顺应性降低，肺通气功能受损；还可引起下腔静脉回流受阻，回心血量及心排出量减少。腹内压越高，这种变化越明显。CO_2 气腹还可引起高碳酸血症、酸中毒、皮下气肿、气胸及气体栓塞等并发症。

为了减少 CO_2 气腹对循环呼吸系统的影响，初始充气速度不宜过快，以 1～2L/min 为宜。待注入 2L 左右 CO_2 时，若患者血压、心律平稳，可改为高流量充气，直至腹内压达到 1.6～1.9kPa（12～14mmHg），腹内压不应超过 2.0kPa（15mmHg）。

非气腹腹腔镜技术非气腹腹腔镜技术指利用非气腹装置机械性地提升或拱升手术野上方的腹壁来代替气腹提供腹腔镜手术所需的空间，以避免气腹并发症，拓宽腹腔镜手术范围，增加手术安全性，降低手术费用。非气腹装置由腹壁提拉器和支持、维持其提升状态的机械臂组成。常用于手助腹腔镜手术、操作难度大、缝合打结多的腹腔镜手术、需在腹壁造口或因取标本需扩口的腹腔镜手术以及心肺功能不佳、不能耐受气腹的腹腔镜手术。它是腹腔镜技术与传统手术相结合，优势互补的产物。

（三）视野与扶镜

手术野显露的方法有：①改变患者体位：体位改变后，游离的脏器沿重力作用向地位方向移动，腹内气体起到推压作用，使术野显露。上腹部手术可采用头高脚低位（约 30°），下腹部或盆腔手术用头低脚高位；腰部手术则将患侧身体抬高。②器械推压牵拉：为了使视野更好，可用器械牵拉、推压一些非游离的脏器或丰满的脂肪组织。在推压、牵拉时使用钝头无损伤抓钳、扇形拉钩或剥离棒，不能使用锐利器械，以免发生脏器损伤。③排尽脏器内气体：将胃内气体和液体排尽有利于上、下腹部手术野的显露。下腹部手术还需排空膀胱。

腹腔镜手术在进行组织电切和电凝时，会产生烟雾，此时，可以开放气腹针外套管，放出烟雾，保持视野清晰。

扶镜是视野显露清晰的重要一环。术者和扶镜助手常站在同一侧。术者双手各持一器械进行双手操作，扶镜助手则扶镜保持视野清晰。扶镜助手不仅要将视野始终对准手术操作区域，并避免血液沾上镜头，还要求掌握手术步骤，领会术者的操作意图，并始终保持镇静。

扶镜器，包括固定卡、机械臂和固定支架，由于采用了能完成空间三维运动和旋转运动，且当空间任意运动完成后又能保持运动终止时的空间位置的任何结构的机械，当腹腔镜固定在与机械臂相连的固定卡上时，可任意的调节腹腔镜的观察视野，腹腔镜手术时，减少了一名扶镜的医生，节约了劳动成本，同时主刀医生可以按照自己的意愿方便地调整腹腔镜的观察视野，降低医生的劳动强度，缩短手术时间。

（四）分离

腹腔镜手术过程中的分离技术与开放手术相同，通过分离将病变组织切除。腹腔镜分离技术有钝性分离、电凝分离、锐性分离、激光分离与水流分离和超声刀分离。

1.钝性分离　钝性分离包括剥离、分离钳分离和纱布球分离。剥离主要用于脏器的被膜、粘连和脂肪组织的分离。组织间有了裂隙后再用分离钳由浅入深、逐层分离，减少出血。有了间隙后再用钩状电凝器进行电凝分离。电凝棒也可进行钝性分离，还可以电凝止血。钝性分离比钩状电凝器分离更安全，不过手术时间较长。

2.电凝分离　是腹腔镜手术中最常用的分离方法，主要用于有小血管的组织。钩状电凝器主要用于易分离的组织，而铲状电凝器主要用于紧密粘连、界面不清而难以分离的组织离断。电凝分离不需钳夹组织，对保留脏器损伤小，可做一些精细分离。不过，电凝时对周围组织有热效应，因此必须提起组织，保持一定张力，先凝固后离断或同时进行。

3.锐性分离　主要采用剪刀进行分离。无血管的粘连或组织可直接用剪刀剪断，有血管的组织可以先电凝、然后剪断。若组织较厚则先用剪刀行钝性分离，分开后再剪断或电凝后剪断。

4.超声刀分离　超声刀工作原理是通过超声发生器使金属刀头发生高频机械振荡，气化组织内水分，达到切割分离及凝固止血的效果。超声刀的锐刃用于快速切开，钝刃用于止血切开，平面用于大血管（直径 5mm）的凝固切开。超声刀的优势在于热损伤轻，可安全地用于重要脏器附近的泌尿外科手术；操作中仅产生少量气化水雾，视野清晰；无焦痂产生，易于愈合；无电流传导伤，更安全。有了超声刀，术中分离组织和剪断血管迅速、安全，节约大量时间。因超声刀兼具精确切割分离和凝固止血的特点，近年来得到广泛应用。

5.激光分离与水流分离　激光能凝固、切断组织，但设备昂贵，临床使用少。水流分离则通过高压水泵产生的高压水流，分离疏松组织。

（五）止血

术中止血是腹腔镜手术的基本操作技术之一。常用的止血技术有单极或双极电凝、激光高温止血、超声刀凝固止血、氩气刀喷射止血、钛夹及缝扎止血等。常用的止血方法有以下几种。

1.电凝止血　仅适用于小血管的出血和渗血。钩状电凝器可用于血管细、出血少的组织分离和电凝止血。铲状电凝器的接触面广，对片状渗血的止血效果好。对创面有点状出血或组织的深部出血，可先用尖分离钳夹住出血点，然后电凝，止血效果确切。一些小血管可直接电凝，或作夹闭的补充。

电凝止血能产生较多烟雾，影响视野的清晰，排出烟雾又要延长手术时间，不如氩气刀和超声刀好用。

2.超声刀止血　可处理 3mm 以内的血管，能量传播不超过 0.5mm，几无热损伤，无焦痂。

3.LigaSure　血管闭合系统能闭合 7mm 以内的动脉和静脉。

4.夹闭止血　常用于大血管的夹闭。夹闭血管的夹子有两种，一种是钛夹，最常用。夹子外形有 V 形和 U 形两种，效果相同，各有与其相配的施夹器。该类夹子施夹时如用力不当或所夹组织过多，可能不牢固，以致发生出血或漏。另一种是有扣的可吸收塑料夹，适用于夹闭较大的血管和管道，比钛夹牢固。

虽然可依据血管粗细选择不同型号的夹子，但较麻烦且器械增多，故一般选用中号夹子。保留的一侧上一个或几个夹子，切除的一侧可上一个钛夹或仅行电凝。在双侧均上好夹子后，用剪刀在两者间剪断，保留端至少要留 2mm 的残端，以免夹子滑脱。在没有看清出血点或周围关系时只能钳夹，不能盲目施夹或电凝，以免加重重要脏器、组织的损伤。

5.结扎止血　血管较粗时恐钛夹不牢固，可在钛夹夹闭血管前后结扎一次，常用 Roeder 套。为防止 Roeder 套的滑脱，可在 Roeder 套结上再上一个夹子。

打结按线结性质分为滑结和外科结两种。滑结有 Roeder 结、渔翁结（Fisherman 结）和 Wister 结三种。其中以 Roeder 结最为常用，并有用干肠线做成的套环成品出售。外科结比滑结牢固，现多在腔内进行。掌握了腔内打结技术可做一些难度较高、较复杂的手术，并减少吻合器的应用，降低手术费用。

6.止血纱布覆盖或医用生物胶喷洒　当遇到电凝止血不满意的渗血面时，可在渗血部位覆盖止血纱或喷洒医用生物胶。先用抓钳将体外的止血纱经套管送入渗血处，再盖好创面，用周围组织压迫固定。喷洒医用生物胶的方法是通过一长塑料管，直接将生物胶喷洒在渗血创面上。

7.开放止血　绝大部分的出血经上述方法可有效控制，如果发生大血管破裂、出血猛或出血的血管回缩组织中无法止血时，应立即中转开放手术进行止血，以免延误抢救时机。

（六）缝口

缝合技术的用具有针持、缝针和缝线。现在应用的针持咬合面与开放手术所用的针持相似，且两叶变长，夹针更牢固。缝合针以前是直的，便于自套管内置入；现改为前端稍弯、针体直、似滑雪板的缝针，放入和使用均方便。所用缝线一般固定在缝针尾部，为尼龙线，不易脱落，有一定弹性，质地结实耐受牵拉，打结较丝线方便。

缝合操作最好术者双手进行操作。右手拿夹好针线的针持，左手钳夹组织边缘，协助缝合和拔针。缝合后可根据需要在腔内或腔外打滑结或外科结，也可根据需要做间断缝合或连续缝合。其缝合技术与开放手术一致。

缝合技术虽然有发展，但仍是一种费时、费工的操作。现开发出许多腹腔镜手术使用的钉合器和吻合器，使缝合更迅速、更可靠。

（安旭方）

疾病篇

第五章 肾上腺疾病

第一节 皮质醇症

一、概述

皮质醇症是由于机体长期处于过量糖皮质激素的作用而产生的一系列典型的临床症候群，是最常见的肾上腺皮质疾病。1912 年 Harvey Cushing 收集文献中的 10 例病例，结合自己观察的 2 例，首次对其临床特点作了系统描述，故也称为库欣综合征。通常把由于垂体分泌过量促肾上腺皮质激素（ACTH）而引起的肾上腺皮质增生症称为库欣病。伊森科在 1925 年曾提出此病症在垂体和间脑有病变的观点，故亦称之为“伊森科-库欣综合征”。现在可以肯定这一类病症的直接原因都是皮质醇量过多，故不论其原因如何，均称之为皮质醇增多症，简称皮质醇症。

二、病因和分类

皮质醇症分为外源性（医源性）和内源性，其中医源性最常见。内源性又分为 ACTH 依赖性和 ACTH 非依赖性两大类。ACTH 依赖性皮质醇症包括库欣病和异位 ACTH 综合征；ACTH 非依赖性皮质醇症包括肾上腺皮质腺瘤和腺癌及少部分原发性肾上腺皮质增生。内源性皮质醇症中，以库欣病的比例最高，约占 70%；肾上腺皮质肿瘤占 20%；异位 ACTH 综合征占 10%～20%。

1.医源性皮质醇症 长期大量使用糖皮质激素治疗某些疾病可出现皮质醇症的临床表现，这在临床上十分常见。这是由外源性激素造成的，停药后可逐渐复原。但长期大量应用糖皮质激素可反馈抑制垂体分泌 ACTH，造成肾上腺皮质萎缩，一旦急骤停药，可导致一系列皮质功能不足的表现，甚至发生危象，故应予注意。长期使用 ACTH 也可出现皮质醇症。

2.库欣病 专门指垂体性双侧肾上腺皮质增生，主要是由于垂体分泌过多 ACTH 引起双侧肾上腺皮质弥漫性或结节状增生，进而产生大量糖皮质激素所致。这类病例由于垂体分泌 ACTH 已达反常的高水平，血浆皮质醇的增高不足以引起正常的反馈抑制，但口服大剂量地塞米松仍可有抑制作用。其原因：①垂体肿瘤：80%以上的库欣病患者存在自主或相对自主地分泌 ACTH 的腺瘤或微腺瘤，多见嗜碱细胞瘤，10%～20%为嫌色细胞瘤。垂体 ACTH 瘤大多数为良性肿瘤，平均直径 6mm，仅小部分为较大的腺瘤，因此库欣病患者多数在 X 线及 CT 检查中较难发现垂体占位性病变及蝶鞍改变。这类患者在垂体 ACTH 瘤摘除后，90%左右的患者可获得临床症状及内分泌检查指标的缓解。②垂体 ACTH 细胞增生：

垂体无明显肿瘤，而表现为垂体ACTH细胞弥漫性、簇状增生或形成多个结节。此类患者比例较小，可能是由于下丘脑或下丘脑外分泌过量促肾上腺皮质激素释放因子（CRF）刺激垂体分泌ACTH的细胞增生所致。

3.异位ACTH综合征　是指垂体以外的肿瘤组织分泌大量ACTH或ACTH类似物质，刺激双侧肾上腺皮质增生，进而分泌过量皮质激素所引起的一系列综合征。能引起异位ACTH综合征的肿瘤很多，最常见的是小细胞性肺癌（约占50%），胰岛细胞瘤和胸腺细胞瘤各占10%左右，支气管类癌约占5%，其他还有甲状腺髓样癌、嗜铬细胞瘤、神经节瘤、神经节旁瘤、神经母细胞瘤、胃肠道恶性肿瘤、鼻咽癌、卵巢或睾丸的恶性肿瘤。异位ACTH综合征的肾上腺皮质的病理改变和库欣病相同，但增生程度更明显。这类患者常伴有明显的肌萎缩和低钾血症。病灶分泌ACTH类物质是自主的，不受CRH的兴奋，口服大剂量地塞米松亦无抑制作用。病灶切除或治愈后，症状可缓解。

4.肾上腺皮质肿瘤　其中60%为良性的肾上腺皮质腺瘤，40%为恶性腺癌。肿瘤的生长和分泌肾上腺皮质激素是自主性的，不受ACTH的控制。由于肿瘤分泌了大量的皮质激素，反馈抑制垂体的分泌功能，使血浆ACTH浓度降低，从而使非肿瘤部分的正常肾上腺皮质明显萎缩。此类患者无论是给予ACTH兴奋或大剂量地塞米松抑制，皮质醇的分泌量都不会改变。肾上腺皮质肿瘤多为单个良性腺瘤，直径一般2～4cm，色棕黄，有完整的包膜，瘤细胞形态和排列与肾上腺皮质细胞相似。腺癌则常较大，鱼肉状，有浸润或蔓延到周围脏器，常有淋巴结和远处转移，细胞呈恶性细胞特征。肾上腺腺瘤通常只分泌糖皮质激素；而肾上腺皮质癌除分泌糖皮质激素外，还可以分泌雄激素，甚至醛固酮、雌二醇等；无内分泌功能的肾上腺皮质肿瘤则不导致皮质醇症。

5.原发性肾上腺皮质增生　包括ACTH非依赖性肾上腺大结节性增生（AIMAH）和原发性色素结节性肾上腺皮质病（PPNAD），两者都比较少见。AIMAH属增生与腺瘤的中间型，为良性疾病，发病原因不清，可能与异位受体表达或遗传有关。AIMAH患者肾上腺增生不依赖于ACTH，血浆ACTH可呈较低水平，大剂量地塞米松不被抑制。PPNAD多单独存在，也可以伴随多发肿瘤综合征，即Carney综合征。PPNAD患者双侧肾上腺外观仅轻度增大，切面多发深褐色或黑褐色色素沉重结节为其特征，结节间肾上腺皮质大多数明显萎缩。

三、临床表现

皮质醇症可发生于任何年龄组，但以青壮年女性最多见。本病均为体内皮质醇过多所致，但不同患者临床轻重不一、表现各异。

1.向心性肥胖　为皮质醇症的经典表现，包括满月脸、水牛背、悬垂腹和锁骨上窝脂肪垫，而四肢瘦小。向心性肥胖是由于皮质醇过量引起的脂代谢异常和脂肪异常分布所致。

2.皮肤紫纹、皮肤菲薄　此为蛋白质代谢障碍所致的典型表现。大量皮质醇促进蛋白质分解，抑制蛋白质合成，形成负氮平衡状态。患者因蛋白质过度消耗而表现的皮肤菲薄，毛细血管脆性增加，呈现典型的宽大皮肤紫纹，多见于下腹部、大腿内侧、臀部、腋下等处皮肤。

3.糖耐量下降或糖尿病　皮质醇症患者半数有糖耐量受损，约20%有显性糖尿病。高皮质醇血症加速糖原异生，使肝脏向血液中分泌葡萄糖增多；同时使脂肪细胞和肌肉细胞对胰岛素的敏感性下降，使这些细胞对葡萄糖的摄取和利用减少，结果导致血糖增高、糖尿、糖耐量减低，甚至糖尿病。

4.高血压、低血钾　大量皮质醇有潴钠排钾作用，且部分皮质醇症患者还伴有盐皮质激素分泌增加。患者常表现为轻中度高血压、低钾血症、高尿钾及轻度碱中毒等。

5.性功能紊乱　高皮质醇血症不仅直接影响性腺功能，还可抑制下丘脑促性腺激素释放激素的分泌。男性表现为性功能低下、阳痿、睾丸变软等；女性表现为月经不调、闭经、不育等，男性化性征亦常见，如女性长胡须、体毛旺盛、面部痤疮、皮脂腺分泌增加、阴蒂肥大等。

6.神经精神障碍　患者易出现不同程度的激动、烦躁、失眠、抑郁、妄想、记忆力减退等神经精神的改变，但一般较轻。

7.骨骼系统　可见骨质疏松，出现腰背痛、脊柱压缩性骨折，后期可因椎体塌陷而成驼背。

8.其他症状　如肌肉消瘦无力，伤口愈合不良，体重增加，多血质，机体抵抗力下降、易发感染，小儿生长发育迟缓，肾结石发病率增高等。

四、诊断和鉴别诊断

皮质醇症的诊断首先是结合病史、典型症状和体征进行初步筛选。对可疑者再借助一些实验室和影像学检查进一步明确。主要分为两部分：定性诊断明确是否为皮质醇症；定位诊断明确皮质醇症的病因、病变部位。

1.24小时尿游离皮质醇(UFC)　人体内约1/100的皮质醇分泌量是以游离及未代谢的形式从尿中排泄。24小时UFC可以客观地反映人体24小时内肾上腺皮质醇的分泌量，即不受血液中皮质醇结合蛋白(CBG)浓度的影响，也不受血浆皮质醇昼夜节律波动的影响，是皮质醇症较重要的定性诊断方法。测定2次以上24小时UFC超过正常上限的5倍以上(>300μg或828nmol/d)，即可诊断为皮质醇症。应注意过量饮水、酒精中毒、抑郁症、肥胖、肝硬化、妊娠等可造成一定的假阳性，周期性皮质醇症、严重肾功能不全等可造成一定的假阴性。

2.24小时尿17-羟皮质类固醇(17-OHCS)　尿17-OHCS的水平代表着体内皮质醇代谢产物的水平，也反映着体内皮质醇的分泌量。当皮质醇症时，患者体内皮质醇分泌量明显增加，24小时尿17-OHCS的也明显升高(正常值男性5～15mg/24小时，女性4～10mg/24小时)。

3.血浆皮质醇(PF)及节律　皮质醇的分泌有明显的昼夜变化：于清晨8时达最高峰[(10±2.1)μg/dl]，以后逐渐下降，下午4时平均值(4.7±1.9)μg/dl，午夜0时水平最低。若每4小时测定1次血浆皮质醇浓度并标在坐标上连成一曲线，应呈V形。而皮质醇症时其血浆皮质醇浓度可>30μg/dl，并失去V形曲线的变化规律，常常下午4时及午夜0时PF均增高，甚至可接近上午8时的最高水平。PF昼夜节律的消失对早期提示本病有重要意义。但应注意血浆皮质醇受CBG浓度的影响，妊娠及服用含雌激素的药物均可使血浆皮质醇总量上升。

4.小剂量地塞米松抑制实验(LDDST)　地塞米松是一种人工合成的高效糖皮质激素，服用后不干扰血尿皮质醇的测定值，但可抑制下丘脑-垂体-肾上腺轴的功能，正常情况下，可使皮质醇分泌量减少。故地塞米松抑制试验为皮质醇症重要的诊断方法。LDDST有两种实施方法：①每6小时口服1次地塞米松，0.5mg/次，连服8次。服药前1日和服药第2日留24小时尿测UFC和17-OHCS。正常反应为第2天UFC<20μg/24h或17-OHCS<4mg/24h，而皮质醇症患者不被抑制；②过夜小剂量地塞米松抑制试验：适用于门诊患者留取24小时尿困难者，方法为晚上23:00～24:00顿服地塞米松1.0mg，服药日晨及次晨8:00～9:00测定血浆皮质醇浓度。正常反应，次晨PF<1.8μg/dl(50nmol/L)为被抑制，皮质醇症患者不被抑制，若>5μg/dl(140nmol/L)可提高诊断皮质醇症的特异性。LDDST敏感性可达95%以上，特异性可达80%。假阳性见于抑郁、焦虑、强迫症、病态肥胖、嗜酒、糖尿病、雌激素、妊娠等情况。

5.胰岛素诱发低血糖试验　本试验是利用低血糖这种人为刺激来兴奋下丘脑-垂体-肾上腺轴，是了解该轴功能完整性的重要试验。如果这一轴系的任一环节有问题，则有效的低血糖刺激不能使皮质醇分泌增加。正常注射胰岛素后血糖应明显下降，血糖最低值＜2.2mmol/L 为有效刺激。皮质醇症患者，不论是何种原因，有效的低血糖刺激并不能使血浆皮质醇水平显著上升。这是因为本病的病因是肾上腺皮质分泌自主性增强或异位 ACTH 分泌过量所致，故本试验也是皮质醇症定性诊断的重要方法之一。本试验有一定危险性，应事先准备好高渗葡萄糖，一旦患者于试验中出现低血糖休克表现，应及时静脉推注高渗葡萄糖，以免发生生命危险。

6.血浆 ACTH 测定　对于皮质醇症的病因鉴别具有重要意义。血浆 ACTH＜1.1pmol/L(5pg/ml)，提示 ACTH 非依赖性皮质醇症（来源于肾上腺）；持续血浆 ACTH＞3.3pmol/L(15pg/ml)，提示 ACTH 依赖性皮质醇症；异位 ACTH 综合征患者血浆 ACTH 常＞100pg/ml。通常采用放射免疫法测定血浆 ACTH 的含量。

7.大剂量地塞米松抑制试验（HDDST）　方法同 LDDST，只是地塞米松的服用量从每次 0.5mg 增至 2mg 或过夜地塞米松的顿服量由 1mg 增至 8mg。服药第 2 天 24 小时 UFC 和 17-OHCS 或血浆 PF 较服药前 1 日下降 50％以上为被抑制。库欣病多数被抑制；肾上腺皮质肿瘤患者几乎均不被抑制；异位 ACTH 综合征除支气管类癌外，其余均不被抑制。

8.CRH 兴奋试验　一般用人工合成的羊 $CRH_{1\sim41}$ 100μg(或 1μg/kg)，静脉注射，测定注射前后－30、0、30、60、90、120 分钟血 ACTH 和皮质醇的水平。注射后 ACTH 峰值比基础值增加 50％以上，血皮质醇峰值比基础值增加 25％以上为兴奋试验有反应。86％的库欣病有反应，90％的异位 ACTH 综合征和 100％的肾上腺肿瘤无反应。此试验主要用于 ACTH 依赖性皮质醇症的病因鉴别。如同时 HDDST 被抑制，诊断库欣病的特异性可到 98％。

9.岩下窦静脉分段取血测 ACTH　主要用于临床表现、生化和放射结果不一致或不明确的 ACTH 依赖性皮质醇症的病因鉴别。方法为：双侧岩下窦静脉插管后，同时在双侧岩下窦和外周静脉抽取基础血样，以及在静脉注射 CRH(100μg)后 3、5、10 分钟分别取血样用于测定 ACTH.测泌乳素作对照。一方面，血 ACTH 中枢与外周比值超过 2∶1 或 CRH 兴奋后比值超过 3∶1 则诊断为库欣病；血 ACTH 中枢与外周无明显差别而又大于正常水平时，则为异位 ACTH 综合征；另一方面，双侧岩下窦静脉血 ACTH 比值＞1.4，则提示垂体 ACTH 微腺瘤的部位在左侧或右侧，以便在经蝶窦探查微腺瘤未果时可做患侧垂体半切除术。本项检查系有创性检查，操作复杂，有一定的危险性，需在 X 线下进行。

10.24 小时尿 17-酮类固醇(17-KS)　尿 17-KS 反映人体内 C17 为酮基的类固醇激素的含量，即盐皮质激素的水平。库欣病患者尿 17-KS 水平可正常（正常值男性 6～18mg/24h，女性 4～13mg/24h）；而异位 ACTH 综合征和肾上腺皮质腺癌时尿 17-KS 常显著高于正常水平。本检查对病因鉴别有一定价值。

11.甲吡酮（美替拉酮）试验　甲吡酮抑制 11β-羟化酶而使 11-脱氧皮质醇转变成皮质醇的过程受阻。正常人用药后血浆皮质醇会降低，皮质醇的前体 11-脱氧皮质醇生成增加，其代谢产物 17-OHCS 从尿中排出增加。血皮质醇的降低使垂体 ACTH 分泌增加，导致 11-脱氧皮质醇进一步增加，但皮质醇的生成仍因 11β-羟化酶的阻断而无增加。垂体性皮质醇症患者对甲吡酮的反应与正常人相似，且反应更大些。肾上腺肿瘤和异位 ACTH 综合征患者皮质醇的合成也可以被甲吡酮抑制，但由于异位肿瘤已大量分泌 ACTH 或肾上腺肿瘤自主性分泌大量皮质醇，使下丘脑和垂体被反馈抑制，当血皮质醇降低时，不能兴奋垂体 ACTH 分泌，血 ACTH 不会比试验前明显升高，同时 24 小时尿 17-OHCS 也无明显变化。本试验主要用于皮质醇症的病因诊断。

12.垂体定位（蝶鞍 X 线片、CT、MRI）　蝶鞍侧位 X 线摄片和正侧位体层摄片是皮质醇症患者的常规检查。但由于 80％以上的垂体 ACTH 瘤为微腺瘤，因此蝶鞍片较难发现垂体异常，只有在大腺瘤时才可能在X线片上发现蝶鞍体积增大、鞍底双边及鞍背直立等异常征象。CT扫描垂体瘤的发现率明显优于一般X线检查,需要做蝶鞍部的CT冠状位扫描,以2mm的薄层切片加造影剂增强及矢状位重建等方法检查,能使垂体微腺瘤的发现率提高到50%左右,垂体大腺瘤则基本不会漏诊。对鞍区进行局部薄层MRI扫描可使垂体微腺瘤的发现率高达90%以上,扰相梯度序列MRI更能增加鞍区肿物的发现率。

13.肾上腺定位(B超、CT、MRI、^{131}I-标记胆固醇肾上腺皮质扫描) 肾上腺腺瘤直径一般>2cm,腺癌体积更大,均在B超检出范围,加之B超简单易行、价格低廉、无损伤,故常作为首选的初步检查方法,符合率在80%左右。CT对肾上腺的分辨率最高,对肾上腺肿瘤的检出率几乎达100%。对于临床上和实验室检查符合皮质醇症的患者,当CT扫描未见肾上腺肿瘤,同时双侧肾上腺体积增大、变厚则可诊断为肾上腺皮质增生。但CT较难明确肾上腺增生的部位。MRI对肾上腺疾病的敏感性与CT相仿,主要用于肾上腺疾病的分型。^{131}I-标记胆固醇肾上腺皮质扫描对肾上腺肿瘤的诊断率也较高。正常肾上腺显影较淡且对称,部分人不显像;皮质腺瘤或腺癌时则腺瘤侧肾上腺放射性浓集,对侧不显像,但部分腺癌病例两侧都不显像;皮质增生时两侧肾上腺显像对称但浓集。本法也适用于手术后残留肾上腺组织、移植的肾上腺组织的测定和寻找迷走的肾上腺组织。但此法需要几天时间,患者接受核素的时间较长,费用高,故其应用不如CT普遍。以往临床也常用腹膜后充气造影检查显示双侧肾上腺区域的占位性病变,或采用静脉尿路造影通过肾脏是否受压移位反映肾上腺的情况,目前都已较少使用。

14.异位ACTH肿瘤定位(X线、CT、MRI) 对于垂体影像正常、CRH兴奋试验无反应和HDDST无抑制的ACTH依赖性皮质醇症,需怀疑为异位ACTH综合征患者,应努力需找原发肿瘤的位置。异位分泌ACTH的肿瘤位于胸腔内的比例最高,故应常规进行胸部正侧位X线片、胸部CT或MRI扫描等。必要时还应探查腹腔、盆腔等。但5%~15%的患者经过仔细检查仍不能发现具体的病因,应密切随访。

15.鉴别诊断

(1)单纯性肥胖及2型糖尿病:可有肥胖、高血压、糖代谢异常、月经紊乱、皮肤白纹等,血尿皮质醇及其代谢产物也可轻度增高,但可被小剂量地塞米松所抑制,皮质醇及ACTH昼夜节律正常。

(2)假性Cushing综合征:酒精性肝脏损害时,不仅各种症状及激素水平类似本病,且对小剂量地塞米松给药无反应或反应减弱,但戒酒即可恢复。

(3)抑郁症:虽然增高的激素及其代谢物不被小剂量地塞米松所抑制,但无Cushing综合征的特征性临床表现。

五、治疗

皮质醇症的诊断一旦确立,应立即进行治疗。病因不同,治疗方案有很大差别,但针对病因的手术为一线治疗。垂体有腺瘤的库欣病首选显微镜下经鼻经蝶窦行垂体瘤切除术,手术失败或存在手术禁忌证者则行垂体放疗或双侧肾上腺次全切除术或药物治疗;病变部位已确定的异位ACTH综合征,需手术切除肿瘤,若无法确定或不能切除时,可按库欣病的原则做肾上腺切除,以减轻症状;肾上腺肿瘤则首选腹腔镜下或开放性肾上腺肿瘤切除术。总之,皮质醇症治疗的目标是:第一切除任何致病肿瘤;第二及早控制高皮质醇血症及其并发症;第三减少永久性内分泌缺陷;第四避免终身依赖药物治疗。

1.垂体肿瘤切除 适用于由垂体肿瘤所致的双侧肾上腺皮质增生,尤其伴有视神经受压症状的病例更为适宜。由垂体微腺瘤引起的双侧肾上腺皮质增生首选显微镜下经鼻经蝶窦行选择性垂体微腺瘤切除,此法创伤小,不影响垂体功能,而且属病因治疗,故效果好。然而该手术要求的设备条件、经验和技术都比较高,国内能开展此项手术的医院还比较少。目前国内不少医院仍然采取以肾上腺大部分切除或全切加肾上腺组织自体移植为主的治疗方法。垂体手术常常不能彻底切除肿瘤，长期缓解率仅 50%～60%，复发率 20%，并可影响垂体其他的内分泌功能。如手术切除不彻底或不能切除者，可作垂体放射治疗。如出现垂体功能不足者应补充必要量的激素。

2.肾上腺皮质肿瘤切除　适用于肾上腺皮质腺瘤及肾上腺皮质腺癌。对于体积较小的良性腺瘤可选腹腔镜下肾上腺肿瘤切除术；双侧的腺瘤应尽量保留肾上腺，减少激素长期替代；对于体积较大的腺瘤和腺癌可以谨慎采用腹腔镜手术或开放手术。开放性手术多经患侧第 11 肋间切口进行。如不能明确定位，则需经腹部或背部切口探查双侧肾上腺。肾上腺皮质腺瘤切除术效果较好，但肾上腺皮质腺癌者常不能达到根治的目的。由于肿瘤以外的正常肾上腺呈萎缩状态，故术前、术后均应补充皮质激素。术后尚可肌内注射 ACTH，共 2 周，以促进萎缩的皮质功能恢复。术后激素的维持需达 3 个月以上，然后再逐步减量至停服。

3.双侧肾上腺切除　适用于双侧肾上腺皮质增生病例，一般作为治疗 ACTH 依赖性皮质醇症的最后手段。其方法有：①双侧肾上腺全切除：优点是控制病情迅速，并可避免复发；缺点是术后要终身补充皮质激素，术后易发生 Nelson 综合征（垂体肿瘤＋色素沉着）；②一侧肾上腺全切除，另一侧肾上腺次全切除：由于右侧肾上腺紧贴下腔静脉，如有残留或肾上腺增生复发，再次手术十分困难，故一般做右侧肾上腺全切除。左侧残留肾上腺应占全部肾上腺重量的 5%左右。残留过多，则复发率高。残留过少或残留肾上腺组织血供损伤，则出现肾上腺皮质功能不全或 Nelson 综合征，故术中应注意勿损伤其血供。由于肾上腺血供是呈梳状通向其边缘，故残留的组织应是边缘的一小片组织。有人采用一侧肾上腺全切除加垂体放疗，但常无效或易复发。

在作肾上腺手术时，应注意以下几点：①切口的选择：可经第 11 肋间切口进行，但部分肾上腺皮质腺瘤患者可能误诊为肾上腺皮质增生，术中需更换体位时，则发生困难。患者肥胖，经腹部探查双侧肾上腺较困难.比较合适的是患者全麻下取俯卧位，经背部八字切口，或经第 11 肋间切口探查。一般先探查右侧，如发现右侧肾上腺增生（常为双侧肾上腺增生）或萎缩（左侧肾上腺常有皮质腺瘤），则需再探查左侧肾上腺。如发现右侧肾上腺皮质腺瘤则可做腺瘤摘除，不需再探查左侧。巨大的肾上腺腺癌可选用胸腹联合切口进行手术。腹腔镜手术可采用经腹腔或经后腹腔进路。②皮质激素的补充：皮质醇症患者体内皮质醇分泌处于高水平，术后皮质醇水平骤降易导致急性肾上腺皮质功能不足而发生危象。其临床表现为休克、心率快、呼吸急促、发绀、恶心、呕吐、腹痛、腹泻、高热、昏迷甚至死亡，故于术前、术中和术后均应补充皮质激素以预防。一旦危象发生，应快速静脉补充皮质激素，纠正水、电解质紊乱以及对症处理。情绪波动、感染以及某些手术并发症可诱发危象发生，并有时会混淆诊断（如气胸、出血等），应予注意避免发生。常规补充的皮质激素量虽已超过正常生理分泌量，但由于术前患者皮质醇分泌处于很高的水平，故部分病例仍有发生危象的可能。由于术后危象大多发生于手术后 2 天之内，故可于手术日及术后 2 天再静脉补充氢化可的松 100～200mg/d，从而使危象的发生大大减少。如怀疑有危象或有手术并发症，均应加大皮质激素用量。皮质激素的长期维持是醋酸可的松 25～37.5mg/d（为正常生理需要量）。腺瘤患者一般需维持 3～6 个月后停药，双侧肾上腺全切除者需终生服药。如患者有其他疾病、感染及拔牙等手术时，应增大激素用量。如有腹泻及不能进食时，应改成肌注用药。患者应随身携带诊断书，随时供医生参考。肾上腺腺瘤及肾上腺大部切除患者在病情稳定后可逐步停药。停药前如需测定体内皮质醇分泌水平，可停服醋酸可的松，改服地塞米松（0.75mg 地塞米松相当于 25mg 醋酸可的松）1～2 周，再测 24 小时尿 UFC、17-OHCS、17-KS 的排出量。如已接近正常，则可逐步减量停药。如水平极低，则仍继续改服醋酸可的松维持。有作者报道将切除的肾上腺切成小块，埋植在缝匠肌或肠系膜中治疗手术后肾上腺皮质功能低下，获得一定疗效。经放射性核素标记胆固醇扫描证明移植区确有放射性浓集，尿 17-OHCS 排出量也有升高，部分病例可停服或减少皮质激素的维持量。由于肾上腺动脉细小，带血管的自体肾上腺移植有一定困难。③Nelson综合征的处理：肾上腺全切除后，垂体原有的腺瘤或微腺瘤可继续增大，压迫视神经，引起视力障碍。垂体分泌的促黑色素激素引起全身皮肤黏膜色素沉着，甚至呈古铜色。垂体腺瘤摘除术可以挽救视力，垂体局部放疗可以抑制肿瘤的生长。中医中药对缓解色素沉着也有一定疗效。

4.*垂体放射治疗* 作为库欣病的二线治疗，常用于垂体肿瘤手术无效或复发，并且不能再次手术者。缓解率在83%左右，20%病例可获持久疗效，但大多数病例疗效差且易复发。垂体放疗前必须确定肾上腺无肿瘤。

5.*药物治疗* 药物治疗也是皮质醇症治疗的重要手段，但仅仅是辅助治疗，副作用大，疗效不肯定。主要用于以下情况：手术前准备；存在手术/放疗禁忌证或不愿手术或其他治疗失败者；不能明确病因的异位ACTH综合征；对无法手术切除的肾上腺皮质腺癌做姑息性治疗。常用的药物有两类：

(1)抑制皮质醇生物合成的药：主要有甲吡酮、酮康唑、氨鲁米特、密妥坦、依托咪酯等。通过抑制皮质醇生物合成途经中某一酶的活性，或阻断合成的某一环节而减少体内皮质醇的生成量。①甲吡酮(美替拉酮，SU4885)：是11β-羟化酶抑制剂。可抑制11-脱氧皮质醇转化为皮质醇和抑制11-脱氧皮质酮转化为皮质酮，从而使皮质醇合成减少。副作用相对小，主要为头痛、头晕、消化道反应。但作用暂时，只能起缓解症状的作用。一旦皮质醇分泌减少，刺激ACTH的分泌作用减弱，可降低其阻断作用。②酮康唑：本药对碳链酶和17-羟化酶均有抑制作用，对于严重的高皮质醇症血症需要紧急控制者有效。副作用主要是肝功能损害。③氨鲁米特：主要抑制胆固醇合成孕烯醇酮。轻型肾上腺皮质增生症服0.75～1.0g/d，严重者1.5～2.0g/d，1～2周后皮质醇症的临床症状可获得不同程度的缓解。但需密切随访皮质激素水平，必要时应补充小剂量的糖皮质激素和盐皮质激素，以免发生肾上腺皮质功能不足现象。④密妥坦(邻、对二氯苯二氯甲烷)：除有抑制皮质醇合成的作用外，还可直接作用于肾上腺皮质的正常或肿瘤细胞，使束状带和网状带萎缩坏死，即起到药物性肾上腺切除的作用。适用于已转移和无法根治的功能性或无功能性的皮质癌。但有严重的胃肠道和神经系统副作用，并可导致急性肾上腺皮质功能不足。⑤多靶点药物：可能是一种很有希望的治疗用药。

(2)直接作用于下丘脑-垂体水平，抑制ACTH释放的药物：主要有赛庚啶、溴隐亭、罗格列酮、奥曲肽、麦卡角林等。①赛庚啶：是血清素的竞争剂，而血清素可兴奋下丘脑-垂体轴而释放ACTH，故赛庚啶可抑制垂体分泌ACTH。适用于双侧肾上腺增生病例的治疗。剂量由8mg/d逐渐增加到24mg/d。在双侧肾上腺全切除或次全切除术后皮质功能不足的情况下，一方面补充皮质激素，一方面服用赛庚啶能减少垂体瘤的发生机会。②奥曲肽：是生长抑素的衍生物。有些类癌细胞膜上存在生长抑素受体，因而可以和奥曲肽结合。放射性核素^{111}In标记的奥曲肽不仅在作为示踪剂时有助于分泌ACTH类癌的定位，也可对类癌进行治疗。③麦卡角林：可使60%的库欣病高皮质醇症下降，40%降至正常，30%以上可长期控制，可抑制Nelson综合征ACTH的分泌，是治疗库欣病很有希望的药物。

(周 吉)

第二节 原发性醛固酮增多症

一、概述

原发性醛固酮增多症(PHA，简称原醛症)是由于肾上腺皮质球状带分泌过多的醛固酮，引起的以高血压、低血钾、高血钠、低血浆肾素活性、碱中毒、周期性瘫痪以及血、尿醛固酮升高为特征的临床综合征。醛固酮的分泌是自主性或部分自主性的，过多醛固酮负反馈抑制肾素的分泌和血浆肾素的活性，故原发性醛固酮增多症也称为低肾素性醛固酮增多症。Conn 于 1954 年首先报道 1 例分泌醛固酮的肾上腺皮质腺瘤，手术切除后获得痊愈，故本病又称 Conn 综合征。某医院于 1957 年发现国内首例原醛症，泌尿外科教授等切除肾上腺腺瘤后获得治愈。原醛症占高血压病因的 0.5%～16%，平均 10%左右。原醛症最主要的两种病理类型为单侧肾上腺皮质腺瘤和双侧肾上腺皮质增生。

二、病因和分类

根据病因或病理改变的不同，原发性醛固酮增多症可以分为以下几种亚型：

1.特发性醛固酮增多症(IHA) 以往认为 IHA 占原醛症的 10%～20%，近年来随着影像学技术和内分泌生化检查等诊断手段的提高，其发现比例显著增加，50%～60%，成为最常见的临床亚型。病理表现为双侧肾上腺球状带弥漫性或局灶性增生。发病机制尚不明确，多数学者认为其病因不在肾上腺本身，可能与垂体产生的 POMC、醛固酮刺激因子(ASF)、γ-黑素细胞刺激因子(γ-MSH)等物质刺激肾上腺皮质分泌醛固酮有关。该类型对血管紧张素敏感，临床症状多不典型，并较醛固酮腺瘤为轻。IHA 的患者通常在接受单侧肾上腺切除后血压改善不明显，主要依靠药物治疗。

2.醛固酮腺瘤(APA) 以往认为此型为原醛症的最常见原因，现研究发现约占原醛症的 40%～50%。病理变化为肾上腺皮质球状带中有合成和分泌醛固酮的良性肿瘤，故亦称之肾上腺皮质腺瘤，以单侧肿瘤多见(90%左右)，左侧略多于右侧，腺瘤同侧及对侧肾上腺组织一般呈轻度萎缩性病理变化。肿瘤圆形或卵圆形，有完整包膜，肿瘤切面呈橘黄色，直径一般较小，仅 0.5～2.5cm，直径＞3～4cm 者需考虑肾上腺醛固酮腺癌的可能。电镜下瘤细胞呈分泌醛固酮的球状带细胞的特征。大多数 APA 对 ACTH 较敏感，血浆醛固酮水平与 ACTH 昼夜节律平行，其醛固酮的分泌不受肾素及血管紧张素Ⅱ的影响。APA 的临床症状典型，手术切除腺瘤或腺瘤侧肾上腺后，临床症状都得到较好的纠正。

3.原发性肾上腺皮质增生(PAH) 较少见，只占原醛症的 1%～2%。病理上多表现为单侧或一侧肾上腺结节状增生，但在内分泌及临床生化检查结果类似于 APA，其病因可能仍在肾上腺本身，做一侧肾上腺切除或肾上腺次全切除，也和皮质腺瘤一样，可以使代谢异常以及高血压症状恢复正常。

4.家族性醛固酮增多症(FH) 临床少见，不到原醛症的 1%，分Ⅰ型和Ⅱ型两种。Ⅰ型为糖皮质激素可抑制的原发性醛固酮增多症(GRA)，是一种常染色体显性遗传病。病理上肾上腺皮质球状带和束状带均有增生，可轻度弥漫性增生到严重的结节性增生。本型病因可能是在皮质类固醇合成过程中某些酶系(11-β 羟化酶)缺乏，致使皮质醇合成受阻，由此引起 ACTH 负反馈分泌增多，但因去氧皮质酮和醛固酮合成未受影响，故醛固酮合成和分泌增加。GRA 与 APA 类似，醛固酮的分泌受 ACTH 的调节，而非肾素-血管紧张素系统。临床特征包括早发性高血压，同时可能合并有脑出血或主动脉壁夹层形成，并且具有高血压病的显著家族史。最常见的实验室检查结果为低肾素水平，可能缺乏醛固酮增多的其他证据(如 24 小时尿醛固酮水平、低钾血症、代谢性碱中毒)。本型常规降压药无效，但糖皮质激素可维持血压和血钾正常。Ⅱ型发病机制尚不清楚，与Ⅰ型不同，糖皮质激素治疗无效，肾上腺切除可治愈或显著缓解高血压症状。

5.醛固酮癌(APC) 指肾上腺皮质能分泌醛固酮的癌肿，占原醛症 1%以内。肿瘤直径常＞3cm，形态不规则。本型除分泌大量醛固酮外，往往同时分泌大量糖皮质激素和性激素，引起相应的生化改变和临床症状。此型进展快，早期即可发生血行转移，手术、药物和放疗的治疗效果均不理想。术后复发率高，平均生存期半年左右。

6.异位分泌醛固酮的肿瘤 临床罕见，这是胚胎发育过程中残留在器官上的肾上腺皮质组织发生的恶性肿瘤，它是6个亚型中唯一的完全自主分泌醛固酮的病变，对ACTH、肾素、血管紧张素均不起反应。

三、病理生理

醛固酮主要维持体内正常的血容量及血钾浓度，主要作用点为肾脏远曲小管和集合管的上皮细胞，通过 Na^+-K^+、Na^+-H^+ 交换机制，促进 Na^+ 的重吸收、K^+ 和 H^+ 的排泄。正常生理性的醛固酮分泌主要受肾素-血管紧张素-醛固酮系统的调节（其中血管紧张素Ⅱ的调节最重要），其次是血钾和ACTH等。

原醛症的一系列病理生理改变均因肾上腺皮质分泌过量的醛固酮，从而导致高血钠、低血钾、碱中毒等一系列电解质紊乱和酸碱失衡现象以及肾素-血管紧张素被抑制现象。当体内醛固酮分泌过多时，使肾脏远曲小管和集合管 Na^+ 重吸收明显增加，同时伴有水的重吸收增加、尿中 Na^+ 排出减少，从而导致体内水、钠潴留、血容量增加。细胞外 Na^+ 浓度增高，Na^+ 便向细胞内转移，使细胞内水、钠潴留，外周阻力增强，即形成原发性醛固酮增多症典型的高血压临床症状。Na^+ 重吸收增加后，肾小管腔内的电离状态为负性，使 Na^+-K^+、Na^+-H^+ 交换增强，造成大量 K^+ 和 H^+ 排出，从而产生低钾血症、碱中毒。当水钠潴留、血容量增加到一定程度后，Na^+ 在近曲小管的重吸收减少，体内 Na^+ 水平和血容量稳定在一个比原来高的新水平上，出现 Na^+ 代谢的“逃逸现象”。这种逃逸机制目前尚不清，可能在某些初始 Na^+ 重吸收的非重要位点中，存在 Na^+ 重吸收的减少。钠潴留的这种限制可以解释原发性醛固酮增多症患者的特征性临床表现，该类患者具有轻度高血压，较少见恶性高血压，同时无水肿表现。与醛固酮诱导性钠潴留逃逸相反的是，该病不存在钾丢失的逃逸，醛固酮介导的肾脏排钾则是持续的，并导致全身钾不足，低血钾及其相关症状。

四、临床表现

原发性醛固酮增多症患者的临床表现基本上是由体内钠潴留和钾缺乏所引起的，主要临床表现有：

1.高血压 是原发性醛固酮增多症最主要和最先出现的症状。高血压产生的机制主要是水钠潴留导致血容量增加及血管阻力增强两方面所致。原醛症患者的高血压程度与体内可交换的 Na^+ 量有关，因为 Na^+ 的潴留和血容量的扩张是受盐皮质激素逃逸现象控制的，所以原醛的患者的血压往往是中度或稍重度增高，多位良性高血压，恶性高血压少见。患者对一般的抗高血压药物反应很差。有腺瘤的患者与肾上腺增生的患者相比，高血压通常严重。头痛、头晕、乏力、视物模糊等是高血压常见的症状，多不甚严重，眼底血管改变也很轻，患者一般也不出现水肿表现。但病程长时也可导致心、脑、肾等器官并发症。

2.低血钾 疾病早期由于细胞内 K^+ 外移，血钾可维持在正常值低限，随着病程发展，血钾逐渐下降。一般认为，血钾正常、高血压是大部分原醛症的早期症状，而低血钾可能是症状加重的表现，也存在血钾正常性原醛症。低血钾可出现一系列典型症状：乏力、倦怠、虚弱、肌无力或典型的周期性瘫痪。四肢受累多见，严重者可发生呼吸及吞咽困难。可累及心脏，出现低钾性心电图改变：出现U波，ST段延长，T波低平、倒置，可出现期前收缩、阵发性心动过速甚至室颤等心律失常。低钾血症合并代谢性碱中毒可使血中游离钙降低，导致低钙血症，引起肢体麻木、手足抽搐及肌肉痉挛等症状，血镁降低时症状更严重。长期缺钾可引起肾小管上皮空泡样变性，对尿液的浓缩功能减退，出现烦渴、多饮、多尿，特别是夜尿增多。夜尿增多除肾浓缩功能减退外，还与原醛症患者尿排钠的昼夜规律颠倒有关，正常人因体位关系，大多数钠在白天排泄，而原醛症患者大多数钠在夜间排泄。病程晚期，继发肾小球和肾间质退行性病变，肾功能难以恢复，导致慢性肾功能不全，甚至肾衰竭。

五、诊断和鉴别诊断

原发性醛固酮增多症的诊断确立非常重要，主要分三步：第一，筛选诊断：运用简单易行的检查方法对临床表现可疑的患者进行初筛，初步确立诊断；第二，定性诊断：运用敏感性和特异性均较高的检查方法对初筛患者进一步诊断，明确原醛症为高血压的原因；第三分型定位诊断：运用影像学及一些实验室检查指标明确原醛症的病变部位及原醛症的各类亚型，以选择相应的治疗方法。具体诊断方法较多。

1.筛选人群　高血压患者有下列情况时需考虑原醛症：①一般降压药疗效不明显或无效；②伴有原因不能解释的自发性低血钾或易触发低血钾；③伴有肌无力或周期性瘫痪；④难治性高血压或高血压 2 级以上；⑤原醛症患者一级亲属患高血压者；⑥儿童、青少年高血压患者；⑦肾功能减退而尿液呈碱性。

2.血浆醛固酮/肾素浓度比值(ARR)　目前认为是高血压患者中筛选原醛症首选的试验。ARR≥40［血浆醛固酮的单位：ng/dl，肾素活性单位：ng/(ml・h)］提示醛固酮分泌为肾上腺自主性，结合血浆醛固酮浓度＞20ng/dl，则 ARR 对诊断原醛的敏感性和特异性均达 90%左右。ARR 对于筛选血钾正常的原醛症更有效。注意检查时需标化试验条件：直立体位，纠正低血钾，血浆醛固酮＞15ng/dl，肾素活性＞0.2ng/(ml・h)，排除药物影响。比如，需要停用螺内酯、β受体阻滞剂、钙通道阻滞剂、血管紧张素酶转换酶抑制剂、血管紧张素受体阻滞剂等干扰 ARR 测定的药物。

3.血钾、血钠、血醛固酮、血浆肾素活性　典型原发性醛固酮增多症患者一般表现为持续性低血钾，≤3.5mmol/L；血钠正常或轻度升高，＞140mmol/L；血醛固酮明显升高，＞15ng/dl(554pmol/L)；血浆肾素活性降低，＜1ng/(ml・h)(站立位 4 小时后测定)。这些指标异常可以为原醛症提供线索和佐证，但应注意这些指标并非原醛症所特有的，其值正常者亦不能排除原醛症。另外，这些指标的正常值标准在各医疗单位可能有所差别。

4.24 小时尿钾、尿钠、尿醛固酮　原醛症患者尿钾排出增加，尿钠排出减少，尿醛固酮升高。测定这些指标的 24 小时值，异常者有利于原醛症的诊断，但同血钾、血钠等指标类似，不能仅据此确诊原醛症。

5.醛固酮抑制试验(盐负荷试验)　此试验的敏感性和特异性均高，是原发性醛固酮增多症重要的确诊检查方法之一。原理：正常人、原发性高血压患者钠负荷和容量增加时会使血浆肾素活性下降、醛固酮分泌减少，而原发性醛固酮增多症的过量醛固酮分泌则不被钠盐负荷或肾素-血管紧张素系统的阻断等因素抑制。该试验可采用口服氯化钠，测定 24 小时尿醛固酮排出量或静脉注射氯化钠，测定血浆醛固酮浓度，也可以用氟氢可的松产生潴钠作用。具体方法：试验前留取 24 小时尿醛固酮、钾、钠及皮质醇，同时抽血测醛固酮、钾、钠、皮质醇和肾素活性，试验开始后患者每日增加氯化钠 6～9g(口服或静脉注射)，共 3～5 天。最后 1 天同样检测上述指标。如为原发性醛固酮增多症患者，则血醛固酮＞20ng/dl(554pmol/L)，尿醛固酮＞12～14μg/24h(33.3～38.8nmol/24h)。试验前需了解患者的血容量和低钾程度，并停用一些影响肾素-血管紧张素-醛固酮系统的药物，如螺内酯、雌激素、β受体阻滞剂、钙通道阻滞剂、血管紧张素酶转换酶抑制剂、血管紧张素受体阻滞剂等。该试验禁用于未控制的严重高血压、肾功能不全、充血性心力衰竭、心律失常、严重低血钾等。

6.醛固酮刺激试验(肾素活性刺激试验)　原理同醛固酮抑制试验相同。给予低钠饮食或呋塞米 40mg/d，共 3～5 天，造成低钠和血容量不足，测定其肾素活性，正常人肾素活性增加值在 2.0ng/(ml・h)以上，原醛者低于此值。此试验敏感性和特异性不如盐负荷试验，只有在严重高血压不宜行盐负荷试验时，方考虑使用。

总之,一位高血压患者如有醛固酮分泌增多,自发性低血钾和尿钾排除增多并存,站立位血浆肾素活性低,高醛固酮分泌不被钠负荷试验所抑制,而糖皮质激素正常者,即可确诊为原发性醛固酮增多症。接下来的就是要明确原醛症的病变分类,以便选择不同的治疗方法,主要是IHA和APA之间的鉴别。

7.肾上腺CT　CT扫描能提供肾上腺疾病最准确的解剖学信息,是原醛症定位诊断的首选影像学检查方法。上腹部CT薄层扫描(0.2～0.3cm)可检出直径>0.5cm的肾上腺肿物,螺旋CT甚至可检测出直径0.2～0.3cm的肾上腺肿块。APA直径多<1～2cm,低密度或等密度,强化不明显;IHA表现为双侧肾上腺增生肥厚或呈结节样改变;直径>3cm的不规则肾上腺肿块,边缘模糊不光滑,形态呈浸润状时,需考虑肾上腺皮质癌的可能。CT测量肾上腺各肢的厚度可用来鉴别APA和IHA,厚度>0.5cm,应考虑IHA。但不能单独依靠CT进行定位,CT不能区分结节样增生的IHA,小的APA可能漏诊。

8.其他影像学检查　超声检查简单易行、价格低廉,但较为粗略,常作为定位诊断的初步手段;MRI检查空间分辨率低于CT,价格较贵,还可能出现运动伪像,仅用于CT造影剂过敏者;肾上腺核素碘化胆固醇扫描,目前已经基本被CT所取代,仅在其他检查结果不明时才采用。

9.肾上腺静脉取样测定血浆醛固酮浓度　肾上腺静脉取样测定血浆醛固酮浓度是分侧定位原发性醛固酮增多症的"金标准",敏感性和特异性分别为95%和100%。CT扫描结合肾上腺静脉取样测定血浆醛固酮浓度是目前公认的最准确的定位诊断方法。对于有醛固酮腺瘤的患者,患侧肾上腺的醛固酮水平高,而对侧的醛固酮则被抑制,低于正常。相反,在特发性醛固酮增多症患者,双侧醛固酮分泌都增多,当然有些病例也并不对称。试验结果的分析要注意插管的位置是否正确,并同时测皮质醇浓度来校正混血误差。虽然此法分侧诊断原醛症的敏感性和特异性均很高,但其为有创检查,存在一定的并发症和插管失败率,费用也很高,不应作为常规检查,仅推荐用于原醛症的确诊、拟行手术者。若CT等已明确诊断为单侧孤立的肾上腺腺瘤,可不再行此检测。

10.体位刺激试验　方法:患者仰卧一夜后,上午8时卧位抽血测血浆醛固酮、皮质醇、肾素活性及血管紧张素Ⅱ的浓度,然后站立活动2～4小时后再测上述指标。正常人和原发性高血压患者站立位刺激肾素分泌,继而血浆醛固酮浓度急剧升高(增高值>30%)。醛固酮腺瘤的分泌不受肾素及血管紧张素Ⅱ的影响,而对ACTH敏感,血浆醛固酮水平与ACTH昼夜节律平行,醛固酮腺瘤患者进行体位刺激试验时可见醛固酮分泌减少,这反映了ACTH日间分泌水平降低的特点。如果血浆皮质醇在站立位时升高,便可鉴别出可能因应激性ACTH增高而出现的假阴性反应。特发性醛固酮增多症由于直立位血管紧张素Ⅱ合成增加及球状带对血管紧张素Ⅱ的敏感性增加,醛固酮含量增加(增高值<30%)。

11.血浆18-羟皮质酮(18-OHB)　18-OHB是醛固酮合成的前体物质,血浆正常值为11.5～55.0ng/dl。禁食8～12小时,次晨8:00采血测血浆18-OHB,醛固酮瘤患者>100ng/dl,特发性醛固酮增多症患者<100ng/dl。此法是无创性分型诊断的较好的方法。

12.鉴别诊断　临床上其他一些疾病也可表现为高血压、低血钾等,需要与原发性醛固酮增多症相鉴别。

(1)继发性醛固酮增多症:是由于肾上腺以外的因素导致肾素分泌过多,继而激活肾素-血管紧张素-醛固酮系统,导致醛固酮分泌过量。肾素和醛固酮的量均增高是与原醛症的主要鉴别点。常见于肾素瘤、恶性高血压、肾动脉狭窄等。

(2)原发性高血压:10%～20%的原发性高血压患者的肾素是被抑制的,与原醛症较难鉴别,但原发性高血压患者一般无自发性低血钾。

(3)Liddle综合征:由于肾小管上皮细胞膜上钠通道蛋白异常,使钠通道常处于激活状态,除醛固酮和肾素水平降低外,其他症状与原醛症几乎相同。

(4)Cushing 综合征:由于肾上腺分泌过多的糖皮质激素而导致的一系列临床综合征,也可表现为高血压和低血钾。但该类患者同时还有其他 Cushing 综合征的典型表现,如向心性肥胖、皮肤紫纹等。

六、治疗

1.手术治疗

(1)手术适应证:①醛固酮腺瘤;②原发性肾上腺皮质增生;③分泌醛固酮的肾上腺皮质癌或异位肿瘤,条件允许,也应尽量手术;④不能耐受长期药物治疗的特发性醛固酮增多症患者。

(2)手术方式:醛固酮腺瘤行肿瘤切除术或肿瘤侧肾上腺次全切或全切术,术后患者临床症状可迅速缓解,生化和内分泌指标渐趋正常,远期疗效较佳;原发性肾上腺皮质增生行增生严重侧(一般为右侧)肾上腺切除或肾上腺次全切除术;分泌醛固酮的肾上腺皮质癌或异位肿瘤须行肿瘤根治性切除术,必要时将癌肿周围区域淋巴结同时清扫;特发性醛固酮增多症患者表现为双侧肾上腺皮质增生,对于不能耐受药物治疗者可选择切除一侧分泌功能旺盛的肾上腺,另一侧做次全切或不切除,但效果往往不甚理想。

手术切除方式分开放手术和腹腔镜手术。经典的开放手术目前仍具有不可替代的作用,特别是对多发腺瘤、醛固酮癌、异位肿瘤等应首选开放手术,经第 11 肋间腰背切口为常用的手术切口。1993 年,某医院泌尿外科专家在国内率先成功开展了腹腔镜肾上腺切除术,目前腹腔镜手术已成为肾上腺切除术的首选,对于单发或单侧醛固酮腺瘤更是腹腔镜肾上腺手术的最佳适应证。腹腔镜肾上腺手术具有损伤小、出血少、并发症少、患者恢复快、住院时间短等优点。腹腔镜手术入路主要分为分经腹腔和腹膜后两种方式,腹膜后入路对腹腔脏器影响小、手术创伤小、更符合泌尿外科手术习惯,其应用日益广泛。2005 年以来,某医院泌尿外科教授对腹腔镜肾上腺切除术的手术效果、手术技巧、手术并发症、中转开放手术的因素、"肾上腺微小病变"的腹腔镜手术技巧等进行了一系列的深入分析研究,得到国内外同道的一致好评。2010 年 7 月,有学者在国内率先成功开展了达芬奇机器人辅助腹腔镜肾上腺切除术,标志着肾上腺微创外科手术进入了新的发展阶段。

(3)围手术期处理:术前要对原醛症患者作充分准备,详细了解患者的心、肝、肺、肾、脑等主要器官的功能,充分估计手术的危险性,及时调整全身状况。纠正高血压、低血钾和其他代谢异常。肾功能正常者首选螺内酯做术前准备来控制血压,剂量 100～400mg,每天 2～4 次,用药时间 1～2 周。血压控制不理想者,再加用其他降压药物,如依那普利、卡托普利等血管紧张素转换酶抑制剂和硝苯地平等钙离子通道阻滞剂。低血钾严重者应口服或静脉补钾,每天 4～6g,1～2 周后血钾可逐步恢复正常。病程较长的醛固酮瘤患者同侧及对侧肾上腺组织一般呈轻度萎缩性病理变化,因此术前应补充一定量的糖皮质激素,但应注意防止糖皮质激素补充不足造成肾上腺危象。

术后第 1 天即可停钾盐、螺内酯和降压药物。静脉补液应有适量生理盐水。术后最初几周应行钠盐丰富的饮食,以免对侧肾上腺长期被抑制、醛固酮分泌不足导致高血钾。罕见情况,需要补充糖皮质激素。

2.药物治疗　无论是否进行手术治疗,药物治疗对于所有原发性醛固酮增多症患者降低血压和纠正代谢异常都是必要的。

(1)药物治疗适应证:①术前准备;②特发性醛固酮增多症;③有手术禁忌证或拒绝手术的醛固酮腺瘤;④糖皮质激素可抑制的原发性醛固酮增多症;⑤不能手术的肾上腺皮质癌或作为术后辅助治疗;⑥肾上腺全切术后激素替代治疗。

(2)利尿剂:①螺内酯(安体舒通):是原发性醛固酮增多症药物治疗的关键,也是 IHA 最主要的治疗手段。螺内酯是醛固酮受体拮抗剂,通过拮抗醛固酮的作用起到排钠、潴钾和降压作用,而并不抑制醛固酮的合成和分泌。初始剂量20～40mg/d，逐渐增量，最大<400mg/d，2～4次/天，2～6周后可使血压和血钾恢复正常。作为术前准备，可降低手术的危险率。血压控制不佳时，联用其他降压药物，如氢氯噻嗪。主要副作用是因其与孕激素受体、雄激素受体结合有关，常见的有痛性男性乳房发育、勃起功能障碍、性欲减退、女性月经不调、恶心、厌食等，对于有肾功能不全的患者应用大剂量螺内酯可导致肾前性氮质血症和高血钾，需慎用或不用。副作用发生率为剂量依赖性，通常在每天应用超过100mg时产生。应用螺内酯时应每月检测血电解质、肌酐、尿素氮直到螺内酯剂量稳定为止。②阿米洛利：保钾排钠利尿剂，通过阻断集合管上皮细胞的钠通道，抑制钠的重吸收、有效降低血压、纠正低血钾，还能避免螺内酯引起的男性乳房发育及其他副作用，常用于不能耐受螺内酯副作用者。初始剂量为每天10～40mg，分次口服，能较好地控制血压和血钾。对特发性醛固酮增多症需要长期服药的患者，阿米洛利联合螺内酯作为标准治疗，即可以增强螺内酯的作用，同时又减少其使用剂量和副作用。③依普利酮：为高选择性醛固酮受体阻滞剂，是一种新型的抗高血压药，与性激素相关的副作用比螺内酯少，可用于不能耐受螺内酯的患者。

（3）钙通道阻滞剂：醛固酮合成过程中的一些环节需要有钙离子参与方能完成，二氢吡啶钙通道阻滞剂（如硝苯地平）通过阻滞钙离子通道降低血浆醛固酮水平。硝苯地平还可以抑制血管平滑肌收缩，降低血管阻力，起到降压作用。一般硝苯地平和保钾利尿剂合用，血钾和血压可以很快恢复正常，但应用此类药物，需十分注意其安全性。

（4）血管紧张素转化酶抑制剂（ACEI）：能够有效降低IHA醛固酮的分泌和缓解高血压症状。常用的药物有依那普利、卡托普利等。对ACEI有效的患者对血管紧张素Ⅱ受体拮抗剂也有作用。ACEI常和其他抗肾素制剂合用治疗对利尿剂无效的高血压患者。

（5）糖皮质激素：除用于部分患者术前准备和肾上腺全切术后替代治疗外，主要用于糖皮质激素可抑制的原发性醛固酮增多症。初始剂量，地塞米松0.125～0.25mg/d，或泼尼松2.5～5.0mg/d，睡前服，以维持正常血压、血钾和ACTH水平的最小剂量为佳。血压控制不满意者加用依普利酮。

（吴朝阳）

第三节 肾上腺性征异常症

一、概述

肾上腺性征异常症又称为肾上腺性征异常综合征，系肾上腺皮质增生或肿瘤分泌过量性激素（主要是雄激素），致性征和代谢异常。临床上分为先天性和后天性两大类：前者系先天性肾上腺皮质增生症（CAH）所致，占肾上腺性征异常症的大多数；后者多见于肾上腺皮质腺瘤或癌，以恶性者居多。国外，1865年De Crecchio首先描述此病；国内，1956年吴阶平首先报道2例。CAH主要是激素替代治疗，辅以手术矫正两性畸形；肾上腺皮质腺瘤或癌主要是尽早手术切除肿瘤。

二、病因和分类

1.先天性肾上腺皮质增生症（CAH） 是一组常染色体隐性遗传的先天性疾病，与多种合成皮质激素的酶缺陷有关，其性染色体和性腺正常或基本正常，多发病于胎儿或婴儿期。正常肾上腺皮质激素由胆固醇合成,需要多种酶的参与,并受下丘脑-垂体-肾上腺轴的反馈机制调节。CAH因先天性基因缺失或突变,引起肾上腺皮质激素合成过程中某些酶的缺陷,任何一种酶的缺陷均造成相应的某些皮质激素合成减少或缺失,负反馈刺激下丘脑(CRH)和垂体(ACTH)大量分泌,刺激肾上腺皮质增生,同时造成该酶的前体底物集聚。在雄激素合成途径不受阻碍的情况下,雄激素合成与分泌增加,诱发性分化异常和不同程度的肾上腺皮质功能减退。主要有5种酶缺陷,最常见的是21羟化酶缺陷,占CAH的90%~95%;其次是11β-羟化酶缺陷,占3%~5%;其他3种少见的类型为3β-类固醇脱氢酶缺陷、17α-羟化酶缺陷和20,22-碳链裂解酶缺陷。

2.男性化肾上腺肿瘤　是指肾上腺皮质分泌雄激素的肿瘤,其中恶性的腺癌多于良性的腺瘤。这些肿瘤组织自主性地分泌大量脱氢表雄酮和雄雌二酮,并在外周组织转化为睾酮,从而引起男性化表现,但单纯分泌睾酮的肿瘤罕见。这些患者垂体ACTH分泌处于抑制状态。女性的发病率是男性的2倍,各年龄均可发病,但未见胎儿和新生儿发病的报道。良性腺瘤可有完整的包膜,切面黄褐色。如肿瘤较大,生长迅速,切面有出血、坏死及斑片状散在钙化则有肾上腺皮质癌可能。晚期肿瘤能够沿主动脉淋巴结转移,并可侵犯邻近组织和远处转移至肺、肝、脑及骨等器官。

3.女性化肾上腺肿瘤　是指能够分泌过量的雌激素使患者女性化的功能性肾上腺皮质肿瘤,绝大多数为恶性肿瘤。多发生于25~50岁的男性,儿童少见,成年女性更罕见。女性化肾上腺肿瘤或癌的外观和组织学特性与男性化肾上腺肿瘤相似。肿瘤主要经肝、肺和局部淋巴结转移。

三、临床表现

1.先天性肾上腺皮质增生症(CAH)　各型CAH的临床表现既有类似,又因所缺陷酶的种类和程度的差异而不同,男性化和高血压等为主要表现。

(1)21-羟化酶缺陷:以糖皮质激素、醛固酮合成下降,雄激素分泌增加,肾上腺髓质发育和功能受损为特点。典型表现是出生前后女性假两性畸形、男性性早熟或失盐危象。根据酶缺陷的程度由重到轻可分为3种类型。①典型失盐型(男性化伴醛固酮分泌不足):此型为21-羟化酶完全缺陷所致,占典型CAH的75%左右,以水电解质紊乱为突出表现,伴有男性化。出生后早期即出现低钠血症、高血钾、脱水、代谢性酸中毒等相关症状,常伴有急性肾上腺皮质功能不足,并且最终可因失钠、脱水及高血钾等导致循环衰竭,死亡率高。其他表现如厌食、恶心、呕吐、肤色灰暗及消瘦也较常见。此型外生殖器畸形较其他类型严重。出生时外生殖器官性别不明,表现为男性化,如大阴唇融合,阴蒂肥大如阴茎,呈尿道下裂外观,阴道与尿道共同开口于尿生殖窦。青春期女性第二性征不明显、喉结粗大、声音低沉、多毛、闭经等。②典型单纯男性化型(有男性化而无失钠):占典型CAH的25%,醛固酮分泌基本能够维持钠盐的平衡,而表现为出生前后女性假两性畸形和男性性早熟,儿童早期身材高大,但因骨骺提前融合,最后身高低于同龄人;女性青春期无第二性征,原发性闭经。③非典型:此型酶缺陷较轻,可无明显男性化和电解质紊乱表现。女性可在青春期后出现多毛、月经稀少或闭经、男人型脱发、多囊卵巢、不育等;失盐不明显的男性,主要表现为性早熟、少精、不育等。但本型多数可无症状。

(2)11β-羟化酶缺陷:该酶缺陷使11-脱氧皮质酮和11-脱氧皮质醇增多,而醛固酮和皮质醇合成受阻,在ACTH作用下造成肾上腺分泌过量雄激素,引起女性男性化、男性性早熟和慢性肾上腺皮质功能不全。多数患者有轻度高血压,高血压与血清中11-脱氧皮质酮升高有关,应用糖皮质激素后血压下降,而停用糖皮质激素后血压又会升高,少数患者有重度高血压和低钾血症。

(3)3β-类固醇脱氢酶缺陷:该酶缺陷使孕烯醇酮、17羟孕烯醇酮、去氧表雄酮大量堆积,皮质醇、醛固酮和睾酮合成均受阻。此型罕见，临床表现为失盐症状和慢性肾上腺皮质功能不全；女性轻度男性化；男性出生时男性化不完全，有尿道下裂、隐睾甚至男性假两性畸形。

(4)17α-羟化酶缺陷：该酶缺陷使雄激素、雌激素和糖皮质激素合成均受阻。患者两性分化均差，男性表现为假两性畸形；女性表现为青春期发育受阻，原发性闭经、性腺功能减退、性幼稚、无腋毛、无阴毛；同时可伴有肾上腺皮质功能不足、高血压、低血钾、碱中毒等。

(5)20、22-碳链裂解酶缺陷：此型最少见，此酶缺乏使皮质醇、醛固酮和性激素都不能合成，造成大量胆固醇堆积。因皮质激素缺乏，患儿表现为肾上腺皮质功能不全、严重失盐症状、易发感染。同时，由于雄激素和雌激素合成障碍，不论男女，出生时均表现为女性外生殖器。用糖皮质激素治疗后能改善症状，此亦为重要诊断依据之一。

2.男性化肾上腺肿瘤　男女患儿均表现为生长迅速、肌肉发达、骨龄和骨骺提前融合。青春期前的女孩可见阴毛和腋毛丛生、阴蒂肥大、色素沉着、皮肤痤疮；而青春期前的男孩可见阴茎、阴毛和腋毛如成人状，前列腺增大，但睾丸体积不大。成年女性常见停经，颜面、躯干及四肢多毛，阴毛呈男性分布，阴蒂肥大，皮肤痤疮，声音低沉，乳房、卵巢和子宫萎缩等。成年男性患者难以发现，多在B超检查或雄激素测定中偶然发现。

3.女性化肾上腺肿瘤　本病多发生于25～50岁的男性。男性乳房女性化为最常见的表现，一般双侧多见，伴有乳房压痛，乳晕区色素沉着，甚至有溢乳现象。1/2的患者性欲或性功能减退，1/4的患者有肥胖、骨骼肌萎缩、阴毛分布呈女性特征，部分肾上腺皮质癌患者有Cushing综合征的表现。此类肿瘤通常很大，50%以上的患者在腹部可扪及肿瘤包块。儿童患者除乳房女性化外，生长及骨质成熟加速。

四、诊断和鉴别诊断

对于两性性征异常的患者，应明确是否存在肾上腺疾病；如属肾上腺疾病应明确是增生还是肿瘤；如系肿瘤，应准确定位，并判断肿瘤的良、恶性。肾上腺性征异常综合征的诊断需结合完整的病史（包括家族史）、典型的临床症状（如男性化、失盐等）、仔细的全身体格检查（特别注意外生殖器）及下列一些辅助检查综合考虑。

1.性染色体检查　对可疑新生儿做染色体检查以明确患儿的染色体性别。遗传学研究表明，通常CAH患者性染色体和性腺是正常或基本正常的。即女性CAH的细胞核染色质阳性，染色体为XX；男性CAH的细胞核染色质阴性，染色体为XY。

2.实验室检查　通过一系列内分泌指标的检查对明确诊断有重要意义。

(1)21-羟化酶缺陷型CAH：血浆17-羟黄体酮(17-OHP)的检查最为重要，基础血浆17-OHP＞300nmol/L（正常值3～6nmol/L），特别是＞600nmol/L可临床诊断典型CAH。妊娠15～19周，羊膜腔穿刺测定羊水17-OHP，用于产前诊断；新生儿出生48～72小时，足底血测17-OHP可用于新生儿筛查。血浆黄体酮、ACTH、睾酮升高，血浆皮质醇降低，24小时尿17-酮类固醇(17-KS)、孕三醇等升高可提供辅助诊断依据。典型失盐型还可见血浆醛固酮降低、肾素活性增高、低血钠、高血钾、酸中毒。非典型者血浆17-OHP多数可正常，可进行ACTH兴奋试验鉴别，即静脉注射ACTH后测血浆17-OHP的水平，非典型者血浆17-OHP升高的幅度小于典型者。

(2)11β-羟化酶缺陷型CAH：主要是血浆11-脱氧皮质酮(DOC)和11-脱氧皮质醇显著升高。血浆雄激素、ACTH、17-KS、肾素活性和24小时尿17-OHCS、17-KS等也升高。

(3)3β-类固醇脱氢酶缺陷型CAH：主要是血清17-羟孕烯醇酮和脱氢表雄酮(DHEA)显著升高。另外孕烯醇酮、ACTH、血浆肾素活性等也升高。

(4)17α-羟化酶缺陷型 CAH:血清黄体酮、DOC、皮质酮、18-羟皮质酮、醛固酮和 ACTH 等升高。尿 17-KS、17-OHP、17-OHCS 降低。

(5)20,22-碳链裂解酶缺陷型 CAH:各种类固醇水平均降低,ACTH 和血浆肾素活性升高。

(6)男性化肾上腺肿瘤:血清雄激素水平为必查指标,90%表现有多毛的女性睾酮或双氢睾酮的水平升高。几乎所有病例尿 17-KS 明显升高,主要是 DHEA 升高。此外,尿中孕烯醇酮和 17 羟黄体酮及其衍生物的水平也增高。并且男性化肾上腺肿瘤患者的血浆雄激素或尿 17-KS 不能被地塞米松所抑制,呈现 ACTH 非依赖性的自主性分泌现象。

(7)女性化肾上腺肿瘤:血、尿中雌激素水平升高,以雌酮、雌二醇、雌三醇升高为主,且对地塞米松抑制试验和 ACTH 兴奋试验均无阳性反应。尿 17-KS 增加。由于肿瘤分泌大量雌激素反馈抑制垂体分泌促性腺激素,因而血中 FSH 和 LH 浓度明显降低,且对 FSH 和 LH 刺激无反应。

3.影像学检查 内生殖器官和肾上腺 B 超、CT 或 MRI 为重要检查手段,可以明确内生殖器官的类别、部位、发育情况,有无多囊卵巢、异位睾丸,肾上腺肿瘤或增生情况。影像学检查对肾上腺肿瘤有很高的诊断价值,一般腺瘤形态多为圆形、有包膜、边缘规则,而腺癌边缘多不规则。B 超、CT 或 MRI 检查对肿瘤有无局部转移、邻近器官受累情况及手术难易的评估有重要意义。其他影像学检查,如 X 线片可评价骨龄;生殖道造影可评价尿道生殖窦发育程度;静脉尿路造影可显示是否合并尿路畸形及肾上腺体积大的肿瘤对肾脏的挤压、下移及肾上盏变形改变。

4.鉴别诊断 主要是区别是肾上腺增生、肿瘤引起的性征异常还是肾上腺外(如性腺)疾病引起的性征异常。

(1)CAH:主要是与各种非肾上腺因素的性征异常疾病相鉴别。如女孩肾上腺男性化应与体质性多毛或单纯阴毛出现的性早熟相鉴别。男孩出现青春期提前时需要与睾丸非精原细胞瘤型生殖细胞瘤和间质细胞瘤区别。成人肾上腺性征异常症还应与特发性多毛、Cushing 综合征、Stein-Leventhal 综合征、合并肢端肥大症的肾上腺男性化病、卵巢雄性细胞瘤等相鉴别。

(2)男性化肾上腺肿瘤:主要是与各种性腺起源的雄激素过多引起的男性化相鉴别。常见的有 CAH、多囊卵巢综合征、卵巢肿瘤、儿童睾丸间质细胞瘤、特发性性早熟等。

(3)女性化肾上腺肿瘤:主要是与各种性腺起源的雌激素过多引起的女性化相鉴别。常见的有睾丸肿瘤、Klinfelter 征、特发性性早熟和乳房早发育、药物引起的乳房发育,如长期服用利血平、甲丙氨酯(眠尔通)和地西泮以及含雌激素药物或避孕药等都可以导致男性化乳房发育。

五、治疗

1.CAH 激素替代是 CAH 的主要治疗手段,辅以手术矫正两性畸形,重塑患者的社会生理性别。

(1)激素替代治疗:激素替代是通过补充缺乏的皮质激素以抑制 ACTH 的分泌和肾上腺皮质增生,减少肾上腺性激素的分泌并避免医源性皮质激素过量,达到抑制男性化、促进正常生长、促进性腺发育和保护潜在生育能力的目的。

21-羟化酶缺陷的典型失盐型、3β-类固醇脱氢酶缺陷和 20,22-碳链裂解酶缺陷的患者需补充糖皮质激素和盐皮质激素;21-羟化酶缺陷的单纯男性化型和非典型、11β-羟化酶缺陷和 17α-羟化酶缺陷的患者一般只需补充糖皮质激素;17α-羟化酶缺陷的患者在青春期时需补充性激素。

激素具体选择如下:①糖皮质激素:婴幼儿、青少年首选氢化可的松,10~15mg/(m^2 · d),因其为短效，抑制生长副作用小，也可以醋酸可的松20～30mg/(m^2·d)替代；性腺发育完成的青少年和成年者，首选长效制剂如泼尼松5～7.5mg/d或地塞米松0.25～0.5mg/d。②盐皮质激素：主要使用氟氢可的松0.05～0.15mg/d。糖皮质激素合用盐皮质激素可以减少前者的使用量和副作用。氢化可的松联合氟氢可的松常常是最为有效的治疗方案。部分严重的婴儿尚需补充氯化钠1～2g/d。③性激素：主要是对性激素合成不足的患儿(如17α-羟化酶缺陷型CAH)，若出生时为女性生殖器，到青春期时需补充一定量的女性激素，以促进女性性征的发育，并尽可能恢复生育能力。

(2)两性畸形的外科治疗：对于生殖器官有异常者，在药物治疗成功的基础上，通过外科手术进一步提高治疗效果。两性畸形外科治疗的原则是：生育潜能和性功能的保护、最简单的医学干预、恰如其分的性别外观、稳定的性别特征、社会心理健康。①重赋社会性别：社会性别的确定需综合考虑基因性别、外生殖器的解剖状态、性腺和生殖通道的潜在功能以及当前的社会性别，其中以基因性别和外生殖器解剖状态为主要决定因素。通常临床上大多选择为女性。②去除内生殖器：性别确定后，与性别相矛盾的生殖器应切除，如输卵管、子宫或输精管可在手术中切除，手术时间多取在2～3岁之内。③切除性腺：首先考虑第二性征的形式，对与青春期第二性征相矛盾的性腺应切除。真两性畸形中，一侧为睾丸，一侧为卵巢，需切除有矛盾的性腺。对有卵睾结构者，若作为女孩抚养，其卵睾组织需保留；若作为男孩抚养，卵睾组织应切除。④外生殖器重建：目的在于恢复正常的解剖和性别外观、保存正常的性功能、矫正或预防泌尿系畸形或并发症。一般多重建女性外生殖器，因为女性外生殖器重建相对容易。只有在阴茎发育到足以保持男性功能时才考虑男性重建手术。

2.*男性化肾上腺肿瘤*　首选手术治疗，通过手术切除腺体肿瘤可以达到治愈的目的。手术切除范围包括肿瘤、肾上腺及周围组织，如有孤立转移灶也一并切除。由于男性化肾上腺肿瘤的对侧肾上腺多无萎缩，肿瘤切除后无须补充激素或仅需短期补充皮质激素。对于恶性肿瘤有明显转移无法手术切除或存在手术禁忌证时可采用放疗或化疗，以改善症状、延长生存期。常用的化疗药物有密妥坦、氨鲁米特、酮康唑、氟尿嘧啶等。①密妥坦：作用于肾上腺皮质的正常或肿瘤细胞，改变肾上腺线粒体功能，使束状带和网状带萎缩坏死，即起到药物性肾上腺切除的作用，一般使用剂量为10～20g/d；②氨鲁米特：抑制胆固醇合成孕烯醇酮，初试剂量0.25g/d、分2次口服，逐渐增加至0.5g/d、分4次口服；③酮康唑：为抗真菌药物，同时可有抑制皮质类固醇合成的作用，1.2g/d。

3.*女性化肾上腺肿瘤*　治疗原则是尽早手术，切除范围包括肿瘤、同侧肾上腺及肾上腺周围脂肪、结缔组织和淋巴组织。因为对侧肾上腺可能存在萎缩，故手术前后应适当补充糖皮质激素。经手术治疗后女性化症状消退，性欲恢复，睾丸体积增大，尿中雌激素、17-KS、17-OH水平下降。若术后症状持续存在，类固醇水平不降或下降后又升高，提示肿瘤有转移或复发。肿瘤多向肝、肺和局部淋巴结等处转移。对于肿瘤不能切除或切除后复发者可行放射治疗或密妥坦等药物治疗，以减轻症状。

（王月清）

第四节　儿茶酚胺增多症

一、概述

儿茶酚胺增多症是体内嗜铬细胞分泌过多的儿茶酚胺(肾上腺素、去甲肾上腺、多巴胺)从而引起以高血压和代谢紊乱为主要特征的临床综合征，主要包括肾上腺嗜铬细胞瘤(PHEO)、副神经节瘤(PGL，即肾上腺外嗜铬细胞瘤)和肾上腺髓质增生等。虽然儿茶酚胺增多症仅占高血压患者的0.1%～0.6%，但其检出却是十分必要的，因为严重的高血压危象可以致命；手术切除肿瘤或增生的病灶可以治愈；约10%的肾上腺嗜铬细胞瘤为恶性，副神经节瘤恶性率更高，为15%～35%；确诊嗜铬细胞瘤后可以为寻找其他内分泌肿瘤提供线索。手术切除是嗜铬细胞瘤最有效的治疗方法，肾上腺髓质增生也常采用手术治疗，妥善的围手术期处理是降低手术风险和保证手术成功的关键。

二、病因

嗜铬细胞瘤是第一种在肾上腺发现的肿瘤，1926年Roux首次成功地切除了嗜铬细胞瘤；肾上腺髓质增生是一种临床少见的疾病，1977年吴阶平首先提出肾上腺髓质增生是一种独立疾病，通常双侧发病。到目前为止，嗜铬细胞瘤和肾上腺髓质增生的病因都不明确，但有几种特殊情况可能与其发病原因有关：

1.*多发性内分泌肿瘤(MEN)*　多发性内分泌肿瘤是一种累及多种内分泌器官的伴有常染色体显性遗传的遗传性肿瘤综合征，临床表现多样，两个或两个以上的内分泌腺体同时或先后发生功能性肿瘤，引起相应激素过剩的临床症候群。分为MEN-1、MEN-2a、MEN-2b、MEN-1和MEN-2混合型等4型。其中，MEN-2a型：又称Sipple综合征，包括嗜铬细胞瘤或肾上腺髓质增生症并甲状腺髓样癌、原发性甲状旁腺功能亢进症。MEN-2b型：除有MEN-2a型的肿瘤外，还可发生多发性皮肤或黏膜神经瘤。

2.*家族性嗜铬细胞瘤*　家族性嗜铬细胞瘤系常染色体显性遗传疾病，有高度外显率。家族性嗜铬细胞瘤的发病率占嗜铬细胞瘤的6%～10%，多为双侧多发或两个以上内分泌腺体受累，发病年龄较早，常见于儿童；双侧性嗜铬细胞瘤中约50%为家族性，同一家族的发病成员其发病年龄和肿瘤部位往往相同。家族性嗜铬细胞瘤患者存在各种各样的基因缺陷，如SDHD、SDHB或SDHC基因突变，具有这类基因缺陷的胚胎，一部分外胚层的神经嵴细胞可迁移至身体的其他部位，衍化成特殊的细胞群即APUD细胞系统，肿瘤可分泌多肽激素，形成以嗜铬细胞瘤为主的各型内分泌肿瘤综合征，常与MEN-2a型和(或)MEN-2b型和(或)神经外胚层发育异常同时存在。另外家族性嗜铬细胞瘤还可以与神经纤维瘤病、视网膜血管瘤、脑脊髓血管母细胞瘤等并发。

3.*多内分泌功能性嗜铬细胞瘤*　有报道嗜铬细胞瘤能分泌两种以上的内分泌激素。以前对嗜铬细胞瘤并发高血钙原因有过多种猜测，直到1981年Fairhust从瘤组织中分离出类甲状旁腺活性激素，1985年Shanberg在10例患者中证实嗜铬细胞是自主分泌异位性甲状旁腺素的肿瘤，而并非是儿茶酚胺增高后刺激甲状旁腺素分泌增加所致，因而提出“多内分泌功能性嗜铬细胞瘤”这种新的概念。虽然此类患者的甲状旁腺素增高但其甲状旁腺往往是正常的，既无增殖现象，亦无肿瘤。嗜铬细胞瘤还可分泌ACTH，70%为小形ACTH，是人类标准的ACTH，若分泌过量即可形成典型的Cushing综合征，它与肺癌及其他肿瘤所分泌的大形ACTH有所不同。此外嗜铬细胞瘤还可分泌α-MSH、血管活性肠肽(VIP)、前列腺素、P物质、神经肽Y、生长抑素等物质而引起相应的特征表现，其临床意义有待进一步明确。

4.*特殊部位的嗜铬细胞瘤*　嗜铬细胞瘤可遍布盆腔以上的身体各部。若生长在特殊部位，则其病因及临床表现更为复杂。如肾门部的嗜铬细胞瘤通过直接压迫和内分泌作用可造成肾动脉狭窄；肾实质内的嗜铬细胞瘤可造成肾素分泌增高；胰腺后方的嗜铬细胞瘤可引起血管内浸润、肾血管性高血压；膀胱内嗜铬细胞瘤可导致排尿性高血压、晕厥等。

5.*神经外胚层发育异常*　神经外胚层发育异常是一组伴有皮肤损害的中枢神经系统疾病，有明显的家族性。因为嗜铬细胞来源于神经外胚层的神经嵴，故神经外胚层发育异常可伴有嗜铬细胞瘤。常见的有：

①多发性神经纤维瘤病：NF基因突变所致，5%～23%的嗜铬细胞瘤可并发本病；②VonHippel-Lindan病（VHL病）：VHL基因突变所致，是一种伴有囊性小脑或血管细胞瘤视网膜畸形的视网膜血管瘤；③结节性硬化症：以多发性皮脂腺瘤样面痣和智力减退为特征，可同时伴有多发性神经纤维瘤病、癫痫发作，也常见血管畸形和囊肿；④Sturge-Weber综合征：又称三叉神经多发性血管瘤，以沿三叉神经走向部位的面部血管瘤为其特点，并伴有脑及脑膜血管畸形，可并发嗜铬细胞瘤。

三、病理和病理生理

嗜铬细胞瘤主要来源于肾上腺髓质，多为单侧，双侧者占10%左右，但遗传性者多为双侧、多发。10%～15%的嗜铬细胞瘤来源于肾上腺外，包括源于交感神经（腹部、盆腔、胸部）和副交感神经（头颈部）者，也称为副神经节瘤，主要位于腹部和盆腔，常见的部位有腹主动脉旁、肾门附近、下腔静脉旁、膀胱、胸腔纵隔、头颈部等。

嗜铬细胞瘤病理上可分为良性、恶性和混合性三类。良性居多，良性嗜铬细胞瘤一般呈圆形或卵圆形，直径大小不一，多3～5cm，表面光滑，血供丰富，有完整包膜，其包膜发出的纤维索伸入瘤组织内将瘤组织分割成分叶状，而瘤组织外的正常髓质可无变化或被挤压而萎缩。肿瘤体积大小并不与功能强弱呈正比。恶性者直径多>5cm，重量多>80g，肿瘤质地较硬，向周围浸润生长，表面血管怒张，包膜不完整，形态不规则，瘤体剖面可有退行性囊性变或形成血肿，有粗肿瘤结节或多个结节，邻近肿大或发硬的淋巴结内有嗜铬细胞或组织。肿瘤组织的细胞很不规则，有的由正常的髓质细胞所组成，有的则由瘤细胞组成。瘤细胞呈不规则的多面形，较大，胞质丰富，并含有嗜铬性颗粒，细胞核大而圆，内含空泡，细胞内的颗粒及空泡内含有大量升压物质。仅根据病理组织学特征本身不能鉴别肿瘤的良恶性，在良性和恶性肿瘤细胞中都可以看到重的嗜铬性颗粒、奇特的核分裂象、血管内浸润性生长、瘤细胞形成的肿瘤假包膜等肿瘤组织浸润现象。瘤细胞形态异常可能是内分泌功能行为的一种表现，不能作为良、恶性肿瘤鉴别诊断的最终依据。恶性嗜铬细胞瘤的诊断只能是在没有嗜铬组织的区域出现嗜铬细胞（转移灶）时才能成立，如淋巴结、肝脏、肺及骨等处。

肾上腺髓质增生和肾上腺嗜铬细胞瘤在细胞学上无差异，但有组织学差异，肾上腺髓质增生是肾上腺髓质弥漫性或结节状增生的改变，没有包膜；在肾上腺尾部和两翼都有髓质存在（正常情况下不存在）；肾上腺髓/皮质之比发生根本变化，肾上腺髓质的绝对重量增加2倍以上，且多为双侧病变。

儿茶酚胺增多症主要分泌去甲肾上腺素和肾上腺素，极少数分泌多巴胺。儿茶酚胺、交感神经系统及α受体、β受体下调和敏感性降低等多种因素参与维持其血流动力学变化。嗜铬细胞瘤还可以分泌其他35种以上激素或多肽如血管活性肠肽、P物质、神经肽Y、ACTH、阿片肽、生长激素释放因子、生长抑素、心房钠尿肽、甲状旁腺素相关肽等而引起不同的病理生理和临床表现。

四、临床表现

儿茶酚胺增多症患者的临床表现某种程度上取决于肿瘤或增生组织分泌产物的种类和量，其临床表现千变万化，犹如多种不同的疾病，故被称为“伟大模仿者”，但多数患者表现为肿瘤或增生组织分泌过多儿茶酚胺为基础的症状和体征。严重患者可表现为高血压危象、恶性高血压、急腹症或心血管并发症，此时常需紧急药物处理和（或）手术治疗；相反，大约10%的“功能隐匿性嗜铬细胞瘤”可无儿茶酚胺增多症的典型症状和体征。嗜铬细胞瘤的临床表现与其肿瘤大小并不成正比，小的肿瘤儿茶酚胺含量虽少，但它们通常结合儿茶酚胺不紧密，可直接释放儿茶酚胺进入血液循环，造成其症状有时可能较严重；大的肿瘤儿茶酚胺含量高，但是结合儿茶酚胺比较紧密，并且大部分在肿瘤内直接生成代谢产物，因此只有相对少量的血管活性肽及大量无活性的代谢产物分泌，故其临床症状有时反而较轻。

高血压是本病最常见的典型特征，发生率80%～90%，可伴有典型的头痛、心悸、多汗“三联征”。高血压本身作为一种体征，也有多种表现，主要有以下三种形式：①持续性高血压：发生率50%左右，患者表现为波动较小的持续性高血压，此类高血压用常用的降压药效果不佳，而钙通道拮抗剂、硝普钠、α受体阻滞剂有效，此类型多见于儿童和MEN-2型患者。②阵发性高血压：系本病特征性表现，发生率45%左右，患者平时血压正常、无症状，高血压突然发作时可达200～300/130～180mmHg，同时伴有其他症状和体征。阵发性高血压有发作渐频、间隔渐短的趋势，最终可成为持续性高血压。这一类高血压通常比较容易引起嗜铬细胞瘤的怀疑，阵发性高血压女性通常比男性更多。③持续性高血压阵发性发作：平时血压即高于正常，在某些诱因或无诱因情况下可出现血压阵发性急剧增高，甚至出现高血压危象。另外有患者表现为高血压与低血压交替，大约5%的嗜铬细胞瘤患者血压可正常，10%～50%的患者可出现直立性低血压。

高血压发作的频率差别较大，从1年几次到1天几次，每次发作持续时间从几分钟到几小时。75%的患者每周发生1次或以上，80%的患者发作时间不超过1小时。通常发作迅速，症状逐渐消失。随着初次发作以后，患者的发作频率增加，虽然发作严重程度可有或者可无改变。高血压发生可以无明显诱因刺激，但许多因素可以诱发高血压危象，包括挤压肿瘤、体育锻炼、某一特定姿势、直接的外伤、穿紧衣服、用力大小便或呕吐、膀胱膨胀、性交、大笑、打喷嚏、咳嗽、干呕、Valsalva动作、用力呼吸等引起腹内压增高；精神刺激、麻醉诱导期；富含酪胺的食物、啤酒、白酒、成熟干酪；可能诱发高血压危象的药物有：酪胺、组胺、肾上腺素、去甲肾上腺素、尼古丁、胰高血糖素、三环类抗抑郁药、四乙胺、醋甲胆碱、琥珀酰胆碱、吩噻嗪类、ACTH、β受体阻滞剂（如普萘洛尔等）。

与儿茶酚胺分泌过度和高血压有关的症状和体征多种多样但又缺乏特异性，包括：严重头痛、全身多汗、心悸、心动过速、苍白、面红；焦虑、紧张、恐惧震颤、头昏、晕厥、脑出血、脑栓塞症状；胸痛、腹痛、腰痛、腹股沟区疼痛；恶心、呕吐、食欲减退、便秘、腹泻；虚弱、乏力、疲劳。与并发症有关的表现有：充血性心力衰竭、心肌病变、心肌梗死、脑血管意外、缺血性小肠结肠炎、氮质血症、低钾血症、高血糖、脂代谢紊乱、壁间动脉瘤、脑病、休克。其他并存疾病或综合征有关的表现有：胆石症、甲状腺髓质癌，以及分泌5羟色胺、降钙素、前列腺素或ACTH样物质产生的效应，甲状旁腺功能亢进症、黏膜皮肤神经瘤、角膜神经增粗、消化道神经节神经瘤病、神经纤维瘤及其并发症、Cushing综合征、VHL病、性征异常、Addison病、肢端肥大症。其他还有转移或侵犯邻近组织而产生的临床表现。总之患者个体差异很大。肾上腺髓质增生症患者最主要的临床表现是高血压，多无代谢表现。

妊娠期嗜铬细胞瘤是嗜铬细胞瘤中较严重的一种，确诊前母婴的死亡率超过40%，即使确诊后并采取一定的措施，其死亡率仍较高，严重危及母婴的生命安全。妊娠期嗜铬细胞瘤的症状通常与子痫、先兆子痫、毒血症相似，头痛、多汗、视觉障碍、心悸和高血压（阵发性或者持续性）都常见。妊娠期嗜铬细胞瘤在分娩以前得到确诊的只有1/3，大部分情况下是在产后或分娩时突然发生高血压或晕厥，潜在的嗜铬细胞瘤才被注意到。即使患者曾经有过顺利地生产，但是如果患者有不稳定的高血压或直立性高血压、充血性心力衰竭或心律失常等，应考虑嗜铬细胞瘤的诊断。

儿童嗜铬细胞瘤较少见，约占总的嗜铬细胞瘤的10%，其表现与成人相比有某种改变：头痛、恶心、呕吐、体重减轻和视觉困难较成人常见；烦渴、多尿，以及惊厥在成人中少见，而在儿童中发病率可达25%；11%的儿童患者可有水肿、发红、发绀的手部表现；儿童嗜铬细胞瘤的患者中，90%有持续性的高血压，阵发性高血压＜10%；相比成人，儿童的家族性嗜铬细胞瘤、双侧嗜铬细胞瘤、多发性嗜铬细胞瘤、肾上腺外嗜铬细胞瘤、恶性嗜铬细胞瘤发病率较高。与成人发病率在性别上相反，小儿嗜铬细胞瘤男性多于女性，男女之比为 2∶1。男性儿童的发病按年龄随机分布，9～12 岁年龄组为该病的好发年龄，女孩则 62％的患者发生于月经初潮时期。

五、诊断和鉴别诊断

儿茶酚胺增多症的诊断首先是根据临床表现做出初步诊断，然后运用生化检查做出定性诊断，运用解剖影像学和功能影像学做出定位诊断，以明确病变的部位、大小、对邻近脏器的影响以及有无远处转移等(图 5-1)。

- 诊断方法
  - 定性诊断
    - 24 小时尿儿茶酚胺(CA)及其代谢产物(MNs 和 VMA)
    - 血浆儿茶酚胺(CA)及其代谢产物(游离 MNs)
    - 抑制试验；激发试验
  - 定位诊断
    - 解剖影像学定位：CT、MRI、B 超
    - 功能影像学定位：$^{131/123}$I-间碘苄胍扫描
    - ^{18}F-多巴胺正电子断层扫描

图 5-1　儿茶酚胺增多症的主要诊断方法

1.24 小时尿儿茶酚胺(CA)及其代谢产物(MNs 和 VMA)　CA 包括 NE、E 和 DA；MNs 包括甲基福林(MN)和甲基去甲福林(NMN)，分别为 E 和 NE 的中间代谢产物；香草基扁桃酸(VMA)为 CA 的最终代谢产物。测定 24 小时尿 CA 和 VMA 为传统的定性诊断方法，目前仍然是主要的生化检查手段，常用于初步筛检，98％的儿茶酚胺增多症患者 24 小时尿 CA 增高，但症状不发作时尿内 CA 可正常，并且有许多食物或者药物可以影响尿中儿茶酚胺及其代谢物的水平，故检查结果阴性不能排除诊断。对于结果阴性而临床高度可疑者需重复多次和(或)高血压发作时或发作后留尿测定。MNs 化学结构稳定，受食物或药物影响较小，特异性可达 97％，敏感性稍低，为 69％，适于低危人群的筛检。

2.血浆儿茶酚胺(CA)及其代谢产物(游离 MNs)　血浆 CA 亦为传统的定性诊断方法。但血浆 CA 不稳定，NE 在血液中的半衰期仅 2 分钟，并且血浆 CA 受应激、活动、失血、吸烟及多种药物的影响较大，所以血浆 CA 测定不如 24 小时尿 CA 测定价值高。血浆游离 MNs 受血循环中 CAs 和精神因素的影响较小。测定血浆 MN、NMN 诊断嗜铬细胞瘤的敏感性为 97％～99％，特异性为 82％～96％，假阴性率仅 1％～2％，为较好的生化检测指标，适于高危人群的筛检，目前应用尚不普及，建议推广。有学者研究发现患者血浆 NMN 在不同时间点有明显变化，而 MN 相对稳定，提示 MN 是诊断肾上腺嗜铬细胞瘤更为稳定的监测指标。

3.抑制试验　目前常用可乐定或喷托铵(安血定)进行抑制试验来鉴别假阳性。可乐定可兴奋中枢 α_2 受体，抑制交感神经末梢释放 NE 和肾脏分泌肾素，故能降压。口服可乐定 0.3mg，服药前和后 1、2、3 小时各抽血测定血浆 CA，或服药前、后各留取 24 小时尿测定 CA 及其代谢产物。服药后血浆或尿 CA 降至正常范围(＜500pg/ml)或下降 50％以上者是抑制阳性，提示为神经源性的血压升高或非儿茶酚胺增多症性高血压，抑制阴性提示儿茶酚胺增多症。当血浆 CA 浓度轻度升高难以区分原发性高血压和儿茶酚胺增多症时，可进行可乐定抑制试验。喷托铵为神经节阻滞剂，也有降压作用，同样可用于抑制试验。

4.激发试验　随着现代检查方法的进展，胰高血糖素、纳洛酮、甲氧氯普胺(灭吐灵)等激发试验目前已较少实用。对于阵发性高血压发作间期较长、高血压发作不易观察以及血浆 CA 在 400～2000pg/ml 者，也可尝试进行激发试验。

5.CT　CT 平扫＋增强扫描为首选的影像学定位诊断检查，可发现肾上腺 0.5cm 和肾上腺外 1.0cm 以

上的肿瘤，其定位诊断的准确性达90%以上，CT在检测肾上腺外嗜铬细胞瘤方面已经取代了动、静脉造影和超声显像等。肿瘤内密度不均和显著强化为其特点，能充分反映肿瘤形态及与周围组织的解剖关系。但CT较难鉴别嗜铬细胞瘤与其他肾上腺肿瘤，也无法预测肿瘤的良、恶性。若CT检查显示肾上腺体积增大但无肿瘤征象，可间接支持肾上腺髓质增生的诊断。

6.MRI 在识别病变的准确度上与CT不分伯仲，而且无电离辐射、无造影剂过敏之虞，冠状位和矢状位成像可以获得绝佳的肿瘤与周围脉管系统之间解剖关系以及静脉引流途径的信息。适用于儿童、孕妇和肾上腺外嗜铬细胞瘤的诊断。嗜铬细胞瘤血供丰富，在T_1WI低信号、T_2WI高信号，反向序列信号无衰减为其特点。

7.B超 敏感性低，不推荐用于定位，但因其简单、无创、价廉，可作为初筛检查，特别是可疑颈部嗜铬细胞瘤及婴幼儿、孕妇等。

8.$^{131/123}$I-间碘苄胍扫描($^{131/123}$I-MIBG) ^{131}I-MIBG和^{123}I-MIBG扫描是诊断儿茶酚胺增多症的一种安全、灵敏、特异和无创的技术，是目前肿瘤术前定位及术后随访的重要方法。MIBG为去甲肾上腺素类似物，能被嗜铬细胞儿茶酚胺囊泡摄取，肾上腺髓质发生肿瘤或增生时，摄取的MIBG增多，行γ照相时能显影。$^{131/123}$I-MIBG对儿茶酚胺增多症既能做出定性诊断，又能做出解剖和功能的定位诊断。一次性注药可做全身检查，对家族性、小病变、多发性、肾上腺外、复发或转移性肿瘤有较大的诊断价值，其中对于发现肾上腺外嗜铬细胞瘤的敏感性高于CT检查，对骨转移能比X线更早发现，对恶性嗜铬细胞瘤和肾上腺髓质增生还有治疗作用。应用$^{131/123}$I-MIBG对肾上腺髓质扫描，对嗜铬细胞瘤和肾上腺髓质增生可在形态上显示比较明确的区别。对于CT和MRI检查阴性或不能明确诊断而临床怀疑者，$^{131/123}$I-MIBG是有效的替代手段。

9.^{18}F-多巴胺正电子断层扫描 ^{18}F-多巴胺正电子断层扫描(PET)是诊断嗜铬细胞瘤的新方法，优于MIBG，其敏感性和特异性可达到100%，其显像对肿瘤转移及复发的诊断较为有利。常用于症状提示嗜铬细胞瘤，对生化试验阳性，但常规影像学检查不能定位的肿瘤。

10.鉴别诊断 儿茶酚胺增多症的鉴别诊断范围极其广泛，主要包括：原发性高血压、各种原因的继发性高血压、焦虑紧张、癫痫发作、甲状腺功能亢进、阵发性心动过速、冠状动脉灌注不足综合征、血管舒张性头痛、急性高血压性脑病、交感神经系统的肿瘤、糖尿病、肾上腺皮质肿瘤、多发性神经炎、多发性神经根炎、甲状腺髓样癌、甲状旁腺功能亢进等。

区分嗜铬细胞瘤的良、恶性对于早期诊断、治疗及判断预后具有重要意义。但目前根据临床表现、生化指标、影像学检查及组织病理学结果并不能完全区分肿瘤的良、恶性。有学者研究认为，下列指标符合越多恶性的可能性越大：①肿瘤直径>5cm，重量>80g；②影像学检查示肿瘤内部结构紊乱，密度不均匀，可有液化坏死，呈囊实混合性结构，肾上腺结构消失，血管周围淋巴结增大；③异位或多发性嗜铬细胞瘤；④复发性嗜铬细胞瘤的恶性率增高；⑤进行性消瘦、血沉快、多脏器受累表现；⑥术中见肿瘤质地较硬，向周围浸润生长，表面血管怒张，包膜不完整，形态不规则；瘤体剖面有囊性变，有粗肿瘤结节或多个结节；⑦术中取邻近淋巴结，特别是肿大或发硬的淋巴结做病理检查，如发现其内有嗜铬细胞或组织；⑧镜下肿瘤细胞小、缺乏胞质玻璃样小球；⑨免疫组织化学缺乏神经肽类的表达和(或)S-100阳性的支持细胞；⑩术前有高血压者在术后仍表现为持续性的血压升高，考虑恶性的可能性较大。

六、治疗

手术切除是治疗嗜铬细胞瘤最有效的方法。单侧散发的嗜铬细胞瘤常将单侧肾上腺切除；双侧、家族性或具有遗传背景者常实施保留肾上腺的肿瘤切除，以避免皮质激素终身替代；肾上腺外嗜铬细胞瘤需切除异位的肿瘤；恶性嗜铬细胞瘤需行肿瘤根治性切除，并辅以^{131}I-MIBG 放射性核素治疗和放化疗；双侧肾上腺髓质增生常采用肾上腺次全切除术（一侧全切，另一侧 2/3～4/5 切除）。积极的围手术期准备、恰当的术式选择、精细的术中操作以及术后的相应处理是确保手术成功的关键。

1.术前准备　嗜铬细胞瘤切除较其他肾上腺病变的手术危险性为大，充分的术前准备对于儿茶酚胺增多症特别是嗜铬细胞瘤患者具有极其重要的意义，以往未常规使用 α 受体阻滞剂等进行术前准备时，手术死亡率高达 50%，充分的药物准备可使手术死亡率降至 1%～5%。首先要充分认识儿茶酚胺增多症低血容量性高血压的特点。长期高浓度的儿茶酚胺使血管收缩、血压增高、血容量减少，术中切除肿瘤后其表现更为突出，同时高浓度儿茶酚胺对心肌的损害也十分严重，可引起心律失常、心力衰竭，使手术危险性增大。故术前进行有效降压、扩容及营养心肌治疗非常重要，也极为必需。术前准备的目标在于阻断过量 CA 的作用，维持正常血压、心率和心律；改善心脏和其他脏器功能；纠正有效血容量不足；防止手术、麻醉诱发 CA 的大量释放所致的血压剧烈波动，减少急性心衰、肺水肿等严重并发症的发生。

（1）控制血压：①α 受体阻滞剂：最常用的是长效非选择性 α 受体阻滞剂，如酚苄明，初始剂量 5～10mg，2 次/日，每 2～3 日递增 10～20mg，直到血压稳定，并有轻度的直立性低血压。通常，剂量需要达到每日 30～60mg。有研究认为选择性 α_1 受体阻滞剂如哌唑嗪（2～5mg，2～3 次/日）、特拉唑嗪（2～5mg/d）、多沙唑嗪（2～16mg/d）具有更好的效果；比如，某医院泌尿外科即在术前常规应用选择性 α_1 受体阻滞剂甲磺酸多沙唑嗪控释片（商品名：可多华），最大剂量为 12mg/d，最小剂量为 4mg/d，同时在术中补充血容量，使术前准备时间明显缩短，中位时间为 11 天，且术中血压更稳定。②钙离子通道阻滞剂：钙离子通道阻滞剂能够阻断 NE 介导的钙离子内流入血管平滑肌细胞内，达到控制血压和心律失常的目的，它还能防止 CA 相关的冠状动脉痉挛，有利于改善心功能。其疗效与 α 受体阻滞剂相当，但不会引起直立性低血压。对于单用 α 受体阻滞剂血压控制不满意或 α 受体阻滞剂严重副作用患者不能耐受或血压仅间歇升高时，可换用或联合使用钙通道阻滞剂，如硝苯地平、维拉帕米等。

（2）纠正心律失常：对于 CA 或 α 受体阻滞剂所导致的心动过速或室上性心律失常多使用 β 受体阻滞剂，如阿替洛尔、美托洛尔、埃莫洛尔等。β 受体阻滞剂用于手术和麻醉前的准备还可以减少 α 受体阻滞剂的使用量。但应用 β 受体阻滞剂必须在 α 受体阻滞剂使用 2～3 日以后，因单用 β 受体阻滞剂可阻断肾上腺素兴奋 β_2 受体扩张血管的作用而可能诱发高血压危象、心肌梗死、肺水肿等致命的并发症。

（3）扩容疗法：儿茶酚胺增多症患者多数存在血容量绝对不足，加之术前使用 α 受体阻滞使血管床扩张，血管容积相对增加，这可造成腺瘤切除或肾上腺切除后，回心血量及有效心排血量锐减，患者可发生严重的低血容量性休克，故术前应补充液体使血容量恢复至正常生理状态，再根据患者术中的中心静脉压、即时动脉血压及心电监测结果指导术中补血补液。

术前准备时间一般 10～14 天，发作频繁者需 4～6 周。有学者研究认为术前准备应达到以下标准：①血压控制在 140/90mmHg 以下，心率＜80 次/分，直立性低血压不低于 80/45mmHg，阵发性高血压发作次数减少或不发作；②心电图 ST 段与 T 波的改变恢复到正常，极少发生室性期前收缩；③低血容量得到有效纠正，即术前血细胞比容下降≥5%并伴有体重增加；④轻度鼻塞，四肢末端发凉感消失或有温暖感，甲床红润等表明微循环灌注良好。

2.手术方式　合适的手术方式取决于患者的病情、体形，肿瘤的大小、部位及与周围血管的关系，以及手术医生的经验和习惯等。①腹腔镜手术：对于直径＜6cm、无局部浸润或远处转移的嗜铬细胞瘤常首选腹腔镜手术。与开放手术相比，腹腔镜嗜铬细胞瘤切除术具有术中 CA 释放少、血压波动幅度小、创伤小、术后恢复快、住院时间短等优点。单纯肿瘤大小并非绝对限制，这与术者的经验有关，国外有报道直径 12cm 的肾上腺肿瘤经腹膜腔安全切除者。分为经腹腔和腹膜后两种途径，两者无显著差异，但腹膜后途径恢复更快、应用较多。②开放手术:对于巨大、怀疑恶性、肾上腺外嗜铬细胞瘤,仍首选开放手术,更有利于充分暴露肿瘤和周围脏器,探查肿瘤的其他好发部位。开放手术切口选择如下:经肋间切口(10 或 11 肋间)方便、简单,组织创伤小、术后并发症少、恢复快、对胸腔及腹腔的干扰少并且更适合泌尿外科手术习惯,适用于肿瘤局限于肾上腺者;腹部正中切口的手术视野显露好,可以探查全腹腔发现转移病灶,在恶性嗜铬细胞瘤手术中应用较多;上腹部 L 形切口是在腹部切口的基础上向右或向左水平延长至腋中线,从而使肾上极、肾上腺、肝门、门静脉下方、腔静脉内上方、脾脏等都能得到充分暴露,应用也较多;肿瘤巨大、位置较高、广泛转移或有下腔静脉癌栓者可选用胸腹联合切口或胸膜外胸腹联合切口。

手术选择全身麻醉,手术医师和麻醉医师需密切配合。术中持续监护极其重要,包括心电图、血压(包括监测动脉压的动脉置管)、尿量和中心静脉压的监测等。术中要彻底切除肿瘤,避免肿瘤种植播散,在接触肿瘤时应尽量减少对肿瘤组织的挤压,先结扎肿瘤内侧血管组织,以减少肿瘤内激素进入血循环。肿瘤切除后若血压下降不明显或下降后又很快回升,则应警惕有肿瘤残余或转移瘤的存在,此时对于肿瘤好发部位应仔细探查并密切监测血压。在处理右侧肾上腺肿瘤时应特别注意防止损伤下腔静脉。

3.*手术技巧* 无论选择什么样的手术方式,其手术原则都相同:对肾上腺进行精细分离以获得对肾上腺组织的最轻微操作,这种无接触操作技术确保了肿瘤完整切除并且防止儿茶酚胺释放。肿瘤一般为中等大小,即使是良性肿瘤也往往与附近正常的肾上腺组织紧贴,因此手术时常将同侧肾上腺与肿瘤一并切除。当肿瘤与周围组织紧密粘连,无法包膜外剥离时,可切开包膜,迅速将肿瘤自包膜内剜出。此法可避免损伤周围器官,创面出血也较易控制。手术时避免挤压肿瘤,及时注入 α 受体阻滞剂和补充血液。手术时应注意多发肿瘤的可能,肿瘤切除后如血压不降更应详细检查双侧肾上腺和其附件组织,以及主动脉旁交感神经系统等处。

4.*术后处理* 术后密切监测血压、中心静脉压、尿量、心电图等,及时发现并处理可能的心血管和代谢相关并发症。给予吸氧,及时调整输液速度和输液量,防止低血压和低血糖的发生。当出现低血压时,增加补液量的同时适当给予多巴胺或去甲肾上腺素等升压药物治疗。术后必要时适当补充皮质激素以减轻毛细血管脆性,防止组织水肿,同时弥补肾上腺切除后体内激素分泌不足。

5.*其他治疗* 对于肿瘤不能切除、存在手术禁忌证、多发转移、恶性嗜铬细胞瘤术后以及术后肿瘤残留或复发等情况,可选用大剂量^{131}I-MIBG 放射性核素治疗,环磷酰胺、长春新碱、氮烯唑胺等联合化疗,外放射治疗和甲基酪氨酸等。但这些方法长期疗效欠佳,易复发或转移。

七、预后和随访

儿茶酚胺增多症的预后取决于患者的年龄、肿瘤的良恶性、有无家族史及治疗的早晚等。总体上良性者 5 年生存率达 95%以上,而在心血管系统未出现不可逆性损伤之前,手术切除则可以完全治愈,但仍存在 6.5%～17%的复发率,复发可能出现在手术后很长时间,家族性、肾上腺外及右侧者更易复发。恶性嗜铬细胞瘤不可治愈,5 年生存率约 50%,肝、肺转移较骨转移者预后差,其中 50%死于 1～3 年,但约 50%可存活 20 年以上。

组织病理检查难于鉴别肿瘤的良恶性,有些病理为恶性特征,但临床表现良性过程;有些病理表现为良性肿瘤,但随访过程中出现转移等恶变表现。加之肿瘤易复发、多发,因此术后随诊非常重要。术后第 1 年内每 3 个月随访 1 次,以后每年 1 次,至少连续 10 年,高危患者则需终生随访。包括临床症状(如高血压)、生化指标(血浆游离 MNs、24 小时尿 CA、MNs 等)、CT 扫描等。

(蔡 恂)

第五节 肾上腺非功能性肿瘤

一、肾上腺皮质非功能性肿瘤

肾上腺皮质非功能性肿瘤是指不产生大量糖皮质激素、盐皮质激素以及性激素的肾上腺皮质肿瘤，临床上不表现肾上腺皮质功能亢进的症状和体征，常因肿瘤本身引起的症状而就诊。

1.非功能性肾上腺皮质腺瘤(NACA) 是指临床和生化检查无内分泌功能亢进表现的肾上腺皮质腺瘤。多为单侧发病，也有双侧同时发生者，为良性肿瘤。非功能性肾上腺腺瘤占肾上腺无功能性肿瘤的25%～30%，女性略多于男性，年龄多在30岁以上。

(1)临床表现：非功能性肾上腺皮质腺瘤为良性肿瘤，生长缓慢，病程较长，一般无临床症状。少数患者因瘤体大，出现局部压迫症状(如腰部酸痛等)，也有极少数出现高血压。体格检查一般没有阳性体征。

(2)诊断：患者一般无明显临床表现，而且各项生化检查指标(如醛固酮、糖皮质激素和性激素)均在正常范围内，因此影像学检查具有重要意义。非功能性肾上腺皮质腺瘤常常在体检中由B超检查首先发现，表现为类圆形的低回声声像，体积较小者肿瘤内部回声均匀，较大者内部回声可不均。CT多发现单侧肾上腺区类圆形边缘光滑的等密度或者低密度病灶，肿瘤内偶见钙化灶，增强检查时肿瘤多呈轻至中度均匀强化。MRI检查，在T_1和T_2加权像上，多数肿瘤信号呈均质，与肝脏实质信号类似，增强检查时腺瘤有轻度强化，并迅速廓清。

(3)鉴别诊断：①功能性肾上腺腺瘤：在影像学上，功能性和非功能性肿瘤之间很难做出鉴别，但结合实验室检查以及临床表现，使两者之间的鉴别变得相对简单；②非功能性嗜铬细胞瘤：亦称功能隐匿性嗜铬细胞瘤，由于该类肿瘤血供丰富，CT检查增强后其强化程度较皮质腺瘤为高；③转移性肾上腺瘤：为恶性，多来自肺癌、乳腺癌及淋巴瘤，常为双侧受累。多伴有原发灶的临床表现。

(4)治疗和预后：手术治疗为首选治疗方案。对于直径＜3.0cm的肿瘤，可以先随诊，每3～6个月复查一次B超。如果肿瘤直径＞3.0cm，特别是生长较快者，必须考虑手术切除肿瘤。后腹腔镜下肾上腺肿瘤切除术是近来手术治疗非功能性肾上腺皮脂腺瘤的最好选择。术后一般恢复良好，可以长期存活。

2.非功能性肾上腺皮质癌(NACC) 原发性肾上腺皮质癌，是一种极其少见的恶性肿瘤，其中非功能性和功能性肾上腺皮质癌约各占50%。非功能性肾上腺皮质癌特异性临床表现较少，肿瘤早期确诊率不高，多数患者在初次就诊时，肿瘤已出现局部浸润或者远处转移，且进展迅速，预后极差。随着影像学的发展和人们健康观念的进步，肾上腺皮质癌常在健康体检或其他疾病就诊时发现。

(1)临床表现：无功能性肾上腺皮质癌，起病多缓慢，症状表现各异。①全身表现：约一半的患者出现间歇性发热，与肿瘤内坏死组织吸收有关，亦常有消瘦乏力表现；②疼痛：约70%的患者出现腰腹部或者腰背部疼痛，多数由于肿瘤侵犯包膜或者使肾脏移位、扭转引起；③腹部包块：约1/3的患者可触及腹部包块；④转移症状：肺部转移可见咯血、呼吸困难等；肾脏转移可见血尿；胃肠道转移可见消化道出血，出现呕血或者便血；骨转移时出现骨骼疼痛，或者转移灶处肢体疼痛；转移至眼、脑时出现视物模糊或者头痛等。

(2)诊断：主要是依靠实验室检查和影像学检查。

所有肾上腺皮质肿瘤都要进行肾上腺功能测定，以明确是功能性还是非功能性肿瘤。肾上腺皮质功能检查包括血浆皮质醇、17-OHCS、17-KS、CA、VMA以及血浆醛固酮、肾素活性、电解质、性激素(雄性激素、孕烯雌酮)及糖耐量试验、小剂量地塞米松抑制试验等。非功能性肾上腺皮质癌实验室检查一般表现正常或轻度异常,如肿瘤过大、消耗过多,可发生低蛋白血症。

通过影像学检查可以确定肾上腺是否发生异常、是否有肿瘤,若发现肿瘤,还可以帮助肿瘤得到定位和定性。①B超检查:可见肾上腺区低回声区,瘤体内部存在液化坏死时,回声不均匀。②CT检查:非功能性肾上腺皮质癌多表现为肾上腺较大肿块,直径一般>5.0cm,呈类圆形、分叶状或者形状不规则,由于肿瘤体积较大,内部常有液化坏死,使CT表现出密度不均;增强扫描可见肿瘤实质强化明显,而内部低密度区无强化;CT扫描可见邻近器官(如下腔静脉、胰腺等)受压移位表现,还可发现下腔静脉内是否有瘤栓存在;CT检查对肺、骨骼、肝脏及淋巴结转移的判断也具有非常重要的意义。③MRI检查:相对于CT检查,更易于发现肾上腺皮质癌,冠状位和矢状位扫描有助于明确来自肾上腺的肿块。MRI能清楚地显示肿瘤与周围组织的关系,能敏感地发现腹膜后、纵隔、脊柱及肝脏等部位的转移。④核医学检查:核素扫描可见肾上腺皮质癌呈不均匀放射性浓集表现。

(3)鉴别诊断:①肾上腺皮质腺瘤:一般腺瘤直径<5.0cm,边缘光滑,轮廓规整,CT和MRI信号显示均匀,强化不明显,无浸润转移灶出现。肾上腺皮质癌则表现出体积较大,边缘及肿瘤轮廓不规整,特别是CT和MRI均呈现不均匀信号且能被显著增强,常伴有浸润转移。②神经母细胞瘤:在影像学上可能与肾上腺皮质癌表现极为相似,所以此时CT引导下细针穿刺取活检,对两者的鉴别有重要意义。③肾上腺皮质转移瘤:转移瘤一般为恶性,双侧受累常见,而原发性肾上腺皮质癌多见于一侧肾上腺。原发灶最常见于肺癌、乳腺癌等,原发灶的症状有助于与原发性肾上腺皮质癌相鉴别。

(4)治疗:①手术治疗:为非功能性肾上腺皮质癌最有效的治疗方法。手术需完整切除瘤体及周围脂肪组织和可疑受侵犯的区域。非功能性肾上腺皮质癌不主张行腹腔镜手术。肾上腺皮质癌术后易复发,一般情况下对于局部复发的病灶可再次行手术切除。②米托坦(双氯苯二氯乙烷)治疗:适用于无法手术、术后肿瘤残留或者有转移病灶的患者。晚期患者口服该药物,有利于延长患者的生存期。使用该药物,宜从小剂量开始,即开始时每日500mg,分4次服用,若无不良反应,以后每3日增加500mg,最大用量12g/d。服药期间需要注意恶心、呕吐、嗜睡、视力模糊等副作用,适时减量或者停药。③化学治疗:目前临床上对非功能性肾上腺皮质癌进行化疗多与米托坦联合应用。常用的药物包括环磷酰胺、氟尿嘧啶、多柔比星、顺铂、依托泊苷等。但疗效不能肯定。④其他治疗:射频消融治疗适用于无法手术的非功能性肾上腺皮质癌或转移灶。介入治疗通过栓塞肿瘤血供,能明显缩小肿瘤体积,为手术提供条件,并缓解原发灶引起的局部症状,有利于提高晚期肿瘤患者的生存质量。

(5)预后:决定非功能性肾上腺皮质癌预后的主要因素包括肿瘤的分期、病理情况等。肾上腺皮质癌总体预后不良,这与不易早期诊断,发现时肿瘤多已为晚期且较早发生转移有关,根据病理和临床表现,肾上腺皮质癌分为4期,Ⅰ期:肿瘤直径<5.0cm,未侵犯包膜;Ⅱ期:肿瘤直径>5.0cm,未侵犯包膜;Ⅲ期:肿瘤侵犯包膜及周围组织;Ⅳ期:出现远处转移。一般情况,Ⅰ~Ⅱ期肿瘤预后明显好于Ⅲ~Ⅳ期肿瘤。5年生存率如下:Ⅰ期患者为30%~45%;Ⅱ期患者12.5%~57%;Ⅲ期患者为5%~18%;Ⅳ期为0。

二、肾上腺髓质非功能性肿瘤

肾上腺髓质非功能性肿瘤是指发生于肾上腺髓质的不分泌或者分泌少量儿茶酚胺的肿瘤,临床上不表现出以高血压为主的儿茶酚胺血症的一系列症状。

1.非功能性嗜铬细胞瘤　高血压是绝大多数嗜铬细胞瘤的突出临床表现,主要是由病变部位产生过量儿茶酚胺造成的,主要表现为3种形式:持续性高血压、阵发性高血压、持续性高血压阵发性加剧。大约

10%的患者确实存在嗜铬细胞瘤，但多次检查儿茶酚胺及其代谢产物表现均为正常，并且多无儿茶酚胺血症的临床表现。这些患者往往是在体检时或因其他疾病检查时偶然发现或者因为肿瘤体积大而产生局部压迫症状或者腹部包块等就诊时发现，从而行手术治疗，被术后病理证实为嗜铬细胞瘤。发生在肾上腺的这类嗜铬细胞瘤称为非功能性嗜铬细胞瘤。

内分泌检查对非功能性嗜铬细胞瘤的作用有限，术前主要依靠影像学进行诊断，特别是借助 CT 检查。非功能性嗜铬细胞瘤在影像学上的表现与功能性嗜铬细胞瘤相似。CT 检查多表现为一侧肾上腺类圆形肿块，直径常<2cm 或>5cm(功能性嗜铬细胞瘤直径多为 2～5cm)，少数为双侧。密度均匀或者不均，增强扫描可见肿块实质区域明显强化。^{131}I-MIBG 或^{123}I-MIBG 检查提示病变肾上腺区高浓集病变，具有非常高的特异性。

临床上需要与肾上腺转移瘤、非功能性肾上腺皮质腺瘤或腺癌、神经母细胞瘤等其他肾上腺非功能性肿瘤相鉴别。影像学检查，如 CT、MRI 等对肾上腺非功能性肿瘤之间的鉴别有一定的意义。

首选治疗方案为手术治疗。对于瘤体较大、性质不明的肾上腺肿瘤，即使是非功能性的，术前也应该按嗜铬细胞瘤常规作药物准备，以减少手术的危险性，术中更应严密监测血压、心率等生命体征变化。

2.*神经母细胞瘤*　起源于神经嵴，可以发生于任何部位的交感神经轴。最常见的是后腹膜神经母细胞瘤，其中 45%来源于肾上腺，预后极差。神经母细胞瘤是儿童最常见的恶性肿瘤之一，发病率排在第 3 位，仅次于白血病和脑部肿瘤。绝大部分发生在 2 岁以下儿童。神经母细胞瘤常常发生局部浸润和远处转移，主要的转移途径是经血液循环和淋巴系统，儿童最常见的转移部位是颅骨和长骨、区域淋巴结、肝脏和肺。发生在婴幼儿的神经母细胞瘤预后相对较好，远处转移往往仅限于肝脏和皮下脂肪。

(1)分期：Evans 儿童癌症医学中心将神经母细胞瘤分为Ⅰ～Ⅳ及Ⅳ-S 共 5 期(表 5-1)，此分期方法在临床上广为应用。

表 5-1　神经母细胞瘤的分期

分期	分期依据
Ⅰ	肿瘤局限在原发部位
Ⅱ	肿瘤呈现局部浸润蔓延，但不超过腹中线，伴或者不伴同侧区域淋巴结受累
Ⅲ	肿瘤蔓延超过腹中线，伴有区域淋巴结受累
Ⅳ	远处转移，累及骨骼、远处淋巴结
Ⅳ-S	Ⅰ～Ⅱ期肿瘤发生远处转移，并至少累及肝脏、皮肤、骨髓之一；X 线片骨骼呈阴性表现

(2)临床表现：①腹部肿块：为神经母细胞瘤最主要的临床表现，肿块呈结节状，且较固定，多无疼痛，肿块增大迅速，从一侧开始生长，很容易发展到超过腹中线。患儿及其家属发现时 70%的肿瘤已经发生转移。②全身表现：全身情况迅速恶化，出现贫血、低热、消瘦等表现。多有恶心、呕吐、食欲下降、腹泻等消化道症状，但一般没有腹痛，主要是由于肿瘤分泌血管活性肠多肽造成的。可有低血钾表现。婴幼儿生长发育亦可受到影响，出现发育停滞。③神经系统症状：部分患儿可出现神经系统症状，包括视性眼挛缩、眼球震颤、Horner 综合征、小脑共济失调、轻截瘫等。④远处转移症状：转移到颅骨，可以引起眼眶和颅骨隆起，眼球被推向前突出；肝脏受累，肝实质被破坏，常常引发肝细胞性黄疸；长骨发生转移，会出现局部疼痛或者病理性骨折。

(3)诊断：结合病史、临床表现、实验室检查和辅助检查综合考虑。

实验室检查：①大约 70%的神经母细胞瘤，血液中儿茶酚胺类物质及其代谢产物的水平会升高，儿茶酚胺的前体物质也会升高，如儿茶酚丙氨酸、多巴胺，这些前体物质在其他肿瘤中包括嗜铬细胞瘤是没有的。因此，如果怀疑该疾病，尿液中 VMA 和 HVA 水平须做常规检测。研究发现，上述指标的水平与肿瘤恶性程度呈正相关，因此这些物质可以判断预后以及治疗效果。②胱硫醚不存在正常人尿中，但可在高达半数的神经母细胞瘤患者尿中观察到，如能排除先天性胱硫醚尿症和原发性肝癌，则可作为有价值的神经母细胞瘤的肿瘤标志物。③尿常规及肾功能检查是正常的，这对神经母细胞瘤与肾脏来源肿瘤的鉴别有较重要的意义。④贫血是该肿瘤实验室检查中的常见表现。必要时可行骨髓穿刺，常常发现肿瘤细胞，对神经母细胞瘤的诊断也有一定帮助。

影像学检查：①B 超检查：是首选的诊断和随访手段，有助于区分囊性和实性改变。②CT 检查：可以判断肿瘤大小、血管情况、局部蔓延以及远处转移情况，CT 扫描时可发现肿瘤组织内有散在钙化。③静脉肾盂造影：发现肾脏集合系统受压移位，而非扭曲变形，有助于与肾母细胞瘤鉴别。④MRI：在神经母细胞瘤影像学诊断中也越来越受到重视，可以对肿瘤进行代谢的检测。⑤放射性核素：大部分神经母细胞瘤可以摄取^{131}I-MIBG，这个实验可以用于该肿瘤的分期；放射性核素骨扫描比 X 线检查骨转移更敏感。⑥X 线：胸片、骨骼放射片需要常规检查，以排除远处转移。

(4)鉴别诊断：①肾母细胞瘤（Wilms 瘤）：与神经母细胞瘤共同的一个特点就是常见于儿童。Wilms 瘤患者，在行静脉肾盂造影时常常发现肾盂肾盏的变形，这是肾脏来源肿瘤的一个重要表现。神经母细胞瘤少见肾盂肾盏变形，主要表现为肿瘤取代肾脏位置，将肾脏推向下方。②肾积水、肾脏囊性病变和肾上腺血肿：很容易与神经母细胞瘤混淆。CT 检查对于这些疾病的鉴别很有意义。另外，神经母细胞瘤可以分泌大量的儿茶酚胺类物质，而其他疾病这种表现较为少见。

(5)治疗：临床分期有助于临床医生决定治疗方案。对于Ⅰ～Ⅱ期和部分Ⅲ期肿瘤，手术切除是首选治疗方案，经常可以根治性切除。神经母细胞瘤是对放疗最敏感的肿瘤之一，手术切除之后行放射治疗，对高危肿瘤是较好的选择。Ⅲ期高危肿瘤及Ⅳ期肿瘤需要考虑施行以化疗为主的综合治疗方案，化疗后再行手术治疗和放疗，敏感的化疗药物包括顺铂、环磷酰胺、多柔比星和依托泊苷等。也有证据表明，在综合治疗后行骨髓移植可以延长患者带瘤生存时间，改善预后，当然这主要适用于高危肿瘤。

(6)预后：总体来说，神经母细胞瘤预后极差。Ⅰ～Ⅱ期患者的生存率约为 80%，所有患者中能达到长期存活的仅达 15%。婴幼儿患者在所有患者中预后最好，2 年生存率可达 60%，如果肿瘤局限在原发部位，治愈率在 80%左右。患者年龄>1 岁、有远处转移、MYCN 癌基因异常扩增者预后较差。

3.节细胞神经瘤　是一种极少见的良性肿瘤，起源于神经嵴细胞，由交感神经纤维和成熟的神经节细胞组成，可发生于胸、腹部交感神经，较少发生于肾上腺髓质，是极为罕见的肾上腺非功能性肿瘤。可见于任何年龄段的人群，但以 20 岁以上成年人为主，女性略多。临床表现取决于肿瘤的部位和大小。肿瘤生长缓慢，体积较小时可无特殊的临床表现。肿瘤长到很大，压迫周围邻近器官时，才表现出相应的症状。如压迫脊髓可导致神经源性膀胱，压迫泌尿系统可导致肾输尿管移位和梗阻。节细胞神经瘤可分泌儿茶酚胺，尿中 VMA 和 HVA 有时可能轻度升高。CT 检查可见肾上腺区肿块呈卵圆形或分叶状，较小的肿瘤密度均匀，而大肿瘤由于有囊性变或者陈旧性出血灶而出现类圆形或者不规则的低密度区。增强时肿瘤呈均一或不规则强化，内部低密度区无强化。MRI 表现为肾上腺区不均质信号肿块。治疗方法为手术切除，有时因肿瘤巨大也可做姑息性切除。此病复发概率很低。预后良好，多数患者可长期存活。

（谢波涛）

第六节 肾上腺囊肿

一、概述

肾上腺囊肿是一种临床少见的疾病，多在影像检查、手术或尸检时偶然发现。1670 年，Greiseleus 首先报道，国外文献报道其发病率为 0.06%左右，占同期肾上腺占位性病变的 3%～5%。近年来随着 B 超和 CT 应用的普及，临床发现率有所增加。肾上腺囊肿好发于成年人，女性为多，男女之比 1∶3。单侧病变为主，右侧较左侧稍多，双侧者占 8%～15%。大多数患者无临床症状，主要靠影像学诊断，对于有手术指征者首选后腹腔镜下肾上腺囊肿切除术。

二、分类

1966 年，Foster 分析了 220 例肾上腺囊肿的标本，其中手术标本 120 例，尸解标本 100 例，按病因不同将其分为 4 类，目前仍较常采用。①内皮性囊肿：约占 45%，包括淋巴囊肿和血管、淋巴管扩张性囊肿；②上皮性囊肿：约占 9%，内壁为柱状上皮，由皮脂腺上皮细胞变性或胚胎残留错构瘤组织形成，包括真性腺样囊肿，胚胎性囊肿以及囊性腺瘤；③假性囊肿：约占 39%，由外伤、传染病、良性或恶性的肾上腺肿瘤致肾上腺出血而形成，常为单囊性囊肿，直径 1～10cm。组织学上有纤维组织形成的囊壁而无内皮或上皮细胞覆盖，且囊壁有钙化斑，囊液常为淡黄、黄绿、棕色、血色，有时见胶冻样凝块；④寄生虫性囊肿：约占 7%，常为包虫囊肿，囊壁厚多有钙化，囊内有子囊、孙囊。目前，内皮性囊肿和寄生虫性囊肿比例下降。恶性囊肿很少见，但对于囊壁厚薄不均或有原发恶性肿瘤患者需警惕囊肿恶变的可能。在 B 超或 CT 引导下经皮穿刺抽吸检查可以鉴别囊肿的良、恶性。如囊液澄清则为良性囊肿，囊液血性或混有杂质时应进行生化或病理组织学检查明确是否为恶性。

三、临床表现

肾上腺囊肿的临床表现主要取决于囊肿的大小、性质及与周围组织的关系。绝大多数患者无明确临床症状，仅在体检或因其他脏器疾病检查或手术时意外发现。少数较大的囊肿可出现一些非特异性的症状，如腰部疼痛和(或)上腹饱胀不适，主要是由于囊肿体积较大推移压迫周围脏器或并发出血、感染所致。个别患者可出现高血压，手术切除囊肿或抽液后，血压可降至正常范围。

四、诊断和鉴别诊断

由于肾上腺囊肿的病史、症状、体征以及血液学及内分泌检查很少有明显的异常发现，因此诊断主要依靠影像学检查，其中 B 超、CT 和 MRI 是诊断肾上腺囊肿的主要方法，而联合检查可提高确诊率。

1.B 超　能分辨 1cm 以上的囊肿，亦能辨出是囊性或实性。肾上腺囊肿 B 超多表现为肾上腺区边缘光滑的圆形无回声区，壁薄，后壁回声可增强。囊内或囊壁有钙化时，可表现为细小回声或囊壁强回声。

囊内有出血或感染时，可见无回声区内有细点状物漂动或强光点。由于肾上腺出血后血肿形成及机化均需一定过程，故不同时期B超检查结果可不同，在一系列B超监测中，如囊性区变化很大且内壁不规则，可确立出血性肾上腺囊肿的诊断。

2.CT　在确定囊肿来源以及判定囊肿与周围组织关系方面优于B超。本病典型CT表现为肾上腺区边界清楚的圆形或类圆形肿块，直径多在1～10cm，囊壁薄，内壁边缘光滑规整，部分囊壁可见钙化灶，内容物密度低，CT值近于水(5～20Hu)，注射造影剂后不增强或仅周边轻度增强。囊肿内有出血、感染时密度增高(CT值＞20Hu)。囊肿较大者可使肾上腺内外支受压移位，并将肾脏、肝脏、胰、脾及下腔静脉等向四周推挤，但与周围脏器分界清楚。薄层三维重建对全面了解囊肿与邻近结构的关系有重要意义。

3.MRI　肾上腺囊肿的MRI主要表现为T_1加权像呈低信号、T_2加权像呈高信号的圆形肿物，随囊内容物的不同囊肿信号亦可发生改变，比如囊肿内出血时，T_1、T_2加权像均呈高信号，有时可见液-液面。因MRI三维空间多层切面，对囊肿较大而来源不清时，定位意义较大。

4.鉴别诊断　本病需与肝、肾、脾、胰腺等邻近脏器的囊肿相鉴别。肾上腺囊肿因内部出血、感染密度增高时需与肾上腺肿瘤相鉴别。肾上腺肿瘤内出血或坏死液化而形成的囊性为主的病灶，是假性囊肿的一种，它的基础病变是良性或恶性肿瘤，最常见的是嗜铬细胞瘤。肾上腺单纯囊肿与肿瘤囊性变的治疗原则不同，因此术前确诊有重要意义。

五、治疗

肾上腺囊肿治疗方案的选择主要取决于囊肿的大小、性质、临床症状及有无并发症等。

1.随访观察　对于直径＜3cm、临床无症状、无内分泌功能、CT检查提示低密度包块且增强后无强化的囊肿可以暂时不做治疗，定期B超复查、严密观察随访。

2.穿刺抽液　有人主张对于直径3～5cm、无症状的囊肿可在B超或CT引导下行穿刺抽液术，若抽出囊液为澄清，可在抽液后囊腔内注入无水乙醇或四环素硬化剂。但因肾上腺位置高且深，穿刺易引起血气胸、出血、感染等并发症。另有资料显示，大的囊肿穿刺抽液后复发率较高(32%)，远期效果不佳。对于术前无法排除肾上腺肿瘤特别是嗜铬细胞瘤囊性变可能者，穿刺抽液为禁忌证，故选择穿刺抽液治疗时需慎重。对于此类的患者也可随访或进行手术治疗。

3.手术治疗　对于有临床症状、直径＞5cm、壁厚＞5mm、密度较高伴钙化的囊肿，特别是术前不能完全排除恶性病变可能者，多主张积极手术治疗。对于术前明确诊断为单纯性囊肿的患者，多行单纯囊肿切除术或囊肿切除加肾上腺部分切除。对于出现症状较重、内分泌功能异常、怀疑恶性可能和(或)肿瘤直径＞5cm者，应予以患侧肾上腺切除术。由于高密度肾上腺囊肿难以和肾上腺肿瘤鉴别，因此对于CT值＞20Hu的囊肿也常采用肾上腺切除术。

手术方法分为开放手术和腹腔镜手术。腹腔镜囊肿切除术或肾上腺切除术因其创伤小、出血少、术后康复快、住院时间短，是一种安全有效的治疗方式，逐渐成为本病首选的外科治疗手段。腹腔镜手术又分为经腹腔和经腹膜后两种途径。经腹腔途径对腹腔脏器有一定干扰；而经腹膜后途径可以保留腹膜的完整性，不干扰腹腔脏器，分离组织较少，并且更符合泌尿外科医生的手术习惯及解剖特点从而减少并发症的发生，故后腹腔镜途径逐渐成为腹腔镜的主流。

（谢波涛）

第六章　肾脏疾病

第一节　先天性肾发育异常

肾先天性异常是指胎儿出生时已有的肾发育不正常。在泌尿生殖系疾病中，它占有一定比例，其中有些疾病在临床上虽无症状，但可以导致其他疾病在其基础上产生。因为许多先天性异常可采用外科手术矫治而获痊愈，故早期发现、及时诊断与治疗有重要临床意义。

一、重复肾及重复输尿管诊治路径

所谓重复肾系指结合成一体，有一共同被膜，表面有一浅沟，但肾盂输尿管及血管都各自分开的一种肾先天畸形。其发病率2%～3%，女性多见，多为单侧，以右侧多见。

【临床表现】

大致分为以下三种情况。

1.不完全的重复输尿管畸形，或完全型的重复输尿管重复肾畸形，输尿管均开口于膀胱内，且没有合并症。这类病例完全没有临床症状，只有在因其他病或体检行泌尿系检查时才被发现，此类患者约占60%。

2.重复肾伴有合并症，如上半肾常伴有积水、结石、结核等合并症，可因此出现腰腹部肿块、持续性腰部隐痛或不适、血尿、发热等症状；下半肾则易有反流，常致泌尿系感染症状，此时行泌尿系全面检查即可发现此症。

3.为完全型的重复输尿管重复肾畸形，输尿管开口于外阴前庭、阴道等处，致患者幼年就有遗尿史，夜晚尿湿床铺，白天也经常短裤不干，但患者有正常的排尿活动。此时仔细检查外阴，常能查见异常之输尿管开口，即使找不到，静脉尿路造影异常亦能证实此种先天畸形问题。

【诊断方法】

1.影像学检查

(1)膀胱镜检查：可发现多一个输尿管开口，高位肾盂之输尿管口一般位于低位肾盂之输尿管口的内下方。

(2)KUB：肾轮廓增大，肾长轴增长，有时可发现结石影像。

(3)IVU：可见上下排列的双肾盂和双输尿管。高位肾盂狭小，肾大盏短小或缺如，肾轴变长，向外下方偏移。或肾影上半无肾盂肾盏显示，低位肾之肾盏下压、移位。大剂量静脉滴注尿路造影或延迟摄片会显示更清楚，并可显示原来显影不清或不显影的上半肾盂肾盏。

(4)逆行尿路造影：可更清楚地显示上述改变。如寻及输尿管异位开口，则应尽可能插入输尿管导管，注入造影剂摄片，这样可清晰显示上半肾情况。

(5)B超检查：肾影像增长，可见高位肾有积水改变。

(6)核素肾扫描：肾影像增长，核素分布均匀。

2.实验室检查

(1)尿常规：可见镜下血尿、白细胞，严重时可有肉眼血尿。

(2)血常规：感染严重时白细胞总数和分类可增高。

【治疗措施】

1.对无并发症、无症状的患者无须手术治疗。即使有轻度感染表现也宜用药物控制感染，不必手术。

2.对有症状或并发症或部分肾段（常是上半肾）功能已基本丧失的患者，则可行患病肾连同所属输尿管一并切除的手术。

二、单纯性肾囊肿

单纯性肾囊肿在肾囊性疾病中最多见，其发生率超过50%。发病机制尚不明确，一般为单侧单发，也有多发或多极者，双侧发生少见。单侧和单个肾囊肿相对无害，临床上常被忽视。任何年龄均可发病，多见于>60岁以上者。

【临床表现】

多见于成年男性左侧，不常产生症状，一般直径达10cm时才引起症状。主要表现为侧腹或背部疼痛，当出现并发症时症状明显，若囊内有大量出血使囊壁突然伸张，包膜受压，可发生腰部剧痛；继发感染时，除疼痛加重外，可伴有体温升高及全身不适。一般无血尿，偶因囊肿压迫邻近肾实质可产生镜下血尿，有时会引起高血压。

【诊断方法】

1.影像学检查

(1)B超检查：为首选的检查方法。典型的B超表现为病变区无回声，囊壁光滑，边界清楚；当囊壁显示不规则回声或有局限性回声增强时，应警惕恶性变；继发感染时囊壁增厚，病变区内有细回声；伴血性液体时回声增强。当显影为多个囊性分隔时，应注意与多囊肾、多发性肾囊肿及囊性肾癌相鉴别。

(2)CT：对B超检查不能确定者有价值。囊肿伴出血、感染、恶性肿瘤存在时，呈现不均性，CT值增加；当CT显示为囊肿特征时，可不必再做穿刺。

(3)IVU：能显示囊肿压迫肾实质、肾盂或输尿管的程度。在与肾积水的鉴别诊断中有价值。

(4)MRI：能帮助确定囊液的性质。

(5)囊肿穿刺和囊液检查：当B超和CT等不能做出诊断，或疑有恶变时，可在B超引导下穿刺。囊壁继发肿瘤时，囊液为血性或暗褐色，脂肪及其他成分明显增高，细胞学阳性；炎性囊肿穿刺液为浑浊，暗色，脂肪及蛋白含量中度增加，淀粉酶和LDH显著增高，细胞学检查有炎性细胞，囊液培养可确定病原菌。抽出囊液后注入造影剂或气体，若囊壁光滑表示无肿瘤存在。鉴于B超、CT、MRI的应用，对囊肿性质及有无恶变几乎都能确定，穿刺已较少采取。

2.实验室检查 囊肿继发感染合并出血时，血象可见白细胞总数升高，尿常规可显示有白细胞和镜下血尿。

【治疗措施】

1.无肾实质或肾盂肾盏明显受压，无感染、恶变、高血压，或症状不明显时，只需密切随访。

2.继发感染时，首先采用抗生素治疗和超声引导下穿刺引流再注入抗生素的治疗方法，稳定后，可采用囊肿切除。

3.证实囊壁有癌变或同时伴发肾癌，选择开放或后腹腔镜下根治性切除术。

4.囊肿直径＞4cm时，可行穿刺及硬化剂治疗。四环素具有硬化和预防感染的双重作用，疗效达96％；无水乙醇疗效亦佳。

5.当上述处理无效，症状或囊肿感染明显时，可行后腹腔镜下囊肿开窗术或囊肿切除术。

6.如因囊肿导致患肾严重感染、肾功能已严重受损而对侧肾功能正常时，或合并有恶性肿瘤时，可行肾切除术。

单纯性肾囊肿的治疗必须综合考虑囊肿对肾和全身的影响，并视囊肿的发展而定。

三、成人型多囊肾

成人型多囊肾系指常染色体显性遗传性疾病，有家族史。表现为肾实质中弥散性进行性形成囊肿，可同时伴有肝、肺等脏器内囊肿。病情严重可致高血压和肾功能损害，最终发展为尿毒症，其发病率为1/1000，多为双侧性，男女发病率相等，多数在40～50岁发病。

【临床表现】

1.泌尿系统表现

(1)疼痛：为最早期的症状，疼痛多为肋腹部、腰背部钝性隐痛、胀痛，可向上腹部、背部、耻骨周围放散。如有囊内出血或合并感染，可使疼痛加剧。血块或结石阻塞输尿管时则可有绞痛。

(2)血尿：25％～50％患者病史中有血尿，常由于并发症所致。

(3)感染：50％～75％患者迟早发生尿路感染，感染发生于肾实质或囊肿内，表现为体温升高、寒战、腰痛和尿路刺激症状。

(4)结石：约20％患者合并有肾结石，为钙盐和尿酸盐结石。

(5)腹块：为主要体征，双侧占50％～80％，单侧为15％～30％。肾可十分肿大，呈结节状，伴感染时有压痛。

(6)肾功能受损：表现为头痛、恶心、呕吐、软弱、体重下降等慢性肾功能不全症状，严重时可出现急性肾衰竭表现。

2.心血管系统表现

(1)高血压：可为首发症状。约60％以上患者在肾功能不全发生之前已出现高血压。

(2)可伴有左心室肥大、二尖瓣脱垂、主动脉瓣闭锁不全、颅内动脉瘤等。

3.消化系统表现　30％～40％患者伴有肝囊肿，一般较肾囊肿晚10年出现。10％患者有胰腺囊肿，5％左右有脾囊肿。结肠憩室的发生率约为38％。

【诊断方法】

1.影像学检查

(1)KUB显示肾影增大，外形不规则。若囊肿感染或有肾周围炎，肾影及腰大肌影不清晰。

(2)IVU显示肾盂肾盏受压变形，呈蜘蛛状特殊影像，肾盏扁平而宽，盏颈变细拉长，常呈弯曲状。

(3)B超能清晰显示双肾有为数众多之暗区。

(4)CT显示双肾增大，外形呈分叶状，有多数充满液体的薄壁囊肿，亦可同时发现肝、脾、胰腺囊肿。

2.实验室检查

(1)尿常规:中晚期时有镜下血尿,部分患者出现蛋白尿。伴结石和感染时有白细胞和脓细胞。

(2)尿渗透压测定:病程早期即可出现肾浓缩功能受损表现。

(3)血肌酐随肾代偿能力的丧失呈进行性升高。肌酐清除率亦为较敏感的指标。

【治疗措施】

1.一般治疗　一般不必改变生活方式或限制活动,肾明显肿大者应注意防止腹部损伤,以免发生囊肿破裂。

2.囊肿去顶减压　可采用囊肿穿刺硬化、腹腔镜囊肿去顶减压或经腹双侧肾囊肿去顶减压术。术中应注意尽可能多的破坏囊肿,缓解症状。但减压后其余小囊肿易迅速增大。

3.透析与移植　一般进入终末期肾衰竭时,应立即予以透析治疗。肾移植前原肾切除的指征是:①反复尿路感染;②难以控制的疼痛;③伴发肾肿瘤;④持续性血尿;⑤脓尿;⑥压迫下腔静脉。

4.血尿治疗　减少活动或卧床休息,同时对因、对症处理。

5.感染治疗　病原菌以大肠埃希菌、葡萄球菌为主,也可能有厌氧菌感染,应联合应用抗生素。

6.结石治疗　根据结石部位及大小,按尿路结石处理原则治疗。

7.高血压治疗　肾缺血和肾素-血管紧张素-醛固酮系统的激活,是发生高血压的主要原因,应依此选择降压药物并限制钠盐的摄入。

【预后】

本病预后不佳。成年病例发病后,一般生存期4～13年,50岁以上者较差。高血压是影响预后的重要因素,尿毒症出现后生存期为2～4年。

四、海绵肾

海绵肾为先天性,可能有遗传性倾向的良性肾髓质囊性病变,系指一侧或双侧肾内单个或多个锥体内集合小管的病理性扩张。临床上不常见,常于40岁以后被发现,可无症状或表现为反复结石形成与尿路感染,故常致误诊。有的可导致肾衰竭。该病虽为散发,但有家族倾向。

【临床表现】

一般病变局限,轻微者无症状,常在误诊为肾结石及尿路感染发作行进一步检查时被发现。病变严重时,常见症状有反复发作的肉眼或镜下血尿、尿路感染症状、腰痛、肾区酸痛及排石史,这些系因扩张小囊中尿液滞留继发感染、出血或结石所致。当反复有结石形成和尿路感染时,可导致慢性肾盂肾炎,直至肾衰竭。

吸收性高尿钙症是海绵肾最常见的异常,发生率为59%。肾排泄钙增多所致之高尿钙症仅占18%,提示海绵肾与肾结石患者有相同的代谢异常。尿路结石患者中海绵肾发生率3.5%～13%。

【诊断方法】

1.KUB　显示钙化或结石位于肾小盏的锥体部,呈簇状,放射状或多数粟粒样。

2.IVU　显示肾盂、肾盏正常或肾盏增宽,杯口扩大突出,于其外侧见到造影剂在扩大的肾小管内呈扇形、花束状、葡萄串状和镶嵌状阴影。囊腔间不相通。由于结石密度不均匀,边缘不整齐,环绕于肾盂肾盏周围的多数囊腔似菜花样。大剂量IVU更能清晰显示上述特点,而逆行尿路造影常不能显示其特征。

【治疗措施】

髓质海绵肾的治疗主要是针对并发症,可将患者分为三期:第一期无钙化结石;第二期有囊腔内结石;

第三期有严重的单侧或节段性病变和游离的尿路结石。

第一期患者无特殊临床症状，不需特殊治疗，鼓励其多饮水，定期随访。

第二期患者除应多饮水，保持每天尿量2000ml以上，以减少钙盐沉积，还应服用药物治疗，以免尿路感染和结石。如高尿钙者应长期服用噻嗪类利尿药；尿钙正常者，可口服磷酸盐类药物。

第三期患者可考虑行肾切除或肾部分切除术和相应的结石手术。由于此症一般为双侧性，故必须仔细检查证实病变确系单侧，且对侧肾功能正常时，手术方能施行。

五、孤立肾

孤立肾又名单侧肾缺如。发病率为1/(1000～1500)，男女之比约为1.8∶1，多见于左侧，一般不影响健康，不易被发现。

【临床表现】

代偿性肥大之孤立肾完全可以负担正常之生理需要，生活不受影响，可无任何不适，常终身不被发现。偶因体检、感染、外伤及并发结石、积水、肾结核时，做深入的泌尿系检查后才被发现。

【诊断方法】

1.膀胱镜检查：可见膀胱三角区不对称，一侧输尿管嵴萎缩平坦，输尿管口缺如，有的虽有管口，但插管受阻；另侧输尿管口多在正常位置，也可异位在中线、后尿道或精囊。

2.KUB＋IVU：一侧肾影缺如，不显影，腰大肌影增宽，对侧肾影增大，并可发现孤立肾的其他畸形。

3.B超、肾图、肾扫描、CT、DSA等均可协助诊断。

【治疗措施】

无须治疗。如因旋转不良造成肾积水等其他并发症或有合并症，则按具体情况处理，但总原则是保护肾功能，维持生命是首要的，在此前提下决定处理方案。

在采取肾手术处理以前，必须考虑到存在孤立肾情况的可能。以免在切除患肾或因手术对患肾功能造成严重损害后，才发现对侧肾缺如。

六、马蹄肾

马蹄肾是先天性肾融合形成的一种，指两肾下(上)极在脊柱大血管之前互相融合，形成马蹄形异常。其发病率为1/(500～1000)，男女比例为4∶1，任何年龄都可发现。

【临床表现】

患者可全无症状，亦有误诊为腹部肿瘤、阑尾炎、胰腺炎、十二指肠破溃等，或因并发症就诊。另有病例是在手术探查时发现。其临床症状可分为三类：①腰部或脐部疼痛，下腹部肿块；②胃肠道紊乱症状，如腹胀、便秘；③泌尿系合并症，如感染、积水、结石引起的尿频、脓尿等。80％病例可发生肾积水，原因有：输尿管高位开口、肾盂受融合肾限制，不能正常旋转，输尿管越过融合部时向前移位，导致尿流不畅；并发输尿管膀胱反流，这些同时也是易发结石的因素。

【诊断方法】

1.KUB可见轴线不正常的肾及峡部的影像。

2.B超：可见畸形的马蹄形肾。

3.IVU和RPG：可见肾区异常影，肾位置较正常低，两侧肾盂阴影下垂、靠拢，自外上方向内下方倾斜。

4.肾核素扫描可了解峡部有无肾实质组织。

【治疗措施】

如无症状和并发症，无须治疗。有尿路梗阻伴有严重腰胁部疼痛等症状，影响工作和生活者，考虑行输尿管松解、峡部切断分离、两肾肾盂输尿管整形与固定术。合并症根据具体情况处理：UPJ 狭窄行肾盂成形术，BU 反流行输尿管膀胱再吻合。

七、异位肾

正常肾应该位于第 2 腰椎水平，肾门朝向内侧。如不在正常位置即称为异位肾。它也可以是获得性的，如肾下垂。先天性异位肾是指肾上升过程的停顿或过速。大致可分为：盆腔肾、胸内肾、交叉异位肾等。下文以多见的盆腔肾加以研究。

【临床表现】

异位肾本身无症状，主要是合并症引起的临床症状。

1.下腹部疼痛：为持续性隐痛或不适，系肠道受压所致。

2，消化系统功能紊乱：因压迫，可有恶心、呕吐、腹胀、便秘等表现。

3.腹部包块：为不随体位改变而移动、表面光滑、边缘圆钝、质地均一的实性肿块。行阴道和(或)直肠指检更可明确肿块特点。

4.尿频、尿急：多为异位肾压迫膀胱所致。

5.如并发膀胱输尿管反流或 UPJ，则可有结石、感染、积水等合并症，可表现为腰腹痛、血尿和脓尿。

【诊断方法】

1.B 超检查　正常肾区无明显肾影，在盆腔位置可探及光点均匀一致、呈椭圆形的肾影像。

2.KUB＋IVU　在盆腔位置可见一肾影大小和形态、症状、不随体位改变而移动的异位肾。肾盂位置向前，提示肾转位不良。逆行肾盂造影可清晰显示异位肾输尿管较正常短。

3.放射性核素肾扫描　当肾影因受骨质或膀胱遮掩不能分辨时，此检查可清晰显示一位置位于盆腔，呈椭圆形的光点均匀一致的异位肾影像。

【治疗措施】

本病的手术治疗常较为困难，如无症状不需任何处理，如有合并症则行相应的处理，如并发症严重，无法控制，可选择肾切除术，但需了解对侧肾是否正常。

八、肾旋转不良

肾旋转不良指肾蒂不在正常位置而造成的先天性异常。可发生于单侧和双侧。

【临床表现】

1.血尿为镜下血尿，剧烈活动可诱发或加重。

2.腰痛为持续性胀痛或不适，因肾引流不畅所致。

3.易并发结石、感染、积水，进而出现相应的症状。

【诊断方法】

IVU 显示肾盂向前或向外，肾盏绕其周边排列或向内侧，肾长轴与中线交角变小(正常约 16°)或与中线平行；输尿管径路较正常者更偏离中线；有时可见肾盂输尿管交接部狭窄、扭曲或异位血管压迫现象。

【治疗措施】

在临床上肾旋转异常无重要意义，如无并发症存在，则无须治疗。

九、肾盂输尿管连接部狭窄

先天性肾盂输尿管连接部狭窄(UPJO)因先天性肾盂输尿管连接部发育不良、发育异常或受到异位血管纤维索压迫等因素引起肾盂输尿管连接部梗阻，导致肾盂内尿液向输尿管排泄受阻，伴随肾集合系统扩张并继发肾损害。肾集合系统的扩张并不等于存在梗阻。如何准确界定是否存在梗阻非常困难，一般认为梗阻是指尿液排泄受到影响，如不加以处理将出现肾损害的状况。

【诊断措施】

1.病史询问

(1)UPJO的临床表现根据确诊年龄而异。儿童期患者常有疼痛，可伴有肉眼血尿及尿路感染，绝大多数患儿能陈述上腹或脐周痛，大龄患儿还可明确指出疼痛来自患侧腰部。伴恶心、呕吐者，常与胃肠道疾病混淆。

(2)成人的先天性UPJO常因慢性腰背部疼痛或急性肾绞痛检查而发现，部分患者因腹部或脊柱区域的其他疾病进行影像学检查时偶然发现。

(3)大量饮水后出现腰痛是该病的一个特点，因利尿引起肾盂突然扩张所致。

(4)婴儿阶段常以扪及上腹部肿物为主要临床表现。

(5)部分患者可合并肾结石，出现肾绞痛、血尿等症状。

(6)扩张的肾盂受到外力作用发生破裂，表现为急腹症。

(7)扩张的集合系统压迫肾内血管导致肾缺血，反射性引起肾素分泌增加，可引起高血压。

(8)双侧肾积水或单侧肾积水晚期可有肾功能不全表现。患儿生长缓慢、发育迟缓、喂养困难或厌食等。

2.B超　是最常用的筛查手段，推荐项目。

(1)产前B超：多数先天性肾积水可以用超声检出。通常在妊娠16～18周时能够通过超声检查发现胎儿肾，在妊娠第28周是评价胎儿泌尿系统的最佳时期。

B超测量胎儿肾盂横断面的前后径(APD)是评价肾积水的一项常用指标，多数文献以妊娠任何阶段APD≥5mm诊断为肾积水。LeeRS经过Meta分析后以APD将胎儿肾积水做以下分度。

(2)出生后B超：胎儿期B超诊断肾积水者应在出生后密切复查。新生儿的B超检查一般推荐在48h后进行，以避开因暂时的生理性脱水而导致的无尿期。但对于严重病例如双侧肾积水、孤立肾、羊水过少等，则应出生后立刻行B超检查。B超检查应观测以下指标：肾盂径线、肾盏扩张程度、肾大小、肾实质厚度、皮质回声、输尿管、膀胱壁及残余尿量。出生后的B超检查如未发现肾积水，也应该于4周后复查再次评价。

3.肾图　肾图是最常用的评价肾排泄功能受损严重程度的诊断方法，可测定肾小球滤过功能和显示上尿路是否存在梗阻。正常情况下，核素在肾内浓集达到高峰后下降至一半所需时间(即半量排泄时间，$T_{1/2}$)为4～8min。$T_{1/2}$＜10min可视为正常；10min≤$T_{1/2}$≤20min提示肾盂出口可能存在梗阻；$T_{1/2}$≥20min提示肾盂出口存在梗阻。

普通肾图难以区分功能性排泄缓慢与器质性梗阻，当排泄期C段曲线持续上升达15min而不降时，可行利尿性肾图，以鉴别梗阻性质。当注射利尿药后，短时间内尿量增加，尿流加快，若淤积在肾盂中的尿液不能加快排出,原来的梗阻型肾图曲线没有迅速出现下降段,则存在器质性梗阻。

4.排尿性膀胱尿道造影(VCUG) 为推荐项目。新生儿肾积水中,需要与 UPJO 相鉴别的疾病还有膀胱输尿管反流、后尿道瓣膜、输尿管疝、膀胱憩室及神经源性膀胱等。约有 25%的 UPJO 患儿同时存在与肾盂扩张无关的膀胱输尿管反流。当患儿 B 超发现肾积水伴输尿管扩张或双侧肾积水时应进行 VCUG。但这项检查可能会带来逆行尿路感染,需加以注意。

5.静脉尿路造影(IVU) IVU 可显示扩张的肾盂肾盏,造影剂突然终止于 UPJ,其下输尿管正常或不显影。当患侧肾集合系统显影不佳时,可延迟至 60min 或 120min 摄片,必要时还可延至 180min 摄片以提高诊断率。当 UPJO 合并肾结石时,应进行 IVU 检查。

6.CT 血管造影(CTA) CTA 对于异位血管骑跨 UPJ 诊断的敏感性 91%～100%,特异性 96%～100%。但费用昂贵,不作为常规。当考虑施行 UPJ 内镜下切开术时,应进行 CTA 检查以明确是否存在异位血管。

7.MR 尿路造影(MRU)与 MR 血管造影(MRA) 可以显示尿路扩张情况,对是否存在异位血管骑跨 UPJ 准确性达 86%。特别适合于肾功能不全、对碘造影剂过敏或上尿路解剖结构复杂者。但费用昂贵,不作为常规。

8.肾盂压力-流量测定 经皮肾穿刺造影、输尿管肾盂逆行造影具有一定的创伤性,可能诱发尿路感染,对于婴幼儿实际操作也较繁琐,仅作为协助诊断的备选手段。

【治疗措施】

1.产前治疗 肾积水在产前阶段得以诊断之后,最重要的是让患儿父母充分理解病情。积水很严重的肾仍然能够具有相当的肾功能;但严重发育不全或者发育异常的肾则预后较差。

胎儿期肾积水程度的定量评估可能有助于预测出生后是否需要干预治疗。妊娠晚期 APD＞7mm 预测出生后泌尿系统异常的阳性预测值为 69%。文献表明 APD＜10mm 的患儿出生后无须抗生素治疗或外科手术等干预治疗;而 APD 10～15mm、APD＞15mm 者分别有 23%和 64%需要干预治疗。一项前瞻性研究显示 APD＞15mm 者至少有 80%出生后需要外科干预。

子宫内干预治疗基本不予推荐,仅在有很好经验的中心进行。

2.非手术治疗 当 UPJO 合并尿路感染时,需选用敏感抗生素控制尿路感染。内科非手术治疗对于 UPJO 本身是无效的。Sidhu 的一项 Meta 分析发现Ⅰ、Ⅱ度肾积水病例非手术治疗有 98%可以得到改善;Ⅲ、Ⅳ度肾积水仅有 51%得以改善。非手术治疗者,B 超检查应于出生后 3 个月、1 岁、2 岁、5 岁、10 岁进行复查,发现肾积水加重或肾皮质变薄需复查核素肾图以评价肾功能。一旦肾功能受损进行性加重或肾发育不良,就需要采取干预治疗。

3.手术治疗

(1)手术目的:解除肾盂出口梗阻,从而最大限度地恢复肾功能和维持肾的生长发育。

(2)手术指征:诊断 UPJO 的患者,发现如下情况之一时应手术治疗:$T_{1/2}$＞20min;单侧肾功能受损(患侧 GFR＜40%)、在非手术治疗随访中发现 B 超下肾盂前后径(APD)增大以及Ⅲ、Ⅳ度扩张。当合并患侧腰痛、高血压、继发结石形成或是反复尿路感染也应考虑手术治疗。若肾功能完全丧失或合并肾积脓应考虑行肾切除术。

(3)手术方式

①离断性肾盂成形术:Anderson-Hynes 离断性肾盂成形术应用最为广泛,是 UPJO 修复手术的金标准,适合于包括腔内梗阻、腔外压迫、高位连接等各种类型的 UPJO 病例,这种手术的总体成功率为 90%～99%。该术式的基本要求是形成漏斗状肾盂,无渗漏的缝合,吻合口无张力,保证肾盂输尿管连接部位的

通畅排泄。一般术后放置输尿管支架管2～6周。开放性手术与腹腔镜手术的成功率及并发症发生率相似，可以根据医师本人的经验及掌握技术情况选择。腹腔镜手术可以采用经腹腔入路或经腹膜后入路手术。有条件的单位也可采用机器人辅助的腹腔镜手术。

②腔内肾盂切开术：腔内肾盂切开术主要适用于狭窄段<2cm且肾盂无过度扩张的患者，以及离断性肾盂成形术失败患者。总体成功率低于肾盂离断成形术，介于76%～90%。可以顺行经皮肾镜途径进行肾盂内切开，也可逆行经输尿管镜进行狭窄段切开。术中要求将狭窄部位全层切开，推荐采用冷刀或钬激光在直视下将狭窄段朝后外侧方向切开，以尽量避开可能存在的异位血管。与冷刀或钬激光内切开相比，Acucise气囊扩张的成功率最低，并发症也更多。若术中发现肾盂内有脓性液体引流出，应暂停手术，待感染控制后再行内切开术。

腔内肾盂切开术一般术后放置输尿管支架管6周，经皮肾镜手术者可放置或不放置肾造瘘管。

腔内肾盂切开术不适用于：狭窄段较长（超过2cm）、异位血管骑跨UPJ、患侧肾功能严重减退，或是肾盂过度扩张需行肾盂修剪成形的患者。

（蔡　恂）

第二节　肾脏非特异性感染

一、急性肾盂肾炎

急性肾盂肾炎急性肾盂肾炎是女性的常见病。

（一）病因

急性肾盂肾炎的细菌感染有上行感染和血行感染两种途径。

大多数进入尿路的细菌是肠道细菌，通过尿道进入膀胱，并沿输尿管上行到肾盂，到达肾盂的细菌能进入肾乳头的集合管，进而到达肾皮质。细菌黏附在尿路上皮黏膜对上行感染起了重要作用。革兰阴性菌及其内毒素、妊娠和输尿管梗阻能抑制输尿管蠕动，有助于细菌上行。

血行感染比较少见。有时可见口腔的金黄色葡萄球菌血症和念珠菌血症患者继发肾脏感染。上尿路梗阻时，感染机会增加。

上尿路梗阻和反流影响正常尿液排泄，危害尿路黏膜的防御机制，是发生急性肾盂肾炎的重要易感因素。尿液淤滞导致细菌生长，且增强细菌对上皮细胞的黏附能力。

女性糖尿病患者尿路感染的发病率增加，且感染更为严重。糖尿病导致女性急性肾盂肾炎的住院率是男性的3倍。妊娠女性出现菌尿的比例为4%～7%，未治疗者急性肾盂肾炎发病率约25%～35%。

（二）病理

急性肾盂肾炎可侵犯单侧或双侧肾脏，肾盂肾盏黏膜充血、水肿。于一个或几个肾乳头可见尖端指向肾乳头，基底伸向肾皮质的楔形炎症病灶。病灶内肾小管腔中有脓性分泌物，小管上皮细胞肿胀、坏死、脱落。间质内有白细胞浸润和小脓肿形成。肾小球一般物形态改变。

（三）临床表现

急性肾盂肾炎的泌尿系统症状包括尿频、尿急、尿痛等膀胱刺激征，可伴有腰疼、下腹部疼痛、肋脊角及输尿管点压痛及肾区叩击痛等体征。全身症状包括寒战、发热、头疼、恶心、呕吐等。

（四）诊断

急性肾盂肾炎的诊断主要依靠病史和体征。以下检查有助于诊断：

1.实验室检查　考虑急性肾盂肾炎者，应进行血常规、尿常规和细菌学检查。

（1）血液学检查：血常规呈现以中性粒细胞为主的白细胞增多。血沉快，C 反应蛋白增高。

（2）尿常规检查：尿液中可见大量白细胞，通常呈团块状。在尿沉渣中见到大量的颗粒管型或白细胞管型提示急性肾盂肾炎。可出现红细胞和少量蛋白。

（3）细菌学检查：尿沉渣涂片革兰染色可见到致病细菌。为了选择合适的抗生素，应进行尿细菌培养及药物敏感试验。如尿培养菌落数少于 105CFU/ml 时，尿沉渣涂片革兰染色可能为阴性。70％的细菌为革兰阴性细菌，其中大肠埃希菌最为常见，其次为变形杆菌、克雷白杆菌、产气杆菌和铜绿假单胞菌等。革兰阳性细菌约占 20％，常见的是链球菌和葡萄球菌。医院内感染以大肠埃希菌、克雷白杆菌、肠杆菌等为多见。常规需氧菌培养没有微生物生长时，应怀疑厌氧菌的感染。有菌血症和败血症表现时，应做血培养。

2.影像学检查　对大多数急性肾盂肾炎病例，临床表现、体征和实验室检查已能得到诊断，影像学检查并非必须。影像学检查有助于发现上尿路梗阻、结石、肿瘤、先天畸形等促进感染的因素。对于可疑梗阻者，复杂的肾盂肾炎病例，抗生素治疗无效的或反复发作的急性肾盂肾炎病例，影像学检查是必要的。影像学检查有助于急性肾盂肾炎和急腹症、肾周围脓肿等疾病的鉴别。

（1）B 超检查：可见肾脏肿大，肾皮纸髓质界限不清，可见散在的低回声区。可诊断结石，分辨肾积水、肾积脓和肾周脓肿。

（2）X 线检查：急性肾盂肾炎患者的腹部平片没有特异性表现，有时可见尿路结石影，如腰大肌影或肾轮廓异常，提示肾脓肿或肾周脓肿；静脉尿路造影经常是经过充分治疗，患者症状消退后进行的，因此大部分急性肾盂肾炎患者排泄性尿路造影是正常的。如果在急性肾盂肾炎期间检查，最常见的影像学异常是肾脏增大，这是广泛肾水肿的结果。炎症反应可以引起肾皮质血管收缩，有时可发现肾盂显影延迟并减弱，偶见输尿管上段和肾盂轻度扩张积水，可能是由于细菌内毒素抑制输尿管蠕动造成的。急性肾盂肾炎禁忌逆行尿路造影检查。

（3）CT 和 MRI：急性肾盂肾炎患者的 CT 显示患侧肾外形增大，增强扫描可见楔形低密度区域，从集合系统向肾包膜放散。MRI 对肾脏炎症的评估不如 CT，但对肾周炎症的诊断有优势。

3.鉴别诊断　急性肾盂肾炎需要与急性膀胱炎、肾脓肿或肾周围炎、急性胰腺炎、急性胆囊炎、肺底部炎症鉴别。急性胰腺炎者血清淀粉酶增高，尿中不含脓细胞。肺底部肺炎刺激胸膜引起肋缘下疼痛，拍摄胸片可明确诊断。急性胆囊炎疼痛在腹部，伴有右上腹部肌肉紧张和反跳痛，尿中无脓细胞。

4.并发症　急性肾盂肾炎如诊治不及时，可导致菌血症和中毒性休克。如治疗不适当，可引起慢性肾盂肾炎，导致肾衰竭。如引起败血症，可造成对侧肾感染及多发肾皮质脓肿，并可引起多脏器转移性脓肿。

（五）治疗

病情较轻的急性肾盂肾炎患者可以门诊治疗。有明显中毒表现者需留院观察、治疗。上尿路严重梗阻者需使用安全、简单的方法解除梗阻。急性肾盂肾炎的治疗包括全身支持治疗和抗菌药物治疗。

1.全身支持治疗　包括卧床休息，给予足够营养，补充液体，保持体内水电解质平衡。尿量应维持在每日 1500ml 以上，利于促进体内毒素排出。

2.抗菌药物治疗　应用抗菌药物前，应做尿液沉渣涂片染色、尿细菌培养和抗生素敏感试验。在细菌培养结果尚未得到前，可选用广谱抗生素治疗。尿沉渣涂片革兰染色对指导经验性抗生素治疗有所帮助。如为革兰阳性球菌，可选用万古霉素；革兰阴性杆菌，可选用头孢菌素、广谱青霉素、氨基糖苷类抗生素或复方磺胺甲唑、喹诺酮类合成药物。病情较重者，可联合使用几种抗菌药物。根据尿液细菌培养和抗生素敏感试验结果，选用有效抗生素，最终需杀灭尿路中的细菌。选择抗生素除对尿路病原菌有效外，还应在肾组织和尿液里能达到杀菌浓度。抗生素的疗效取决于其在尿液中的浓度和持续时间，浓度应维持感染细菌的最小抑菌浓度以上。

抗生素治疗之前，尿液除存在对抗生素敏感的细菌外，还可能存在很低浓度的耐药细菌。应用抗生素后，敏感细菌被消灭，重复尿培养可以发现耐药突变细菌计数很高，即抗生素治疗筛选了耐药突变细菌。尿液中抗生素浓度接近或低于最小抑菌浓度时，最可能发生这种现象。用药剂量不足、依从性不好或液体摄入增加导致尿液稀释，都会导致耐药突变细菌出现。因此，应该选择在尿液中显著超过最小抑菌浓度的药物，足量用药，并注意患者用药的依从性。

有的患者在治疗过程中，原发细菌经治疗后消失，但又产生一种新的细菌，或者细菌本身发生突变，对正在应用的抗菌药物产生耐药性，故应反复进行细菌培养和药物敏感试验，根据结果调整药物。

伴有肾功能不全者，应使用对肾脏毒性小的抗生素。如药物主要从肾脏清除，则应减小剂量。慎用氨基糖苷类抗生素。肾衰竭时，肾脏无法在尿中浓聚抗生素，因而细菌很难被消灭。上尿路梗阻也降低了抗生素在尿液中的浓聚。

抗生素应维持应用到体温正常，全身症状消失，细菌培养阴性后 2 周。若治疗后症状未好转，应考虑并发肾内或肾周围脓肿，需行 B 超或 CT 检查，以明确炎症发展情况。

二、肾脓肿

肾脓肿肾脓肿是化脓性物质积聚并局限肾实质形成的。

（一）病因

过去，大多数肾脓肿是由葡萄球菌血行播散引起。抗生素广泛应用以来，革兰阳性菌引起的脓肿逐渐减少，革兰阴性菌成为主要的病原菌。尿路上行感染是革兰阴性菌引起肾脓肿的主要途径，血行感染并非常见原因。多数革兰阴性菌的感染与肾损伤或肾结石有关。与梗阻、结石、妊娠、神经源性膀胱和糖尿病相关的复杂性尿路感染者易发生肾脓肿。有关的复杂性泌尿道感染(UTls)同样容易使患者得肾脓肿。

（二）临床表现和诊断

综合临床表现、实验室检查和影像学检查可做出诊断。

患者可以表现为发热、寒战、腹部或季肋部痛，也可出现下尿路刺激征。肾区可有叩击痛。

患者的尿液检查多有显著白细胞增多。血培养常为阳性。当脓肿含有革兰阴性菌时，尿培养结果通常与脓肿中分离的细菌一致。革兰阳性菌常为血行感染，因此，尿液中往往无细菌生长，或培养结果不同于脓肿中分离出来的细菌。

静脉尿路造影对于区分早期肾脓肿和急性肾盂肾炎帮助不大，B 超和 CT 对鉴别肾脓肿和其他肾脏感染性疾病很有价值。B 超是发现脓肿的最便捷的方法。在急性期，脓肿的边界不清，内有散在回声，且周围肾实质水肿。脓肿形成后，可见边界清楚的团块，内部形态多样，回声强度取决于脓肿内碎屑的量。CT 可极好地显示脓肿的轮廓，脓肿在增强前后都特征性地表现为边界清楚的占位。脓肿早期，CT 显示肾脏增大和圆形低密度区，几天后脓肿周围形成厚壁，增强时显示“指环征”，反映了脓肿壁新生的血管。

（三）治疗

肾脓肿的治疗原则是外科引流，静脉应用抗生素是基础治疗。如早期静脉应用抗生素治疗，在密切观察下，直径＜3cm 的脓肿可以保守治疗。B 超引导下穿刺针吸进行细菌培养可以指导用药。对抗生素治疗无反应的小脓肿或直径 3～5cm 的脓肿应在 B 超引导下穿刺引流。直径＞5cm 的脓肿应考虑手术切开引流。治疗期间应连续进行 B 超或 CT 检查，直至脓肿消退。疗效不佳者，除应考虑抗生素敏感问题外，还应想到肾脓肿发展到肾周脓肿的可能。

三、肾周脓肿

（一）病因

肾周脓肿肾周脓肿多由急性肾皮质脓肿溃破入肾周或其他部位感染经血行性播散形成。伴有结石的肾盂积脓比较容易形成肾周脓肿。糖尿病患者容易发生肾周脓肿。病原菌多为大肠埃希菌、变形杆菌和金黄色葡萄球菌。肾周脓肿穿破 Gerota 筋膜可形成肾旁脓肿。

（二）诊断

肾周脓肿的临床表现与急性肾盂肾炎类似，但发病较为缓慢和隐匿。1/3 以上的患者无发热。约半数患者的腹部或季肋部可触及肿块。

实验室检查可发现血白细胞计数增多、脓尿和血清肌酐增高。血细菌培养的阳性率＞尿培养，但仅 40％的患者能够被确定致病菌。肾周脓肿治疗的最大障碍是诊断的滞后。如治疗得当，急性肾盂肾炎一般 4～5 天后症状好转，肾周脓肿则需要更长时间。因此，诊断急性肾盂肾炎的患者如腹部或季肋部有肿块，或抗生素治疗 4 天后发热不缓解，应考虑肾周脓肿的可能性。

肾周脓肿在 B 超下表现多样，可为整个肾脏被无回声团块占据，也可为肾周脂肪囊强回声混合的强回声团。典型的 X 线影像学特征为腰大肌影消失，肾脏轮廓模糊及肾周包块，膈影增高。产气细菌导致的肾周脓肿，可见肾脏周围出现气泡。CT 对肾周脓肿的诊断有特殊的价值，能够清楚地显示感染灶扩散到肾周组织的路径。

（三）治疗

外科引流是肾周脓肿的主要治疗手段。对无功能肾或感染严重的肾行手术切开引流或肾造瘘，或在 B 超或 CT 引导下经皮穿刺引流。抗生素能有效地控制败血症，防止感染的扩散，但不能代替引流。可使用两种抗生素，兼顾革兰染色阴性和阳性细菌。应注意肾周脓肿的并发症，如肠瘘。如同时存在肾盂积肿和肾周脓肿，患者情况良好时可同时引流，否则先引流肾周脓肿，当患者情况改善后再行肾造瘘。

四、肾盂积脓

肾盂积脓指与肾实质化脓性破坏有关的肾积水感染，且出现全部或几乎全部肾功能丧失。

（一）诊断

及时诊断和治疗肾盂积脓是挽救肾功能和防止败血症的关键。患者病情通常危重，高热、寒战、季肋部疼痛和压痛。有时患者仅有体温增高和胃肠道不适。患者常有尿路结石、感染或手术史。输尿管完全梗阻时可无菌尿。静脉尿路造影患肾可不显影。B 超、CT 有助于诊断。

（二）治疗

诊断肾盂积脓后应立即开始抗生素治疗并引流患肾。如置入输尿管导管失败可在 B 超引导下经皮行肾穿刺造瘘引流。患者病情稳定后，应进一步查明上尿路梗阻的原因。

五、黄色肉芽肿性肾盂肾炎

黄色肉芽肿性肾盂肾炎是一种罕见、严重的慢性肾脏感染。黄色肉芽肿性肾盂肾炎的病理特征是充满脂质的泡沫状巨噬细胞积聚，开始于肾盂和肾盏，随后弥漫到肾实质和邻近的组织并产生广泛的破坏。大部分病例为单侧肾脏受累。在影像学表现上，该病与肾细胞癌相似；在冷冻病理切片检查中，该病也容易与肾透明细胞癌相混淆。

（一）病因

黄色肉芽肿性肾盂肾炎的主要发病因素有尿石症、梗阻和感染等。约80%以上患者有尿石症，半数结石为鹿角状结石。上尿路梗阻和大肠埃希菌杆菌感染可以导致组织破坏，巨噬细胞吞噬，脂质物沉积。

（二）病理

肾脏通常明显增大，轮廓正常。绝大多数病例的病变是弥漫的，也可以是局灶的。镜下特征是充满了脂质的泡沫状巨噬细胞，与淋巴细胞、肥大细胞和浆细胞混合。

（三）诊断

任何年龄均可患本病，但50～70岁最常见，女性及糖尿病患者多见，两侧肾脏受累机会一致。反复尿路感染的患者发现单侧肾脏增大，无功能或功能很差，伴有结石，有与肾癌难以鉴别的肿块时，应考虑到本病。大部分患者有季肋部疼痛、发热和寒战；体检可触及肾区的包块；高血压、血尿或肝大是少见的表现。

尿常规检查可见脓细胞和蛋白。血常规检查可见贫血。半数患者有肝功能异常。46%的患者可出现持续的菌尿。最常见的致病菌是变形杆菌和大肠埃希菌。厌氧菌培养可能阳性。部分患者为混合感染，尿培养阴性的患者，其手术标本的组织细菌培养可为阳性。

B超显示全肾增大，多发的、混有液体回声的低回声团块取代了正常的肾结构。局灶型病例可见肾实性占位。可见肾和输尿管结石。泌尿系平片和静脉尿路造影表现为单侧肾影增大，肾影内有钙化，肾盂内有结石影，结石通常较大；少数患肾无功能或显影延迟，有肾积水。逆行肾盂造影可以显示梗阻部位，可见肾盂肾盏扩张及不规则的充盈缺损。CT对诊断黄色肉芽肿性肾盂肾炎很有价值，提高了术前的诊断率。CT扫描可见肾形大包块，肾盂紧密地包围着中心的钙化区域，肾实质内可见多发的液体占位，实际上是扩张的肾盏和脓腔。增强扫描时，由于肉芽组织内有大量血管，病灶内的脓腔壁明显强化。脓腔本身不增强，这与肿瘤和其他炎症病灶不同。

没有结石的局灶性黄色肉芽肿性肾盂肾炎的诊断比较困难，难与肾细胞癌鉴别，有时也与肾盂癌、肾盂鳞状细胞癌混淆，常导致术前的误诊。

（四）治疗

因黄色肉芽肿性肾盂肾炎在术前常被诊为肾肿瘤，故通常施行根治性肾切除术。如术前不能得到鉴别，应行肾切除术。如术前或术中诊断了本病，可行肾部分切除术。术前抗生素治疗是必需的。

六、肾软斑病

软斑病是一种少见的炎症性疾病，可发生于泌尿生殖道（肾盂、输尿管、膀胱、睾丸等）、胃肠道、皮肤、肺、骨骼和肠系膜淋巴结等。

（一）病因

发病机制不清，可能与大肠埃希菌感染和吞噬细胞功能异常有关。

（二）病理

本病的特点是柔软的黄褐色斑块伴有肉芽肿性损害，内含特殊嗜碱性染色的包涵体或 Michaelis-Gutmann 小体的组织细胞。肾脏和膀胱软斑块内的巨噬细胞含有大量免疫反应性 α_1-抗胰蛋白酶，免疫组化染色对早期诊断软斑病有帮助。

（三）诊断

患者年龄多 50 岁以上，尿路受累的男女比例是 1∶4。患者通常体质较弱，处于免疫抑制状态，且患有其他慢性疾病。患者可有血尿。B 超可见肾脏增大，融合的肿块导致肾实质回声增强。静脉尿路造影的典型表现是肾影增大伴多发充盈缺损。CT 增强扫描显示软斑病灶增强低于周围实质的增强。动脉造影显示肿块血管减少，没有外周新生血管形成。本病应与囊性肾病、肾肿瘤、黄色肉芽肿性肾盂肾炎等鉴别。肾脏多发占位时应想到肾软斑病的可能。

（四）治疗

首选抗生素治疗，氟喹诺酮、磺胺类药、利福平等有效。如抗生素治疗不能控制疾病进展，则进行手术，单侧有症状的肾软斑病可选择肾切除术。

（李雪锋）

第三节　肾特异性感染

一、肾结核

（一）病因

泌尿系结核是最初结核分枝杆菌原发感染时结核分枝杆菌血行播散的结果，肾脏是泌尿系结核原发感染部位，原发感染时结核分枝杆菌经血行到达肾皮质，绝大部分原发感染被控制而不发展成临床肾结核，但结核分枝杆菌可在肾皮质内形成肉芽肿而潜伏长达数十年，当局部免疫力不足时潜伏感染被激活，结核分枝杆菌生长繁殖形成干酪性肉芽肿，朗格汉斯细胞周围包围着淋巴细胞和成纤维细胞，结核分枝杆菌感染的病理过程取决于结核分枝杆菌的毒力和宿主的抵抗力。结核的愈合过程形成纤维组织和钙盐沉积。

（二）病理

肾结核可发展为肾乳头坏死、盏茎部或肾盂输尿管交界部狭窄。若形成广泛肾实质钙化、肾实质毁损，最终形成所谓的“肾自截”。结核分枝杆菌在这些钙化病灶内可以休眠潜伏很多年，当机体遇到疾病、外伤、应用皮质激素或免疫抑制剂、患糖尿病或 AIDS 等免疫力降低的情况时，结核分枝杆菌被激活而发展成临床肾结核。

（三）临床表现

肾结核常发生于 20～40 岁的青壮年，男性较女性多见。儿童和老人发病较少，儿童发病多在 10 岁以上，婴幼儿罕见。约 90%为单侧性。

肾结核症状取决于肾脏病变范围及输尿管、膀胱继发结核病变的严重程度。肾结核早期常无明显症状及影像学改变，只是尿液检查有少量红细胞、白细胞及蛋白，呈酸性，尿中可能发现结核分枝杆菌。随着病情的发展，可出现下列典型的临床症状表现。

1.尿频、尿急、尿痛　是肾结核的典型症状之一。尿频往往最早出现，常是患者就诊时的主诉。最初是因含有结核分枝杆菌的脓尿刺激膀胱黏膜引起，以后当结核病变侵及膀胱壁，发生结核性膀胱炎及溃疡，尿频加剧，并伴有尿急、尿痛。晚期膀胱发生挛缩，容量显著缩小，尿频更加严重，每日排尿次数达数十次，甚至出现尿失禁现象。

2.血尿　是肾结核的重要症状，常为终末血尿。主因是结核性膀胱炎及溃疡，在排尿终末膀胱收缩时出血所致。少数肾结核因病变侵及血管，也可以出现全程肉眼血尿；出血严重时，血块通过输尿管偶可引起肾绞痛。肾结核的血尿常在尿频、尿急、尿痛膀胱刺激征发生以后出现，但也有以血尿为初发症状者。

3.脓尿　是肾结核的常见症状。肾结核患者均有不同程度的脓尿，严重者尿如洗米水样，内含有干酪样碎屑或絮状物，显微镜下可见大量脓细胞。也可以出现脓血尿或脓尿中混有血丝。

4.腰痛和肿块　肾结核虽然主要病变在肾，但一般无明显腰痛。仅少数肾结核病变破坏严重和梗阻，发生结核性脓肾或继发肾周感染，或输尿管被血块、干酪样物质堵塞时，可引起腰部钝痛或绞痛。较大肾积脓或对侧巨大肾积水时，腰部可触及肿块。

5.男性生殖系统结核　肾结核男性患者中约有50％～70％合并生殖系统结核。

6.全身症状　肾结核患者的全身症状常不明显。晚期肾结核或合并其他器官活动结核时，可以有发热、盗汗、消瘦、贫血、虚弱，食欲缺乏和血沉快等典型结核症状。严重双肾结核或肾结核对侧肾积水时，可出现贫血、水肿、恶心、呕吐、少尿等慢性肾功能不全的症状，甚至突然发生无尿。

（四）诊断

肾结核是慢性膀胱炎的常见原因，因此，凡是无明显原因的慢性膀胱炎，症状持续存在并逐渐加重，伴有终末血尿；尤其青壮年男性有慢性膀胱炎症状，尿培养无细菌生长，经抗菌药物治疗无明显疗效；附睾有硬结或伴阴囊慢性窦道者，都应该考虑有肾结核的可能。下列检查有助于诊断。

1.尿检查　尿呈酸性，尿蛋白阳性，有较多红细胞和白细胞。尿沉淀涂片抗酸染色约50％～70％的病例可找到抗酸杆菌，以清晨第一次尿的检查阳性率最高，至少连续检查三次。若找到抗酸杆菌，不应作为诊断肾结核的唯一依据，因包皮垢杆菌、枯草杆菌也是抗酸杆菌，易和结核分枝杆菌混淆。尿结核分枝杆菌培养时间较长但可靠，阳性率可达90％，这对肾结核的诊断有决定性意义。

2.影像学诊断　包括B超、X线、CT及MRI等检查。对确诊肾结核，判断病变严重程度，决定治疗方案非常重要。

(1)B超：简单易行，对于中晚期病例可初步确定病变部位，常显示患肾结构紊乱，有钙化则显示强回声，B超也较容易发现对侧肾积水及膀胱有无挛缩。

(2)X线检查：泌尿系统平片(KUB)可能见到患肾局灶或斑点状钙化影或全肾广泛钙化。局限的钙化灶应与肾结石鉴别。静脉尿路造影(IVU)可以了解分侧肾功能、病变程度与范围，对肾结核治疗方案的选择必不可少。早期表现为肾盏边缘不光滑如虫蛀状，随着病变进展，肾盏失去杯形，不规则扩大或模糊变形。若肾盏颈纤维化狭窄或完全闭塞时，可见空洞充盈不全或完全不显影。肾结核广泛破坏肾功能丧失时，患肾表现为“无功能”，不能显示出典型的结核破坏性病变。根据临床表现，如果尿内找见结核分枝杆菌，静脉尿路造影一侧肾正常，另一侧“无功能”未显影，虽造影不能显示典型的结核性破坏病变，也可以确诊肾结核。逆行尿路造影可以显示患肾空洞性破坏，输尿管僵硬，管腔节段性狭窄且边缘不整。

(3)CT和MRI：CT对中晚期肾结核能清楚地显示扩大的肾盏肾盂、皮质空洞及钙化灶，三维成像还可以显示输尿管全长病变。MRI水成像对诊断肾结核对侧肾积水有独到之处。在双肾结核或肾结核对侧肾积水，静脉尿路造影显影不良时，CT及MRI有助于确定诊断。

延误肾结核的诊断，临床上常见有下列两种情况：其一是满足于膀胱炎的诊治，长时间使用一般抗感染药物而疗效不佳时，却未进一步追查引起膀胱炎的原因。其二是发现男性生殖系统结核，尤其附睾结核，而不了解男性生殖系统结核常与肾结核同时存在，未作尿检查和尿找抗酸杆菌检查，有时还应作静脉尿路造影检查。

3.鉴别诊断　肾结核主要需与非特异性膀胱炎和泌尿系统其他引起血尿的疾病进行鉴别。

肾结核引起的结核性膀胱炎，症状常以尿频开始，膀胱刺激征长期存在并进行性加重，一般抗生素治疗无效。非特异性膀胱炎主要系大肠埃希菌感染，多见于女性，发病突然，开始即有显著的尿频、尿急、尿痛，经抗感染治疗后症状很快缓解或消失，病程短促，但易反复发作。

肾结核的血尿特点是常在膀胱刺激征存在一段时间后才出现，以终末血尿多见，这和泌尿系统其他疾病引起血尿不同。泌尿系肿瘤引起的血尿常为全程无痛性肉眼血尿。肾、输尿管结石引起的血尿常伴有肾绞痛；膀胱结石引起的血尿，排尿有时尿线突然中断，并伴尿道内剧烈疼痛。非特异性膀胱炎的血尿主要在急性阶段出现，血尿常与膀胱刺激征同时发生。但最主要的是肾结核的尿中可以找见抗酸杆菌或尿结核分枝杆菌培养阳性，而其他疾病的尿中不会发现。

（五）治疗

肾结核是全身结核病的一部分，治疗时应注意全身治疗，包括营养、休息、环境、避免劳累等。临床肾结核是进行性、破坏性病变，不经治疗不能自愈，在有效抗结核药物问世之前，死亡率很高，主要治疗手段是切除患肾。随着链霉素、异烟肼、利福平、吡嗪酰胺等抗结核药物相继应用于临床治疗以后，对肾结核的治疗效果有了很大提高。肾结核的治疗应根据患者全身和患肾情况，选择药物治疗或手术治疗。

1.药物治疗　适用于早期肾结核，如尿中有结核分枝杆菌而影像学上肾盏、肾盂无明显改变，或仅见一、两个肾盏呈不规则虫蛀状，在正确应用抗结核药物治疗后多能治愈。抗结核药物种类很多，首选药物有吡嗪酰胺、异烟肼、利福平和链霉素等杀菌药物，其他如乙胺丁醇、环丝氨酸、乙硫异烟胺等制菌药为二线药物。

2.目前常用抗结核药物治疗方法　吡嗪酰胺1.0～1.5g/d(2个月为限，避免肝毒性)，异烟肼300mg/d，利福平600mg/d，维生素C 1.0g/d，维生素B_6 60mg/d顿服，睡前服药同时喝牛奶，有助于耐受药物。如果膀胱病变广泛，膀胱刺激征严重，头2个月可加用肌注链霉素(需作皮试)1.0g/d，服用吡嗪酰胺2个月后改用乙胺丁醇1.0g/d。因抗结核药物多数有肝毒性，用药期间应同时服用保肝药物，并定期检查肝功能。链霉素对第Ⅷ脑神经有损害，影响听力，一旦发现应立即停药。

药物治疗最好用三种药物联合服用的方法，并且药量要充分，疗程要足够长，早期病例用药6～9个月，有可能治愈。实践证明，药物治疗失败的主要原因是治疗不彻底。治疗中应每月检查尿常规和尿找抗酸杆菌，必要时行尿路静脉造影，以观察治疗效果。连续半年尿中未找见结核分枝杆菌称为稳定阴转。5年不复发即可认为治愈，但如果有明显膀胱结核或伴有其他器官结核，随诊时间需延长至10～20年或更长。

3.手术治疗　凡药物治疗6～9个月无效，肾结核破坏严重者，应在药物治疗的配合下行手术治疗。肾切除术前抗结核治疗不应少于2周。

(1)肾切除术：肾结核破坏严重，而对侧肾正常，应切除患肾。双侧肾结核一侧广泛破坏呈“无功能”状态，另一侧病变较轻，在抗结核药物治疗一段时间后，择期切除严重的一侧患肾。肾结核对侧肾积水，如果积水肾功能代偿不良，应先引流肾积水，保护肾功能，待肾功能好转后再切除无功能的患肾。

(2)保留肾组织的肾结核手术：如肾部分切除术，病灶局限于肾的一极。结核病灶清除术，适于局限于肾实质表面闭合性的结核性脓肿，与肾集合系统不相通。上述结核病变经抗结核药物治疗3～6个月无好转，可考虑做此类手术。近年这类手术已很少采用。

二、肾包虫病

包虫病是由细粒棘球绦虫的幼虫引起的寄生虫感染，是一种流行于畜牧业发达地区的人兽共患病。

（一）病理

细粒棘球绦虫成虫寄生在犬的小肠，虫卵随犬粪排出，羊、猪或人吞食虫卵后成为该虫的中间宿主。幼虫孵出后，穿透十二指肠壁小静脉，随血流进入肝脏，逃脱的幼虫接着进入肺，极少的病原体最终进入体循环感染肾脏。肾包虫病的囊泡通常单一定位在皮质，棘球蚴囊充满了液体，有很强的抗原性；囊壁有三层，内层为生发层，生成生发囊并不断增加，在生发囊里长出大量从生发层发育成的原头蚴。

（二）诊断

含囊泡的包虫囊肿生长非常缓慢，大部分患者无症状，可有上腹部包块、钝痛，偶有血尿。罕有囊泡破入集合系统，出现严重肾绞痛，尿液中有葡萄皮样的囊皮。

如在尿液里能检查出子囊或囊泡的碎片即可确诊。少半患者有血嗜酸性粒细胞增多。酶联免疫吸附试验检测金葡萄球菌 A 蛋白（SPA-ELISA）阳性率 92％，敏感性高，准确性好。

B 超通常显示多囊或多房的团块。静脉尿路造影可能见到厚壁囊性团块，有时可见钙化。CT 典型表现是一个囊性占位中有分散的圆形子囊以及边界清楚的强化的膜；不典型表现是一个壁厚的多房囊性占位。

（三）治疗

外科手术是肾包虫病的主要治疗方法。应完整摘除囊泡，避免破裂以减少种植和再发的机会。为预防手术前后的种植和再发，可使用甲苯达唑、吡喹酮、阿苯达唑等。

三、肾脏真菌感染

真菌可以通过血源性传播从其他部位感染灶或胃肠道进入肾脏，出现真菌尿、肾脓肿或肾周脓肿。50％为白色念珠菌。留置导尿管、抗生素治疗、糖尿病、住院和免疫抑制是真菌感染的易感因素。

肾脏真菌感染可以无症状，也可以表现为肾盂肾炎的症状。无症状真菌尿常见，显微镜下可见真菌芽孢或假菌丝。

在抗真菌治疗前，应祛除易感因素。大多数无症状真菌尿无须治疗，可能自行清除。有症状的或泌尿系手术前的真菌尿患者需要治疗。口服药物可有效治疗真菌尿。氟康唑容易被胃肠道吸收并主要以原形在尿液排出，首日口服 200mg，之后每天 100mg，共 10～14 天。常见的副作用是恶心、头痛、皮疹、腹痛、呕吐和腹泻。肾念珠菌病和播散性感染的患者通常用两性霉素 B 静脉治疗，但肾功能不全者应慎用。上尿路梗阻的患者易患真菌尿，可通过经皮肾造瘘管滴入含抗真菌药的冲洗液。

（金　松）

第四节 肾脏损伤

一、肾脏损伤的分类与发生机制

(一)病因与分类

1.闭合性损伤 造成肾脏闭合性损伤的外力因素可以是直接外力,也可以是间接外力。直接外力引起的闭合性损伤往往是钝性外力直接撞击腹部、腰部或背部造成的肾实质损伤。由交通事故、体育活动撞击或暴力冲突等产生的外力挤压肾脏,并导致肾脏与脊柱、肋骨相撞引起肾实质损伤或裂伤。

间接外力引起的闭合性损伤主要是指身体剧烈运动或体位变化导致的肾实质损伤。机动车突然减速、高处坠落等可以诱发瞬间的肾脏过度活动,进而导致肾实质裂伤、肾血管内膜撕脱或肾盂输尿管连接部断裂等。由于轻微外力引起肾损伤的患者往往提示其肾脏可能存在某种先天性或病理性改变如肾盂输尿管连接部狭窄导致的肾积水、肾肿瘤等。

2.开放性损伤 开放性肾脏损伤主要以刀刺伤、枪击伤多见。刀刺伤引起的肾损伤往往为肾脏贯通伤,严重时可以同时穿透肾实质、集合系统及肾血管。此外,肾损伤的程度与刀具或匕首的长短、粗细、刺入部位和深度密切相关。枪击伤引起的肾脏贯通伤通常伴有延迟性出血、尿外渗、感染及脓肿形成等表现。这是由于子弹穿过肾脏可产生放射性或爆炸性能量,其气流冲击作用使软组织呈洞状损坏,其组织破坏程度与发射子弹的速度相关,并易出现延迟性组织坏死。

3.医源性损伤 医源性损伤是指在疾病诊断或治疗过程中发生的肾损伤。如体外冲击波碎石、肾盂输尿管镜、经皮肾镜以及腹腔镜检查或治疗时造成的损伤。常见的医源性肾损伤是肾血管损伤引起的大量出血、肾实质损伤引起的肾周血肿、肾裂伤以及肾脏集合系统损伤引起的尿外渗等。

4.自发性肾破裂 自发性肾破裂是指在无明显外伤情况下突然发生的肾实质、集合系统或肾血管的损伤,临床较罕见。自发性肾破裂的发生往往由肾脏本身病变所致,如巨大肾错构瘤或肾癌、肾动脉瘤、肾积水以及肾囊肿等疾患引起。

(二)发病机制

肾损伤的发生机制和肾损伤的分类密切相关。

对于闭合性肾损伤的患者来讲,直接外力和间接外力引起损伤的机制也有所不同。直接外力引起的闭合性肾损伤是由于肾脏局部承受的压力突然增加导致肾脏移位并撞击邻近骨骼,或肾被膜破裂而产生。间接外力引起的闭合性肾损伤主要是由于肾脏随呼吸正常活动的范围突然加大导致肾脏过度活动而产生。

显而易见,开放性肾损伤的发生就是肾脏直接受到外界创伤的结果。一般认为贯通性肾损伤约80%同时合并多处脏器的损伤。肾损伤的发生机制也与是否发生泌尿系以外的脏器损伤相关,腹部贯通伤涉及肾脏的占6%~17%。文献报道贯通性肾损伤合并胸腔或腹腔脏器损伤的比例高达85%~95%。而贯通性肾损伤的发生与体表受伤的部位相关。当刀刺进入部位在腋前线或腋后线时,肾损伤同时合并其他脏器损伤的仅占12%。

肾蒂血管损伤的发生主要见于开放性肾损伤的患者,但是也有20%左右闭合性肾损伤的患者可以表现为肾血管损伤。国内外的文献报道显示在肾蒂血管损伤的患者中,肾动脉、肾静脉均损伤者占47%,肾静脉损伤者占34%,而肾动脉损伤者仅占19%。

二、肾脏损伤的诊断与分级

(一)诊断

在肾损伤的诊断中最主要的一项内容就是创伤或外伤史的了解,同时配合全面的体格检查和各种辅助检查对患者进行全面的评估,获得明确的诊断。

1.创伤史　创伤史的了解应该首先考虑患者的受伤程度和病情的危急状况,尽可能在较短的时间内了解外伤或创伤现场的情况,有无体表创伤的发生,体表创伤的部位,深度和利器的种类。无论损伤是来自钝器直接暴力或刀刺贯通伤,根据体表解剖特点,如果受伤部位是从后背、侧腰部、上腹部或下胸部,均可能导致肾损伤。贯通伤的利器或子弹类型等也是询问并记录的重要内容,这不仅可评估损伤程度,也有助于考虑对失去血供组织清创术的范围。如因机动车交通事故所致,需了解机动车车速、伤者是司机、乘客或是行人。高处坠落伤应了解坠落高度及坠落现场地面情况。无论是机动车或高处坠落突然减速致伤,虽然未出现血尿也不能忽略有肾损伤的可能,必须进一步检查以明确有无肾损伤和是否需要外科治疗。

2.临床表现　患者受到各种创伤后的临床表现非常复杂,同时临床表现会随时发生变化,因此在了解创伤史的同时应该掌握其临床表现的特征,做到不延误治疗时机的目的。

(1)休克:患者受到各种创伤后发生的休克分为创伤性休克和失血性休克。创伤性休克是由于创伤后腹腔神经丛受到创伤引起的强烈刺激,导致血管张力下降和心排出量下降出现暂时性血压下降所致,一般情况下经输液治疗后可以获得恢复。而失血性休克是因为肾损伤伴随的大量出血和血容量的减少导致血压下降,需要及时输血补充患者的血容量,并同时采用各种方法止血,迅速达到救治目的。

(2)血尿:尽管血尿被认为是肾损伤最常见,也是最重要的临床表现,但是我们不能忽略的是有5%～10%肾损伤的患者可以暂时没有血尿的表现。出现肉眼血尿通常预示患者有较严重的肾损伤,但是血尿的严重程度并不完全和损伤机制及肾损伤的程度相关。某些重度肾损伤如肾血管断裂、肾盂输尿管连接部破裂、输尿管断裂或血块阻塞输尿管,可能表现为镜下血尿,甚至无血尿。而在受到创伤前明确有肾脏疾病的患者如肾肿瘤、肾血管畸形、肾囊肿等,有时较轻的创伤也会出现不同程度的血尿。

(3)疼痛:疼痛往往是患者受到外伤之后的第一个症状。一般情况下,疼痛部位和程度与受创伤的部位和程度是一致的。疼痛症状可以由肾被膜下出血导致的张力增加引起,表现为腹部或伤侧腰部的剧烈胀痛等疼痛症状。输尿管血块梗阻引起的疼痛常表现为钝痛。血块在输尿管内移动可导致痉挛,出现肾绞痛症状。肾损伤后出现的肾周血肿和尿外渗通常伴随明显的进行性的局部胀痛,在部分患者可以触及腰部或侧腹部肿块。

如果肾损伤引起的出血仅局限于腹膜后,疼痛症状以腰肌紧张、僵直以及较剧烈的疼痛为主。如果腹膜后血肿或尿液刺激腹膜或后腹膜破裂,血肿进入腹膜腔就会出现明显的腹痛和腹膜刺激征。同时合并腹腔脏器损伤的患者也会表现为明显的腹膜刺激征,但是应该注意的是出现腹膜刺激征并非一定有腹腔脏器损伤。在我国一项250例肾损伤中有腰痛症状者占96%,有腹膜刺激者占30%,而合并有腹腔脏器损伤者仅占8.8%。

(4)多脏器损伤:肾损伤合并其他脏器损伤的发生率和创伤部位与创伤程度有关。与肾损伤同时出现的合并伤主要涉及与肾相邻的脏器如肝、脾、胰腺、胸腔、腔静脉、主动脉、胃肠道、骨骼及神经系统等。有合并伤的肾损伤患者其临床表现更为复杂。合并腹腔内脏器损伤者主要表现为急腹症及腹胀等症状。合并胸腔脏器损伤者多表现为呼吸循环系统症状。合并大血管损伤的患者可以表现为失血性休克,合并不同部位骨折及神经系统损伤的患者也会出现相应的临床表现。国内近期多篇报道肾损伤合并其他脏器损伤占 14%～41%，而国外报道明显高于国内，闭合性损伤合并其他脏器损伤者 44%～100%。贯通性肾损伤合并腹腔胸腔脏器损伤者 80%～95%，其中枪伤全部合并其他脏器损伤。

3.体格检查　对所有创伤患者首先应该积极监测各项生命体征的变化。定时监测患者的血压、脉搏、呼吸及意识等。如果患者的收缩压<90mmHg 应该考虑有发生休克的可能。在进行全面体格检查时，注意观察创伤的部位和创伤程度。如果受伤部位在下胸部、上腹部、腰部并伴随有血尿等症状时，应考虑有肾损伤的可能。腰部或腹部触及肿块表明有严重肾损伤和腹膜后出血的可能。对于体表或体内有利器残留的患者，应该观察利器扎入体内的深度，是否伴随有出血或尿液样体液的流出，以及利器是否随呼吸移动等特征。

因肾损伤同时合并腹部脏器损伤发生率高达 80%，临床检查时要除外是否合并腹部脏器损伤。对于已经明确有腹部脏器损伤的患者，应该注意有无同时发生肾损伤的可能。

4.尿液检查与分析　对于疑有肾损伤的患者应尽早获取尿液标本进行检测，判断有无血尿的发生。血尿的判断分为肉眼血尿和镜下血尿两种，出现肉眼血尿的患者同时还应该通过血尿的状况，如有无血块等初步判断出血量的多少以及是否需要留置尿管进行膀胱冲洗等。尿液标本收取过程中应该特别注意收集伤后第一次尿液进行检测，因为有些伤者在受伤后第一次排尿为血尿，而之后的几次排尿由于输尿管血块堵塞的原因出现暂时性血尿消失的现象。

5.影像学检查　影像学检查包括腹部平片、静脉尿路造影、计算机断层扫描(CT)、肾动脉造影、超声检查、磁共振成像(MRI)及逆行造影等各种类型检查手段。

(1)B 超：由于 B 超检查的普及以及快捷方便的特点，对于怀疑有肾损伤，尤其是闭合性损伤的患者应该尽早进行 B 超检查。必要时可以反复进行 B 超检查进行动态对比，目的就是对肾损伤获得早期诊断。由于方便可靠的特点，在肾损伤的影像学检查中 B 超检查被认为是首选检查手段。

B 超检查可以判断肾脏体积或大小的变化，有无严重肾实质损伤的存在，肾血管的血流是否正常等，同时也能够对肾脏有无积水，肿瘤占位等病变做出判断。对造影剂过敏、不能接受 X 线检查的患者(如妊娠妇女)及有群体伤员时可以作为一种筛查性手段。

(2)腹部平片与静脉尿路造影：腹部平片应包括双肾区、双侧输尿管及膀胱区。在获得腹部平片后应该首先观察骨骼系统有无异常、伤侧膈肌是否增高等泌尿系之外的变化，及时判断有无多脏器损伤的可能。对于开放性肾损伤的患者，通过腹部平片还可以了解体内有无金属利器，断裂刀具以及子弹或碎弹片的残留。

静脉尿路造影通常采用大剂量造影剂快速静脉推入后连续观察的手段。当静脉尿路造影显示患肾不显影表明功能严重受损，可能为肾损伤严重或肾动脉栓塞，而肾动脉栓塞的可能性约占 50%。

(3)CT：CT 对肾周血肿及尿外渗范围的判断能力均优于静脉尿路造影。采用增强扫描可观察肾实质缺损部位、程度，辨别有无肾动脉或分支的损伤和栓塞。采用螺旋 CT 可更清晰地显示复杂肾损伤的生理解剖学图像。CT 应包括全腹及盆腔，必要时口服对比剂或灌肠以排除胃肠道的破裂，达到了解腹膜内脏器有无合并伤的目的，为重度肾损伤患者是否能采用非手术治疗提供更多信息，避免过多开放手术导致肾切除的风险，尤其是孤立肾及双肾损伤患者。

CT 平扫对创伤部位、深度、肾血管损伤，有无尿外渗及肾功能的判断效果差，常需增强扫描补充。临床经验认为无论是闭合性还是贯通性损伤常常以 CT 作为首选，减少过多地搬动患者，并能为医生对病情判断提供更快更有价值的信息。

(二)分级

肾损伤的分级在肾损伤的诊断与治疗中意义重大,对肾损伤严重程度的正确评估是制订合理的进一步检查和处理措施的基础。而根据肾损伤的分级判断患者能否进行进一步检查,选择何种治疗手段,最大限度地达到救治患者及保护患肾的目的。

最初肾损伤按其损伤机制进行分类,即分为闭合性损伤及贯通性损伤,其中包括医源性损伤及自发性肾破裂等。肾创伤有多种分类,而其中被广泛接受和使用的分类(表 6-1)是美国创伤外科协会提出的。

表 6-1 美国创伤外科协会肾创伤分级

级别	分型	临床表现
Ⅰ	挫伤	肉眼或镜下血尿,其他泌尿系检查正常
	血肿	无肾实质裂伤的包膜下血肿
Ⅱ	血肿	腹膜后肾周血肿
	撕裂伤	＜1cm 的肾皮质裂伤,无尿外渗
Ⅲ	撕裂伤	＞1cm 的肾皮质裂伤,无尿外渗及集合系统裂伤
Ⅳ	撕裂伤	肾皮质,髓质及集合系统全层裂伤
	血管	肾动脉或静脉主干损伤,伴出血
Ⅴ	撕裂伤	肾碎裂
	血管	肾蒂撕脱伤,肾无血供

为了临床诊治的方便,有学者提出肾损伤只分轻度和重度。轻度损伤为肾挫伤、被膜下少量血肿、肾浅表裂伤。重度损伤为肾深层实质裂伤、裂伤深达髓质及集合系统、肾血管肾蒂损伤、肾破碎、肾周大量血肿。并认为轻度损伤占 70%,破碎肾和肾蒂损伤占 10%～15%。也有学者将肾损伤分为轻度、中度、重度。轻度为肾挫伤和小裂伤占 70%,中度为较大裂伤,约占 20%,重度为破碎伤及肾蒂损伤,约占 10%。

然而,这些分级及分类方法只是根据肾脏本身的损伤程度限定的,并不完全反映伤者的整体状况。创伤患者的特点和整体状况密切相关,如肾损伤常常同时合并多脏器的损伤。然而,目前关注更多的问题是对肾损伤的评估应该建立在对患者全身状况正确评估的基础上,尤其是合并多脏器损伤的患者,在进一步的临床检查和治疗过程中常常需要多个科室医师的密切配合。因此,不论何种肾损伤的分级方法都不能替代对患者全身状况的评估。

三、肾脏损伤的治疗

在肾损伤的临床治疗中,如何选择手术时机和手术方法一直都是泌尿外科医师关注的问题。在决定治疗方式之前,更重要的一点就是需要判断患者是否具有手术适应证。而手术适应证的判断主要是根据患者的创伤史、损伤的种类与程度、送入急诊室后的临床表现及全面检查的结果决定。

(一)急诊救治

实际上,对送入急诊室的创伤患者来讲,临床治疗和检查是同步进行的。通过对血压、脉搏、呼吸及体温等生命体征的监测,需要立即决定患者是否需要输血、输液或复苏处理。在询问创伤史的同时,完成各项常规检查。根据创伤的分类即闭合性或开放性损伤,初步判断患者是单纯肾损伤还是多脏器损伤。对于仅怀疑为单纯肾损伤的患者,应该根据患者有无血尿以及血尿常规检查和 B 超等辅助检查的结果决定患者进一步的治疗计划。如果是多脏器损伤需要与相关科室的医师取得联系,共同决定下一步临床检查的内容和救治方案。

（二）保守治疗

肾脏闭合性损伤的患者90%以上可以通过保守治疗获得治疗效果。近年来随着影像技术的进展与普及，尤其是CT检查，对闭合性肾损伤患者肾脏损伤的程度能够获得明确的判断，手术探查发生率明显下降。手术探查往往会出现难以控制的出血而导致患肾切除，因此，需要严格把握手术探查的适应证。一般认为接受保守治疗的患者应该具备以下条件：①各项生命体征平稳；②闭合性损伤；③影像学检查结果显示肾损伤分期为Ⅰ、Ⅱ期的轻度损伤；④无多脏器损伤的发生。

在保守治疗期间应密切观察各项生命体征是否平稳，采取输液，必要时输血补充血容量和维持水电解质平衡等支持疗法，并给以抗生素预防感染。注意血尿的轻重腹部肿块扩展及血红蛋白、血细胞比容的改变。患者尿量减少，要注意患者有无休克或伤后休克期过长发生急性肾衰可能。患者有先天性畸形或伤前有病理性肾病如先天性孤立肾，对侧肾有病理性肾功能丧失而发生肾血管栓塞，尿路血块梗阻等均可导致尿量减少或无尿。必要时进行影像学检查或复查，随时对肾损伤是否出现进展或并发症进行临床判断和救治。在观察期间病情有恶化趋势时应及时处理或手术探查。

接受保守治疗的患者需要绝对卧床2周以上，直到尿液变清，并限制活动至镜下血尿消失。因伤后损伤组织脆弱，或局部血肿，尿外渗易发生感染，因此往往在伤后1～3周内因活动不当常可导致继发出血。

（三）介入治疗

随着血管外科介入治疗的发展，越来越多的肾损伤患者可以通过介入治疗获得明确的效果。当肾损伤合并出血但血流动力学平稳，由于其他损伤不适宜开腹探查或延迟性再出血，术后肾动静脉瘘及肾动脉分支损伤，均可采用选择性动脉插管技术，在动脉造影的同时栓塞出血的肾动脉。由于介入治疗失败后还存在外科治疗的可能，因此对暂时不具备外科治疗适应证，同时存在出血风险的患者可以考虑进行血管造影及介入治疗。目前介入治疗可以达到超选择性血管栓塞的效果，对止血以及保护肾功能都具有临床意义。介入治疗尤其适用于对侧肾缺如，或对侧肾功能不全的肾损伤患者。肾损伤患者介入治疗后需要卧床休养和观察，在此期间一旦病情发生变化需要外科治疗时应该积极准备下一步外科治疗的实施。

（四）外科治疗

对于肾损伤患者，在决定外科治疗时应该考虑的几个问题是该患者是否需要手术治疗，手术治疗的目的是外科探查还是目标明确的肾修补术。在外科治疗之前一定要明确对侧肾脏的状况，同时要告知患者及其家属伤侧肾脏有切除的可能。因为不论是手术探查还是肾修补术，手术前都很难判断伤侧肾脏的具体情况，必要时术者需要术中和向患者家属交代病情，决定手术方式。

1.外科探查　外科探查主要见于下列几种状况。

（1）难以控制的出血：由于肾外伤导致大量的持续性显性出血或全身支持疗法不能矫正休克状态的患者，应立即手术止血挽救生命。可以在手术中进行静脉尿路造影了解双肾功能。

（2）腹部多脏器损伤：腹部脏器损伤是手术适应证。肾损伤往往伴有腹部多脏器损伤。腹部多脏器损伤采用CT、超声波等综合诊断后可以进行手术，同时探查肾脏损伤状况。

（3）大量尿外渗：尿外渗是由于肾损伤导致肾脏集合系统包括肾盂、输尿管连接部损伤断裂所致。少量的尿外渗大部分可以自然愈合，大量的尿外渗可形成尿性囊肿，若继发感染后导致脓肿及肾出血。肾损伤后出现大量尿外渗的患者，应该积极进行手术探查尽早修补集合系统的损伤。

2.外科探查原则

（1）外科探查前或打开腹膜后血肿前未作影像学检查者应手术中行大剂量静脉尿路造影，了解肾损伤严重程度及对侧肾功能。对侧肾脏有病理性改变及先天缺如者应尽力保留伤肾。对侧肾功能正常者原则上也须尽力保留，不能轻易切除伤肾。

(2)在打开后腹膜清除肾周血肿暴露肾脏前必须控制肾脏的血液循环，以避免出现难以控制的出血而导致生命危险及患肾切除。

(3)探查时肾血管控制温缺血时间不应超过60分钟，如超时需用无菌冰降温并给予肌苷以保护肾功能的恢复。

(4)暴露整个肾脏并仔细检查肾实质、肾盂、输尿管及肾血管，并评估损伤程度，注意有无失去活力组织及尿外渗。

(5)需彻底清创，尤其是因枪伤所致的肾损伤。清除因子弹爆炸效应出现的组织缺血坏死，可减少术后感染、出血及高血压等并发症。

(6)腹膜后留置导管引流。因肾损伤常累及集合系统，术后尿外渗及渗血可经引流管导出，避免术后尿性囊肿及感染等并发症。

3.外科探查手术入路

(1)急性肾创伤的手术探查最好采取经腹途径，以便探查腹腔脏器和肠管。通常取剑突下至耻骨的腹正中切口，此入路能在打开肾周筋膜清理血肿前较易游离并控制双肾的动脉及静脉。

(2)迅速进入腹腔，在出血不严重时探查腹腔脏器并可修补。在探查肾脏之前，如有必要，应先对大血管、肝脏、脾脏、胰腺和肠管创伤进行探查及处理。当出血证实主要来自肾脏应尽快暴露肾血管及肾脏控制出血。

(3)由于腹膜后有大量血肿使正常解剖关系破坏变形，需仔细辨别标志。可提起小肠暴露后腹膜，在肠系膜下动脉、主动脉前壁向下剪开后腹膜。血肿过大难以辨认主动脉时可以肠系膜静脉作为标志，祛除血肿找到主动脉前壁向下剪开后腹膜。

(4)从左肾静脉与下腔静脉连接处提起左肾静脉较易暴露双侧肾动脉和腹主动脉。游离双肾的动脉静脉，注意约25%患者双侧有多个肾动脉而15%患者有多个肾静脉。多个肾静脉者约80%发生在右侧肾脏。

(5)将游离的肾脏血管分别用橡皮带提起或用无损伤血管钳夹住。确保肾血管已得到控制后，提起伤肾侧结肠，剪开侧腹膜并打开肾周筋膜清理肾周血肿并完全暴露肾脏，观察肾脏损伤程度及范围。也可分别从升结肠或降结肠外侧腹膜处剪开上至肝区或脾区，将结肠推向中线，暴露肾脏血管。

4.肾修补缝合术和肾部分切除术　当肾裂伤比较限局时可行肾脏修补缝合术控制出血。在肾上极或下极有严重裂伤也可采用肾部分切除术。在控制肾血管及暴露肾脏之后，剥离肾包膜并尽可能保留肾包膜，锐性清除破碎及无活力组织。肾创伤断面有撕裂肾盏或肾盂及较大血管可用蚊式钳夹住并以4-0可吸收铬制线间断缝扎关闭破碎集合系统及止血。再以2-0铬制缝线通过肾包膜贯穿褥式缝合裂开肾实质，以游离的包膜遮盖肾裂伤处，避免术后出血。结扎缝线时应松紧适度，于裂伤及缝线处置垫备好的脂肪或可吸收的明胶海绵，避免结扎缝线用力过度，撕裂肾实质。包膜短缺也可用带蒂网膜或邻近裂伤处腹膜遮盖创面并缝合止血。网膜中间切开勿损伤主要血管。将其网膜片由外侧裹向前方，可用1-0可吸收肠线绑扎数道避免大网膜滑脱。开放肾循环观察无出血后，冲洗伤口并腹膜后留置引流管一根，缝合伤口。大网膜包裹伤肾，取材方便，能增加伤肾血供，可促进其恢复。

肾脏损伤后的修复技术可影响损伤的愈合。过多的缝合肾实质可能导致局部压迫性坏死，破坏肾实质的结构。因此尽可能缝合肾包膜而少缝肾实质。包膜不够时可用腹膜或大网膜移植皮片或特殊结构网套(聚乙醇酸网)包绕肾脏。应用该网套60天可完全吸收。肾被膜重建完整而用肠线缝合三个月仍有肠线残留且伴炎性反应。因此采用合成缝线较铬制肠线更佳。

5.肾切除术　术中发生难以控制的出血，肾蒂损伤，集合系统断裂无法修复与吻合，或肾栓塞时间过长，功能难以恢复时，在对侧肾功能良好的情况下可考虑肾切除术。以肾蒂钳双重钳夹肾蒂，剪断肾蒂血管，用10号丝线双重结扎及缝扎肾蒂血管，钳夹及剪断上段输尿管，以7号丝线结扎输尿管远端。切除伤肾后清除血肿并冲洗肾窝，如止血充分可不置引流管。如放置引流可于术后1～3天祛除。

6.肾切除术的适应证　肾创伤修补术受很多因素影响。体温低、凝血功能差的病情不稳定患者，如果对侧肾脏功能良好则不应冒险进行肾修补术。如前所述，24小时内有计划的紧急处理(包扎伤口、控制出血和纠正代谢和凝血异常)为治疗提供了选择机会。对于广泛肾创伤，如行肾修补术危及患者生命时，应立即采取完整肾切除术。Nash和同伴回顾由于肾创伤行肾切除术的病例时发现，77%的肾切除是因为肾实质、血管创伤和严重的复合伤，其余的23%是在肾修补术中因血流动力学不稳定而被迫施行肾切除术。

7.肾损伤外科治疗术后观察要点

(1)注意观察生命体征，包括血压、脉搏、体温、尿量、尿颜色、伤口出血、血红蛋白、血细胞比容等变化，必要时可用止血药物。

(2)保持卧床2周以上，直到尿液变清。

(3)引流管无血性液体或尿外渗等分泌物排出可于术后5～10天祛除。

(4)采用抗感染治疗一个月。

(5)定期检测肾功能及影像学检查。

(6)观察可能发生的并发症如延迟性出血，局部血肿，尿性囊肿，脓肿形成及高血压等，必要时应用超声及CT检查。根据不同情况选用穿刺引流，选择性肾动脉栓塞或再次手术肾切除等方法治疗。

(五)医源性损伤的救治

在医源性损伤的救治过程中，及时明确诊断非常重要。由于医源性损伤主要是由于各种腔镜操作不当引起，因此规范化的腔镜操作是预防医源性损伤的唯一途径。一旦发生医源性损伤，应该及时进行治疗，以免延误最佳治疗时机。

1.肾血管损伤引起的大量出血　腔镜操作引起肾血管或腔静脉损伤并继发的大量出血往往来势迅猛，突然之间腔镜的视野全部被出血掩盖。这时就需要迅速判断可能的出血部位。经过迅速的腔内处理仍然达不到止血效果时应该及时改开放手术，在清晰的视野下完成损伤血管的修复手术。

腹腔镜操作引起肾静脉或腔静脉损伤的另一个特点是由于气腹的高压状态，即使发生了损伤也有可能无明显的出血。当解除或降低气腹压力后，才能表现出明显的出血。对于这类状况最好的处理也是及时发现出血，可以在降低气腹压力后再次观察，或及时观察引流管的引流液，一旦确认有活动性出血应该积极处理。

2.肾周血肿、肾裂伤或尿外渗　腔镜操作引起的肾周血肿、肾裂伤或尿外渗一般通过手术中的缝合处理都能够达到救治的目的，但是需要引起重视的是手术后应该按照肾外伤的处理原则观察引流液的状况、必要的卧床休息和追加的抗感染治疗。

四、肾脏损伤的并发症

(一)尿外渗和尿性囊肿

国外报道闭合性肾损伤尿外渗发生率为2%～18%，而贯通伤为11%～26%。未处理的尿外渗一般伤后2～5天可在腹膜后脂肪组织蓄积，随着尿液蓄积增多，周围组织纤维化反应，形成纤维包膜或囊壁而成尿性囊肿。尿性囊肿可在伤后数周内形成，也可在数年后形成，尿外渗或尿性囊肿的出现表明肾的集合系统损伤，也可能因血块、输尿管壁及周围血肿压迫导致尿液引流不畅而外渗。

持久的尿外渗可以导致尿囊肿、肾周感染和肾功能受损。这些患者应早期给予全身抗生素治疗，同时严密观察病情。在多数情况下，尿外渗会自然消退。如果尿外渗持续存在，那么置入输尿管支架常常可以解决问题。尿性囊肿可采用在超声或CT引导下的穿刺引流，将22号穿刺针，经腰部皮肤进入囊腔，抽取液体标本做常规检查、培养，用扩张器逐个扩张通道至使F12～F16导管等进入囊内，排空渗出的尿液。长期引流尿液不能减少或消失，应考虑损伤严重或远端输尿管有狭窄或梗阻因素。尿性囊肿长期刺激和梗阻可使肾周组织纤维化，影响肾脏功能，当肾已失去功能，破坏严重，在对侧肾功能良好情况下可考虑肾切除术。

（二）延迟性出血

迟发的肾脏出血在创伤后数周内都有可能发生，但通常不会超过3周。最基本的处理方法为绝对卧床和补液。迟发性出血的处理应该根据患者全身状况，出血严重程度及影像学检查结果而定，大量出血危及生命应急诊手术。如果表现为持续性的出血，可以进行血管造影确定出血部位后栓塞相应的血管。

（三）肾周脓肿

肾创伤后肾周脓肿极少发生，但持续性的尿外渗和尿囊肿是其典型的前兆。肾周脓肿可有急性及慢性表现两种。急性表现可在伤后5～7天出现高热、腰背疼痛、叩击痛，甚至腹胀、肠梗阻症状。慢性特点仅表现为低烧、盗汗、食欲下降、体重下降，出现感染迹象时应特别注意有可能发生继发性出血。其诊断主要根据超声与CT检查。

早期可以经皮穿刺引流，必要时切开引流。应注意肾周脓肿往往是多房性，当引流不畅时，应手术将其间隔破坏，保证引流通畅，或切除已破坏的肾脏。根据感染细菌类型及敏感性选用相应抗生素控制感染。

（四）肾性高血压

创伤后早期发生高血压很少有报道，多数患者出现肾损伤后高血压，一般在伤后一年内。然而临床发现有早在伤后一天内就有高血压表现，也有在20年后才出现高血压。创伤后发生肾性高血压的机制为：①肾血管外伤直接导致血管狭窄或阻塞；②尿外渗压迫肾实质；③创伤后发生的肾动静脉瘘。在以上因素的作用下，肾素-血管紧张素系统由于部分肾缺血而受到刺激，进而引起高血压。

（周　吉）

第五节　肾血管性高血压

肾血管性高血压（RVH）是最常见的继发性高血压。肾血管性高血压是指因单侧或双侧肾动脉的主干或其分支发生狭窄性病变，并使受累肾血流减少和肾缺血，引起受累肾生成尿和内分泌功能异常，终而导致高血压。临床上并非所有肾动脉狭窄性病变都导致高血压，因肾动脉狭窄必须达到严重的程度，才足以改变受累肾的血流及其压力梯度下降。单凭肾动脉狭窄性病变尚不能说明高血压的病因，因除肾血管解剖上的改变外，还有功能上的明显的变化，因此肾血管性高血压诊断较困难，易被误诊。此病若经治疗使病变血管重新通畅，高血压可被治愈，肾功能可以改善或恢复。

文献报道肾血管性高血压的发病率差异较大，可能与此病确诊困难相关。一般文献指出肾血管性高血压约占所有高血压患者的5%～10%。1989年美国Franklin SS等报道为3%～6%。我国有报道为2%。某学者分析某医院1950—1975年25年间患高血压的住院病人3365例，其中肾血管性高血压为

1.84%。近年来由于认识此病的水平提高，诊断技术的改进，对此病的筛选方法的敏感性和特异性增强，因此肾血管性高血压的发生率在上升。美国15个医疗单位“肾动脉性高血压协作研究”报道的2442例高血压患者中，肾动脉性高血压占27.75%。我国某医院1964—1982年住院的1372例高血压患者中，经肾动脉造影证实有明显肾动脉狭窄者占12.4%。据1996年我国“多省市心血管流行病和人群防治协作会议”资料，全国高血压患者已不少于1亿人。若按肾血管性高血压5%～10%计算，我国现在至少有500万～1000万人患肾血管性高血压。由此可见，肾血管性高血压已不是少见病。

此病可以发生于任何年龄，尤应注意小于25岁及大于55岁患严重高血压者。在恶性高血压者中，肾血管性高血压约占31%。在欧美国家50岁以上的患者以动脉粥样硬化引起此病最为普遍，男：女为2：1，吸烟及高脂血症者更多见。年轻的患者则以纤维肌性发育异常为多见，而我国大动脉炎引起的肾血管性高血压在年轻女性多见。

近年来，肾血管性高血压的重点在于新型抗高血压药物的出现、医学影像学技术的发展和血管外科手术技术的改进，使此病在诊断和治疗方面有很大进展。

【病因】

在肾血管性高血压中肾动脉本身的病变是疾病发生的基本条件。据文献记载，它的病因欧美国家以动脉粥样硬化和纤维肌性发育异常为主，而我国多发性大动脉炎多见。

1.动脉粥样硬化　是欧美国家最常见的病因，约占肾血管性高血压全部患者的60%～70%，男性发病率是女性2倍，多见于50岁以上男性。动脉粥样硬化病变主要发生于动脉内膜，形成粥样斑块，所产生的肾动脉狭窄常在主干开口处及近端2cm以内。由主动脉内粥样斑块延伸至肾动脉内者，75%为双侧性，而粥样斑块位于肾动脉内，围绕主动脉开口处，一般是单侧性，单侧者左侧较右侧为多见。5%的患者病变可累及第2或第3级肾血管。动脉粥样硬化所致的肾动脉狭窄患者，常表现为进行性肾功能减退。

2.纤维肌性发育异常　是欧美国家第2位常见的病因，约占此病所有患者的1/4～1/3，常见于儿童、青年，女性多于男性。纤维肌性发育异常的发病机制尚不清楚，因白种人发生率比黑人高，且有家族发病的报告，此病被认为有遗传倾向。肾动脉病变主要发生于中1/3和远端1/3，常累及分支，单侧者右侧多见。

3.多发性大动脉炎　早在19世纪末叶Savory和20世纪初期Takayasu已观察到胸主动脉原发性动脉炎可使主动脉弓大的分支闭锁。之后，有学者又发现这一炎症变化可发生于腹主动脉及其分支。当病变累及肾动脉开口时，则发生肾血管性高血压。此症在东方国家为最多见，我国已有不少相关的报道。Straffon等报道一组81例肾血管性高血压中，动脉粥样硬化25例，纤维肌肉增生则有56例，没有大动脉炎。欧美许多学者如Dean、Healy、Stameyt等均有同样报道。某医院于1960—1982年22年中分析了108例肾血管病变引起的高血压病例，其中71例为大动脉炎所引起，占65.7%。1988年国内另一组1960例肾血管性高血压病因分析，其中大动脉炎1087例，占55.4%，居发病首位。这些资料表明，大动脉炎是中国的肾血管性高血压的常见病因，与国外文献所报告迥然不同。此病病因尚未完全清楚，目前认为可能是自身免疫性疾病。临床上可分为三期：①急性活动期；②慢性炎症期；③瘢痕狭窄期。急性活动期可能出现乏力、发热、盗汗等，由于没有明显的临床症状，容易被忽视，不能及时得到诊断。其后由继发性过敏免疫反应引起大动脉炎及其主要分支炎性病变，累及肾动脉开口时即产生继发性高血压。其特征如下：①多见于青年，女性居多；②血压已在高水平而临床症状可以表现轻微；③病程发展较快，但进入慢性期后进展缓慢；④眼底早期出现改变；⑤腹部听诊有血管杂音；⑥肾功能明显减退。

4.其他原因　除上述三个主要的疾病所致肾血管性高血压外，还有一些肾动脉本身病变或肾动脉受压的原因可以引起肾血管性高血压。

(1)先天性肾动脉异常:临床上常在影像学检查中被发现。如:①肾动脉均匀细小;②迷走肾动脉;③狭窄累及肾动脉或肾动脉分支;④扭曲;⑤肾动脉瘤;⑥肾动脉缺如,但有侧支循环。

(2)肾动脉急性栓塞:栓子来自心脏、主动脉等处,或并发于手术后,半数以上患者同时伴有其他脏器栓塞。临床表现为突发性肾区疼痛,出现高血压并有镜下血尿和蛋白尿。

(3)肾动脉瘤:由于血管壁纤维缺陷,创伤使血管壁夹层分离,或发生结节性多发血管炎而形成囊状动脉瘤、夹层动脉瘤和小动脉瘤,通常无症状,破裂时有出血危险。若瘤体直径大于1.5cm,影响肾血循环,则有高血压症状。

(4)肾动-静脉瘘:一般为先天性病变,50%病例伴有先天性心脏病,出现高血压者占总数50%,75%以上有血尿,70%~75%病例能听到腹部血管杂音。在肾动脉造影时过早见到静脉显影,则可以诊断确立。若因肾穿刺活检所致,约70%病例可在1年半内自行愈合。

(5)外伤血肿、腹主动脉瘤、嗜铬细胞瘤、神经纤维瘤、肾肿瘤等因巨大肿块对肾动脉的压迫而导致肾动脉梗阻,产生肾血管性高血压。

(6)放射线的损害引起肾动脉周围组织纤维化或特发性腹膜后纤维化,也可成为肾血管性高血压的病因。

总之,肾血管性高血压病因在儿童多由先天性肾动脉异常所致;青年常为大动脉炎,尤其是女性青年,亦可为肾动脉纤维肌肉增生所引起;超过50岁者,肾动脉硬化粥样斑块是最常见的病因。

【发病机制】

1906年Janeway缩窄犬的一侧肾动脉后产生高血压持续了105天,但未作进一步研究,直到1934年Goldbatt等用特制的夹子钳夹犬的肾动脉主干产生高舒张压,开放肾动脉后高血压消失,建立肾动脉狭窄型高血压的动物模型,才奠定了肾血管性高血压研究的理论基础。但是,肾动脉缩窄发生高血压的原理尚未完全阐明,缩窄后使肾血流量减少,肾缺血、缺氧,这仅是促成肾血管性高血压的基本条件,还有其他条件存在。现在较普遍公认的发病机制,主要有以下三个方面。

1.肾脏的升压体系 即肾素-血管紧张素-醛固酮体系(RAAS)经过几十年研究,已证实肾素存在于肾小球附近的组织中,称为肾小球旁体结构。它包括下列部分:①近球细胞:产生肾素;②致密斑:为一压力感受器,高钠通过致密斑刺激球旁细胞促使肾素分泌增多;③Goormaghtigh细胞:系一处神经末梢小体,有控制肾脏分泌的功能;④Becher细胞群:与葡萄糖、磷酸盐、氨基酸的吸收和合成有关。

肾素是一种天门冬氨酰蛋白水解酶,由340个氨基酸组成,分子量为37200D,具有不耐热和不可透析的特性。血浆肾素的半衰期为15~20分钟,主要代谢场所位于肝脏。肾素本身不是加压素,必须与肝内产生的一种α_2球蛋白(又称肾素激活素或高压素原)相结合而发生效应,使其第10位及第11位两个亮氨酸肽键连接处断裂,释出十肽,成为血管紧张素Ⅰ(Ang Ⅰ)AngⅠ亦无升压作用。当它流经各脏器血管床时,特别在肺循环被血管紧张素转化酶(ACE)在其分子结构的第8~9位之间断裂释出八肽,成为血管紧张素Ⅱ(Ang Ⅱ)。Ang Ⅱ是一种强有力的血管收缩物质,可以导致高血压。Ang Ⅱ的主要生物作用:①作用于全身血管平滑肌使血管收缩,也可刺激中枢及周围交感神经系统间接引起血管收缩;②刺激肾上腺球状带产生醛固酮,促使远段肾小管钠重吸收,钾排泄;③作用于中枢神经系统使渴觉中枢兴奋,饮水增加,同时也刺激盐欲,使摄盐增加;④对肾的作用主要是促使肾内血管收缩,使血流量减少,肾小球滤过率降低,滤过液在肾小管内的流速减慢,延长了肾小管内对水和钠重吸收的时间,引起水、钠潴留,增加细胞外液容量,促进血压增高;⑤刺激许多生长因子,包括血小板源性生长因子(PDGF)等,促使细胞增生、肥大。血管紧张素Ⅱ再由氨基转肽酶去除第1位氨基酸释出一种多肽(七肽),称为血管紧张素Ⅲ(Ang Ⅲ),此物刺激醛固酮的分泌作用比Ang Ⅱ强数倍,但是在循环中血管紧张素的半衰期仅数分钟,降解后形成小分子的无活性产物氨基酸、二肽、三肽，最终高血压的维持需依赖于肾上腺素和醛固酮的作用。总之，RAAS 可以调节血压、钠钾平衡以及肾脏局部血流，可能对肾脏生长发育也有一定作用。

2.肾调节高血压物质体系　包括激肽释放酶-激肽-前列腺素体系（KKPS）和心钠素体系（ANPS）

（1）激肽释放酶-激肽-前列腺素体系（KKPS）：肾的激肽释放酶 90%以上分布于皮质，髓质占 4.5%和乳头占 4.1%，而主要生成部位可能在肾小球旁体。激肽释放酶存在两种形式，一种称为血浆型激肽释放酶，另一种则为组织型激肽释放酶。两种激肽释放酶都具有丝氨酸蛋白酶的活性，都从激肽原中释放激肽，但由完全不同的基因编码，在分子量、氨基酸组成、免疫学特性、释放激肽类型及生物功能方面都有很大的差异。激肽释放酶的活性越高，催化激肽原水解，生成激肽越多。另外，肾能分泌激肽水解酶，可以破坏所产生的激肽。

激肽释放酶及激肽具有降低血压的作用：①促使全身小动脉舒张，外周血管阻力降低；②促使肾内小动脉舒张，增加肾血流量，尤其肾皮质的血流量，提高肾小球滤过率；③促进水、钠从肾排出，使血容量降低；增加血液血细胞比容及血浆总蛋白浓度；④具有抑制抗利尿激素及拮抗儿茶酚胺的作用。由此可见，由于肾缺血后，激肽释放酶的量减少，使激肽原缺少激肽释放酶的作用，而生成激肽相应减少。激肽能刺激肾髓质间质细胞分泌前列腺素增多，因此激肽减少使前列腺素生成也相应降低，结果对动脉的降压作用减弱，并使血容量增多，导致高血压。

前列腺素（PGs）是花生四烯酸（AA）在肾通过环氧化酶、脂氧化酶和细胞色素 P-450 单氧化酶三大代谢途径以产生活性代谢产物而发挥其生物效应。目前已检测出的前列腺素有多种，而在肾髓质中可分离出的前列腺素主要有三种，即 PGE_2、PGA_2、PGF_{2a}。在肾皮质内含量很低，在髓质中以乳头的含量较高。在肾内主要是 PGE_2 和 PGF_{2a}，而 PGA_2 的量较少。一般在细胞内不能贮存，一旦合成后即释放出来，通过肾内循环被运转到皮质发挥生理效应，另一部分 PGE_2、PGF_2。经肾静脉进入体循环被肺组织破坏，而 PGA_2 可以在体循环中存在。

前列腺素的作用：①对肾血流动力学的影响：PGE_2、PGI_2 可使肾血管扩张，而 $PGF_{2\alpha}$ 及血栓素 A_2 则可使肾血管收缩；②肾素释放：PGE_2 和 PGI_2 可以促进整体动物、离体灌注肾脏或离体肾小球的肾素释放，也部分参与 β-肾上腺素能依赖性的肾素释放过程，并且也影响致密斑的肾素释放的作用；③对钠盐排泄的影响：PGE_2 和 PGI_2 肾动脉灌注可引发显著的利钠效应；④对水排泄的影响：PGs 可在多个水平影响肾脏的浓缩功能，因为 PGs 可以改变髓袢升支厚段的 Na^+ 重吸收，从而影响水的重吸收；⑤PGE_2、PGA_2 可抑制肾小管细胞膜上的 Na^+-K^+-ATP 酶的活性，使细胞内 Na^+ 不易运转至肾小管周围液体中，影响了肾小管对钠和水的重吸收从而出现利尿作用；⑥PGE_2 还能抑制抗利尿激素而使尿量增加，促进钠、钾、水的排出；⑦PGs 还有拮抗儿茶酚胺的作用。

总之，激肽释放酶-激肽-前列腺素体系具有调节肾素增高的作用，因为血管紧张素促使醛固酮分泌增高，后者又可使前列腺素释放酶的分泌增加，从而加速 PGA_2、PGE_2 的合成。

（2）心钠素体系（ANPS）：近年来，心钠素即心房促排钠利尿多肽（ANP）在调节血容量和血压的研究中受到关注。1979 年，DeBell 首先发现在心肌细胞内存在着一种强烈的利尿利钠因子。1984 年被证明它是由心房合成、贮存和分泌的多肽激素，命名为心钠素或心房排钠利尿多肽。现已确认，ANP 对 RAA 体系是一种内源性生理拮抗物质，对控制钠盐和血容量与调整血流和血压具有重要作用。心钠素和肾素的原发处分别为心和肾，但根据信使核糖核酸（mRNA）的检测，它们继发性产生于许多共同场所，包括脑、肾上腺、垂体和生殖系统。

研究证明，心钠素体系与肾素-血管紧张素-醛固酮体系的生物作用恰恰也是相互抗衡，ANP 对 RAA 均有抑制作用，以此保持机体钠和血容量的生理需要量，调节血流和血压处于平衡状态。具体的作用方式:①扩张小动脉,降低外周动脉阻力,使动脉压下降;②使肾脏利尿排钠作用增强;③抑制肾素、醛固酮的释放和分泌;④抑制血管紧张素Ⅱ所致近曲小管对钠的重吸收;⑤降低交感神经活动;⑥抑制去甲肾上腺素和加压素对小动脉的收缩作用。因此,ANP同时能降低血管紧张素源性高血压和容量性高血压。

3.去肾性高血压 去肾性高血压是指肾组织没有功能所产生的高血压,也称为肾缺如性高血压或肾切除后高血压。肾脏除有抗高血压的物质外,还有调节体液、电解质的功能和排出体内升压物质的作用。高血压的发生,一般见于体内水分增加,失水后可使血压下降,大量输液后血压又升高,在尿毒症高血压患者中更为明显。这类患者对水和钠的潴留较为敏感。因此,肾组织完全丧失功能如同双肾切除一样,所发生的高血压与体液和钠盐平衡失调有关。此外,体内的升压物质因去肾后不能排出,积聚后使血压升高。

【病理】

1.肾血管病变 肾血管性高血压早期主要是肾血管病变,随后继发肾单位缺血性变化。其病理变化有急性和慢性两种:

(1)急性变化:多发生于恶性高血压型。主要在大叶间动脉和肾内小动脉壁内膜增生,使管腔变狭窄。此种内膜增生在年轻人为细胞增生,老年人为弹性纤维增生;此外,动脉管壁及周围有局限性的坏死区,其中有大量纤维蛋白,称为类纤维素坏死。内膜下增生的结果使微动脉堵塞,以后形成肾小球萎缩,被胶原所替代。

(2)慢性变化:见于长期的持久性高血压。肾的细动脉,特别是入球动脉发生硬化,使肾单位缺血,发生萎缩。随着病情加重,血管狭窄或闭塞,可形成细动脉性肾硬化。病肾明显缩小、变硬,表面凹凸不平,散布着颜色较淡的细小颗粒,并伴有小囊腔,形成细颗粒肾。

由于长期受到高血压因素的危害,早期对侧肾可呈代偿性肥大,功能增强;后期引起坏死性肾小动脉炎和肾硬化、肾萎缩。故患者由于双侧肾功能逐渐减退,最终可以导致慢性肾衰竭。

2.肾小球旁体结构的改变 在肾血管性高血压中,近球细胞发生一系列病理变化,即肾动脉狭窄使肾缺血、肾内压降低,引起近球细胞数增加,胞质内颗粒增加,肾小球旁体结构内肾素分泌增多,导致全身血压升高。与此同时,肾动脉正常一侧肾小球旁体结构改变则与之相反。这一病理变化,对阐明在单侧肾动脉狭窄中患肾肾素增高和对侧肾肾素降低具有理论意义。

3.肾血管疾病的病理类型 在肾血管性高血压中,肾血管疾病有三种主要的病理类型。

(1)动脉粥样硬化:病变发生于动脉内膜,形成粥样斑块,可沿血管壁蔓延,使管腔狭窄和内膜破坏。内膜被一堆无细胞的粥样物所代替,其中有脂肪、钙盐沉着、吞噬坏死碎屑的组织和血栓等。肾动脉粥样硬化往往是全身性血管病变的局部表现。

(2)纤维肌肉增生:此型的病理变化又可分为四种:

1)内膜纤维增生:内膜显著增厚,有胶原累积,其中有原始成纤维细胞散在,伴发血肿时使动脉狭窄部分变形,有发展倾向。血管造影显示肾动脉中段有灶性狭窄。

2)纤维肌肉增生:病变发生于血管中层,平滑肌与纤维组织同时增生。动脉壁呈同心性增厚,弹力溃破而引起壁间血肿,在血肿周围有大量胶原形成。血管造影显示肾动脉或其分支有光滑狭窄。

3)中层纤维增生:主要是纤维组织增生,内弹力膜变薄或消失,肌纤维被胶原所代替,中层稀薄,部分呈球囊性扩张,病变一般较为广泛,大多蔓延血管远端2/3或累及分支。血管造影显示肾动脉呈念珠状。

4)外膜下纤维增生:病变位于血管的外弹力层,中层外膜有胶原沉着。由于肾动脉被大量稠密的胶原所环绕使血管变窄。血管造影示有不规则的狭窄,侧支循环丰富。

(3)多发性大动脉炎:主要病变在主动脉,以动脉中膜层为主的全层动脉炎。中层呈弥散性肉芽肿组织增生,伴有淋巴细胞和浆细胞浸润,弹力纤维增殖,表面肿胀、粗糙和血栓形成致使肾动脉开口狭窄,影响肾血液供应。肾内小动脉一般没有肥大或退行性变化，内膜无增生。

【临床表现】

1.病史特点　①青年发病常小于30岁；②老年发病常大于50岁；③高血压病程短或病情进展快，发作突然；④长期高血压骤然加剧；⑤高血压伴有腰背或胁腹部疼痛；⑥常用的降压药物无效或疗效不佳；⑦无高血压家族史，但是，目前认为由于此病与多种病因和遗传密切相关，发现约1/3患者有明显的高血压家族史。

2.高血压　大部分患者有严重的高血压。收缩压高于200mmHg和（或）舒张压高于120mmHg者约60％。以舒张压增高明显为其特点，肾动脉狭窄越严重，舒张压越高。

3.腹部血管杂音　在患者上腹部正中或脐两侧各2～3cm范围内或在背部第2腰椎水平处可听到收缩期杂音或收缩期与舒张期连续杂音，后者提示肾动脉瘤、肾动-静脉瘘或多灶性纤维肌肉增生。当听诊器胸件自上腹部正中向旁侧逐渐移位随之杂音增强者，则可为肾血管性高血压，并与腹主动脉或其他腹部动脉产生的血管杂音相鉴别。杂音的强弱与肾动脉狭窄程度无平行关系。杂音对诊断的价值并非绝对。Maxwell指出在肾血管性高血压中，约50％可在上腹部听到血管杂音，并认为在纤维肌肉增生比动脉粥样硬化为高。国内资料报告，上腹部可听到杂音约占60％～74％。

4.眼底改变　大部分患者有高血压视网膜病变，表现为小动脉狭窄、痉挛或硬化。病程急骤者病变可特别显著，可有视网膜出血、渗出。

5.多发性大动脉炎表现　大动脉炎患者因病变广泛、多发，常合并其他部位大动脉狭窄，故临床上表现为多样而复杂。一侧颈动脉狭窄时，则双侧颈动脉搏动强弱不等，在狭窄部位能听到杂音，可发生脑供血不足、脑血栓形成和白内障；冠状动脉狭窄时，引起心肌供血不足，主动脉瓣关闭不全；肺动脉狭窄则引起肺动脉高压或咯血；下肢缺血可出现间歇性跛行、患肢温度明显降低，甚至局部皮肤苍白、青紫、坏死；左锁骨下动脉受累时，左上肢血压低于右上肢，左上肢无脉症；腹主动脉发生严重缩窄时，双下肢血压低于上肢，甚至有双下肢无脉症；腹部动脉狭窄可引起腹部脏器供血不足，发生餐后腹痛。大动脉炎患者有活动性病变时，又可出现发热、血白细胞增高，血流增快，贫血等。

6.动脉粥样硬化表现　发生心房颤动、室性早搏，各种房室传导阻滞，尤其在发生Ⅲ度房室传导阻滞时，会引起阿-斯综合征。高胆固醇血症在皮肤可见黄斑瘤。

【诊断】

由临床症状很难确定患者是否存在肾动脉狭窄，或者明确肾动脉狭窄是否为患者高血压的原因，还必须有泌尿系统疾病的常规检查和某些特殊检查才可确诊。

1.实验室检查　唯一有价值的实验室检查为低血钾和氮质血症。低血钾的产生与继发性醛固酮的过度释放有关，但仅见于20％的肾动脉狭窄患者。肾功能受损提示对侧肾已发生高血压肾损害或双侧肾血管病变。尿常规检查常有微量或轻度蛋白尿，如果尿蛋白定量＞0.5g/d，提示患者的肾动脉完全闭塞。血常规检查表现为红细胞增多症，系肾缺血所致促红细胞生成素合成增多。

2.排泄性尿路造影（即静脉尿路造影，IVU）　在20世纪60～70年代，许多学者推荐用分钟间隔连续静脉肾盂造影，造影显示：①两肾大小的差异；②两肾肾盂显影时间的差异；③输尿管切迹；④肾宽度、肾盏长度缩短、肾实质萎缩以及肾盂肾盏变小等。但有学者认为此法阳性率不高，而目前有敏感性和特异性更高的方法，故排泄性尿路造影可以作为初步筛选此病的方法之一，而不再依靠其确立肾血管性高血压的诊断。

3.分肾功能检测　Howard创用两侧输尿管插管法进行分肾功能试验来诊断单侧性肾动脉病变，具有一定的临床价值。Stamey将此法作了改进和调整，试图提高阳性率。由于这一检查操作较为复杂，准确度难以掌握，又有更精确的检测可以测定肾素等活性，目前此方法仅用于单侧肾实质病变患者。

4.放射性核素检查

(1)肾图：单侧肾动脉狭窄患者肾功能受影响，肾图表现为 a 段(血管相)不同程度的降低；b 段(分泌相)与 c 段(排泄相)延缓，敏感性为 74.4%，假阳性率达 10%。肾图只反映肾功能的改变，对肾血管性高血压的诊断并无特异性，不能做出病因诊断，应结合其他的检查综合考虑诊断。

(2)肾显像：肾显像是应用肾选择性浓聚的排泄放射性核素标记化合物通过扫描器体外检查使肾显影。采用^{99m}锝-二巯丁二酸(^{99m}Tc-DMSA)作示踪剂进行肾扫描或 r 照相。当肾动脉狭窄引起肾萎缩时，肾显像显示患肾较正常偏小、放射性核素分布较稀疏，且不均匀。对侧肾可能出现代偿性肥大。若肾动脉狭窄尚未引起肾功能变化时，肾显像可无明显异常变化。此法检测阳性率高于肾图，在单侧肾动脉狭窄患者可达 95.5%，假阳性率为 7.7%。

(3)放射性核素计算机断层摄影(ECT)：Chiarini 提出以^{99m}Tc-DTPA 作示踪剂进行双肾区动态 1 照相，检测肾功能、形态有无异常。在正常情况下，腹主动脉显影后 0～15 秒钟，可见双肾灌注相，放射性分布均匀而对称。实质相，2～3 分钟时肾区放射性达到高峰。3～4 分钟时，膀胱部位开始有放射性出现。以后，肾区放射性逐渐减弱，膀胱区放射性随之增强，25 分钟时膀胱区放射性明显高于肾区。用此种技术检查肾血管性高血压患者，发现肾灌注相及放射性高峰期出现延迟，放射性分布低于健侧肾，减低程度与肾动脉狭窄严重程度有关。Chiarini 的一组 30 例肾血管性高血压采用这一检查的阳性率为 90%，假阳性率为 10%，假阴性率为 9%。

(4)卡托普利肾图：近几年采用联合口服卡托普利进行肾图检查，即在静脉注射核素前 1 小时，口服卡托普利 25～50mg，饮水 500ml，然后按常规方法完成肾图检查。由于卡托普利是血管紧张素转换酶抑制剂，它通过减少血管紧张素转换酶阻断 AT Ⅰ生成 AT Ⅱ，遂使出球微动脉扩张，使肾内吸收、积聚、排泄示踪剂均有显著的延缓，但对侧肾功能不受影响，使双侧肾图、肾小球滤过率、肾有效血浆流量、肾显影差别加大，出现非常明显的不对称，使诊断肾血管性高血压的敏感性提高到 91%～93%，特异性达 93%～98%。有学者认为对高血压患者若用此法检查为阴性，可排除肾血管性高血压；或阳性，则肾血管性高血压的可能性很大，并可作为肾动脉导管扩张成形术或外科手术前疗效预测的较敏感指标，预测的准确率可达 80%～90%。

5.肾素活性测定　研究普遍认为过量的肾素分泌引起血管紧张素Ⅱ的增加，这是肾血管性高血压产生的原因，故测定肾素活性有一定的意义，它有助于评定肾血管病变对患肾功能影响的程度，以明确手术指征；也有助于对手术预后做出较确切的评价。

(1)周围循环肾素活性(PRA)测定：正常钠摄入量，停用降压药、利尿剂 2 周以上，取立位抽血，测定结果：若周围循环肾素值≥5ngAI/(ml·h)，则提示肾缺血性高血压，应进一步作分侧肾静脉肾素测定，或作血管紧张素阻滞剂试验。若测定值＜5ngAI/(ml·h)则可排除肾血管性高血压。

(2)分侧肾静脉肾素活性测定：用下腔静脉插管分别采集左、右肾静脉和下腔静脉血标本测定肾素值。肾血管性高血压患者周围循环肾素活性升高者，外科治疗后 90%获治愈或改善，10%无改善；肾素活性不高者，则成功与失败各 50%，故此项检查结果可以预测患者手术的预后。两侧肾静脉肾素活性测定结果之差正常为 1.5∶1.0，大于此值手术疗效佳，反之则不佳。

6.血管紧张素阻滞剂和转化酶抑制剂试验　第一代应用于诊断人类高血压是抗血管紧张素阻断剂肌丙素试验，其后是阻断血管紧张素Ⅱ的肌氨酸-1，苏氨酸-8AⅡ试验。SQ20881(壬肽抗压素)是一种转化酶抑制剂，从蛇毒中提出的一种九肽物质。应用转化酶抑制剂可使血管紧张素Ⅱ缺乏，导致血压下降至低水平。近年来，应用血管紧张素转化酶抑制剂来增强肾血管性高血压患者的高肾素反应，以提高试验的敏感性。1986 年,Muller 和 Sealey 等用口服单剂量卡托普利进行试验,从高血压患者中筛选肾血管性高血压。方法:患者取坐位,口服卡托普利 25～50mg,测定 1 小时后血压下降程度和血浆肾素活性水平较服药前升高的变化。高肾素分泌反应的标准为:①服药后 1 小时血浆肾素活性≥12ngAI/(ml·h);②血浆肾素活性增加的绝对值≥10ngAI/(ml·h);③血浆肾素活性增加 150%。对诊断肾血管性高血压,此方法的敏感性与特异性均为 100%。但是,试验必须严格控制以下的条件,①试验前 2 周停用所有药物,除 B 阻滞剂外,其他的利尿剂、抗菌药等影响肾素活性的药物;②保持正常或稍高的钠入量饮食,进钠量过少可以引起假阳性结果,必要时需检测 24 小时尿钠排出量＞50mmol/d。Frederickson 和 Wilcox 等观察后确认此试验的价值,提出一条标准为:服用卡托普利后肾素活性＞5.7ngAI/(ml·h)即为阳性,其敏感性在 100%,特异性为 80%。

7.多普勒超声检查　彩色多普勒超声可显示患肾体积小于健肾,若肾动脉狭窄,则显示血管起始段血流流道变细,可测及高速血流,阻力指数升高,但是在肾内小动脉阻力指数往往降低;若发生闭锁,则患肾的肾内血流明显减少或消失。肾多普勒超声(RDS)在术后随访嫁接的血管和血管代用品是否通畅有重要意义。Dudley 等在 272 例(279 例次)肾动脉修补术和 35 例 PTA 术后进行多普勒超声检测共 325 例次,其中 41 例(计 61 支肾动脉/血管代用品)常规 RDS 和肾动脉造影比较,结果:36 支无狭窄,12 支狭窄＜60%,11 支狭窄≥60%～90%,2 支完全阻塞。说明 RDS 的敏感性为 69%,特异性为 98%,正确率超过 98%,其中在肾动脉分支有 3～4 例为假阴性。

8.血管造影检查

(1)腹主-肾动脉造影:有资料指出,在无高血压人群的腹主-肾动脉造影中也可有 3%～32%显示有不同程度的肾动脉狭窄,但是在高血压患者中则有 67%患肾动脉狭窄。因此,腹主-肾动脉造影仍然是目前确诊肾血管性高血压的金标准,手术治疗的必要依据。尤其是要作肾动脉导管扩张成形术、安装内支架、经皮导管肾动脉栓塞术等患者,此检查具有重要意义。最常用的方法是经股动脉穿刺逆行插管,腹主-肾动脉造影主要显示腹主动脉,肾动脉及其分支和实质期的影像形态,了解肾动脉有无狭窄、有无狭窄后扩张,狭窄部位、范围、程度、远端分支及侧支循环的情况。有的病例可行选择性肾动脉造影,造影剂可直接进入肾动脉,使其肾内小分支亦显影,对了解肾内动脉结构、狭窄和硬化情况有特殊价值。根据某医院放射科资料,动脉造影中发现符合多发性大动脉炎者 217 例,其中影响肾动脉而产生高血压者 71 例,占 32.7%。X 线征象与动脉粥样硬化病变有时不易区别。列表 6-2 以供鉴别诊断。

表 6-2　动脉粥样硬化与大动脉炎在动脉造影的鉴别

动脉粥样硬化	大动脉炎
1.病变范围广泛,累及胸腹主动脉	范围广,但呈散在状,有时为局限性
2.病变处管腔不规则,常有扩大,呈动脉瘤样	病变处管腔狭窄,并轻度不规则,动脉瘤少见
3.病变处管腔凹凸不平	病变处管腔基本光滑,但可伴轻度不规则
4.病变处扭曲、伸长	病变处长度多数不改变
5.病变处显影,密度不均匀	病变处密度大多均匀
6.病变处时有充盈缺损	病变处无充盈缺损
7.有钙化存在	一般无钙化影

高血压患者肾动脉造影的指征:①患者年龄在 40 以下者;②分肾功能试验提示两侧肾功能有一定差异;③静脉肾盂造影或放射性核素肾图的明显异常;④腹部有血管杂音;⑤长期高血压,近期发展迅速,诊断不明。腹主.肾动脉造影有一定危险性,高血压患者动脉造影死亡率为 1/2000～1/5000。主要并发症有

出血、动脉栓塞、急性肾衰竭、椎动脉痉挛引起截瘫、肠系膜上动脉栓塞，个别患者可发生急性心衰、急性心肌梗死、心搏骤停、呼吸衰竭、颈动脉血栓形成等，故应慎用此种检查，并发症占3%左右。为减少或避免并发症，应注意造影前、后3日，将患者血压控制在150～140/90～80mmHg；注意控制造影剂量勿过大，造影后立即静脉注射20%甘露醇40～60ml，续以静脉补液。

(2)数字减影血管造影术(DSA)：从直接动脉插管行数字减影血管造影术应用于肾血管造影，可消除与血管图像无关的其他阴影(如骨骼、软组织阴影)，使血管像显影清楚，其分辨率足够观察肾实质内径小至1mm的血管，可诊断肾动脉病变达到91.9%，6.6%有参考价值，只有2.3%图像不能做出诊断，并可区别纤维肌性发育不良、动脉粥样硬化、肾萎缩、肾动脉细小或肾动脉闭锁等症。

现在，利用计算机数字图像处理系统，经静脉注射造影剂，使主动脉及肾动脉清晰显影，或用小导管动脉注射小剂量造影剂均可获得与上述动脉造影同样质量的图像，而且罕有并发出血者，故有的医疗单位已用于门诊的患者。

(3)螺旋CT血管成像和磁共振血管成像：螺旋CT可以在单次呼吸之间完成全部的扫描，在动脉期即可获得所有的数据以进行任何一个平面的血管重建，特别适用于肾动脉近段的狭窄。磁共振血管成像不用碘造影剂，对碘过敏反应不能作肾动脉造影，或用大量的碘造影剂有可能造成肾毒性者具有特殊意义。它可以不受肠道气体及体型肥胖的影响。磁共振血管成像在诊断肾动脉狭窄的敏感性达83%～100%，特异性达92%～97%。

总之，诊断方法简繁不一，对具体病例不一定全部应用，但是应该充分依靠临床表现及相关检查资料综合分析，重要的是：①此高血压患者是否有肾动脉狭窄，诊断依据靠临床表现、放射性核素检查，多普勒彩色超声检查等，肾动脉造影有肯定性诊断意义；②确立肾动脉狭窄是否为高血压的病因。血浆肾素活性及双肾静脉肾素活性测定对了解此问题及评估预后很有价值。此外，本病还必须与肾素瘤、原发性醛固酮症、遗传性假性醛固酮增多症、嗜铬细胞瘤及原发性高血压相鉴别。

【治疗】

1.*药物治疗*　肾血管性高血压患者均需应用药物，用于因外科手术或经皮腔内血管成形术(PTA)前须将血压控制到适当水平，和一些不愿或不能接受手术或PTA治疗以及手术或PTA治疗失败的患者。但是，抗高血压药物只可控制患者的高血压，尚不能控制引起肾动脉狭窄的病理改变的进展，故PTA治疗和多种手术治疗对肾血管性高血压患者仍十分重要。

治疗肾血管性高血压药物的选择：目前药物治疗首选血管紧张素转换酶抑制剂(ACEI)如卡托普利或依那普利，并可与钙离子拮抗剂或β-受体阻滞剂合用。对不宜用血管紧张素转换酶抑制剂者，亦可试用β-受体阻滞剂配合利尿剂治疗。以下简述各类药物。

(1)血管紧张素转换酶抑制剂(ACEI)：其作用主要是抑制血管紧张素Ⅱ的形成以降低血压。ACEI大部分从肾排出，且其许多副作用与剂量有关，故在肾功能受损的患者用量应减少。此药物长时期应用可产生某些副作用有皮疹、味觉消失、中性白细胞减少和蛋白尿。肾功能不良者可使肌酐升高。有资料报道，全世界范围内仅5%的接受ACEI治疗肾血管性高血压患者因进行性肾功能减退而停药，而74%的患者血压受到良好的控制。因此，在所有接受ACEI治疗的患者中，需密切随访肾大小及功能变化。

(2)钙离子拮抗剂：其降压作用为扩张血管，对双侧肾动脉狭窄者，不像ACEI可致肾功能减退。此药可单独应用或与ACEI合用。

(3)β受体阻滞剂：此类药物通过阻断β-肾上腺素能受体抑制肾素的释放，以降低血浆肾素水平，故适合于本病患者的治疗。由于β-受体阻滞剂可使肾血管流量及肾小球滤过率稍降低，偶可引起氮质血症。

(4)扩张血管药：可与β-受体阻滞剂、利尿剂合用，对肾功能无不利影响，但对肾血管性高血压患者应慎用。

(5)利尿剂:噻嗪类利尿剂的作用相对小,对低肾素高血压最有效。在肾血管性高血压患者中,用此药偶可使血压上升,且有低血钾的风险。由于双侧肾动脉狭窄患者有钠潴留,用袢利尿剂如呋塞米,可有辅助降压作用,但不宜过多使用,易加重氮质血症。一般不用保钾利尿剂。

2.经皮腔内血管成形术(PTA)　Gmntzig 等报道应用 PTA 扩张肾动脉狭窄获得成功,为肾血管性高血压的治疗开辟了新的途径。此后 PTA 在临床上迅速推广应用,尤其是纤维肌性发育异常引起者,首选的治疗措施即 PTA。对单侧的非钙化、非闭塞性的动脉粥样硬化性肾动脉狭窄、大动脉炎引起的肾动脉狭窄以及肾动脉重建术后的吻合口狭窄、PTA 术后复发性狭窄均是其适应证。弥漫性主动脉粥样硬化性狭窄累及肾动脉开口者、肾动脉完全闭塞或多个分支病变,特别是血管分叉处病变者,PTA 效果不佳,应列为相对禁忌证。此外,PTA 的另一个适应证是保护肾功能。对于进行性肾功能减退者,若由于肾动脉病变或缺血性肾病引起,则可以用 PTA 达到保护肾功能的目的。

(1)方法及机制:经皮穿刺后,用一种头部有圆柱形双腔球囊的小口径动脉导管和 J 形扩张导管,通过导丝在荧光电视监视下插入狭窄的肾动脉内,每隔 10～15 秒用生理盐水稀释的造影剂充盈水囊 1 次(一般需 2～3 次),借以扩大肾动脉的狭窄处。腔内血管成形术是给予血管一个可控制的创伤。术后再狭窄与拉伸的程度是否足以压碎粥样斑块、动脉外膜是否过分拉伸到超过其回缩限度有关。操作时应注意所用球囊加压扩张后的直径不能太小,约与肾动脉造影显示的直径相当。加压后保持足够的压力和时间。术前服用钙离子通道阻断剂以预防肾血管痉挛。术中用肝素抗凝,术后用阿司匹林 80mg/d,共 6 个月,防止血栓形成。

(2)PTA 的优点:不需要全身麻醉,手术并发症较低,可与肾动脉造影同时进行,即诊断与治疗一次完成,住院时间短甚至不需要住院。但是,实施 PTA 应有放射科医生、内科及外科医生在场以处理高血压变化和潜在的外科并发症。

Ramnsay 和 Waller 综述 1981—1987 年 10 组共 691 例肾血管性高血压患者 PTA 治疗情况,其中 464 例为动脉粥样硬化所致肾动脉狭窄,193 例为纤维肌性发育异常,余为移植后狭窄等,随访 11～26 个月;资料完整者 670 例,技术成功率平均为 88%,失败率 12%。据血压评价,治愈率平均为 24%,改善率 43%,失败率 33%。纤维肌性发育异常患者治愈率为 5%,比动脉粥样硬化患者治愈率高。学者报道,某医院应用 PTA 治疗多发性大动脉炎伴发肾动脉狭窄时,同时扩张腹主动脉和肾动脉,分别扩张到 9mm 和 4mm,获得良好疗效,对大动脉炎引起的肾血管性高血压治疗具有实用价值。目前 PTA 已在国内广泛应用,成为肾血管性高血压的首选方法。

(3)PTA 的并发症:与 PTA 直接相关的并发症有穿刺部位出血、动脉内膜剥离形成急性栓塞、肾梗死、急性末梢缺血、臀部坏死、下肢坏死、动脉穿破以及球囊破裂等。与 PTA 非直接相关的并发症有造影剂过敏、因血压下降所致脑或心肌缺血、暂时的或不可逆的肾损害等。Roberts 报告 600 例 PTA 的并发症为 4.5%,发生栓塞为 1%。Mabler 和 Triller 等报道,在 80 例肾动脉病患者 105 次 PTA 治疗中其并发症发生率为 11%,其中严重者为 4%,死亡率约 1%。Kremar Hovinga 和 deJong 等报道 PTA 扩张成功后再狭窄的发生情况,随访 4～45 个月,经血管造影证实,33 例中 12 例发生再狭窄,其中动脉粥样硬化患者(24 例)发生再狭窄有 10 例(占 42%);纤维肌性发育异常患者 9 例中有 2 例(占 22%)。由于发生再狭窄后再作 PTA 多不成功,所以宁可进行手术治疗。

(4)肾动脉支架:近年来肾动脉支架应用是血管成形术的最重要的进展。在动脉粥样硬化斑块所致肾动脉狭窄患者,经常发生 PTA 术后肾动脉再狭窄,放置肾动脉支架是防止血管扩张后再狭窄的重要措施。目前最常用的支架是气囊扩张型的支架,即支架位于气囊导管顶端,随气囊膨胀而扩张,并有自我膨胀的装置，通过自身固有的弹性膨胀到预定的直径。放置支架的适应证：肾动脉开口处狭窄、PTA 术后再狭窄或其他常规肾动脉成形术疗效不佳的患者。有资料统计，肾动脉支架放置的技术成功率为 90%；高血压治愈或改善达 47%，较单独应用血管成形术高，但与血管重建手术相比较仍较低。

3.*经皮导管肾动脉栓塞术*　通过导管选择性或超选择性对肾动脉或肾内分支动脉进行栓塞，将栓塞物如不锈钢弹簧钢圈、明胶海绵、无水乙醇、硅橡胶等置入肾动脉管腔狭窄部位，使之完全闭塞，阻断血供，达到类似肾切除的目的。这种方法适用于肾内型动脉瘤、肾内动-静脉瘘、单侧肾动脉或肾内动脉分支狭窄。但是，术后可发生发热、恶心、暂时性血压升高，经对症处理后症状逐渐消失。

4.*手术治疗*　肾动脉狭窄引起的肾血管性高血压主要是有解剖学上发生病变，在以上方法疗效不佳或失败时，往往需行手术治疗。手术治疗中有患肾切除术和肾血管重建手术两大类。

(1)肾切除：这是最早出现的外科治疗肾血管性高血压的方法。采用此方法时，必须注意患者对侧肾动脉有无病变或是否会逐渐发展。若肾萎缩，其长径＜9cm、肾动脉主干闭塞或梗死、严重的肾小动脉硬化、不可能纠正的肾血管病(肾内动脉病或动静脉畸形)可考虑肾切除。当有节段性肾梗死或节段性肾发育不全可作部分肾切除。但是，肾血管性高血压可为双侧病变且呈进行性，故目前除少数病例外，患肾切除已很少采用。

(2)肾动脉重建术：自 20 世纪 50 年代以来，各种肾动脉重建手术相继出现，目的是恢复足够的肾动脉血流量，纠正肾缺血，达到改善肾功能和降低血压。这类手术包括肾动脉血栓内膜剥除术、血管旁路移植术、脾-肾动脉吻合术、肾动脉狭窄切除和血管移植术。现将几种主要的肾血管重建术简述如下：

1)动脉血栓内膜剥除术：Freeman 首先采用此手术治愈 1 例肾动脉栓塞。适用于肾动脉开口处或其近端 1/3 的动脉粥样硬化斑块或内膜增生病变。

2)旁路手术(又称搭桥手术)：DeWeese 首先开展自体大隐静脉肾动脉旁路手术。由于静脉特有的弹性，利用自体静脉的优点是不易形成吻合口狭窄。也可应用人造血管进行血管重建，但是人造血管不能应用于小血管的重建并且容易导致吻合口的中层增生，及较自体血管更高的感染率。内皮细胞化的人造血管，即将静脉内皮细胞种植于人造血管腔，使之不易血栓形成，并提高抗感染能力。血管旁路手术通常适用于肾动脉狭窄伴有狭窄后扩张的病例(图 6-1)。

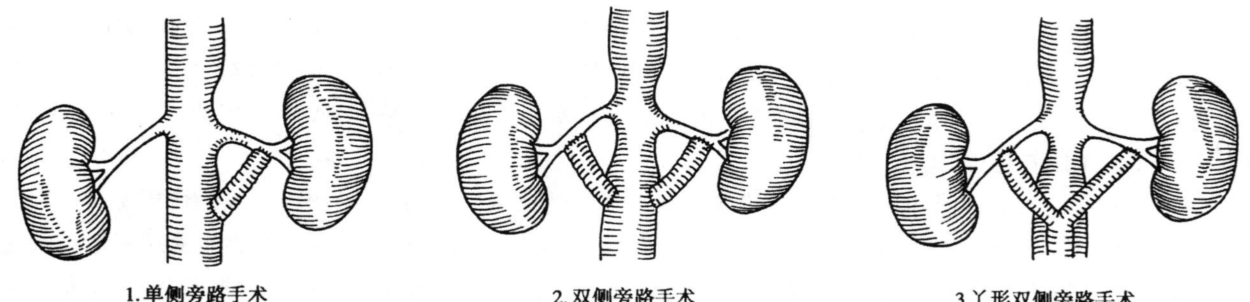

图 6-1　腹主动脉-肾动脉旁路手术示意图

3)脾-肾动脉吻合术：由 Libertino 和 Novick 首选采用，最常用的术式为脾-肾动脉吻合术。适用于左肾动脉狭窄性纤维肌肉增生病变，要求脾动脉有足够的口径大小，而右肾动脉狭窄可采用肝-肾动脉吻合术。这两种术式均要求腹腔动脉完好无病变。

4)肾动脉狭窄段切除术：适用于肾动脉局限性纤维肌肉增生，狭窄的长度在 1～2cm 以内。

5)病变切除及移植物置换术：适用于肾动脉狭窄长度超过 2cm 的病变。

6)肾动脉再植术：适用于肾动脉开口异常或肾动脉开口水平的腹主动脉内有斑块硬化病变者切断肾动脉后将其再植于附近正常的腹主动脉。

7)自体肾移植:1974 年开始我国采用肾自体移植治疗肾动脉狭窄,此手术的优点有:①髂内动脉血压较肾动脉压为高,移植后该肾有充分的血供;②大动脉炎患者髂内动脉较少引起狭窄;③不用血管代用品或缺血性离体血管,不易引起异物反应和栓塞;④手术野较表浅,操作容易;⑤可以保留患肾,尤其适用于双侧肾动脉狭窄病例。

1988 年全国 291 例肾自体移植术总结治愈者 225 例,好转 43 例,无变化 11 例,死亡 12 例。另外,据两组资料分析,212 例自体肾移植近期效果分别为 82%及 95.2%,远期效果为 79.8%。

8)体外肾血管显微修复术:应用于累及多段血管或同时伴有动脉瘤样病变的患者,尤其是有某些细小或分支的肾动脉狭窄,由此使不能作血管重建术需行肾切除的患肾可能被挽救。方法:①肾脏的保护:患肾切除前,先在静脉内注射 5%葡萄糖溶液 500ml,加呋塞米 1g 或加 20%甘露醇 100ml,可使该肾在充分利尿状况下切除,有利于保护患肾。肾脏离体后立即用 0.5%利多卡因 20ml 和肝素 2500 单位加于 100ml 生理盐水,注入肾动脉。离体肾置于 4~6℃冷却的林格液内,随之进行肾动脉灌洗至肾脏表面呈苍白,肾静脉流出液澄清为止;②显微镜血管修复,一般须切断输尿管。肾脏取出体外置于工作台冷却液盘内,操作时始终保持低温。应用显微外科设备及器械仔细地解剖肾门和病变血管的切除或修复,包括:分支肾动脉合并缝合,动脉瘤切除,离体血管嫁接,多支肾动脉吻合和病变肾组织局部切除等;③肾自体移植:患肾修补完成后,移植于同侧髂窝内,输尿管再植于膀胱壁内。优点:①在低温灌注下可在安全的缺血时限内完成手术;②在无血状态下进行,解剖清楚,操作方便;③可最大限度保留肾脏和肾组织;④术中减少出血。

【预后评价】

关于肾血管性高血压治疗的效果,可从两个方面予以评价,即血压变化和解剖上的改变。

1.血压变化

(1)治愈:平均舒张压 90mmHg,且较术前水平至少降低 10mmHg。

(2)改善:平均舒张压较术前降低 15%或以上,但仍高于 90mmHg 和低于 100mmHg。

(3)失败:平均舒张压较术前降低少于 15%,仍高于 12.0kPa(90mmHg)或平均舒张压仍高于 110mmHg。

2.解剖上的改变 根据术后血管造影所显示的重建血管的通畅程度,分为成功、有效和失败。

(王 彦)

第六节 肾下垂

肾下垂是指肾随呼吸活动所移动的位置超出正常范围,并由此引起泌尿系统与其他方面症状的病情而言。正常肾一般随着呼吸活动可有 3cm 之内的活动度。

【临床表现】

1.本病多见 20~40 岁的妇女(男女比例 1∶10),80%发生在右侧,左侧很少单独肾下垂。

2.80%无症状,20%有症状,其常见症状主要有以下三大类。

(1)泌尿系症状:50%以上患者有慢性尿路感染的症状。肾下垂也可引起镜下血尿,多与活动有密切关系,卧床休息后血尿可好转。腰部酸痛占 92%,为体位性腰痛,晨起不痛,久站或行走,尤其负重后易诱发,平卧位休息后减轻或消失。

(2)消化系统症状:由于肾活动时对腹腔神经丛的牵拉常会导致消化道症状,多为腹胀、恶心、呕吐、食欲减退等。

(3)神经官能方面的症状:患者常较紧张,伴有失眠、头晕乏力、记忆力减退等。

3.体检:有时可扪及下垂的肾,而且肾的位置可随体位而改变。

【诊断方法】

1.影像学检查

(1)泌尿系平片:可观察两肾的位置。一般根据立位泌尿系平片上肾影与脊柱椎体位置对比的关系,将肾下垂分为以下几度。

Ⅰ度:肾位置下降1个椎体以上。

Ⅱ度:肾位置下降2个椎体以上。

Ⅲ度:肾位置下降3个椎体以上。

Ⅳ度:肾位置下降到第5腰椎水平以上。

(2)排泄性或逆行肾盂造影:进一步了解肾的功能和位置,有否旋转、肾积水及输尿管扭曲。并可做卧位和立位摄片对照,必要时做延迟排空摄片,观察肾盂内造影剂的排空情况。

(3)B超检查:肾下垂者,立位时比卧位下降超过3cm。

2.实验室检查 尿常规一般正常,但在肾下垂引起输尿管充血或肾血流障碍时可见血尿。伴发尿路感染时,亦可见血尿、蛋白尿、管型尿、脓尿等。

3.头低卧位试验 为了进一步明确是否由肾下垂所致血尿,常做本试验:其方法是头低位足高卧位,绝对卧床7～10d,试验前后及试验中间经常取尿液标本检查尿中红细胞,在试验过程中如血尿减轻或停止,起床活动后血尿再次出现或加重者称为该试验阳性。

【治疗措施】

1.无症状及无并发症者,无须治疗。长期有显著腰痛、腰酸、血尿及严重胃肠道症状,应给予治疗。

2.加强腹肌锻炼,如仰卧起坐,游泳等。

3.体质瘦弱者,应适当增强营养及脂肪饮食,或用苯丙酸诺龙25～50mg,每周1～2次肌内注射。

4.中药治疗:肾下垂以气虚及肾虚为多见,故多以补中益气丸,每日9g吞服,或金匮肾气丸,每日9g吞服。

5.手术治疗

(1)肾悬吊固定加肾神经剥离术。

(2)手术指征

①经积极治疗3～6个月以上,严重症状仍未消失者。

②伴发肾结石、积水、肾盂肾炎等。

③由于肾下垂牵引其他器官而发生严重症状及并发症者。

④双侧肾下垂者,可先对严重一侧手术,术后3～6个月,再考虑是否行对侧手术。

(周 吉)

第七节 急性肾衰竭

急性肾衰竭(ARF)是肾小球滤过率突然减少,导致内源或外源代谢产物急性潴留的一种综合征。这些代谢废物正常是由肾脏排泄的,如尿素、钾、磷酸盐、硫酸盐、肌酐,有时还有一些服用的药物等,急性肾衰竭尿量通常在400ml/d以下。如果肾脏浓缩功能受损,则每天的尿量可以在正常范围,甚至是多于正常

(称为多尿型或非少尿型肾衰竭)。在所有的急性肾衰竭患者中,没有尿的排出(无尿)是很少见的。肾功能的减退可能经历几个小时或几天,以致不能将体内含氮废物排出,维持正常的体内容量和电解质稳定。

"少尿",从文字上讲是指尿量减少,其尿量不足以排出体内代谢产生的内源性可溶性终末产物。如果患者肾浓缩功能在正常范围,其尿量在<400ml/d或<6ml/(kg·d)称为少尿。如果患者的肾浓缩功能受到损害,且尿的比重低于1.010,少尿则表现为尿量少于1000~1500ml/d。

肾前性功能肾衰竭,如果治疗及时一般是可逆的。但是如果延误治疗,可使其进一步发展成实质性肾衰竭,例如,急性肾小球坏死(ATN)。导致急性肾衰竭的其他原因,可根据血管受损、肾脏本身问题、肾后原因进行分类。

ARF的主要特点为肾小球滤过率(GFR)的降低,临床表现为血清肌酐(Cr)和尿素氮(BUN)增高。但是,在某些情况下,Cr和BUN也会增高,如处在高分解代谢状态、机体大范围创伤(手术导致)等。

ARF的处理应当根据导致肾衰竭的病因。如ARF为肾前性因素,应当积极祛除肾前性的诱发因素,恢复肾脏的有效灌注,这些处理通常能够使肾功能得到恢复。药物导致的ARF,原则上应当撤掉与肾毒性有关的药物。维持正常的循环容量十分重要。术后的患者要根据中心静脉压的监测结果及时补充晶体、胶体和血液成分。对于肾后性因素导致的ARF,要迅速解除梗阻,同时也应注意尿液外渗的情况。表6-3列出急性肾衰竭可能出现的并发症。

表6-3 急性肾衰竭的并发症

体液潴留	高血压
尿毒症体征和症状	电解质紊乱
消化系统(恶心、呕吐、消化道出血)	低钠血症
神经系统(精神改变、脑病、昏迷、癫痫)	低钙血症
	高钾血症
心脏(心包炎、心肌病)	高镁血症
呼吸系统(胸膜炎)	高磷血症
血液系统(出血、贫血)	高尿酸血症
免疫系统(粒细胞/淋巴细胞功能障碍)	
肺水肿	代谢性酸中毒

有时,在临床上要鉴别ARF的三种病因并非易事,往往要结合临床检查和实验室结果,甚至还需要有创的中心血流动力学监测和尿路影像学检查。在诊断检查前初步估计ARF的病因十分重要,对于检查手段的选择有重要的指导意义。

一、肾前性肾衰竭

肾前性是指肾灌注不足或有效的动脉循环减少。其最常见的原因是由于肾性或肾外性液体丢失引起的脱水,如腹泻、呕吐和利尿剂的过度使用等(表6-4)。肾前性原因的特点是病因纠正能够使肾功能得到恢复,并少有肾脏结构的破坏。这种状态对补液比较有效,一旦治疗得当,肾功能能够在24~72小时得以恢复。少见原因有败血症性休克,血管外液体潴留导致的所谓"第三腔隙"(例如,胰腺炎)。抗高血压药物的过量应用也可以出现这种情况。心功能衰竭导致心排出量的减少也可降低肾有效的循环血量。根据临床表现,仔细分析可以判断出引起急性肾衰竭的主要原因,但多数情况下是多种病因共同作用的结果。在住院治疗过程中，患者循环系统的异常，常常导致实质性的急性肾衰竭，如急性肾小管坏死。

表 6-4　急性肾衰竭的肾前因素

(1)体内液体严重不足
(2)外科手术：出血、休克
(3)消化道丢失：呕吐、腹泻、肠漏
(4)肾脏原因：过度利尿、盐的丢失
(5)心脏原因：心排出量降低
(6)急性情况：心梗、心律失常、恶性高血压、心包填塞、心内膜炎
(7)慢性情况：心瓣膜病、慢性心肌病
(8)细胞外液的分布异常
(9)低蛋白状态：肾病综合征、晚期肝脏疾患、营养不良
(10)物理因素：腹膜炎、烧伤、挤压伤
(11)外周血管扩张：菌血症、抗高血压药物
(12)肾动脉狭窄(双侧)

肾前性 ARF 与肾血流灌注减少有关。肾脏的低灌注能够刺激交感神经和肾素-血管紧张素系统，导致肾血管收缩。同时，低血压可以有力地刺激抗利尿激素的释放，这样使水的重吸收加强。临床表现为尿量减少，尿钠浓度降低，尿液肌酐水平增加，尿液渗透压上升。

急性肾小球滤过率下降，也可见于肝硬化患者(肝-肾综合征)，或者服用环孢素、FK506、非甾体类抗炎药、血管紧张素转化酶抑制剂等。上述情况往往容易出现明显的肾内血流动力学功能紊乱。在这些情况下，尿的检查可类似肾前性肾衰竭，但患者临床表现并不符合常见的急性肾衰竭。在停止服用药物或有肝-肾综合征的患者进行肝病的治疗或肝移植后，会出现肾小球滤过率的改善。表 6-4 示引起肾前性肾衰竭的主要原因。

肾衰竭的原因总结于表 6-5。

表 6-5　急性肾衰竭的原因

Ⅰ.肾前性肾衰竭
1.脱水
2.血管塌陷：败血症、降压药、“第三腔隙”
3.心排出量的减少
Ⅱ.血流动力学功能性改变
1.血管紧张素-转化酶抑制剂的药物
2.非甾体类抗炎药
3.环孢素；FK506
4.肝-肾综合征
Ⅲ.血管病变
1.动脉栓塞
2.动脉瘤
3.恶性高血压

续表

Ⅳ.实质性(肾内性)
1.特异性的
(1)肾小球性肾炎
(2)间质性肾炎
(3)毒素,造影剂
(4)溶血性尿毒症综合征
2.非特异性的
(1)急性肾小管坏死
(2)急性皮质坏死
Ⅴ.肾后性的
1.孤立肾的结石
2.双侧输尿管梗阻
3.流出道梗阻
4.渗漏,外伤后

(一)临床表现与诊断

1.症状和体征　除了非常少见的心脏病或"泵"衰竭的患者,最常见也是首先的主诉是身体站立时头晕(直立性晕厥)或口渴感,可以有明显的体液丢失的病史,体重减低的多少可以反映出脱水的程度。

体检常显示皮肤干瘪、颈静脉塌陷、黏膜干燥,更重要的是,可出现直立性或体位性血压、脉搏变化。

2.实验室检查

(1)尿常规:尿量通常减少,精确的评估需要留置尿管测量每小时的尿量(也可通过这个方法除外有无下尿路的梗阻)。要注意的是在急性肾衰竭情况下尿可以是高比重(>1.025)和高渗透压(>600mOsm/kg)。常规尿分析一般没有异常。

(2)尿和血的生化检查:血液中的尿素氮和肌酐的比率正常是10∶1,在肾前性肾衰竭通常是增高的。因为甘露醇、造影剂和利尿剂都会影响肾脏对尿素、钠和肌酐的转运与处理,所以在这些因素的影响下,尿和血的生化检查会出现让人误解的结果。

(3)中心静脉压:中心静脉压降低预示着血容量不足,如果严重的心力衰竭是肾前性肾衰竭(多数不是唯一原因)的主要原因,明显的表现是心排出量降低和中心静脉压增高。

(4)水负荷:在肾前性肾衰竭的病例中,小心地增加入量可以使尿量增加。在这种情况下,既有诊断意义,也有治疗意义。最常用的首要治疗手段是快速静脉滴入300～500ml生理盐水。一般要超过1～3小时以后测量尿的排出。在尿量超过50ml/h时,被认为对连续的静脉输液有良好的效果。如果尿量不增加,则内科医生应仔细地回顾患者的血和尿的化验检查,再次评估患者的水容量状态,并重新进行体检,以确定继续补充液体(用或者不用呋塞米)的合理性。

(二)治疗

对于脱水的患者,必须快速补充液体的丢失。不恰当的液体治疗可能会使肾血流动力学进一步恶化和最终导致肾小管的缺血(不可逆的急性肾小管坏死)。在液体补足的患者,若仍有少尿和持续性低血压,应使用血管加压药物来有效纠正由败血症和心源性休克引起的低血压。升压药物对恢复全身的血压,同时对维持肾内的血流量和肾功能是非常有益的。应用多巴胺 1～5μg/(kg・min)，可以在不改变收缩压的情况下增加肾血流量。如果容量纠正后，全身血压还持续偏低，则可加大多巴胺剂量 5～20μg/kg。对于肾前性急性肾衰竭停用降压和利尿药，对治疗是有利的。

二、血管性肾衰竭

常见的血管疾病导致的急性肾衰竭包括：动脉血栓性疾病、夹层动脉瘤、恶性高血压。在 60 岁前如果患者没有进行过经血管的操作或造影检查则很少出现血栓性疾病。夹层动脉瘤和恶性高血压通常临床诊断比较清楚。

快速评估肾动脉血流情况的方法需要动脉造影或其他非造影血流检查(如：核磁或多普勒超声)，恶性高血压的病因可以通过体检发现(如：硬皮病)，对导致或影响急性肾衰竭的血管性因素的及早治疗是必要的。

三、肾内疾病因素与肾性急性肾衰竭

大多数的急性肾衰竭是由于肾实质病变所致，其中包括急性肾小球肾炎(AGN)、急性间质性肾炎(AIN)和急性肾小管坏死(ATN)。

该类疾病可以分为特异性和非特异性实质损害过程。

(一)特异性肾内疾病

导致急性肾内性肾衰竭的最常见原因是急性进行性肾小球肾炎、急性间质性肾炎、中毒性肾病和溶血性尿毒症综合征。

引起急性间质性肾炎的药物：非甾体类抗炎药物、青霉素、头孢菌素、利福平、磺胺类药物、西咪替丁、别嘌醇、环丙沙星、5-氨基水杨酸盐。

1.临床表现与诊断

(1)症状和体征：通常病史中会出现有很明显的资料，如咽喉痛和上呼吸道感染、腹泻、应用抗生素或静脉用药(经常违规用药)。反复并时有加重的双侧腰背部疼痛应引起注意。肉眼血尿也可能出现。肾盂肾炎很少出现急性肾衰竭，除非伴有脓毒血症、梗阻或牵扯孤立肾患者。引起急性肾衰竭的系统性疾病包括过敏性紫癜、系统性红斑狼疮和硬皮病等。人体免疫缺陷病毒感染(HIV)也可以出现 HIV 肾病导致的急性肾衰竭。

(2)实验室检查

1)尿液分析：尿沉渣分析可见许多红细胞或白细胞以及多种类型细胞和颗粒管型。红细胞位相检查，常显示尿中可看到异常形态的红细胞。在过敏性间质性肾炎中，嗜酸性粒细胞应常可看到，尿钠浓度范围可表现为从 10～40mmol/L。

2)血液检查：血清补体常见减少。许多情况下，循环系统中的免疫复合物常可以被检出，其他化验可以揭示出系统性疾病，例如：系统性红斑狼疮。在溶血性尿毒症综合征中，外周血涂片中常出现血小板减少和红细胞的形态结构变异。急进性肾小球肾炎，可以通过检测 ANCA(抗中性粒细胞质抗体)和抗-GBM(抗肾小球基底膜抗体)值的阳性来确诊。

3)肾活检：活检检查可以显示肾小球肾炎、急性间质性肾炎或肾小球毛细血管血栓(溶血性尿毒症综合征)分别所特有的变化，另外在包曼氏囊肿中可见大量的新月体形成。

(3)X线表现:造影剂检查应尽量避免,因其可造成肾损伤。基于上述原因,超声检查最适合排除梗阻问题。

2.*治疗* 治疗目的在于控制感染,清除体内抗原、毒性物质和药物,抑制自身免疫、清除自身免疫性抗体,降低效应器与炎症的应答。免疫治疗应包含药物或短时间应用血浆置换,有时支持性透析治疗是需要的。

(二)非特异性肾性疾病

导致急性肾衰竭的非特异性肾性疾病包括急性肾小管坏死和急性肾皮质坏死。后者主要与肾的血管内凝血有关,而且预后较前者更差。这些情况常产生于医院治疗中,败血症综合征常有不同的病情改变,类似于生理性紊乱。

远端肾小管退行性变(低位肾单位肾病)被认为是因为局部缺血引起。假如这些患者不发生肾内的血管内凝血和皮质坏死,他们中的大多数在透析治疗下是可以恢复的,通常是完全恢复。

在低血压的情况下,老年患者更易出现肾前性的急性肾衰竭。应用某些药物,如:非甾体类抗炎因子,可增加急性肾小管坏死的危险性,虽然典型的低位肾单位肾病改变尚未出现,在某些汞中毒(特别是氯化汞)和使用造影剂的病例中,尤其是伴有糖尿病或骨髓瘤的患者,可出现类似的非特异性的急性肾衰竭。

四、急性肾小管坏死

绝大多数需要住院治疗的ARF是由ATN所致。肾脏的血流灌注不足和缺血是引起ATN的主要原因。此外,还有一些内源性和外源性肾毒性物质见表6-6。

表6-6 常见内源性和外源性肾毒性物质及疾病

色素性肾病	尿酸钙
肌球蛋白	草酸盐
血红蛋白	肿瘤特异性综合征
高铁血红蛋白	肿瘤溶解综合征
肾内结晶沉积	浆细胞病

(一)临床表现

其临床特征通常与相关疾病有关。脱水和休克可同时出现,但尿量以及急性肾衰竭在静脉补液后无改善,与肾前性肾衰竭不同。另一方面,造影剂导致急性肾衰竭的患者表现为液体潴留。尿毒症症状(如:精神改变及胃肠道症状)在急性肾衰竭中并不常见(不同于慢性肾衰竭)。

(二)诊断

1.*尿液* 尿比重常偏低或固定于1.005～1.015之间。尿渗透压也降低(＜450mOsm/kg;尿/血浆渗透压比值＜1.5∶1)。尿检查见肾小管细胞以及颗粒管型;尿色混浊。如果尿潜血阳性必须考虑到血红蛋白尿或肌红蛋白尿的可能。鉴别肌红蛋白尿的化验是容易完成的。

2.*中心静脉压* 常常正常至轻度增高。

3.*液体负荷* 静脉滴注甘露醇或生理盐水并不能增加尿量,有时应用呋塞米或小剂量多巴胺[1～5μg/(kg·min)]可使少尿转为多尿(少尿型肾衰转为多尿型肾衰)。

(三)治疗

如果静脉补液或滴注甘露醇并无效果,则应立即减少液体入量。观察血清肌酐、尿素氮以及电解质浓度对于估计透析的作用是十分重要的。适当调整液体入量，补充葡萄糖与必需氨基酸，以保证126～147kJ/kg(30～35kcal/kg)的热量。这样能够纠正和降低伴有急性肾小管坏死的机体分解代谢的严重性。

血钾须密切监测，以及早发现高血钾。高钾血症可予以如下治疗：①静脉给予硫酸氢钠；②Kayexalate，25～50g(合用山梨糖醇)，口服或灌肠；③糖、胰岛素静脉点滴；④准备静脉钙剂以防心脏应激。

血液透析或腹膜透析的及时应用可预防或纠正尿毒症、低钾血症或液体超负荷。血液透析可间断或持续进行(持续动静脉或静静脉血滤技术)。用经皮中心静脉插管建立血管通路。在重症监护病房持续透析治疗更适用于血流动力学不稳定的患者。

多数患者于7～14天内恢复。在特殊的老年患者中，会有残余肾功能的损伤。

五、肾后性急性肾衰竭

尿路梗阻可以导致急性肾衰竭。只有在双肾都出现梗阻的情况下才可引起ARF。患者可有血尿、腰痛、腹痛和尿毒症的症状。这样的患者可能有既往腹部、盆腔手术史、肿瘤病史和局部放疗病史等。

下腹部手术后的急性肾衰竭应考虑尿道与输尿管梗阻的可能性。双侧输尿管梗阻的原因有：①腹膜或腹膜后肿瘤侵犯，伴有肿块或结节；②腹膜后纤维化；③结石；④术后或创伤后的尿路梗阻。对于孤立肾，输尿管结石可产生整个尿路梗阻引起急性肾衰竭。尿道或膀胱颈梗阻是常见的肾衰竭原因，尤其老年人。

(一)临床表现

1.症状和体征　肾区痛和紧张感经常出现。如果手术造成输尿管损伤，尿液可以从伤口渗出，由于液体超负荷引起水肿也可出现。腹胀及呕吐可由肠梗阻引起。

2.实验室检查　尿检查无重要意义。如果插管后出现大量尿液，则可以诊断并治疗下尿路梗阻。

3.X线表现　放射性核素检查可显示尿液渗漏现象，对于梗阻患者，可见核素在肾盂的蓄积。超声检查常可发现肾盂积水的上部集合系统扩张现象。

4.器械检查　膀胱镜与逆行肾盂造影可显示输尿管梗阻。

(二)治疗

治疗原则为尽快解除梗阻。

(于洪刚)

第八节　慢性肾衰与透析

在美国大约有两千万慢性肾脏疾病的患者。慢性肾脏病是指由于各种原因导致的慢性肾衰(CRF)持续异常，美国肾脏病基金会2002年公布慢性肾脏疾病的肾脏的损害时间超过3个月，GFR＜60ml/(min·1.73m^2)；慢性肾脏病的干预治疗一般参考GFR指标。

在慢性肾衰竭中，由于肾脏对溶质的清除率降低，而使之在体内潴留。这些溶质是外源性(如，食物)或内源性代谢终产物(如，组织的分解代谢)。经常用来代表肾衰竭的指标是血尿素氮与肌酐，肌酐清除率可用来反映肾小球滤过率(GFR)。

肾衰竭根据起病的快慢及氮质血症进程分为急性或慢性。对慢性肾衰竭与急性肾衰竭的进程进行分析对于了解生理适应性、发病机制以及最终的治疗是很重要的。对于某些个体病例，肾衰竭的病程很难确定。有些病史，如先前出现高血压或影像学发现萎缩肾则有助于慢性肾衰竭的诊断。急性肾衰竭也可进展为不可逆的慢性肾衰竭。

严重的慢性肾衰竭导致的终末期肾病的发病率是每年 280 例/百万人口。这些患者均需要透析治疗或肾脏移植，所有年龄段均可受累。尿毒症发展的严重与快慢往往很难预测，透析与肾脏移植正在世界范围内广泛应用。目前美国的透析患者超过 233000 人。老年患者有增加趋势。目前，移植肾脏有功能的健存者达 94000 人。

一、病因

多种疾病与终末期肾病有关，包括原发性肾脏疾病（如肾小球肾炎、肾盂肾炎、先天发育不良）及继发性肾脏疾病（如糖尿病性肾病或系红斑狼疮）。继发于脱水、感染及高血压等的综合生理改变，常使慢性肾衰竭患者病情迅速进展。

二、临床表现

慢性肾衰竭常出现的症状有：瘙痒、全身不适、疲劳、健忘、性欲下降、恶心及易疲劳感，这些症状往往轻重不一。经常有肾脏病家族史，青春期前发病，往往主诉发育不良。多个系统损害的症状可同时出现（系统性红斑狼疮）。多数患者出现容量依赖性或肾素依赖性高血压。但是，如果患者有明显尿钠丢失倾向（如髓质囊肿病），血压可以正常或偏低。由于贫血与代谢性酸中毒，呼吸和脉搏可加快。临床表现还有尿毒症臭味、心包炎、扑翼样震颤的神经系统症状表现、精神改变以及周围神经病变等。触诊可及的肾脏，常提示多囊肾。眼底镜检查，常显示高血压或糖尿病性视网膜病变，包括角膜的这些病变与代谢性疾病有关（如弥漫性体血管角质瘤、胱氨酸病、Alport 综合征等）。

三、诊断

（一）实验室检查

1.*尿沉渣*　肾病种类的不同，表现出不同的尿量。尿中的正常水和盐丢失与多囊性肾病和肾间质病变类型有关。当 GFR 低于正常的 50%时，尿量通常有减少。每日盐丢失倾向较固定，并且，如果钠排泄减少则很快会出现钠潴留。蛋白尿多少不一。尿检查可见单核细胞（白细胞），有时可见宽的蜡样管型，但通常尿检查并无特异性。

2.*血检查*　伴有正常血小板的贫血是其特征。出血时间的异常，常反映血小板功能异常。当 GFR 降至 30ml/min 以下时，血电解质及矿物质代谢异常变得很突出。体内缓冲剂储备减少及肾泌酸功能下降可引起进展性酸中毒，表现为血碳酸氢盐下降以及代偿性过度通气。尿毒症代谢性酸中毒的特点是正常的阴离子间隙、高氯血症以及血钾正常。除非 GFR＜5ml/min，高钾血症并不常见。在间质性肾脏疾病、尿酸肾病以及糖尿病性肾病中，伴有高钾血症的高氯性代谢性酸中毒（Ⅳ型肾小管酸中毒）会经常出现。这些病例中，酸中毒与高钾血症与肾素、醛固酮潴留有关，而与肾衰竭程度不成比例。多种因素可引起高磷血症与低钙血症。高磷血症是由于肾排泄磷减少引起的。由于肾中维生素 D_2 转化为活性的维生素 D_3 减少，导致活性维生素 D 减少。这些变化可引起继发性甲状旁腺功能亢进，并伴有骨软化或纤维性骨炎的骨骼变化。在慢性肾衰竭中，尿酸可增高但很少引起尿酸结石或痛风。

（二）X 线表现

对肾功能减退的患者应避免使用造影剂的检查。超声检查在肾脏大小及皮质厚度测量及肾穿刺定位中有重要作用。骨骼 X 线可显示生长延迟、骨软化（肾性佝偻病）或纤维化骨炎，并可出现软组织或血管钙化。

（三）肾脏活检

除了非特异性间质纤维化及肾小球硬化外，肾脏活检并无重要意义。可疑出现血管病变，如：中膜肥厚、弹性纤维断裂、内膜肥厚，这些改变可能继发于尿毒症高血压或由于原发的肾小动脉硬化。经皮或开放肾活检会有较高的死亡率，这主要是由于出血造成的。

四、治疗

（一）保守治疗

在病情不影响日常生活时，应采取保守治疗方法。保守治疗方法包括：低蛋白饮食[0.5g/（kg·d）]、限钾、限磷以及饮食中维持钠平衡，以防止体内低钠或高钠。因此应经常密切监测体重变化。在中度酸中毒时，应用碳酸氢钠是有效的。贫血的治疗是应用重组红细胞生成素。保持钙磷平衡，是防止尿毒症骨病和继发甲状旁腺功能亢进的关键。磷结合剂、钙剂和维生素 D 的使用有助于维持这种平衡。表 6-7 列出肾脏保护的综合措施。

表 6-7 肾脏保护的综合措施

重点	目标	措施
血压控制	＜130/80mmHg，如果尿蛋白＜1.0g/d	ACEI
	＜125/75mmHg，如果尿蛋白＞1.0g/d	血管紧张素受体阻滞剂
		限制盐摄入利尿
减少尿蛋白	＜0.5g/d	ACEI
		血管紧张素受体
		阻滞剂
控制血糖	HbAIC＜7％	口服降糖药
		控制饮食
		注射胰岛素
限制蛋白摄入	0.6～0.8g/（kg·d）	饮食指导
降脂	低密度脂蛋白≥70mg/dl	他汀类药
		降甘油三酯药物
贫血治疗	Hb＞12g/dl	促红细胞生成素铁剂
生活方式	保持合适体重	抗抑郁药物
	忌烟	
	加强运动	
钙/磷产物	钙＜4.5mmol/L	补充维生素 D

续表

重点	目标	措施
	钙＜55mg/dl	限制磷的摄入
	磷＜5.5mg/dl	磷结合剂

（二）透析治疗

建议开始透析的标准：①少尿（＜200ml/12hr）；②无尿（＜50ml/12hr）；③高钾血症（＞6.5mmol/L）；④严重酸中毒（pH＜7.1）；⑤氮质血症（[urea]＞30mmol/L）；⑥明显的脏器水肿（特别是肺脏）；⑦尿毒症性脑病；⑧尿毒症性心包炎；⑨尿毒症性神经/肌肉病变；⑩严重血钠异常（[Na^+]＞160mmol/L或＜115mmol/L）。

1.腹膜透析　腹膜透析是可选择的一种透析方式，有时在不能进行血液透析的情况下（如血管通路不能建立）可选择该方式。不断改进的柔软的腹膜透析管可反复灌洗腹腔。相对于血液透析，腹膜透析对小分子物质（如肌酐和尿素）的清除少于血液透析，但对于大分子物质清除较充分，因此，可达到良好的治疗效果。每周3次的间断腹膜透析（IPPD）、持续性腹膜透析（CCPD）以及维持性便携式腹膜透析（CAPD）都是可行的。在CAPD中，需用1～2L的透析液每天交换3～5次。随着腹膜透析技术的改进，细菌污染以及腹膜炎的发病率越来越少。

2.血液透析　目前，利用半透膜原理的维持性血液透析治疗得到了广泛应用。其血管通路主要有动静脉内瘘、移植内瘘（包括大隐静脉或人工合成材料血管）及锁骨下静脉插管（通过外科手术置入或透视下插入）。透析器有不同的形状。体内溶质及多余的水分可通过化学成分已知的透析液很容易地清除。近年来，一种新的高通量透析膜使治疗时间明显缩短。

透析治疗是间歇性的，通常是每周3次，每次3～5小时。利用尿素动力学模型可为透析治疗提供更精确的处方。透析治疗可在透析中心、透析单元或家中进行。家庭透析是较理想的，因为这种治疗使患者更觉舒适、方便，但目前只有约30%的透析患者达到了家庭透析条件。

透析技术的广泛应用增大了患者的活动时间，假期或因生意外出而需要异地透析治疗，可预先得到安排。

慢性透析的常见并发症包括：感染、骨病、操作失误、持续性贫血等。长期透析的患者经常发生动静脉粥样硬化性疾病。目前认为，慢性尿毒症患者尽管进行了透析治疗，仍可发生废用综合征、心肌病变、多发神经病变、继发性透析相关性淀粉样变。因此，应及时进行肾脏移植，同时尽量避免双侧肾切除，因为这样可增加患者输血的需求。对于透析患者，只有当出现顽固性高血压、感染性反流、多囊肾出血及疼痛时才进行肾切除。透析患者有时会患透析获得性肾囊肿病。这些患者须密切监视，以防发生肾内细胞癌。

如果无其他系统性疾病（如糖尿病），患者一旦开始透析治疗，则年死亡率是8%～10%。尽管存在医疗的、心理的、社会的或经济方面的问题，大多数透析患者的生活是丰富多彩的。

（三）肾移植

随着免疫抑制技术与基因匹配技术的发展，肾移植有逐渐取代血液透析的趋势。由于免疫抑制剂的发展，肾移植的效果有目共睹。

（于明明）

第九节 肾移植

肾移植是治疗终末期肾病最经济有效的方法。在过去15年里，透析与肾脏移植均取得很大进展，但现有资料显示，成功的肾移植可显著提高终末期肾病患者的生活质量，减少并发症的发生，并降低终末期肾病的死亡率。现在，美国每年完成的肾移植在13000例以上，随着供肾保存技术的提高，经腹腔镜行活体供肾摘取的采用及特异性更高的免疫抑制方法的发展，肾移植的成功率将进一步提高，所以每年肾移植的例数也会继续增多。

在过去30年，移植人肾1年存活率已获极大提高。1年人存活率从约50%提高至92%。移植肾存活率也有类似变化趋势，当前1年肾存活率，尸体供肾移植是80%～85%，活体供肾移植在90%以上。但如前所述，过去10年的移植肾丢失仍较高，主要由于慢性排斥和患者死亡，肾功能正常患者死亡占移植肾丢失原因的第2位。术后第1年肾功能正常患者死亡原因主要是原有的心血管疾病。术后10年，尸体供肾移植肾功能仍正常的不到40%～50%。

一、受者的选择和准备

目前还没有明确认定哪些患者因肾移植后并发症发生率与死亡率增高而不能行肾移植手术。除了活动性感染与恶性肿瘤外，现已很少有肾移植绝对禁忌证。随着供受者存活率的提高，对肾移植的限制已越来越少。一般肾移植受者年龄的上限是70岁，但肾移植的选择须个体化，如患者的预期存活时间小于5年，则应继续维持透析治疗。是否行肾移植手术取决于移植风险的评估，包括死亡率与移植物丢失是否增加。肾移植受者选择时，下列危险因素有助于确定高危患者并在诊治方面加以特殊考虑。

（一）心脏状况

待移植患者既往如有冠心病或糖尿病史，或属高龄，即认为有冠心病危险因素，应行冠状动脉造影。Doppler超声心动等非侵袭性检查也有帮助，但这些检查不能有效区分哪些患者适于外科手术治疗，哪些患者属高风险或不适于外科治疗。对于前一种情况，在移植前行冠脉搭桥手术可有效降低肾移植死亡率。

（二）恶性肿瘤

活动性恶性肿瘤是肾移植的绝对禁忌证。当前的免疫抑制药物可促进肿瘤微小转移灶的生长。各种肿瘤在实体瘤切除后再行肾移植的安全等待期并不相同，这取决于当时肿瘤的分级和分期及转移的相关风险。等待时间从低转移风险肿瘤的1～2年到高转移风险肿瘤的5～6年不等。有报道大部分肿瘤在移植后2年内复发。肿瘤切除后经密切随访并对其转移和复发风险进行评估后，有些患者也可安全地行肾移植手术。

（三）感染

活动性感染是肾移植的绝对禁忌证。对于膀胱炎、肾盂肾炎和前列腺炎等尿路感染，应区别仅是表面细菌增殖还是组织侵入性感染。如是前者，在肾移植膀胱打开前，采用留置三腔Foley尿管，抗生素膀胱冲洗并全身应用抗生素治疗即可控制细菌感染。待移植患者如有复发性尿路感染，则应在移植前行全面的泌尿系统检查，以明确感染的原因。

人类免疫缺陷病毒（HIV）感染被认为是一种活动性感染，由于此类患者终将发展为获得性免疫缺陷综合征，故均不考虑行肾移植手术。

（四）全身性与代谢性疾病

病毒性肝炎（HCV 抗体阳性和 HBV 抗原阳性）可导致进展性肝硬化的发生率和死亡率增加 2～3 倍。病毒性肝炎属移植的相对禁忌证，但如组织学证据显示无活动性肝功能不全，告知患者移植后可能出现的问题并获其同意的情况下，仍可行肾移植。与此类似，对于活动性和广泛性的全身性疾病，如 Fabry 病、胱氨酸病、脉管炎、系统性红斑狼疮、淀粉样变性病和草酸盐沉着症等，在确定移植前，亦应对每一个体进行具体分析和详细评估。其基本原则是移植后患者所获益处超过发生术后并发症的相对风险。

（五）胃肠道疾病

患者如有活动性消化性溃疡，应在移植前予以治疗直至完全缓解。在移植前如怀疑有消化性溃疡，则需行内镜检查以明确诊断，必要时，甚至需推迟肾移植手术。当症状和大便潜血提示下消化道疾病时，应行泛影酸钠灌肠造影或结肠镜检以了解是否有炎性肠疾病或潜在恶性肿瘤的可能。有憩室炎病史的患者在移植后应密切观察。

（六）泌尿生殖系疾病

有泌尿系功能障碍或复发性尿路感染病史患者应行排泄性膀胱尿道造影，以排除膀胱输尿管反流并评估下尿路功能。如有较多的残余尿，可进一步行尿动力学检查，以排除膀胱或膀胱颈痉挛以及尿道括约肌和尿道梗阻。有时，3 度以上的膀胱输尿管反流（肾积水）需行双侧肾切除。当 3 度以上反流而又伴膀胱缩小和无顺应性时，则需行膀胱扩大术以形成一个压力低的贮尿器官。尽管膀胱扩大术后的生活质量要高些，但如膀胱不可修复或不可利用时，也可采用回肠代膀胱作为肾移植后的尿液引流。尿液内引流一般要优于外引流。此外，膀胱以上的尿液引流可导致 20％的男性患者发生脓性膀胱炎。胃、回肠和结肠已用于膀胱扩大术，以增加贮尿容积。这些方法有其各自特殊的并发症，也有人对常规使用这些方法提出疑问。自身扩张的输尿管也曾用于膀胱扩大术。神经源性膀胱患者肾移植前就可采用这种自身输尿管膀胱成形扩大术。神经源性膀胱患者多由于重度膀胱输尿管反流引起反复化脓性肾盂肾炎，在肾移植时须行患肾切除，故自身输尿管膀胱扩大术正适合于这种情况，而避免了采用消化道扩大膀胱所带来的并发症。

（七）远端尿路梗阻

不完全尿道狭窄和前列腺增生可以在肾移植后通过外科手术得以矫正。这些患者在移植前多由于肾衰竭而无尿，肾移植后产生的尿液常可减轻膀胱颈挛缩及由此所致的尿道狭窄。此外，大部分患者在肾移植后膀胱逼尿肌功能可得以完全恢复，但需一段时间，在此期间，患者可采用间歇性清洁直接导尿或耻骨上膀胱造瘘。

（八）获得性肾囊性疾病（ARCD）和肾细胞癌（RCC）的危险

慢性肾衰竭是 ARCD 和 RCC 的高危因素。ARCD 是一种双侧性和癌前病变，其中 45％以上发生于肾衰竭超过 3 年者。20％的 ARCD 患者将发生肾肿瘤，其中 1％～2％发生全身转移。终末期肾病患者在肾移植前需行超声检查以排除 RCC。具有单个高危因素（腰痛、既往有肾肿瘤病史或肉眼血尿）或 2 个中等危险因素（ARCD 增大、透析 4 年以上、男性或可疑肾肿瘤）的患者应进行这项检查。怀疑肾肿瘤时，应定期行影像学检查（最好行 CT 检查）随访，一旦确定肾肿瘤时，应行根治性肾切除。

（九）腹膜透析（PD）

大部分活体亲属供肾的移植受者在移植手术完成后，在麻醉状态下，可同时拔除 PD 导管。对于尸体供肾移植受者，由于肾功能恢复较晚及高免疫排斥风险，PD 导管拔除可稍晚些。一旦需要腹膜透析，移植术后也可立即进行。当肾功能恢复后，PD 导管的拔除也相当容易（一般在术后 1～8 周，局麻下拔除）。

（十）移植前双侧自身肾脏切除

移植前自身肾脏很少需要切除。自身肾切除的适应证主要有：化脓性肾盂肾炎、药物难以控制的肾素介导的高血压、恶性疾病和肾病综合征。其他少见的原因有巨大多囊肾。经腹腔镜双侧肾切除明显优于开放手术。对于伴双侧重度膀胱输尿管反流患者，应彻底检查膀胱功能以确定是否需行膀胱扩大术。如有需要，可采用双侧自身扩张的输尿管作为扩大术的修补组织。由于人工合成促红细胞生成素的出现，过去有关是否保留有问题或有症状自身肾的争论已无意义。

（十一）同种异体移植肾的切除

对于再次移植患者，如果对侧可容纳移植肾，切除慢性排斥并失功的无症状移植肾并不是必需的。再次移植患者的预后与初次移植肾丢失的时间有密切相关性。初次移植 6 个月内即失功患者，再次移植的成功率将大大低于初次移植 6 个月以上失功患者。同种异体移植肾切除的指征有：需透析的急性排斥、发热、肉眼血尿、长期的全身炎症反应引起的肌肉疼痛、乏力、移植肾疼痛、感染和不能控制的高血压。包膜下移植肾切除是最安全的方法，可以避免髂血管的损伤。

二、供肾的选择

（一）供肾的种类

1.*活体亲属供肾(LRD)* 供者必须没有增加手术并发症风险以及降低留存肾脏功能或改变其基本生活质量的因素存在。直系亲属活体供肾的移植成功率显著高于尸体供肾移植。对经严格规定的，医学上确认合适的活体供肾移植的长期研究（随访 45 年以上）显示，活体供肾摘取的手术并发症发生率是可以接受的，不危及供者肾功能，死亡率也极低。

目前，LRD 移植的移植物半数生存期已超过尸体供肾移植半数生存期 5 年以上（13.4 年对 8.2 年）。在环孢素治疗下，人类白细胞抗原（HLA）错配的活体亲属肾移植的移植物和患者存活率已接近于 HLA 相配的活体亲属肾移植。由于 LRD 肾移植的高成功率及尸体供肾的紧缺，活体亲属供肾仍将是肾移植的有效方法和重要来源。

2.*活体无关供肾(LURD)* 活体无关供肾是指无基因相关的供者的肾脏，在我国仅限于夫妻关系（要求婚姻时间＞3 年）。近年来，由于腹腔镜活体供肾摘取术的进展，活体供肾已成为增长最快的移植供体来源。此外，由于当前世界范围的器官短缺，LURD 也成为移植的重要方法，并不断增多。文献报道，活体无关供肾的移植物 1 年存活率是 83％～93％。但供者的选择并无一定的标准。不发达国家的医生曾从完全陌生的人那里购买肾脏进行移植，据报道，供者和移植物的存活期很差，前者的 1 年存活率是 71％～85％，后者的 1 年存活率是 63％～82％。在这项研究中，还发现有 5 例受者因此获得 HIV 感染。因此，公开的商业化的器官组织买卖和移植是不可接受的。LURD 只有在医学和伦理均许可的情况下才可考虑。医学上，应认为 LURD 移植效果优于尸体供肾移植才可接受，伦理上，供受者间应有密切关系，如夫妻关系时，LURD 才是合适的。任何违背上述最基本原则的 LURD，都将损害器官捐献的利他主义精神，并破坏肾脏移植事业的各个方面。采用以上原则进行的活体无关供肾移植的移植肾和患者存活率将仍优于尸体供肾移植，并接近于活体亲属供肾移植的效果。由于无须保存，也没有缺血性损伤，LURD 生理功能良好，这是 LURD 移植效果突出的主要原因之一。

3.*尸体供肾* 尸体供者应没有影响肾血管完整性和肾灌注的全身性疾病，如慢性高血压、糖尿病、恶性疾病（潜在转移可能）或感染。对于＞60 岁的老年供者，有全身性疾病可能者或具轻度全身性疾病者（如高血压），对供肾应行活检。当活检显示明显的肾小球硬化（＞10％～20％）、内膜增生、间质纤维化、肾小管萎缩或弥漫性血管内凝血病变时，这种供肾不能用于移植。HIV 高危人群的供肾也不可使用。取自血流动力学稳定、仍有心跳供者的肾脏不容易发生低血压引起的少尿及由此所致的急性肾小管坏死（ATN）。年轻成年人的供肾较少发生 ATN，所以如有可能，尽量利用这类供肾。2～60 岁供者的肾移植成功率最高。如果采用免疫抑制诱导治疗，供受者间体形接近的情况下，2 岁以下供者的尸肾移植也可获得成功。经采用特殊的免疫抑制方案，整体或单肾儿童供肾移植（供者＜2 岁或体重＜14kg）均取得了良好效果。

（二）供肾的处理

1.*供者的预处理* 尸肾供者的预处理原则虽简单，但难以作明确规定，其困难之处在于呼吸机支持的“脑死亡”患者在被判断为不可逆的大脑脑死亡之前，需进行神经科方面的处理。此时，为避免脑水肿，液体入量被严格限制。此外，大部分中枢神经系统病变患者（74%）伴发尿崩症，这导致利尿效果，引起全身性低血压，进而引起肾功能丧失。全世界肾移植受者发生 ATN 差异极大（5%～50%），故摘取供肾前对供者适量输液和维持一定血容量有重要意义。这也反映了供者取肾前状态和供者预处理方案并没有如取肾和移植技术那样有一致认识。

2.*输血* 历史上，受者接受血液输注曾被认为有利于移植物的存活；但在环孢素应用后和人工合成促红细胞生成素时代，有证据显示输注供者血或第三者血的效果取决于移植后免疫抑制方案的作用。

输血除了可能感染病毒性肝炎和巨细胞病毒，还可能导致过敏，使受者匹配机会降低。所以无论是在尸体供肾移植还是活体供肾移植，输血在免疫抑制方案中的作用将越来越小。

3.*HLA 组织配型* 在活体亲属供肾移植中，移植物存活与 A、B 和 DR 位点抗原组织相容匹配密切相关的观点已被广泛接受。在直系亲属中（兄弟姐妹、父母和子女），位于第 6 对染色体的组织相容性复合物抗原具有稳定的遗传同质性，故直系亲属间，如这些位点相配，则提示整条染色体的大部分也是相配的。

与活体亲属供肾移植相比，HLA 配型在尸体供肾或无关供肾移植中的意义相对较小。尸体肾移植中，上述位点相配与否对移植效果的影响并不突出，对同种异体肾移植物存活的临床意义仍在争议中。单中心研究结果有支持 HLA 配型（ABDR）的，也有认为其没有意义的。但大多数经验认为 6 个抗原（6-AG）相配的肾移植要优于其他相配结果较差的肾移植。美国的器官分享联合网（UNOS）6-AG 相配或零错配研究显示相配者的移植物 1 年存活率是 87%，半数生存期是 13 年，而对照组的存活率是 79%，半数生存期是 7 年。此外，相配组的排斥发生率也较低。

（三）体外肾保存

1.*单纯低温保存和直接灌注* 移植供肾保存方法有单纯低温保存和持续低温脉冲式灌注保存。这些方法和适用情况已有详细描述。最常用的方法是单纯低温保存。该方法是当供肾离体后立即用冷保存液灌注。对于大多数活体供肾，由于冷缺血时间（CIT）很短（1～3 小时），可以采用细胞外液类溶液（乳酸林格液）作为灌注液。当 CIT 较长时，需以细胞内液类溶液作为灌注液以避免细胞肿胀。自由水进入细胞内将导致细胞肿胀，高渗溶液可以对抗这种效应。目前，最常用的冷灌注保存液是 UW-1 液。正是 UW-1 液的出现，供肝的保存质量得以显著提高。由于大部分器官供者同时提供多个器官（如肝、肾和胰腺），UW-1 液现在是腹部器官灌注和保存的首选溶液，也是大多数尸体供肾的首选。

2.*脉冲式灌注* 对活性可疑供肾，脉冲式灌注是最常用的方法，但因为与供肾分享相关的分配和运输方面的困难，以及这种技术需要笨重的仪器，所以其应用受到了限制。

如果在冷缺血 24 小时内完成移植，无论采用何种方法，供肾活性将得以良好保持。如果保存时间超过 48 小时，ATN 和肾功能延迟恢复的发生率将显著增加。功能延迟恢复的肾脏容易发生隐性排斥，临床肾功能参数通常用于监测肾脏功能以评估并及时治疗排斥反应，但此时却不能获得这方面数据。根据我们的经验，24 小时内完成的尸体供肾移植存活率显著高于冷缺血时间超过 24 小时者（$P<0.04$）。这些经

验来自于1984—1992年环孢素时代，1420例尸体供肾移植的结果。多数其他研究也证实我们的观点，即移植物存活率的下降与保存时间延长显著相关。除单纯低温保存方法，更多的新的肾保存方法也在研究和尝试之中。我们希望这些进展对于原来保存不满意的供肾，既能减少功能延迟恢复的发生，又可以提高移植肾脏的存活率。

（四）供肾摘取

如前所述，经严格筛选的健康活体供肾的肾移植效果最好。但由于供肾的长期短缺，在全世界，尸体供肾不仅是一种可取途径，而且还占移植供肾的很大部分（＞50％）。

1.活体供肾

(1)告知内容：应当指出，活体器官移植实际上从根本上违背了医学伦理学的基本原则。决定贡献器官的人必须是有能力的（有决定能力）、自愿的、没有被强迫的，从医疗和社会心理学方面是适合的，供者完全被告知器官贡献的利弊。另外，对于供者来说捐献过程必须是自愿的，且可以随时终止捐献。

(2)活体供肾的评估

1)必须检查：活体供肾者术前必查项目包括全面病史及体格检查；心理学评估；测量体重指数；胸片、心电图；全面的血细胞计数、凝血酶原时间、部分促凝血酶原激酶时间、生化检查、尿液分析、24小时尿蛋白；快速血糖、快速胆固醇和甘油三酯；定时收集尿液测量肌酐清除率或利用放射性标记物检测肾小球滤过率（GFR）；肾脏螺旋CT，CT血管造影或磁共振血管造影；病毒血清学检测：艾滋病（HIV），乙肝和丙肝，人类嗜T淋巴细胞病毒Ⅰ型（HTLV-Ⅰ），巨细胞病毒（CMV），EB病毒，快速血浆试剂试验（RPR）或性病研究试验（VDRL）。

2)选择性检查：动态血压监测、超声心动图、心脏应激试验；24小时尿蛋白定量或尿蛋白/肌酐比；结肠镜检查、膀胱镜检、乳房X线照片；前列腺特异性抗原；2小时口服糖耐量试验；血液高凝性检查；结核菌素皮肤试验；有特殊接触史时，要筛查传染病（例：疟疾，锥形虫症，血吸虫病，类圆线虫病）；供肾活检。

3)供者的选择：原则上，若家族中有多个供体可供选择，理论上应仔细评估谁的基因位点匹配的最好（如：两个位点相配比一个位点相配）。若供体的匹配位点相同的话（如：双亲和同胞都有一个基因位点相配），应该先选择双亲作为供体，因为考虑到如果第一次肾移植失败，年轻的兄弟姐妹可作为二次移植的供体，

4)社会心理学评估：社会心理学评估在供者起始评估时是非常重要的。它能为正确进行评估提供有力保证，揭示供者动机，以除外强迫因素。严重的精神疾患，不仅可影响供者评估进行，还会由于手术应激引起负面影响，这是活体供肾的禁忌证。对于那些所谓的利他主义者或非血缘关系的供者来说，心理测试就显得格外重要，因为他们对这种利他行为所造成的放大效应并不感兴趣。

5)活体供肾的排除标准

①绝对禁忌证：严重认知障碍，不能了解供肾的危险性；有明显的精神疾患者；吸毒和酗酒者；明显肾脏疾病（肾小球滤过率低，蛋白尿，不明原因血尿或脓尿）；严重肾动脉畸形；复发性尿石症或双侧肾结石；胶原血管病；糖尿病；高血压；曾患有心肌梗死或经治疗的冠状动脉疾病者；中到重度肺脏疾患；目前患有肿瘤（不包括：原位非黑色素性皮肤癌，宫颈或结肠癌）；有癌症家族史（肺，乳腺，泌尿系统，黑色素瘤，胃肠系统，血液系统）；肾细胞癌家族史；活动性感染；慢性活动性病毒感染（乙型或丙型肝炎，HIV，HTLV）；明显慢性肝脏疾病；明显神经系统疾病；需要抗凝治疗的疾病；妊娠；有血栓病史，未来存在危险因素（例如：抗心磷脂抗体，因子V莱顿变异）。

②相对禁忌证：ABO血型不符；年龄＜18或＞65岁；过度肥胖（特别是体重指数（BMI）＞35）；轻度或中度的高血压；尿路结石症状发作一次；轻度尿路畸形；年轻供者其一级亲属中有多人患糖尿病或家族性

肾病史；有妊娠期糖尿病病史；吸烟。

6)供者年龄：供者年龄没有绝对要求，但是，从伦理学角度考虑，至少要在18岁以上(含18岁)。年龄上限没有严格界定，应当在供者的利益得到保证的情况下，考虑肾脏捐献的可行性。通常，供体年龄过大会增加围术期的风险，大多数移植中心都有一个供体年龄上限，超过此标准的人不能成为供者，但各中心标准相差很大。据美国器官分享网(UNOS)统计有资质的移植中心报道：27%的移植中心无年龄限制，6%以55岁为上限，13%以60岁为上限，70%以70岁为年龄上限，3%以75～80岁为上限。使用这些年龄较大供者的肾脏其远期效果要比那些年轻供者的肾脏效果差。

7)肾功能评价

①肾小球滤过率：多数移植中心收集24小时尿计算肌酐清除率或碘酞酸盐、二乙三胺五醋酸(DTPA)清除率以此来更准确地计算肾小球滤过率。允许供肾的肾功能下限不仅要考虑供肾后其肾小球滤过率至少应为75%，还要考虑随着年龄的增加肾小球滤过率降低的问题。因此，目前公认的肾小球滤过率下限为80ml/(min・1.73m^2)。

肾小球滤过率(GFR)是评估供者肾脏功能的重要指标之一，常用的计算公式有：

Cockroft Gault公式，简称C-G公式，即[(140－年龄)×体重(kg)][×0.85(如果女性)]/72×Scr(mg/dl)

肾脏疾病改良计算公式，简称MDRD公式，186×Scr－1.154(mg/dl)×年龄－0.20[×0.742(如果女性)]。肾小球滤过率(GFR)在正常情况下随年龄变化，各年龄段供者的GFR至少在附表所列范围。

②蛋白尿：蛋白尿一般来说是肾脏疾病的一个现象。因此若存在明显的蛋白尿，则不能成为供体。24小时尿蛋白＞250mg为异常。

③血尿：血尿定义为红细胞每高倍镜视野多于5个，代表尿路系统中存在异常。尿沉渣镜检发现管型或异形红细胞伴或不伴蛋白尿均提示存在肾脏疾病。

④高血压：一般来说，患有严重高血压的人不能成为供者。因高血压一般都伴有进展性慢性肾病，供肾后的孤肾高滤过状态会加大孤肾损伤的风险，使高血压更不易控制。但目前对于轻度高血压患者供肾后孤肾功能的长期风险尚无结论。因只有很少一部分轻度高血压患者其肾脏病变会进展，故一些移植中心将那些无导致肾病进展因素的人列为供者。因此可将患有轻度高血压且血压易控制，年龄＞50岁，肾小球滤过率＞80ml/min的白人作为供体。轻度高血压患者不应有微白蛋白尿或其他终末期器官损害。

⑤糖尿病：对糖尿病、糖尿病前期及糖尿病高危患者来说，供肾有可能加快糖尿病肾病的进展，一旦发生，在孤肾发展的速度更快。

⑥肥胖：肥胖者的手术并发症危险增加。肥胖者更易发展为糖尿病、高血压或无高血压、糖尿病的伴白蛋白尿的肾小球肾病。此外，也有单侧肾切除后的肥胖者易患蛋白尿或肾功能不全的报道。在此人群中，其他因素例如：心血管疾病，睡眠呼吸暂停综合征，脂肪肝等因素的影响也应考虑。肥胖者在减肥后可进行供肾。大多数中心认为，体重指数＞35不能成为供者。

⑦尿石症：对既往有结石病史的人群来说，必须考虑供肾后若残余肾结石复发将会导致输尿管梗阻，甚至肾功能受损。然而，对于那些10年前有过单一结石发作、近期未发作，且没有代谢性疾病(如：高钙血症，代谢性酸中毒)的患者来说，可进行供肾。

⑧遗传性肾病：预备供者，特别是亲属供者，应评估遗传性肾病的可能。一级亲属有肾病患者，增加了其患肾病的风险，若其一级亲属中有多人患肾病，则其风险大大增加。对供者应着重检查受体所患的肾病。

⑨奥尔波特综合征("家族性出血性肾炎")：绝大多数奥尔波特综合征是X连锁隐性遗传病。有15%的患者是常染色体隐性遗传。有多种不同变异可引起奥尔波特综合征，但它们都是引起肾小球基底膜Ⅳ

胶原 α_5 糖链的缺陷，此可导致肾小球硬化症和肾衰竭。这种变异可合并眼和听觉系统内感觉神经的基底膜损伤，可导致视觉障碍如圆锥形晶状体或耳聋。对有奥尔波特综合征家族史的人群进行供肾评估，应仔细检查血尿，高血压及听力和视力。若奥尔波特综合征患者的男性亲属尿检正常，则认为其无基因变异，可供肾。奥尔波特综合征患者的女性亲属若尿检正常，则其患病几率小，可供肾。若女性亲属有持久血尿，则其很可能是患病基因携带者。其患进展性慢性肾衰竭的可能性会增高至 10%～15%，不能作为供者。

8)活体供肾者的外科评估：外科评估在这里狭义的定义为对供者肾脏的解剖特征进行评价，以确定肾切除是否能顺利进行，应切除哪一侧肾及应采取何种手术方式。术前行泌尿系螺旋 CT 检查可发现绝大多数极动脉，提供功能及充足的解剖学信息。目前这种无创检查在绝大多数中心已代替静脉肾盂造影。一般选取左肾进行移植，因左肾静脉较长，便于手术操作，特别是在进行腹腔镜手术时。若左肾有多支动脉而右肾只有一支动脉，可选右肾进行移植。若双肾都有两支动脉，仍可选取一侧肾进行移植。

(3)活体供肾的外科技术：腹腔镜技术及内镜辅助的活体肾移植是器官摘取的一大进步。从 20 世纪 90 年代中期只在一小部分中心谨慎地开展，到目前已发展到绝大多数中心都在开展。腹腔镜技术兴起的主要原因是因传统开放手术后的疼痛与不适。因康复时间不断缩短，越来越快地恢复工作，腹腔镜手术已成为推动活体肾移植的动力。两种手术方式，肾脏远期存活率无差异。腹腔镜手术推动了活体供肾数量的增加。

传统供肾切除采用开放术式改良肋腹切口。多数医生均采用 12 肋下或 11 肋间，胸膜外，腹膜外手术切口。须仔细分离肾脏，保护所有肾脏动脉、静脉及输尿管周围血管。避免过多牵拉血管以防止血管痉挛。供者必须水化良好，术中给予甘露醇保证利尿。当肾血管安全结扎切断后，将肾脏取出并置于冰水混合物中以降低肾脏代谢。肾动脉插管灌注 0～4℃ 肝素化的生理盐水或乳酸林格液以代替供者全身肝素化。

1)外科技术：活体供肾摘取方法有多种，目前最常用的是腹膜内经腹腔镜摘取的方法，这一方法最近已取代原先标准的经第 11 肋或第 12 肋缘上腰切口摘取的方法。由于大部分(>60%)供者至少在一侧只具有单支肾动脉，结合术前肾动脉造影，大部分血管损伤得以避免。有时会遇到双侧多支肾动脉的情况，这需要受者手术医生在低温条件下对供肾进行血管重建，以方便最后供受者动脉的原位吻合。两支或三支动脉重建时，较小支可以端侧方式吻合于最大支动脉。小的上极动脉(直径<2mm)可弃之不用，但下极动脉则需保留，以免危及输尿管血供。

2)肾切除后远期问题：肾切除后，因残留肾的高滤过率导致 GFR 代偿增高至原有双肾的 75%～80%。代偿程度直接取决年龄依赖的肾脏储备功能。一项肾切除后长达 35 年的随访证实了该手术的安全性。肾功能的降低与那些同龄健康人的肾功能下降有相同趋势。伴随肾脏高滤过率，尿白蛋白分泌可增高，但幅度小，不会引起肾功能的损害。肾切除后高血压的发生，随着年龄增大有所增高，但多数研究表明其发生率在不同年龄群体中有差异。活体供肾者远期存活率并无明显降低，实际上还较正常死亡率低。造成这一结果最可能的原因是只有那些身体健康的人才能成为供者。

2.尸体供肾　一般由相关医院指定的两位独立内科医师宣布供者脑死亡，此外须获得供者亲属的同意。供者往往捐献多个器官，除了肾脏外，还包括肝脏、心脏和胰腺。器官摘取常由肝脏和心脏摘取人员完成。

三、移植技术

双侧髂窝均可用于肾移植，但由于右侧髂窝的髂外血管更加平行，有利于血管吻合，所以右侧髂窝是更好的选择。取下侧腹弧形切口，经腹膜后路径暴露髂血管。

首先采用5-0永久单纤维丝线以端侧方式完成供肾静脉和髂静脉吻合。肝素并不需要。游离切断髂内动脉，再行供肾动脉与髂内动脉的端端吻合。对双侧髂内动脉功能受损的男性患者，如糖尿病患者，采用上述方法后，由于阴茎海绵体血供不足加重，术后阳痿较常见。所以如受者有这方面的危险因素，应避免端端吻合方式。正因如此，我们更乐于采用供肾动脉髂外动脉端侧吻合方式。

移植输尿管再植时，常采用膀胱外输尿管膀胱再吻合术（多用 Gregoir-Lich 技术）。与传统的 Politano-Leadbetter 输尿管再植技术相比，该技术并不需要大的膀胱切开，不仅手术时间缩短，术后梗阻的发生率也较低。

四、移植术前术后的近期处理

术前、术后处理可分为外科和免疫抑制两方面。

在患者收入院拟行尸体肾移植之前，术前外科评估应已完成，即经广泛的门诊检查以确定患者是否可以行肾脏移植。术后中心静脉压应保持在正常值的高限，保证有合适的前负荷，尿液排出应以等毫升量液体及时补充。应保证术后尿量＞1ml/(kg·h)，一般常规使用低剂量多巴胺[2～3μg/(kg·min)]。如已达上述要求，但尿量仍不满意时，应考虑是否存在其他因素。冷缺血时间或热缺血时间过长易导致术后近期发生 ATN。此外，手术技术问题亦应考虑。多普勒超声检查是最方便的检查方法，可通过移植肾血流情况间接证明有无吻合口漏，也能确定有无输尿管扩张。体液负荷过大可导致肺水肿，为避免这种情况，应在术后中心静脉压过高（＞14cmH_2O）时限制液体入量，并给予呋塞米。

五、移植免疫生物学和排斥反应

移植相关抗原是表达于细胞表面的糖蛋白。每位个体都有一套各自遗传的移植相关性抗原——人类白细胞抗原（HLA），其编码基因位于第6号染色体上。父母各提供一条编码 HIA 的染色体，并共同表达于子代。这些抗原的作用在于帮助机体识别自我与非我。通过这种方法，细菌和其他有害病原体被认为是非我部分，并被免疫系统破坏。当在两位没有关系的人之间进行器官移植（同种异体移植）时，由于不能识别 HLA，移植器官会被认为非自身器官而被破坏，这种现象称为排斥反应。以同样的方式，在双胞胎间移植的器官则被认为是自身器官而不发生排斥。第一例成功的人类器官移植就是利用这一机制，在一对双胞胎间进行了肾脏移植。

肾移植患者可能发生三种排斥反应，包括超急性、急性和慢性排斥反应。

超急性排斥反应与输血反应类似，是由受者预存抗体介导的体液免疫反应，这些抗体攻击表达于供肾血管内皮细胞表面的 HLA。受者只有通过既往输血、妊娠或移植致敏后，才能产生这些预存抗体。所有待移植受者在术前必须通过供者淋巴细胞和受者血清共同孵育，对这些抗体进行筛查。如果这项交叉配对试验阳性，则提示受者血清中有针对供者 HLA 的抗体，不能进行移植手术。临床上，超急性排斥反应甚至在移植肾血流一建立即可发生。白色移植肾出现黑紫斑点，并应立即切除。由于目前采用了灵敏的交叉配对检查，超急性排斥反应已很少见（1/1000）。

急性排斥多发生于肾移植后第1周和其后数月。主要鉴别诊断有 ATN 和输尿管梗阻。IL-2 抑制剂（环孢素和普乐可复）可造成移植肾中毒，在诊断急性排斥之前应予以排除。肾移植后，约有25％～55％的患者发生急性排斥，5％～12％的患者发生2次或2次以上。

急性排斥时，T 淋巴细胞是主要的参与细胞。在同种异体移植 T 淋巴细胞表面发现可被外来移植抗原(HLA)激活的受体。T 细胞其他表面抗原有 CD2、CD4、CD8 和 CD25 受体。T 细胞激活后，启动了排斥的级联反应。在这一级联反应的开始，由供体或受者的抗原呈递细胞产生 IL-1，受者的 CD_4^+ T 辅助淋巴细胞产生 IL-2。这时，MHC-Ⅱ型抗原激活的 CD_4^+ 细胞克隆扩增。受外源性 MHC-Ⅰ型抗原的刺激，受者 CD_8^+ 细胞在 IL-2 存在情况下，对移植物进行破坏。临床上，急性排斥患者可出现发热和移植肾压痛。这些症状常不明显，只因肾功能持续恶化即怀疑急性排斥的可能。虽然许多患者通过临床表现就可诊断为急性排斥，但诊断的“金标准”还是肾活检。在进一步治疗激素无效的急性排斥时，大部分患者需行肾活检。使用环孢素后，1 年后移植肾仍有功能的尸体供肾移植达 80%以上，活体亲属供肾移植达 90%以上。

慢性排斥指排除其他原因后，移植肾逐步进展性功能丧失的过程。做出慢性排斥诊断之前，须排除其他造成肾功能不全的原因，如急性排斥、感染或尿路梗阻性病变。与超急性排斥和急性排斥不同，慢性排斥的免疫机制还不很清楚。慢性排斥是移植肾远期功能衰竭的最主要原因。尸体肾移植 1 年后，每年约有 5%～7%的移植肾因此而丢失。结果，尸体供肾移植的 1 年肾存活率＞80%，但 5 年肾存活率却降至 60%。影响慢性排斥发生的因素包括供肾来源、急性排斥发生的时间和次数、术后感染、缺血性肾损伤、免疫抑制不适当和不遵医嘱用药。目前对慢性排斥还没有有效的治疗方法，许多患者在后期仍不得不恢复透析治疗。有关慢性排斥的原因、发病机制和治疗是当今移植研究的前沿领域。

六、免疫抑制剂

如前所述，超急性排斥是通过抗体介导的，由于当前筛查技术(交叉配对)的应用，现已很少发生。对慢性排斥的研究正在增多，但仍未清楚阐明其发病机制。所以免疫抑制主要针对预防和逆转急性排斥反应。虽然很大部分患者在免疫抑制状态下，仍将发生 1 次以上的急性排斥，但一般情况下，这些急性排斥可以得到逆转。

免疫抑制剂主要应用于以下三方面：①作为免疫抑制诱导剂，在移植后立即使用；②用于免疫抑制维持治疗，在血肌酐正常后开始使用；③治疗急性排斥。

硫唑嘌呤是一种嘌呤类似剂，在 20 世纪 60 年代早期发现具有免疫抑制作用。与激素联合使用，是过去大部分免疫抑制方案中的主要药物。近来，已逐步为麦考酚吗乙酯取代。硫唑嘌呤及其代谢产物与 DNA 结合，抑制细胞有丝分裂和增殖。这种药物的主要副作用是骨髓抑制，如白细胞减少。硫唑嘌呤可用于免疫抑制诱导和维持治疗，但对急性排斥无治疗作用。

糖皮质激素类药物自 20 世纪 60 年代早期即已应用。这类药物有多种免疫抑制和抗炎作用，包括抑制抗原呈递细胞产生 IL-1。因此，糖皮质激素类药物的作用是非特异性的，继发的副作用也很常见，尤其是在长期大剂量的情况下。糖皮质激素类药物用于免疫抑制的诱导和维持以及急性排斥的治疗。

环孢素大约在 1978 年进入临床应用。环孢素对实体器官移植领域具有革命性的影响，引入环孢素后，尸体供肾移植的 1 年肾存活率从 50%提高至将近 90%。

抗淋巴细胞/抗胸腺细胞球蛋白(ALG/ATG)是一类异种蛋白，通过人淋巴细胞免疫致敏的实验动物制备所得。抗淋巴细胞/抗胸腺细胞球蛋白可用于免疫诱导和逆转急性排斥。由于其严重的副作用，ALG/ATG 不是治疗的主流药物。

OKT3 是针对 T 淋巴细胞受体复合物 CD3 的鼠源性单克隆抗体，属针对 T 淋巴细胞的特异性免疫抑制药物。

新的抗体免疫治疗：新的 DNA 技术的应用有助于解决如前所述的单克隆抗体(OKT3)和多克隆抗体

(ALG/ATG)相关的临床问题。如发明了嵌合型(舒莱)或人源化(赛尼哌)的特异针对 T 细胞表面蛋白(CD3 受体)的单克隆抗体。由于异种表位的减少,异种抗体产生及由此所致的血清病的发生率也得以降低。这些新的单克隆抗体既减少急性排斥反应的发生而又没有毒副作用,因此目前已取代大部分多克隆抗体,应用于序贯的免疫治疗中。

FK506(他克莫司,普乐可复)是最近才发现的免疫抑制药物。它与环孢素的特性及作用机制类似,也能抑制 CD^+ 细胞产生 IL-2。FK506 在肾移植的临床应用结果显示其与环孢素疗效相似。与环孢素一样,FK506 也用于免疫抑制维持治疗。作为环孢素的替代药物,FK506 可避免移植肾发生排斥。

西罗莫司是另一种阻断 IL-2 作用的免疫抑制剂。与 FK506 和环孢素不同,西罗莫司似没有肾毒性。西罗莫司与环孢素有协同作用,故两者可以联合应用。

麦考酚吗乙酯(MMF,骁悉)是一种抑制嘌呤合成的抗代谢药物。其作用不同于硫唑嘌呤,有更强的淋巴细胞特异性,因此,在当前的大部分免疫抑制方案中已取代硫唑嘌呤。麦考酚吗乙酯在免疫抑制诱导和维持治疗中的疗效良好,使高达 50%的术后第 1 年急性排斥发生率得以降低。

当前的免疫抑制方案因各移植中心习惯和临床研究进展而有所不同。美国大多数医疗机构的免疫诱导方案采用联合使用泼尼松和一种抗代谢药,用或不用抗 CD3 或 CD25 抗体。该方案避免了环孢素或 FK506 在移植早期对移植肾的毒性作用。对亲属活体供肾移植,一般在术中给予受者泼尼松龙 7mg/kg。术后次日,开始口服环孢素[5mg/(kg・12h)]或他克莫司[0.1mg/(kg・12h)],并分别使治疗浓度维持在 200~250μg/L 和 10~15μg/L;此外,还予以麦考酚吗乙酯。进行尸体供肾移植时,对于可能发生 ATN、移植肾功能延迟恢复或高免疫风险者[再次移植者或群体反应性抗体,PRA>15%],术中给予 OKT3(5mg)或术前给予赛尼哌(1mg/kg)。这些药物的使用直至患者血清肌酐正常(<2.5mg/dl),一般需要 5~14 天。然后开始给予环孢素[5mg/(kg・12h)]或他克莫司[0.1mg/(kg・12h)],当环孢素血清浓度合适后,停止抗体类药物。逐步调整患者的个体用药剂量,患者开始联合维持治疗后即可出院回家。这种方案称为序贯 IL-2 抑制四联方案。对于急性排斥患者,通常给予大剂量糖皮质激素药物(7mg/kg)3 天,如患者对糖皮质激素药物无反应,则行移植肾活检,根据活检结果予以相应处理。对于中度至重度排斥者,一般使用 OKT3(5mg)7~14 天。同时监测 CD3 细胞水平,如绝对数>50 个/mm^3,需加大用药剂量。

七、并发症

(一)手术相关性并发症

移植术后可发生各种手术相关性并发症,包括肾动脉或肾静脉闭塞、肾动脉狭窄、输尿管尿漏、输尿管闭塞和淋巴囊肿。

移植肾动脉突然闭塞少见(发生率<1%),但可造成术后尿突然减少或没有。如已排除 Foley 尿管堵塞,术后多尿期肾脏突然没有尿液排出,需紧急再手术探查。这时,正确的诊断和处理是挽救移植肾的唯一机会。

对远期移植肾动脉狭窄的认识较为深入,最近的回顾性研究显示这种并发症的发生率约为 1.5%~8%。原因既与手术相关,也有免疫因素。患者可表现为难以控制的高血压、移植肾部位杂音或肾功能逐步恶化。出现上述情况时,虽然排斥或环孢素中毒的可能更大,但须考虑动脉狭窄的可能。彩色多普勒超声是有效的非侵入性检查方法,也能提供准确的报告,但确诊依赖于肾动脉造影。治疗包括手术矫正或经皮腔内血管成形。尽管有争议,一般认为经皮腔内血管成形更适于小的节段性或壁内动脉狭窄以及进一步手术风险高的患者。

尿路并发症不多见，大部分报道其发生率是2%～5%。特异性的手术相关性并发症包括：吻合口漏、输尿管或吻合口狭窄、输尿管梗阻和输尿管膀胱破裂。临床表现为尿量减少或移植肾功能不全。大多数此类并发症可通过超声肾扫描得以诊断。淋巴囊肿也是一种术后并发症，认为是由于游离髂血管时淋巴管破坏所致。其发生率为6%～18%，大部分无症状并在数月后自行消失。临床表现取决于盆腔受压程度，包括伤口肿胀、同侧下肢水肿和移植肾功能不全。超声检查可对此做出诊断。最近一项多变量分析研究显示。急性排斥可能是有症状淋巴囊肿形成的主要因素。治疗方法是经腹腔镜囊肿开口并引流入腹腔。经皮囊肿引流只用于诊断，而无治疗作用。

早期急性肾衰竭或ATN可见于5%～40%的尸体供肾移植。这种情况多由于冷缺血时间或吻合时间过长所致。年龄较大或不稳定供肾更易发生这种并发症。超声扫描显示肾血流良好，肾小管功能差，并经双相超声排除其他尿路梗阻等原因后，ATN可得以确诊。

ATN可采用等待和支持治疗，有时需数周时间才可缓解。形态学上，移植肾ATN与原肾ATN不同，前者的间质渗透和肾小管坏死细胞增加。ATN与远期移植肾功能预后及更易发生急慢性排斥是否相关仍存在争议。ATN期间的免疫抑制方法包括序贯应用ALG/ATG或抗CD25单克隆抗体，密切监测IL-2抑制剂（环孢素或他克莫司）浓度，移植肾活检以发现可能存在的排斥反应。

（二）非手术相关性并发症

非手术相关性并发症主要有感染和肿瘤。最近研究显示，移植术后感染是造成移植后患者死亡的第2位常见原因。围术期预防性应用抗生素有效降低了肾移植患者伤口感染的发生率（约1%）。甲氧苄啶-磺胺甲基异唑（TMP-SMX）可减少尿路感染和卡氏肺囊虫感染75%以上，术后常规使用。如对磺胺药物过敏，吸入喷他脒替代亦有效。虽然还没有抗生素/抗真菌药物膀胱灌注的随机研究，但许多移植中心常规采用此方法。

术后2～6个月，机会性感染最常见。由于免疫抑制剂抑制了机体的免疫反应，移植后患者最易发生病毒和细胞内病原体感染。这一时期，最常见的致病病毒是巨细胞病毒（CMV），可造成35%的患者出现有症状感染，2%的移植受者死亡。受体血清CMV抗体阴性而供者血清阳性时，发生有症状CMV感染的几率最高（50%～60%）。最初的临床表现是流感样症状，如发热、乏力、不适、肌痛和关节疼痛。如未治疗，可出现特异器官的感染，主要影响呼吸系统、泌尿系统和消化系统。早期，常见的实验室检查表现有血清转氨酶增高和不典型的淋巴细胞增多，白细胞减少和血小板减少也常见。细胞培养是目前最常用的检测活动感染的方法。确定CMV感染后，治疗方法有减少免疫抑制药物用量、支持治疗（如补液、退热）和给予更昔洛韦等抗病毒药物。对于CMV感染的肾移植患者，更昔洛韦可减少病毒的扩散、缓解症状及抑制CMV病的进展。术后前6个月，预防性口服阿昔洛韦可有效抑制病毒感染。使用OKrr3的患者预防性应用更昔洛韦能减少CMV感染。

免疫抑制的另一影响是增加肿瘤的发生率。环孢素应用于临床后，对恶性肿瘤的发生情况进行研究显示淋巴瘤和Kaposi肉瘤的发病率增加。尸体供肾移植者发生移植后淋巴增殖性疾病（PTLD）的几率是2.5%。环孢素使用者开始出现PTLD的平均时间是15个月，其中32%在同种异体移植后4个月内即发生。术后早期Epstein-Barr病毒感染可能是主要的危险因素。患者的移植肾可被累及，也可不被累及。采用免疫组化方法，如有单克隆或多克隆的B淋巴细胞增殖，则可确定病变。减少或停止免疫抑制治疗可能恢复机体免疫系统，而使PTLD得以控制。单克隆PTLD的预后更差，但如及早停止免疫抑制治疗，也有得以缓解的报道。

（何　涛）

第十节　肾细胞癌

一、流行病学

肾癌的发病存在明显的性别差异，男性发病率是女性的2倍，北京市1985—1987年平均标化发病率为男3.66/10万，女1.56/10万。而且随年龄的增长，其发病率逐年升高，大约在30岁的时候开始成对数上升，在60～70岁的时候达到高峰，65岁以上的肾癌约占总数的44.6%，肾癌发病年龄中位数男为62岁，女为64岁。不同种族及地域的居民其发病率和死亡率也存在明显的差别，发病率最高的国家和地区比最低的国家高出数倍。通常来讲，西方国家的发病率高于中国和日本。

自1970年以来，肾癌的发病率在白人中每年以3%的速率递增，而非洲裔的人群则每年以4%的速率在提升，可见其上升速度惊人，有人归因于超声等筛查的应用，提高了肾癌的检出率。

据我国30个肿瘤登记中心在1988—2002年的统计数字显示，在总人群中肾癌的发病率逐年升高：1998—1992年、1993—1997年、1998—2002年3个时间段我国肾和泌尿系统其他恶性肿瘤的发病率分别为4.26/10万、5.40/10万、6.63/10万人口。在世界范围内，公认捷克的肾癌发病率最高。根据《五大洲癌症发病率》报道：男性肾癌发病率最高的国家和地区在欧洲和美洲，发病率高的前5位地区分别是捷克(20.2/10万)、德国梅克伦堡(17.1/10万)、德国勃兰登堡州(16.3/10万)、德国萨克森自由邦(16.0/10万)和美国宾夕法尼亚州(15.6/10万)。发病率最低的5个地区分别为泰国南邦、阿尔及利亚的Setif、印度卡鲁加帕莱、泰国Songkhla和乌干达的KyadondoCounty，发病率分别为0.8/10万、0.7/10万、0.7/10万、0.7/10万和0.5/10万。我国上海、南京、广东、中山、浙江嘉善分别排在第245(4.8/10万)、273(3.2/10万)、282(2.3/10万)、286(1.8/10万)位。可以看出，我们国家的肾癌发病率与西方国家相比，发病率相对较低，但近年来呈现逐年增高的趋势。

肾癌死亡率最高的报道是在捷克，男性约为10/10万，女性约为4.5/10万。类似的死亡率也出现于立陶宛、德国等西方国家。肾肿瘤的死亡率在中国1985年标化死亡率男2.1/10万、女1.7/10万；北京地区1985—1987年标化死亡率男1.83/10万、女0.75/10万。远低于西方的统计数字。

二、病因学

肾肿瘤病因至今尚不清楚，可能与以下因素有关：吸烟、肥胖、职业、经济文化背景、输血史、糖尿病、放射、药物、饮食和家族史等因素。这些因素多为流行病学研究的结果。

1.吸烟　多年来的研究已经证实，吸烟是肾癌的中度危险关系。增加的风险较非吸烟者高1.2～2.3，而且与吸烟的量也有明显的关系，重型吸烟者风险增加2.0～3.0不等，随访美国复员军人吸烟与非吸烟肾癌死亡比1.45，每天吸烟40支以上者危险性升至2.75。人群归因危险估计表明，27%～37%男性肾肿瘤、10%～24%的女性肾肿瘤患者与吸烟(无论是过去还是现在)有很大的关系。大约有一半的归因危险是由于现行吸烟，尤其应引起重视的是有研究报告提示被动吸烟和肾癌也存在一定的联系。有无过滤嘴的香烟也影响肾癌的危险性。

2.肥胖　有人通过问卷调查，测定现在体重，现在身体质量指数(BMI)，现在腰臀比，18岁、30岁、40

岁、50岁时体重，最高体重，一年前体重等数据。结果显示体重增加，发生肾癌的危险性也上升，肥胖是肾癌的危险因素。事实上几乎其他研究也已经证实体重和肾细胞癌正相关。这个结果在女性中体现得尤为明显，在男性中则显得稍微差一点。目前的研究尚不清楚究竟是什么机制致使肥胖成为肾癌的一个危险因素。激素的变化，如肥胖者内源性雌激素的变化可能有一定的关系。近年来在肾癌的基础研究中，多个实验室已经发现，性激素在肾癌的发病中发挥重要作用。还有治疗肥胖时常用的利尿剂同样被认为有潜在的风险。人群归因危险度表明肾肿瘤和肥胖的关系，在女性超过40%，男性超过5%。

3.药物　一些药物的过量应用可能导致肾癌，但尚缺乏大样本含量的流行病学的证实，目前人们发现镇痛药、利尿剂以及一些激素类药物可能与肾癌的发生相关。

4.职业暴露和环境因素　有统计显示钢铁工人中，焦炭工人肾癌死亡为其他钢铁工人的5倍，焦炉工人肾癌的RR为7.5，主要为透明细胞癌。日本京都的统计，石油工业、干洗行业和肾癌相关，也有报告石棉工人易患肾癌。统计在石油精炼厂和石油化工产品行业工作20年以上男性，肾癌的死亡率达2倍，但工作不足19年者无此危险性。报纸印刷工人也因接触有害化学物增加肾癌危险性，这可能与在职业生涯中长期接触某些化学物质相关。

5.饮食因素　食物统计每人动物蛋白消耗量与肾癌有关，但经过肾癌病例与对照比较并不能证明其相关性。关于脂肪、人造甜味品等，其摄入量未必与肾癌发病率有关。国际人群调查发现高摄入乳制品，低摄入水果和蔬菜是危险因素。动物实验已证明维生素A摄入不足可以使细胞反分化和化生，增加癌的发生。有报告维生素A摄入不足可能增加人类肾癌的危险性。对16个流域水中8种微量元素测定中，发现水中铅含量与当地肾癌死亡率有关，有报告动物肾癌和铅有关。职业暴露铅与之无关。但饮酒与肾癌的相关性目前尚不能确认。另外，人们常饮用的咖啡和茶，也曾有研究者发现与肾癌的发生相关，但目前仍缺乏进一步的确认。

6.放射线　电离辐射可能增加肾癌的发病率，这点在强直性脊柱炎和宫颈癌患者的放疗中体现得尤为明显，但是作用并不强。但在原子弹受害者调查和核放射线接触者的调查，未发现肾癌增加。

7.家族遗传因素　肾癌的家族聚集性已经有所报道。一些肾癌患者可能有一个或者更多的遗传基因使他们更容易患肾癌。这些基因如何作用于肾癌，其机制仍没有被完全揭露。这些遗传因素导致的肾肿瘤往往呈双侧，同时容易并发其他系统的一些肿瘤。家族性肾癌可分3种类型：①常染色体显性型第3染色体短臂易位的遗传性非乳头状肾细胞癌；②Von Hippel Lindau患者患肾癌占该患者的45%；③常染色体显性型乳头状肾癌。

8.其他发病的危险因素　输血和血液透析治疗也是肾癌的发病危险因素之一，但机制不明，甚至有研究发现宗教信仰以及文化经济背景不同，其发病率和死亡率也不相同。

三、生物学特性及其临床特征

1.肾癌的生物学特性　肾细胞癌有别于其他的一些常见恶性肿瘤，有其相对较为独特的生物学特性，其对化学药物治疗和放射线治疗皆不敏感。

(1)肾细胞癌的免疫原性和免疫耐受：已经有大量的证据表明肾细胞癌具有良好的免疫原性，因此人们也投入巨大的热情希望能找到一种免疫学的方法，来改善肾细胞的治疗结果。目前已经证实在肾细胞癌中表达的肿瘤相关抗原包括PRAME、RAGE-1、gp75和MN-9。人们在肾癌组织中已经分离出多种免疫活性细胞，包括辅助T细胞、树突状细胞、NK细胞和细胞毒性T细胞等。树突状细胞可分泌IL-1、IL-2，起到抗原提呈功能；细胞毒性T细胞则具有肿瘤特异性的杀伤能力。一些临床现象也证实肾细胞癌具有良好的免疫原性，比如，肾癌是临床中观察到最多的肿瘤自我消退的肿瘤之一，据报道，大约超过半数的肿瘤自我消退的案例是发生在肾癌。这也给人们通过免疫学研究来征服肾癌提供了动力，但让人们失望的是，迄今免疫学治疗的效果仍不能让人满意。综合各种免疫治疗方案，其有效率波动于15%～20%，这提示在肾癌中还存在明显的免疫耐受逃避机制。

许多研究已经发现，在肾癌中存在着某种机制能破坏免疫系统的监控防御能力，从而使癌细胞逃避免疫攻击。可能的机制包括以下几种：①作为抗原提呈细胞的DC细胞数量或功能不足，没能有效激活；②肿瘤细胞的MHC抗原表达下降；③淋巴细胞处理MHC抗原的能力不足；④肿瘤浸润细胞（TIL细胞）的增殖、迁移和细胞毒能力损坏降低；⑤TIL细胞的Fas受体过表达，而肾细胞癌却能高表达Fas配体，与TIL的受体结合后，导致TIL细胞凋亡和消除。

（2）肾细胞癌的多药耐药性：肾癌的另一个重要特性就是对化疗药物不敏感，常常使晚期肾癌患者陷入绝境。发生多药耐药的具体机制仍不完全明确，研究较多的是多药耐药蛋白。肾癌细胞多药耐药相关蛋白的表达，如MDR-1蛋白。它是晚期肾癌难以治疗的元凶之一。80%～90%的肾癌都会表达这一种蛋白，它是一种跨膜蛋白，分子质量大约在170kDa，它的生物学功能是作为一种能量依赖型的跨膜转运通道，可以使多种含有疏水基团的大分子流出细胞，包括细胞毒性的药物，比如长春花生物碱——紫杉醇、放线菌素D、丝裂霉素C等，使它们在细胞内的有效浓度明显降低。但是在正常肾脏的远曲小管也有这一蛋白的表达，而在转移性的肾癌，MDR-1的表达则降低。因此，人们推测还存在其他的多药耐药机制。

已经有多个药物被开发，期望能阻断MDR-1的功能，从而改善肾癌的这一耐药特性，部分甚至已经进入临床试验，但结果目前都不能令人满意。这些药物包括一些钙通道蛋白阻滞剂，人们期望能屏蔽MDR-1蛋白的功能，阻断它与细胞毒药物的作用，但结果令人失望。

肾癌的另一个重要特征是血供丰富，肿瘤血管生成明显，因此，人们在探索治疗肾癌的过程中，把抗血管生成来作为治疗肾癌的一个重要手段加以研究。人们在临床实践中已经发现，血管造影显示肾癌的异常血管增多，而肿瘤血管增生也被当作肾癌的一个重要特征。这个特征也被一些实验研究所证实，比如肾癌的小鼠移植瘤模型研究发现，给予endostatin、IL-12、TNP-40等血管生成抑制剂，可以明显减缓肾癌的生长和转移。但是由于肾组织本身就是一个血管非常丰富的器官，因此，对肾癌组织的微血管生成是否一定较高却难以定论。

目前研究较多的血管生成因子是VEGF，这也是较早证实可以增加肾癌血管生成的细胞因子，在正常的组织，它被VHL蛋白抑制表达较低，但在进展的肿瘤组织中，其表达明显升高。在肾癌患者的血清标本中也已经发现VEGF的水平较高，而且和肿瘤的分级分期相关联。此外，还有多种可溶性的生长因子在患者的血清中被证实表达增高，包括bFGF、PGF、HGF、TGF-α_1、IL-8等。由于肾癌的其他治疗方法效果难遂人愿，而它又是一个肿瘤血管生成明显的肿瘤，因此，人们对于通过抗血管生成药物来治疗肾癌寄予了极大热情，目前研究较多的是endostatin和IL-12，这一类药物的好处是，它针对的靶点是血管内皮细胞，而不是针对肿瘤细胞，因此不具有遗传毒性，也不会导致继发肿瘤或者耐药的发生，目前有些药物进入了临床试验阶段。也有研究者把抗血管生成的药物与细胞毒等其他药物合用，期望取得理想的结果，目前尚需进一步的研究证实。

2.肾癌的临床特征　提起肾癌的临床表现，人们常常会想起所谓的肾癌三大特征：血尿、疼痛和肿块。但实际上，由于肾脏在体内的解剖定位较为隐蔽，周围有多种器官和组织的保护，常难以发现其早期的症状，一旦出现上述三个临床表现中的一个，往往就已经进入晚期，很少有三个病症同时出现的病例。近年来由于超声检查的筛选，以及人们对健康查体的重视，早期肾癌的发现率明显增加，往往是在没有任何临床征象的时候发现肾脏占位而确诊。肾脏由于位置隐秘，其与外界相联系的唯一通道是尿液，因此血尿常

是肾癌的症状之一，但出现血尿也意味着肿瘤已经侵犯肾集合系统。除了泌尿系统的表现以外，肾癌还具有特别的肾外表现，也有一些患者在没有任何症状之前已经出现转移，或者因出现转移症状而就诊，曾有文献报道，近 1/4 的患者在就诊时出现了转移，目前随着发现早期肾癌的增多，这一比率有所下降。

(1)血尿：肾脏与外界相同的唯一通道就是尿液，因此血尿常是肾癌的常见症状。其特点是间歇全程血尿，间歇时间可长可短，但往往是越到晚期越频繁。有时是表现为镜下血尿，尤其在肉眼血尿的间歇期，往往有镜下血尿。有时因为血块引起输尿管的梗阻而出现腰痛甚至肾绞痛的发生。出现血尿常提示集合系统受到肿瘤浸润，但血尿出现早晚和血尿程度与肿瘤分期或肿瘤大小并不完全相关，但和肿瘤的位置有一定的关系，如果肿瘤与集合系统邻近，则较早期就会有血尿，但如果肿瘤外生性生长，则肿瘤生长较大时才会侵犯肾盏肾盂而有血尿。现在随着健康体检的普及，早期的小肾癌发现率明显增多，血尿的比率越来越低。

(2)肿块：肾脏的位置隐蔽，因此只有肿瘤长大到一定体积才会出现腰部或腹部肿块。在 20 世纪 80 年代以前，多达 1/3 的肾癌患者发现腰腹部肿块，但这一比率近年来逐渐降低.现在巨大肾癌临床已少见。肾癌肿块的特点是表面光滑、质地硬、无压痛，常能活动，随呼吸运动，如果发现肿块固定，则提示已侵犯周围组织和器官。

(3)疼痛：肾癌疼痛常表现为腰部钝痛或隐痛，常为持续性。疼痛是因为肿瘤生长较大，牵拉肾包膜引起。如果出现剧烈疼痛则可能是肿瘤内出血，体积骤然加大，引起肾包膜张力突然增加而出现剧烈疼痛，肾肿瘤自发破裂也会出现类似表现，同时出现肾周血肿，出血多还会有失血性休克、血尿等。如果血块引起输尿管梗阻还会有绞痛发生。只有较大的肿瘤才会有疼痛症状，此时多为中晚期症状。近年来随着早期肾癌的发现增多，疼痛的比率明显降低。

肾癌一个重要特点就是易于出现静脉癌栓，癌栓可仅仅局限于肾静脉，也可以进入下腔静脉，甚至在下腔静脉内沿血流方向生长，直至右心房。因此在确诊为肾癌时，应进一步明确是否有静脉癌栓存在。尤其是合并左侧精索静脉曲张的患者，要注意是否合并肾静脉癌栓。

除了上述的肾癌临床特征外，如果出现转移则会有一些相关的特征。比如，转移到骨则会有骨痛甚至病理性骨折，转移至脑则可能出现头痛、癫痫发作，转移至肺则可能会有咯血等相关症状出现，甚至是在转移部位手术后病理发现是肾细胞癌才会发现肾脏病变。

除此之外，临床还常见一些泌尿系统以外的特征，所谓肾外表现包括贫血、红细胞增多症、高血压、血沉加快、发热、肝功异常、消瘦、高血钙等，在所有的肾细胞癌患者中，大约有 20% 具有肾外表现。虽说随着影像学的发展，人们诊断肾癌已不太重视临床表现特征，但是肾外表现对评估肾癌的预后以及临床治疗方案的选择仍是具有重要的参考价值。正常情况下，肾脏会产生包括肾素、前列腺素、红细胞生成素以及 $1,25\text{-}(OH)_2D_3$ 等多种活性因子，这些因子对维持体内内环境的稳定十分重要，但是，肾癌组织可能会释放大量的类似因子，造成内环境的失衡。此外肾癌细胞还会产生一些激素或其他的细胞因子：绒毛膜促性腺激素、甲状旁腺激素类似多肽、胰岛素、大量的细胞因子和炎性介质等。这些物质可能就是导致包括消瘦、贫血和发热等肾外表现的原因。这些肾外表现多于手术治疗后恢复正常，如术后仍不能恢复正常，则提示预后不佳。

发热发生率约为 17.2%，多为持续低热，也可以间歇发热，很少有超过 39℃ 的热度。对于临床上的不明原因发热，应注意排查肾细胞癌的可能。也有人把发热归为肾癌四联征之一，可见其并不少见。过去曾认为与肿瘤坏死物吸收有关，但现在人们已经证实与肿瘤产生的致热原有关，这一类患者体温多于手术切除肿瘤后降至正常。

血红细胞沉降率过快最为常见，发生率约为 55.6%，发热伴有血沉过快常提示预后不良。血沉过快的原因与癌细胞类型、血清蛋白等关系尚不明确。

贫血发生率约为36.3%，是一个比较常见的表现，虽说反复出血会导致贫血，但更多的患者并没有明显的出血，因此，通常认为肾癌患者的贫血与骨髓抑制有关。其红细胞可以使正常红细胞也可以是低色素小红细胞，这一类患者铁剂治疗无效，血清铁和全铁结合蛋白能力下降。

红细胞增多症发生率约为3.5%，这类患者红细胞增多，但血小板不增加，但仍会导致脑梗等血栓性疾病，作者曾遇到一位红细胞增多症的患者，频繁诱发脑梗死，手术治疗肾癌后逐渐好转。除了如前述的肾肿瘤会分泌红细胞生成素外，肾实质受压也会导致红细胞生成素分泌增加从而导致红细胞增多症的发生。

高血压发生率约为37.6%，是比较常见的肾外表现之一，与肾癌分泌肾素增多有关，也可能与肾癌动静脉瘘的形成有关。

肝功能异常，所谓Stauffer综合征，发生率约为14.4%，这一类的肝功能异常应与肿瘤转移至肝脏导致的肝功能异常相区别。几乎所有的此类患者都会出现碱性磷酸酶升高，67%会出现凝血酶原时间延长，其他还有蛋白异常、胆红素升高等，60%～70%的患者会在手术切除后恢复正常，如果再次异常，可能提示有病灶复发.切除后肝功能异常不能恢复则可能存在转移灶，提示预后不佳。IL-6被发现于这一部分患者的血清中表达升高，它和其他一些细胞因子被认为是这一异常现象的病因。要确认这一现象，必须先排除肝转移。

此外还有高血钙、淀粉样变、神经肌病等。

四、病理学及其预后

1.肾细胞癌的病理学类型　按1997年国际抗癌联盟(UICC)肿瘤病理分型标准，分为以下类型。

(1)肾透明细胞癌：是最常见的肾细胞癌，约占70%，发生于肾小管上皮，显微镜下特征以透明细胞质占优势为其特征。基因学改变以3P缺失、50%VHL基因突变和10%～20%透明细胞癌之VHL基因甲基化而灭活为特征；约5%发生肉瘤样改变。

(2)乳头状肾细胞癌：仅次于透明细胞癌，是第二常见的肾癌，占10%～15%，也称为嗜色性肾癌。因为以乳头状结构为主，故又称肾小管乳头状癌。基因学改变是以3q、7、12、16、17和20号染色体的三倍体以及Y染色体丢失为特征。当发现上述基因特征时，即使乳头状不突起，也支持乳头状肾细胞癌的诊断。

(3)肾嫌色细胞癌：约占肾细胞癌的5%。基因学改变是以多个染色体(1、2、6、10、13、17和21号)的单体性和亚二倍体性为特征。

(4)肾集合管癌：该类罕见，占所有肾细胞癌总数不足10%，来源于肾髓质和髓质锥体的集合管上皮。基因学改变并无一致类型的基因异常所见。

(5)未分类的肾细胞癌：不易进行分类，占4%～5%，此类肾癌的细胞混杂而无法分类，遗传学改变不统一。

2004年WHO综合肾细胞癌组织形态学、免疫表型、遗传学改变、临床表现和影像学的特点，推出了新的肾细胞癌分类和诊断标准，与上述分类相比，这一新分类有如下特点：①将家族性肾细胞癌与散发性肾细胞癌分别描述；②每类肾细胞癌除描述组织病理学表现外，还加入了流行病学特点、临床特点和影像学情况、大体检查情况、免疫表型、体细胞遗传学和预后相关信息；③取消过去分类中颗粒细胞癌和肉瘤样癌，将前者归入透明细胞型肾细胞癌，认为其是分级较高的透明细胞型肾细胞癌，而肉瘤样癌则被认为是各类肾细胞癌亚型中分化差的部分，不作为独立病理类型；④将乳头状肾细胞癌依肿瘤细胞形态不同分为1型和2型两类；⑤将集合管癌进一步分为Bellini集合管癌和肾髓质癌，同时增加了多房囊性肾细胞癌、

Xp11.2易位性肾癌、神经母细胞瘤相关性肾细胞癌、黏液性小管状及梭形细胞癌等几种新分型；⑥沿用未分类的肾细胞癌概念。

在中华医学会泌尿外科分会《肾癌诊治指南》中推荐采用2004年WHO肾细胞癌病理分类标准。

2.肾癌的TNM分期　根据2009年AJCC最新的TNM分期，与2002年的分期相比略有变动，把T_2期的肾癌又分为a/b两期，以10cm为界，详细见表6-8。

表6-8　2009肾细胞癌TNM分期

原发肿瘤(T)	
Tx	原发肿瘤无法评估
T_0	无原发肿瘤
	T_1　肿瘤最大径≤7cm，局限于肾脏
	T_{1a}　肿瘤最大径≤4cm，局限于肾脏
	T_{1b}　4cm<肿瘤最大径≤7cm
	T_2　肿瘤最大径>7cm，局限于肾脏
	T_{2a}　7cm<肿瘤最大径≤10cm
	T_{2b}　肿瘤最大径>10cm，局限于肾脏
	T3　肿瘤侵及主要静脉或侵及肾上腺或侵及肾周围组织，但未超过肾周筋膜
	T_{3a}　肿瘤侵及肾静脉或肾静脉段分支(含肌层)或侵及肾周和(或)肾窦脂肪组织，但未超过肾周筋膜
	T_{3b}　肉眼见肿瘤侵入膈下下腔静脉
	T_{3c}　肉眼见肿瘤侵入膈上下腔静脉或侵犯腔静脉壁
	T_4　肿瘤浸润超过肾周筋膜(包括侵及同侧肾上腺)
区域淋巴结(N)	
Nx	区域淋巴结转移无法评估
N_0	无区域淋巴结转移
N_1	单个区域淋巴结转移
N_2	一个以上区域淋巴结转移
远处转移(M)	
M_0	无远处转移
M_1	有远处转移

TNM分期

肿瘤情况	分期		
Ⅰ	T_1	N_0	M_0
Ⅱ	T_2	N_0	M_0
Ⅲ	T_3	N_0	M_0
	T_1，T_2，T_3	N_1	M_0
Ⅳ	T_4	任何N	M_0
	任何T	N_2	M_0
	任何T	任何N	M_1

3.肾细胞癌的分级　肿瘤细胞分级主要用于判断术后患者的预后。当今应用最为广泛的是细胞核分级系统，北美常用的是 Fuhrman4 级核分级系统，结合肿瘤分期等作为判断预后的重要指标，但 UICC/MCC 根据临床和预后统计资料，建议将 Fuhrman4 级中的Ⅰ、Ⅱ级并为Ⅰ级，改为Ⅲ级核分级法。中华医学会泌尿外科分会《肾癌诊治指南》中推荐使用三级分级标准，高分化、低分化和中分化。

Fuhrman3 级核分级标准如下：Ⅰ级，核主要为圆形，与正常肾小管细胞核大小相似或变化不大，染色质纤细或固缩状，核仁多为 1 个，位于中心或稍偏心，与肾小管细胞核仁大小相似，无核分裂象；Ⅱ级，核圆形或卵圆形，常有皱褶，比正常肾小管细胞核大，染色质部分纤细、部分粗糙或染色质丰富而致密，核大小变化中等，核仁明显增大，1～2 个，中心位或偏心位，多核细胞常见，可见不多的核分裂；Ⅲ级，核明显增大，从大核至巨核，核形多不规则，多形，染色质粗，分布不均匀，核仁单个或多个，有的很大，多核细胞常见，并见高度非典型的瘤巨细胞，核分裂象多，常为非典型，细胞多角形、梭形、多形性明显。如肿瘤为多种级别混合存在，则以最高的核级别作为肿瘤分级。

4.肾细胞癌的预后　影响肿瘤患者预后的因素众多，归纳起来主要包括以下内容：

(1)临床体征与症状：①体质状态：以 ECOG 评分来评估。有学者报告若 ECOG≥1 时，RCC 5 年生存率为 51%；若 ECOG=0 时，则 5 年生存率为 81%。②症状：有血尿和疼痛者较无症状者的 5 年生存率明显降低。

(2)实验室指标：血沉升高(>30mm/h)、高血钙(>10mg/dl)、血红蛋白降低(女<100g/L，男<120g/L)、碱性磷酸酶和乳酸脱氢酶升高(>正常 1.5 倍)，是现今常用于判定预后的实验室检查指标。

(3)肾癌的临床分期：①肿瘤局限于肾包膜内：只要肿瘤局限于包膜内，均可有 70%～90%的 5 年生存率，并且与肿瘤大小密切相关。当今公认的 T_1 与 T_2 之间的最佳临界值是肿瘤直径 7cm，以 7cm 为分界线判断预后，其生存率有着显著差异。但近年又发现肿瘤<4cm 时，无论施行部分或根治性肾切除术，则长期生存率均可在 90%以上。②肾周脂肪侵犯：一旦侵犯肾周脂肪则 5 年生存率仅为 15%～20%，即使肉眼见到肿瘤局限于包膜内则预后亦差。③肾上腺侵犯：凡有肾上腺侵犯时多视为转移，预后恶劣。④静脉血管侵犯：肿瘤侵犯静脉血管壁是预后不佳的重要提示因素。⑤局部或淋巴结侵犯：一旦邻近器官侵犯，罕见有 5 年生存者。有淋巴结转移预后恶劣，5 年生存率为 5%～30%，10 年生存率为 0～5%。迄今尚无施行广泛性腹膜后淋巴结清除术的前瞻性研究报告，上述手术能否改善 RCC 生存率仍未定论。⑥全身转移：预后特别恶劣，1 年生存率为<50%，5 年生存率为 5%～30%，10 年生存率为 0～5%。

(4)肾细胞癌的分级也是肾癌的重要预后指标，已如前述。

(5)肾细胞癌的细胞学类型能否作为肾癌的预后指标尚存在争议。

一项多中心大样本的研究中，作者对 4063 例来自 8 所国际性医疗中心的患者进行回顾性研究。对每例患者的组织病理亚型，按 1997 年国际抗癌联盟(UICC)肿瘤病理分型标准、年龄、性别、TNM 分期、Fuhrman 分级、肿瘤大小、东部肿瘤协作组评价状况(ECOGPS)、总生存率进行分析。并对透明细胞癌、乳头瘤、嫌色细胞癌组织病理类型，分别进行 KaplanMeier 单变量和 Cox 模型多变量统计分析。结果发现，在所有病例中，透明细胞癌为 3564 例(占 87.7%)，乳头瘤为 396 例(占 9.7%)，嫌色细胞癌为 103 例(占 2.5%)。单变量统计分析发现，当将透明细胞癌、乳头瘤、嫌色细胞癌组织病理类型作为预后影响因素时，患者的生存率趋于提高(Log-rank 检验 P=0.0007)。但多变量分析发现，TNM 分期、Fuhrman 分级、ECOGPS 是影响预后的独立因素，而组织病理分型与预后无关。这一研究提示与 TNM 分期、Fuhrman 分级和 ECOGPS 相比，UICC 美国联合委员会 1997 年制定的 3 种主要的肾细胞癌组织病理分型，并不能作为影响肾细胞癌预后的主要因素。

(6)肿瘤大小是判定预后的重要因素，若核分级相同，则肿瘤≥5cm 的病死率是肿瘤<5cm 者的 5 倍，

其生存率有着显著差异。

5.肾细胞癌的转移 肾癌主要以血行转移为多见,也可以淋巴转移,最常见的转移部位是肺,可以无症状,也可以咯血为临床表现。其次约有1/3的患者会有肝和骨转移,20%的患者会有肾上腺转移。

五、诊断

肾癌的诊断目前多依赖于各种有效的影像学检查。随着超声在健康体检中的普遍应用,早期肾癌的检出率明显增多,所谓无症状的偶发癌比率在肾癌患者中的比率较前显著增高。肾癌的症状体征在鉴别诊断中仍有重要作用。作为肾脏与外界相通的唯一介质,尿液脱落细胞检查在肾癌的诊断中价值有限,因为只有在肿瘤穿透集合系统黏膜时才可能阳性。

1.超声检查 这是最简便最经济无创的检查,目前已广泛用于肾癌的初始筛查,而且随着分辨率的提高,肾癌的超声检出率越来越高,已能发现病灶直径约0.5cm的肿瘤。有文献报道,小于1cm的肿瘤超声准确率可达到26%,对于大于1cm的肾癌,随着肿瘤直径的增加,超声诊断准确率也显著增高。

肾癌在超声下的表现通常为低回声或中等回声的实性占位,边界清楚,可探及血流信号。高回声常提示脂肪成分,肾错构瘤的可能较大,但是对于部分肿瘤由于出现肿瘤内部出血坏死液化,则超声检查可能会出现不均质回声。单纯性囊肿的超声表现为典型的液体回声,易于鉴别,但是对于复杂肾囊肿,超声鉴别困难,通常需要经过超声造影、CT甚至MR等才能鉴别。

超声多普勒检查可以发现肾静脉有无癌栓,是一个简单经济又无创的有效检查,此外,超声检查还可以发现是否侵犯肾包膜以及肾周脂肪。

近年来,超声造影的发展,使肾癌的超声诊断尤其是小肾癌的诊断发生了革命性的进展。患者检查时注射造影剂,连续观察造影剂在瘤体内的灌注过程和超声回声强弱的变化,包括造影剂的始增时间、消退时间和强度、分布等信息。造影过程是以肾皮质为参照,如果肿瘤中,某一区域早于或同步于肾皮质显像为快进,消退早于或同步于肾皮质则称之为早退。将病灶强化分为分隔状强化、不均匀强化、均匀强化。强度则分为高增强、等增强和低增强。在常规超声检查中提示为富血供或少血供的病例,在超声造影中,常表现为快进快出的富血供表现;对于常规超声检查乏血供的可疑病例,在超声造影中亦常表现为富血供的表现,因血管显像得到增强。肾癌内血管在超声造影中的表现为迂曲紊乱的肿瘤血管走行,造影剂分布不均匀。但是对于一些复杂的错构瘤,超声造影的鉴别尚有难度,其在肾癌诊断和鉴别中的应用尚需大样本的资料总结。

2.X线检查在早期肾癌中的诊断价值

(1)腹部平片:KUB平片在肾癌中的诊断价值有限,通常只能看到较大肾癌导致的肾外形的变化,确诊尚需其他的影像学检查,对于小的肾癌可能无任何阳性发现。但是部分肿瘤存在钙化,可能表现为局限或弥漫的絮状影,有时在肿瘤周围表现为壳状的钙化线。

(2)静脉肾盂造影:IVP对肾癌的诊断帮助仍然不大,但是,可以借助IVP的显影时间粗略估计分肾功能,为制定手术方案提供线索。对于较小的肿瘤,造影检查可能无阳性发现,但对于较大的肿瘤或靠近集合系统的肿瘤,由于造成肾盏肾盂的压迫等,可在造影时发现肾盏扭曲拉长或变形等。但是,这也可能是囊肿或错构瘤等其他占位性病变引起,因此,仍需其他检查来证实。虽说价值不大,但在CT、MRI出现之前,静脉肾盂造影是最主要的肾癌诊断手段。

(3)CT检查:目前是应用最广泛也是最重要的肾癌检查手段,对于较大的肾癌,增强CT检查可明确诊断,但是对于较小的肾脏实性占位,临床较易误诊。肾癌为膨胀性生长,因此较小的肿瘤多能看到假包膜,边界清晰，且常突出于肾脏表面。但较大的肿瘤常伴有肾实质的破坏和周边组织的浸润，边界不清，如果有出血坏死，可出现不均质的表现。

小肾癌平扫多表现为等密度或略低密度，高密度少见，癌灶内可出现点状或碎屑状钙化，多为实性，部分病例可伴有出血、坏死及囊变。所以单纯CT平扫对局限于肾实质内的等密度小肾癌极易漏诊，因此，若无禁忌证，均须作增强扫描。增强扫描皮质期明显强化，均匀或不均匀，增强后CT值较平扫增强70～110Hu，平均增加90Hu，接近或高于肾皮质；实质期所有癌灶强化程度均明显减低；排泄期癌灶密度明显低于肾皮质，呈"快进快退"，此征象具有定性诊断意义。假包膜是早期肾癌的特异性征象之一，部分不完整，其病理基础是癌灶边缘受压的肾组织及纤维组织增生。

与小肾癌鉴别的主要有错构瘤、炎性肿块和肾结核。错构瘤因含有血管、平滑肌和脂肪等多种不同密度的成分，一般可明确诊断。当血管平滑肌占优势时，则表现为实质性肿块，故皮质期也可明显增强，其增强可延迟至实质期及肾盂期，必要时需薄层检出脂肪成分，对于无脂肪或极少脂肪的错构瘤，CT不易鉴别。炎性肿块平扫多表现为等密度或低密度，增强早期不均匀强化，但强化值较小，边界不清，病变易向肾周扩展，可见肾周脂肪模糊、肾筋膜增厚，但临床多有发热，多伴有泌尿系统感染症状，抗感染治疗有效。肾结核病灶内钙化为周边分布，呈云絮状，而肾癌钙化多为中央分布，呈点状或碎屑状，肾结核时肾影常缩小，而肾癌肾影正常或局部增大，结合病史两者不难鉴别。

3.*磁共振成像(MRI)*　MRI检查对于肾癌的诊断和鉴别是比较理想的手段之一。但是在肾肿瘤的鉴别上其价值不如增强CT检查，不过，对于静脉癌栓的诊断，则具有明显优势，可与血管造影效果类似。另外，用于MRI增强检查的造影剂不含碘，且对肾功能没有不良影响，因此，对于碘过敏或肾功能不良的患者，MRI检查是个良好的选择。

肾癌的磁共振成像表现差异极大，与肿瘤大小，血管含量多寡、异常肿瘤血管，以及有无肿瘤坏死或液化等相关。多血管肿瘤常表现为高信号，如果有坏死钙化灶，T_1加权为低信号强度，而T_2加权则为高信号强度，一般来讲，MRI对钙化灶诊断较差。MRI最大的优点是对肿瘤浸润范围的判断，对于肾周脂肪、周边器官(如肝、肠、肌肉等)的改变易于发现。

4.*血管造影*　血管造影用于肾癌诊断的价值不大。目前多采用DSA数字减影进行肾动脉造影，可以发现肿瘤特异性的血管现象，比如，新生血管、动静脉瘘时可以发现肾静脉早期显影、造影剂池样积聚、肾包膜血管增多，如果静脉内有瘤栓，则可以明确诊断。但部分肿瘤血管并不增多，动脉造影在这部分患者意义不大。

动脉造影现在更多地适用于较大的肾癌，因直接手术难度较大，在术前进行动脉造影和栓塞，栓塞后进行手术切除可减少出血。一些晚期肾癌不能手术切除，也可以进行动脉栓塞作为姑息性治疗的手段。对于一些特殊情况(比如孤立肾)有时需要了解肿瘤的血供，动脉造影也是一个可行的选择，但现在CT和MR血管成像技术的应用和提高，也可以取得理想的结果，使这一检查的使用较前减少。

5.*细针穿刺活检*　细针穿刺活检在国内应用并不广泛，尤其是随着CT和MR设备及诊断技术的提高，肾癌的诊断率明显提高，因此细针穿刺活检的应用较前越来越低。根据文献报道，细针穿刺活检的准确率和特异性为80%～95%，仍有约15%的患者不能确诊。在发现肾脏占位性病灶前就已经有其他恶性肿瘤，对于肾脏病变患者应行穿刺活检，以排除转移性癌的可能，另外，对于反复发生腰痛、发热以及尿路感染的患者，如果发现肾脏占位，也应该行穿刺活检，以排除肾脓肿的可能。

细针穿刺活检是一项有创的检查，穿刺过程可能会损伤到周边的组织和器官，会发生一些相关的并发症，常见的包括出血、感染、动静脉瘘、针道肿瘤种植和气胸。

6.*核素检查*　不是肾癌常规的检查项目，目前肾癌患者行核素扫描往往是用来了解分肾功能，应用

ECT了解GFR,另外全身核素骨显像也是一个重要检查,尤其是怀疑骨转移的患者,可行骨显像检查,但通常来讲,骨转移的患者预后很差,是手术治疗的禁忌。

对于不同细胞类型的肾细胞癌,是否存在各自特异的影像学表现,从而在术前做出初步的诊断呢?目前已经有学者做出了探讨。

大部分透明细胞癌在B超检查时表现为低回声或等回声。CT、MRI增强扫描显示透明细胞癌血供丰富,增强程度有助于鉴别透明细胞癌与非透明细胞癌。CT增强扫描时“快进快退”是其典型的影像学表现,稍大的肿瘤中常见坏死、出血、囊性变。MRI T_1W 加权像呈稍低或等信号,T_2W 呈等或稍高信号。约15%伴囊性变,10%～15%可见钙化。

多房囊性肾癌,B超、CT、MRI检查均可显示为多房囊性肿物,可见不均匀的间隔增厚,约20%可见囊壁或分隔钙化。CT、MRI增强扫描动脉期囊壁及肿瘤内分隔有强化。

乳头状肾细胞癌,B超、CT、MRI检查可显示为囊实性或实性肿瘤,与透明细胞癌不同,典型的乳头状肿瘤表现为缺乏血供的均质肿瘤。大的肿瘤内常见出血、坏死区及钙化而表现为不均质。增强扫描时,其强化程度较透明细胞癌轻,对于部分肿瘤甚至会误诊为囊性占位。另一个重要的特征是其较其他亚型肾癌更多表现为双侧、多发。囊性乳头状肾癌表现为肿物边缘结节状软组织影,增强扫描时有强化。在 MRT_2 加权像,PRCC通常表现为低信号。

肾嫌色细胞癌,为乏血供肿瘤,瘤体积常较大。超声表现为均匀的稍高回声肿物。CT平扫肾内近等密度软组织影,边界清楚,内部密度均匀,无出血、坏死区;CT增强,动脉期肿瘤增强不明显,肿瘤内隐约可见条索状或斑片状强化。但CT和MRI也可表现为均匀强化。在 MRT_2 加权呈稍低信号。动脉期,肿瘤无明显增强,肿瘤内隐约可见条索状或斑片状强化,内部密度均匀,较少出现出血、坏死区。

集合管癌,呈浸润性生长。病变小时,其中心位于肾髓质;病变大时,难以与肾盂癌及其他常见的肾癌亚型鉴别。超声可以为稍高、稍低或等回声。在CT和MRI,集合管癌表现为不均质肿物,伴发坏死、出血和钙化,MRT_2 加权呈稍低信号。

六、治疗

肾细胞癌由于对放疗、化疗均不敏感,手术切除是最重要的治疗方法。因此,晚期肾癌的治疗一直无有效的治疗方法。近年来兴起的靶向治疗掀起了肿瘤治疗变革的序幕。以多吉美和索坦为代表的靶向治疗药物在晚期肾癌治疗上的应用,是近年来在晚期肾癌治疗上取得的最重要的进步,但以VEGF(血管内皮生长因子)为靶点的靶向治疗对肾癌的治疗不具有特异性,无法彻底杀灭肿瘤细胞,因此以VEGF为靶点的靶向治疗仍不是晚期肾癌治疗的最理想的方法。

根据影像学的检查结果确定临床分期后,肾细胞癌可分为局限性肾癌、局部进展性肾癌和转移性肾癌。其治疗分别讨论如下。

1.局限性肾癌的治疗 根治性肾切除术是公认的可能治愈肾癌的方法。经典的根治性肾切除术的基本原则包括:尽早结扎肾动脉和静脉,在肾周筋膜外层面分离,完整切除患肾、肾周脂肪和同侧肾上腺,清扫从膈肌脚到腹主动脉分叉处腹主动脉或下腔静脉旁淋巴结,切除髂血管分叉以上输尿管。但从1969年Robson提出这一经典原则以来,经过大量临床研究,对于局限性肾癌的手术原则,特别是手术切除的范围,已经有了部分的改变。

对于是否切除患肾同侧的肾上腺,现在的观点认为,同时符合以下4个条件者可以保留同侧肾上腺:①临床分期为Ⅰ或Ⅱ期;②肿瘤位于肾脏的中、下部;③肿瘤最大直径小于8cm;④术前CT检查显示肾上腺正常。需要强调的是，不能完全依赖术前检查而术中不探查肾上腺。如果术中探查肾上腺有转移或被浸润迹象，还应该切除同侧肾上腺。

对于局限性肾癌，并无必要常规行区域或扩大的淋巴结清扫。局限性肾癌患者，淋巴结转移的概率很低。肾癌的转移既可经淋巴途径，也可经血液途径，其概率大致相同。真正有淋巴结转移的患者，即使行淋巴结清扫，大多数患者还是会发生远处转移。淋巴结清扫也不能提高局限性肾癌患者的远期生存率。中国泌尿外科学会和欧洲泌尿外科学会的治疗指南都不推荐针对局限性肾癌行淋巴结清扫。

有的医生在治疗体积较大、血供丰富的肿瘤时，认为术前肾动脉栓塞可减少术中出血，增加手术切除成功的可能性。但此观点并无循证医学的良好证据支持，多是病例治疗的回顾性总结报道。在选用术前肾动脉栓塞治疗时，应充分认识其可能引发的栓塞后梗死综合征、急性肺梗死等严重并发症。对于局限性肾癌，并无术前应用肾动脉栓塞的必要。

根治性手术可经开放手术途径或腹腔镜手术进行。可选择腰部入路或经腹腔入路，并无证据表明哪种手术入路更有优势。术者可依据经验选择具体手术方式。

保留肾单位的手术，如果适应证选择正确，其疗效与根治性手术相同。保留肾单位手术的适应证包括3类：标准适应证（肾癌发生于解剖性或功能性孤立肾）；相对适应证（患者或肾癌对侧肾脏存在某些可能导致肾功能降低的其他疾病，如高血压、糖尿病、肾结石、慢性肾盂肾炎等）；可选择适应证（对侧肾脏正常，患侧肾脏肿瘤直径小于4cm的单发肾癌）。保留肾单位的手术可经开放手术或腹腔镜手术完成。肾实质的切除范围并无一致的意见，多数文献建议应距离肿瘤边缘5mm以上。术中肉眼观察有完整正常肾组织包绕的肿瘤，不必常规行切缘的冰冻病理检查。

如果术后病理分期证实确为局限性肾癌，术后不必行放疗、化疗或免疫治疗等辅助治疗，但局限性肾癌手术后仍有20%～30%的患者在1～2年内会发生转移，应该进行规范的随访、复查。

2.局部进展性肾癌的治疗　局部进展性肾癌的首选治疗仍为根治性肾切除术。但此部分患者或有区域淋巴结转移、肾静脉或延伸到下腔静脉的癌栓、累及或转移到肾上腺，手术难度较大。

局部进展性肾癌在行根治手术时是否需要行区域或扩大的淋巴结清扫术仍存在争议。由于区域淋巴结转移的患者多伴有远处转移，淋巴结清扫并不能提高生存率。而区域淋巴结无转移的患者，淋巴清扫术只对判定病理分期有实际意义。只有仅存在区域淋巴结转移而无远处转移的患者能从淋巴结清扫术中获益，但这种患者所占比例较少（<5%），目前也无可靠的方法区分这些可能从淋巴结清扫术中获益的患者。

多数学者认为癌栓长度、癌栓是否浸润下腔静脉壁与预后相关。有回顾性研究认为，如果癌栓延伸到膈肌水平以上或浸润下腔静脉壁，手术取癌栓并不能提高生存率，而手术并发症明显增多。中华医学会泌尿外科分会制定的肾癌诊疗指南建议：对临床分期为$T_{3b}N_0M_0$的患者行瘤栓取出术；不推荐对CT或MRI显示有下腔静脉壁受浸润或伴淋巴结转移或远处转移的患者行此手术。

局部进展性肾癌行根治性手术后，辅助治疗的方案无统一意见。对未能完全切除肿瘤的患者，可参照转移性肾癌的治疗方案进行术后的辅助治疗。

3.转移性肾癌的治疗　"转移性肾癌"是指2002年AJCC临床分期为Ⅳ期的肾癌，应采用以内科治疗为主的综合治疗。

由于这期患者多伴有淋巴结或远处转移，根治性肾切除术已不是主要的治疗方法，极少患者能通过单纯的根治手术获得长期生存。但对于身体一般情况良好、低危险因素的患者，积极进行外科手术切除肾脏原发病灶可提高术后辅助治疗的疗效。另外，对于血尿、疼痛或肿块压迫症状严重的患者，可选择进行姑息性肾切除手术以缓解症状，提高生活质量。

对肾癌伴发或根治性手术后出现的孤立转移灶，可进行外科手术切除。手术时机根据患者的具体身体情况确定。

内科治疗的方法曾经有多种。经过20多年的临床研究，曾经在临床上应用的LAK细胞、TIL细胞、IFN-γ未能显示出其临床治疗的有效性，目前不应再继续使用。IL-2、IFN-α治疗转移性肾癌有效，但有效率很低，最高也仅为约15%。IL-2高剂量比低剂量有更高的缓解率。中华医学会泌尿外科分会制定的肾癌诊疗指南推荐将中、高剂量IFN-α作为我国治疗转移性肾脏透明细胞癌的基本用药。其推荐治疗为：IFN-α，每次9MIU，肌内注射或皮下注射，每周3次，共12周。因每次9MIU的剂量可能引发患者的严重不适反应，可从3MIU开始逐步增加剂量。如果患者不能耐受9MIU的剂量，也可减少剂量至3MIU，但低剂量IFN-α的治疗效果尚不肯定。

2006年以来，多个学术组织，如NCCN、EAU等，将分子靶向治疗药物作为转移性肾癌的一线或二线治疗用药。常用的药物包括舒尼替尼、索拉非尼等。分子靶向治疗药物的有效率明显高于IL-2或IFN-α，疾病控制率可达80%以上。目前推荐的药物应用适应证为：舒尼替尼、贝伐单抗联合IFN-α为低、中危转移性肾癌的一线治疗；索拉非尼可作为细胞因子治疗失败后的二线治疗；Pazopanib(帕唑帕尼)可作为一线治疗或细胞因子治疗失败后的二线治疗；Temsirolimus作为高危转移性肾癌患者的一线治疗；Everolimus(依维莫司)可作为酪氨酸激酶抑制剂治疗失败后的二线治疗。这些药物价格昂贵，临床应用明显受患者经济因素影响。

中华医学会泌尿外科学分会制定的2009版肾癌诊疗指南认为，转移性肾癌的化疗有效率为10%～15%，可作为转移性非透明细胞肾癌的一线治疗方案。

放疗可选择应用于局部复发、淋巴结转移、骨骼或肺转移的患者，以期达到缓解疼痛、提高生存质量的效果。放疗应在有效的全身治疗基础上进行。

4.关于肾癌治疗几个有关问题的讨论

(1)保留肾单位手术：最初，学界公认对于T_{1a}肿瘤，也就是肿瘤最大直径≤4cm的肿瘤，尽可能行保留肾单位的手术。近几年来，随着有关保留肾单位手术相关研究的增多，有越来越多的循证医学证据表明，T_{1b}肿瘤也可以行保留肾单位的手术。

中华医学会泌尿外科学分会制定的《肾癌诊疗指南(2009版)》中明确指出，NSS适应证和相对适应证对肾肿瘤大小没有具体限定。而在NSS的可选择适应证中，还是明确指出NSS应限于临床分期为T_{1a}的肿瘤。

欧洲泌尿外科学会(EAU)2010版的《肾癌诊疗指南》建议的NSS应用指征更加扩大。该指南建议，只要技术上可行，T_{1b}肿瘤也应施行保留肾单位的手术。

EAU的2010版《肾癌诊疗指南》还提供了一些新的信息和观点：①T_1期肾癌的治疗金标准不再是传统的肾癌根治术，应该尽可能地施行保留肾单位的手术；②对于肿瘤直径小于4～5cm、对侧肾脏正常的患者，保留肾单位手术可获得更佳的远期肾功能结果，降低死亡率，减少心血管不良事件。

(2)何种情况下，手术时可保留患肾同侧肾上腺：经典的肾癌根治术切除范围包括患肾同侧的肾上腺。近年来，关于患肾同侧肾上腺的保留问题，学界的认识也在不断变化。

中华医学会泌尿外科学分会制定的《肾癌诊疗指南(2009版)》中，明确了可保留患肾同侧肾上腺的条件：①临床分期为Ⅰ或Ⅱ期；②肿瘤位于肾中、下部分；③肿瘤<8cm；④术前CT显示肾上腺正常。

在保留患肾同侧肾上腺这一问题上，欧洲泌尿外科学会(EAU)2010版的《肾癌诊疗指南》中有不同的表述。该指南中指出，以下情况时没有必要切除同侧肾上腺：①术前CT或MRI显示肾上腺正常；②术中探查肾上腺未发现可疑的转移性结节；③肾上极肿瘤未直接浸润肾上腺。可以看出，EAU的指南对肿瘤大小没有提出限制性标准，对肿瘤的生长部位也没有严格限定，即使是肾上极的大肿瘤，只要没有证据表明肾上腺受累,也可保留肾上腺。

(3)哪些患者可暂时不行治疗,密切随访?肾脏肿瘤发现后,绝大多数都进行了积极的治疗。对肾脏肿瘤,特别是早期发现的小肿瘤的随访观察性研究较少,仅有的一些报道也是病例数不多的临床观察。但从这些报道中,还是可以获得一些有益的信息。

首先,适合进行随访观察的患者,是年龄较大、身体一般状况差不能耐受手术或不愿接受手术治疗的患者,且肿瘤为直径较小(<3cm)、边界清楚、质地均匀的实体肿瘤。这类患者可暂时进行随访观察,每半年或一年检查一次,以了解肿瘤的变化情况。

其次,这类小肿瘤的生长变化情况并不一致。多数肿瘤增长较慢,平均每年肿瘤直径的增加小于1cm。这些增长慢的肿瘤,很少发生转移。但也有小部分患者的肿瘤增殖较快,需要改行积极的治疗方式。

随着我国社会逐步进入老龄化,临床上越来越多的高龄患者检查发现小的肾脏肿瘤。这些患者或者因年龄大,或者因伴有高血压、心脏病等其他老年性疾病,耐受手术的能力很差。勉强进行手术,术中术后的并发症风险大;不进行手术治疗,患者的心理负担很重。对这些患者,可选择性建议患者暂时进行随访观察,根据肿瘤发展情况选择相应的治疗方法,从而使部分患者免除手术治疗所带来的危害和风险。大部分老年患者的肾脏小肿瘤发展很慢,有可能终生不需要进行手术治疗。少数肿瘤增殖明显的患者,也可选择微创治疗方法。

(4)腹腔镜手术的应用:腹腔镜肾癌根治术,不管是经腹腔途径或者经腹膜后途径,均应遵从经典开放手术的肾癌治疗原则。

已经有充分的循证医学证据证明腹腔镜肾癌根治术可达到经典开放手术的肿瘤治疗效果。在手术并发症、手术创伤、恢复时间等方面,腹腔镜手术也具有优势。因此,腹腔镜器械设备齐全的情况下,还应行腹腔镜肾癌根治术。

腹腔镜肾癌根治术的适应证为 T_1、T_2 期肾癌。

现在,一些腹腔镜技术熟练的单位,已经开展了腹腔镜保留肾单位的手术。此手术的技术难度较大,术者腹腔镜手术经验、操作技术均应达到熟练的程度后才能开展。病例选择也应更严格。一般来讲,位于肾实质边缘、直径小的肿瘤手术难度相对较小。

循证医学的证据表明,与开放手术比较,腹腔镜肾单位保留手术的手术并发症较多,肾热缺血时间较长,而远期肾功能与热缺血时间的长短有关。EAU2010 版的《肾癌诊疗指南》指出,开放手术目前仍是保留肾单位手术中的标准术式。对于孤立肾肾癌,EAU 指南建议应采用开放手术施行,以尽量减少热缺血时间,保护肾功能。

(5)转移性肾癌的系统治疗:肾细胞癌起源于近曲小管,细胞多耐药蛋白表达程度很高,对大多数化疗药物具有抗性,因此化疗的效果很差。仅 5-FU 在联合免疫治疗的情况下对少数转移性肾癌有效。单独的化疗药物对肾癌无效。不应单纯用化疗的方法治疗肾癌。

随机对照研究表明,IFN-α 与安慰剂比较,有效率为 6%~15%,生存获益为 3~5 个月。IFN-α 对肾脏透明细胞癌、身体状况良好、仅有肺转移病灶的患者效果较好。

最近的研究表明,贝伐单抗与 IFN-α 联合作为一线治疗时,可获得比 IFN-α 单药治疗更高的有效率,延长肿瘤无进展时间。抗血管生成药物,如舒尼替尼等,作为一线药物治疗转移性肾癌的有效率也均优于 IFN-α 单药治疗。因此,EAU 2010 版的《肾癌诊疗指南》认为,IFN-α 单药治疗目前不应作为转移性肾癌的一线治疗措施,但在病理类型为透明细胞癌、身体状况良好、仅有肺转移病灶的患者中可以应用。在 IFN-α 的适应证上,EAU 指南的意见与 CUA 指南的意见有差别。

IL-2 应用于转移性肾癌的治疗已经有 20 多年的时间,文献报道的治疗有效率为 7%~27%。IL-2 的最佳治疗剂量尚不明确，临床应用发现，高剂量 IL-2 的效果优于低剂量。IL-2 的毒副作用高于 IFN-α，仅对透明细胞肾癌有效果。高剂量 IL-2 可选择应用于身体状况良好的肾透明细胞癌患者。

抗血管生成类药物的出现，使转移性肾癌的治疗进入了一个新的时代，治疗效果得到大幅提升。目前，被美国和欧洲批准可用于转移性肾癌治疗的药物（或药物组合）包括：舒尼替尼、索拉非尼、贝伐单抗联合 IFN-α、帕唑帕尼、temsirolimus、依维莫司等。综合之前报道的研究结果可以发现，尚无证据表明这类药物可以达到治愈肾癌的效果，但可以控制部分患者的肿瘤进展，延长患者的无进展生存期和总生存期。这类药物对转移性肾癌的治疗作用、对患者生存质量的影响、可能的毒副作用目前的研究资料尚不够充分。在使用这些药物时，需要仔细评估可能的获益和其毒副作用对患者生存质量的影响，也应考虑其社会经济影响，严格掌握其临床适应证。

（金　松）

第十一节　肾盂移行上皮癌

肾盂肾盏被覆的上皮与输尿管和膀胱上皮一样，同属于移行上皮。因此，肾盂癌与膀胱癌的病因病理相似，可同时发生膀胱癌，也可能在肾盂癌术后出现膀胱癌。

绝大多数肾盂恶性肿瘤是移行上皮癌，少数患者由于结石的长期刺激或反复感染等原因，也会有发生鳞状细胞癌，但较为罕见，治疗效果不佳。肾盂肿瘤的发生随年龄增长而相对增高，大多数发生于 40～70 岁。肿瘤可多发也可单发，肿瘤细胞的分化和基底部浸润情况可有很大差别。由于肾盂肾窦的特殊解剖结构，其预后较膀胱癌差，肾盂壁肌层薄弱，而且肾窦内淋巴组织十分丰富，因此，很容易出现淋巴转移。

与膀胱癌类似，其发病率也存在明显的男女差异，男女比大约在 2∶1，与肾癌不同，因暴露在尿液中，因此可早期出现血尿，表现为间歇无痛肉眼全程血尿。除非血块引起输尿管急性梗阻引起腰痛或肾绞痛外，很少有不适感觉。有些肿瘤引起肾盂或肾盏出口梗阻，引起肾盂肾盏积水扩张，合并感染可有发热、腰痛出现。

较大的肿瘤，超声检查时可以发现肾盂内占位性病变，合并积水者更要引起注意，对于无痛血尿的患者，即便不能看到占位，也要进一步细查积水的原因，以防漏诊。静脉肾盂造影检查是诊断肾盂肿瘤非常有效的检查手段，可以发现肾盂肾盏的充盈缺损，或变形。目前 CT 尿路成像的成熟与应用逐渐取代了静脉肾盂造影，可以更清晰甚至立体地成像肿瘤，分辨率也很高，检出率明显高于肾盂造影。

膀胱镜检查是肾盂癌必需的检查，有时可以发现患侧喷血，膀胱镜可以排除是否存在膀胱内肿瘤，而且对占位性病变不明显者，可在可疑侧插管收集肾盂尿甚至肾盂冲洗液进行脱落细胞检查，可有助于诊断。对于可疑病变，但影像学检查不能确诊者，可行输尿管镜检查，甚至输尿管软镜检查，可以直视下观察肾盂肾盏内病变，并取活检行病理检查。

肾盂恶性肿瘤的治疗以手术治疗为主，切除范围包括肾、输尿管全长及输尿管开口附近的膀胱壁。传统切除常需两个切口，腰部切口切除肾脏，下腹切口切除膀胱和下段输尿管。但现在大都采用电切镜下将患侧输尿管开口附近膀胱壁切除，切穿膀胱壁，待腰部切口切肾后，将下段输尿管拉出切口，这样可减少一个切口，缩小了创伤。但是有文献报道，这样的操作可能会在盆腔内造成肿瘤种植。我们的做法是，电切输尿管口时，应用电灼将管口封闭，切肾时早期将输尿管结扎，减少尿液溢出可能，我们至今没发现一例有类似种植肿瘤的病例。另外腹腔镜手术同样具有优势，是一个理想的选择。对于肿瘤较小，同时又有肾功能不佳或其他特殊情况，也可以局部切除，通过输尿管软镜，行激光肾盂肿瘤切除是一个可行的选择。

肾盂癌由于会引发膀胱癌，因此，术后治疗和膀胱癌类似定期行膀胱化疗药物灌注治疗，定期膀胱镜检查也是必需的手段。但是否需要化疗目前尚存在争议，考虑肾盂的特殊解剖，笔者认为，对于较大的肿瘤，分期较晚的肿瘤应积极化疗。

（谢波涛）

第十二节　肾良性肿瘤

肾良性肿瘤可起源于肾实质（如腺瘤、嗜酸细胞瘤）、肾间质或者肾包膜等。由于肾良性肿瘤多无临床症状，以往肾良性肿瘤就诊率较少。而近年来随着影像学发展，特别是B超作为体检常用工具的普及，肾良性肿瘤检出率越来越高。

一、肾囊肿

肾囊肿是最为常见的肾脏良性肿物，约占无症状肾肿物的70%。肾囊肿可单发或多发，在50岁以上人群中其发病率可达50%。肾囊肿肉眼表现为浅蓝色、壁薄、光滑，其上覆盖肾包膜。囊肿内容物为清亮浆液性液体而非尿液，氨阴性，含有少量白蛋白、胆固醇、氯等。大约有5%的囊肿含有血性液体，其中半数在其囊壁上有乳头状癌。

肾囊肿多无明显临床症状，有部分患者有腰背痛，常为间歇性胀痛。如合并囊内出血可引起剧烈腰部或腹部疼痛，需与急腹症鉴别。如囊肿合并感染，可有发热、腰痛加重、全身性虚弱症状等。大多囊肿体格检查不易被发现，巨大肾囊肿可在腰部或腹部触及，合并感染时有压痛。

多数肾囊肿血、尿常规检查，肾功能检查无异常，除非双侧肾囊肿致肾组织破坏严重时才发生肾功能改变。当肾囊肿压迫肾盏、肾盂、输尿管可引起尿路梗阻。

通过超声和CT检查可以鉴别肾囊肿和肾实质肿瘤，囊肿壁薄、光滑，其内容物为水样密度，和肾实质对比明显。CT增强囊肿无强化，肿瘤有强化。极少数囊肿可以是高密度的，其内容物可能是血性液体，甚至有钙化，临床上易误诊为肾癌。

单纯肾囊肿无症状可不做处理，当囊肿较大压迫周围组织如肾盂输尿管等应手术治疗。门诊患者多选择超声引导下经皮穿刺注入95%乙醇溶液，冲洗后吸出，使囊壁硬化，减少复发。也可通过开放或腹腔镜行囊肿去顶减压术。

二、肾血管平滑肌脂肪瘤

肾血管平滑肌脂肪瘤（AML）又称错构瘤，是一种含有成熟脂肪组织、平滑肌和厚壁血管的常见肾脏良性肿瘤。以往认为少见，随着影像学的发展，现在已经很常见。血管平滑肌脂肪瘤可能起源于血管周上皮样细胞，其生长受激素水平影响，多见于成年女性。国外资料表明，此肿瘤患者中约20%患者同时患有结节性硬化症，这是一种常染色体遗传病，表现为智力发育迟缓、癫痫、面颊部皮脂腺瘤等。伴有结节性硬化的错构瘤多表现为双肾多发，而且肿瘤生长速度更快、症状更明显。而在我国错构瘤合并结节性硬化者少见。错构瘤也可发生在脑、眼、心、肺、骨等器官，有时误认为转移性肿瘤。

错构瘤常见症状为腰痛、腹部肿块、血尿等，部分患者伴有贫血和高血压。如肿瘤突然破裂，出现腹膜后大出血，出现神志淡漠、面色苍白、四肢厥冷、脉搏细速、血压下降等失血性休克的表现，需急诊手术切除或行介入肾动脉栓塞。但是临床上半数以上的错构瘤是通过 B 超等检查偶然发现的。

CT 是诊断错构瘤有效、可靠的手段。由于肿瘤内含有脂肪组织，其衰减系数低于液体，其 CT 值多为负值。即使肾脏病变中有少量的脂肪组织，以 CT 值≤10Hu 为标准，事实上可以排除肾细胞癌，诊断为错构瘤。有 5 项试验表明，肾细胞癌中含有的脂肪成分已被钙化，而至今无文献报道错构瘤中有脂肪钙化。约 14%错构瘤其脂质成分未被 CT 识别，可能是由于成熟脂质成分减少的原因。这种诊断不明确的肾肿瘤应采取积极的治疗措施，因为大多数情况下其病理诊断是肾细胞癌。错构瘤在超声上典型的征象为界限清晰的高回声病变，常伴有声影。而超声影像中肾细胞癌其回声低于肾实质。血管造影有助于鉴别肾错构瘤和肾细胞癌：错构瘤血管造影呈囊状动脉瘤样扩张、葡萄状，而肾细胞癌表现为血管丰富、分布紊乱、扭曲，有血管池，动静脉短路。对于不宜行 CT 检查的患者，可行脂肪抑制 MRI，有助于错构瘤和肾细胞癌的鉴别。

国外资料表明，直径≥4cm 的错构瘤，近 80%患者有明显的腰痛等症状，约 9%患者会出现出血性休克。而直径＜4cm 的肿瘤患者有症状者仅占 23%，而且肿瘤生长速度更慢，发生出血性休克的概率更小。因而一般对于无症状、直径＜4cm 的错构瘤应密切随访。而对于≥4cm 的错构瘤，特别是症状明显甚至合并出血者，应行手术干预。推荐保留肾单位的手术，比如肾部分切除术和介入栓塞治疗，特别是对于孤立肾、一侧肾切除后预期肾功能不全者，双侧错构瘤者及合并结节性硬化者。如单侧肿瘤较大无法行部分切除术且患者预期肾功能较好，应行一侧肾切除术。

三、肾皮质腺瘤

在尸检中发现的小的、良性肾皮质病变中 7%～23%是肾皮质腺瘤。多数皮质腺瘤为单侧，25%为多发的，男性发病率高于女性。大多数腺瘤是无症状的，因为其直径多小于 1cm，因而在影像学检查中也较难发现。其典型的组织学形态为直径小、界限清晰，由统一的嗜酸或嗜碱细胞构成，其核和细胞表现一致。

腺瘤和腺癌在肉眼、光镜、超微结构及免疫组化上不易鉴别。以往曾认为直径＜3cm 的肾皮质肿瘤为良性肿瘤，但后有报道 62 例直径＜3cm 肾肿瘤有 3 例出现远处转移，因而“3cm 法则”受到质疑，肾皮质腺瘤的诊断仍有争议。

因为大多文献报道认为所有的肾实性上皮来源的肿瘤都有恶性潜能，因而应给予同样对待。病灶楔形切除术或其他病灶切除手术均可用于治疗肾皮质腺瘤。

四、肾嗜酸细胞瘤

肾嗜酸细胞瘤占所有肾脏实体占位的 3%～7%，被认为是良性肿瘤。肾嗜酸细胞多单发，约有 6%可为良性病变，有家族性发病倾向。肉眼观肿瘤为浅褐色或者黄褐色、均质、分界清晰、有假包膜。中央有致密纤维带，卫星灶向外延伸，CT 和 MRI 可见中央瘢痕有助于术前诊断，肿瘤没有坏死和多血管现象。镜下可见较大嗜酸细胞、胞质内有颗粒，细胞核分化良好，均匀一致，罕见细胞分裂象。嗜酸细胞在电镜下观察线粒体比其他肾肿瘤大而多。但是肾细胞癌有时也有嗜酸性颗粒，称为嗜酸细胞性肾细胞癌，和肾嗜酸细胞癌难以鉴别。

迄今为止，肾细胞癌和嗜酸细胞瘤在临床表现和影像学方法难以鉴别，而且两者在男女比例、平均年龄、肿瘤体积等方面很相似。以往曾认为 CT 平扫所见中央瘢痕区和血管造影中的车轮征能够诊断嗜酸细胞瘤，但是长期研究表明这一发现不可靠、诊断价值较低。肾穿刺活检也难以鉴别嗜酸细胞瘤和颗粒状肾细胞癌或者其嫌色细胞亚型。另一个限制穿刺活检的因素是肾细胞癌和肾嗜酸细胞瘤常共存于同一病灶，或者两者存在于同一肾脏的不同病灶，有报道显示其发生率为7%～23%。

由于术前诊断的不确定性，多数学者建议对于嗜酸细胞瘤应积极探查，根据具体肿瘤特征行保留肾单位手术或者根治性肾切除术。如果肿瘤大小及位置合适推荐保留肾单位手术，特别是肿瘤多发、双侧或者肿瘤复发者，保留肾单位手术是家族性肾嗜酸细胞瘤的首选方法。

五、肾球旁细胞瘤

肾球旁细胞瘤是一种特殊类型的血管外皮肿瘤，能分泌肾素。大多数球旁细胞瘤体积较小，发病率很低，多单发、缺乏血供，超声和CT可发现病灶。多见于年轻人，女性多发，其临床表现为高血压、高肾素症、高醛固酮血症、低血钾。本病需与肾动脉狭窄相鉴别，两者均表现为高肾素、高醛固酮、低血钾。但是一般肾动脉狭窄肾素活性升高较少或不升高，而球旁细胞瘤肾素活性可升高1～8倍。脱氧皮质醇试验可鉴别肾动脉狭窄，肾动脉狭窄给予脱氧皮质酮后可抑制醛固酮分泌而球旁细胞瘤无反应。手术切除是治疗球旁细胞瘤的主要手段，术后患者血压下降其他相关症状消失明显。

六、其他肾良性肿瘤

其他肾良性肿瘤是一些很少见的，来源于肾或肾周的各种间质成分，包括纤维瘤、脂肪瘤、淋巴管瘤、血管瘤等。小髓质纤维瘤尸检中常能发现，但是在影像学检查中不易发现。有10例此病例报道是因血尿和静脉肾盂造影或逆行肾盂造影发现充盈缺损而发现的。肾脂肪瘤可以形成巨大肿块，典型症状为血尿和腰痛，应和脂肪肉瘤相鉴别。由于临床症状及影像学表现相似，脂肪瘤和错构瘤易混淆。淋巴管瘤在一项20例病例报道文献中显示其中位发病年龄为34岁，女性多见。因上述病变有恶性变可能，因而大多数病例采取根治性肾切除术。但是考虑到上述病变的良性特性，肾部分切除术是一个合理的选择。

（谢波涛）

第七章 输尿管疾病

第一节 输尿管畸形

一、输尿管重复畸形

【概述】

输尿管重复畸形是输尿管先天性畸形中最为常见的一种，其发生率约为0.7%。通常引流自重复肾或附加肾，故将其称为重复肾输尿管畸形，可分为3种类型：①不完全性双输尿管(又称Y形输尿管)；②不完全性双输尿管、上输尿管盲端；③完全性双输尿管。可发生于单侧或双侧，单侧多见，左右无差异，女性多于男性。常伴有异位输尿管开口、输尿管口囊肿、肾输尿管积水、结石或感染等。

【病因】

重复肾输尿管畸形为胚胎期输尿管芽过度分支异常所形成。胚胎发育第4周时，中肾管背侧发出输尿管芽，迅速生长，近端形成输尿管，远端进入生肾组织，发育成肾盂、肾盏和集合管。如在与生肾组织汇合前过早发出分支，即形成不完全性重复畸形或Y形输尿管，如中肾管多发出一输尿管芽，与正常输尿管并列走行，进入生肾组织，即形成完全性重复畸形或双输尿管。重复输尿管多伴有重复肾，重复肾多有共同被膜，多数肾实质仍融合为一体，表面可有一浅沟。重复的上肾盏往往较小、发育不全；下肾盏较大，可有1条或2条输尿管通向膀胱。完全性重复畸形的2条输尿管，膀胱开口遵守Weigent-meyers规则，即下肾盂输尿管的膀胱开口部位正常，上肾盂输尿管为异位开口，多在膀胱三角外侧之内下方。临床上很少见有相反情况的。虽然双输尿管都可有反流，但更多发生于下肾段。如有梗阻性病变时，几乎无例外的均影响上肾段。有10%～15%重肾双输尿管合并其他泌尿系畸形，如输尿管异位开口，输尿管囊肿。

【诊断】

1.临床表现　约60%患者无明显临床症状，因体检而发现，出现症状多与其并发其他尿路畸形及继发结石、积水或感染有关。

(1)尿路感染：最常见症状。表现为膀胱刺激征、腰痛、发热等，可能与重复输尿管本身及其重复肾易于发生淤积、梗阻或反流有关，也可能由膀胱输尿管反流或输尿管间反流所致。

(2)肾积水：重复肾远端梗阻可导致肾输尿管严重积水，在腹部可摸到囊性肿块，应与肾囊肿鉴别。

(3)排尿困难：重复肾输尿管畸形常合并输尿管口膨出，当膨出的囊肿增大时，阻塞尿道内口，引起排尿困难。

(4)漏尿：重复肾输尿管畸形常合并输尿管开口异位，当异位输尿管开口于尿道括约肌以下尿路或膀胱外，可出现漏尿，表现为患者除了正常分次排尿外，内裤常潮湿，漏尿呈点滴状。

(5)腹痛：巨大肾积水合并结石、输尿管反流等，可出现腹痛。

2.影像学检查

(1)超声：能够发现并发的肾积水、输尿管扩张及输尿管口膨出。

(2)IVU：平片多无异常发现。尿路造影是诊断本病的主要方法，表现为上下肾盂均显影，肾影狭长，一般上位肾盂小，只有1个大肾盏，下位肾盂大，有2～3个大肾盏，可见重复输尿管影。如果上段肾盂扩张、积水而致肾功能降低不显影时，在造影时出现以下征象提示重复肾：①下段肾盂上方有软组织影；②下段肾盂之上肾盏离肾上极较远；③下段肾盂的肾盏数目较对侧少；④下段肾盂肾盏可因上段肾盂扩张积水压迫而向外下侧移位。

(3)CT：平扫和增强扫描可见单侧或双侧肾脏内相互分离的两个肾盂和与其相连的两条输尿管，延迟扫描，多层螺旋CT的最大密度投影(MIP)和多平面重建(MPR)可更好显示双肾盂双输尿管畸形全貌及相邻关系。

(4)MRU：可清楚显示双肾盂双输尿管畸形全貌，转动体位可以显示其形态结构及相邻关系。

【鉴别诊断】

重复肾输尿管畸形需与肾盏积水、位于肾两极的肾囊肿、输尿管瘘所致的尿液源性囊肿、腹膜后囊性占位及肾脓肿等相鉴别，根据各种影像学方法及病史基本上可以明确鉴别，极少数需手术探查鉴别。下列两种少见病的鉴别。

1.额外肾 在CT、MRI、DSA等检查，可明确诊断额外肾所具有的单独肾被膜及另外一套输尿管及血液供应，而双肾盂双输尿管畸形没有。

2.横过异位肾 ①一侧肾影缺如；②同侧显示两套完整肾盂肾盏系统；③输尿管可横过中线但膀胱开口部位正常。

【治疗】

双输尿管如无合并症一般无须治疗，如并发感染而无形态及功能上的改变，可应用抗生素等药物治疗，如上肾段功能存在但伴有膀胱输尿管反流者，则可采用输尿管膀胱再植加抗反流手术。如重肾的上半肾或下半肾因严重病变而丧失功能，则做半肾切除。

二、肾盂输尿管连接部梗阻

【概述】

肾盂输尿管连接部梗阻(UPJO)是泌尿系畸形中较常见的一种先天性疾病，发病率仅次于隐睾和尿道下裂。男性多于女性，左侧多于右侧。

【病因】

1.肾盂输尿管连接处(PUJ)处狭窄，约占85%以上 狭窄是由于肾盂输尿管连接处或输尿管起始阶段肌层增厚或纤维组织增生，并无明显炎症变化。有些标本显示为肌肉发育不全，妨碍正常蠕动波的传递。

2.高位输尿管 正常情况下，输尿管起始于肾盂最低位。起始位置偏高造成折角或活瓣样作用，尿液排出不畅，导致肾积水。

3.迷走血管压迫 迷走血管压迫输尿管，使输尿管壁发育不良。

4.肾盂输尿管连接处瓣膜 肾盂输尿管连接部形成一个内在性的活瓣样结构，影响尿液排出。

5.输尿管起始部扭曲或粘连折叠 在胚胎期有发育障碍或纤维有异常覆盖或粘连，使输尿管起始部位

折叠、扭曲致使尿液引流不畅或造成积水

6.其他原因　肾盂本身缺乏张力或输尿管起始部位缺陷而影响其蠕动也可造成肾积水。

【诊断】

1.临床表现

(1)腹部包块：是多数病例早期表现，尤其是新生儿及婴幼儿，有时仅表现为全腹部膨隆。包块呈囊性感，表面光滑，无压痛。

(2)腰腹部疼痛：以钝痛为主。大量饮水后，出现腹痛是本病特点，是肾盂因利尿突然扩张所致。

(3)消化道症状：表现胃肠功能紊乱，如恶心、呕吐、厌食、体重不增、发育迟缓。

(4)尿路感染：多见于儿童，一旦出现，病情重，不易控制，常伴全身中毒症状，如高热、寒战和败血症。

(5)血尿：发生率为10％～30％，原因包括肾盂内压力增高、肾髓质血管断裂、感染或结石等。

(6)高血压：肾内血管受压，肾素分泌增多。

(7)尿毒症：双肾积水或孤立肾积水，未及时治疗，晚期出现肾衰竭。

2.影像学检查

(1)超声检查：是肾积水首选检查。

(2)静脉肾盂造影：为主要的诊断方法。

(3)MRI：为诊断肾积水最新的无创检查方法之一。

对于不规则反复出现腰腹部疼痛及消化道症状，又难以用消化道疾病或急腹症解释时；反复尿路感染、药物治疗效果不佳时；腹部触及时大时小的包块时应考虑到肾积水可能。

【治疗】

1.治疗原则　解除梗阻并尽可能保留肾脏，以最大限度的保护患者肾功能。

2.手术时机　对没有症状的轻度肾积水，可暂不手术治疗，严密观察。若肾积水严重或出现临床症状者应考虑积极手术；对于中度以上的肾积水或出现临床症状者，应积极手术；大部分婴幼儿轻中度肾积水，不手术，随访观察中可自行好转。重度肾积水的，需手术治疗。

3.手术方法的选择

(1)肾盂成形术：基本要求为重塑管径要超过正常管径；吻合口宽广、低位、呈漏斗状，密闭而无张力；切除多余无张力的肾盂壁；尽量减少输尿管周围的纤维增生，以免术后广泛粘连而再度肾积水。

具体方式如下。

①离断性肾盂成形术：凡肾盂输尿管连接部狭窄，该部分肌肉发育不良、肾盂扩张明显者。

②Y-V成形术(Foley术)：适于输尿管高位附着或肾盂输尿管连接部狭窄较短，肾盂扩大不明显，无须肾盂部分切除者。

③异位血管致肾盂输尿管连接部梗阻矫治术：可切断输尿管上端，切除肾盂输尿管连接部及狭窄的上段输尿管，移位到血管之前，再行吻合术；若异位血管有替代血供，可结扎异位血管，再行Y-V吻合成形术。

④肾盂瓣肾盂成形术(Culp成形术)：适用于低位狭窄者。

⑤插管式输尿管切开术：适于UPJ的长段瘢痕性狭窄者，因术后输尿管内支架管需要长时间放置，极少使用。

⑥肾盏输尿管吻合术：肾盂成形术失败后，肾脏周围有广泛粘连纤维化。将受压变薄的肾脏下极肾实质部分切除，下极肾盏与正常输尿管吻合。

⑦经皮肾盂内切开术：限于无异常血管压迫，输尿管狭窄段较短。通过经皮肾镜，用冷刀在肾盂输尿管连接部的后外侧至正常口径的输尿管，然后留置支架管。

⑧后腹腔镜下肾盂离断成形术：微创手术具有明显的优势。

(2)肾切除术：巨大单侧肾积水，患肾功能基本丧失，肾实质极其薄，色泽灰白、厚度＜2mm；肾实质有多处溃疡或形成脓肾；发育不良的肾盏合并肾积水；对侧肾功能正常。

(3)肾造口术：当肾积水合并严重感染时，药物治疗不能控制，应先行肾造口，待感染控制后再行进一步治疗。

(4)双侧肾积水的处理：分期行肾盂成形术，一般不做肾切除。

【术后处理及随访】

肾造口管拔出指征：夹闭管后，多次连续夹闭管12～24h，松开后残余尿量很少且恒定，或自造口管内注入亚甲蓝，观察尿颜色，有蓝色尿液排出，证实通畅。成年人术后1个月左右膀胱镜下取出输尿管内支架管，术后3～6个月做IVP了解肾盏恢复情况，并定期做B超复查，了解患肾积水情况。

三、腔静脉后输尿管

【概述】

腔静脉后输尿管是一种罕见的良性先天畸形，为胚胎期下腔静脉发育异常所致，又称输尿管前下腔静脉。本病男性多与于女性，比例为(3～4)∶1，可见于任何年龄，但多于30～50岁出现症状。国内文献报道最小发病年龄为2岁。一般发生在右侧，其特点是右侧输尿管绕过下腔静脉的后侧，走向中线，再从内向外沿正常途径到膀胱。主要表现为腔静脉压迫输尿管，引起上尿路梗阻症状，可并发尿路感染或结石、肾积水，最终导致肾功能损害。可分为低襻型和高襻型，低襻型常见。

【病因】

胚胎时期，有3对静脉与下腔静脉的发育有关，即后主静脉、下主静脉、上主静脉，形成环状。胚胎第12周时，后肾上升达腰部，穿越静脉环。肾环分为前、后两部分，输尿管从中经过。正常情况下，后主静脉萎缩，下腔静脉由肾环后部组成，因此输尿管在下腔静脉前面。如后主静脉不萎缩，肾环前面组成下腔静脉，则输尿管位于下腔静脉后面，即下腔静脉后输尿管。如静脉环的腹侧不消失，则形成双下腔静脉，导致右输尿管位于双下腔静脉之间。

【诊断】

1.*临床表现*　下腔静脉后输尿管是先天性疾病，但大部分患者都在成年后才出现症状。由于下腔静脉于输尿管交叉，导致尿流通过障碍，引起右肾、输尿管上段积水。患者可出现腰部胀痛不适、泌尿系感染、血尿和结石等症状。

2.*影像学检查*　包括B超、IVU、肾盂输尿管逆行造影、CT及MRU等。IVU及肾盂输尿管逆行造影为本病的主要诊断方法，可显示输尿管的“S”形或反向“J”状改变，受压的近段输尿管扩张，甚至肾积水，基本上可明确诊断。单纯的CT检查仅能发现肾盂输尿管上段扩张积水，尤其是梗阻重的病例，输尿管梗阻远端无造影剂通过，无法明确输尿管与腔静脉的关系。CT应配合逆行肾盂输尿管造影，可显示输尿管走行于椎体前、下腔静脉后，下腔静脉与腹主动脉间可见圆点状输尿管影。近年来，螺旋CT三维尿路成像(MSCTU)及磁共振尿路成像(MRU)作为无创性的检查手段逐渐被应用推广，不仅具有上述影像学检查的优点，同时能多方位多角度观察，清楚地显示输尿管的解剖走行，是目前诊断下腔静脉后输尿管唯一最好的无损伤性的方法，更适用于碘过敏或肾功能严重受损以及婴幼儿患者。

【治疗】

并非所有的腔静脉后输尿管均需治疗。对于梗阻症状不明显、肾积水较轻者，可暂不处理，定期随访观察，若肾积水加重，则考虑手术治疗。

1.肾切除术　严重的肾积水，反复感染合并结石和肾功能严重受损者，或输尿管与下腔静脉紧密粘连者，可行肾脏切除术。

2.输尿管离断复位矫形术　将上段输尿管与下腔静脉交叉稍前较粗的输尿管处将其切断，输尿管复位后再行输尿管对端吻合。因输尿管纡曲明显，经游离后输尿管两断端修整为斜面，并在无张力下吻合。用5-0可吸收肠线无张力间断缝合输尿管两断端。输尿管内留置双"J"管做内支架，4周后拔除双"J"管。

3.腹腔镜手术　腹腔镜治疗腔静脉后输尿管，具有创伤小、恢复快等优点，是本病微创治疗的新手段。

四、先天性巨输尿管

【概述】

原发性巨输尿管又称先天性巨输尿管，是一种极为少见的输尿管畸形，其主要特点是全程输尿管扩张，但无机械性梗阻和反流性病变。

【病因】

对于先天性巨输尿管成因目前有多种解释：①近膀胱0.5～4cm节段的输尿管缺乏蠕动，而不能使尿液以正常速度排入膀胱；②末段输尿管壁内纵肌缺乏，造成功能性梗阻；③末段输尿管肌层和神经都正常，肌层内存在异常的胶原纤维干扰了融合细胞层排列，阻碍了蠕动波传送而产生功能性梗阻。

【诊断】

1.临床表现

(1)尿路感染：反复出现尿频、尿急、尿痛、脓尿，有时可合并血尿，严重可有全身中毒症状，如高热等。

(2)腰腹部疼痛：反复腰腹部疼痛，尤其是合并感染时。

(3)腹部包块：有时在腹部一侧可触及长条状囊性包块。

(4)肾功能受损：小儿病例常常肾脏损害严重，症状较明显。

(5)其他：部分患者可出现消化道症状，如恶心、呕吐、食欲缺乏等，患儿常发育迟缓。

2.常用检查方法　对以上临床表现的患者，通过进一步的影像学检查，多不难诊断。确诊必须包括以下条件：①输尿管有扩张；②无器质性输尿管梗阻；③无膀胱输尿管反流。

(1)B超：可显示扩张的输尿管，同时了解双肾及膀胱情况。

(2)典型的放射摄片可见上部输尿管扩张无扭曲，远侧更明显呈梭状或球形扩张，在进入膀胱处变为不扩张的一短段，长0.5～4cm。肾盏及肾盂显影正常，肾功能亦基本正常。仅有少量造影剂进入膀胱。但重症病例则整个输尿管极度扩张，伸长和迂曲。肾脏损害较严重，肾盏扩张一般肾盂更显著。

(3)MRU：显示输尿管增粗扭曲的情况和肾积水，了解肾脏皮质厚度。适于婴幼儿及严重肾功能不良和碘过敏患者。

【鉴别诊断】

1.膀胱输尿管反流　严重的膀胱输尿管反流可引起反流性巨输尿管，临床上表现为腰酸腰痛及尿路感染症状，但有排尿时腰痛加重现象。IVU检查显示患侧肾、输尿管扩张积水，并以下段输尿管更明显。行排尿期膀胱造影时可发现造影剂反流进入输尿管。

2.输尿管结石　输尿管下段结石可引起肾、输尿管积水，继发感染时可有发热、尿频、尿急和尿痛。病人可有肾绞痛史，疼痛时伴有镜下或肉眼血尿。KUB平片上可见输尿管行径的不透光阴影。尿路造影显示结石部位排泄梗阻，梗阻上方输尿管及肾盂积水。B超和CT检查可发现阴性结石。

3.输尿管结核　可致输尿管狭窄而引起肾、输尿管积水。但多数病人以进行性尿频、尿急、尿痛和血尿就诊，有米汤样脓尿，尿沉渣中可找到抗酸杆菌。尿路造影显示肾盂、肾盏破坏，肾实质形成空洞，输尿管呈虫蚀样或串珠样改变，管腔狭窄。常并发有膀胱结核，膀胱镜检查可见病变输尿管口周围充血、水肿和溃疡，并可见结核结节。

4.输尿管囊肿　输尿管囊肿系输尿管开口处呈囊性扩张，开口细小，排尿不畅，可致输尿管扩张，其扩张范围轻者位于下段，重者全程输尿管扩张。B超检查时显示膀胱内有一圆形囊性肿物。膀胱造影见膀胱内圆形充盈缺损。膀胱镜检查见输尿管口圆形肿物，表面光滑，有一细小圆孔间断喷尿，囊肿大小随排尿而改变。

【治疗】

先天性巨输尿管的治疗取决于输尿管扩张和肾功能损害的程度。

1.对输尿管扩张程度较轻而肾积水不明显者可随访观察，有文献报道约40%的病例可选择非手术治疗。

2.如输尿管扩张明显而肾功能损害不重可行输尿管裁剪整形后膀胱再植术。术中应注意必须切除末端1～2cm的病变。输尿管裁剪时应部分切除输尿管下段外侧壁长度相当于输尿管全长的1/3，但不能超过1/2，以免发生缺血坏死。必须行抗反流的输尿管膀胱再植术，可于膀胱顶侧壁切开浆肌层达黏膜长为3～4cm，于远端剪开黏膜成一小口，与输尿管黏膜吻合，将输尿管下段包埋在肌层内缝合浆肌层。

3.对重度肾积水肾功能损害严重者应行肾输尿管切除术，伴有感染时可先行肾造口引流，待控制感染后再行肾、输尿管切除术。

五、输尿管口膨出

【概述】

输尿管口膨出，又称输尿管口囊肿，是输尿管末端向膀胱内呈囊性扩张。膨出为膀胱黏膜，内层为输尿管黏膜，中间为残缺不全的肌肉和胶原纤维。膨出大小不一，小者为1～2cm，大者可几乎占满整个膀胱。发生率女性较男性高3～4倍，左侧为多，双侧为10%～15%。可发生于单一输尿管，也可双侧性同时发生。多合并重复肾输尿管畸形，且多数来自重肾的上肾段。

【病因】

输尿管口膨出原因目前不十分清楚，可能是输尿管口狭窄或功能性挛缩所致。胚胎发育期输尿管与尿生殖窦之间的隔膜未吸收消退，形成输尿管口不同程度的狭窄，也可是输尿管末端纤维结构薄弱或壁间段的行径过长、过弯等因素引起，经尿流冲击后形成囊性扩张突入膀胱。按Ericsson的临床分类，可分为原位(单纯性)输尿管囊肿和异位输尿管囊肿。前者多见于成年人，其开口部位正常或略有偏移，囊肿常较小，位于膀胱内，仅产生轻微的输尿管梗阻，不阻塞膀胱颈部，故对肾脏的损害较轻或不受影响。后者多见于小儿，囊肿一般较大，合并重复肾双输尿管畸形，常见上肾段的输尿管开口于膀胱颈或后尿道，引起尿路梗阻，偶可发生于下肾段的输尿管，体积较大，但开口小，多位于膀胱基底部，近膀胱颈部或尿道内，甚至脱出尿道。按Stephen的病理解剖分类则分为狭窄性、括约性和狭窄括约性输尿管囊肿3类。

【诊断】

本病多见于儿童，女孩多见。早期病例，临床上可无症状，常在诊断重肾畸形时始被发现。依靠影像学及膀胱镜检查。

1.临床表现

(1)排尿困难：输尿管口膨出位置异常时，常阻塞尿道内口，出现排尿困难，尿线中断。女性患儿可见淡红色包块从尿道外口脱出。

(2)尿路感染:膀胱刺激征,有时反复发热伴脓尿。

(3)上尿路梗阻症状:肾积水及输尿管扩张,可有腰部隐痛,合并结石时,可有血尿及腰腹部疼痛。

2.影像学检查

(1)B超:可发现1cm以上的输尿管膨出。

(2)静脉尿路造影:单纯输尿管口膨出时,若肾功能良好,输尿管连同膨出呈蛇头状伸入膀胱;若来自功能不好的重复肾时,显示膀胱内球形充盈缺损。

(3)膀胱造影:可补充静脉尿路造影不足,还可显示有无输尿管反流。

(4)膀胱镜检查:膨出较小时,可看出全貌,有时看到膨出随喷尿而增大;膨出较大时,难看到全貌,仅看到大片有血管分布的膨出壁。

【治疗】

1.非手术治疗,膨出较小,无临床症状,无明显肾积水,一般不需治疗。

2.膀胱镜下输尿管口膨出部的微创手术,可冷刀切开或电灼。

3.上半肾及上肾大部分输尿管切除术,适用于重复肾双输尿管畸形上半肾无功能者。

4.输尿管口膨出部分切除、输尿管膀胱吻合术。

六、原发性膀胱输尿管反流

【概述】

正常情况下,尿液只能自输尿管进入膀胱,不能自膀胱反流入输尿管,如某些原因影响了膀胱输尿管连接部的生理功能,导致这种瓣膜左右受损,将产生膀胱输尿管反流。发病率为1%～18%。在尿路感染的婴儿中,反流发生率达70%。

【病因】

主要是黏膜下输尿管纵行肌纤维有缺陷,致使输尿管口外移,黏膜下输尿管缩短,从而失去抗反流能力。输尿管口形态异常、输尿管旁憩室、输尿管开口于膀胱憩室内、异位输尿管口、膀胱功能紊乱等。

【诊断】

1.临床表现　患者反复出现尿路感染,特别是合并高血压、肾功能损伤时应考虑该病可能。

(1)反复尿路感染:常有膀胱刺激征,可伴发热、脓尿等。

(2)腰腹部疼痛:肾盂肾炎,可导致腹部不确定性疼痛,部分患者膀胱充盈或用力排尿时感觉腰肋部胀痛。

(3)其他症状:可有恶心、呕吐、厌食等消化道症状,部分患者生长缓慢、嗜睡、高血压等症,少数出现肾功能不全相关症状。

2.影像学检查

(1)B超、CT、MRI提示膀胱尿潴留,肾及输尿管扩张、积水。

(2)排泄性泌尿系造影:显示肾、输尿管积水,肾实质变薄,肾功能减退,肾显影淡、迟缓,甚至不显影。

(3)排尿期膀胱尿道造影:为诊断膀胱输尿管反流的主要方法。向膀胱注入造影剂,当压力达到一定程度时,造影剂沿输尿管反流到肾盂即可明确诊断并分度。

3.膀胱输尿管反流的分度　按国际标准,将原发性膀胱输尿管反流分为5度:Ⅰ度,反流仅达输尿管;Ⅱ度,反流至肾盂、肾盏,但无扩张;Ⅲ度,输尿管轻度扩张和(或)弯曲,肾盂轻度扩张和穹窿轻度变钝;Ⅳ

度，输尿管中度扩张和弯曲，肾盂、肾盏中度扩张，但多数肾盏仍维持乳头状态；Ⅴ度，输尿管严重扩张和迂曲，肾盂、肾盏严重扩张，多数肾盏中乳头形态消失。

【治疗】

根据反流程度，尿路感染是否易于控制及患儿年龄来决定非手术治疗还是手术治疗。

1.非手术治疗　原发性反流的儿童有较大可能自愈而不需要手术，对于尿路造影显示上尿路正常和膀胱镜检查示膀胱输尿管交界基本正常，膀胱造影剂显示暂时或仅在高压时反流的患者，可行非手术治疗。

2.手术治疗

(1)输尿管膀胱成形术：手术指征为反流程度达到Ⅳ度以上的；Ⅲ度反流以上的经一段时间非手术治疗无效的，程度加重者；反流与膀胱输尿管连接处畸形有关，如输尿管呈洞穴状、输尿管旁囊性病变、输尿管开口于膀胱憩室内；经长期药物治疗而感染不能控制者，或无法坚持药物治疗者。

(2)其他手术方式：单侧反流且同侧肾严重损害，对侧肾脏正常时，可行肾切除术；重复肾半肾已经无功能，可行半肾及输尿管切除术；单侧反流时，可将反流的输尿管下端与正常侧输尿管吻合。

（邵长山）

第二节　输尿管肿瘤

【概述】

输尿管肿瘤是发生于输尿管壁各种组织的肿瘤，发病率较低，约为肾盂肿瘤发病率 1/4。约 90％以上输尿管肿瘤为移行细胞癌，组织病理特性与膀胱移行细胞癌相似，50％为多发病灶，75％发生在输尿管远端，仅 3％发生于上段输尿管。鳞状细胞癌少见，腺癌罕见。

【病因】

病因不明。与膀胱移行细胞癌相似。可能与密切接触某些化学性致癌物质，长期吸烟、服用非那西汀等药物，病毒及某些寄生虫感染等因素引起癌基因突变有一定关系。男性发病风险高于女性 3 倍。

【诊断】

1.病理特点　输尿管肿瘤按肿瘤性质可分为良性和恶性。良性输尿管肿瘤如息肉、恶性肿瘤如移行细胞癌、移行细胞合并鳞状上皮癌、黏液癌等。输尿管肿瘤以移行细胞癌最为常见，移行细胞癌容易发生浸润、转移和复发。多数病例浸润至黏膜固有层，有的深达肌层或全层，肿瘤浸润扩散较膀胱同类型肿瘤快，预后不佳。混合癌多为移行上皮癌合并鳞状上皮癌，肿瘤大部为移行上皮，形成乳头状癌，部分区域移行上皮向鳞状上皮化生，形成鳞状上皮癌巢或癌珠，肿瘤多浸润肌层。黏液癌，其瘤细胞呈弥漫性浸润性生长，少数区域呈条索状排列，癌细胞多为圆形，大小不等，核浓染，胞质嗜碱性，常侵犯黏膜固有层和浅肌层。

输尿管肿瘤的病理具体分期如下所示：

国家抗癌协会 UICC Jewett

Tis　原位癌

Ta　黏膜乳头状癌

T_1　A 浸润固有层

T_2　B1 浸润浅肌层

T_{3a}　B2 浸润深肌层

T_{3b}　C 浸润肌层外脂肪

T_4　D 浸润附近器官

2.临床表现　血尿为最常见初发症状，肉眼血尿、腰痛及腹部包块是输尿管癌常见的三大症状，但均为非特异性表现，极易同肾、膀胱肿瘤及输尿管结石、肾积水等疾病相混淆。

(1)血尿：多数患者常为无痛性肉眼血尿，间歇发生。

(2)疼痛：疼痛可以是轻微的，少数患者由于血尿通过输尿管而引起严重的肾绞痛或排出条状血块。如扩散至盆腔部或腹部器官，可引起相应部位疼痛，常是广泛而恒定的刀割样痛，这样的疼痛一旦发生，往往是晚期症状，很少存活超过 1 年。

(3)肿块：输尿管肿瘤可扪及肿块者占 25%～30%，输尿管肿瘤本身能扪及肿块是罕见的，大部分患者扪及的肿块并不是肿瘤本身，往往是一个肿大积水的肾脏。

(4)其他：10%～15%患者被诊断时无任何症状。少见症状有尿频、尿痛、体重减轻、厌食和乏力等。如有反复发作的无痛性肉眼血尿伴有右侧精索静脉曲张者，要高度怀疑右侧输尿管肿瘤的可能。

3.影像学表现

(1)X 线检查

①静脉肾盂输尿管造影(IVP)：是上尿路肿瘤最重要的检查方法，但由于患侧肾功能差甚至无功能的影响，能显示出输尿管充盈缺损者很少，仅占 18.5%，典型表现为患侧显影不良、不显影或肾盂扩张积水及梗阻部位以上输尿管扩张，梗阻部位充盈缺损外形毛糙、不规则。

②逆行肾盂输尿管造影：IVP 患侧肾、输尿管未显影或显影质量不佳时，可选用逆行造影，可以观察到输尿管上段扩张积水，肿瘤处呈不规则狭窄，充盈缺损及远端呈杯口状改变。插管时有不同程度受阻，导管在肿瘤下方输尿管内弯曲盘绕，即出现充盈缺损远端继发扩张时(Bergman 征)，对诊断有意义，而结石等良性梗阻的远端输尿管不扩张。导管插到肿瘤部位，从导管内流出血尿，通过梗阻部位后，尿液又变清，称为 Mosio 征，亦为特征性变化。逆行造影前可留取肾盂尿做细胞学检查。

③肾穿刺造影：当排泄性或逆行造影结果不满意时，采用肾穿刺造影，可显示输尿管呈杯口状充盈缺损。同时如抽出液体为血性咖啡色，是输尿管肿瘤的证据。

(2)超声：超声检查具有无创性、方便以及重复检查的优点，并能很好地发现肾、输尿管积液。原发性输尿管癌大多数会导致输尿管及肾积液，且绝大多数为中度以下，甚少为重度，这是因为输尿管壁受侵、松弛失去舒缩功能，而呈一定程度的持续性开发状态的缘故，超声通过仔细追踪扩张输尿管，多能在梗阻之处发现输尿管癌病变，特点为在积液暗区衬托下表现为大小不等、形态不规则实性结节或管壁不规则增厚致管腔变窄，尤其对于输尿管近肾门处以上及下段近膀胱处的肿瘤显示具有较明显的优势，可以区别结石与软组织病变。不足是在无合并输尿管扩张积液的病例中超声难以发现病灶，肿瘤与坏死乳头、血块、基质结石等难以鉴别。

(3)CT、MRI 检查：对其他影像学检查可疑的部位进行 3mm 薄扫，常可发现输尿管肿瘤，并了解肿瘤浸润范围进行分期。MRI 在输尿管出现梗阻积水、X 线检查不显影、肾功能严重损害的病例可清晰显影，且安全可靠，不用造影剂，无不良反应。

4.腔内镜检查

(1)膀胱镜检查：可发现患侧输尿管口向外喷血，并可观察到下段输尿管肿瘤向膀胱内突出及伴发的膀胱肿瘤等。

(2)输尿管镜检查：输尿管镜活检是诊断早期输尿管癌最可靠的方法。输尿管镜对肿瘤小、其他检查难以明确诊断者有较高的诊断价值，不仅可以直视病变，观察全段输尿管及其病变，还可进行活组织检查以定性诊断。其适应证为:①原因不明的血尿,尤其是膀胱镜下见一侧输尿管口喷血尿;②影像学未能确诊的输尿管充盈缺损、原因不明的输尿管狭窄;③膀胱镜下见突出输尿管口的新生物;④细胞学检查异常,但肾盂、膀胱内无肿瘤,且有一侧上尿路梗阻改变者。如果影像学排除了非肿瘤因素如结石、结核或肾盂输尿管连接部狭窄等所致的肾积水,对于原因不明的输尿管狭窄或充盈缺损、上尿路血尿以及尿脱落细胞异常而膀胱镜检查无异常的患者,均有必要进行输尿管镜检查以早期发现输尿管癌。有资料显示,输尿管镜检查诊断准确率达90%。

5.实验室检查

(1)尿液检查:病人常有镜下血尿,即使在肉眼血尿的间歇期仍然有持续性的镜下血尿。

(2)血沉增快:晚期病例血沉增快,是预后不良的指征之一。

(3)尿脱落细胞学检查:尿脱落细胞学检查的敏感性低,通过逆行输尿管插管收集尿液或盐水冲洗后取样做细胞学检查,可增加准确性。

6.诊断依据

(1)无痛性肉眼血尿,间歇发作。

(2)少数患者有输尿管部分梗阻,梗阻部位以上积水,腰部胀痛。

(3)X线尿路造影,可见输尿管造影剂充盈缺损或患侧肾不显影。

(4)输尿管镜检查,可发现肿瘤组织,并可取活组织做病理检查。

(5)膀胱镜检查,可见患侧输尿管口喷血,下段输尿管肿瘤向膀胱内突出。逆行输尿管插管造影,可见梗阻段或充盈缺损。

(6)尿液细胞学检查,可见有癌细胞。

(7)核素肾图,患侧表现为梗阻性曲线。

【鉴别诊断】

1.膀胱癌　位于输尿管口周围的膀胱癌,将输尿管口遮盖,需与下段输尿管癌突如膀胱鉴别。输尿管癌突入膀胱有两种情况:一是肿瘤有蒂,蒂在输尿管;二是肿瘤没有蒂,肿瘤在输尿管和膀胱各一部分。鉴别主要靠膀胱镜检查及尿路影。

2.输尿管结石　输尿管结石可引起上尿路梗阻,当为阴性结石时,尿路造影可发现输尿管内有充盈缺损,需要与输尿管肿瘤鉴别。输尿管结石多见于40岁以下的青壮年,特点为绞痛,肉眼血尿少见,多为间歇性镜下血尿,常与肾绞痛并存。逆行造影输尿管肿瘤局部扩张,呈杯口样改变,而结石无此变化。CT平扫结石呈高密度影,肿瘤呈软组织影。

3.输尿管息肉　多见于40岁以下的青壮年,病史长,输尿管造影见充盈缺损,但表面光滑,呈长条形,范围较输尿管肿瘤大,多在2cm以上。部位多在近肾盂输尿管交界及输尿管膀胱交界处,反复从尿中找瘤细胞皆为阴性。

4.输尿管狭窄　表现为腰部胀痛及肾积水,应与输尿管癌鉴别。输尿管狭窄的原因多种多样,非肿瘤引起的输尿管窄无血尿史,尿路造影表现为单纯狭窄,而无充盈缺损。反复尿找瘤细胞均为阴性。

5.输尿管内血块　血尿、输尿管内充盈缺损与输尿管瘤类似,但输尿管血块具有易变性,不同时间的2次造影查,可发现其位置、大小及形态发生改变。

【治疗】

输尿管肿瘤的治疗仍以经典的患肾、输尿管全长及膀胱袖口状切除为主。近年来通过后腹腔镜手术联合下腹部斜切口治疗输尿管癌,可达到开放手术同样的治疗效果,其优点是手术创伤小、出血少、局部解剖精细,手术中并发症少,术后恢复快。随着输尿管镜的应用,对高分化的早期输尿管癌可以采用保守性手术，如输尿管部分切除、经输尿管镜电灼、激光烧灼术等，但术后复发率较高。

1.手术治疗

(1)根治性手术切除绝大多数输尿管肿瘤为恶性，即使良性的乳头状瘤，也有较多恶变的机会。所以，对于对侧肾功能良好的病例，一般都主张根治性手术切除，切除范围包括该侧肾、全长输尿管并包括输尿管口在内的 2cm 直径膀胱壁，尤其强调输尿管开口部位膀胱壁的切除。如保留一段输尿管或其在膀胱的开口，肿瘤在残留部及开口的复查率可达 30%～75%。手术中输尿管不要切断。

(2)保守性手术治疗

①保守性手术的绝对指征：伴有肾衰竭、孤立肾、双侧输尿管肿瘤。

②保守性手术的相对指征：肿瘤很小，无周围浸润；肿瘤有狭小的蒂或基底很小；年龄较大的患者；确定为良性输尿管肿瘤的患者。

(3)双侧输尿管肿瘤的处理

①如果是双侧下 1/3 段输尿管肿瘤，可采取一次性手术方法，切除双侧病变，分别行输尿管膀胱再植术。

②双侧上 1/3 段输尿管肿瘤，采取双侧输尿管切除，双侧肾盏肠襻吻合术或双侧自体肾移植。

③一侧上段输尿管肿瘤，另一侧为下段输尿管肿瘤，视病变情况，根治病情严重的一侧，或做上段一侧的肾、输尿管及部分膀胱切除，另一侧做肠代输尿管或自体肾移植术。

(4)输尿管镜治疗：近年来随着腔镜技术的发展，一些学者开始应用输尿管镜或经皮肾镜下钬激光或电灼治疗上尿路移行上皮肿瘤，并取得了与部分切除相似的疗效。输尿管镜治疗中下段肿瘤越来越得到专家的认可。作为创伤更小的处理方式其适应证的选择应更加严格，一般选择对侧肾功能受损的患者或全身其他疾病不能耐受手术者，肿瘤本身大小不超过 1.0cm，直径小于输尿管管径的 1/2。

尿路上皮癌术后的复发率高达 25%～40%，且复发后肿瘤分期有进展的可能，因此，腔镜下治疗输尿管肿瘤，术后要建立严格的随访制度，除常规的下尿路检查以外，要定期对上尿路情况进行 CT 三维成像、磁共振水成像及输尿管镜等检查，发现肿瘤复发时可及时再次行腔内处理或改行其他方法。

2.辅助治疗　输尿管恶性肿瘤单纯手术 5 年生存率为 17%～33%，局部进展期肿瘤术后局部复发率、远处转移率高。因此，对于高分级、高分期输尿管癌，有必要采取积极的治疗措施来改善患者的预后。术后辅助放化疗有利于浸润性尿路上皮癌的预后。常用药物有顺铂、卡铂等细胞周期非特异性药物，可合并细胞周期特异性药物如吉西他滨，有协同效应。不良反应主要为轻度胃肠道反应和血液学毒性作用。对于局部进展期浸润性尿路上皮癌，术后辅助化疗可提高患者的生存期和降低远处转移率。对于输尿管移行细胞癌的患者，术后应按膀胱肿瘤术后治疗原则定期行膀胱灌注化疗和膀胱镜检复查，以便早发现、早治疗，提高患者的生存率。输尿管癌晚期的输尿管肿瘤可采取放射治疗，效果欠满意。

（邵长山）

第三节　输尿管损伤

【概述】

由于输尿管的解剖位置及其特性，外伤往往合并其他脏器损伤，早期缺乏典型症状及体征。B 超、CT 及 MRI 等辅助检查手段均不能提供其典型的影像学表现，常常诊为肾挫伤，给早期诊断带来很大的难度，极易延误诊断。

【病因】

发生在尿路附近的枪弹伤或刺伤是输尿管损伤最常见的原因，腰、下腹部较深的损伤，特别是后腹膜及腰大肌有伤口者，发生输尿管损伤的概率较大。

医源性输尿管损伤是盆腔手术中常见并发症，以妇科手术最多见，占78%～82%。其次为腹部外科结、直肠手术。损伤的主要由于对输尿管周围解剖关系不熟悉，手术部位深，肿瘤与周围组织粘连，多次手术，操作粗暴等原因。损伤的类型：缝扎、切断、撕裂、扭曲等，多发生于输尿管下段。

近年来，随着泌尿外科腔内手术与检查技术的普及及体外冲击波碎石(ESWL)的广泛应用，医源性输尿管损伤逐渐增多。目前输尿管镜技术已逐渐成为临床上诊断和治疗上尿路疾病的重要手段，然而由于存在术者操作技术不够熟练，器械配备不完善，病情较复杂等因素，致使在输尿管插管及输尿管镜操作过程中，输尿管穿孔、撕裂等严重并发症时有发生。甚至出现输尿管断裂等严重并发症。强行操作、盲目抽插导管，碎石杆操作不慎是造成输尿管损伤的常见原因。

【诊断】

1.临床表现　输尿管穿孔或断裂可见尿外渗致腰腹疼痛、血尿、尿外渗及感染发热等表现。造影时见有造影剂外漏，并形成脓肿或包裹性积液等，尿外渗、尿瘘多于损伤后2～3周发现。

医源性输尿管损伤手术中表现主要有手术野有多量渗液或见到扩张输尿管近段。术后表现主要有腰部疼痛、发热、腰部包块及尿瘘等。根据尿瘘的方向，可以分为输尿管腹壁瘘、输尿管阴道瘘、输尿管子宫瘘、输尿管腹膜后间隙瘘、输尿管回肠瘘及输尿管直肠瘘等。同时可出现感染征象，严重时可出现感染性休克。双侧输尿管损伤可发生无尿并有腰部胀痛，旋即出现尿毒症征象。

凡腹腔、盆腔手术后及输尿管造影或输尿管镜等检查术后患者发生无尿、漏尿、腹腔或盆腔有刺激症状时均应想到输尿管损伤的可能。对怀疑有输尿管损伤可能的应进行系统的泌尿系检查。有血尿者应行尿液常规检查，但尿液检查阴性不能除外尿路损伤的可能。泌尿B超检查可提示肾积水、上段输尿管扩张及下段输尿管显示不清、腹膜后积液等，间隔一定时间后可发现上述症状有不同程度的加重。

2.影像学检查　为进一步明确诊断，宜行IVP检查，可发现肾积水，造影剂外溢的部位为损伤部位，其下段输尿管不显影或显示不清。但如输尿管完全梗阻则可出现急性肾后性肾失功，此时患侧肾脏常不显影或显影不清。此法为最有效的确诊方法。若肾脏不显影或为进一步明确损伤部位可行逆行插管造影，膀胱镜逆行插管时，常发生在病变处受阻，造影检查常可发现损伤部位为造影剂外溢之部位，其上输尿管不显影或显示不清。逆行造影一定要注意无菌操作，防止感染扩散及败血症的发生。若逆行造影失败或显影不良可行急诊肾穿刺造口术，一方面可引流尿液以保护肾功能，另一方面可行顺行肾盂输尿管造影检查，为进一步的治疗提供依据。顺行造影常能明确损伤的具体位置。检查如发现造影剂外溢至周围间隙，则高度怀疑有输尿管损伤的可能。

MRU检查可以提示梗阻部位及漏尿情况。

若病人情况不允许造影检查，则在剖腹探查时应检查输尿管、肾和膀胱。

为鉴别输尿管阴道瘘与膀胱阴道瘘，可行膀胱灌注亚甲蓝溶液以鉴别，膀胱阴道瘘常从阴道漏尿，无正常排尿(小瘘孔除外)。

【鉴别诊断】

1.肾损伤　肾碎裂伤、肾蒂损伤时出血严重，疼痛剧烈，腰腹部可迅速出现血肿，发生休克。肾挫伤时腰痛，可伴血尿，不易与其相鉴别。静脉尿路造影可见造影剂外渗至肾周，肾脏形态失常，肾盂内有血块时可见肾盂、肾盏充盈缺损。

2.急性腹膜炎　有腹痛、腹肌紧张、压痛、反跳痛等相同症状，但无外伤史，多继发于胃、十二指肠穿孔、急性阑尾炎、胆囊炎及盆腔炎等一般先有原发病症状，恶心、呕吐等胃肠道症状明显。伴寒战、高热，白细胞升高。无排尿困难、尿外渗等表现。静脉尿路造影可鉴别。

【治疗】

输尿管损伤的治疗应根据病情、发现的时机制定合理的治疗方案，严格遵守正确的手术原则，不同的情况下应选择不同的治疗方案。其原则是恢复输尿管连续性和完整性，减少局部狭窄和输尿管瘘的形成。应首先注意处理全身情况及合并其他脏器的损伤，断裂的输尿管应根据具体情况给予修补或吻合。

输尿管损伤需行输尿管修复。一期手术修复采用修补伤口，损伤黏膜复位，输尿管肾盂吻合或输尿管膀胱再植，留置双"J"管等方法均能有效引流，预后良好，并发症少。手术成败的关键决定于修复后输尿管内支架及腹膜后引流是否可靠。无论采用何种修复方法，都应彻底引流尿外渗。Ⅰ期手术较Ⅱ期手术并发症发生率无明显增加，所以对延迟诊断的输尿管损伤，即使确诊时间超过 48h，Ⅰ期修复并不增加术后并发症的发生。

大多数输尿管损伤病例仍有赖于开放手术重建输尿管。对于新近发生的(72h 内)或输尿管下段损伤，可立即手术修复，不必先行尿流改道或等待观察。对于输尿管中上段损伤，大部分存在尿外渗，炎性渗出、水肿、粘连严重，应先行肾造口以保护肾功能，3 个月后再行Ⅱ期修复输尿管。若输尿管缺损段较长，无法端-端吻合，可游离伤肾，使肾下移以减少吻合张力，如果输尿管长度仍不够，可做回肠代输尿管术，进而也可行自体肾移植术。

1.术中发现输尿管损伤，应立即给予相应处理，主要有置双"J"管行输尿管修补、输尿管断端吻合、输尿管膀胱吻合等。

2.术后发现如果为双侧输尿管结扎，应立即进行术后检查，以保护肾功能。有些学者主张在 ureteralinjury 明确诊断后 12～48h 积极手术，由于此时组织水肿较轻，术野清晰，修复成功率高。一般可采用输尿管断端吻合或输尿管膀胱吻合术。

3.对于术后较晚出现的 urinary fistula 或较长时间确定的 ureteral injury 应根据具体情况采取不同的治疗措施，一般可待手术 3 个月后再进行修复术；如果梗阻严重，肾积水进展较快，为促使肾功能恢复应尽早手术。此外对于伴有阴道瘘的患者由于生活不便，也应尽快手术。

（邵长山）

第四节　输尿管炎

一、输尿管非特异性炎症

各种输尿管炎症很少单独发生，多为肾盂感染或输尿管周围感染的一部分。

（一）急性输尿管炎

急性输尿管炎多伴发于急性下尿路感染或急性肾盂肾炎累及输尿管。病理改变表现为黏膜下大量酸性粒细胞浸润。临床主要表现为两侧腹肋部酸胀，可有血尿，并可引起输尿管狭窄。

1.病因　病原菌多为杆菌，也有厌氧菌感染的报道。有国外文献报道厌氧菌感染可引起输尿管的急性化脓性炎症并且可导致输尿管的急性坏死，若炎症破坏输尿管壁，则可引起输尿管周围积脓和尿外渗。临床上单纯的输尿管急性炎症比较罕见，在免疫缺陷人群如接受器官移植患者、AIDS 患者等，有文献报道

BK 病毒复活引起的输尿管炎和 CMV 病毒感染引起的输尿管炎，且症状多无特异性。嗜酸性输尿管炎多发生于有过敏体质或过敏遗传背景人群。

2.诊断　临床上很少做出单纯急性输尿管炎的诊断，因其多伴发于急性肾盂肾炎和膀胱炎，其临床表现多为肾盂肾炎或膀胱炎的症状，可出现腰部酸胀、尿频、尿急及发热、无力等局部症状和全身症状。影像学资料对诊断有帮助，尤其炎症累及输尿管周围组织或穿孔引起尿外渗时。病毒感染性输尿管炎的诊断主要依赖血清免疫学检查，并结合患者的特殊既往史，由于发病罕见，因此常常不能早期诊断。

3.治疗　急性输尿管炎的治疗主要是针对病因的治疗，如有输尿管梗阻则应及时采取措施引流肾盂积水，在有输尿管坏死穿孔的情况下，采取手术探查和外科治疗是有必要的。对于嗜酸性输尿管炎，据文献报道，糖皮质激素治疗效果比较好。

（二）慢性输尿管炎

慢性输尿管炎分为原发性和继发性两大类。继发性输尿管炎多为梗阻的结果，临床上相对比较常见。这类输尿管炎多继发于输尿管结石，放射治疗，输尿管肿瘤，腹腔炎症等，且治疗多针对原发病的治疗。原发性输尿管炎，是一种原因不十分清楚的节段性非特异性输尿管炎症，文献仅见 20 余例报道，且以女性下尿路易感人群为多见。

1.病因与病理　原发性输尿管炎的病因目前尚不清楚，可能与既往的下尿路感染有关。有报道患有慢性前列腺炎和膀胱炎的病例，均可导致该病的发生。也有研究证实尿路上皮下层解剖学上的连续性可以阻止细菌从膀胱黏膜到肾脏黏膜下层的通路这一作用。有作者认为其病因可能与机体的免疫功能有关。资料显示，男女发病比例为 1∶1，发病机会均等。

原发性非特异性输尿管炎多发于输尿管中下段，上段比较少见。Mininberg 将肉眼观察病变分为三型：①带蒂或无蒂的炎症组织突入输尿管腔内；②管腔内出现结节状肿块；③管壁出现弥漫性浸润，其长度为 2.5～13cm。光镜下观察输尿管壁呈深浅不一的炎性细胞浸润，以淋巴细胞、成纤维细胞为主，毛细血管丰富，黏膜常充血或溃疡；病变早期即可在黏膜下层，平滑肌层和输尿管周围出现钙化。此外，还可有黏膜上皮增生或非典型增生，Brunn 巢形成，平滑肌、血管、纤维组织增生。依增生特点有几个特殊类型：①囊性输尿管炎；②滤泡性输尿管炎；③肉芽肿性输尿管炎；④腺性输尿管炎。

2.诊断　非特异性输尿管炎临床无特异性表现。可表现为腰肋部疼痛、尿频、血尿等。因此，临床极易误诊。临床上有腰肋部疼痛、尿频、血尿等，在排除结核、结石及肿瘤后，可结合影像学资料和输尿管镜检考虑本病的可能性，输尿管镜下取组织活检或通过手术探查和病理切片可确诊。

3.治疗　非特异性输尿管炎的治疗目前多主张手术治疗。如有条件，建议在输尿管切片或冷冻切片活检鉴别基础上决定手术方式。病变比较局限的，多主张节段性切除。切除后可行输尿管端-端吻合，输尿管膀胱吻合，膀胱肌瓣代输尿管吻合术等；狭窄较长者，可考虑用阑尾，小肠代替代治疗；若病变累及全长，炎症轻者，可考虑长期留置双 J 管，定期更换，辅以抗炎激素治疗，必要时可考虑终生肾造瘘，梗阻重者，可考虑自体肾移植，但应慎重。

二、输尿管特异性炎症

（一）输尿管结核

输尿管结核多继发于肾结核，并且与肾结核合并存在，一般较容易明确诊断。单纯输尿管结核罕见，且起病隐匿，早期诊断困难。

1.病理　输尿管感染结核菌后，输尿管黏膜、黏膜固有层及肌层首先被侵犯，结核结节在黏膜上形成表浅、潜行的溃疡。溃疡基底部为肉芽组织，纤维化反应最明显，使输尿管管壁增粗、变硬，逐渐变为条索状，最终输尿管完全闭锁。

2.诊断 继发性输尿管结核的诊断主要在诊断肾结核的同时获得诊断，而单纯性输尿管结核的早期诊断关键是要重视泌尿系结核这一常见病。除对有持续性、进行性加重的尿路刺激征患者要高度警惕外，对症状轻微、尿常规有持续异常者(常规抗生素治疗无效的尿液中白细胞增多)也要考虑到泌尿系结核的可能。单纯性输尿管结核一般没有明显的尿路刺激征，但细心询问病史常有轻微的尿频、尿急、尿痛、血尿等症状合并或单独存在。

尿常规检查是一重要的诊断线索，如尿中有持续性红细胞和白细胞增多，酸性尿，普通抗感染治疗无效者，要考虑输尿管结核的可能，应留晨尿找抗酸杆菌、尿结核分枝杆菌 PCR 检查和结核菌培养等，不能漏诊。

X 线检查是泌尿系结核的重要诊断措施。单纯性输尿管结核早期 X 线检查因缺乏特异性影像学变化而不易被诊断，静脉肾盂造影常仅表现为病变段输尿管无造影剂滞留，呈“激惹”现象。有报道，诊断性抗结核治疗前后静脉肾盂造影的改变是诊断输尿管结核的最佳方法，而且治疗 2 周后是复查静脉肾盂造影合适的时机。

膀胱镜检查和逆行肾盂造影对诊断早期输尿管结核有帮助。由于并发膀胱慢性炎症导致膀胱黏膜充血水肿、糜烂出血等造成观察和插管困难，诊断价值不大。

鉴别诊断：

(1)泌尿系慢性非特异性感染：肾输尿管结核患者的尿常规检查和慢性下尿路非特异性感染时都可有红细胞和白细胞增多，常常都合并有尿频尿急，临床上容易混淆。但是，慢性下尿路感染一般不伴有全身症状，且不会有酸性尿，尿沉渣抗酸染色阴性，而泌尿系结核可有腰部酸胀、盗汗等全身症状，影像学检查能提供重要帮助。

(2)输尿管结石：输尿管结石常引起明显的腹部疼痛，并可放射至腹股沟和大腿内侧，患者可有呕吐，不难鉴别。静脉肾盂造影或 CT 平扫可见输尿管扩张，并可见输尿管里有高密度影。

3.治疗

(1)早期获得诊断的输尿管结核患者，如病变范围不大，病变轻微，可考虑置双 J 管后行抗结核治疗，有可能免于手术。

(2)大部分输尿管结核需要手术治疗，切除病变段输尿管：①对于输尿管缺损在 10cm 以下者，可行膀胱悬吊或膀胱壁瓣成形术；②输尿管缺损大于 10cm 时，可采用回肠代输尿管术。

手术时要充分切除病变的输尿管，保证吻合口的血供和无张力。适当延长输尿管支架管的留置时间是防止术后漏尿和再狭窄的重要措施。术后常规抗结核治疗半年，并定期随访。

(二)念珠菌性输尿管炎

念珠菌性输尿管炎是指念珠菌经各种途径到达并定居、繁殖于输尿管而引起的输尿管炎症。念珠菌中，白色念珠菌和热带念珠菌的致病力最强，也是最常见的致病菌。由于多种念珠菌要在一定条件下才能致病，故念珠菌又称为条件致病菌。

1.病因 念珠菌性输尿管炎的病因主要是肾脏真菌感染后蔓延输尿管所致。一般情况下，念珠菌无法在输尿管定居、繁殖，只有在输尿管存在梗阻，或大量使用抗生素和长期使用免疫抑制剂，继发全身抵抗力低下或免疫缺陷时才发病的。

2.临床表现 继发于肾源性的念珠菌性输尿管炎患者，主要表现为肾脏感染的症状，如高热、寒战、尿频、尿急、尿痛、脓尿，甚至气血尿等，尿中还可有胶冻样物或血色组织碎片，其中以尿中排出白色“真菌球”

为特征。肾绞痛可以是“真菌球”堵塞输尿管引起的，也可以是输尿管上繁殖的真菌引起堵塞导致的。若两侧输尿管同时被念珠菌堵塞，则表现为无尿。

3.诊断 提高念珠菌性输尿管炎的诊断关键在于对本病提高警惕性。凡存在真菌感染的易感因素（如长期用抗生素或免疫抑制药、糖尿病等），出现尿感症状或尿中白细胞增多，而细菌培养阴性时，均应考虑真菌性尿路感染存在的可能。诊断主要依据临床表现及反复血、尿标本真菌培养。

4.治疗

（1）消除易感因素：这是预防和治疗真菌性尿感的最好方法，如避免长期使用抗生素、免疫抑制药，解除尿路梗阻，控制糖尿病等使机体抵抗力下降的疾病，尽量减少输尿管内长期置管。

（2）碱化尿液：因真菌在酸性尿中繁殖迅速，故应给予碳酸氢钠口服，每次 1.0g，3 次/天，以碱化尿液，造成抑制真菌生长的环境。

（3）药物治疗：常用有效药物是两性霉素 B、氟胞嘧啶、氟康唑、伊曲康唑。

轻症病例可口服氟胞嘧啶，剂量 150mg/(kg・d)，连服 1～3 个月。也可以用氟康唑(200mg/d)或伊曲康唑(400mg/d)。

对于重症、感染持续不消退的念珠菌性输尿管炎患者，可用两性霉素 B，静脉滴注 0.1mg/(kg・d)开始，渐增加至 1mg/(kg・d)，耐受性差者可酌减剂量；临床疗效差者可酌加剂量；病情严重者，每天剂量可用至 60mg，病情稳定后再改用 25～35mg/d。本药有肾损伤作用，在肾衰竭时，宜按肌酐清除率减量使用。

（4）支持治疗：如纠正贫血、低蛋白血症等，改善营养，提高抵抗力。

（三）血吸虫性输尿管炎

血吸虫性输尿管炎血吸虫性输尿管炎是由于血吸虫感染后引起的输尿管损害，其主要危害是输尿管狭窄和硬化，进而继发肾脏积水，时间长久则可破坏患侧肾功能。我国血吸虫患者中，虽然日本血吸虫感染占多数，但侵犯泌尿生殖系的主要是埃及血吸虫。

1.病理 血吸虫病的基本病理变化是形成虫卵肉芽肿。输尿管感染血吸虫后，虫卵沉积于其黏膜下和肌层内，引起嗜酸性粒细胞性肉芽肿，可导致输尿管狭窄。慢性感染阶段时，输尿管黏膜增厚和管壁纤维化，其周围可形成纤维脂肪瘤病，加重输尿管梗阻。输尿管口则可因膀胱纤维化狭窄或扩张而失去活瓣功能，引起尿反流或梗阻，使患侧肾积水加重。约 10%的患者由于梗阻和感染合并尿石症。

2.临床表现

（1）前期有尾蚴穿透皮肤侵入人体时出现局部皮肤红斑、瘙痒等过敏反应；其后，童虫发育阶段可引起明显的全身症状，如咳嗽、哮喘、胸痛、长期高热伴出汗、寒战、甚至萎靡、反应迟钝等。

（2）泌尿系统多个器官可有改变：输尿管主要是膀胱壁段受侵犯。输尿管硬化狭窄后，其上部扩张、迂曲、反流和钙化，常伴发感染和结石，引起肾盂肾炎，甚至脓肾。

3.诊断

（1）病史：有疫水接触史和前期症状。

（2）实验室检查：可在尿中见到红细胞和白细胞。24 小时尿或中午终末尿离心，沉渣中可找到虫卵。

（3）若膀胱同时被累及，膀胱镜和膀胱黏膜活检可明确诊断。

（4）影像学检查：

1）平片：输尿管线性钙化是本病特征性改变。

2）排泄性尿路造影：常显示输尿管迂曲、扩张，增粗如小肠，下段常有狭窄或梗阻。

3）B 超可显示输尿管管壁有钙化斑或线条样钙化。

4）CT、MRI 也对本病的诊断有帮助，可选择使用。

4.治疗

(1)杀灭体内血吸虫:可使用吡喹酮或美曲磷脂。吡喹酮每次10mg/kg,每日3次,连服2日。或每次20mg/kg,每日3次,服1日。在服首剂1小时后可出现头昏、头痛、乏力、腹痛、期前收缩等,一般无须处理,于停药数小时至1、2天内即消失。

(2)并发症的外科治疗

1)早期输尿管壁段狭窄,主张行输尿管膀胱再吻合术,伴有输尿管下段狭窄时,可将狭窄段切除再行输尿管膀胱瓣再植术。

2)一侧输尿管中段以下狭窄较长,可行回肠代输尿管术。

3)输尿管狭窄伴同侧脓肾,可先行肾造瘘引流,待肾功能恢复后再考虑是否保留或切除患肾。

4)双侧输尿管梗阻而突发无尿,应行急诊膀胱镜或输尿管镜检查,并插管引流。如果插管失败,则行经皮肾造瘘引流术。

(邵长山)

第五节 上尿路梗阻

上尿路梗阻是指从肾盂输尿管到膀胱输尿管交界部位所出现的梗阻。引起梗阻的原因有先天性的和获得性的。由于梗阻的发生往往不是突然的,因此对梗阻的及时诊断比较困难。随着科学技术的发展,目前已经明显地改变了对上尿路梗阻的诊断和处理。

上尿路梗阻的治疗有很多方法,从微创的经输尿管镜放置支架管、微创的整形手术到复杂的外科开放手术。必须指出,上尿路梗阻的处理需要多方面的配合,而且,各种治疗方法的选择需要对其适应证和并发症有明确的了解。

一、肾盂输尿管交界处梗阻

肾盂输尿管交界处(UPJ)梗阻是表明肾盂输尿管连接部的功能受损。尽管大多数的病例都是先天性的,但是疾病的诊断往往都是在出生以后。而获得性的UPJ梗阻情况则有肾盂输尿管连接部的结石、局部术后或炎症引起的结构改变,以及尿路上皮肿瘤等。

1.UPJ梗阻的发病机制　UPJ梗阻大多数起源于内在的疾病,其中最常见的是局部存在一段无蠕动的输尿管上皮,这种缺陷也可见于原发的梗阻性巨输尿管中。组织病理学研究表明,原来正常存在的螺旋肌肉组织已经被异常的纵行肌束或纤维组织取代,导致该段输尿管不能产生正带的蠕动波把从肾盂来的尿液推动到输尿管的远端,而在外科手术的时候肉眼看上去却很没有异常。另一种UPJ梗阻的较常见的内在原因是输尿管真性狭窄,这样的先天性的输尿管狭窄在电子显微镜上可以见到有大量的胶原位于狭窄处。至于迷走血管在UPJ梗阻发病中的地位一直存在争议。大约有30%UPJ梗阻的患者中可以发现有一支小动脉直接进入肾下极,这比正常人群要高,这支下极血管分支常来自肾动脉的分支或者直接来源于主动脉,在临床上称为迷走血管。通常这是一种变异,但是单纯的血管因素不可能造成UPJ梗阻。而且,除了血管因素外在UPJ和近段输尿管很可能还存在有内在的损伤使得肾盂扩张。

儿童的膀胱输尿管反流可以导致上尿路的扩张以及随后的输尿管的延长、扭曲和扭折。在一些患者中,这些变化貌似影像学发现的UPJ梗阻。然而,真正的UPJ梗阻可能和膀胱输尿管反流共存,尽管很难确定异常是两个因素共同引起的还是上尿路梗阻源自于反流。

UPJ 梗阻的其他获得性的原因有良性的肿瘤，如纤维上皮的息肉，以及泌尿道上皮的恶性肿瘤，结石，还有炎症后或者手术后的瘢痕形成或者局部缺血等。

2.UPJ 梗阻的症状和诊断　如前所说，常见的 UPJ 梗阻是由于先天性的原因引起的，它可以存在于从产前到老年的任何一个时期。约 25%的患者在 1 岁内发现。以往，对婴儿最常见的描述是在腰肋部可触及包块。现在，随着对母体超声波检查的广泛使用，诊断为肾积水的新生儿的数量较过去有大幅度增长，其中许多人后来被发现是 UPJ 梗阻，而仅少数患者可能首先发现的是氮质血症，然后通过进一步检查才被确诊，这些患者多数存在双侧梗阻或者是由于先天性独肾。UPJ 梗阻多见于男性，男女发病比例为 2∶1，其中 2/3 发生在左侧，10%～40%是双侧的。在较大的孩子和成人中有时可以出现间歇性的腰腹部疼痛伴恶心呕吐等症状。偶发血尿或者镜下血尿、脓尿以及泌尿道感染症状，而引起临床的注意。

(1)超声波和 CT：超声和 CT 在诊断中有重要的作用。当患者的肾功能不允许做静脉尿路造影时，超声是一个很有价值的方法。对于那些行静脉尿路造影收集系统未显影的病例，超声波检查对于鉴别输尿管梗阻引起的收集系统未显影和还是由于其他原因所引起，是一个很好的方法。当然，在多数患者的检查中 CT 扫描完全可以代替超声波检查，目前，CT 也已成为必不可少的检查手段。超声检查和 CT 扫描在区分梗阻的获得性原因时都有重要的作用，如阴性结石或者泌尿道上皮肿瘤等。

婴幼儿的 UPJ 梗阻的诊断一般是通过常规的超声检查或者左右侧的上腹部发现包块。任何一个可疑病例，首先行超声检查，它可以发现集合系统的扩张，鉴别 UPJ 梗阻和多囊肾，可以确定梗阻的位置。UPJ 梗阻患者的超声表现为一个大的中间超声透过的区域被周围扩张的肾盏而形成的较小的透超声的结构环绕。有时，扩张的肾盏与肾盂形成漏斗状。偶尔，固态的肾皮质能被看到环绕透超声区域或者分割扩张的肾盏。与之对照的多囊肾的囊是散在的大小不一的透超声区域，尽管囊可以融合，但是在超声图中很少见。比较少见的是，一个中央的大囊会干扰诊断。这种情况下，需要行放射性核素肾显像。

(2)排泄性尿路造影：排泄性尿路造影常被用来诊断解剖性或者功能性的梗阻，它除了能显示泌尿系统结石外，还可显示病变侧的显像和排泄功能延迟，以及伴随有扩张的肾盂和肾盏。如果输尿管可以显像，那么输尿管的粗细情况可以在一定程度上有助于了解梗阻的部位。

(3)放射性核素显像：通常采用的放射性核素肾显像是锝-99(^{99m}Tc-DTPA)，放射性核素显像扫描可以鉴别 UPJ 梗阻和多囊肾这两种疾病。多囊肾很少浓聚这种放射性核素。当摄取后，功能组织分泌，通常显影是均匀的，而依然是冷区。与之对照的 UPJ 梗阻一般出现放射性核素的聚集。而且，对梗阻患者的皮质行放射性核素相对强度测量发现，放射性核素的摄取将出现在周围皮质，这一点有别于多囊肾。核素扫描对那些行静脉尿路造影尿路未显影者评估肾脏的功能是否可恢复性是很有价值的。^{99m}Tc-DTPA 扫描能预测功能的可恢复性，因为随着梗阻的解除，原则上所有的肾在这种扫描中功能都将提高。^{99m}Tc-DTPA 扫描对鉴别扩张也是有价值的，对那些功能性梗阻患者结合肾图和利尿肾图(静脉注射呋塞米 0.5mg/kg)可以做出诊断。在那些标准研究模棱两可的部位，这一研究将可量化梗阻的程度，将有助于区分梗阻水平。

UPJ 梗阻的诊断很大程度上依靠临床表现和相关的一种或几种非侵犯性的检查。然而，在治疗前如有条件先行逆行肾盂造影，这对于诊断的确立、明确显示狭窄的具体位置以及梗阻的性质，依然有着很重要的价值。在多数患者中，这一检查通常希望在准备手术的时候进行，以避免因为梗阻所引起感染的风险。然而，当 UPJ 梗阻需要急性减压时，如感染或者肾功能不全，这时进行逆行肾盂造影是非常危险的。对于这些患者，可以采用放置输尿管导管来减低集合系统的压力，以尽早改善肾功能，创造条件为后期的重建做准备。

当膀胱镜逆行操作不成功或者不合适的情况下，行经皮肾造口放置支架管也是可以选择的方法。这一方法可以顺行了解梗阻的确切解剖位置及性质。同时也给感染或者损伤的肾的集合系统进行减压，有助于恢复肾功能。

3.UPJ 梗阻的治疗　上尿路梗阻的治疗指征包括：①有明确的梗阻症状；②梗阻已经引起双肾功能损伤；③进展性单侧肾功能损伤；④进展并加重的结石和感染；⑤少见的高血压。这些病例的基本处理原则是减轻梗阻，缓解症状，保护或者改善肾功能。一般而言，治疗的目标是通过有效的措施使得尿流无阻碍地从肾盂流到膀胱。然而，对 UPJ 梗阻所致的功能梗阻和肾积水需要行肾盂成形术的时间选择存在着争议，这主要是由于很难确定这些肾在功能梗阻下的进展程度和确切风险。只有在明确上尿路梗阻病变出现进展，行重建手术才能使患者改善肾功能时，应该及时进行手术治疗。

当前的治疗方法有开放的肾盂输尿管成形术、腔内泌尿外科手术和腹腔镜手术方法三种。原则上只要有条件，首选的应该是创伤更小的腔内泌尿外科和腹腔镜方法作为手术治疗方法，而且长期的随访结果已经得到很满意的效果。这些手术的成功率基本上达到了开放手术的水平，但是必须经过严格的患者选择。在一项对 283 例使用内切开的研究中，成功率达 73%，然而发现交叉血管的存在将明显影响结果，有交叉血管的成功率是 42%而没有交叉血管的是 86%。对梗阻严重的患者行内切口的成功率是 60%，而较轻的梗阻是 81%。当患者既有交叉血管又梗阻严重时，这类患者的成功率可达 95%，这与开放的肾盂成形术的成功率是一致的。

目前，开放手术与腔内泌尿外科或者腹腔镜手术处理 UPJ 梗阻的适应证仍还没有统一的标准，但是，无论采用哪种方法，在手术前必须要了解每个具体患者的解剖及功能情况。通常，对于复发的 UPJ 梗阻，当患者第一次是用腔内泌尿外科的方法处理，那么最好推荐采用开放手术或者腹腔镜治疗；如果第一次是使用开放手术或者腹腔镜的方法，那么建议推荐腔内泌尿外科的方法比较恰当。结果表明，在这两种情况下采用腔内泌尿外科的方法进行治疗是可行的。

当对侧肾脏功能正常时，对于少数上尿路梗阻的病例，肾切除也是一种可取的治疗方法。肾切除的适应证是患肾无功能，确诊必须由影像学及放射性核素检查证实肾的无功能。在这些患者中，超声检查或者 CT 扫描将看到缩小的肾影或者已经变得很薄的肾皮质。当肾脏的潜在恢复功能还不清楚的情况下，可以探索性的放置输尿管支架或者经皮肾造瘘，暂时缓解梗阻，然后复查肾功能。

(1)腔内泌尿外科的处理：开放手术对 UPJ 梗阻的治疗非常成功，其手术成功率可以超过 95%。目前有几种可以代替开放手术的微创手术方式可供选择。这些新方法的优点包括明显缩短住院时间及术后恢复。鉴于开放手术可以处理任何解剖变异的 UPJ 梗阻，则任何一种微创手术都要考虑每个具体患者的解剖变异，以及肾积水的程度，了解双侧和单侧肾功能，还应明确包括交叉血管的存在或者是否伴发结石等。

腔内泌尿外科处理 UPJ 梗阻最先由 Ramsay 和他的同事在 1984 介绍，以后 Badlani 和他的同事在美国广泛采用，并创造了“endopylotomy”这一新名词。腔内泌尿外科处理 UPJ 梗阻的基本概念是，病变部位输尿管全层切开至肾盂及输尿管旁脂肪组织，并越过梗阻的近段输尿管，而后在输尿管内置管直至愈合。当今应用相当广泛的逆行进路在理论上具有与经皮进路相同的有效性，经皮进路是在透视下切开 UPJ，而经输尿管镜操作则在输尿管镜直视下切开 UPJ。

1)经皮肾盂内切开术：最初，经皮进路治疗 UPJ 梗阻仅仅应用于取除伴发的结石或者适用于以往开放性肾盂成形术失败的患者。随着经验的积累和治疗效果的得到认可，经皮肾盂内切开术已经作为 UPJ 梗阻患者的首选治疗，即便是现在有多种微创方法可供选择时，因为可以同时去除结石，经皮进路仍然是治疗伴发肾盂肾盏结石患者的优先方法。

经皮肾盂内切开术的禁忌证与任何腔内泌尿外科手术相似，包括：梗阻段较长，超过 2cm，没有得到有效控制的感染或未经治疗的凝血功能障碍。至于交叉血管的影响则存在争议，交叉血管的存在其本身并不是肾盂内切开术的禁忌证,但交叉血管所致 UPJ 显著成角改变时,常可导致腔内手术失败。

进行经皮肾盂内切开术的患者均应行术前评估,并做好开放手术和可能全身麻醉的准备。任何尿路感染均应予治疗,术前必须确保尿液无菌。如果上尿路感染由于梗阻存在不能完全清除,则应采取输尿管置管或经皮肾造瘘术以达到治疗的基本条件。

技术操作:患者取俯卧位,穿刺点的选取以使肾镜能到达 UPJ 为准。通常选取中后盏或上侧盏,偶尔也可利用下侧盏穿刺。一旦通道建立后,则扩张并置入肾镜,经皮通道建立完成后,随即可进行肾盂内切开操作。肾盂内切开术时必须在直视下切开,自管腔至输尿管或肾盂外脂肪全层切开输尿管。切口可适当延长几毫米直至正常输尿管。一旦切开完成即可进行放置内支架术,使用 14F 支架管顺行通过 UPJ。某些既往未施行内支架术的患者,可能难以通过较粗的管子,对于这些患者可以采用 10F 甚至是 8F 支架管,它不会影响最终效果。经透视确定支架管定位良好后即可退出安全导丝。24～48 小时后,经肾造瘘管造影明确支架管良好到位后予以拔除造瘘管,拔除前需做夹管试验。

另外,一种改良式肾盂内切开术也得到了临床的认可。如同上法建立经皮通道,导丝顺行通过 UPJ、输尿管膀胱交界处进入膀胱。先置入支架再切开有一定优势:第一,相对于切开后再放置支架管而言,先行置入支架可以避免撕裂 UPJ。第二,切开前放置支架可以更好地定位 UPJ 所在,有利于更精确地切开。

如果存在高位插入式的 UPJ 时,应在直视下延长切口至所属肾盏,将输尿管侧壁及肾盂正中壁之间切开,直至输尿管及肾盂周围脂肪。当使用电极切开时,支架管可以使其余输尿管壁免受损伤。当然,仍然必须小心确保所用安全导丝绝缘,否则电极接触导丝时后者可传导电流。完成切开后导丝亦已到位,手术结束,留置肾造瘘管 24～48 小时。

2)经皮同步肾取石及肾盂内切开术:经皮手术对 UPJ 梗阻伴发上尿路结石患者是理想的术式,因为可以同时处理结石。对于这类患者同样借助通过 UPJ 的导丝建立经皮通路。原则上应先取结石,再作肾盂内切开以避免结石碎片残留至肾盂输尿管周围组织。

术后处理:患者术后 8～10 天避免体力活动。术后支架管留置的最佳时间以 4 周为宜。支架管留置期间预防性应用抗菌药物是必要的。患者拔除支架管 1 个月后应门诊随访并行放射学评估,通常包括静脉肾盂造影和利尿性肾图。如果患者无症状且肾盏扩张程度较术前减轻,或者利尿性肾图曲线提示无梗阻,可于 6 个月后再次评估,而后每 12 个月检查一次,最少持续 2～3 年。

经皮肾盂内切开术后近期及远期疗效均证明良好。显然,在术后疼痛、住院时间及恢复至入院前状态方面,经皮肾盂内切开术均优于传统开放肾盂成形术。如果经皮肾盂内切开失败,可以选择逆行肾盂内切开、重复经皮肾盂内切开、腹腔镜术或开放手术。虽然重复经皮肾盂内切开也可选择,但其效果显然不如一期手术。因此,对于腔内手术失败的患者通常推荐采用开放手术或腹腔镜手术。

经皮肾盂内切开并发症的防治:①经皮肾盂内切开术的并发症类似于经皮肾盂碎石术,出血是任何经皮肾手术的危险并发症,经皮肾盂内切开术也不例外。然而由于 UPJ 梗阻患者的肾实质较正常薄且收集系统扩张,对这类患者实施经皮肾手术较单纯结石患者相对安全。对出血的处理首先应采取,卧床休息、补液、必要时输血。肾造瘘管早期不应灌注冲洗。如果采取上述保守治疗措施后仍继续出血,则第二步应采取选择性血管造影栓塞术,通常都可获成功。应尽量避免选择开放手术探查,因为开放探查通常会导致肾切除。②感染是任何泌尿道手术的又一个可能的并发症,为此,要求经皮肾盂内切开术,术前应采取措施保证尿液无菌化。如果术前不能保证尿液无菌,则倾向于选择预防性应用抗菌药物。肾盂内切开术后支架留置期间亦应考虑预防性应用抗菌药物,尤其是女性患者,因为其更易发生尿路感染。③由于有支架管留置,持续梗阻在术后早期不常见,偶尔支架管可因凝血块堵塞而导致梗阻,但肾造瘘管引流数日即可因凝血块的溶解吸收而自发缓解。极少数情况下如果梗阻持续存在,应当顺行或逆行经导丝更换支架管,此时应小心操作保证通过 UPJ 的通道。

（2）开放肾盂成形术：一般手术原则：开放肾盂切开术可以有多种手术切口选择。①前方腹膜外入路被一些学者认为是首选切口，因为在这种手术方式下肾盂和近端输尿管松解、移动的幅度最小，被认为是原位方法。②前方经腹入路也可以采用，尤其是胁腹部本来已存在切口的情况下，或者两侧都有病变的患者。③当然，后腰部切口入路可以直接暴露 UPJ，需要分离周围组织也较少。前路腹膜外切口最好用于相对偏瘦，同侧没有手术瘢痕的患者。对于绝大多数初次手术患者，比较多的是采用经胁腹部腹膜外切口。这切口可以是肋骨下方，虽然在成年患者中，往往会碰到第 12 肋或者要将第 12 肋前缘切除。这个切口的优点在于对所有泌尿外科医生都熟悉以及不管如何体型的患者，手术暴露相当好。如果合并有其他的肾脏疾病，诸如马蹄肾或者骨盆异位肾，那可能要做第二切口，因为输尿管和肾盂一般会扭转在前方。此时，除了腹腔镜外，前方腹膜外切口或许更好。

术前 UPJ 梗阻的引流仅在一些特殊情况下被推荐使用。比如患者是因为梗阻而继发感染或者孤立肾或双侧泌尿系病变而出现氮质血症。无论是哪种，前期的引流可以促进愈合，减少并发症。引流的主要方法是输尿管内支架管或者放置经皮肾造瘘管。

术后一般在输尿管内放置软性、不易移位的支架管，它可以在术后 4～6 周拔除。常规应用输尿管支架管有几个优点，尤其在术后早期。最重要的是它似乎减少了尿外渗的概率和时间，从而降低了纤维化的风险。降低外渗也缩短了外部引流，一般都会缩短住院时间。常规放置支架管也可防止术后输尿管扭曲和狭窄。而对那些不复杂的肾盂成形术，无论放置肾造瘘管还是输尿管支架管，似乎都没有优势。因为这可能会延长住院时间，增加感染机会。

肾盂整形术后，重建的 UPJ 应该在肾盂和输尿管间形成漏斗形，这是体位引流法的核心。目前，许多泌尿科医生倾向采用多瓣肾盂成形术，因为这种方法是修补 UPJ 的最普遍的方法。特别是这种方法基本可以不考虑输尿管的插入位置。在一些必要的地方，它也容许对多余的肾盂进行修补，或者对一段冗长及扭曲的近段输尿管进行修补。此外，对于那些梗阻是由迷走的下极血管引起的，可以同时切断迷走血管或向前或者向后移动 UPJ 而完成。

暴露 UPJ 首先要在腹膜后找到近端输尿管。然后沿输尿管切开至肾盂，注意保留输尿管周围组织以维持输尿管的血供。然后在梗阻水平的下面输尿管的两侧缝标志线，以利于后面的修补。以相似的方式，肾盂的中间和两侧也用线标志。UPJ 切断后，近段输尿管两侧固定形成竹叶状。外侧竹叶状的输尿管的尖端和肾盂的下端缝合，同时输尿管的中间和肾盂的上端缝合。吻合由可吸收线行间断或者连续缝合。

（3）输尿管切开置管术：当 UPJ 梗阻合并很长的或多发的输尿管狭窄时，输尿管切开置管术可能是有效的。但现在已很少使用。它的主要作用是修复较长和多发的输尿管狭窄。如果这些狭窄合并 UPJ 狭窄，输尿管切开置管术可结合任何标准肾盂成形术。可是，在原则上输尿管切开置管术最好与螺旋活瓣相结合。螺旋活瓣允许连接更长的狭窄段，留下更短的区域要二次扩张来修复。事实上，在这一特殊处理中，至少在保护血供和后面的修复方面，任何活瓣技术比分段修复更好。

（4）输尿管肾盏吻合术：采用近端输尿管直接与较低位的肾盏系统吻合已经是肾盂成形术失败后广为接受的补救技术。一些学者认为，当 UPJ 合并转位异常比如马蹄肾时可用此方法。在这些情况下，这种方法可能具有的特殊价值，是因为它可以有力地进行体位引流。

输尿管在腹膜后分离出来后，在近端切开，尽可能远离输尿管周围组织。因为广泛的瘢痕可能会影响对肾盂的识别和手术。如果需要，肾可以尽可能移向下极。这里特别要强调的技术要点是覆盖在肾盏上的肾实质必须切除，而要切除的肾实质的大小取决于皮质萎缩的程度。这里，一个简单的肾盏切开术是不够的，这样可能导致再次狭窄。近端输尿管推向外侧，在留置内部支架后实施吻合。缝合处可以用肾周脂肪、腹膜或大网膜覆盖保护。1个月后可取出支架，并做尿路造影检查。

常规的随访是在术后大约4周或所有的支架和引流管拔除后4周行尿路摄片或肾图检查。

(5)腹腔镜肾盂成形术：对经验丰富的外科医生，腹腔镜肾盂成形术可以像开放的肾盂成形术那样实现解剖上的修复。和开放手术相比，腔镜手术患者的住院时间和恢复期则可以明显缩短。

腹腔镜修复的适应证和腔内泌尿外科及开放手术的适应证相似。基本上，患者要存在明确的功能性阻塞，有明显的症状，如同侧上尿路感染以及肾功能进行性障碍等。但是当存在一长段的输尿管阻塞时，影响正常管径的输尿管无张力地拉向肾盂做吻合，则难以在腹腔镜下进行肾盂成形术。

目前，肾盂成形术已成为腹腔镜下手术的主要选择，腹腔镜肾盂成形术前须行膀胱镜检查和逆行肾盂造影以证实诊断并完全明确解剖状况。放置内支架，患者45°侧卧位，手术在腹膜外识别输尿管，输尿管从近侧分离直到肾盂UPJ的水平。如果肾盂特别多，此时可行缩减肾盂成形术，和在开放手术中描述的那样简单地切掉多余的肾盂组织。

术后第一天就可以给予流质饮食，如果患者可以自行排尿，气囊导尿管于术后第二天拔出，输尿管支架于1个月后拔除，以后定期随访肾盂成形术的效果。腹腔镜肾盂成形术的并发症类同其他腹腔镜手术并发症，包括结肠损伤、暂时性的肠梗阻、血栓和漏尿等。

二、腔静脉后输尿管

腔静脉后输尿管是一种罕见的先天性畸形，它起因于胚胎发育时期后主静脉的残存。它导致了后位输尿管向中间背离。最初由Baba等于1994年描述，其最常见的形式是所谓环腔静脉输尿管，它从背侧上方向腹中下方环绕下腔静脉。原则上，在静脉肾盂造影或逆行肾盂造影上发现典型的S形畸形可考虑此诊断，而现在可通过利用无创性的三维CT确诊。明显的功能性梗阻是手术的指征。

标准的手术修补是输尿管或肾盂吻合术。在该过程中，扩张的肾盂被横断，输尿管被移位至正常的位于腔静脉前方的解剖位。最近，腹腔镜被用于完成该术式。

三、输尿管狭窄

1.输尿管狭窄的病因学　通常，导致输尿管狭窄形成与下列因素有关：缺血、创伤、输尿管周围狭窄或者恶性肿瘤(表7-1)。对输尿管狭窄的仔细评估和治疗对保留肾功能和排除恶性病变是必要的。虽然输尿管移行细胞癌在X线片上的典型表现为可透光的腔内充盈缺损及标志性的酒杯征，但它可能表现为类似良性病变的狭窄。另外，Lao等于1998年提出，来源于宫颈、前列腺、卵巢和结肠等肿瘤的转移灶也可能表现为输尿管狭窄。

表7-1　输尿管狭窄的病因学

恶性病变(如移行细胞癌、宫颈癌)
输尿管结石
放疗
由于手术切除导致的缺血/创伤
由于腹主动脉瘤或子宫内膜异位症导致的输尿管周围纤维化
内镜操作
感染(结核)
特发性

目前，输尿管狭窄的发病率还不清楚。但可以肯定的是，输尿管结石及相关的碎石治疗是危险因素。当输尿管结石嵌顿超过 2 个月，会有 24%的概率发生输尿管狭窄。其次是，任何对输尿管的操作也可能导致输尿管狭窄的发生。输尿管技术的进步提供了更小、弹性更好、视野更佳的器械，这些腔镜操作创伤更小，相对的狭窄并发症发生率低于 1%。其他导致良性输尿管狭窄的病因还包括输尿管周围放疗、腹主动脉瘤、输尿管感染(如结核及血吸虫病等)；子宫内膜异位症；以及创伤，包括由原先腹腔或盆腔手术导致的医源性损伤。持续的特发性输尿管狭窄还必须被仔细评估以排除恶性病变的存在。

2.输尿管狭窄的诊断　静脉肾盂造影和逆行肾盂造影可以确定输尿管狭窄的位置和长度。对于任何狭窄原因不明的患者，必须行经输尿管镜检查，发现可疑处需行活检排除恶性病变。而利尿性肾图能帮助了解肾功能和评估肾单位的功能性梗阻。

3.输尿管狭窄治疗的选择

(1)球囊扩张：输尿管狭窄的逆行扩张很早就已经成为泌尿外科治疗的一部分。过去，这个操作是在输尿管导管的引导下完成。但是该技术的效果并不理想，通常需要定期在原基础上行反复的扩张。在 20 世纪 80 年代早期，血管造影和血管球囊扩张技术被引入泌尿系统操作中，带有临时内置导管的球囊扩张技术成为一种可以被接受的治疗模式。

对于任何输尿管狭窄的患者，必须要明确是否存在功能性梗阻，这是进行治疗的指征。当存在活动性感染或者梗阻的节段特别长，至少超过 2cm，这是不能作球囊扩张治疗的禁忌证，因为在这种情况下，单纯扩张很少会取得成功。

当经尿道逆行途径可以轻易跨越狭窄段时，就提示有可能采用球囊扩张治疗。往往这一操作先要进行逆行肾盂造影，并在荧光镜的控制下以精确地描绘狭窄的位置和长度。尖部松软的导丝逆行穿过狭窄段并向近端绕进肾盂肾盏系统。即便对于较紧的狭窄，只要导丝能通过，表明球囊导管就有可能通过。在荧光屏的控制下，观察球囊尖部的放射斑块标记被置入越过狭窄区域的恰当位置。随即开始球囊膨胀。通常狭窄区域在腰部可见并会随着球囊膨胀而消失。球囊抽气并退出。导丝依旧在原位，它被用于引入放置用来引流 2～4 周的导管。

影像学随访包括静脉肾盂造影，或利尿肾图，上述检查通常在拔出引流管大约 1 个月后进行，以后每间隔 6～12 个月复查。

有时，当狭窄段很紧时，仅仅靠荧光屏控制很难穿过有关区域。在这些情况下，输尿管镜直视能够帮助导丝最初的穿行，随后继续如前所述的操作。作为另一种选择，一根低剖面的球囊能穿过输尿管镜从而能在直视下扩张狭窄。

Banner 和 Pollack 等于 1984 年、Mitty 等于 1983 年提出当遇到逆行通过狭窄区域不可行的情况时，可在荧光屏控制下使用顺行途径通过，这时可借助顺行输尿管镜的直视，建立经皮肾造瘘引流，在狭窄与感染或肾功能不全有关的情况下，单纯经皮引流还用来控制感染，或者改善肾功能。造瘘一旦完成后，经皮通道被作为荧光屏或输尿管镜的导引通道。随后过程与逆行途径相似。在荧光屏导引下，行顺行造影检查以确定狭窄的位置和长度。软头导线或导丝顺行通过梗阻平面，球囊导管紧随其后，球囊逐渐膨胀直至腰部消失。球囊导管顺着导丝退出并替之以内置导管，造瘘管也被保留用于引流。在 24～48 小时内行肾造瘘造影随访以保证功能性内置导管位置恰当，肾造瘘管到那时可被移除。

球囊扩张对狭窄相对较短的患者更易成功。另外，良好的血供对手术成功也是至关重要的。对于那些长段输尿管狭窄和血供不良的病例，腔镜下输尿管切开后留置内支架的方式相对球囊扩张而言是更合理的选择。

(2)输尿管内切开：输尿管内切开后留置内支架是球囊扩张微创治疗输尿管狭窄的衍生。对于球囊扩张而言，可通过逆行或顺行途径到达并穿越狭窄区域。虽然逆行途径由于更微创，在任何可行的情况下被优先使用。该操作可在输尿管镜的直视控制下操作，或在荧光屏的引导下完成。

在经输尿管镜途径操作进行前，先行逆行检查。输尿管腔内切开的位置视所累及输尿管平面的功能而定。通常，低位的输尿管梗阻在中前方切开，注意避开髂血管。相对而言，中上段输尿管梗阻在外侧或后外侧处切开，同样要避开大血管。输尿管切开本身可使用冷刀、电刀或钬激光完成，在所有情况下，全层切开从输尿管腔向外至输尿管外脂肪。近端或远端输尿管内切开应该包括2～3mm的正常输尿管组织。一旦输尿管内切开完成，需留置内支架。通常使用能通过的最大支架，因为支架越大，效果越好，虽然差别可能无统计学意义。

当在输尿管镜直视下经逆行途径无法通过狭窄段时，则可采取经顺行通路，完成内切开操作后留置肾造瘘管引流，这有利于控制相关感染和缓解肾功能不全。

输尿管狭窄伴部分输尿管完全闭塞致导丝无法通过行进一步球囊扩张或输尿管镜下输尿管内切开十分罕见。在这种情况下，可以通过逆行/顺行联合途径，同时行顺行和逆行肾盂造影以通过放射显像确定梗阻区域。输尿管镜同时以顺行和逆行的方式进入，两个相对的输尿管末端在荧光屏导引下定位。随后工作导丝在荧光屏和直视控制下经输尿管一端穿入另一侧管腔。将一侧输尿管镜的光源关闭。随即利用从对侧输尿管镜来的光线协助修复尿路的连续性。随后使用导丝的坚硬末端，小电刀或钬激光将导管插入狭窄段。一旦导丝贯通，将支架置入并保留8～10周。总之，泌尿微创途径治疗输尿管狭窄，成功率与狭窄长度呈反比。对于完全性节段闭塞，虽然永久性地在不依赖导管的情况下维持输尿管通畅多数不可能。然而对于一些高危患者，即便依赖“永久”支架管维持内部尿流通畅也有提高生活质量的好处。

(3)开放手术修补：采用输尿管端-端吻合术，在准备为输尿管狭窄患者行开放修补时，必须仔细评估狭窄位置和长度(表7-2)。输尿管吻合术作为最简单的输尿管重建术式，它的成功取决于严格的病例选择和精湛的手术技术。最适合于累及输尿管上段或中段的短缺损——诸如良性狭窄或术中损伤或刺伤的后遗症。Smith等和GalmesBelrnonte等都认为，先天性畸形诸如腔静脉后位输尿管或重复肾伴肾下极输尿管异位开口同样适用输尿管端-端吻合术。其他还包括肾移植术后移植输尿管狭窄，以及伴有肾功能不全或独肾的输尿管中段癌。经输尿管吻合术重建后均有可能恢复正常。

表7-2　各种输尿管重建手术技术通常能够连接的输尿管缺损长度

术式	输尿管缺损长度(cm)
输尿管端-端吻合	2～3
输尿管膀胱吻合术	4～5
伴腰大肌悬吊的输尿管膀胱吻合	6～10
膀胱瓣输尿管吻合术	12～15
肾下移	5～8

既然吻合口张力几乎总会导致狭窄形成，只有较短的缺损可行输尿管端-端吻合术。判定是否有足够活动度行输尿管端-端吻合通常只能在术中完成。低位的输尿管狭窄最好行输尿管膀胱吻合术，可兼带或不带腰大肌悬吊或膀胱瓣管。术后评估包括有指征的静脉肾盂造影及逆行肾盂造影。诸如评价肾功能的核素肾显像、输尿管镜、输尿管灌洗或冲刷肿瘤细胞以排除输尿管癌的远期评估必须个体化。

输尿管的游离程度取决于临床需要。通常，足够的活动度用于避免在病变输尿管切除后产生张力。对于枪伤，失活组织和一段外表正常的输尿管必须被切除以防止缺血。儿童重复肾行输尿管端-端吻合时应尽可能少游离所保留的输尿管当以维持其血供，尽可能地少用血管钳夹输尿管。

输尿管切开吻合的开始要放置输尿管导管，将梗阻狭窄的输尿管部分完全离断，在导管处进行端-端吻合。腹腔镜下输尿管端-端吻合术目前成为此类手术的金标准，并适合于绝大多数梗阻狭窄患者。

输尿管膀胱吻合术除用于治疗膀胱输尿管反流外，末端输尿管3～4cm梗阻或损伤时（如挤压伤、穿透伤或手术损伤）可行无须腰大肌牵拉或膀胱活瓣的膀胱输尿管吻合术，术后需放置Foley导管。

与单纯的膀胱输尿管吻合相比，腰大肌牵引可多出5cm长度。其优于膀胱活瓣的地方体现在，更简单、更好的血管供应、减少内镜检查次数、减少排尿困难发生。腰大肌牵引后输尿管重建成功率超过85%。最常见并发症是尿瘘及输尿管梗阻。

膀胱活瓣可以为10～15cm长度输尿管损伤提供舒适的空间。但是，术前应了解是否存在膀胱出口梗阻和神经源性膀胱，当膀胱容积过小也会给手术带来困难。

四、腹膜后纤维化

1.腹膜后纤维化的病因学　在大多数情况下，这种疾病是原发性的，所有患者罹患某种程度的炎性主动脉改变，腹膜后纤维化现象。最严重的是L4～L5段的腹主动脉，作为横向延伸，它累及输尿管，造成外在阻碍并干扰肠蠕动。多数呈现积水及尿毒症症状，偶尔患者也将出现下肢水肿，并会发现有下腔静脉受压，深静脉血栓症。绝少会阻塞主动脉，往往外侧延伸至肾门，罕见情况下可能涉及纵隔、胆道系统、肠系膜及肾脏本身。远端延伸到髂血管并不鲜见，有少数病例报告显示精索与阴囊累及。

腹膜后纤维化尽管在儿童身上也有报道，但最常见的患者在40～60岁。儿童患者往往与幼年型类风湿关节炎或系统性红斑狼疮相关。男性与女性发病率大概是2∶1。有些患者可能在早期阶段有全身症状，如发热、倦怠、厌食、恶心、呕吐等，可能被错误地诊断为疾病症候群。然而，特征性的背痛应特别怀疑本病。疼痛位置固定，并不会改变部位，有一个典型的带状分布，因为它开始在侧腰区然后辐射周边和腹股沟。有趣的是，疼痛往往可以被阿司匹林缓解，而不是麻醉药。Barbalias和Liatsikos于1999报道有45%的患者在早期阶段，也可以出现高血压。据认为，这些早期的症状归因于疾病的炎症期。大约有半数的患者在后期因纤维化导致输尿管梗阻症状继发尿毒症。

虽然腹膜后纤维化最常作为一个单独的疾病出现，它也可以是多灶性纤维硬化的一部分。这是一种罕见的综合征，特点是纤维化涉及多个器官系统。最全面的记录是腹膜后纤维化、硬化性纵隔炎、硬化性胆管炎、眼眶假瘤和里德尔甲状腺炎。这些病症的发病原因是未知数，但似乎是自身免疫的问题，因为它往往是发生在已知胶原血管疾病的患者身上。作为单独出现的腹膜后纤维化，是要排除恶性肿瘤或感染的多灶性纤维硬化患者。

Koep和Zuidema认为只有30%的患者能发现有确切的病因。药物如色胺酸和二甲麦角新碱及其他麦角类药物与腹膜后纤维化发生有关。1966年Graham和同事报道了长期使用色胺酸和麦角类药物发生腹膜后纤维化的概率约为1/100。其他有关的药物，包括β受体阻滞剂和非那西汀。确切的药物相关性是未知数。麦角生物碱竞争性抑制羟色胺受体结合位点，这都增加了内源性5-羟色胺水平，也被认为与硬化症患者发生类癌有关。另外，药物本身就可以作为一种半抗原，导致了过敏性反应。恶性肿瘤在梗阻中大约占10%的病例。淋巴瘤是一种最常见的肿瘤，需要与类癌、多发性骨髓瘤、胰腺癌及前列腺癌鉴别。肉瘤不常被发现。一般来说，恶性肿瘤会出现腹膜后淋巴结肿大，但有时会与腹膜后纤维化导致的周围浸润相似。放射治疗腹膜后恶性肿瘤，可导致纤维化的残留和继发性的输尿管梗阻。腹主动脉瘤周围的炎症可导致纤维化和输尿管梗阻。如结核病菌、淋病、血吸虫病很少会与腹膜后纤维化有关系。

有证据表明，腹膜后纤维化是有免疫应答的主动脉炎。Parums和他的同事提出的关于“蜡样物质”的理论,“蜡样物质”为一个复杂的聚合物,由氧化脂类和蛋白质组成,在动脉粥样硬化斑块形成过程中起到激活的作用。后来的研究表明,相比同年龄对照组,腹膜后纤维化患者的主动脉瘤发病率要高,主动脉钙化发病率没有明显差异。

无论病因,腹膜后纤维化通常包绕周围组织,但是有的时候,可侵入输尿管或腰大肌。活检证实,在疾病早期可以看到的活跃的慢性炎症到后来进展为纤维化。还有证据表明,浸润边缘的表现更是一种炎症过程。因此,根据不同阶段或疾病穿刺活检,人们可以看到一个活跃的淋巴细胞、浆细胞和组织细胞炎性浸润。另外,该组织可以相当缓慢地与周围组织渗透,病理证实脉管炎是罕见的。

2.腹膜后纤维化的症状与诊断　大多数腹膜后纤维化患者没有明显的症状,体格检查也往往没有阳性体征。实验室检查可发现血沉加快,中性白细胞升高,以及不同程度的肾功能不全,并伴有电解质紊乱和氮质血症。是否进行影像学检查取决于患者的肾功能情况,如果总肾功能正常,则可进行静脉肾盂造影检查。IVP典型的表现为肾盂积水,近端和中段输尿管扩张,而梗阻水平输尿管明显变细。肾盂积水通常是双侧的,但也有部分患者是单侧的。另外,一些腹膜后纤维化患者由于输尿管梗阻出现症状,而肾盂积水很少。如果患者存在明显的肾功能不全,逆行肾盂造影检查可有同样的表现,证实为充盈缺损或输尿管内源性梗阻。

外在性的压迫因素可以通过腹部CT或MRI发现。腹膜后纤维化的患者后腹腔可出现一扁平融合的肿块,覆盖于大血管上。病变可沿着腹主动脉和髂血管向近端和远端延伸,并从侧方压迫输尿管,从而引起肾积水。尽管这些都是典型的表现,但仍不能排除恶性的可能。MRI可以帮助鉴别诊断,因为其对于软组织三维成像较准确,而其腹膜后肿块在 T_1 和 T_2 加权图像上有特征性表现。通过经皮穿刺或手术摘除得到的肿块病理诊断可指导对于腹膜后纤维化的治疗。因为有1/3的腹膜后纤维化患者存在无功能肾,放射性核素肾图可以帮助判断肾功能不全产生的原因和了解分肾功能。

3.腹膜后纤维化的治疗

(1)急诊处理:腹膜后纤维化的急诊处理取决于患者的临床状况和肾功能情况。伴有氮质血症的患者需要立即通过经皮肾造瘘术或放置内支架管解除梗阻。放置内支架管的优势包括可以进行逆行肾盂造影来确诊,内引流的方便性,以及对于日后行输尿管松解术有帮助。尽管腹膜后纤维化的患者存在明显的输尿管梗阻,但此病变的特征是放置输尿管支架管时很少有困难。对于一些危重的情况,无尿同时伴有高钾血症,可以在重症监护室床边,通过B超引导局麻下放置肾造瘘管。输尿管支架管可以在患者一般情况改善后放置。需要预期到患者梗阻解除后的多尿期,并根据具体情况补充液体和电解质。另外,同时合并下肢水肿的患者需要考虑到由于下腔静脉受压迫而导致深静脉血栓形成的可能,可以适当地使用抗凝药物。

经过适当的引流,当患者肾功能和水、电解质平衡已经恢复正常后,对于如何进一步地治疗,目前尚未达成统一。肯定的是,所有服用二甲麦角新碱或任何存在潜在刺激作用的药物的患者必须停药。有些时候,药物诱导的腹膜后纤维化患者和轻度肾盂积水的患者在停药后便可以改善。目前已经明确,排除恶性肿瘤和能使得梗阻长期缓解最有效的方法分别是肿块活检和输尿管松解术。然而,一些作者认为那些在CT或MRI上有典型表现,非外周型腺病,以及先前没有恶性肿瘤病史的患者,就没有必要在药物治疗前行病理活检。经皮肿块活检可以作为选择,来确保病变是良性的。Stein和他的同事们于1997年对3例怀疑为腹膜后纤维化的患者进行CT引导下细针抽吸术。两例患者的标本中未找到细胞,而存在纤维化。由于在第三例患者的标本中发现主要为淋巴细胞,再进行特殊染色来排除低级别淋巴瘤。这里需反复强调结果可能存在假阴性,尤其是一些恶性肿瘤可刺激结缔组织增生,比如转移性胃癌等。

(2)药物治疗:一旦特发性腹膜后纤维化已经确诊,最常用的药物治疗是类固醇激素。尽管尚未进行较大的临床研究,已经有许多病例报道,大剂量类固醇激素治疗可以减小患者肿块体积,以及改善患者输尿管梗阻或者下腔静脉压迫。似乎那些有活动性炎症表现的患者，包括血沉加快、白细胞升高，或活检组织中见到炎性细胞浸润，类固醇激素治疗对其可能更有效。其他一些免疫抑制剂在少部分病例中被证实是有效的，比如硫唑嘌呤和麦考酚酯。他莫昔芬是一种已经用于治疗乳腺癌的非甾体类抗雌激素药物，近来发现其可以导致纤维瘤的退化，并已经成功地应用于特发性腹膜后纤维化地的患者。尽管其确切的药理作用尚未清楚，但我们认为药物可以渗入肿瘤而改变许多肿瘤生长因素。

(3)手术治疗

1)开放输尿管松解术：先前(1996年、1998年)报道的输尿管松解术有开放的，或是在腹腔镜下进行。对于那些诊断尚未明确(初次治疗)或那些药物治疗失败的患者，结合肿块病理是必要的。如果选择开放手术，可选取腹部正中切口，这样双侧输尿管均可以处理。即使术前证实为单侧肾积水，手术入路一般还是选择双侧的。手术中需要切开部分腹膜，并将右半结肠和左半结肠都推向中间。肿块深部组织活检常规送冰冻和石蜡病理，以排除恶性肿瘤。如果可能的话，游离输尿管应该尽可能从远端未扩张处开始，以避免损伤较薄的近端扩张的输尿管。输尿管导管或支架管的存在可以帮助验证和分离输尿管。将右弯钳钳夹于输尿管和肿块之间，并平行于输尿管和准备切除的纤维组织。重复这样的步骤，直到暴露被肿块覆盖的输尿管全长，利用钝性或锐性分离将输尿管从纤维组织床上游离出来。很多时候输尿管壁已经变得很薄了。需要注意的是，输尿管切开后要用可吸收缝线来缝合。很少需要进行输尿管-输尿管吻合。

如果双侧输尿管都已经完全溶解，输尿管必须重新定位，并保护之，以使其不被更多地包裹。一个简单的方法是从侧方抽出输尿管，在腰大肌内侧缝合输尿管表面的腹膜，来固定输尿管。另一个方法是，将输尿管向前暴露至腹腔，将腹膜在输尿管后方缝合。在输尿管裂孔处关闭腹膜时不要收缩输尿管。Barbalias和Liatsikos在1999年曾经对部分特发性腹膜后纤维化患者进行研究，比较将输尿管放置在腹腔内与放置在后腹腔两侧的疗效。他们发现两种手术方法在影像学或临床转归方面改变无明显差异。如果要对大范围腹膜后纤维化进行输尿管松解术，那就需要更好的手术入路来暴露输尿管，当输尿管复位在腹腔内时还需要用到大网膜。大网膜自其在横结肠的连接处起都是可以活动的。手术时将大网膜从中线位置垂直切开，将小网膜血管向上结扎至与胃连接处。在胃壁水平分离并结扎胃短血管，这样便可从侧方将大网膜游离，并保护胃网膜右血管和胃网膜左血管。将输尿管全长都包裹在大网膜内，并用可吸收线缝合。大网膜可以保护输尿管，避免再次受到外源性压迫，并且可以为潜在缺血的输尿管提供血供。手术后可以使用类固醇激素来缩小肿块体积，防止上段输尿管和腔静脉再次受到压迫。如果手术中未切开输尿管，支架管在手术后不久便可拔除。

如果在输尿管松解合适的长度后肾功能未见恢复，而对侧肾功能是好的，可以考虑行肾切除术。

2)腹腔镜下输尿管松解术：Kavoussi和Peters在1993年报道第一例腹腔镜下输尿管松解术。他们将此方法用于一位15岁患有特发性腹膜后纤维化伴有右侧肾盂积水的小女孩。术前放置外支架管以便于术中寻找输尿管。Trocar采用“五点法”，将输尿管松解，并将腹膜移位至输尿管后方缝合，将输尿管放置在腹腔内。术中行多点组织活检以证实是良性病变。之后，Puppo和他的同事报道一例腹腔镜下双侧输尿管松解术。Kava及其同事再次强调，将多点组织活检作为腹腔镜输尿管松解术的一部分来排除恶性肿瘤是非常重要的。

手术后使用类固醇激素可以缩小肿块体积，防止上段输尿管和腔静脉再次受到压迫。如果手术中未切开输尿管，支架管在手术后不久便可拔除。

(邵长山)

第八章　膀胱疾病

第一节　膀胱畸形

一、脐尿管异常

连接脐部与膀胱顶部有一细管，即脐尿管。至胚胎晚期脐尿管全部闭锁，退化为脐正中韧带。如脐尿管仅在脐部未闭，则形成脐尿管窦；若脐尿管在近膀胱处未闭则形成脐尿管憩室；若脐尿管两端闭锁，仅中段管腔残存则形成脐尿管囊肿；若脐尿管完全不闭锁，脐部有通道与膀胱相通则形成脐尿管瘘。

脐尿管畸形较为罕见，发生率约为1/30万，多见于男性，可合并下尿路梗阻，也可由于长期慢性炎症刺激而发生脐尿管癌。

（一）脐尿管囊肿

脐尿管囊肿临床少见，多见于男性。囊肿位于脐下正中腹壁深处，介于腹横筋膜与腹膜之间。囊肿内液体为囊壁上皮的渗出物，多在儿童期发现。

1.临床表现　脐尿管囊肿大小不等，小者多无临床症状，大者可引起腹痛及肠道压迫症状，并可在脐部正中触及囊性肿块。继发感染时，则形成脓肿，可向腹外穿破，自脐部有脓性分泌物流出，并可形成脐部窦道。偶见囊肿穿破入腹腔、膀胱，引起腹膜炎、尿路感染。

2.诊断　对于下腹正中线深部肿块应考虑脐尿管囊肿可能性。B超、CT检查可以协助诊断，提示下腹部、腹横筋膜与腹膜间有囊性肿块，与膀胱不相通。膀胱造影可显示肿块影位于腹膜外，与膀胱上部相连，但不相通。

本病需与阑尾脓肿、卵巢囊肿、卵黄管囊肿、梅克尔憩室等疾病鉴别。

3.治疗　对未感染的囊肿应手术切除囊肿，做脐下正中切口，分离囊肿直至膀胱，并缝合膀胱以避免复发，手术时应尽量避免切开腹膜，以免发生腹膜炎；但如果病变与腹膜粘连，应同时检查腹腔，并予以处理。如有感染则先切开引流，控制感染，待炎症消退后，再切除囊肿。对脐尿管恶变者将整个脐尿管包括肿瘤、部分腹膜、腹横筋膜及膀胱顶部切除，亦有主张作脐尿管膀胱根治性切除术，以提高治愈率。

（二）脐尿管瘘

脐尿管瘘临床上较少见，学者报道在1000例小儿泌尿系统疾病住院病例中仅有1例。

1.临床表现　脐部有液体漏出，其程度视瘘管大小而定。较大者脐部不断有液体流出，增加腹压时漏出增多，若合并下尿路梗阻则尿液漏出更多；瘘管细小时脐部仅有潮湿，脐部瘘口由皮肤或黏膜覆盖，合并感染时脐部可出现红、热、痛，并流出脓性分泌物。

2.*诊断* 从导尿管向膀胱内注射亚甲蓝，可见蓝色尿液自脐孔流出。从脐部瘘口注入造影剂或行排泄性膀胱尿道造影，可显示瘘管。膀胱尿道造影可见造影剂从膀胱顶部自脐部漏出。膀胱镜检查亦可发现膀胱顶端有一瘘孔。

本病需与卵黄囊未闭、脐尿管未闭等鉴别。卵黄囊未闭脐部漏出物为肠内容物，膀胱内注入亚甲蓝，脐部无蓝色液体流出；经脐部瘘口造影，造影剂进入肠道。脐尿管未闭为靠近脐部一端未闭合，可出现脐部渗液，但膀胱内及脐部瘘口造影显示窦道与膀胱不通。

3.*治疗* 主要治疗方法为手术切除脐尿管，缝合膀胱顶部瘘口。术后应留置导尿管或膀胱造瘘管。需要注意，部分患者可同时存在下尿路梗阻，应予以解除梗阻。

（三）脐尿管窦

脐尿管窦为脐尿管顶部靠近脐的一段长期不能闭合，与外界相通，常有分泌物流出且易发生感染。脐尿管窦可发生于任何年龄，术前应做探针探查及窦道造影，与脐肠系膜残留导管不一样，脐尿管窦多位于脐下方，治疗方法以手术切除为主。

（四）脐尿管憩室

脐尿管憩室是脐尿管靠近膀胱的一端未闭合形成与膀胱相通的憩室。憩室与膀胱的开口大小不等。当开口较小时易在憩室内形成结石，开口较宽敞的脐尿管憩室常见于典型的梨状腹综合征。对于已有结石形成的脐尿管憩室应做憩室切除术，对梨状腹综合征，若憩室是大量残余尿的来源也应做憩室切除。

二、膀胱外翻

膀胱外翻是以膀胱黏膜裸露为主要特征的综合畸形，包括腹壁、脐、耻骨及生殖器畸形，表现为下腹壁和膀胱前壁缺损，膀胱后壁向前外翻，输尿管口显露，可见尿液喷出。膀胱外翻发生率1/3万～4万，男性约3～4倍于女性。

由于泄殖腔膜的异常发育，阻碍中胚层细胞向中间部移位，从而影响下腹部发育，使膀胱后壁暴露。膀胱外翻可发生从泄殖腔外翻到远段尿道上裂等一系列异常，包括泌尿系统、肌肉骨骼系统及肠道等。其中由于膀胱和尿道在胚胎发育中具有同源性，所以最常见的复合畸形为膀胱外翻-尿道上裂。

（一）临床表现

1.外翻膀胱黏膜鲜红、异常敏感、易出血，常伴有尿道上裂，尿液不断从输尿管口外流浸渍下腹部、会阴和大腿内侧皮肤，发恶臭。紧贴外翻膀胱黏膜的头侧为脐带附着处，以后不能形成肚脐。外翻黏膜长期暴露可变厚，形成息肉及鳞状上皮化生，尤以膀胱顶部明显，最终可使逼尿肌纤维化，导致膀胱变为厚的硬块。外翻膀胱的大小差异较大，小者直径仅有6～7cm，视耻骨分离的分离距离大小而定。

2.由于腹壁肌肉发育异常，患者可合并有腹股沟斜疝或股疝，因骨盆发育异常，耻骨联合分离，耻骨支外翻及两侧股骨外旋，所以患儿常有摇摆步态。

3.膀胱外翻患儿的上尿路一般正常，但随年龄增长，外露的膀胱纤维化可造成膀胱输尿管开口梗阻，从而引起肾输尿管积水，即使手术愈合后，大多数病例也因输尿管位置过低，其背侧缺乏肌肉支持，没有膀胱壁段输尿管作用而发生反流。

4.男性典型膀胱外翻常伴有尿道上裂，阴茎短小，背屈，海绵体发育差，阴茎头扁平，包皮堆于腹侧，阴茎基底及阴囊分离加宽。约40%病例合并隐睾，肛门正常，但多向前移位，而且由于盆底肌薄弱及肛提肌复合体前部肌力不足，加之患儿常有下坠感及暴露膀胱的刺激，引起腹压增加，故常伴有脱肛。女性可见阴蒂分离，阴唇在腹侧中线上分为两侧，阴道口前移并可能狭窄，有些病例Muller管组织是重复的。

5.膀胱外翻亦可合并肠异位，但较罕见。完全型膀胱外翻中片状肠异位，位于外翻膀胱黏膜边缘；部分型膀胱外翻中位于闭合部膀胱前壁的前上方管状肠异位（管腔长达 5cm）；隐型膀胱外翻位于膀胱前壁和顶部的前上方管状肠异位（管腔最长达 10cm）。由于异位肠组织多位于外翻膀胱黏膜的周边，同为翻出黏膜组织，尤其婴儿期外翻的肠黏膜与膀胱黏膜在肉眼下很难区别，易被忽略，且术中异位肠组织常影响膀胱内翻关闭，所以应引起重视。

（二）诊断

根据典型的临床表现和体征可以明确诊断，但应注意是否合并其他畸形，如肛门-直肠畸形、脊柱裂、马蹄肾、腹股沟斜疝、隐睾、肠异位等。B 超检查有助于排除其他的合并畸形，骨盆 X 线片可观察耻骨间距离。静脉尿路造影可了解有无肾输尿管畸形和积水等上尿路情况。

鉴别诊断主要为假性膀胱外翻，即有膀胱外翻时的骨、肌肉缺损，其脐孔位置低，腹直肌从脐上分裂，附着于分离的耻骨上，膀胱从分裂的腹直肌突出似股疝，但尿路是正常的。

（三）治疗

治疗目的是保护肾功能，控制排尿，修复膀胱、腹壁及外生殖器，多主张分期完成。

1.*修复膀胱*　膀胱内翻缝合术是保护膀胱功能的主要手段。由于膀胱壁纤维化和膀胱壁长期暴露而有水肿及慢性炎症，故应尽早完成，可在出生后 72 小时内进行。术前应了解心肺功能是否正常，B 超检查双肾、输尿管是否有畸形，行肾放射性核素扫描，了解肾功能、肾血流情况。

2.*修复骨盆环*　关闭骨盆环或行髂耻骨切开融合术，使骨盆恢复正常解剖状态，减低膀胱腹壁修复后的张力，术后可应用 Bryant 牵引以防伤口裂开，从而有利于愈合。

3.*修复尿道生殖器*　包括膀胱颈重建术及尿道上裂成形术，从而恢复正常排尿，可作为二期手术。于 1.5～2.5 岁时测定膀胱容量，若膀胱容量＞60ml，可同时修复膀胱颈和尿道上裂；若容量＜40ml，则仅修复尿道上裂，以便增加容量，至 3～5 岁时再修复膀胱颈。在修复尿道上裂前 5 周肌注丙酸睾酮 2mg/kg，可使阴茎增大。这种作用于术后 4 周消失。

4.*尿流改道手术*　若患儿膀胱容量小、手术时患儿年龄大或术后仍不能控制排尿等功能性修复手术失败后，可考虑行尿流改道手术。

术后需随诊上尿路情况，有无反流、梗阻及尿排空情况。术后 4 个月复查静脉尿路造影及排尿性膀胱造影，以检测有无上尿路扩张、反流以及有无残余感染。尿流率检查有助于诊断膀胱颈修复术后膀胱尿液排空有无梗阻。

预后：如不治疗 2/3 病例于 20 岁前死于肾积水及尿路感染。术后短期并发症包括尿道瘘、尿道狭窄及皮肤裂开等。Yerkes 等对 53 例（其中 35 例典型膀胱外翻及 18 例尿道上裂）术后长期随访结果表明，18 例能良好控制排尿，但其中 72％均有膀胱排空差引起的一系列并发症，包括尿路感染 10 例、附睾炎 2 例以及膀胱结石 4 例。

三、重复膀胱

重复膀胱可分为完全性重复膀胱及不完全性重复膀胱。完全性重复膀胱，每一膀胱均有发育良好的肌层和黏膜，各有一侧输尿管和完全重复的尿道，经各自尿道排尿；不完全性重复膀胱，则仅有一个尿道共同排尿，其他还有膀胱内矢状位分隔或额状位分隔，以及多房性分隔或葫芦状分隔。

重复膀胱主要是由于胚胎发育期出现矢状位或额外的尿直肠隔将膀胱始基进一步分隔所致，常合并其他重复畸形，在男性 90％有双阴茎，在女性则有双子宫双阴道，约 40％～50％有肠重复，腰骶椎也可能重复。此外，还可合并膀胱外翻、输尿管口异位等其他尿路畸形。

（一）临床表现

本病多因合并上尿路或其他器官畸形而致死产或生后不久死亡，但也有重复膀胱长期无症状被偶然发现或因合并其他严重尿路畸形继发感染、结石经尿道造影而被诊断。临床上表现为尿频、尿急、尿痛等尿路刺激症状及其他畸形的相应症状。

（二）诊断

B超检查、CT检查、静脉尿路造影、排泄性膀胱尿道造影、尿道膀胱镜检查是诊断本病的有效方法。

本病主要应与膀胱憩室相鉴别。膀胱憩室多存在下尿路梗阻，多不伴有其他畸形，斜位或侧位排泄性膀胱尿道造影可发现憩室位于膀胱轮廓外，排尿时憩室不缩小，反而扩大，B超、CT检查憩室壁较正常膀胱壁薄。

（三）治疗

如无尿路梗阻和感染可不做任何处理。如存在梗阻或反复尿路感染可行手术治疗。治疗包括切除膀胱中隔，解除梗阻，有异位输尿管口或狭窄者可行输尿管膀胱再植术，如一侧肾脏无功能，可行肾切除术，同时还应注意治疗其他畸形。

四、膀胱憩室

膀胱憩室是由于先天性膀胱壁肌层局限性薄弱而膨出，或继发于下尿路梗阻后膀胱壁自分离的逼尿肌之间突出而形成的。多见于男性，常为单发性。

病因有先天性病变和后天性病变两种。在先天性病变中，膀胱壁肌层局限性发育薄弱而膨出，憩室含有膀胱黏膜及肌层，为真憩室；而后天性病变多继发于下尿路梗阻病变，如尿道狭窄、后尿道瓣膜、膀胱颈挛缩和脐尿管末端未闭等，自膀胱壁有分离的逼尿肌之间突出，憩室由黏膜和结缔组织组成，称假性憩室。即使先天性病变中，梗阻仍是主要因素。儿童多为先天性，成人多因梗阻而继发。

憩室多数位于膀胱底部和两侧壁，以输尿管口附近最多见，发生于膀胱顶部的憩室一般是脐尿管残留。憩室壁薄弱，为膀胱移行上皮及纤维组织组成，而先天性憩室壁含有肌纤维，此点可与后天性相区别。

（一）临床表现

一般无特殊症状，若合并有梗阻、感染，可出现排尿困难、尿频、尿急、尿痛、血尿等症状。巨大憩室由于憩室壁肌纤维很少，排尿时巨大憩室内尿液不能排出，从而出现两段排尿症状，此为本病的特征性表现。少数位于膀胱颈后方的巨大憩室可压迫膀胱出口产生尿潴留，压迫直肠壁而致便秘，压迫子宫而致难产。

（二）诊断

临床上有两段排尿这一特征性表现，诊断主要依靠影像学检查和膀胱镜检查。静脉尿路造影可显示憩室或输尿管受压、移位，斜位或侧位排泄性膀胱尿道造影，并于膀胱排空后再次摄片可明确诊断，平时小的膀胱憩室于排尿时显著增大。膀胱镜检查可看到憩室的开口及输尿管开口的关系，可伸入憩室内观察有无结石、肿瘤。B超、CT及MRI检查都可清楚显示憩室，多位于膀胱后方、两侧，大小不同，单发或多发。

本病主要应与输尿管憩室、尿道憩室、重复膀胱等疾病鉴别，静脉尿路造影、排泄性膀胱尿道造影及尿道膀胱镜检查可予以鉴别。

（三）治疗

继发性憩室治疗主要是解除下尿路梗阻，控制感染。如憩室较小，可不必行憩室切除；如憩室巨大，输尿管口邻近憩室或位于憩室内，存在膀胱输尿管反流，则需作憩室切除，输尿管膀胱再植术；经常感染、并发结石、肿瘤的憩室也需行憩室切除术。先天性憩室多位于膀胱基底部，较大，常造成膀胱出口梗阻，膀胱输尿管反流和继发感染，有症状时需手术切除。

（周　吉）

第二节　间质性膀胱炎

间质性膀胱炎（IC）是一种慢性非细菌性膀胱炎症，以尿频、尿急、夜尿和（或）盆腔疼痛为主要临床表现，尿培养无细菌生长。Hunner 最先报道间质性膀胱炎，所描述的膀胱壁上出血区后来称为 Hunner 溃疡。这种典型的溃疡只在少数患者中出现。随着对疾病的进一步认识，目前认为其发生率远高于过去的估计。美国间质性膀胱炎的发生率应该为(52～67)/10 万。

1987 年 Holm-Bentzen 认为有许多患者即使没有间质性膀胱炎的膀胱镜下典型变化，但其膀胱疼痛仍可能来自于膀胱壁的病变。近期研究提示，慢性无菌性前列腺炎、前列腺痛和慢性盆腔疼痛综合征可能是 IC 的不同形式。

间质性膀胱炎被认为是一种不知原因的综合病症，在诊断上相当困难，在治疗上也常常不能完全治愈。间质性膀胱炎可能是由不同原因所产生的一个共同结果。

一、病因及发病机制

尽管对 IC 的认识已有一个世纪，但对 IC 的病因及发病机制仍不清楚，根据目前的研究进展，大致有以下几种假说。

1.隐匿性感染　虽然还没有从患者中检测出明确的病原体，但有证据表明 IC 患者尿中微生物（包括细菌、病毒、真菌）明显高于正常对照组。目前大多数人认为感染可能不是 IC 发病的主要原因，但它可能与其他致病因素共同作用。

2.遗传因素　北美人 IC 发病率明显高于日本人，犹太女性发病率远高于其他种族，而黑人很少患 IC，提示 IC 可能与种族有关。

3.神经源性炎症反应　应激状态如寒冷、创伤、毒素、药物作用下，交感神经兴奋，释放血管活性物质，引起局部炎症和痛觉过敏；血管活性物质也可进一步活化肥大细胞，使血管扩张、膀胱黏膜损害引起炎症反应。

4.肥大细胞活化　肥大细胞的活化与聚集是 IC 主要的病理生理改变。肥大细胞多聚集于神经周围，在急性应激状态下，肥大细胞活化并脱颗粒，释放多种血管活性物质如组胺、细胞因子、前列腺素、胰蛋白酶等，可引起严重的炎症反应。有 20％～65％的患者膀胱中有肥大细胞的活化。

5.自身免疫性疾病　IC 是一种自身免疫性疾病的理由有：①多见于女性；②患者同时患其他自身免疫性疾病的比例较高；③患者中对药物过敏的病例占 26％～70％，许多患者可检出抗核抗体；④组织学检查伴有结缔组织的病变；⑤应用免疫抑制剂治疗有一定疗效。

6.膀胱黏膜屏障破坏　移行上皮细胞上的氨基多糖层（GAG）具有保护层的作用，能够阻止尿液及其中有害成分损害黏膜下的神经和肌肉。膀胱黏膜屏障损害后上皮细胞功能紊乱，渗透性改变，结果尿中潜在的毒性物质进入膀胱肌肉中，使感觉神经去极化，引起尿频，尿急等临床症状。这种潜在的毒性物质中主要是钾离子，钾离子并不损伤或渗透正常尿路上皮，但对膀胱肌层有毒性作用。

7.尿液的毒性作用　IC患者尿液中有特殊的毒性物质对膀胱造成损害，如抗增殖因子(APF)。

二、病理

间质性膀胱炎的病理检查的作用只在于排除其他疾病，包括原位癌、结核、嗜酸性膀胱炎等，而对于诊断间质性膀胱炎，病理检查并不能提供多少帮助。

IC患者膀胱的病理变化可以分为两个时期。早期在膀胱镜下少量充水可见黏膜外观正常或仅有部分充血，但是经过再次注水扩张后可见广泛膀胱黏膜下点状出血或片状出血。在组织学上无明显改变，黏膜与肌层内亦无明显肥大细胞增多。到后期黏膜与肌肉内可见多种炎性细胞浸润，如浆细胞、嗜酸性粒细胞、单核细胞、淋巴细胞与肥大细胞，且有研究发现肥大细胞在黏膜与肌层内有所不同，前者较大，其内组胺成分增多，且具有迁移能力。电镜下可见典型血管内皮细胞受损伴有基底膜及弹力组织的新生，并可以看到嗜酸性粒细胞及肥大细胞脱颗粒现象。炎性细胞可以浸润膀胱全层及肌肉神经组织，肌束及肌内胶原组织增多，严重的纤维化可以导致膀胱容量缩小。

三、临床表现

IC多发生于30～50岁的中年女性，小于30岁者约25%，18岁以下罕见，亦可累及儿童。男性较少见，男、女患病比例为1∶10。

本病发病较急，进展较快，但在出现典型症状后病情通常维持稳定而不会进一步加剧。即使不经治疗，有超过一半的患者会出现自然缓解的情况，但很快又会再次发作。

症状可分为膀胱刺激症状和疼痛症状两个症状群，主要表现为严重的尿频、尿急、尿痛等膀胱刺激症状和耻骨上区疼痛，也可有尿道疼痛、会阴和阴道疼痛，60%患者有性交痛。疼痛十分剧烈，与膀胱充盈有关，排尿后症状可缓解。一些不典型的患者症状可表现为下腹坠胀或压迫感，月经前或排卵期症状加重。体格检查通常无异常发现，部分患者有耻骨上区压痛，阴道指诊膀胱有触痛。

患者膀胱刺激症状和疼痛症状两个症状群可同时具备，亦可只以一种为主。症状与其他的膀胱炎症相似但更顽固、持续时间更长。

四、诊断

间质性膀胱炎的诊断如上所述是一个排他性的诊断，需要排除很多症状相似的疾病。因而诊断比较困难。而不同的医生诊断的标准也可能不同，结果导致诊断上的混乱。基于此原因，美国NIADDK于1987年制定了IC的诊断标准，并于1988年进行了修订。

美国NIADDK的关于IC的诊断标准为：

必需条件：①膀胱区或下腹部、耻骨上疼痛伴尿频；②麻醉下水扩张后见黏膜下点状出血或Hunner溃疡。

全麻或连硬麻下膀胱注水至80～100cmH_2O压力，保持1～2分钟，共两次后行膀胱镜检，应发现弥漫性黏膜下点状出血，范围超过三个象限，每个象限超过10个，且不在膀胱镜经过的部位。

应排除的情况：

a.清醒状态下膀胱容量大于350ml；

b.以 30～100ml/min 注水至 150ml 时无尿意；

c.膀胱灌注时有周期性不自主收缩；

d.症状不超过 9 个月；

e.无夜尿增多；

f.抗生素、抗微生物制剂、抗胆碱能或解痉剂治疗有效；

g.清醒时每天排尿少于 8 次；

h.3 个月内有前列腺炎或细菌性膀胱炎；

i.膀胱或下尿路结石；

j.活动性生殖器疱疹；

k.子宫、阴道、尿道肿瘤；

l.尿道憩室；

m.环磷酰胺或其他化学性膀胱炎；

n.结核性膀胱炎；

o.放射性膀胱炎；

p.良性、恶性膀胱肿瘤；

q.阴道炎；

r.年龄小于 18 岁。

该诊断标准过于严格，使得临床上 60％的患者不能满足 NIADDK 的诊断标准。Hanno 等对一组 IC 患者分析后发现，269 例患者中只有 32％～42％符合 NIADDK 的诊断标准。而 Schuster 则认为儿童 IC 患者并非罕见。常用的膀胱镜检查、麻醉下的膀胱水扩张，作为诊断的“金标准”，亦非绝对。一项前瞻性研究显示，该项检查敏感性在 IC 中为 42％，而在正常对照中阳性率高达 45％。即使患者有典型 IC 症状，麻醉下膀胱水扩张也不一定能发现典型的淤斑。

因而临床上诊断需依靠病史、体检、排尿日记、尿液分析、尿培养、尿动力学、膀胱镜检查及病理组织学检查来综合评估。

基于膀胱黏膜屏障破坏是间质性膀胱炎发病机制的假说，Parsons 提出了一种筛选和诊断 IC 的方法——钾离子敏感试验钾离子敏感试验(PST)，方法是分别用无菌水和 0.4mmol/L 钾溶液行膀胱灌注，并记录尿路刺激症状的程度。正常人由于有完整的 GAG 层保护不会出现症状，IC 患者因为 GAG 层缺陷，钾离子透过移行上皮，到达深层组织，产生刺激症状和毒性反应。PST 阳性率为 75％，操作简单且几乎无损伤，有较大应用价值，但仍有 25％的患者不能检出，且假阳性率较高，因而其应用价值存在许多争议。急性膀胱炎和放射性膀胱炎患者其膀胱上皮的通透性均增加，可产生阳性反应。

人们还希望能找到类似肿瘤标记物样的 IC 标记物。Erickson 等在同一组人群中检测了多种尿标志物，他们认为目前只有糖蛋白 51(GP51)和抗增殖因子(AFP)能完全区别 IC 和正常对照。对符合 NIDDK 诊断标准的 IC 患者，GP51 和 AFP 具有较高的敏感性和较强的特异性，但是对于临床上不符合 NIDDK 诊断标准的患者，仍需做进一步的研究。GP51 和 AFP 有可能成为 IC 的诊断标志物。

Parsons 设计了盆腔疼痛与尿急尿频症状评分系统(PUF)，PUF 10～14 者 PST 阳性率 74％，PUF≥20 者 PST 阳性率达 91％，因此 PUF 也可作为 IC 筛选的有效工具。

五、治疗

间质性膀胱炎的治愈非常困难，应向患者说明治疗的目的只是缓解症状，改善生活质量，很难达到完全缓解和根治。每一种治疗方法并非适用于所有的患者，几种方法联合应用可取得较好的效果。治疗间质性膀胱炎应该是越早越好。

（一）饮食调节

饮食调节是最基本的治疗方法，IC 患者应以清淡饮食为主，避免刺激性食物和饮料，对食物过敏的患者尤为重要。但并非所有的患者都有食物过敏史，且过于严格的饮食控制可能导致营养不良。因此饮食调节的治疗方案应该个体化。

（二）口服药物治疗

1.*抗组胺药物* 由于间质性膀胱炎的膀胱壁上有肥大细胞增多趋势，释放炎症物质引起疼痛，因此可以使用抗组胺药物来加以抑制。抗组胺药物一般用于发病初期，或是严重的急性期，可以得到迅速解除疼痛的效果。

羟嗪是一种 H_1 受体阻滞剂，能够抑制肥大细胞和神经细胞分泌，有镇静与抗焦虑作用。开始剂量 25mg，睡前服用，一周后增加至 50mg，1 个月后若无不良反应则白天另加服 25mg。不良反应有全身软弱、嗜睡、急性尿潴留。孕妇与精神抑郁者不用此药。症状消失后停药数日或 1 个月后可以复发，故应每晚服 25mg 作维持量。

2.*抗抑郁药物* 抗抑郁药物对于膀胱放松，减少膀胱的紧张有帮助，因此患者可以得到在情绪上以及膀胱发炎反应上的缓解。

阿米替林是一种三环类抗抑郁药，用于治疗间质性膀胱炎，作用机制有：①阻断触突前神经末梢对去甲肾上腺素及 5-羟色胺的再摄取，并阻滞其受体，可达到镇痛目的；②阻滞 H_1 受体有镇静抗感染作用；③对抗胆碱与兴奋 β-受体，可以降低膀胱逼尿肌张力。初始剂量为 25mg，睡前服，3 周内逐渐增加到 75mg（每晚一次），最大可至 100mg。

3.*钙通道阻滞剂* 钙通道阻滞剂可以松弛膀胱逼尿肌及血管平滑肌，改善膀胱壁血供。

硝苯地平开始剂量为 10mg，每天 3 次；若能耐受，可缓慢增加到 20mg，每天 3 次。血压正常者服用缓释剂型，血压不易下降与波动，疗程为 3 个月，疗效约 1 个月后出现。

4.*阿片受体拮抗剂* 盐酸钠美芬是一种新的阿片受体拮抗剂，可以抑制肥大细胞脱颗粒释放组胺、5-羟色胺、白三烯和细胞素等。初始剂量从 0.5mg，1 天 2 次逐渐增加到 60mg，1 天 2 次。初期每周增加 2mg，到 3 个月后可每周增加 10mg。服药初期都有不良反应，失眠最常见，有恶心，可以自行消失。

5.*多硫戊聚糖钠(PPS)* 是一种结构类似于 GAG 的药物，口服以后部分经尿中排出，有助于膀胱上皮结构与功能的恢复。推荐剂量 100mg，3 次/d；最大可至 600～900mg/d。大多数服药 3 个月内症状明显改善，并可持续 3 年，研究表明服用时间越长则疗效越好，症状愈严重者比症状轻微者效果较好，治疗 3 年有 74%～88%的症状和整体反应改善率。不良反应少，主要是肠胃道反应，约有 5%的患者发生脱发、腹痛、腹泻和恶心，禁用于有出血倾向和有抗凝治疗的患者。

6.*甲磺司特* 抑制辅助(性)T 细胞介导的过敏反应。每天 300mg，12 个月后明显增加膀胱容量，减少尿频和疼痛等症状。

7.*其他药物* 还有糖皮质激素类药物、抗癫痫药物、抗胆碱药物，麻醉药、解痉镇静药等。一般联合使用，以增加疗效。

（三）膀胱扩张及膀胱药物灌注

1.*膀胱扩张* 在硬膜外麻醉或全麻下先行膀胱镜检查，然后向膀胱内以 80～100cmH_2O 压力注入盐水逐步扩张膀胱，持续 30 分钟。扩张之后，通常会有 2～3 天的强烈膀胱不适感，之后膀胱疼痛消失，尿频、尿急的症状也有较为明显的改善。此种情形乃由于膀胱以水扩张后对于位在膀胱壁上之感觉神经末梢所造成之破坏。

此方法既有助于诊断又可同时治疗，可使30%～50%患者症状缓解，因而可作为药物以外治疗的首选。对膀胱容量小的患者效果更好，但多次扩张并不能进一步改善症状。但经过几周之后此种神经又重新长出突触，患者便又恢复以前的下尿路症状。结合膀胱药物灌注，疗效会更好。

2.膀胱内药物灌注 膀胱内灌注的优点有：直接作用于膀胱的药物浓度较高；不易经由膀胱吸收，全身不良反应少；且不经由肝、肠胃、肾的吸收或排泄，因而药物交互作用少。缺点是有导尿的并发症，如疼痛、感染等。常用药物有：

(1)二甲基亚砜与肝素：二甲基亚砜(DMSO)具有抗感染、止痛、抑菌作用，可迅速穿透细胞膜。肝素可增强GAG层的保护作用，同时有抑制细胞增殖和抗感染、抗黏附作用。ATP是膀胱损伤性神经递质，由膀胱扩张后上皮细胞伸张时激活释放来传递膀胱感觉，在间质性膀胱炎时，ATP释放增加，这个过程可以被二甲基亚砜与肝素阻断。故可以解释二甲基亚砜与肝素对间质性膀胱炎超敏症状的治疗作用，而且肝素比二甲基亚砜具有更加明显的剂量依赖效应。

以50%二甲基亚砜50ml加生理盐水50ml，每2周灌注一次，每次15分钟，疗程在8周以上。一组研究资料显示，经过治疗2个月后间歇1个月，试验组93%表现客观好转，53%主观好转，相应地仅用盐水灌注的结果为35%与18%。停止治疗复发率为35%～40%，再继续治疗有效，应在尿路感染被控制及行膀胱活检间隔一段时间后进行，除了呼吸有大蒜味外没有其他不良反应。

肝素25000U加入生理盐水10ml膀胱灌注，每周3次每次保留1小时。许多患者治疗4～6个月后才出现疗效，没有出现不良反应，特别是没有出现凝血障碍。现在主张采用“鸡尾酒疗法”，溶液由50% DMSO 50ml、$NaHCO_3$ 10ml(浓度75mg/ml)、曲安西龙40mg、肝素1万～2万单位配制而成。膀胱灌注30～50ml溶液，保留30～60分钟后排空。

(2)羟氯生钠：该药物以前是用来治疗膀胱结核，机制是通过其氧化作用使膀胱表面部分破坏。羟氯生钠灌注后所引起的膀胱表面愈合过程可以减轻患者的症状。0.4%溶液是常用浓度，宜用时配制，因为疼痛刺激常需在麻醉下进行治疗。方法是0.4%羟氯生钠量约为膀胱容量的50%，灌入后停留5～7分钟后抽出，如此反复3～4次，最后用生理盐水反复冲洗膀胱，灌注后数小时或数天患者尿痛与尿频症状会加重。不同作者建议治疗应间隔数周或数月。有效率约50%～70%，症状消失持续6～12个月。

(3)卡介苗(BCG)：BCG造成明显黏膜剥落，作用机制仍尚未完全清楚，可能是经由强化免疫系统达成。BCG目前尚未经FDA核准用于治疗IC，但已进入临床实验。已有双盲及对照实验指出6个月时有60%缓解率(对照组只有27%)，而且有反应的患者到2年时仍有89%维持缓解。

(4)透明质酸：透明质酸可用于暂时性修补缺陷的上皮黏膜(GAG)，化学结构类似肝素。膀胱灌注的报告可解除IC的症状。目前正在美、加进行双盲对照实验，不良反应低。

(5)硝酸银：以其杀菌、收敛、腐蚀作用治疗IC，禁用于有输尿管反流者与近期内膀胱活检者。浓度1/2000、1/1000、1/100、2/100不等，1%以上需用麻醉，每次量约50～80ml，停留2～10分钟，间隔6～8周。这种治疗随访一年仍有效的占50%。

(6)辣椒辣素与肉毒杆菌毒素：近年来有人认为使用辣椒辣素，或是RTX来抑制膀胱内C神经传入纤维，有助于减少膀胱内的发炎反应，进而使得膀胱肌肉的发炎及膀胱挛缩的症状得到改善。但由于辣椒辣素以及RTX对于膀胱仍然具有相当程度的刺激作用，灌注时会有不舒适感，部分患者可能无法接受。因此在灌注时，可先在膀胱内灌注麻醉药来抑制膀胱的疼痛反应，再加上辣椒辣素或是RTX进一步进行C神经纤维的去过敏作用。使用的浓度以较低浓度(8～10mmol/L)为好，但需要多次治疗。

肉毒杆菌毒素过去用在膀胱过度活动症，注射在膀胱的肌肉里面，可以抑制肌肉的不稳定收缩，使得膀胱容量增大。但有部分的患者逼尿肌的收缩力也会因此降低，因此也会产生排尿较为困难的短期后遗症。最近有报告使用肉毒杆菌毒素注射在膀胱黏膜下，发现这种治疗方法可以有效地抑制膀胱的感觉，使得膀胱容量增大。但对于逼尿肌的收缩力仍然有抑制的效果，使得患者在治疗之后仍然具有排尿困难的并发症。

（四）外科手术治疗

如果患者已经变成慢性间质性膀胱炎同时其膀胱容量已经缩小至150ml以下，患者的下尿路症状又因为膀胱挛缩而变得十分严重时，可以考虑行膀胱切除手术或肠道膀胱扩大整形术。

1.*经尿道电切、电凝及激光治疗或膀胱部分切除术*　适用于膀胱壁病变局限，特别是Hunner溃疡病变，但是这种病变比较局限的病例很少见。尽管术后症状可以得到改善，但是复发率也高。

2.*膀胱神经切断术*　起初的神经切断术包括髓交感神经链切断术，腹下神经节切除术，髓前神经切断术，髓前外侧束切断术，神经后根切断术。因这些手术常会有会阴感觉神经切除术的后果和影响括约肌的功能，而且也未产生明显效果，因而被放弃。

3.*膀胱松解术*　优于其他神经切断术，是因为它不损伤膀胱底的感觉或括约肌的功能，可以安全地应用麻醉下能扩张膀胱到正常适当容量的患者。

4.*膀胱扩大成形术*　不仅扩大了膀胱，而且置换了大部分病变的膀胱壁，膀胱病变部分切除应充分彻底，必须紧靠三角区与膀胱颈，使剩下的边缘仅够与肠管吻合。短期治疗效果较好，但有较高的复发率，最终需膀胱全切术。

5.*膀胱切除加尿流改道*　在其他治疗方法失败后可应用膀胱全切及尿流改道术。

（何　涛）

第三节　非特异性膀胱炎

膀胱炎常伴有尿道炎，统称之为下尿路感染。许多泌尿系统疾病可引起膀胱炎，而泌尿系统外的疾病（如生殖器官炎症、胃肠道疾病和神经系统损害等）也可增加膀胱感染率。

一、急性膀胱炎

急性膀胱炎的高发人群包括4种：学龄期少女、育龄妇女、男性前列腺增生者、老年人。致病菌以大肠埃希菌属最为常见，其次是葡萄球菌、变形杆菌、克雷伯杆菌等。

（一）病因

膀胱炎由多种因素引起：①膀胱内在因素，如膀胱内有结石、异物、肿瘤和留置导尿管等，破坏了膀胱黏膜防御能力，有利于细菌的侵犯。②膀胱颈部以下的尿路梗阻，引起排尿障碍，失去了尿液冲洗作用，残余尿成为细菌生长的良好培养基。③神经系统损害，如神经系统疾病或盆腔广泛手术（子宫或直肠切除术）后，损伤支配膀胱的神经，造成排尿困难而引起感染。

膀胱感染的途径以上行感染最常见。发病率女性高于男性。因女性尿道短，常被邻近阴道和肛门的内容物所污染，即粪便-会阴-尿路感染途径。尿道口解剖异常，如尿道口后缘有隆起的处女膜（称为处女膜伞）阻挡或尿道末端纤维环相对狭窄，这些梗阻因素可引起尿道膀胱反流；女性尿道口与阴道口过于靠近，位于处女膜环的前缘（称为尿道处女膜融合）易受污染。性交时摩擦损伤尿道，性交时尿道口受压内陷，尿道远段1/3处的细菌被挤入膀胱；也可能因性激素变化，引起阴道和尿道黏膜防御机制障碍而导致膀胱炎。另外阴道内使用杀精子剂会改变阴道内环境，致使细菌易于生长繁殖，成为尿路感染的病原菌。男性前列腺精囊炎，女性尿道旁腺炎亦可引起膀胱炎。

（二）病理

在急性膀胱炎早期，膀胱黏膜充血水肿，有白细胞浸润，可有斑片状出血，以膀胱三角区和尿道内口处最明显。后期的膀胱黏膜脆性增加，易出血，表面呈颗粒状，局部有浅表溃疡，内含渗出物，但一般不累及肌层，经抗生素治疗后可不留痕迹。

（三）临床症状

急性膀胱炎可突然发生或缓慢发生，排尿时尿道有烧灼样疼痛、尿频，往往伴尿急，严重时类似尿失禁。尿混浊、尿液中有脓细胞，有时出现血尿，常在排尿终末时明显。耻骨上膀胱区有轻度压痛。单纯急性膀胱炎，无全身症状，无发热。

女性患者急性膀胱炎发生在新婚后，称之为“蜜月膀胱炎”。急性膀胱炎的病程较短，如及时治疗，症状多在1周左右消失。

（四）诊断

急性膀胱炎的诊断，除根据病史及体征外，需做中段尿液检查，尿液中常有大量脓细胞和红细胞。将尿液涂片行革兰染色检查，初步明确细菌的性质，同时行细菌培养、菌落计数和抗生素敏感试验，为以后治疗提供更准确的依据。急性膀胱炎的患者血液中白细胞可升高。急性膀胱炎时忌行膀胱镜检查。

急性膀胱炎需与急性肾盂肾炎区别，后者除有膀胱刺激症状外，还有寒战、高热等全身症状和肾区叩痛。

少数女孩患急性膀胱炎伴有膀胱输尿管反流，感染可上升而引起急性肾盂肾炎，成年人中比较少见。

（五）治疗

急性膀胱炎，需卧床休息，多饮水，避免刺激性食物，热水坐浴可改善会阴部血液循环，减轻症状。用碳酸氢钠或枸橼酸钾等碱性药物，可降低尿液酸度，缓解膀胱痉挛。黄酮哌酯盐（泌尿灵），可解除痉挛，减轻排尿刺激症状。

根据致病菌属，选用合适的抗菌药物。喹诺酮类抗菌药为广谱抗菌药，对多种革兰阴性、阳性菌均有效，耐药菌株低，是目前治疗单纯性膀胱炎的首选药物。单纯性膀胱炎国外提倡单次剂量或3日疗程，目前采用最多的治疗方案是3日短程疗法，避免不必要的长期服药而产生耐药细菌和增加不良反应，但要加强预防复发的措施。若症状不消失，尿脓细胞继续存在，培养仍为阳性应考虑细菌耐药或有感染的诱因，要及时调整更换合适的抗菌药物，延长应用时间以期早日达到彻底治愈。

预防和预后：要注意个人卫生，使致病细菌不能潜伏在外阴部。由于性生活后引起女性膀胱炎，建议性交后和次日早晨用力排尿；若同时服磺胺药物1g或呋喃妥因100mg，也有预防作用。

二、慢性膀胱炎

（一）病因

常为上尿路慢性感染的继发病，同时也是某些下尿路病变，如前列腺增生、尿道狭窄、膀胱内结石、异物等的继发病。在女性，如有处女膜伞、尿道口处女膜融合、尿道旁腺积脓等也是诱发本病的重要因素。

（二）病理

慢性膀胱炎的病理变化与急性膀胱炎大致相似，但黏膜充血较轻，出血和渗出较少，化脓性变化较广泛，黏膜苍白变薄，有的呈颗粒状或束状，表面不平，有小结节和小梁形成。黏膜溃疡较浅，边缘不规则，基底呈肉芽肿状，可有假膜样渗出物覆盖，或有尿盐附着。少数病例因膀胱壁纤维化致膀胱容量缩小。

（三）临床症状

慢性膀胱炎有轻度的膀胱刺激症状，且经常反复发作。通常无明显体征，或出现非特异性体征。

（四）诊断

对慢性膀胱炎的诊断，需详细进行全面的泌尿生殖系统检查，以明确有无慢性肾脏感染。男性患者需除外阴茎头包皮炎、前列腺精囊炎，女性患者除排除尿道炎、尿道憩室、膀胱膨出外，还应作妇科检查，排除阴道炎、宫颈炎和尿道口处女膜伞或处女膜融合等情况。尿液混浊，尿液分析可发现有意义的菌尿症，尿培养一般为阳性，但脓尿少见。膀胱镜检查表现为膀胱黏膜失去其正常的浅橘黄色光泽，变成暗红色。较严重的水肿呈高低不平外观。更严重时黏膜僵硬，失去弹性。慢性膀胱炎症引起的溃疡底部较浅，表面有脓性分泌物覆盖，溃疡周围有明显充血。

鉴别诊断：①结核性膀胱炎发展缓慢，呈慢性膀胱炎症状，对抗菌药物治疗的反应不佳，尿液中可找到抗酸杆菌，尿路造影显示患侧肾有结核所致改变。②间质性膀胱炎，患者尿液清晰，极少部分患者有少量脓细胞，无细菌，膀胱充盈时有剧痛，耻骨上膀胱区可触及饱满而有压痛的膀胱。③嗜酸性膀胱炎的临床表现与一般膀胱炎相似，区别在于前者尿中有嗜酸性粒细胞，并大量浸润膀胱黏膜。慢性膀胱炎与腺性膀胱炎的鉴别诊断，主要依靠膀胱镜检查和活体组织检查。

（五）治疗

选择有效、敏感的抗生素进行抗感染治疗。保持排尿通畅，增加营养，提高机体免疫力。对久治不愈或反复发作的慢性膀胱炎，在感染控制后则需要做详细全面的泌尿系检查，对有尿路梗阻者应解除梗阻、控制原发病灶，使尿路通畅。对神经系统疾患所引起的尿潴留和膀胱炎，根据其功能障碍类型，进行治疗。针对妇科疾病如阴道炎、宫颈炎和尿道口处女膜伞或处女膜融合等进行有效治疗。

预防和预后：基本预防措施同急性膀胱炎。预防和治疗原发病甚为重要。如能清除原发病灶，解除梗阻，并对症治疗，大多数病例能获得痊愈，但需要较长时间。

（李雪锋）

第四节　特异性膀胱炎

一、结核性膀胱炎

结核性膀胱炎是结核分枝杆菌所致的膀胱特异性炎症，多继发于肾脏结核，由肾脏内结核分枝杆菌下行感染致病，少数病例可由前列腺结核蔓延所致。

（一）病理

膀胱结核病变初始表现为膀胱黏膜充血水肿，结核结节形成，以患侧输尿管周围最为明显。以后逐渐蔓延到三角区和对侧输尿管口附近，甚至累及整个膀胱。随着病变的逐渐发展，结核结节相互融合、干酪样化，并形成溃疡。溃疡表面可有坏死、出血，其边缘不规则成潜行性，与正常黏膜之间界限清楚。

（二）临床表现

结核性膀胱炎的症状实际上代表了泌尿系统结核的典型症状，其症状的轻重程度与病变本身的性质、侵犯的部位及组织损害的程度有关。

1.膀胱刺激症状　结核性膀胱炎的主要症状和早期症状，表现为尿频、尿急、尿痛。一般以尿频为初发症状，患者排尿次数逐渐增加，以夜间为甚，夜尿可由每晚3～5次逐渐增多到10～20余次。在尿频的同时亦有尿急，必须立即排尿，否则难以忍受。尿频、尿急症状的发生早期主要是由于病肾侧的输尿管口或三角区有轻度的结核病变，以及由病肾排出带有结核分枝杆菌或脓细胞的尿液刺激膀胱所致。随着病变逐渐加重，如广泛形成黏膜溃疡、结核结节形成等时，尿频也随之加重，有时每小时需排尿数次，排尿终末尿道或耻骨上膀胱区有灼热感或疼痛感，以及排尿不净感。

2.血尿　血尿一般发生于尿频、尿急、尿痛之后，主要是由于膀胱收缩排尿引起黏膜溃疡出血所致。多为镜下血尿或隐约可见的肉眼血尿，严重肉眼血尿并混有大量血凝块者比较少见。终末血尿多见，有时亦可表现为全程血尿。

3.脓尿　尿液镜检可见大量的脓细胞。严重者尿液中可混有干酪样物质，呈现米汤样混浊。有时还可混有血丝或脓血尿。

4.全身症状　当伴有全身性活动结核时，可出现结核中毒症状，如乏力、低热、盗汗和红细胞沉降率加快等。若病情发展到一侧肾结核和对侧肾脏严重积水时，可出现慢性肾功能不全症状。约50%～80%男性患者可能合并生殖系统结核。

（三）诊断

膀胱结核患者大多数有肺结核或其他部位结核感染病史。若出现迁延不愈、常规抗生素治疗效果欠佳或症状加重的慢性膀胱炎患者，尿液检查有脓细胞且难以消除，而普通尿细菌培养阴性，尿pH提示酸性尿者，均应考虑是否存在膀胱结核。

结核性膀胱炎是泌尿生殖系统结核的一部分，因此诊断时除应了解膀胱结核本身的情况外，更应该对泌尿生殖系统进行全面的检查，同时还应了解肾外结核感染状况。

1.实验室检查　持续脓尿，普通培养无细菌生长或涂片亚甲蓝染色未见细菌，应首先考虑结核病。应用抗酸染色对24小时尿沉渣进行检查，至少60%的病例可找到抗酸杆菌，但结果必须用阳性培养来加以确认。用晨尿进行结核菌培养，可以获得较高的阳性率。如果临床表现强烈提示结核病的存在，而培养结果为阴性，应重复进行尿液培养。血常规一般正常，重症患者可出现贫血。血沉常增快。

2.影像学检查

(1)X线检查：KUB可显示肾脏、输尿管、膀胱区的钙化灶，但需与泌尿系统结石相鉴别。IVU对诊断典型的肾结核以及了解双侧上尿路积水情况以及分侧肾功能有重要作用。膀胱造影可了解膀胱结核性挛缩的情况。

(2)CT检查：CT能清楚显示扩大的肾盏、肾盂空洞和钙化等集合系统的破坏以及膀胱缩小的情况，同时还观察到肾盂、输尿管和膀胱壁纤维化增厚。膀胱结核早期CT表现为病变位于肾结核同侧的输尿管口及其附近，多累及输尿管内口、输尿管间嵴和输尿管口皱襞，有时可见膀胱壁结节、膀胱壁局部僵硬和略增厚，膀胱体积多无变化。中晚期膀胱结核CT扫描见患侧膀胱壁较大范围增厚、僵硬、平直，膀胱挛缩甚至膀胱腔闭塞等。CT还可观察到膀胱周围的病变情况。

(3)磁共振成像(MRI)：临床上采用的磁共振尿路成像(MRU)不仅能反映出尿路梗阻的部位，还能反映两侧肾脏功能。晚期泌尿系统结核MRI表现为肾盏、肾盂变形，肾盏排列乱，肾实质内可有高信号脓腔，输尿管有扩张，膀胱腔缩小。

3.膀胱镜检查　膀胱镜是确诊结核性膀胱炎的重要方法。膀胱镜可以观察膀胱黏膜病变程度，测量膀胱容积，发现膀胱挛缩，还可获得清洁尿液标本以进行检查。

膀胱镜下典型的结核性膀胱炎病变表现为黏膜上形成结核结节或暗红色大小不等的溃疡面。这些病变开始在患侧输尿管口附近,但很快蔓延至膀胱三角区和其他部位。膀胱溃疡处肉芽组织偶被误诊为肿瘤,应取组织活检进一步确诊。输尿管病变严重时可以缩短、管口僵硬、被拉向外上方、管口的正常活动消失、出现高尔夫球洞样形状,这也是膀胱结核的一种典型改变。有时可见输尿管口喷出混浊尿液,或半固体状脓液。

(四)治疗

对于绝大多数早期泌尿系结核患者,当肾结核得到有效治疗后,结核性膀胱炎多能得以恢复;但如果结核病变晚期已经引起膀胱挛缩、对侧肾积水、膀胱瘘等并发症,则需根据不同病情改变相应的治疗措施。

1.*一般治疗治疗* 时应注意保持充分的营养摄入和休息。

2.*药物治疗* 药物治疗适应证包括:①临床检查提示为早期肾结核合并结核性膀胱炎者;②其他部位有活动性结核暂不宜手术者;③手术治疗前后的抗结核药物治疗。

药物选择及使用方法具体可参见肾结核治疗。药物治疗期间,应定期作血尿常规、肝肾功能、血沉以及相应的影像学检查。

3.*手术治疗* 随着有效抗结核药物的联合应用,结核性膀胱炎需行手术治疗的病例越来越少。

手术治疗包括结核肾的处理以及挛缩膀胱和对侧肾积水的处理。前者主要有病肾切除术、肾部分切除术和病灶清除术等;而后者主要有膀胱扩大术和输尿管膀胱再植术等。上述各种手术都必须等到抗结核药物治疗后确认膀胱结核痊愈时方可进行。

一般来说,肾功能正常、患者全身情况尚好者,则在抗结核药物配合下先行结核肾切除,待病情改善后再治疗膀胱挛缩、对侧肾积水。如肾积水严重,已发生肾功能不全或继发感染难以控制者,特别是对输尿管梗阻造成无尿者,则应先积极处理对侧积水肾,待肾功能好转或感染控制后再行病肾切除术。

附:膀胱挛缩

膀胱挛缩是结核性膀胱炎晚期的严重并发症。膀胱结核性溃疡如果广泛侵犯膀胱肌层,引起膀胱肌层广泛纤维组织增生,使膀胱肌肉丧失舒缩能力,容量显著减少,形成膀胱挛缩,即小膀胱。

少数病例结核性溃疡严重时,可穿透膀胱全层,侵入及穿透其他器官组织,形成结核性膀胱阴道瘘、膀胱直肠瘘等。也有在膀胱顶部穿孔,尿液流入腹腔,形成急腹症。膀胱结核挛缩后,由于容量缩小,失去调节膀胱内压的能力,膀胱内压力经常处于相对增高的状态,因此易造成肾输尿管的积水和扩张。另外,膀胱结核形成的瘢痕组织可导致输尿管口狭窄;还有膀胱肌层纤维化,失去括约肌作用而使输尿管口张大和闭合不全,亦可使尿液回流到对侧肾脏引起积水或结核感染,这些情况可在膀胱病变的活动期出现,亦可在应用抗结核治疗,膀胱的结核病变趋向痊愈出现膀胱壁组织纤维化之后发生。

1.*临床表现* 患者膀胱容量可缩小到50ml以下。尿频明显,每天数十次,或伴发急迫性尿失禁。夜间不能休息,严重影响生活质量。

2.*诊断* 需要对全身情况及泌尿系结核情况进行全面评估,具体参见结核性膀胱炎的诊断。对膀胱容量过小或有严重膀胱刺激症状者,避免膀胱镜检查。

3.*治疗* 在全身抗结核治疗的基础上,改善患者营养状况和肾功能,待病情改善后,再进行膀胱挛缩、对侧肾积水的治疗。

膀胱挛缩治疗方法目前主要采用膀胱扩大成形术。手术目的是为了增加膀胱容量及顺应性,降低膀胱内压,避免上尿路功能损害,并获得良好的贮尿功能,提高患者的生活质量。

1899年Mikulicz已经将膀胱扩大术应用于临床。目前膀胱扩大成形术的方法包括肠道膀胱扩大成形术、输尿管膀胱扩大成形术和膀胱自体扩大成形术。

膀胱扩大成形术可以扩大膀胱的容量和增加其顺应性，因此任何一段胃肠段均可作为扩大膀胱的材料。有学者推荐首选回肠用来增加膀胱的容量和顺应性，认为其行二次手术的发生率低于结肠和胃，同时回肠发生致命的并发症穿孔的几率也小于结肠和胃。但因回肠壁薄，如需经黏膜下隧道行输尿管再植术时，则结肠和胃是更佳选择。

Cartwright 和 Snow 最先在临床上应用膀胱自体扩大成形术。该手术方式操作简单、并发症少，能够有效扩大膀胱容量，而且一旦效果欠佳也可再次行其他方式的膀胱扩大术。不过，术后膀胱内膜易纤维化，膀胱容量减小，远期效果差。由于膀胱内膜表面无肌层覆盖，易发生插管所致的膀胱穿孔。

膀胱扩大成形术的并发症是主要包括酸碱及电解质紊乱、结石形成、穿孔和肿瘤形成等。

二、放射性膀胱炎

放射治疗是恶性肿瘤的主要治疗方法之一。放射性膀胱炎是盆腔恶性肿瘤放射治疗后的一种常见并发症。

（一）病因

放射性膀胱炎的发生与放疗剂量和持续时间密切相关。多数学者认为膀胱组织对射线的耐受量为60Gy，超过此剂量易发生膀胱炎。此外，后装治疗腔内放射源位置不当、多盆野外照射同时行腔内治疗以及部分患者的膀胱对放射线耐受量偏低等也是导致放射性膀胱炎发生的原因。

放射性膀胱炎的发病时间差异较大，可能与设备剂量大小、个人膀胱敏感性不同以及防护措施的差异等有关。发生时间短者为放疗后数月，长者可到放疗后10～20年，但一般多发于放射治疗结束后2～3年。

（二）病理

放射性膀胱炎可分为急性和慢性两种类型。急性型出现于放疗后4～6周，慢性型发生于放疗后3个月～10年。由于放射损伤防护的增强，近年来急性型放射性膀胱炎的发病率逐年降低。

放射性膀胱炎病变部位常见于膀胱后壁、三角区及其周围组织，因其靠近照射部位以及血液供应较少。膀胱黏膜表现为上皮脱落，浅表溃疡形成，表面被覆血性纤维素性炎性渗出物，其下方可见少许坏死和薄层肉芽组织；深部为大量增生的纤维组织伴玻璃样变，并累及肌层和外膜。部分血管内血栓形成，并有大量嗜酸性粒细胞、中性粒细胞、淋巴细胞及浆细胞浸润。

放射线所致急性黏膜水肿将导致毛细血管扩张、黏膜下出血、间质纤维化和完全平滑肌纤维化，进而弥漫性动脉内膜炎，使膀胱发生急性和慢性缺血。晚期膀胱壁纤维化可导致膀胱容量严重减少，出现膀胱挛缩。

（三）临床表现

放射性膀胱炎的主要临床表现为突发性、持续或反复无痛性血尿，多伴有尿频、尿急等膀胱刺激症状。尿中带有大小不等的凝血块，少数患者可因膀胱内血凝块堵塞尿道而出现排尿困难乃至尿潴留，患者可有明显下腹耻骨上膀胱区触痛。反复出血者可出现不同程度贫血，严重者出现双下肢凹陷性水肿，伴有细菌感染者可出现膀胱刺激症状加重、发热及白细胞升高等。

晚期形成溃疡后，由于膀胱过度膨胀和机械作用可引起穿孔，可导致腹膜炎。膀胱壁溃疡破溃或肿瘤侵犯膀胱与邻近器官形成瘘管，如膀胱阴道瘘或直肠瘘。此即放射性膀胱炎后期三大并发症：膀胱出血、溃疡穿孔、膀胱阴道/直肠瘘。晚期可出现膀胱挛缩和输尿管狭窄，如若输尿管远端受侵，发生狭窄可导致肾积水，两侧受侵且积水严重者可发展至尿毒症并导致死亡。

放射性膀胱炎按临床表现可分三度：①轻度：有膀胱刺激症状，膀胱镜见黏膜充血水肿；②中度：黏膜毛细血管扩张，血尿且反复发作，膀胱壁黏膜有溃疡形成；③重度：膀胱壁溃疡破溃穿孔形成膀胱阴道/直肠瘘。

（四）诊断

患者有明确的照射史，照射剂量在60Gy以上，放疗后发生膀胱刺激症状及血尿等。膀胱镜检查可见膀胱后壁三角区及周围黏膜明显充血水肿，病灶区黏膜血管扩张紊乱，走行迂曲可呈怒张或团簇状，部分患者见坏死灶、弥漫性出血点及溃疡，少数患者可有团状隆起新生炎性肉芽组织。膀胱内充满絮状物、膀胱三角区后及侧壁可见小结节。通过尿液细胞学检查、膀胱镜及影像学检查可以与膀胱肿瘤复发、转移相鉴别。

（五）治疗

20世纪70年代以前，对于严重的出血性放射性膀胱炎多采用激光、冷冻或髂内动脉栓塞术等治疗方法。但因膀胱损伤病灶弥漫，故上述疗法的效果均不确切。现在多选择甲醛膀胱灌注、高压氧疗法治疗、超选择髂内动脉栓塞术等新疗法，取得了一定疗效。

1.*一般疗法*　饮食中不摄入辣椒、茶、酒等刺激膀胱的食物。补充液体以增加尿量并碱化尿液，可有效防止膀胱内血块形成堵塞膀胱。积极止血、抗感染等对症及支持治疗。轻度放射性膀胱炎患者采用支持疗法的有效率可达70％以上。

2.*清除膀胱内血块*　膀胱出血较重者可留置导尿管进行间断或持续性膀胱冲洗，预防膀胱内血块形成。冲洗液中可加入纤维蛋白溶解抑制剂6-氨基己酸，控制难治性膀胱出血。更为严重者，可用1％～2％明矾溶液、硝酸银、凝血酶和前列腺素等进行膀胱灌注，有一定止血作用。1％铝铵溶液或铝的钾盐溶液持续冲洗膀胱可减轻局部水肿、炎症和渗出。

膀胱内血块形成后，多可通过管腔较粗的导尿管冲洗排出；若出血持续时间较长、出血量较大，已在膀胱内形成较大质韧或陈旧血凝块，可在局麻或硬膜外麻醉状态下经尿道粉碎血凝块并用Ellick膀胱冲洗器冲净。

3.*甲醛膀胱灌注*　膀胱内甲醛灌注是控制放射性膀胱炎局部出血的一种有效治疗方法。其作用机制主要根据放射性膀胱炎为膀胱黏膜浅表性炎症，局部血管内皮细胞增生、管腔狭窄或闭塞致供血不足而发生黏膜的糜烂出血，当甲醛溶液灌注膀胱时，可使黏膜收缩、蛋白质变性凝固，形成一层保护膜，使糜烂的膀胱黏膜得以修复，从而达到止血的目的。此外，甲醛自身还具有较强的抗炎杀菌作用，亦有利于膀胱黏膜的再生修复。治疗时可选用1％～10％的甲醛溶液进行膀胱灌注，常用浓度为4％～5％。

甲醛溶液灌注时对膀胱黏膜创面具有刺激作用，会使患者感觉较为剧烈的下腹痛和膀胱刺激症状，这将影响甲醛溶液在膀胱内的保留时间，如应用膀胱黏膜表面麻醉和加强镇静镇痛作用可使甲醛灌注发挥更好的疗效。

4.*高压氧治疗*　高压氧治疗是治疗严重出血性放射性膀胱炎的一种较新的方法。自1985年该疗法应用于出血性放射性膀胱炎的治疗以来，其疗效已得到广泛认可。高压氧治疗就是将患者置于高压氧舱内，在压力为1.4～3.0atm的条件下，吸入100％的氧，针对组织缺氧而进行的治疗。高压氧治疗放射损伤作用在于高氧介导的神经血管再生、健康肉芽组织的生长、血管收缩控制出血以及免疫功能和伤口愈合能力的提高。高压氧治疗放射性膀胱炎的另一优点就是对膀胱的结构和功能没有明显的破坏作用。

一般认为，活动性病毒感染、顺铂或阿霉素治疗史和活动性肿瘤者是高压氧治疗的禁忌证。

5.*血管栓塞治疗*　超选择性动脉栓塞能有效抑制膀胱难治性出血，有效率达92％。栓塞疗法是应用明胶海绵等材料完全阻塞髂内血管来控制膀胱内出血的一种方法，但是长时间后由于侧支循环建立后可再次出血，因此远期疗效欠佳。如果能明确出血点，就可以用明胶海绵高选择性阻断髂内血管的分支血管以止血。若能直接栓塞一侧的膀胱上极或下极血管,则可获得更好的止血效果。

栓塞治疗最常见的并发症是臀部疼痛,还可能出现栓子回流入主动脉则可发生下肢动脉远端的栓塞和肢体障碍。此外还有报道一侧或双侧的髂内动脉栓塞可能引起膀胱壁坏死。因此,栓塞疗法仅用于一些出血严重经保守治疗失败而不能手术的患者。

6.外科治疗 首选经尿道电切镜下膀胱电灼止血治疗,同时清除膀胱内的血凝块,保持膀胱空虚以缓解病情。对于某些严重病例,其他方法治疗无效、大出血无法控制危及到患者生命者,必要时可行膀胱全切。

三、腺性膀胱炎

腺性膀胱炎(CG)是一种特殊类型的膀胱移行上皮化生性和(或)增殖性病变,由 Vonlimbeck 于 1887 年首次描述。腺性膀胱炎发病率为 0.1%~1.9%,大多为乳头状瘤型或滤泡样型。

(一)病因

目前对腺性膀胱炎的病因、发病机制仍不完全清楚。多数学者认为腺性膀胱炎是膀胱移行上皮在慢性刺激因素长期作用下发生化生(转化为腺上皮)的结果。

1.下尿路感染 膀胱的慢性细菌感染尤其是革兰阴性杆菌感染与腺性膀胱炎密切相关。临床上腺性膀胱炎好发于女性,与女性下尿路感染的高发病率相一致。长期、频繁的细菌感染可能是慢性膀胱炎发展为腺性膀胱炎的一个重要因素。有报道腺性膀胱炎也可能与人类乳头瘤病毒(HPV)感染相关。

2.下尿路梗阻或功能异常 各种原因引起的下尿路梗阻和功能异常是尿路感染最重要的易感因素,如膀胱颈肥厚、前列腺增生以及神经源性膀胱等,均可引起尿流不畅或易于反流,减弱尿液的冲洗作用,同时残余尿量增加则成为细菌生长的良好培养基。

3.其他 膀胱内结石、息肉、肿瘤、泌尿系置管(双 J 管、造瘘管)和异物等的长期慢性刺激,可破坏膀胱黏膜的防御能力,有利于细菌感染。

腺性膀胱炎的发生可能还存在着维生素缺乏、变态反应、毒性代谢产物、激素调节失衡或特殊致癌物等因素的作用,共同导致腺性膀胱炎的发生和发展。而有学者认为腺性膀胱炎只是一种尿路上皮的正常变异现象。

(二)病理

腺性膀胱炎可能起源于 Brunn 巢。Brunn 巢中心的细胞发生囊性变后可形成囊腔,管腔面被覆移行上皮,称为囊性膀胱炎(CC)。最后在囊腔内出现与肠黏膜相似的可分泌黏液的柱状或立方上皮,即称为腺性膀胱炎。囊性与腺性膀胱炎上皮有差异,前者含细胞外黏蛋白,后者含有细胞内黏蛋白。大多数病例中可见 Brunn 巢、囊性化和腺性组织转化同时存在。囊性与腺性膀胱炎实质上是同一病变的不同发展阶段,可统称为腺性膀胱炎或囊腺性膀胱炎。腺性膀胱炎的发生与发展是一个渐变的慢性过程:从正常膀胱黏膜—移行上皮单纯增生→Brunn 芽→Brunn 巢→CC→CG。

腺性膀胱炎可分为四种组织学类型:①经典型(移行上皮型):以 Brunn 巢为特征;②肠上皮型:膀胱黏膜移行上皮的基底细胞呈慢性增生,并伸展至固有膜形成实心的上皮细胞巢,最后分化为颇似富含杯状细胞的肠黏膜上皮,其下通常没有泌尿上皮细胞;③前列腺上皮型:腺腔较大,内常含有 PSA 阳性的浓缩分泌物,类似于前列腺腺泡,腺上皮与间质之间有胶原样基膜;④混合型:可为尿路-腺上皮混合,或泌尿-前列腺上皮混合。此外,可同时出现鳞状上皮化生、数量不等的 Brunn 巢以及不同程度的炎细胞浸润。

（三）临床表现

腺性膀胱炎好发于女性，成人和儿童均可发病。临床表现无特征性，主要表现为尿频、尿痛、下腹及会阴痛、排尿困难和肉眼（或镜下）血尿。部分患者在抗感染治疗后肉眼血尿和尿白细胞可消失，但镜下血尿及尿频仍持续存在，常反复发作。由于久治不愈，患者生活质量下降，多伴有焦虑、抑郁、失眠等。体征可有耻骨上膀胱区压痛。

（四）诊断

成年女性，出现顽固性的尿频、尿痛和血尿时，应想到腺性膀胱炎的可能。应详细询问病史，了解发病原因或诱因；疼痛性质和排尿异常等症状；治疗经过和复发等情况。下列检查有助于明确诊断或查找病因。

1.*体格检查* 体格检查的重点是泌尿生殖系统。男性直肠指诊偶可发现膀胱后壁质地变硬，同时前列腺按摩可获得前列腺液（EPS）。女性应检查尿道外口有无解剖异常，有无妇科疾病（如宫颈糜烂）等。

2.*尿液检查* 作中段尿的镜检、细菌培养和药敏试验。若普通细菌培养呈阴性，可采用L型菌高渗培养。必要时常规作尿沉渣细菌计数以及尿沉渣细菌镜检，可明显提高腺性膀胱炎患者尿路感染的检出率。尿细菌需重复多次。

3.*邻近器官感染的检查* 男性应做EPS常规检查，了解是否有前列腺炎。特异性病原体的检查包括沙眼衣原体、溶脲脲原体、淋病耐瑟球菌、真菌、滴虫和病毒。女性应检查宫颈分泌物中是否有上述病原体。

4.*尿流动力学检查* 尿流率检查可大致了解患者的排尿状况。若在临床上怀疑有排尿功能障碍，或尿流率及残余尿有明显异常时，可选择侵入性尿动力学检查以明确是否有下尿路梗阻或功能异常（如神经源性膀胱）。

5.*膀胱镜检查* 膀胱镜检查及黏膜活检对诊断具有决定性意义。病变多位于膀胱三角区、膀胱颈和输尿管开口周围。肉眼观察可见病灶处膀胱黏膜粗糙不平，增厚、充血水肿，可呈较小的、多发性的及不规则的乳头状（或结节状）凸起，少数形成较大的孤立性肿块。重者可累及整个膀胱壁。

腺性膀胱炎在膀胱镜下可表现为：①乳头状瘤型：带蒂的乳头状增生物，表面充血水肿，蒂大小不等；②滤泡样（或绒毛样）水肿型：片状浸润型的滤泡状水肿隆起或绒毛状增生；③慢性炎症型：局部黏膜粗糙、血管纹理增多或模糊不清；④红润型：亦称为肠腺瘤样型。呈鲜红色占位性病变，有时外观疑为血凝块；⑤黏膜无显著改变型：黏膜大致正常。还有报道表现为孤立性息肉样腺性膀胱炎或肿块很大的“假瘤型囊性腺性膀胱炎”。

应注意与膀胱肿瘤相鉴别。腺性膀胱炎的乳头状肿物末端透亮，且无血管长入，表面光滑，蒂宽，且不呈浸润性生长，活检不易出血；而肿瘤则相反，乳头状瘤的末端不透亮，并常可见有血管长入。但最终确诊仍依赖活检。另外，可同时发现是否有膀胱颈抬高、膀胱憩室或前列腺增生等病变。

6.*流式细胞学检查* 组织中的DNA含量，免疫组织化学检测分子指标（如P53）的表达，可为腺性膀胱炎的病理诊断及临床分型提供参考。

7.*影像学检查* B超和CT检查可显示膀胱内占位性病变或膀胱壁增厚等非特异性征象，与膀胱肿瘤很难区别。但B超作为非侵入性检查可提高腺性膀胱炎的早期诊断率和进行随访。静脉肾盂造影（IVP）可了解膀胱内占位对肾功能的影响。

腺性膀胱炎容易发生误诊或诊断困难，还需与慢性膀胱炎、膀胱软斑病、间质性膀胱炎、化学性膀胱炎等相鉴别：

（1）膀胱腺癌：肠上皮型腺性膀胱炎（特别是旺盛性或弥漫性）易与肠型腺癌相混淆。鉴别要点：①腺性膀胱炎的间质黏液湖一般是局灶性的，其内一般没有漂浮细胞，腺癌的黏液湖多为广泛性的，常有漂浮的癌细胞；②腺性膀胱炎累及肌层为浅层局灶性和推挤式，而腺癌常浸润深肌层，为分割破坏式；③腺性膀胱炎的细胞异型性常为局灶性，程度亦比较轻，结构异型性不十分明显，腺癌结构和细胞异型性更明显；④腺性膀胱炎缺乏核分裂，腺癌核分裂多，亦可见病理性核分裂象；⑤腺癌可出现印戒样细胞，腺性膀胱炎无此表现；⑥腺性膀胱炎一般没有坏死，腺癌常有坏死；⑦腺性膀胱炎除肠型腺上皮外，还可见到泌尿上皮型腺样结构，腺癌通常没有。

(2)Mullerian 源性腺性增生性病变包括子宫内膜异位症、宫颈内膜异位症和输卵管内膜异位症，常发生在生育期妇女，膀胱壁全层内有形态上呈良性的宫颈内膜腺体广泛浸润。Mullerian 腺异位主要发生在膀胱后壁，病变主要在肌层内，甚至可累及膀胱周围组织，腺性结构有柱状纤毛上皮。而腺性膀胱炎主要位于膀胱三角区和颈部，病变局限在固有层内，一般不累及肌层，腺性细胞巢周围可见泌尿上皮。

(3)肾源性腺瘤：又称中肾样化生，是慢性炎症、结石或长期放置导管引起的一种局灶性或弥漫性化生性病变，常与腺性膀胱炎并存。其组织学特点是腺样结构通常小而一致，被覆单层立方状或鞋钉状上皮细胞，成小管状结构，与中肾小管很类似。而腺性膀胱炎的腺体一般比较大，常有囊状扩张，被覆上皮为复层尿路上皮。

(4)腺性膀胱炎与膀胱肿瘤的关系：目前大多数学者仍认为虽然腺性膀胱炎本身是良性病变，但是一种具有恶变潜能的癌前病变，可能进展为癌。

从文献资料来看，确有腺性膀胱炎恶变的报道，但多发生于广泛肠上皮转化型、团块状、乳头状瘤样型或红润型等少见类型，而临床上更为常见的慢性炎症型及黏膜无显著改变型却罕见有发生恶变报道，这与腺癌的低发病率是相一致的(仅占膀胱肿瘤的 0.5%～2%)。因此有学者提出了将腺性膀胱炎根据膀胱镜下表现进行分型(低危型和高危型)的概念：低危型包括慢性炎症型、小滤泡型和黏膜无显著改变型。膀胱黏膜呈颗粒状凸凹不平、单个或数个小滤泡、小片绒毛样水肿、黏膜充血或血管纹理增粗增多。高危型包括乳头状瘤样型、大片绒毛样水肿型、实性团块瘤状、红润型(肠腺瘤样型)和广泛肠化生型。低危型基本没有癌变可能，不应视为癌前病变，但若慢性刺激因素持续存在，也可能发展为高危型；而高危型则存在较短时间内恶变的可能，应视为癌前病变。

(五)治疗

腺性膀胱炎病因复杂，病理改变多样，单一治疗方案效果差。应将病因治疗放在首位。对于低危型或是高危型腺性膀胱炎，应首先明确病因并消除相应的慢性刺激因素。低危型者去除病因后，膀胱内的局部病变可能自行消失；高危型者去除病因后才能防止复发。

低危型腺性膀胱炎基本没有恶变可能，但患者大多存在下尿路感染、梗阻等慢性刺激因素，应积极寻找并清除病因。单纯针对局部病灶的手术干预不仅不能改善患者的症状，且有可能使症状加重，复发率高，因此局部病变可暂不处理，但需定期随访。高危型腺性膀胱炎属于癌前病变，应积极进行手术治疗和化疗药物灌注，并密切随访。这种治疗方案可避免治疗不足与过度治疗，符合腺性膀胱炎的发病学及病理学特点。

1.*抗感染治疗*　根据细菌培养及特检结果选择应用敏感药物，足量足疗程用药，控制膀胱慢性感染。有排尿不畅者可同时给予 α-受体阻滞剂(多沙唑嗪)缓解尿道内括约肌痉挛。

2.*病因治疗*　去除引起下尿路感染的慢性刺激因素：根治慢性前列腺炎或妇科炎症；解除下尿路梗阻(膀胱颈肥厚、尿道肉阜、前列腺增生等)；治疗下尿路功能异常如神经源性膀胱(逼尿肌无收缩、逼尿肌外括约肌协同失调)；截瘫和尿流改道(耻骨上膀胱造瘘术)患者应充分引流尿液，及时更换引流管；矫正尿路畸形(处女膜伞、尿道口处女膜融合)；取出尿路结石或尽早去除泌尿系统内留置导管等。

3.*手术治疗*　膀胱内局部病变的处理要根据患者的临床症状，病变部位、大小、形状以及所引起的并发症等采取不同的方法。

(1)腔内手术:对于乳头状瘤样型、滤泡型、绒毛样水肿型,如果病变范围<2cm,可经尿道行电切、电灼、气化、激光烧灼等处理。切除范围应超过病变部位1cm,深度达黏膜下层,术后药物膀胱灌注减少复发。手术注意事项同膀胱肿瘤电切术。

(2)开放性手术:手术指征为:①膀胱多发性肿物,病变广泛、严重和弥散,且症状明显,非手术治疗或腔内治疗效果不好,仍多次复发者;②病变累及膀胱颈部,双输尿管开口或同时合并起源于双输尿管下段的肿物,引起明显的排尿困难,双肾积水,双肾功能减退者;③膀胱病变致膀胱容量明显变小,似结核样膀胱挛缩者;④高度怀疑或已有癌变者。可考虑作膀胱部分切除术或全膀胱切除术。

4.膀胱内灌注药物治疗 适应证:①病变范围小,黏膜无显著改变,无梗阻的患者;②行电切、电灼、激光、手术切除不彻底的患者或术后预防治疗者;③多发性,范围广泛,膀胱容量尚可的患者。

所有用于表浅性膀胱癌术后膀胱灌注的药物均可用于腺性膀胱炎的灌注,主要有三类:①增加机体免疫力的药物:卡介苗、白细胞介素-2、干扰素等;②抗肿瘤类药物:丝裂霉素、塞替派、羟基喜树碱、5-FU等;③其他:1∶5000高锰酸钾溶液、2%硼酸溶液、类固醇等。手术方式配合药物膀胱灌注的综合治疗效果要明显优于单一治疗。

5.其他治疗 有报道对腺性膀胱炎患者进行放射治疗(直线加速器),或行膀胱三角区和膀胱颈部注射药物治疗,确切疗效有待进一步验证。

四、膀胱白斑

膀胱白斑是膀胱黏膜变异现象,可能为癌前病变。1861年Rokitansky首次报道此病。以往被认为是罕见病,多见于男性。近年来,随着腔内泌尿外科的发展、活检意识增强以及病理检查技术的提高,膀胱白斑病例数明显增多,一些学者发现其发病率较高,可能是常见病,且更多见于女性。

(一)病因

膀胱白斑的病因尚不明了,但与下尿路感染、梗阻及增生性病变关系紧密。膀胱白斑由膀胱移行上皮细胞化生而来。膀胱移行上皮细胞化生的原因有三种学说:①胚胎时期外胚层细胞残留;②对不适应刺激的反应;③细胞自身转化。

(二)病理

1.光镜病理检查 膀胱黏膜鳞状上皮化生,可见细胞间桥,表面可见红色透明不全角化或角化物质。

传统病理分型将膀胱白斑分为增生型、萎缩型、疣状型。

①增生型:绝大部分为此型;鳞状细胞可达10余层,深层棘细胞增生。棘细胞钉突伸长,表层细胞角化异常活跃。

②萎缩型:较少见;其鳞状细胞仅2～3层,棘细胞减少,无钉突或钉突明显缩短,可与增生型同时存在。

③疣状型:此型更少;膀胱黏膜鳞状上皮棘细胞钉突延长,可见明显角化不全、角化过度。临床所见萎缩型、疣状型极少。

近期研究发现膀胱白斑病理表现可分为4种类型:0型:膀胱黏膜尿路上皮、鳞状上皮化生交错或单纯鳞状上皮化生,无角化层,基膜平直。上皮细胞约2～18层。Ⅰ型:膀胱黏膜鳞状上皮化生,可见角化层或不全角化层,基膜平直或稍弯曲。上皮细胞约10～25层。Ⅱ型:膀胱黏膜鳞状上皮化生,有角化层,基膜明显弯曲。深入固有层上皮细胞约14～45层。Ⅲ型:鳞状上皮化生,细胞层数明显增多,细胞增生活跃、排列紊乱、细胞核轻度异形。角化层明显，基膜乳头状弯曲，深入固有层；上皮细胞约20～50层。

2.电子显微镜检查　表面由多层鳞状上皮细胞组成。胞核较幼稚，核仁明显，胞质内张力原纤维丰富，上皮细胞胞浆内可见糖原储积，有的糖原颗粒散在分布，上皮细胞之间的间隙较宽，细胞表面均有丰富的指状突起，相邻细胞以指状突起相连，连接部位可见桥粒结构上皮基底部形成乳头状结构。

光镜及电镜分型病理形态、病变上皮厚度、细胞变异程度、基膜弯曲伸入固有层深度的上述变化情况客观反映了膀胱白斑的发生、发展过程。

（三）临床表现

膀胱白斑多见于中年女性，常因尿频、尿急、尿痛、血尿、下腹部不适就诊，常伴有多虑、失眠、精神抑郁、全身不适。可反复出现泌尿系感染、膀胱炎、尿道炎、阴道炎等，经抗感染治疗后症状缓解，但经常复发，可持续数十年。

膀胱白斑常与腺性膀胱炎、膀胱颈部炎性息肉、慢性膀胱炎、尿道处女膜融合症、尿道肉阜等合并存在，也可合并慢性滤泡性膀胱炎、膀胱癌等，需仔细检查确诊。

（四）诊断

膀胱白斑患者的临床表现缺乏特异性，与膀胱炎、尿道炎等无明显区别，常被误诊为泌尿系感染、结核、精神病等。尿常规可见镜下血尿，白细胞增多。尿细菌培养常为阴性。诊断主要依靠膀胱镜检筛检和病理检查确诊。

膀胱镜检查　对诊断具有决定性意义。膀胱容量正常时，膀胱内尿液中可见大量脱落的上皮及角质蛋白碎片游动，呈现雪暴景象。膀胱内壁可见灰白或灰色斑状隆起，大小不等，单发或散在多发。病变主要位于膀胱三角区及膀胱颈部或两处相连成片，也可位于输尿管开口，但输尿管开口清晰，喷尿正常，很少引起梗阻。病变广泛者可波及膀胱大部乃至全部。单纯膀胱白斑为不规则成片白斑，病灶稍隆起，边界清楚，表面粗糙，外形不规则，呈海星样向周围延伸，表面有时可见活动性出血点，白斑部血管纹理随角化层厚度增大逐渐减少或消失。常见膀胱颈部及尿道充血，可合并腺性膀胱炎、膀胱颈部炎性息肉等。合并腺性膀胱炎时，为散在粒状及小片状直径约3～5mm白色斑点。

根据膀胱镜影像系统显像特点可将膀胱白斑分为以下4型：

①充血型：膀胱黏膜表面粗糙、间有小红点，血管纹理增多、增粗，呈膀胱炎样改变。

②斑点型：膀胱黏膜表面粗糙，间有白点或小片状白斑，白斑边界不清，血管隐约可见，其旁1～2cm膀胱黏膜间有小红点。

③薄斑型：膀胱黏膜表面粗糙，覆盖薄层白斑，其边界欠清，血管纹理消失，白斑旁1～2cm膀胱黏膜粗糙，间有小红点。

④厚斑型：膀胱黏膜表面覆盖厚层白斑，表面明显凹凸不平，边界清晰，血管纹理消失。白斑旁1～2cm膀胱黏膜粗糙，间有红点。

应取病灶组织做常规病理检查，有条件者进一步做电子显微镜检查。

膀胱白斑诊断标准如下：①临床表现：间断反复出现尿频、尿急，或伴尿痛、血尿，下腹部不适、疼痛。②膀胱镜检：发现边界清晰的膀胱黏膜白色斑块，其上血管纹理明显减少或消失。③病理检查：膀胱黏膜鳞状上皮化生，表层上皮不全角化或出现角化。④病理检查：膀胱黏膜鳞状上皮化生，表层上皮无角化。⑤电子显微镜检查：膀胱黏膜鳞状上皮化生，胞核幼稚，胞质内张力原纤维较丰富，连接部位可见丰富的桥粒结构。同时符合上述5条或符合②、③条或符合②、④条、符合②、⑤条者，即可确诊。

（五）治疗

根据有无明确的诱发因素，膀胱镜检查、病理检查、电子显微镜检查分型，伴发的基础疾病及病变的部位、范围等选择合适的治疗手段。

根据膀胱白斑病理分型、电子显微镜检查分型不同可考虑选择下列治疗方式：0型膀胱白斑细胞变异程度较轻，可随访观察；Ⅰ型可考虑抗感染，对症处理，定期复查；Ⅱ型可手术治疗；Ⅲ型患者鳞状上皮细胞增生活跃，可见细胞核轻度异型，需及时手术，术后可进行单次膀胱灌注化疗。

1.*一般治疗*　控制膀胱刺激征，可用M受体拮抗剂、α受体阻滞剂等。对明显神经衰弱、睡眠差及夜间尿频较重者可用镇静、抗焦虑药物。

2.*病因治疗*　去除诱发因素，治疗基础疾病。积极抗感染治疗，处理泌尿系结石，解除尿路梗阻。手术矫正尿道外口畸形，切除尿道肉阜，经过这些治疗后，病理分型0型、Ⅰ型患者经上述治疗部分可自愈。

3.*手术治疗*　膀胱内局部病变的处理要根据患者的临床症状，病变部位、大小，病理分型以及所引起的并发症等采取不同的方法。

(1)腔内手术：经尿道膀胱白斑电切术是病理分型Ⅱ型、Ⅲ型膀胱白斑局部病变的主要治疗方法。电切的范围为可见膀胱白斑及其周围2cm正常的膀胱黏膜，由于膀胱白斑病理改变限于黏膜层，所以切除的深度达到黏膜下层即可。

(2)开放手术：膀胱黏膜病变广泛、症状严重、病变增生活跃、高度怀疑恶变或有恶变的患者，可行膀胱部分切除术或者膀胱全切术，但应慎重。

4.*膀胱灌注化疗*　病理分型Ⅲ型患者膀胱病变电切术后可进行单次膀胱灌注化疗。

所有患者应该注意监测，定期随访，发现复发需及时治疗，如发现恶变则按膀胱癌处理。

五、膀胱淀粉样变性

淀粉样变性是多种因素诱发糖蛋白复合体沉着于组织中的一种代谢疾病。膀胱淀粉样变性病多见于老年人，常为全身性淀粉样变性病的一部分，仅25%患者为原发性膀胱淀粉样变性。

(一)病因

淀粉样变性系一种嗜伊红、透明均质、无细胞结构的糖蛋白复合物(称淀粉样蛋白)。泌尿系淀粉样变性50%发生于膀胱，肾盂及输尿管各占25%。原发性膀胱淀粉样变性的病因尚不清楚，可能与机体免疫功能异常有关。泌尿系长期的慢性感染或反复的黏膜及黏膜下层的炎症导致浆细胞的逆流，浆细胞分泌产生免疫球蛋白，通过蛋白水解作用的变性形成不溶性纤维，沉着于膀胱肌层中。

(二)病理

病理特点主要是病灶部位黏膜固有层及黏膜下结缔组织内有HE染色均匀或不均匀红染的无结构物质，有时可累及血管壁和膀胱肌层，刚果红染色阳性。

(三)临床表现

临床表现常与膀胱移行上皮肿瘤相似，首发症状为无痛性肉眼血尿或不同程度的间歇性血尿，其次是膀胱刺激症状。这与病变部位淀粉样物质沉着，血管壁僵硬，弹性差，不宜收缩止血及膀胱黏膜灶性坏死有很大关系。

(四)诊断

膀胱淀粉样变性发病年龄60～80岁，其临床表现与膀胱肿瘤非常相似。B超检查对了解病变的部位和范围有一定帮助。膀胱镜检查可见病变多在两侧壁及后壁，膀胱黏膜局灶性隆起、广基无蒂的肿块或多发花蕾样改变，中央部可呈灰白色或淡黄色，质地较硬，弹性差，可伴有渗血及膀胱黏膜灶性坏死。有人认为病变界限清楚，周围黏膜光滑，无血管怒张和充血对该病的诊断有一定的意义。

本病无论在发病年龄、临床表现和影像学检查及内腔镜检查上都极易与膀胱肿瘤相混淆，故最后需经病理及特殊染色确定诊断。病理检查若出现刚果红染色阳性，偏振光显微镜呈苹果绿双折光即可确诊。

（五）治疗

原发性膀胱淀粉样变性是一种良性病变，未见恶变或伴发膀胱肿瘤者，但易复发。治疗方法有经尿道电灼、经尿道电切除、部分膀胱切除和全膀胱切除术。治疗目的是清除病灶，止血和防止复发。

1.*手术治疗*　经尿道电切是本病首选的治疗方法，对于局限性病灶（直径＜2.5cm）尤其适合。对范围较大的局限性病变以及经尿道电切除术十分困难的部位（如膀胱顶部）可行膀胱部分切除术；对直径＜1.5cm的多发性病变者可采用激光治疗；尽量避免行全膀胱切除术。如经过上述方法出血还难以控制，则可行全膀胱切除，尿流改道或代膀胱术以达到根治的目的，但全膀胱切除对患者生活质量影响较大，因谨慎考虑。

2.*药物治疗*　二甲基亚砜（DMSO）具有止痛、抗感染、利尿、膜渗透和降解淀粉样纤维蛋白的作用，可用50％DMSO对患者进行每次50ml，总疗程3～6个月的隔周膀胱灌注治疗。除长期膀胱灌注后排出液有大蒜气味外，目前尚未发现其他严重的不良反应。DMSO膀胱灌注是目前治疗膀胱内广泛膀胱淀粉样变及预防复发较为理想的治疗方案，如有条件，可以作为经尿道电切以后的辅助治疗方案。

原发性膀胱淀粉样变性是一种良性病变，未见恶变或伴发膀胱肿瘤者，但易复发。患者无论进行何种治疗，都要进行长期的随访。

六、出血性膀胱炎

出血性膀胱炎是指因各种损伤因素对膀胱产生的急性或慢性损伤，导致膀胱弥漫性出血。出血性膀胱炎是肿瘤患者接受抗癌治疗过程中较常见的并发症，多由抗癌药物的毒性或过敏反应、盆腔高剂量照射引起的放射性损伤以及病毒感染等引起。

（一）病因

1.*药物毒性反应*　部分抗癌药物可直接或间接刺激膀胱黏膜上皮，引起出血性膀胱炎。这种毒性作用，不但与药物作用时间和浓度呈正相关，而且与给药途径及方法关系密切。环磷酰胺（CTX）和白消安（BUS）联合化疗引起膀胱炎的危险性相对更高。甲喹酮、乌洛托品、避孕栓、苯胺和甲苯胺等长期或过量使用或接触也可以直接或间接地引起出血性膀胱炎。

2.*放射性损伤*　盆腔全量放疗时约有20％的患者膀胱受累。放射线对膀胱的急性损伤首先是膀胱黏膜的炎症改变，引起黏膜糜烂、溃疡或坏死出血。

3.*药物过敏反应*　如青霉素类、达那唑（又称炔睾唑，一种人工合成的类固醇）。

4.*病毒感染*　Ⅱ型腺病毒感染可以引发膀胱刺激症状及肉眼血尿。

5.*全身疾病*　类风湿关节炎和Crohn病可并发系统性淀粉样变，膀胱的继发性淀粉样变可引起明显血尿。

（二）临床表现

血尿是出血性膀胱炎的典型临床表现，可分为以下两类：①突发性血尿：血尿突然发生，并伴有尿频、尿急、尿痛等膀胱刺激症状，严重者又伴有贫血症状。膀胱镜检查可见膀胱容积变小，黏膜充血、水肿、溃烂或变薄，血管壁变脆，部分患者可见出血部位。②顽固性血尿：反复发作性血尿，或血尿持续，经久不愈。并常伴有尿频、尿急、尿痛等症状。

有时因反复出血、膀胱内形成凝块，或阻塞输尿管口，引起急性或慢性尿潴留。膀胱镜检查可见膀胱容积缩小，膀胱挛缩，膀胱壁弹性消失，黏膜充血水肿，溃疡坏死或血管扩张出血。

（三）诊断

出血性膀胱炎确诊前应做一系列基本检查，要注意排除肾、输尿管和膀胱结石、膀胱肿瘤等常见疾病。儿童出现膀胱刺激症状而尿培养阴性时，则应考虑到病毒感染或误服对泌尿系统有毒性的药物，青年人出现血尿则要考虑到工作是否常接触有害的化学品，老年人出现血尿则要排除泌尿系统肿瘤或前列腺增生症。

一般情况下，为明确诊断，出现膀胱、尿道刺激症状的患者，均需进行以下检查：①尿液检查：可有镜下血尿，甚至肉眼血尿。②膀胱镜检查：膀胱镜检查及活检是确定诊断最可靠的方法，可看到膀胱内有不同程度炎症改变，甚至可以看到出血部位，而两侧输尿管口却排出清亮的尿液。③肾功能指标检查：如肌酐、尿素氮、尿酸等的检查。

（四）治疗

不同原因引起的出血性膀胱炎治疗方法基本相同，首先是要制止出血，根据血尿的程度可选用下列方法：

1.清除血块　这是治疗出血性膀胱炎的首要任务。若血块松软，可在病床旁进行，可留置管腔较大的多孔导尿管，用蒸馏水或盐水冲洗抽吸。若血块坚韧，大而多，则需行电切镜清除血块，电凝止血，膀胱内灌注药物止血。

2.止血药的应用

(1)局部用药：①凝血酶：1000～4000U 用蒸馏水或生理盐水 20～30ml 配成溶液，每 2～4 小时膀胱内注射 1 次。多数患者经 2～3 次灌注后，出血即可得到控制。②硝酸银：用蒸馏水配成 0.5%～1%溶液，每 10～20 分钟向膀胱内灌注 1 次，有些患者需多次灌注，疗效优于六氨基己酸，能使 68%膀胱出血停止。③去甲肾上腺素：用 8mg/100ml 去甲肾上腺素冲洗膀胱可制止出血，冲洗后血压可增高，脉搏加快，但不影响治疗，不损伤黏膜。④明矾：可用 1%明矾持续点滴冲洗膀胱，达到最大效果的用量为 3～12L(平均 6L)，治疗平均需要 21 小时。明矾不被膀胱黏膜吸收，活检证明它不损伤移行上皮，其止血的机制是使毛细血管上皮的黏着物质硬固，因而血细胞和蛋白不会经毛细血管渗出，可减轻炎症。1%明矾 pH 约为 4.5，若增加到 7，则会发生沉淀。对铝过敏的患者不能用此药冲洗。冲洗后血清铝不会增高，也不致因而引起脑病变。

(2)全身用药：药物包括六氨基己酸、酚磺乙胺、卡巴克络，维生素 K 等，通过增强血小板黏附功能，或增强毛细血管对损伤的抵抗力，减少毛细血管通透性，使受伤的毛细血管端回缩而止血等来发挥作用。加压素 0.4U/min 的速度静脉滴注治疗膀胱大出血，曾收到明显的效果。

3.冰水灌注或冷冻治疗　用冰水连续冲洗 24～48 小时，可以治疗放射性膀胱炎的出血。据报道，此法成功率 92%。冰水有收敛作用，可使血管收缩，蛋白凝固，故可止血。另外也可用冷冻探头在窥视下止血。

4.动脉栓塞　膀胱和前列腺的严重出血可用髂内动脉分支栓塞加以控制，适用于病情危重者。放射和药物引起的膀胱出血常为弥漫性的，要栓塞一侧或双侧髂内动脉前支。最常见的并发症是臀肌缺血引起的间歇性跛行，常立即发生，数日后可自行消失。

5.手术止血　只限于切开膀胱清除血块，电凝或用化学药品烧灼止血。若不能达到目的，则可行双侧髂内动脉结扎。

6.高压氧治疗　由于高压氧可以提高血管损伤组织的修复能力，促使血尿停止。因此，最近有人采用高压氧来治疗因放、化疗引起的出血性膀胱炎。方法是：在高压氧舱中 3kPa 压力下，吸入 100%氧气 90 分钟为 1 次治疗，每周 5～6 次，共 20 次。

7.外部加压器　这是一种可缠于骨盆区进行充气压迫止血的器械，适用于血流动力学不稳定的盆腔急性大出血，曾用来治疗难于控制的膀胱大出血。据报道，该疗法的临床治疗效果较好。

对出血性膀胱炎的预防，要注意以下几方面：①避免因尿路梗阻而引起尿潴留（如前列腺肥大、膀胱结石等），减少环磷酰胺和异环磷酰胺对尿道的长期刺激。②化疗期间，注意水化及利尿，24 小时最少补液 2～3L以及静脉注射呋塞米等利尿剂。③在化疗过程中，注意选用泌尿系统保护剂巯乙基磺酸钠辅助治疗。推荐方法为开始化疗时给药 1 次，按 80mg/kg 计算，化疗后 4 小时和 8 小时各给药 1 次。④在放疗前或放疗期间应用对膀胱黏膜有保护作用的戊聚糖多硫酸钠，即使在膀胱炎出现以后应用，也可减轻症状和出血。⑤避免使用对膀胱黏膜有刺激的药物。

七、其他类型特异性膀胱炎

（一）皮革性膀胱炎

皮革性膀胱炎属罕见疾病，是一种由尿素裂解细菌引起的膀胱和集合系统黏膜皮革化的慢性炎症。棒状杆菌 D_2 是目前公认的最主要的致病菌。长时间的泌尿系插管和继发的膀胱损害也是导致皮革性膀胱炎的一个重要因素。

病理学特征主要为溃疡坏死组织，含有钙化的斑块、斑块处 vonKossa 染色阳性。更深层可见炎性肉芽组织，内含有细菌集落、淋巴细胞、多形核细胞及小脓肿。肉芽肿性高碘酸-碱性复红染色无 Michaelis-Gutmann 小体。

临床主要包括排尿困难，尿道不适和肉眼血尿。患者尿中包含黏液、脓液或血液，发热只存在于 1/4～1/2 的患者。血尿、脓尿和结晶尿大多数呈碱性，在这种尿液中棒状杆菌 D_2 培养的阳性率比较高。

诊断主要依靠膀胱镜和病理检查。膀胱镜下皮革性膀胱炎的膀胱黏膜呈弥漫性或局灶性的炎症改变，伴有溃疡及白色斑块形成；病变好发于膀胱三角区、膀胱颈及有过损伤的部位。

本病需与其他膀胱钙化疾病相鉴别。血吸虫性或结核性膀胱炎钙化主要位于肌层，黏膜表面钙化不明显。膀胱软斑症病变主要分布于膀胱的两侧壁，病理可见 Michaelis-Gutmann 小体。

本病的治疗主要为抗感染治疗，膀胱镜下清除钙化斑；酸化尿液或化学溶解法。抗生素和尿液酸化的联合治疗需要持续数周。

（二）坏疽性膀胱炎

坏疽性膀胱炎病因尚未完全明了。外伤、全身感染以及放射线照射均可引起本病。主要原因是膀胱内持久性反复严重的感染，而又未得到合理的治疗所造成。常见的坏疽性膀胱炎致病菌有梭形杆菌、产气荚膜杆菌和奋森螺旋体等。

坏疽性膀胱炎的诊断：①病史上通常有外伤、强烈的化学刺激、放射性照射、全身感染等。特别是膀胱内有持久性的严重感染并有排尿不畅者应考虑此病；②临床症状如有并发上尿路感染或膀胱周围炎常有寒战高热及血象增高；③尿内常可见絮状物；④尿液有腐臭味和氨气味；⑤CT 显示膀胱腔缩小，膀胱形态固定；整个膀胱壁均匀增厚，内外侧壁毛糙，表示病变累及膀胱全层；增强显示 CT 值无明显增高，说明膀胱血运极差；⑥尿细菌培养多为阴性杆菌、链球菌；⑦因男性下尿路梗阻原因较多，致排尿困难使感染不易痊愈，致膀胱引起坏疽性改变的机会较多。

急性坏疽性膀胱炎的患者应与腹膜炎相鉴别，出现膀胱壁改变的患者应注意排除膀胱肿瘤。

坏疽性膀胱炎的治疗主要以手术治疗为主，并发有腹膜炎的患者更应及时手术，延迟处理可加重病情。

（三）气肿性膀胱炎

气肿性膀胱炎是以膀胱壁组织内出现气泡为特征，是膀胱急、慢性炎症罕见的特殊类型。发病年龄多为青年以上，以女性多见。本病临床症状轻重不一，以感染症状合并气尿为特征。

1.病因　各种原因致细菌酵解葡萄糖或蛋白质产生的气体聚积于膀胱黏膜下，当气体量大时可溢至膀胱内或膀胱外周的浆膜下，膀胱腔内出现游离气体。导致气肿性膀胱炎的细菌类型有大肠埃希菌、肺炎克雷伯菌、产气肠杆菌、奇异变形杆菌、金黄色葡萄球菌、链球菌、产气荚膜梭状芽孢杆菌和白色念珠菌等。以产气杆菌感染多见，常发生于膀胱外伤后，特别是糖尿病患者。

发病诱因：①导尿操作时致尿道黏膜破损引起细菌感染最多见，老年糖尿病患者尤为常见，因低血糖昏迷后尿潴留留置导尿也可诱发。②继发于糖尿病神经源性膀胱、饮食紊乱及精神分裂症等。③继发于手术病变，如膀胱癌、膀胱部分切除术后、子宫全切术后卵巢转移癌、化脓性睾丸炎行切除术后、刮宫术后等。

2.临床表现　本病表现为血尿、气尿、排尿困难、尿潴留、下腹部不适等，有的表现为压力性尿失禁。其症状多变，合并其他疾病时可以意识障碍、腹泻等伴随疾病的症状为首发症状。若膀胱穿孔可有相应症状，感染加重时可引起败血症，合并结石或上尿路积水时可出现相应影像学改变。基本体征为下腹部膨隆、触痛、叩诊鼓音。

3.诊断　气肿性膀胱炎的诊断主要依据影像学检查。B超检查早期可见膀胱壁改变，之后可能因为气体较多而不能显示下腹部结构；X线腹部平片可见膀胱气液积聚现象；MRI检查对于伴上尿路积水或与其他情况鉴别时有重要意义；CT检查较其他影像检查敏感，应作为首选。CT检查可见膀胱体积增大，有液气平面，膀胱壁有泡状气体影，膀胱壁外周可有气体带。膀胱镜检查可见全膀胱黏膜有弥漫性脓苔附着，黏膜层布满小气泡，以镜挤压气泡可呈“沼泽样”释放气体。另外，血白细胞升高，尿常规检查有白细胞及红细胞，尿细菌培养阳性，均对诊断有提示意义。

4.治疗　气肿性膀胱炎的早诊断、早治疗十分重要。引流尿液、控制感染是治疗的基本环节。可行尿液细菌培养及药敏试验，根据结果给予细菌敏感的抗生素；应密切观察患者生命体征，预防败血症或毒血症的发生；注意尿糖、尿酮体和血糖水平，预防糖尿病酮症酸中毒；冲洗膀胱对引流膀胱、减轻毒素吸收非常有效，注意防治膀胱穿孔等并发症；若出现其他相关腹泻等并发症时，应积极处理。膀胱黏膜下及周围气体不需要特殊处理，等血糖和感染控制后自然会消失，但要保持尿管通畅。

（四）黄色肉芽肿性膀胱炎

黄色肉芽肿性膀胱炎（XC）是一种病因不明的罕见的慢性非特异性炎性疾病，因病变内含有黄色瘤细胞（泡沫细胞）而得名。1985年Walther等作了首例报道。本病发病可能与脐尿管病变有关。XC可发生于任何年龄，成人多见，女性多于男性。

1.病理　病理改变可表现为弥漫型或局限型。典型表现：①肿块表面因溃疡使膀胱黏膜上皮部分缺如或完全消失；②膀胱壁层有明显破坏，基膜下血管扩张，间质水肿；③肌层内可见大量黄瘤细胞、多核巨细胞、非特异性炎性细胞（淋巴细胞、浆细胞、嗜酸性粒细胞及少许中性粒细胞），并见出血及浆液渗出。

2.诊断　本病临床表现缺乏特异性，可表现为下腹部持续性钝痛，伴尿频，尿急，尿痛，有或无肉眼血尿。体检可以在膀胱区偏右侧可触及肿块，表面多光滑，有压痛。患者既往常有尿路感染史，常存在着结石、尿路梗阻或内分泌的改变。

尿液培养可找到大肠埃希菌或变形杆菌，以变形杆菌多见。

影像学检查缺乏特异性。B超主要声像特点有：①肿块好发于膀胱顶部及侧壁；②肿块较大，表面欠平滑，基底部宽，周边累及面广，与膀胱壁界线模糊，局部膀胱壁层次不清；③肿块呈实性中等或略高回声，较均质；④CDFI示肿块内血流丰富，认为与基膜下毛细血管扩张的病理改变有关。

CT或MRI检查，表现为膀胱顶壁和(或)侧壁实性较均质肿块，边界模糊，形态不规则，液化坏死较少见；与膀胱壁界线模糊，局部膀胱壁增厚、层次不清；增强扫描呈轻度强化。

本病注意与膀胱癌、腺性膀胱炎以及脐尿管病变鉴别。①膀胱癌好发于三角区及侧后壁，顶部极少见，结合典型的临床表现和B超声像图特征不难鉴别。②腺性膀胱炎病理上表现为病变局限于黏膜层及黏膜下层，不引起肌层改变，临床上分为弥漫型和局限型，B超声像图较易做出鉴别，而黄色肉芽肿性膀胱炎可累及肌层，使膀胱壁层次模糊或显示不清，可作为两者鉴别的依据，膀胱镜活检加以明确诊断。③间质性膀胱炎和黄色肉芽肿性膀胱炎均好发于膀胱顶部，三角区极少见，临床表现亦相似，两者经病理组织学可以区分。

治疗上，以针对病因的保守治疗为主，并且积极对症处理。孤立性膀胱肿块时，可以行膀胱部分切除术。由于本病属炎性病变，故预后良好。

(五)血吸虫性膀胱炎

血吸虫性膀胱炎主要是埃及血吸虫病导致。本病可能诱发癌变，长期不愈或反复发生的膀胱黏膜溃疡可以形成息肉状病变、囊性或腺性膀胱炎的病变，最终可转化为膀胱黏膜的恶性病变(鳞状上皮癌)。患者年龄在40岁左右。

1.病理　病变多见于膀胱三角区。血吸虫虫卵沉积在膀胱壁后首先引起肉芽肿损害，随后发生纤维化。发生在膀胱颈时，引起膀胱颈阻塞和膀胱壁病变，导致膀胱变形，产生憩室，亦可形成息肉。膀胱颈部或输尿管阻塞可引起肾盂积水，继发细菌感染。

2.临床表现　早期症状为无痛性终末血尿，持续数月至数年，以后逐渐出现尿频、尿急等症状，继而可出现排尿困难。晚期患者可因膀胱挛缩、输尿管狭窄积水、肾功能低下而出现尿毒症。

3.诊断　根据患者有接触埃及血吸虫病流行区疫水史与随之出现的血尿、膀胱刺激症状以及其他泌尿、生殖系统症状体征时，应警惕本病的可能并需做进一步的检查。确诊本病是在尿液或患者体内的病变组织活检或病理切片检查时查到埃及血吸虫虫卵。

(1)尿液检查：可在离心沉淀的尿液沉渣中检查到超过正常的红、白细胞，若检查到椭圆形带有端刺的虫卵时即可确诊此病。

(2)X线检查：腹部平片有时可显示输尿管管壁和膀胱壁的线条状钙化，病变严重者呈现膀胱蛋壳状钙化和输尿管管壁的管条状钙化，偶尔钙化病变可累及肾脏。由于膀胱输尿管病变而引起梗阻时，平片上可因肾输尿管积水而显示肾脏肿大阴影与继发肾、输尿管、膀胱腔内的结石阴影。

静脉肾盂造影有时可因病变造成的肾功能损害而显影不良或延迟显影。在逆行或肾穿刺造影时可显示肾盂、肾盏扩张、积水，输尿管迂曲、扩张，下段输尿管有狭窄、梗阻发生，常常为膀胱壁内段狭窄，严重者可同时有输尿管下1/3段与输尿管膀胱壁段的狭窄梗阻。

膀胱造影时可呈现膀胱容量缩小；膀胱壁不整齐而出现结节状充盈缺损，膀胱壁僵硬。膀胱造影剂注射压力增大时可出现输尿管反流(由于膀胱挛缩致输尿管管口扩张呈洞穴状所致)。若有膀胱癌并存时可显示膀胱腔内较大的充盈缺损，此时可借助B超与CT检查进一步明确膀胱内占位病变的大小与浸润深度。

(3)膀胱镜检查：早期可见膀胱黏膜的血吸虫虫卵损害，表现为膀胱黏膜与黏膜下层沉积的虫卵结节，呈灰白色沙粒状结节，结节周围的黏膜充血或苍白，多数结节聚集呈现膀胱黏膜与黏膜下的沙粒状斑块。病变早期好发在输尿管口、三角区与膀胱底部，严重时可波及整个膀胱壁，结节表面的黏膜破溃后可形成溃疡，溃疡的边缘不整齐，多数可合并感染而呈现周围黏膜充血水肿。晚期时，膀胱镜检查发现黏膜肥厚而形成小梁与假性憩室，膀胱壁僵硬、膀胱颈口缩窄、输尿管口缩窄而呈针孔状或向四周扩张而呈洞穴状，在排尿时可有尿液向病变的输尿管管口反流。

(4)免疫诊断：应用1∶8000血吸虫成虫作为抗原的皮内实验液0.03ml作皮内试验，15分钟后若皮试处形成的丘疹直径大于或等于0.8cm时可称为阳性反应，说明患过血吸虫病，因为药物治愈血吸虫病多年后的患者，其皮内试验仍可阳性，因此皮内试验不能作为评价治疗效果的检查。

此外，由于感染血吸虫病患者体内存在特异性循环抗原、循环抗体与免疫复合物，因此可以应用检测免疫性疾患的方法检查患者体内的特异性循环抗原与抗体来诊断血吸虫病和判断血吸虫的治疗效果。

4.治疗

(1)药物治疗：病原治疗主要采用吡喹酮，总剂量为60mg/kg，一日疗法，分3次口服。敌百虫具抑制胆碱酯酶作用，可使埃及血吸虫麻痹，因其价廉，在非洲仍在应用，剂量为5～15mg/kg口服，2周一次，连服2剂，不适合于普治。尼立达唑，对埃及血吸虫病疗效好，成人日服25mg/kg，分3次服，5～7日为一疗程，治愈率可达90%以上。不良反应较多，主要有头痛、头昏、腹痛、厌食、恶心、呕吐、腹泻等，少数患者可出现局部或全身抽搐及精神失常，葡萄糖-6-磷酸脱氢酶(G-6-PD)缺乏者可出现溶血。

(2)外科治疗：若发生膀胱颈口缩窄和输尿管开口处针孔状狭窄或输尿管膀胱壁段内狭窄时，可在电切镜下施行膀胱颈口切开术与输尿管管口切开术。对输尿管狭窄病变较广泛时，施行输尿管膀胱再植术有困难者，可施行回肠代输尿管术。若发生挛缩膀胱时，应施行回肠或结肠膀胱扩大术和回肠或结肠代膀胱术。发生恶变时按膀胱癌治疗。

预防：加强宣传教育。并做好水源、粪便、尿液管理和个人防护。

(六)弓形虫性膀胱炎

本病的病原体是刚地弓形虫原虫，因其滋养体的形状而得名。以猫和猫科动物为其终末宿主和传染源，而中间宿主是人等。

1.临床表现

(1)全身表现：全身感染时，多有发热、贫血、呕吐、肝脾大、淋巴结肿大等。

(2)膀胱病变：病原体侵犯膀胱黏膜后可导致常见的尿频、尿急、排尿困难及尿失禁等症状。

(3)其他：中枢神经系被累及时，引起脑膜脑炎、脑积水和各种脑畸形，表现为抽搐、肢体强直、脑神经瘫痪、运动和意识障碍。一般累及两侧眼球，导致眼球变小，畸形及失明。

2.诊断　有宠物接触病史的患者发生上述临床表现者应考虑此病。CT及MRI等影像学检查可见膀胱及精囊壁假性增厚。膀胱镜检可见到膀胱内壁黏膜增生以致出现假性肿瘤样病变，结合活检可以确诊此病。

血清学检查是目前最常用的方法。常用方法有：①亚甲蓝染色试验：在感染早期(10～14天)即开始阳性，第3～5周效价可达高峰，可维持数月至数年。低效价一般代表慢性或过去的感染。②间接免疫荧光试验：所测抗体是抗弓形虫IgG，其出现反应及持续时间与亚甲蓝染色试验相仿。③IgM-免疫荧光试验：是改良的间接免疫荧光试验，感染5～6天即出现阳性结果，可持续3～6个月，适于早期诊断。如新生儿血清中含有抗弓形虫IgM，则可考虑先天性弓形虫病的诊断。④直接凝集反应：主要用于测抗弓形虫IgM，以1∶16凝集作为阳性，感染后5～6天则能测得阳性。

3.治疗　先天性弓形虫病的预后的较严重，无论有无症状，都必须治疗。后天性感染凡有症状者也都需要治疗。目前的治疗主要以药物治疗为主。

目前常用药物有三种：①磺胺嘧啶和乙胺嘧啶并用：急性期可合并应用。磺胺嘧啶50～150mg/(kg·d)，分4次口服，乙胺嘧啶1mg/(kg·d)，分2次口服，经2～4天后将剂量减半，每天最大剂量不超过25mg。

两种药合用疗程约 2～4 周。乙胺嘧啶排泄极慢，易引起中毒，发生叶酸缺乏及骨髓造血抑制现象，故用药时给叶酸 5mg 口服，每天 3 次，或醛氢叶酸 5mg 肌注，每周 2 次，并可给酵母片口服以减少毒性反应。②螺旋霉素有抗弓形虫作用，且能通过胎盘，孕妇每天口服 3g，脐带血中浓度高出 3～5 倍。有认为应用螺旋霉素可使胎儿先天感染减少 50%～70%。本药对胎儿无不良影响，适用于妊娠期治疗。治疗方法常与磺胺嘧啶和乙胺嘧啶交替使用，20～30 天为一疗程。先天性弓形虫病需用乙胺嘧啶-磺胺嘧啶 2～4 个疗程，每疗程间隔期为 1 个月，这时换用螺旋霉素治疗，剂量为 100mg/(kg・d)，1 岁以后可停止用药，待有急性发作时再重复治疗。③近来有报道复方磺胺甲噁唑对细胞内弓形虫特别有效，并容易通过胎盘，对胎儿弓形虫感染的疗效优于螺旋霉素。

预防：宜对免疫缺陷的小儿和血清学阴性孕妇进行预防。主要措施是做好人、畜的粪便管理，防止食物被囊合子污染。不吃未煮熟的肉、蛋、乳类等食物，饭前洗手。

（七）嗜酸细胞性膀胱炎

嗜酸细胞性膀胱炎（EC）是一种少见的与变态反应有关的膀胱炎，以膀胱黏膜大量嗜酸性粒细胞浸润为特征。EC 由 Brone 于 1960 年首次报道。EC 发病无性别差异，但男性发病率高于女性。

1.*病因*　一般认为该病病因属于一种泌尿道过敏性疾病，如食物过敏、寄生虫、药物等所致。一些相关的危险因素有支气管哮喘、遗传性过敏性疾病、环境中的过敏源；某些化疗药物亦可致病，如丝裂霉素 C、塞替派。常与泌尿道某些疾病伴发（如膀胱癌），少数可独立发生。

2.*病理*　病变呈现多样性。尽管光镜下均表现为膀胱黏膜及肌层有大量的嗜酸细胞浸润，但肉眼或膀胱镜下则表现为红斑、水肿、溃疡、天鹅绒样改变，当发生增殖性损害时，可类似乳头状瘤或葡萄状瘤，病损类似胃肠道的嗜酸性肉芽肿。

3.*临床表现*　EC 起病可为急性或亚急性，通常为慢性，其临床表现多种多样。患者多有血尿、脓尿，有时类似间质性膀胱炎、结核性膀胱炎或膀胱肿瘤的临床症状；也有尿常规正常，仅有膀胱刺激症状，少见症状还有尿潴留、肾盂积水，少数并发于膀胱癌者可无症状。

4.*诊断*　有过敏和哮喘病史，反复发作的慢性膀胱刺激症状的患者应考虑此疾病。外周血检查可以发现嗜酸性粒细胞增多，尿检可有蛋白尿、血尿或脓尿。EC 患者膀胱镜检查为膀胱黏膜水肿、溃疡、红斑形成，并可伴有与肿瘤相似的广基息肉。其病理检查具有特征性改变，为富含嗜酸性粒细胞的炎性细胞浸润、纤维化、平滑肌坏死，有时伴有巨细胞出现。

嗜酸细胞性膀胱炎常易误诊断为膀胱肿瘤，单凭肉眼观察难以鉴别，活组织检查是唯一能鉴别的方法。

5.*治疗*　大多数学者认为 EC 确诊后均应治疗。为了控制继发性感染，适当应用抗生素。可在病史中仔细寻找过敏源，并进行评价，在消除过敏源后进行脱敏疗法。口服或膀胱内灌注皮质醇以及应用抗组胺药也有效果。必要时给予中药协助治疗。

手术方法主要是经尿道息肉电切，切除息肉深度通常达肌层。若有严重肾积水，输尿管扩张、反流，可行膀胱全切，尿流改道。

EC 为良性病变，治疗效果佳，预后好，但可复发，偶尔亦可发展为恶性病变。

（八）巨细胞性膀胱炎

巨细胞性膀胱炎是指由巨细胞病毒（CMV）侵犯膀胱黏膜上皮而引起的一系列排尿功能病变。巨细胞膀胱炎的患者不常见，多见于合并 HIV 感染以及移植术后使用免疫抑制剂的患者。巨细胞病毒主要侵犯上皮细胞，可通过性接触传染，在人体内引起多种疾病，并可能与致癌有关，因而受到人们的重视。

1.*临床表现*　巨细胞病毒感染者的临床表现因感染途径不同而异。巨细胞性膀胱炎患者除有一般巨细胞病毒感染者的全身表现，如发热和疲乏、血液中淋巴细胞绝对值增多，且有异型性变化、脾肿大和淋巴结炎、偶尔可发生间质性肺炎、肝炎、脑膜炎、心肌炎、溶血性贫血及血小板减少症等。泌尿系统症状包括膀胱区疼痛、出血性膀胱炎等相关表现，严重者甚至出现膀胱壁破裂。

2.诊断　仅靠临床表现尚不能确诊。巨细胞病毒主要是侵犯膀胱深肌层，因而膀胱镜下无特异性改变，结合活检可在一定程度上辅助诊断。各种实验室手段，如病毒分离、电镜检查、抗体测定、免疫荧光或免疫过氧化物酶染色、瑞特-吉姆萨染色或帕氏染色(检查胞质或核内有无包涵体)等可在一定程度上有助于确诊本病。

3.治疗　丙氧鸟苷有防止 CMV 扩散作用。如与高滴度抗 CMV 免疫球蛋白合用，可降低骨髓移植的 CMV 肺炎并发症死亡率，如出现耐丙氧鸟苷的 CMV 感染可选用磷甲酸钠，虽能持久地减少 CMV 扩散，但效果比前者差。国外研制 CMV 病毒活疫苗，能诱导产生抗体，但在排除疫苗的致癌潜能的问题上有待于进一步解决。

当出现需要外科介入的情况时(如膀胱破裂)则需行相关的外科干预。

(金　松)

第五节　膀胱损伤

膀胱受骨盆保护，一般不易受损伤。当膀胱充盈或膀胱有病变时，易于遭致损伤。

【膀胱损伤的原因与分类】

引起膀胱损伤的原因有闭合性腹部损伤，开放性腹部损伤，骨盆骨折及医源性损伤。分为挫伤、腹膜内破裂和腹膜外破裂三类。可合并腹部其他器官损伤或尿道损伤。膀胱充盈时遭受外力打击，易导致腹膜内膀胱破裂。大多数闭合性腹膜外膀胱破裂是由于骨盆骨折所致。通过对腹膜外膀胱破裂位置的分析发现，大多数发生在远离骨折部位，发生率最高的部位是膀胱顶部，而骨折区即膀胱前面靠近膀胱颈部处的撕裂仅占 35%。提示由于骨盆骨折所致腹膜外膀胱破裂的发生机制，除以前认为的骨片直接损伤外，更为常见的是压力胀破或由于骨盆环结构破坏导致的剪力损伤所致。开放性膀胱损伤大多数为腹膜内及腹膜外联合损伤。常见的医源性损伤原因是分娩异常，盆腔肿瘤手术，经尿道膀胱肿瘤或前列腺电切术。

【膀胱损伤的诊断】

外伤后出现血尿、下腹疼痛、排尿困难及腹膜激惹症状，提示有膀胱损伤的可能。腹膜外膀胱破裂尿外渗范围一般局限于膀胱周围间隙，当尿生殖膈同时破裂时，尿外渗范围扩大，可发展至阴囊、前腹壁、阴茎、大腿等处。腹腔内膀胱破裂尿外渗至腹腔内，呈现腹膜激惹征象。

膀胱造影是确诊膀胱破裂的主要手段。可显示膀胱周围造影剂外溢或造影剂进入腹腔。疑有后尿道损伤时，在放置导尿管前应作逆行尿道造影，以免加重创伤。前后位摄片常不能发现较小的穿孔破裂所致的尿外渗，应同时作斜位及放出造影剂后摄片，以显示膀胱充盈时不能发现的腹膜外造影剂外渗。膀胱注水试验在无其他诊断条件时可以应用。但必须严格注意无菌技术。

【膀胱破裂的治疗】

各种原因引起的腹膜内膀胱破裂和开放性膀胱损伤应手术治疗。手术时应探查腹腔，了解有无其他器官损伤。若腹腔内有血性液体，更应全面探查。手术修复原则是清除损伤组织，用可吸收缝线分层缝合，清除腹腔内渗液，膀胱周围间隙引流和尿液转流。是否施行耻骨上膀胱造瘘有争议。外伤或内腔镜操作所致腹膜外膀胱破裂，若无感染或严重出血，均可通过导尿管引流 2～3 周后愈合。若因其他原因需手术探查时，应避免从通常位于膀胱侧面的血肿处进入，以避免减压后再次出血，或导致血肿感染和盆腔脓肿。宜从膀胱顶部切开膀胱，从膀胱内进行修补，并作耻骨上膀胱造瘘。若腹膜外膀胱破裂伸展至膀胱颈部，修补时应仔细重建颈部，以免影响尿液的控制。

（吴朝阳）

第六节　膀胱癌

【概述】

膀胱癌是人类常见恶性肿瘤之一。根据美国癌症协会统计，2006 年在美国，膀胱癌在男性是继前列腺癌、肺癌和直肠癌以后排名第 4 位的恶性肿瘤，占男性恶性肿瘤的 5%～10%，在女性排名第 9 位。我国膀胱癌的发病率也较高，且呈逐年上升趋势，近 15 年平均增长速度为 68.29%。

【病因】

膀胱癌可发生于任何年龄，甚至于儿童，但是主要发病年龄为中年以后。膀胱癌的发生是复杂、多因素、多步骤的病理变化过程，既有内在的遗传因素，又有外在的环境因素。较为明确的两大致病危险因素是吸烟和长期接触工业化学产品。吸烟是目前最为肯定的膀胱癌致病危险因素，有 30%～50% 的膀胱癌由吸烟引起，吸烟可使膀胱癌危险率增加 2～4 倍，其危险率与吸烟强度和时间成正比。另一重要的致病危险因素为长期接触工业化学产品，职业因素是最早获知的膀胱癌致病危险因素，约 20% 的膀胱癌是由职业因素引起的，包括从事纺织、染料制造、橡胶化学、药物制剂和杀虫剂生产，油漆、皮革及铝、铁和钢生产。柴油机废气累积也可增加膀胱癌的发生危险。其他可能的致病因素还包括慢性感染（细菌、血吸虫及 HPV 感染等）、应用化疗药物环磷酰胺（潜伏期 6～13 年）、滥用含有非那西汀的镇痛药（10 年以上）、盆腔放疗、长期饮用砷含量高的水和氯消毒水、咖啡、人造甜味剂及染发剂等。另外，膀胱癌还可能与遗传有关，有家族史者发生膀胱癌的危险性明显增加，遗传性视网膜母细胞瘤患者的膀胱癌发生率也明显升高。对于肌层浸润性膀胱癌，慢性尿路感染、残余尿及长期异物刺激（留置导尿管、结石）与之关系密切，其主要见于鳞状细胞癌和腺癌。

【组织病理学】

1.*膀胱癌的组织学类型*　膀胱癌包括尿路上皮细胞癌、鳞状细胞癌和腺细胞癌，其次还有较少见的转移性癌、小细胞癌和癌肉瘤等。其中，膀胱尿路上皮癌最为常见，占膀胱癌的 90% 以上。膀胱鳞状细胞癌比较少见，占膀胱癌的 3%～7%。膀胱腺癌更为少见，占膀胱癌的比例＜2%，膀胱腺癌是膀胱外翻患者最常见的癌。

2.*膀胱癌的组织学分级*　2004 年 WHO 正式公布了这一新的分级法。肿瘤的分类主要基于光镜下的显微组织特征，相关形态特征的细胞类型和组织构型。此分级法将尿路上皮肿瘤分为低度恶性倾向尿路上皮乳头状肿瘤（PUNLMP）、低分级和高分级尿路上皮癌。

3.*膀胱癌的分期*　膀胱癌的分期指肿瘤浸润深度及转移情况，是判断膀胱肿瘤预后的最有价值的参数。膀胱癌可分为非肌层浸润性膀胱癌（Tis，Ta，T_1）和肌层浸润性膀胱癌（T_2 以上）。局限于黏膜（Ta～Tis）和黏膜下（T_1）的非肌层浸润性膀胱癌（以往称为表浅性膀胱癌）占 75%～85%，肌层浸润性膀胱癌占 15%～25%。而非肌层浸润性膀胱癌中，70% 为 Ta 期病变，20% 为 T_1 期病变，10% 为膀胱原位癌。

【诊断】

1.*症状*　血尿是膀胱癌最常见的症状，尤其是间歇全程无痛性血尿，可表现为肉眼血尿或镜下血尿，血尿出现时间及出血量与肿瘤恶性程度、分期、大小、数目、形态并不一致。

膀胱癌患者亦有以尿频、尿急、尿痛即膀胱刺激征和盆腔疼痛为首发表现，为膀胱癌另一类常见的症状，常与弥漫性原位癌或浸润性膀胱癌有关，而 Ta、T_1 期肿瘤无此类症状。

其他症状还有输尿管梗阻所致腰胁部疼痛、下肢水肿、盆腔包块、尿潴留。有的患者就诊时即表现为体重减轻、肾功能不全、腹痛或骨痛，均为晚期症状。

2.影像学检查

(1)超声检查：多普勒超声检查可显示肿瘤基底部血流信号，不仅可以发现膀胱癌，还有助于膀胱癌分期，了解有无局部淋巴结转移及周围脏器侵犯，尤其适用于造影剂过敏者。

(2)泌尿系统平片和静脉尿路造影(KUB+IVU)：泌尿系统平片及静脉尿路造影检查一直被视为膀胱癌患者的常规检查，以期发现并存的上尿路肿瘤。

(3)CT 检查：传统 CT(平扫+增强扫描)对诊断膀胱肿瘤有一定价值，可发现较大肿瘤，还可与血块鉴别。尽管螺旋 CT 分辨率大大提高，但较小肿瘤(如<5mm)和原位癌仍不易被发现，不能了解输尿管情况，分期准确性不高，肿大淋巴结不能区分是转移还是炎症，不能准确区分肿瘤是局限于膀胱还是侵犯到膀胱外，而且既往有肿瘤切除史者可因局部炎症反应所致的假象而造成分期过高。因此，如果膀胱镜发现肿瘤为实质性(无蒂)、有浸润到肌层的可能或了解肝脏有无病变时可进行 CT 检查。

(4)MRI 检查：MRI 有助于肿瘤分期。动态 MRI 在显示是否有尿路上皮癌存在以及肌层侵犯程度方面准确性高于 CT 或非增强 MRI。

在分期方面，应用增强剂行 MRI 检查进行分期，可区分非肌层浸润性肿瘤与肌层浸润性肿瘤以及浸润深度，也可发现正常大小淋巴结有无转移征象。例如，应用铁剂作为增强剂可鉴别淋巴结有无转移：良性增大的淋巴结可吞噬铁剂，在 T_2 加权像上信号强度降低，而淋巴结转移则无此征象。

3.尿脱落细胞学　尿脱落细胞学检查方法简便、无创、特异性高，是膀胱癌诊断和术后随访的主要方法。尿标本的采集一般通过自然排尿，也可以通过膀胱冲洗，这样能得到更多的肿瘤细胞，有利于提高检出率。尿脱落细胞学检测膀胱癌的敏感性为 13%～75%，特异性为 85%～100%。

4.荧光原位杂交(FISH)　采用荧光标记的核酸探针检测 3.7、17、9p21 号染色体上的着丝点，以确定染色体有无与膀胱癌相关的非整倍体，检测膀胱癌的敏感性和特异性分别为 70%～86%和 66%～93%，与 BTA、NMP22 相比，特异性较高，FISH 比膀胱镜能够更早地发现膀胱癌复发。

5.膀胱镜检查和活检　目前膀胱镜检查仍然是诊断膀胱癌最可靠的方法。通过膀胱镜检查可以发现膀胱是否有肿瘤，明确肿瘤数目、大小、形态和部位，并且可以对肿瘤和可疑病变部位进行活检以明确病理诊断。如有条件，建议使用软性膀胱镜检查，与硬性膀胱镜相比，软性膀胱镜检查具有损伤小、视野无盲区、检查体位舒适等优点。

6.诊断性经尿道电切术(TUR)　诊断性经尿道电切术(TUR)作为诊断膀胱癌的首选方法，已逐渐被采纳。如果影像学检查发现膀胱内有肿瘤病变，并且没有明显的膀胱肌层浸润征象，可以酌情省略膀胱镜检查，在麻醉下直接行诊断性 TUR，这样可以达到两个目的，一是切除肿瘤，二是对肿瘤标本进行组织学检查以明确病理诊断、肿瘤分级和分期，为进一步治疗以及判断预后提供依据。

【治疗】

1.非肌层浸润性膀胱癌的治疗　非肌层浸润性膀胱癌或表浅性膀胱癌占全部膀胱肿瘤的 75%～85%，根据复发风险及预后的不同，非肌层浸润性膀胱癌可分为以下 3 组。①低危非肌层浸润膀胱尿路上皮癌：单发、Ta、G_1(低级别尿路上皮癌)、直径<3cm(注：必须同时具备以上条件才是低危非肌层浸润性膀胱癌)。②中危非肌层浸润膀胱尿路上皮癌：除以上 2 类的其他情况，包括肿瘤多发、Ta～T_1、G_1～G_2(低

级别尿路上皮癌)、直径>3cm 等。③高危非肌层浸润膀胱尿路上皮癌:多发或高复发、T_1、G_3(高级别尿路上皮癌)、Tis。

(1)手术治疗

①经尿道膀胱肿瘤切除术:经尿道膀胱肿瘤切除术(TUR-BT)既是非肌层浸润性膀胱癌的重要诊断方法,同时也是主要的治疗手段。膀胱肿瘤的确切病理分级、分期都需要借助首次 TUR-BT 后的病理结果获得。经尿道膀胱肿瘤切除术有 2 个目的,一是切除肉眼可见的全部肿瘤,二是切除组织进行病理分级和分期。TUR-BT 术应将肿瘤完全切除直至露出正常的膀胱壁肌层。肿瘤切除后,建议进行基底部组织活检,便于病理分期和下一步治疗方案的确定。有报道 T_1 期膀胱癌术后 2～6 周再次行 TUR-BT,可以降低术后复发概率。

②经尿道激光手术:激光手术可以凝固,也可以汽化,其疗效及复发率与经尿道手术相近。但术前需进行肿瘤活检以便进行病理诊断。激光手术对于肿瘤分期有困难,一般适合于乳头状低级别尿路上皮癌,以及病史为低级别、低分期的尿路上皮癌。目前临床上常用的激光有钬激光和绿激光等。

③光动力学治疗:光动力学治疗(PDT)是利用膀胱镜将激光与光敏剂相结合的治疗方法。肿瘤细胞摄取光敏剂后,在激光作用下产生单态氧,使肿瘤细胞变性坏死。膀胱原位癌、控制膀胱肿瘤出血、肿瘤多次复发、不能耐受手术治疗等情况可以选择此疗法。

治疗风险及防范如下。

闭孔神经发射及处理:部分肿瘤好发于膀胱侧壁,同时闭孔神经通过盆腔时与膀胱侧壁相连,电切时电流刺激闭孔神经,常出现突发性大腿内收肌群收缩的神经反射,是膀胱穿孔的主要原因。一般 TUR-BT 手术采用的腰麻或硬膜外麻醉不能防止闭孔神经反射的发生,若将手术区受刺激部位的闭孔神经远端加以阻滞,可以有效阻滞其受到刺激后引起的兴奋传导,减弱或避免闭孔神经反射的发生。同时在切除膀胱侧壁肿瘤时,应警惕闭孔反射的发生,膀胱不要充盈过多,采用最小有效的切割电流进行切割,肿瘤较小时,改用电凝摧毁肿瘤。手术时电切环稍伸出电切镜鞘,进行短促电切,以便发生闭孔反射时及时回收电切环。

膀胱肿瘤复发的再次电切:有学者认为首次 TUR-BT 时往往有 9%～49%的肿瘤分期被低估,而再次电切可以纠正分期错误,亦可发现残存肿瘤。建议在首次电切后 2～6 周行再次电切,主要是经此间隔时间后,首次电切导致的炎症已消退。

(2)术后辅助治疗

①术后膀胱灌注化疗:TUR-BT 术后有 10%～67%的患者会在 12 个月内复发,术后 5 年内有 24%～84%的患者复发,非肌层浸润性膀胱癌 TUR-BT 术后复发有 2 个高峰期,分别为术后的 100～200d 和术后的 600d。建议所有的非肌层浸润性膀胱癌患者术后均进行辅助性膀胱灌注治疗。

TUR-BT 术后即刻膀胱灌注化疗:TUR-BT 术后 24h 内完成表柔比星或丝裂霉素等膀胱灌注化疗可以使肿瘤复发率降低 40%,因此推荐所有的非肌层浸润性膀胱癌患者 TUR-BT 术后 24h 内均进行膀胱灌注化疗,TUR-BT 术后即刻膀胱灌注化疗对单发和多发膀胱癌均有效。

术后早期膀胱灌注化疗及维持膀胱灌注化疗:对于中危和高危的非肌层浸润性膀胱癌,术后 24h 内即刻膀胱灌注治疗后,建议继续膀胱灌注化疗,每周 1 次,共 4～8 周,随后进行膀胱维持灌注化疗,每个月 1 次,共 6～12 个月。

灌注药物治疗风险及防范:膀胱灌注治疗的不良反应与药物剂量和灌注频率有关。膀胱灌注治疗主要用于减少膀胱肿瘤的复发,没有证据显示其能预防肿瘤进展。化疗药物对肿瘤细胞的杀伤作用都遵循一级动力学原理,即只能杀死(伤)大部分肿瘤细胞,而不是全部,故对相对高危的膀胱肿瘤患者,推荐采用维持膀胱灌注化疗的方案。另外,对于术中有膀胱穿孔,或多发膀胱肿瘤手术创面大的患者,为避免化疗药物吸收带来的不良反应，也不主张行即刻膀胱灌注化疗。若灌注期间出现严重的膀胱刺激症状时，应延迟或停止灌注治疗，以免继发膀胱挛缩。

②术后膀胱灌注免疫治疗

卡介苗(BCG)：BCG的确切作用机制尚不清楚，多数研究认为是通过免疫反应介导的。BCG适合于高危非肌层浸润性膀胱癌的治疗，可以预防膀胱肿瘤的进展。BCG治疗一般采用6周灌注诱导免疫应答，再加3周的灌注强化以维持良好的免疫反应。BCG灌注用于治疗高危非肌层浸润膀胱尿路上皮癌时，一般采用常规剂量(120～150mg)；BCG用于预防非肌层浸润膀胱尿路上皮癌复发时，一般采用低剂量(60～75mg)。研究发现采用1/4剂量(30～40mg)BCG灌注治疗中危非肌层浸润膀胱尿路上皮癌时，其疗效与全剂量疗效相同，不良反应却明显降低。

BCG药物治疗风险及防范：BCG不能改变低危非肌层浸润性膀胱癌的病程，而且由于BCG灌注的不良反应发生率较高，对于低危非肌层浸润膀胱尿路上皮癌不建议行BCG灌注治疗。BCG膀胱灌注的主要不良反应为膀胱刺激症状和全身流感样症状，少见的不良反应包括结核败血症、前列腺炎、附睾炎、肝炎等。因此，TUR-BT术后膀胱有开放创面或有肉眼血尿等情况下，不能进行BCG膀胱灌注。

免疫调节药：一些免疫调节药与化疗药物一样可以预防膀胱肿瘤的复发，包括干扰素、白介素等。

③复发肿瘤的灌注治疗：膀胱肿瘤复发后，一般建议再次TUR-BT治疗。依照TUR-BT术后分级及分期，按上述方案重新进行膀胱灌注治疗。对频繁复发和多发者，建议行BCG灌注治疗。

④膀胱原位癌的治疗：膀胱原位癌的治疗方案是行彻底的TUR-BT术，术后行BCG膀胱灌注治疗。BCG灌注每周1次，每6周为1个周期，1个周期后有70%完全缓解。休息6周后，进行膀胱镜检和尿脱落细胞学检查，结果阳性者再进行1个周期，共6周的灌注治疗。

2.肌层浸润性膀胱癌的治疗

(1)根治性膀胱切除术：根治性膀胱切除术同时行盆腔淋巴结清扫术，是肌层浸润性膀胱癌的标准治疗，是提高浸润性膀胱癌患者生存率、避免局部复发和远处转移的有效治疗方法。该手术需要根据肿瘤的病理类型、分期、分级、肿瘤发生部位、有无累及邻近器官等情况，结合患者的全身状况进行选择。

①根治性膀胱切除术的指征：根治性膀胱切除术的基本手术指征为T_2～T_{4a}，N_0～Nx，M_0浸润性膀胱癌，其他指征还包括高危非肌层浸润性膀胱癌T_1G_3肿瘤，BCG治疗无效的Tis，反复复发的非肌层浸润性膀胱癌，非手术治疗无法控制的广泛乳头状病变等，以及保留膀胱手术后非手术治疗无效或肿瘤复发者和膀胱非尿路上皮癌。

②根治性膀胱切除术的生存率：根治性膀胱切除术围术期的病死率为1.8%～2.5%，主要死亡原因有心血管并发症、败血症、肺栓塞、肝衰竭和大出血。患者的总体5年生存率为54.5%～68%，10年生存率为66%。若淋巴结阴性，T_2期的5年和10年生存率分别为89%和78%，T_{3a}期为87%和76%，T_{3b}期为62%和61%，T_4期为50%和45%。而淋巴结阳性患者的5年和10年生存率只有35%和34%。

治疗风险及防范：根治性膀胱切除术的手术范围包括膀胱及周围脂肪组织、输尿管远端，并行盆腔淋巴结清扫术；男性应包括前列腺、精囊，女性应包括子宫、附件和阴道前壁。如果肿瘤累及男性前列腺部尿道或女性膀胱颈部，则需考虑施行全尿道切除。国内有学者认为若肿瘤累及前列腺、膀胱颈、三角区，或多发肿瘤、原位癌，应行全尿道切除术。对于性功能正常的年龄较轻男性患者，术中对周围神经血管的保护可以使50%以上患者的性功能不受影响，但术后需严密随访肿瘤复发情况及PSA变化情况，并且患者的长期转归有待进一步证实。淋巴结清扫不仅是一种治疗手段，而且为预后判断提供重要的信息。目前主要有局部淋巴结清扫、常规淋巴结清扫和扩大淋巴结清扫3种。有学者认为扩大淋巴结清扫对患者有益，可以提高术后的5年生存率，但该方法仍存在争议。阳性淋巴结占术中切除淋巴结的比例(淋巴结密度)

可能是淋巴结阳性高危患者的重要预后指标之一。

(2)保留膀胱的手术：对于身体条件不能耐受根治性膀胱切除术，或不愿接受根治性膀胱切除术的浸润性膀胱癌患者，可以考虑行保留膀胱的手术。施行保留膀胱手术的患者需经过细致选择，对肿瘤性质、浸润深度进行评估，正确选择保留膀胱的手术方式，并辅以术后放射治疗和化学治疗，且术后需进行密切随访。

浸润性膀胱癌保留膀胱的手术方式有 2 种：经尿道膀胱肿瘤切除术(TUR-BT)和膀胱部分切除术。对于多数保留膀胱的浸润性膀胱癌患者，可通过经尿道途径切除肿瘤。但对于部分患者应考虑行膀胱部分切除术，肿瘤位于膀胱憩室内、输尿管开口周围或肿瘤位于经尿道手术操作盲区的患者，有严重尿道狭窄和无法承受截石位的患者。近来有学者认为对于 T_2 期患者，初次 TUR-BT 术后 4～6 周再次行 TUR-BT 并结合化疗与放疗有助于保全膀胱。

浸润性膀胱癌患者施行保留膀胱手术的 5 年生存率为 58.5%～69%，T_2 期的 3 年生存率为 61.2%，T_3 期的 3 年生存率为 49.1%。

3.*尿流改道术*　尿流改道术有多种方法可选，包括不可控尿流改道、可控尿流改道、膀胱重建等。手术方式的选择需要根据患者的具体情况，如年龄、伴发病、预期寿命、盆腔手术及放疗史等，并结合患者的要求及术者经验认真选择。泌尿外科医师应与患者充分沟通，术前应告知患者有几种可选择的手术方式，意见一致后再决定手术方式。保护肾功能、提高患者生活质量是治疗的最终目标。神经衰弱、精神病、预期寿命短、肝或肾功能受损的患者对于有复杂操作的尿流改道术属于禁忌证。

(1)不可控尿流改道：回肠膀胱术是一种简单、安全、有效的术式。乙状结肠膀胱术对于有原发性肠道疾病或严重放射性盆腔炎和不愿意接受可控性膀胱术的患者，可作为回肠膀胱术的替代术式。横结肠膀胱术对于进行过盆腔放疗或输尿管短的患者可选用。输尿管皮肤造口术适用于预期寿命短、有远处转移、姑息性膀胱全切、肠道疾病无法利用肠管进行尿流改道或全身状态不能耐受其他手术者。

治疗风险及防范：不可控尿流改道手术主要缺点是需腹壁造口、终身佩戴集尿袋。经过长期随访，患者出现肾功能损害约为 27%，造瘘口并发症发生率约为 24%，输尿管回肠吻合口并发症发生率约为 14%，病死率约为 1.0%。因此，伴有短肠综合征、小肠炎性疾病、回肠受到广泛射线照射的患者不适于此术式。

(2)可控尿流改道

①可控贮尿囊：在无原位新膀胱术适应证的情况下，可控贮尿囊为一种可选术式。可控贮尿囊必须满足肠道去管重建成高容量低压贮尿囊、抗反流和控尿、能自行插管导尿的原则。在多种术式中值得推荐的是使用缩窄的末段回肠作输出道的回结肠贮尿囊，使用原位阑尾作输出道的回结肠贮尿囊以及去带盲升结肠贮尿囊。可控贮尿囊适用于以下患者。预期寿命较长、能耐受复杂手术；双侧肾脏功能良好可保证电解质平衡及废物排泄；无上尿路感染；肠道未发现病变；能自行导尿。

治疗风险及防范：主要缺点是需要腹壁造口。随访发现该术式早、晚期并发症发生率分别为 12%和 37%。晚期并发症主要有输尿管狭窄或梗阻、尿失禁、导尿困难和尿路结石，代谢并发症也比较常见。正确的病例选择、术前指导以及选用合适的肠段和早期治疗，可以减少大多数患者的这些并发症。

②利用肛门控制尿液术式：利用肛门括约肌控制尿液的术式包括尿粪合流术，如输尿管乙状结肠吻合术，输尿管结肠、结肠直肠吻合术；尿粪分流术，如直肠膀胱术，直肠膀胱、结肠腹壁造口术。输尿管乙状结肠吻合术由于易出现逆行感染、高氯性酸中毒、肾功能受损和恶变等并发症，现已很少用，但这种术式的改良可以减少并发症的发生，所以还被一些治疗中心选择应用。采用肛门括约肌控制尿液的术式患者肛门括约肌功能必须良好。

(3)膀胱重建或原位新膀胱：原位新膀胱术由于患者术后生活质量高，近 10 年内已被很多的治疗中心作为尿流改道的首选术式。此术式主要优点是不需要腹壁造口，患者可以通过腹压或间歇清洁导尿排空尿液。

原位新膀胱主要包括回肠原位新膀胱术、回结肠原位新膀胱术、去带回盲升结肠原位新膀胱术。一些学者认为回肠收缩性少、顺应性高，可达到好的控尿率，黏膜萎缩使尿液成分重吸收减少，手术操作不甚复杂，比利用其他肠道行原位新膀胱术更为优越。乙状结肠原位新膀胱易形成憩室和有癌变的危险，因此，不适合作为长期的尿流改道，在其他改道术失败时可选用。

治疗风险及防范：原为膀胱重建的患者主要治疗风险是夜间尿失禁和需要间歇性的自我导尿。早期很少发生尿潴留，但长期随访发现有50%的患者出现尿潴留。早、晚期并发症发生率分别为20%～30%和30%，主要由输尿管与肠道或新膀胱与尿道吻合口引起。另一缺点是尿道肿瘤复发，为4%～5%，如膀胱内存在多发原位癌或侵犯前列腺尿道则复发率高达35%，建议术前男性患者常规行前列腺尿道组织活检，女性行膀胱颈活检，或者术中行冷冻切片检查，术后应定期行尿道镜检和尿脱落细胞学检查。原位新膀胱的先决条件是完整无损的尿道和外括约肌功能良好，术中尿道切缘阴性。前列腺尿道有侵犯、膀胱多发原位癌、骨盆淋巴结转移、高剂量术前放疗、复杂的尿道狭窄以及不能忍受长期尿失禁的患者为原位新膀胱术的禁忌证。

(4)腹腔镜手术：腹腔镜手术已应用于多种尿流改道术。现多采用在腹腔镜下行膀胱切除术后通过小切口在腹腔外行尿流改道术。目前的技术条件下是否有必要完全在腹腔镜下完成尿流改道仍存在争议。腹腔镜下尿流改道方式选择原则与开放性手术基本相同。腹腔镜下膀胱全切一尿流改道术可在熟练掌握腹腔镜技术、掌握严格的适应证并且在患者的意愿下选择。

4.膀胱癌的化疗与放疗

(1)膀胱癌的化疗：肌层浸润性膀胱癌行根治性膀胱切除术后，高达50%的患者会出现转移，5年生存率为36%～54%。对于T_3～T_4和(或)N+M_0膀胱癌高危患者，5年生存率仅为25%～35%。膀胱癌对含顺铂的化疗方案比较敏感，总有效率为40%～75%，其中12%～20%的患者局部病灶获得完全缓解，有10%～20%的患者可获得长期生存。

①新辅助化疗：对于可手术的T_2～T_{4a}期患者，术前可行新辅助化疗。新辅助化疗的主要目的是控制局部病变，使肿瘤降期，降低手术难度和消除微转移灶，提高术后远期生存率。新辅助化疗后，患者死亡率可下降12%～14%，5年生存率提高5%～7%，远处转移率降低5%，对于T_3～T_{4a}患者，其生存率提高可能更明显。

②辅助化疗：对于临床T_2或T_3期患者，根治性膀胱切除术后病理若显示淋巴结阳性或为pT_3，术前未行新辅助化疗者术后可采用辅助化疗。膀胱部分切除患者术后病理若显示淋巴结阳性或切缘阳性或为pT_3，术后亦可采用辅助化疗。辅助化疗可以推迟疾病进展，预防复发，但各项对于辅助化疗的研究由于样本量小、统计及方法学混乱，因此结果备受争议。

③对于临床T_{4a}及T_{4b}患者，若CT显示淋巴结阴性或发现不正常淋巴结经活检阴性，可行化疗或化疗+放疗，或手术+化疗(仅限于选择性cT_{4a}患者)。CT显示有肿大淋巴结经活检阳性的，则行化疗或化疗+放疗。

④转移性膀胱癌应常规行全身系统化疗，尤其是无法切除、弥漫性转移、可测量的转移病灶。身体状况不宜或不愿意接受根治性膀胱切除术者也可行全身系统化疗+放疗。

⑤动脉导管化疗通过对双侧髂内动脉灌注化疗药物达到对局部肿瘤病灶的治疗作用，对局部肿瘤效果较全身化疗好，常用于新辅助化疗。化疗药物可选用MTX/CDDP或单用CDDP或5-FU+ADM+CDDP+MMC等。

⑥化疗方案如下。

GC(吉西他滨和顺铂)方案：此联合化疗方案被认为是目前标准一线治疗方案，可被更多患者选用。吉西他滨 800～1000mg/m^2 第 1、8、15 天静脉滴注，顺铂 70mg/m^2 第 2 天静脉滴注，每 3～4 周重复，共 2～6 个周期。

MVAC(甲氨蝶呤、长春碱、多柔比星、顺铂)方案：是传统上膀胱尿路上皮癌标准一线治疗方案。甲氨蝶呤 30mg/m^2 第 1、15、22 天静脉滴注，长春碱 3mg/m^2 第 2、15、22 天静脉滴注，多柔比星 30mg/m^2 第 2 天静脉滴注，顺铂 70mg/m^2 第 2 天静脉滴注，每 4 周重复，共 2～6 个周期。

其他化疗方案：TC(紫杉醇和顺铂)方案，TCa(紫杉醇和卡铂)方案，DC(多西紫杉醇和顺铂)3 周方案，GT(吉西他滨和紫杉醇)方案，以及 CMV(甲氨蝶呤联合长春碱和顺铂)方案和 CAP(环磷酰胺联合多柔比星和顺铂)方案。

(2)膀胱癌的放疗：肌层浸润性膀胱癌患者在某些情况下，为了保留膀胱不愿意接受根治性膀胱切除术，或患者全身条件不能耐受根治性膀胱切除手术，或根治性手术已不能彻底切除肿瘤以及肿瘤已不能切除时，可选用膀胱放射治疗或化疗＋放射治疗。但对于肌层浸润性膀胱癌，单纯放疗患者的总生存期短于根治性膀胱切除术。

①根治性放疗：膀胱外照射方法包括常规外照射、三维适形放疗及调强适形放疗。单纯放射治疗靶区剂量通常为 60～66Gy，每天剂量通常为 118～2Gy，整个疗程不超过 6～7 周。目前常用的放疗日程有以下几种。50～55Gy，分 25～28 次完成(＞4 周)；64～66Gy，分 32～33 次完成(＞6.5 周)。放疗的局部控制率为 30％～50％，肌层浸润性膀胱癌患者 5 年总的生存率为 40％～60％，肿瘤特异生存率为 35％～40％，局部复发率约为 30％。

临床研究显示，基于顺铂的联合放化疗的反应率为 60％～80％，5 年生存率为 50％～60％，有 50％的患者可能保留膀胱，但目前尚缺乏长期的随机研究结果。一项大规模的Ⅱ期临床研究提示联合放化疗与单纯放疗相比能提高保留膀胱的可能性。对于保留膀胱的患者应密切随访，出现复发时应积极行补救性的膀胱根治性切除术。

欧洲文献报道，T_1/T_2 期小肿瘤患者可通过膀胱切开(行或未行膀胱部分切除)显露肿瘤后置入放射性碘、铱、钽或铯行组织内近距离照射，再联合外照射和保留膀胱的手术，从而达到治疗目的。根据肿瘤分期不同，5 年生存率可达 60％～80％。

②辅助性放疗：根治性膀胱切除术前放疗无明显优越性。膀胱全切或膀胱部分切除手术未切净的残存肿瘤或术后病理切缘阳性者，可行术后辅助放疗。

③姑息性放疗：通过短程放疗[7Gy×3d；(3～3.5)Gy×10d]可减轻因膀胱肿瘤巨大造成无法控制的症状，如血尿、尿急、疼痛等。但这种治疗可增加急性肠道并发症的危险，包括腹泻和腹部痉挛疼痛。

【预后与随访】

1.*生活质量*　健康相关生活质量(HRQL)研究目前已被广泛应用于肿瘤和慢性病临床治疗方法的筛选、预防性干预措施效果的评价以及卫生资源分配的决策等方面。但是在国内，对于膀胱癌患者生活质量的研究尚未引起泌尿外科医师的重视。

膀胱癌患者生活质量评估应包含身体、情绪、社会活动方面的内容以及相关的并发症(如排尿问题、尿瘘、皮肤问题、性功能问题等)。生活质量测定主要是通过适宜的量表来完成。目前膀胱癌研究中应用较多的生活质量测定量表包括 FACT-G，EORTCQLQ-C30 和 SF-36。

2.*膀胱癌的预后因素*　膀胱癌的预后与肿瘤分级、分期、肿瘤大小、肿瘤复发时间和频率、肿瘤数目以及是否存在原位癌等因素密切相关，其中肿瘤的病理分级和分期是影响预后的最重要因素。国内一项研究显示，各期膀胱癌患者 5 年生存率分别为 Ta～T_1 期 91.9%、T_2 期 84.3%、T_3 期 43.9%、T_4 期 10.2%。各分级膀胱癌患者 5 年生存率分别为 G_1 级 91.4%、G_2 级 82.7%、G_3 级 62.6%。

3.膀胱癌患者的随访　膀胱癌患者治疗后随访的目的是尽早发现局部复发和远处转移，如果有适应证且有可能，应及早开始补救治疗。膀胱癌的随访方案应该由预后评估和所采取的治疗方式（如 TUR-BT、膀胱切除术、尿流改道方式等）来决定。

（1）非肌层浸润性膀胱癌的随访：在非肌层浸润性膀胱癌的随访中，膀胱镜检查目前仍然是金标准，所有的非肌层浸润性膀胱癌患者都必须在术后 3 个月接受第 1 次膀胱镜检查，但是如果手术切除不完整、创伤部位有种植或者肿瘤发展迅速则需要适当提前。以后的随访应根据肿瘤的复发与进展的危险程度决定。一旦患者出现复发，则治疗后的随访方案须重新开始。

（2）根治性膀胱切除术后的随访：膀胱癌患者接受根治性膀胱切除术和尿流改道术后必须进行长期随访，随访重点包括肿瘤复发和与尿流改道相关的并发症。

根治性膀胱切除术后肿瘤复发和进展的危险主要与组织病理学分期相关，局部复发和进展以及远处转移在手术后的前 24 个月内最高，24～36 个月时逐渐降低，36 个月后则相对较低。肿瘤复发通过定期的影像学检查很容易发现，但是间隔多长时间进行检查仍然存在着争议。有学者推荐 pT_1 期肿瘤患者每年进行 1 次体格检查、血液生化检查、胸部 X 线片检查和 B 超检查（包括肝、肾、腹膜后等）；pT_2 期肿瘤患者 6 个月进行 1 次上述检查，而 pT_3 期肿瘤患者每 3 个月进行 1 次。此外，对于 pT_3 期肿瘤患者应该每半年进行 1 次盆腔 CT 检查。需要特别指出的是，上尿路影像学检查对于排除输尿管狭窄和上尿路肿瘤的存在是有价值的，上尿路肿瘤虽然并不常见，但是一旦发现往往需要手术治疗。

根治性膀胱切除术后尿流改道患者的随访主要涉及手术相关并发症（如反流和狭窄）、替代物相关代谢问题（如维生素 B_{12} 缺乏所致贫血和外周神经病变）、尿液贮存相关代谢问题（水电解质紊乱）、泌尿道感染以及继发性肿瘤问题（如上尿路和肠道）等方面。

（吴朝阳）

第七节　膀胱非尿路上皮癌

一、鳞状细胞癌

膀胱鳞状细胞癌（SCC）可分为非血吸虫病性膀胱 SCC 和血吸虫病性膀胱 SCC，诊断主要靠膀胱镜活检。单纯的膀胱 SCC 患者应选择根治性膀胱切除术，高分级、高分期肿瘤术前放疗有助于预防盆腔复发，在无有效化疗药物的情况下推荐根治性手术之前放疗。膀胱 SCC 的 5 年生存率约为 50%，血吸虫病性膀胱 SCC 的预后相对较好。

二、腺癌

根据组织来源与膀胱的腺癌可分为 3 种类型：原发性非脐尿管腺癌、脐尿管腺癌、转移性腺癌。诊断主要依靠膀胱镜活检，B 超、CT 以及 MRI 等检查可显示肿瘤大小、侵犯范围及临床分期，特别是对脐尿管腺癌，当肿瘤未侵及膀胱黏膜时，膀胱镜检可无异常发现。

1.非脐尿管腺癌　非脐尿管腺癌可能因移行上皮腺性化生引起。长期的慢性刺激、梗阻及膀胱外翻则是引起化生的常见原因。

治疗风险及防范：大多数非脐尿管腺癌患者在临床就诊时已属局部晚期，经尿道切除或膀胱部分切除术的疗效差。因此，治疗方式宜行根治性膀胱切除术以提高疗效。术后辅以放射治疗，可以提高肿瘤无复发生存率。对于进展期和已有转移的腺癌可以考虑化疗，一般采用氟尿嘧啶为基础的化疗，MVAC方案化疗无效。

2.脐尿管腺癌　脐尿管腺癌可能与脐尿管上皮增生及其内覆移行上皮腺性化生有关，约占膀胱腺癌的1/3。脐尿管腺癌只发生在膀胱顶部前壁，膀胱黏膜无腺性膀胱炎和囊性膀胱炎及肠上皮化生，肿瘤集中于膀胱壁，即肌间或更深层，而非黏膜层，可见脐尿管残留。

脐尿管腺癌的治疗主要为手术治疗，包括扩大性膀胱部分切除术和根治性膀胱切除术。

治疗风险及防范：脐尿管腺癌的放疗和化疗的效果不佳。脐尿管腺癌诊断时往往分期较高，有较高的远处转移风险，预后比非脐尿管腺癌差术后复发和转移是治疗失败的主要原因，一般在术后2年内发生。常见的转移部位是骨、肺、肝和盆腔淋巴结。近年来脐尿管腺癌采用扩大性膀胱部分切除术受到重视，手术应尽可能地整块切除膀胱顶、脐尿管和脐，切除范围包括部分腹直肌、腹直肌后鞘、腹膜及弓状线。

3.转移性腺癌　转移性腺癌是最常见的膀胱腺癌，原发病灶包括来自直肠、胃、子宫内膜、乳腺、前列腺和卵巢。治疗上采用以处理原发病为主的综合治疗。

三、未分化癌

未分化癌（小细胞癌）少见，已报道有一种小细胞癌类型，组织学上类似肺小细胞癌。肿瘤好发于膀胱两侧壁和膀胱底部。膀胱小细胞癌瘤体直径往往较大，平均约5cm。与尿路上皮癌相似，膀胱小细胞癌主要通过淋巴转移，不同点在于其更具侵袭性，转移的更早、更快。最常见的转移部位依次为淋巴结、肝、骨骼、肺和大脑。就诊时患者往往已有深肌层浸润。

四、混合细胞癌

混合细胞癌是指原发于膀胱的两种不同类型恶性肿瘤同时出现或并存。通常以鳞癌、腺癌或小细胞癌与移行细胞癌共生。其病程进展快，恶性程度高，预后极差，治疗上建议行根治性膀胱切除术。根治术后没有证据表明辅助化疗有效（小细胞癌除外）。如果含有小细胞癌的成分，根治性膀胱切除术后根据分期选择小细胞癌的辅助化疗方案。

（李　刚）

第八节　神经源性膀胱

神经源性膀胱是一类由神经性病变导致膀胱、尿道功能失常，由此而产生一系列并发症的疾病的总称。

一、病因

所有能累及与排尿生理活动有关的神经调节过程的病变,包括中枢性、外周性以及外伤和炎症等,都有可能影响正常的膀胱尿道功能,导致神经源性膀胱。

1.中枢性神经系统疾病 几乎所有的中枢性神经系统疾病,如脑血管意外、帕金森病、多系统萎缩、脊髓损伤、脊髓神经管闭合不全等,都可影响正常排尿生理过程,表现出各种类型的排尿功能障碍,对人体的危害性也最大。

2.外周性神经系统疾病 主要影响外周神经的传导功能,如糖尿病可导致末梢神经纤维营养障碍,盆腔手术导致的支配膀胱尿道功能神经损伤等,以膀胱排空障碍为主要表现形式。

3.感染性疾病 神经系统的感染性疾病,如带状疱疹、急性感染性多发性神经根炎等,如病变累及支配膀胱及尿道括约肌的神经中枢或神经纤维,可以导致膀胱及尿道功能障碍。

1990 年国际尿控学会将排尿功能分为充盈/储尿期和排尿/排空期两部分,并基于所获得的尿动力学资料对患者不同期的功能逐一描述。该分类系统能较为详尽而准确描述患者膀胱尿道功能的病理生理特征(表 8-1)。

表 8-1 国际尿控学会排尿功能障碍分类

储尿期	排尿期
膀胱功能	膀胱功能
逼尿肌活动性	逼尿肌活动性
正常或稳定	正常
过度活动	活动低下
不稳定	收缩不能
反射亢进	
膀胱感觉	尿道功能
正常	正常
增加或过敏	梗阻
减少或感觉低下	过度活动
缺失	机械梗阻
膀胱容量	
正常	
高	
低	
顺应性	
正常	
高	
低	
尿道功能	
正常	
不完全	

二、临床表现

神经源性膀胱不是一种单一的疾病，不同类型、不同程度的神经病变，可以导致膀胱、尿道功能的不同改变，如膀胱壁的顺应性可以从高顺应性到低顺应性，膀胱逼尿肌收缩力的改变可以从无收缩力到反射亢进，膀胱逼尿肌和尿道内、外括约肌间的协调性也可从协调到不同程度的不协调。因此神经源性膀胱的症状也没有特异性。

按照排尿周期的变化，可以将症状分为储尿期症状和排尿期症状。储尿期主要表现为尿频、尿急、尿失禁，伴或不伴有膀胱感觉异常（感觉低下或感觉过敏）或膀胱疼痛；排尿期的主要表现是排尿前等待、尿线细、排尿费力、间断性排尿、腹压排尿、终末尿滴沥等，伴或不伴有排尿感觉异常或排尿疼痛，可出现急、慢性尿潴留。

采用问卷调查、排尿日记和尿垫记录漏尿量等方法，对排尿异常症状进行量化评价，能为疾病的诊断和治疗前后疗效的评判提供更为客观的依据。目前常用的有关下尿路症状的问卷调查表为国际前列腺症状评分（IPSS）和生活质量评估（QOL）。

三、诊断

（一）神经系统病史

在接诊神经源性膀胱患者时要详细了解患者的神经系统状况，如有无先天性疾病、外伤、帕金森氏病和脑血管意外等病史，并进行神经学的相关检查。此外还需了解患者有无与神经性疾病相关的性功能及排便功能异常，如阴茎勃起功能障碍、便秘等。

（二）体格检查

除了必要的全身系统检查外，着重进行泌尿外科专科检查和全身神经系统检查。

1.泌尿系专科检查　除了常规专科检查外，与神经源性膀胱相关的重点检查应加以注意，如检查腰背部皮肤有无色素沉着、毛细血管扩张、皮肤凹陷、局部多毛、皮赘和皮下囊性包块等现象，以间接了解有无先天性脊柱发育畸形的存在；女性患者进行双合诊检查，了解有无阴道壁萎缩或盆腔脏器脱垂的表现；直肠指诊除了解前列腺和直肠内情况外，还应仔细感触肛门括约肌的张力和肛周感觉。

2.全身神经系统检查

（1）精神状态：通过简单的检查可以大致了解患者的精神状态，还需进一步评估患者的感知能力、定位能力、记忆、语言表达和理解能力等。有些神经系统疾病，如多发性硬化症、老年性痴呆和颅内肿瘤等，对患者的神志和排尿功能都有影响。

（2）运动功能检查：主要用于评价相应部位肌力的大小，一般情况下，肌力减弱表示相应的支配外周神经损伤；而肌力亢进多见于对应脊髓节段以上部位的中枢神经系统损伤。

（3）感觉功能检查：某个区域皮肤的感觉缺损可以定位于相应的一个或多个脊髓节段，往往能提示脊髓损伤的部位。几个比较重要的皮肤区域对应的脊髓节段为：T_{10}：脐平面；L_3：前膝；$S_{3\sim5}$：会阴和肛周皮肤。比较特殊的是阴囊或阴唇前部的皮肤感觉神经纤维来源于胸腰部脊神经根，而后部及会阴部皮肤的感觉神经则来自于骶神经。

（4）神经反射检查：神经反射可以客观地证实神经损伤的存在和定位，最常用的检查方法：①球海绵体反射（BCR）：为双侧性的、脊髓和躯体性的神经反射。这种反射弧的传入和传出神经纤维均来自阴部神经，其反射中枢位于 $S_{2\sim4}$。当用针刺阴茎头的背部时或轻捏阴茎头施以少许压力时，就可以引出这一反射，它表现为球海绵体肌和肛门外括约肌的收缩。这一反射也能通过更为可靠的电刺激和肌电图记录来定量测量。②提睾反射：是一个同侧的、表浅的躯体性反射。利用大头针的钝头轻划大腿内侧皮肤，便可引起这一反射。反应为同侧睾丸的升高。该反射由髂腹股沟和生殖肌神经调节，其反射中枢位于 $L_{1\sim2}$。这种激发的提睾反射的出现是较缓慢的，就像在性唤起过程中所见到的那样。无论外周反射弧的任何部分的损伤或中枢神经元的损伤，这一反射都会消失。

（三）实验室检查

尿常规检查了解有无泌尿系的感染及血尿、蛋白尿的存在；血清肌酐和尿素氮检查可以监测肾功能的状态。

（四）特殊检查

可以借助 X 线、CT、MRI 及电生理学等手段检查原发的神经系统性疾病，相对泌尿系统而言，应该采取一定的手段在疾病的不同阶段动态了解泌尿系的形态和功能。

1.上尿路功能检查 对存在上尿路功能损害风险的患者，如在储尿期和排尿期膀胱内压较高、逼尿肌-括约肌协同失调和输尿管反流的患者，可以通过 B 超、排泄性静脉尿路造影和肾图等手段评价肾输尿管的形态和功能。

2.下尿路检查 膀胱尿道造影可以了解膀胱解剖形态、有无膀胱-输尿管反流，以及有无膀胱内结石、憩室和膀胱输出道梗阻等。在女性还可判断尿道的活动性及有无膀胱后壁及尿道膨出。尿道膀胱镜并非神经源性膀胱的必要检查手段，可用于怀疑有膀胱尿道内肿瘤，或需了解有无膀胱、尿道解剖和结构异常的患者。

（五）尿动力学检查

目前为止，尿动力学检查是唯一一种能同时准确评价膀胱尿道功能和形态的方法，并能提供下尿路状况对上尿路功能变化的潜在影响。同时，尿动力学检查结果是神经源膀胱分类的重要依据。

1.常规尿动力学检查

(1)尿流率：最大尿流率最有临床价值，正常情况下男性≥15ml/min，女性≥25ml/min。该指标受膀胱内初始的尿量、逼尿肌收缩力或(和)尿道阻力的影响。完成尿流率检测后立即测量残余尿量，能更全面准确反映膀胱、尿道功能。

(2)储尿期的膀胱尿道功能检查。

1)膀胱感觉异常：通过询问膀胱充盈过程中患者的排尿感觉，以及相对应的膀胱容量加以判断和描述。可分为以下几种异常表现：①膀胱感觉过敏：常见于各种膀胱炎及特发性感觉过敏；②膀胱感觉减退或缺失：常见于骶髓损伤、糖尿病性、盆腔手术后等因素造成的膀胱尿道功能障碍，也可见于膀胱出口梗阻所致的慢性尿潴留等疾病。

2)逼尿肌活动性异常：正常情况下，膀胱充盈时，逼尿肌松弛、舒展以允许膀胱容积增大，逼尿肌稳定，不出现无抑制性逼尿肌收缩，并可以抑制由激惹试验诱发出的逼尿肌收缩，而始终保持膀胱内低压状态。由于神经控制机制的异常所导致的逼尿肌过度活跃，称之为逼尿肌反射亢进(DHR)。在诊断 DHR 时必须具备神经系统病变的客观证据，常见于中枢神经系统的多发性硬化症、脑血管疾病、脑脊膜肿瘤和骶上脊髓损伤等病变。由于盆腔手术，或糖尿病等导致支配膀胱的神经末梢功能损坏，可能导致逼尿肌收缩力明显减弱，甚至缺失。

3)膀胱顺应性(BC)异常：正常膀胱，从空虚到充盈状态逼尿肌压力仅经历较小的变化(10～15cmH_2O)。一些神经性病变可以影响 BC，如骶髓上神经损伤的神经源性膀胱，逼尿肌失去上中枢的抑制，因而导致膀胱壁张力增高，BC下降；而盆腔手术后，或糖尿病性神经源性膀胱，膀胱失去神经支配，因而BC增大。

4）功能性膀胱容量（FCC）改变：FCC即为膀胱充盈过程中所能达到的最大充盈液体量。一般正常男性的FCC为300～750ml，正常女性FCC为250～550ml。神经源性膀胱因病因的不同，FCC也可有较大差异，并常伴有膀胱感觉的异常。

5）漏尿点压：指尿液从尿道口流出时的膀胱压力。根据驱使尿液流出的膀胱压力产生机制的差异，将其分为两种，即膀胱漏尿点压力（BLPP）和腹压漏尿点压（ALPP）。

BLPP又称之为逼尿肌漏尿点压（DLPP），定义为在缺乏逼尿肌收缩的前提下，膀胱充盈过程中出现漏尿时的最小膀胱压。一般认为当BLPP大于40cmH_2O的时候，发生输尿管反流和肾积水等上尿路功能损坏的可能性远大于BLPP小于40cmH_2O的患者。

尿动力学检查时，在缺乏逼尿肌无抑制性收缩及腹压改变的前提下，灌注过程中实时膀胱压在减去膀胱压的基础值后，达到40cmH_2O时的膀胱容量为相对安全膀胱容量。相对安全膀胱容量越小，意味着膀胱内处于低压状态的时间越短，上尿路扩张发生越早扩张程度也越严重；BLPP相对应的膀胱容量称为漏尿点压时的膀胱容量，若BLPP大于35～40cmH_2O，则漏尿点压膀胱容量于相对安全膀胱容量之差越大，意味着膀胱内压高于35～40cmH_2O时间越长，而且病变的隐蔽性亦越大，因而发生上尿路损害的危险性越大。

ALPP又称为应力性漏尿点压（SLPP），其主要用以反映尿道括约肌的关闭能力，特别是能够量化反映随腹压增加时的尿道括约肌关闭能力，多用于压力性尿失禁的诊断和分型。

（3）排尿期的膀胱尿道功能检查：排尿期压力-流率测定是目前对于排尿功能进行定量分析的最好方法。相对神经源性膀胱而言，主要有两个方面的问题，即各种神经性疾病导致逼尿肌收缩力减弱，如糖尿病、盆腔脏器手术等；或导致逼尿肌内和（或）外括约肌协同失调造成的排尿阻力增加，如骶髓上的脊髓病变等，两者的最终后果都是导致尿流率减低，排尿困难，甚至丧失自主排尿能力，并可导致不同程度的残余尿量，乃至尿潴留。

（4）尿道压力测定：用于反映储尿期尿道各点控制尿液的能力，较少用于神经源性膀胱功能的诊断。

（5）肌电图：正常情况下，随着膀胱充盈肌电活动逐渐增强。咳嗽用力使腹压突然增加的同时肌电活动也突然增加。排尿时，肌电活动消失且肌电活动变化稍早于逼尿肌收缩。排尿结束，肌电活动再次出现。若排尿时肌电活动不消失或消失不全，应考虑逼尿肌尿道外括约肌协调失调，如见于脊髓发育不良患者。

2.影像尿动力学检查　影像尿动力学检查可更精确评估所存在的尿动力学危险因素，明确神经源性膀胱产生症状的原因，还可以观测膀胱输尿管反流出现的时间和程度。

3.尿动力学检查过程中的特殊问题　在尿动力学检查及分析结果的过程中，有些问题应该特别关注。

（1）自主神经反射：对高位脊髓完全性损伤患者，在检查过程中要预见到自主神经反射的发生，并做好防范措施。

T5及其以上的脊髓横断性损伤可导致位于胸腰段的调节心、血管系统的交感神经元失去血管运动中枢的控制，容易受逼尿肌的兴奋诱发自主神经反射亢进。后者是高位截瘫最严重的并发症，轻者出现头痛、恶心、皮肤潮红、出汗及血压升高，重者可发生高血压脑病和高血压危象，甚至出现颅内出血、心律失常和心力衰竭等严重后果，进而威胁患者的生命。

在对高位截瘫患者进行尿动力学检查时，在膀胱充盈过程中，应采用低速缓慢灌注，同时密切观察自主神经反射亢进的临床表现，注意血压的变化。头痛、出汗、恶心等症状是自主神经反射亢进的信号，应加以警惕。如果发现血压急剧升高，立即停止灌注，排空膀胱，并给予α受体阻滞剂等药物降低血压，以防止脑出血等并发症的发生。

(2)原发性神经病变与尿动力学检查结果间的关系：大多数神经源性膀胱患者，依原发性神经病变导致神经源性膀胱机制，其尿动力学检查结果可能会有一定的规律性，但并非所有情况都是如此。以脊髓损伤导致的神经源性膀胱为例，许多文献报道脊椎损伤的部位与尿动力学的改变并无严格的对应关系，甚至无法用现有的理论推测为什么这个部位的脊髓损伤会导致这样的临床症状及尿动力学检查结果。因此不能单纯性根据原发神经病变的性质来臆断排尿功能异常的类型，对该类患者的排尿功能准确评价，取决于及时和动态的尿动力学检查。

四、治疗

近年来，随着尿动力学检查技术的发展、新的治疗药物和器械的临床应用，神经源性膀胱的治疗手段和效果都有了较大的改善。具体针对每一例患者而言，其治疗方法应结合患者的病情采取个体化治疗方案。

（一）神经源性膀胱治疗原则

1.*“平衡膀胱”的概念及神经源膀胱治疗目的*　在对神经源膀胱处理过程中，保护上尿路功能是治疗的重点，其中建立及维持对上尿路无损害威胁的“平衡膀胱”是治疗的最主要目标。在很多情况下，神经源性膀胱患者不能恢复正常的排尿功能，但必须在治疗的基础上建立“平衡膀胱”。其基本的要求为膀胱能低压储尿并有较大的膀胱容量，能在不用尿管下排空膀胱，无尿失禁，上尿路功能不受损害，方法如降低尿道阻力以适应逼尿肌收缩无力，获得膀胱排空；用人工尿道括约肌替代关闭不全或功能亢进的尿道括约肌等。

2.*尿动力学检查结果*　作为选择治疗方案依据尽管神经源膀胱的临床表现都是排尿功能障碍，但因神经损伤的部位及病程的差异，膀胱尿道解剖及功能的病理变化迥异。因而神经源性膀胱的治疗必须依照实时尿动力检查的结果，而不是仅仅参考神经系统的病史及检查。

3.*积极治疗原发病，定期随访*　因为导致神经源性膀胱的神经性疾病往往是动态变化的，因此需要对每一个神经源性膀胱患者进行严格的追踪随访，以根据患者的当时情况决定是否需要相应更改治疗方案，或了解是否有新出现的需要治疗的并发症。

4.*预防和治疗并发症*　改善患者生活质量保护逼尿肌功能，积极预防和治疗尿路感染、肾积水、膀胱输尿管反流和泌尿系结石等并发症，采用合理的排尿或集尿等辅助装置，减轻痛苦，提高患者生活质量。

（二）保守治疗

各类保守治疗的手段和理念应终生贯穿于神经源性膀胱患者的各个治疗阶段，但应严格掌握指征。

1.*行为疗法*　即通过患者的主观意识活动或功能锻炼来改善膀胱的储尿和排尿功能，从而达到下尿路功能的部分恢复，以便减少下尿路功能障碍对机体功能的损害。行为疗法包括盆底锻炼、生物反馈和膀胱训练等。

盆底锻炼(PFE)，又称“Kegel锻炼”，指患者有意识地对以提肌为主的盆底肌肉进行自主收缩以便加强控尿能力，可作为基本锻炼方法或作为其他治疗的辅助锻炼方法。

生物反馈方法，即采用模拟的声音或视觉信号来反馈提示正常及异常的盆底肌肉活动状态，以使患者或医生了解盆底锻炼的正确性，可以加强盆底锻炼的效果。

2.*排尿功能的管理*

(1)手法辅助排尿：最常用的手法是Valsalva法(腹部紧张)和Crede法(手法按压下腹部)。这两种方法通过腹部按压能促进膀胱排尿，但大部不能排空。对于盆底肌完全弛缓性瘫痪的患者，这些手法可诱发机械性梗阻。长期的 Valsalva 或 Crede 手法排尿还可能导致后尿道的压力增高，尿液向前列腺和精囊的流入诱发前列腺炎或附睾炎以及其他并发症。这些非生理性的高压力亦能造成上尿路的反流，应慎重掌握指征。

膀胱按压只可用于逼尿肌活动功能下降伴有括约肌活动功能降低的患者。需强调的是括约肌反射亢进和逼尿肌-括约肌协调失调禁忌做膀胱按压。此外，膀胱-输尿管-肾脏反流、男性附件反流、各种疝和痔、有症状的尿路感染以及尿道异常也均属于禁忌。

对于膀胱颈及近端尿道 α 受体兴奋性增高的患者，可考虑服用 α 受体阻滞剂，或行膀胱颈内口切开术，以减低尿道阻力，减少残余尿量。

(2)反射性触发排尿：膀胱反射触发包括患者和陪护人员用各种手法刺激外感受器诱发逼尿肌收缩。定期触发排空的目的是恢复对反射性膀胱的控制，即患者需要排尿时就能触发膀胱收缩。这种治疗方法多用于骶髓以上部位脊髓损伤患者，但临床效果并不十分理想。

反射性排尿是骶髓的非生理性反射，必须通过每天数次的触发才能诱发出，具有潜在的危险性，有报道称可出现膀胱形态改变、功能减退、肾盂积水和肾功能破坏。

因此，在触发性排尿的起始和实施过程中都应做尿动力学及其他相关检查。必须符合下列条件者才能进行这种训练：①患者膀胱容量和顺应性能维持 4 小时不导尿；②尿液镜检白细胞≤10 个/HPF；③无发热；④无持续菌尿出现。

该方法最适合于括约肌或膀胱颈切开术后的骶髓上脊髓损伤患者，以维持和改善自发反射性排尿。若患者伴有下列情况：逼尿肌收缩不良（收缩太弱、太强，收缩时间过短、过长）、引发非协调性排尿、膀胱-输尿管-肾盂反流、男性患者流向精囊和输精管反流、不可控制的自发性反射障碍或复发性尿路感染持续存在，则不宜采用触发性排尿法。

(3)辅助导尿器具治疗。

1)留置导尿及膀胱训练：脊髓损伤早期膀胱功能障碍主要表现为尿潴留，许多患者接受留置导尿的方式处理，但要注意保持尿管朝向正确的方向和夹放导尿管的时间。膀胱贮尿在 300～400ml 时有利于膀胱自主功能的恢复。因此，要记录水的出入量，以判断放尿的时机。留置导尿时每天进水量须达到 2500～3000ml，定期冲洗膀胱，每周更换导尿管。

长期经尿道留置导尿管可导致反复的泌尿系感染和尿管堵塞、膀胱挛缩、继发性结石等并发症。在高位截瘫的患者，导管阻塞、尿潴留可能会诱发自主神经性反射。在男性还很容易导致尿道狭窄、男生殖系统的并发症，如阴囊脓肿、尿道瘘、尿道狭窄、尿道憩室和附睾炎等。即使采用经耻骨上膀胱造瘘引流的方法，也只能减少男性生殖系统的并发症。由于造瘘管的持续引流，久而久之膀胱失用性萎缩，造成换管困难而容易损伤膀胱引起出血；另外造瘘管不能与腹壁组织紧密粘连，容易从造瘘管旁溢尿，导致患者生活不便。

2)阴茎套集尿：阴茎套集尿的目的是男性患者把漏出的尿液收集到一个容器中，防止了尿液溢出，使小便管理更卫生，减少难闻的气味，改善了生活质量。

采取此种方法管理排尿的患者一定要行尿动力学检查，了解尿失禁的原因。若患者为小容量低顺应性膀胱，由于逼尿肌无抑制性收缩，或膀胱内持续高压导致的漏尿，长期用此方法管理排尿是一种非常危险的处理措施。不解决膀胱内高压的问题最终会导致膀胱输尿管反流，及肾功能损坏，进而威胁患者的生命。

因而这种方法只能用于有一定的膀胱安全容量及足够低的膀胱逼尿肌漏尿点压的患者。该疗法实际上是对尿失禁的姑息治疗，尽管阴茎套明显优于尿垫，但能引发很多问题和并发症。阴茎套固定太紧，时间过长会引起皮肤的机械性损伤，从而继发阴茎损伤。皮肤对阴茎套过敏也是引起皮肤损伤的常见原因。此外，阴茎长期浸泡在阴茎套内，潮湿的环境有可能导致阴茎皮肤的感染，进而诱发逆行尿路感染。

(4)间歇性导尿术(IC)：IC系指定期经尿道或腹壁窦道插入导尿管以帮助不能自主排尿的患者排空膀胱或储尿囊的治疗方法。无菌性间歇性导尿术(AIC)在医院内由医务人员操作，多用于需要短期进行间歇性导尿以排空膀胱，或(和)促进膀胱功能恢复的患者，如由于神经性、梗阻性或麻醉后的种种原因所引起的暂时性尿潴留或排空不完全，或脊髓损伤早期的脊髓休克期，或用于长期需要间歇性导尿患者早期，以帮助患者建立个体化的间歇性导尿方案。

自我间歇性清洁导尿(CISC)多用于需要长期接受间歇性导尿的患者，在医生的指导下，患者在医院外自己操作，或由家属辅助完成导尿。

间歇性导尿能够达到膀胱完全排空而下尿道没有持续留置的异物，因而有很多优点：①降低感染、膀胱输尿管反流、肾积水和尿路结石的发生率，是目前公认的最有效的保护肾功能的方法；②可以使膀胱周期性扩张与排空，维持膀胱近似生理状态，促进膀胱功能的恢复，重新训练反射性膀胱；③减轻自主神经反射障碍；④阴茎、阴囊并发症少；⑤对患者生活、社会活动影响少，男女患者均能继续正常的性生活。在不同脊髓损伤部位和程度的患者中，间歇性导尿是保护膀胱顺应性，减少与之相关上尿路并发症的最好方法。与间歇性导尿相比，经尿道或耻骨上径路留置导尿管、反射性排尿、尿垫处理尿失禁等方法有更多更严重的并发症和更差的预后。

(5)经尿道留置支架术：该方法主要用于治疗尿道括约肌张力增高而膀胱容量及顺应性尚可的脊髓损伤性神经源性膀胱患者，能显著降低平均排尿压和残余尿量，改善膀胱自主性反射失调症状，提高排尿节制能力，使患者从尿管治疗的负担中解脱，获得良好的社会心理益处。

3.*药物治疗* 因神经源性膀胱的发病机制及类型不同，药物的选择需要根据患者的具体尿动力学表现类型，如选用α受体阻滞剂盐酸坦索罗辛、特拉唑嗪、多沙唑嗪等降低尿道内括约肌张力；选用M受体阻滞剂奥昔布宁、托特罗定、曲司氯铵等减低膀胱逼尿肌兴奋性。此外对神经源性损伤和疾病所致的逼尿肌活动亢进患者，口服药物疗效不佳者，可采取膀胱内药物破坏去神经性治疗，主要方法有辣椒辣素或RTX膀胱内灌注、膀胱壁卡尼汀注射等。

(1)辣椒辣素和RTX：辣椒辣素对膀胱的作用机制还没有完全了解，一般认为其临床疗效是阻断膀胱感觉传入神经的结果。辣椒辣素刺激膀胱感觉神经无髓鞘C纤维，通过释放P物质使初级传入神经纤维丧失活性而增加膀胱容量。RTX是从一种从大戟色素体(类似仙人掌的植物)中提取的辣椒辣素类似物。与辣椒辣素分子结构和药理作用类似，但RTX辣度为辣椒辣素的1000倍，而局部刺激作用明显小于辣椒辣素。

(2)A型肉毒杆菌毒素：A型肉毒杆菌毒素(BTXA)系由肉毒梭状芽孢杆菌产生的一种神经毒物，其能阻止神经肌肉接头处胆碱能神经末梢乙酰胆碱的释放。研究表明逼尿肌局部注射BTXA可造成神经肌肉传导阻滞，可用于高张力神经源性膀胱，使逼尿肌失去神经支配后松弛，降低膀胱储尿期压力和增加膀胱容量；亦可经尿道行尿道外括约肌注射BTXA，用于伴有明显的逼尿肌-外括约肌协同失调的患者，再配合各种手法诱发排尿反射，也能显著降低患者尿道阻力，减少残余尿量。

4.*电、磁刺激治疗* 电刺激在治疗神经源性膀胱方面有一定的疗效。它主要是通过刺激盆腔组织器官或支配它们的神经纤维和神经中枢，从而对效应器产生直接作用，或对神经通路的活动产生影响，最终改变膀胱尿道的功能状态，改善储尿或排尿功能。

(1)骶神经前根电刺激：1976年英国Brindley和美国Tanagho利用横纹肌与平滑肌的收缩特性不同，

即前者的收缩、舒张反应远较后者为快的特点，将骶神经前根电刺激(SARS)技术应用于人体，并配合进行骶神经后根切断去传入，以扩大膀胱容量和减轻括约肌的不协调收缩，获得了良好的排尿效果，被认为是治疗 SCI 患者排尿功能障碍的最理想方法。

进行 SARS 排尿必须具备两个先决条件：①患者的骶髓-盆腔副交感传出通路完整；②患者的膀胱未发生纤维化，具有较好的收缩功能。Brindley 认为下列患者可供选择：①反射性尿失禁的女性，因为女性缺乏合适的体外集尿装置，且女性骶神经后根切断后对性功能影响很小；②不存在反射性阴茎勃起的男性，或明确表示对性功能无要求的男性；③反复发生尿路感染的患者；④由膀胱或直肠激发存在自主神经反射亢进的患者；⑤截瘫患者较四肢瘫者为好，这类患者手部功能不受影响，可自己操作体外无线电刺激器。

(2)骶神经调节：骶神经调节又称为骶神经刺激(SNS)，作为排尿功能障碍的一种治疗手段，近年来在欧美非常流行，被誉为对传统治疗方法的革新。骶神经调控的机制是通过"电发生器"发出短脉冲刺激电流连续施加于特定的骶神经，以此剥夺神经细胞本身的电生理特性，干扰异常的骶神经反射弧，进而影响与调节膀胱、尿道括约肌及盆底等骶神经支配的效应器官，起到"神经调节作用"，不仅对排尿异常有调节作用，同时对"排便障碍"同样亦有效。目前 SNS 治疗急迫性尿失禁、尿急尿频综合征和慢性尿潴留通过了美国 FDA 的批准。

在既往 SNS 多中心临床实验中，神经源性疾患以及以疼痛作为原发症状者被排除在外，但包括了尿频尿急合并疼痛的患者。已有少量的临床研究表明，SNS 在部分神经源性疾患引发的排尿功能障碍，如多发性硬化症、隐性脊柱裂等也有较好疗效。

(3)功能性磁刺激(FMS)：磁刺激是根据法拉第原理设计的，即利用一定强度的时变磁场刺激可兴奋组织，从而在组织内产生感应电流。研究人员发现，利用高速功能性磁刺激器刺激骶部神经有助于排尿，可用于 SCI 后神经源性膀胱的治疗，其确切机制目前尚不十分清楚。SCI 后神经源性膀胱常与逼尿肌的过度兴奋有关，通过刺激盆底神经的肛门直肠分支、阴部神经和下肢肌肉的神经可以抑制逼尿肌的过度活动，刺激 S_3 传入神经根也可以激活脊髓的抑制通路。另外刺激盆底的感觉传入神经通路也可能直接在脊髓水平或经其他神经旁路抑制逼尿肌运动神经元的冲动，从而抑制排尿反射或逼尿肌不稳定收缩和反射亢进。

(4)针灸治疗：针灸是祖国医学灿烂的瑰宝，与西医相比有着其自身的优越性和独特之处。针灸治疗主要是以中医的基本理论为指导，通过针灸刺激人体一定的部位，从而调理人体的各个脏腑、经络、气血的功能，以达到治疗疾病的目的。在临床工作中，针灸在治疗神经源性膀胱方面也能起到一定的疗效，为临床治疗神经源性膀胱提供了新的思路和方法，再配合其他的治疗方法，往往能起到积极的治疗效果。

(三)神经源性膀胱的手术治疗

1.膀胱扩大术 由先天性脊髓发育不良、脊髓脊膜膨出和高位脊髓损伤等原因所致的神经源性膀胱，膀胱容量小，逼尿肌反射亢进伴/不伴有低顺应性膀胱，药物或神经刺激治疗改善不明显的患者，可以考虑行肠膀胱扩大术，或自体膀胱扩大术，以建立一个低压大容量的储尿囊。目前手术方式向大容量、低压和可控方向发展，同时保留了膀胱三角区和正常的排尿途径，避免了尿流改道引起的并发症和生活不便。具体术式可采取自体膀胱扩大术、回肠膀胱扩大术、结肠膀胱扩大术等，对于术后仍不能自主排空膀胱的患者，仍需要配合采用间歇性导尿。若患者不适合做膀胱扩大术，如肠道粘连，或一般情况差，不能耐受长时间的手术，可单纯采取尿流改道术，如输尿管皮肤造口，以避免高压膀胱对肾功能的影响。

2.人工尿道括约肌(AUS)置入术 人工尿道括约肌可用于各种原因导致尿道括约肌功能丧失，并出现真性尿失禁的患者。一般认为置入 AUS 的指征是：①上尿路正常；②无膀胱输尿管反流；③肾功能正常；④无难以治疗的尿路感染；⑤有足够的膀胱容量；⑥无逼尿肌无抑制性收缩，或药物能控制逼尿肌的不稳

定性收缩;⑦必须具有使用人工尿道括约肌装置的智力和操纵能力。

对于神经源性膀胱而言,还有许多特殊之处,这些问题在选择安置AUS之前必须和患者进行充分的交流。由于神经源性膀胱患者尿道内、外括约肌的完整性尚在,在膀胱颈和尿道膜部仍保留一定的张力。在逼尿肌收缩力不足,或无收缩力的情况下,很难将膀胱内的尿液排空,因此神经源性膀胱患者在人工括约肌置入前需进行经内镜括约肌切开术,以变为完全性尿失禁。但这种破坏性手术是一种不可逆的操作,必须向患者及其家属介绍手术必要性,以及安置AUS不成功后导致的真性尿失禁后果。

对于下列神经源性膀胱患者:①伴有严重逼尿肌反射亢进尿失禁;②合并原发性膀胱挛缩;③严重膀胱输尿管反流尿失禁;④尿道内梗阻;在考虑接受AUS置入治疗前,必须采用各种形式的手术或神经阻断治疗,扩大储尿囊容量,增加储尿囊顺应性,解决膀胱输尿管反流等问题。

(陈保春)

第九节 膀胱过度活动症

【定义】

膀胱过度活动症(OAB)是一种以尿急症状为特征的症候群,常伴有尿频和夜尿症状,可伴或不伴有急迫性尿失禁;尿动力学上可表现为逼尿肌过度活动,也可为其他形式的尿道—膀胱功能障碍。OAB无明确的病因,不包括由急性尿路感染或其他形式的膀胱尿道局部病变所致的症状。

尿急是指一种突发、强烈的排尿欲望,且很难被主观抑制而延迟排尿;急迫性尿失禁是指与尿急相伴随或尿急后立即出现的尿失禁现象;尿频为一种主诉,指患者主观感觉排尿次数过于频繁。通常认为:成年人排尿次数达到昼夜≥8次,夜间≥2次,平均每次尿量<200ml时考虑为尿频。夜尿指患者每夜≥2次,因尿意而觉醒排尿的主诉。

OAB与下尿路症候群(LUTS)的鉴别点在于:OAB仅包含有储尿期症状,而LUTS既包括储尿期症状,也包括排尿期症状,如排尿困难等。

【病因及发病机制】

OAB的病因尚不十分明确,目前认为有以下4种。①逼尿肌不稳定:由非神经源性因素所致,储尿期逼尿肌异常收缩引起相应的临床症状;②膀胱感觉过敏:在较小的膀胱容量时即出现排尿欲;③尿道及盆底肌功能异常;④其他原因:如精神行为异常,激素代谢失调等。

【诊断】

1.筛选性检查　指一般患者都应该完成的检查项目。

(1)病史:①典型症状,包括排尿日记评估。②相关症状,排尿困难、尿失禁、性功能、排便状况等。③相关病史,泌尿及男性生殖系统疾病及治疗史;月经、生育、妇科疾病及治疗史;神经系统疾病及治疗史。

(2)体检:①一般体格检查;②特殊体格检查:泌尿及男性生殖系统、神经系统、女性生殖系统。

(3)实验室检查:尿常规。

(4)泌尿外科特殊检查:尿流率、泌尿系统超声检查(包括剩余尿测定)。

2.选择性检查　指特殊患者,如怀疑患者有某种病变存在,应该选择性完成的检查项目。

(1)病原学检查:疑有泌尿或生殖系统炎症者应进行尿液、前列腺液、尿道及阴道分泌物的病原学检查。

(2)细胞学检查:疑有尿路上皮肿瘤者进行尿液细胞学检查。

(3)尿路平片、静脉尿路造影、泌尿系内腔镜、CT 或 MRI 检查:怀疑泌尿系其他疾病者。

(4)侵入性尿动力学检查:①目的,确定有无下尿路梗阻,评估逼尿肌功能;②指征,侵入性尿动力学检查并非常规检查项目,但在以下情况时应进行侵入性尿动力学检查,尿流率减低或剩余尿增多、首选治疗失败或出现尿潴留、在任何侵袭性治疗前、对筛选检查中发现的下尿路功能障碍需进一步评估;③选择项目,膀胱压力测定,压力-流率测定等。

(5)其他检查:尿培养、血生化、血清 PSA(男性 40 岁以上)等。

【诊治原则】

1.首选治疗

(1)行为训练

①膀胱训练

方法一:延迟排尿,逐渐使每次排尿量>300ml。

治疗原理:重新学习和掌握控制排尿的技能;打断精神因素的恶性循环;降低膀胱的敏感性。

配合措施:充分的思想工作、排尿日记、其他。

要求:切实按计划实施治疗。

治疗风险:低顺应性膀胱,充盈期末逼尿肌压>40cmH_2O,在治疗过程中可能引起膀胱尿液反流,为此治疗的禁忌证。

方法二:定时排尿。

目的:减少尿失禁次数,提高生活质量。

适应证:尿失禁严重,且难以控制者。

治疗风险:患者伴有严重尿频时,无法耐受此治疗方法。

②其他治疗:盆底肌训练、生物反馈治疗、催眠疗法。

(2)药物治疗

①一线药物:托特罗定、曲司氯胺、索利那新。

作用机制:通过拮抗 M 受体,抑制逼尿肌收缩,改善膀胱感觉功能及抑制逼尿肌不稳定收缩可能;对膀胱的高选择性作用,这一特性是上述药物能作为一线治疗药物的主要依据,从而使此类药物在保证了疗效的基础上,最大限度减少不良反应。

治疗风险:疗效有待提高,其主要原因是 OAB 病因不明,阻滞 M 受体并不一定改善症状;器官选择性作用还有待研究,还应进行剂型的给药途径改进,以减少不良反应。

②其他可选药物

其他 M 受体拮抗药:奥昔布宁、丙哌唯林、普鲁苯辛等。

镇静、抗焦虑药:丙米嗪、多虑平和地西泮等。

钙通道阻断药:维拉帕米(异搏停)、硝苯地平。

前列腺素合成抑制药:吲哚美辛。

③其他药物:黄酮哌酯疗效不确切,中草药制剂尚缺乏可信的试验报告。

(3)改变首选治疗的指征:无效;患者不能坚持治疗或要求更换治疗方法;出现或可能出现不可耐受的不良反应;治疗过程中尿流率明显下降或剩余尿量明显增多。

2.可选治疗

(1)A 型肉毒毒素膀胱逼尿肌多点注射:对严重的逼尿肌不稳定具有疗效。

(2)膀胱灌注 RTX、透明质酸酶、辣椒辣素:以上物质可参与膀胱感觉传入,灌注后降低膀胱感觉传入,对严重的膀胱感觉过敏者可试用。

药物治疗风险及防范：由于OAB病因不明，部分病人治疗效果不佳，在选择治疗方法时建议以下几种。①膀胱训练虽可单独施行，但与药物治疗合用更易为患者所接受。②在药物治疗中，在一线药物的基础上，根据患者的情况配合使用其他药物：对有明显神经衰弱、睡眠差及夜间尿频较重者增加镇静抗焦虑药物；对绝经后患者可试加用女性激素；对合并有轻度膀胱出口梗阻者，可与α受体阻滞药合用；对症状较重，尤其合并有显著逼尿肌不稳定者可配合使用1～2种不同治疗机制的逼尿肌收缩抑制药；用药剂量可从较小的剂量开始，逐渐加量直到出现疗效或不良反应；用药时间不宜过短，一般应持续用药2周后评估疗效（出现不良反应者除外），直至症状完全控制后逐渐减量。③A型肉毒毒素、RTX等可选治疗仅在症状重、其他治疗效果不佳时考虑使用。

（3）神经调节：骶神经电调节治疗，对部分顽固的尿频尿急及急迫性尿失禁患者有效。

（4）外科手术

①手术指征：应严格掌握，仅适用于严重低顺应性膀胱、膀胱容量过小，且危害上尿路功能，经其他治疗无效者。

②手术方法：逼尿肌横断术、自体膀胱扩大术、肠道膀胱扩大术、尿流改道术。

手术治疗风险及防范：OAB的手术治疗给患者带来进一步的损伤，应用范围比较有限，应严格掌握适应证，仅适用于严重的顺应性膀胱，膀胱容量过小，且危害上尿路功能，经其他治疗无效者。需注意手术前必须权衡利弊，考虑病人不适的程度、潜在的病变、一般情况，尤其是病人自己的意愿。

膀胱去神经支配术：膀胱去神经支配术并不是真正意义上的去神经，而是使支配膀胱的神经离散的过程。临床上去除支配膀胱的副交感神经节后纤维非常困难。而且这项手术有很高的复发率，18～24个月或以后其复发率可达100%，此手术目前已经很少采用。

膀胱扩大术：包括膀胱自体扩大术和膀胱成形术（回肠膀胱成形术、结肠膀胱成形术等），主要适用于OAB中小容量低顺应性膀胱的患者，其目的为增加膀胱容量及顺应性，降低膀胱内压，避免上尿路功能损害，并获得良好的储尿功能，但是其并发症（排尿困难、尿潴留、膀胱结石、膀胱穿孔等）需引起注意。如出现排尿困难和尿潴留等并发症可以采取间隔性清洁自家导尿配合使用。

膀胱自体扩大术的手术方法是将膀胱体部的逼尿肌切开或切除，留下膀胱黏膜，形成膀胱憩室，以改善膀胱逼尿肌过度活动。对于神经源性逼尿肌过度活动的疗效比较明确。Leng等对69例OAB行膀胱扩大术（37例行膀胱自体扩大术，32例行膀胱成形术）的患者进行比较，发现两者并发症（尿潴留和膀胱穿孔）发生率分别为3%和20%，差异有统计学意义。

尿流改道术：尿流改道术分为暂时性和永久性2种。而永久性尿流改道术又分为不可控性和可控性2种。尿流改道术较少用于OAB患者，但在顽固性OAB引起的严重盆底疼痛患者中，尿流改道术优于膀胱成形术。

（5）针灸治疗：有资料显示，足三里、三阴交、气海、关元穴针刺有助缓解症状。

【其他疾病中有关OAB症状的诊治风险及防范】

OAB是一个独立的症候群。但临床上的许多疾病也可出现OAB症状，如各种原因引起的膀胱出口梗阻、神经源性排尿功能障碍和各种原因所致的泌尿生殖系统感染等。在这些疾病中，OAB症状可以是继发性的，也可能是与原发病伴存的症状，如良性前列腺增生症患者的OAB症状。由于这些疾病中的OAB症状常有其自身的特殊性，如何在治疗好原发病的基础上控制OAB症状，遵循治疗原则可以有效减少诊治风险，防范医疗风险。

1.膀胱出口梗阻（BOO）　常见病因为良性前列腺增生、女性膀胱颈梗阻等。

（1）筛选检查：症状、Qmax、残余尿等，最大尿流率＜15ml/s，剩余尿＞50ml 时考虑 BOO。

（2）选择性检查：充盈性膀胱压力测定及压力-流率测定，确定有无 BOO 和 BOO 的程度，以及逼尿肌功能。

（3）治疗原则

①针对膀胱出口梗阻的治疗。

②根据逼尿肌收缩功能状况制定相应的 OAB 症状治疗方法：逼尿肌收缩力正常或增强者可适当辅助使用抗 OAB 的治疗；逼尿肌收缩功能受损者慎用抗 OAB 治疗。

③梗阻解除后 OAB 仍未缓解者应行进一步检查，治疗可按 OAB 处理。

2.神经源性排尿功能障碍　常见病因为脑卒中、脊髓损伤和帕金森病等。诊治原则：①积极治疗原发病。②能自主排尿并希望维持自主排尿者，根据有无下尿路梗阻，对 OAB 进行相应处理。无下尿路梗阻者参照以上 OAB 治疗原则；有梗阻者按 BOO 诊治原则。③对不能自主排尿者，按 OAB 治疗，以缓解症状。

3.压力性尿失禁（SUI）

（1）筛选检查发现以下情况者应怀疑可能同时存在压力性尿失禁：①病史和压力诱发试验提示既有急迫性尿失禁，又有压力性尿失禁表现；②生育前后和绝经前后控尿功能出现明显变化；③女性盆腔脏器脱垂。

（2）选择性检查。①体检：膀胱颈抬举试验和棉签试验；②尿动力学检查：膀胱测压，腹压漏尿点压或尿道压力描记；③排尿期膀胱尿道造影：膀胱颈和近端尿道关闭情况、下移或活动情况。检查目的在于确定是否合并压力性尿失禁，以及确定压力性和急迫性尿失禁的程度。

（3）治疗原则：①以 OAB 为主要症状者首选抗 OAB 治疗；②OAB 解除后，压力性尿失禁仍严重者，采用针对压力性尿失禁的相关治疗。

4.逼尿肌收缩力受损

（1）筛选检查发现以下情况应高度怀疑 OAB 伴逼尿肌收缩力受损：①排尿困难症状；②存在明显影响逼尿肌功能的疾病，如糖尿病和脑卒中等；③有逼尿肌功能可能受损的指征，如肛门括约肌松弛和会阴部感觉明显减退等；④最大尿流率＜15ml/s；⑤排尿困难严重，尿流率明显减低或有大量剩余尿，但前列腺不大者。

（2）选择性检查诊断标准：①压力-流率测定提示低压-低流；②无膀胱出口梗阻。

（3）一线治疗：①排尿训练，定时排尿；②在检测剩余尿基础上适当使用抗 OAB 药物；③辅助压腹排尿；④必要时采用间歇导尿或其他治疗；⑤可加用受体阻断药，降低膀胱出口阻力。

（4）二线治疗：①骶神经电调节治疗；②暂时性或永久性尿流改道。

5.其他　除前述几种疾病外，还有许多泌尿和男性生殖系统疾病都可引起或伴随 OAB 症候群。如急、慢性泌尿系特异性和非特异性感染、急慢性前列腺炎、泌尿系肿瘤、膀胱结石、膀胱及前列腺手术后膀胱痉挛等。虽然这些膀胱局部病变不称为 OAB，但在控制和解除膀胱局部病变后，仍可使用本原则指导治疗，以缓解 OAB 症状。

诊治原则如下。

（1）积极治疗原发病。

（2）在积极治疗原发病同时使用抗 OAB 药物，以缓解症状。

（王月清）

第十节　膀胱出口梗阻

膀胱出口梗阻(BOO)是发生于膀胱颈部及其周围的任何病变导致膀胱尿液排出障碍的一种病理状态的统称。常见的疾病有前列腺增生症、前列腺肿瘤、前列腺切除术后瘢痕挛缩、膀胱段切除术后吻合口狭窄、膀胱颈部纤维化、先天性膀胱颈部梗阻、膀胱颈部炎症、膀胱颈部结核、膀胱颈部肿瘤、输尿管间嵴肥大、正中嵴肥大及膀胱颈部周围疾病压迫或累及膀胱颈部引起梗阻,如子宫颈癌、直肠癌等。

BOO一旦发生,对上尿路的影响为双侧性,故肾脏的损害出现较晚,一般无上尿路损害的急性表现,但有明显的排尿困难症状。一旦引起双侧肾脏损害,其代偿能力差,易出现肾衰竭。

一、女性膀胱颈部梗阻

女性膀胱颈部梗阻可发生于任何年龄,以老年者居多,年龄越大发病率越高。病因、发病机制复杂,可能为膀胱颈纤维组织增生、膀胱颈部肌肉肥厚、慢性炎症所致的硬化以及老年女性激素平衡失调导致的尿道周围腺体增生等。

(一)临床表现

由于女性尿道比较短直的解剖特点,并非所有的膀胱颈部梗阻患者均表现出典型的排尿困难,而表现为排尿迟缓和尿流缓慢者不在少数。随着病情进展患者尿流变细,逐渐发展为排尿费力,呈滴沥状;后期出现残余尿增多、慢性尿潴留、充盈性尿失禁。合并尿路感染的病例会出现膀胱刺激症状,梗阻严重者可有双肾输尿管积水及慢性肾衰竭。

(二)诊断

任何年龄女性如出现尿频尿急等下尿路症状,特别是出现进行性排尿困难应想到本病的可能,并进行下列针对性检查:

1.*膀胱颈部触诊*　部分成年妇女经阴道触摸膀胱颈部,可感到有不同程度的增厚,特别是尿道内置有导尿管时,膀胱颈部增厚更为明显。

2.*残余尿量测定*　可用B超或导尿法测定。导尿法测定残余尿量最为准确,排尿后即刻在无菌条件下导尿,放出的全部尿液即为残余尿。正常人残余尿在10ml以下。通过插入导尿管,亦可直接了解尿管在膀胱颈部受阻情况。残余尿量与梗阻程度成正比。而残余尿量的多少也有助于治疗方法的选择。

3.*X线检查*　排尿期膀胱尿道透视和拍片可了解排尿时膀胱颈部的活动情况。并可了解膀胱输尿管反流及程度。

4.*膀胱镜检查*　典型的表现有:①膀胱的增生肥厚性病变(如小梁、憩室等)。②膀胱颈部黏膜僵硬水肿,可见滤泡性增生。③颈口后唇突起,形成一堤坝样改变;有时可见膀胱颈呈环形狭窄,膀胱内口呈领圈样突起。④膀胱镜检查时,嘱患者作排尿动作,正常时膀胱后唇退出视野之外,而颈部梗阻者则失去此能力,其收缩运动减弱或消失,并可排除膀胱结石、肿瘤等原因引起的排尿梗阻。

5.*尿流动力学检查*　虽然尿流动力学检查在男性BOO诊断的价值已得到公认,但在女性尚无相应的诊断标准。最大尿流率检查被认为是一种最好的筛选方法,虽然尿流率低不能区别是膀胱颈梗阻引起或是逼尿肌无力引起,但如果同时做逼尿压力及尿流率,便可准确地确定有无膀胱颈梗阻。排尿时,如平均最大逼尿肌压(Pdet)高而最大尿流率(Q_{max})低,则提示存在梗阻;如Pdet与Q_{max}均低,则表明逼尿肌收缩无力。

6.上尿路检查　对疑有上尿路损害者，均应做分泌性尿路造影或放射性核素检查。

7.肾功能及血液生化检查　双肾功能明显受损者，方出现氮质血症（血非蛋白氮、尿素氮、肌酐等升高），故此检查不能早期揭示肾功能损害情况。酚红（PSP）排泄试验能较早地提示肾盂积水及肾功能状况。对肾脏已有损害的病员，还应检测钾、钠、氯及二氧化碳结合力等，以判断有无电解质平衡失调，有无酸中毒。

鉴别诊断上，本病主要应与神经源性膀胱、尿道狭窄、尿道息肉、尿道结石等疾病鉴别，可通过影像学检查、膀胱尿道镜结合尿动力学检查等进行鉴别。

（三）治疗

1.保守治疗　适用于症状较轻，排尿困难不明显者或无剩余尿者或无膀胱输尿管反流及肾功能损害者，治疗方法包括：选择性 α-受体阻滞剂，尿道扩张术等。合并尿路感染者，应在充分引流尿液的同时，选用有效的抗生素控制感染。

2.手术治疗

（1）经尿道膀胱颈电切术：适用于有明显膀胱颈梗阻及保守治疗无效者。手术要点包括：切除部位从截石位 6 点开始，先用钩形电刀切至膀胱肌层，切开狭窄的纤维环，再以此为中心半月形电切 5～7 点的组织。手术过程中切除范围不要过大、过深，以长度 1～2cm 宽度 0.5～1.0cm 为宜，使后尿道与膀胱三角区在电切后接近同一平面。手术时近可切除膀胱颈部的环形狭窄组织，而不可切除和损坏尿道括约肌环，否则可发生尿失禁或膀胱阴道瘘等并发症。

（2）膀胱颈楔形切除成形术：手术要点包括：打开膀胱后，在膀胱颈远侧约 1cm 处的尿道前壁缝一标志，在标志近侧至膀胱前壁做倒 Y 形切口，各壁长 2～3cm，交角恰位于膀胱颈上方，将 V 形膀胱瓣与切口远端创缘缝合，再依次将膀胱颈做 V 形缝合。

二、男性膀胱颈部梗阻

男性膀胱颈梗阻是一种常见病及多发病，分为功能性膀胱颈梗阻和膀胱颈挛缩。

功能性膀胱颈梗阻是由于膀胱颈自主神经功能失调引起的一种疾病，但神经系统检查无阳性体征。根据国际尿控协会的规定：排尿时有逼尿肌收缩，但膀胱颈开放不全或完全不能开放；内镜检查及尿道探子检查无器质性膀胱下尿路梗阻证据，且无明确神经病变者称为功能性膀胱颈梗阻。其病因可能与交感神经、膀胱颈部 α、β 受体兴奋性改变有关。

膀胱颈挛缩多认为是由于膀胱颈部及其周围脏器的慢性炎症导致膀胱颈部纤维化而致；亦可由各种前列腺手术时的损伤所致，以 TURP 术和前列腺摘除术后的膀胱颈挛缩发生率最高。

（一）临床表现

主要症状为下尿路梗阻症状：排尿困难、排尿迟缓、尿流变细、尿频和夜尿增多及排尿不尽感、急或慢性尿潴留、尿失禁甚至血尿等。

（二）诊断

1.病史　有排尿困难等下尿路症状，或于各种前列腺手术后出现排尿困难的病史。仔细分析临床症状和询问病史，对于确定梗阻的类型和估计梗阻的程度有重要价值。

2.体格检查　除了进行系统的体格检查外，应特别强调直肠指诊和尿道探子检查。

3.实验室检查　尿常规检查、血液生化检查，以了解尿液质量的改变和肾功能情况。

4.X 线检查　排泄性尿路造影能发现主要并发症和了解上尿路功能情况。尿道膀胱造影可从造影片上清晰显示出梗阻部位、程度和长度。

5.膀胱镜检查　可以直接观察梗阻部位并对梗阻的原因进行诊断，膀胱镜检查时可见内括约肌呈环状狭窄，把尿道和膀胱明显分开；膀胱颈抬高，膀胱颈呈苍白色或有玫瑰色，其表面通常光滑，缺少血管分布。

6.尿流动力学检查　普通尿流动力学检查和影像尿动力学检查对诊断有重要参考价值，应用该项检查在临床上有助于早期诊断。简单的自由尿流率测定可提供初步判断，最大尿流率＜15ml/s，提示存在下尿路梗阻的可能。在普通尿流动力学检查中，压力流率测定是公认的诊断手段，判断指标有 A-G 图和 Lin-PURR 图等方法。与 A-G 图相对应的是 A-G 数的应用，A-G 数＝最大尿流率时的膀胱逼尿肌压力-2 倍的最大尿流率。A-G 数大于 40，表示有膀胱出口梗阻存在，数值越大表示梗阻越严重；A-G 数在 15～40 之间表示有梗阻可疑；A-G 数小于 15 表示无梗阻存在。

鉴别诊断：①尿道狭窄：多有尿道炎、尿道器械检查或外伤史。行尿道造影或尿道镜检查可明确尿道狭窄的部位和程度。②后尿道瓣膜：主要见于男童，排尿性膀胱尿道造影对鉴别诊断有重要价值。在膀胱颈部梗阻患者，瓣膜处有很薄一层充盈缺损，尿道镜检查可直接观察到瓣膜存在。③精阜肥大：先天性精阜肥大的临床表现与膀胱颈部挛缩相同，在排尿性膀胱尿道造影时可见到梗阻以上后尿道扩张，后尿道填充缺损。尿道镜检查可见到肥大隆起的精阜。④神经源性膀胱：多有神经受损病史，如脊髓炎、多发性脊髓硬化症、脊椎外伤等。神经系统的检查可鉴别此病，膀胱压力测定显示各类神经源性膀胱功能障碍的图像。⑤逼尿肌无力症：通过尿动力学检查可鉴别。⑥前列腺增生症：为老年人常见疾病，直肠指诊和尿道膀胱造影可鉴别。

（三）治疗

1.保守治疗　适用下列情况：①没有残余尿或残余尿少（10～20ml）；②无慢性肾功能不全；③无反复的尿路感染；④输尿管反流不明显。主要有 α-受体阻滞剂、糖皮质激素、抗生素等的应用。抗生素的应用：对合并有感染和施用尿道扩张器者，均应使用抗生素治疗。

2.手术治疗

(1)膀胱颈部扩张术：对先天性和原发性膀胱颈部挛缩，单纯应用尿道扩张术治疗效果多不满意，对前列腺增生切除术及经尿道前列腺电切术后的膀胱颈部梗阻，可应用尿道扩张治疗。

(2)膀胱颈切开术：楔形切开膀胱颈肌层，破坏其狭窄环。

(3)膀胱颈切除术：该术式适用于各种原因引起的膀胱颈部挛缩和小儿膀胱颈梗阻。方法是在膀胱颈后唇将黏膜弧形切开，于黏膜下潜行分离，显露膀胱颈肌层，将膀胱肌层作楔形切除。

(4)膀胱颈 Y-V 成形术：经耻骨后途径显露膀胱颈部及膀胱前壁，于膀胱前壁作 Y 形切口，将 V 形膀胱瓣与切口远端创缘缝合，以扩大膀胱颈部管腔。

(5)经尿道膀胱颈部电切术：切断环形缩窄环，使梗阻得以解除，有主张切开部位以膀胱颈截石位 12 点最佳，也有主张切开范围在 5～7 点位置；深度为切除膀胱颈部全层，至见到脂肪组织。术后持续尿管引流尿液 2～3 周，拔除尿管后行尿道扩张术，初时每周 1 次，连续 3 次后改为每 2 周 1 次，之后改为 4 周、2 个月、3 个月、6 个月至 1 年扩张一次后，即可停止扩张。

（王月清）

第十一节　女性压力性尿失禁

【定义】

压力性尿失禁（SUI）指喷嚏、咳嗽或运动等腹压增高时出现不自主的尿液自尿道外口漏出。

症状表现为咳嗽、喷嚏、大笑等腹压增加时不自主漏尿。体征是在增加腹压时，能观测到尿液不自主地从尿道漏出。尿动力学检查表现为充盈性膀胱测压时，在腹压增加而逼尿肌稳定性良好的情况下出现不随意漏尿。

诊治风险：女性的压力性尿失禁应区别于小儿尿失禁、神经源性尿失禁、急迫性尿失禁、充盈性尿失禁及各种男性尿失禁。

【流行病学特点】

尿失禁的流行病学调查多采用问卷方式。调查结果显示该病患病率差异较大，可能与采用的尿失禁定义、测量方法、研究人群特征和调查方法等都有关系。女性人群中 23%～45%有不同程度的尿失禁，7%左右有明显的尿失禁症状，其中约 50%为压力性尿失禁。

1.较明确的相关因素

(1)年龄：随着年龄增长，女性尿失禁患病率逐渐增高，高发年龄为 45～55 岁。年龄与尿失禁的相关性可能与随着年龄的增长而出现的盆底松弛、雌激素减少和尿道括约肌退行性变等有关。一些老年常见疾病，如慢性肺部疾病、糖尿病等，也可促进尿失禁进展。但老年人压力性尿失禁的发生率趋缓，可能与其生活方式改变有关，如日常活动减少等。

(2)生育：生育的次数、初次生育年龄、生产方式、胎儿的大小及妊娠期间尿失禁的发生率均与产后尿失禁的发生有显著相关性，生育的胎次与尿失禁的发生呈正相关性；初次生育年龄为 20～34 岁的女性，其尿失禁的发生与生育的相关度高于其他年龄段；生育年龄过大者，尿失禁的发生可能性较大；经阴道分娩的女性比剖宫产的女性更易发生尿失禁；行剖宫产的女性比未生育的女性发生尿失禁危险性要大；使用助产钳、吸胎器和缩宫素等加速产程的助产技术同样有增加尿失禁的可能性；大体重胎儿的母亲发生尿失禁危险性也大。

(3)盆腔脏器脱垂：盆腔脏器脱垂(POP)和压力性尿失禁严重影响中老年妇女的健康和生活质量。压力性尿失禁和盆腔脏器脱垂紧密相关，两者常伴随存在。盆腔脏器脱垂患者盆底支持组织平滑肌纤维变细、排列紊乱、结缔组织纤维化和肌纤维萎缩可能与压力性尿失禁的发生有关。

(4)肥胖：肥胖女性发生压力性尿失禁的概率显著增高，减肥可降低尿失禁的发生率。

(5)种族和遗传因素：遗传因素与压力性尿失禁有较明确的相关性。压力性尿失禁患者患病率与其直系亲属患病率显著相关。白种人女性尿失禁的患病率高于黑种人。

2.可能相关的危险因素

(1)雌激素：雌激素下降长期以来被认为与女性压力性尿失禁相关，临床也主张采用雌激素进行治疗。但近期有关资料却对雌激素作用提出质疑，认为雌激素水平变化与压力性尿失禁患病率间无相关性。甚至有学者认为雌激素替代治疗有可能加重尿失禁症状。

(2)子宫切除术：子宫切除术后如发生压力性尿失禁，一般都在术后半年至 1 年。手术技巧及手术切除范围可能与尿失禁发生有一定关系。但目前尚无足够的循证医学证据证实子宫切除术与压力性尿失禁的发生有确定的相关性。

(3)吸烟：吸烟与压力性尿失禁发生的相关性尚有争议。有资料显示吸烟者发生尿失禁的比例高于不吸烟者，可能与吸烟引起的慢性咳嗽和胶原纤维合成的减少有关。也有资料认为吸烟与尿失禁的发生无关。

(4)体力活动：高强度体育锻炼可能诱发或加重尿失禁，但尚缺乏足够的循证医学证据。

其他可能的相关因素有便秘、肠道功能紊乱、咖啡因摄入和慢性咳嗽等。

【病理生理机制】

1.膀胱颈及近端尿道下移　正常情况下，在腹压增加引起膀胱压增加的同时，腹压可同时传递至尿道，增加尿道关闭能力，以防止压力性尿失禁的发生。各种原因引起盆底肌肉及结缔组织退变、受损而薄弱，导致膀胱颈及近端尿道下移、尿道松弛、功能性尿道变短时，增高的腹压仅传至膀胱而较少传递至尿道，以致尿道压力不能同步升高，从而引起尿失禁。

2.尿道黏膜的封闭功能减退　正常尿道黏膜皱襞有密封垫作用，可阻止尿液的渗漏。随着年龄的增长等因素，尿道黏膜萎缩变薄、弹性下降，可导致其封闭功能减退。尿道炎及尿道损伤等原因造成尿道黏膜广泛受损，导致黏膜纤维化，也可使尿道黏膜的封闭功能减退或消失。

3.尿道固有括约肌功能下降　尿道平滑肌、尿道骨骼肌、尿道周围骨骼肌功能退变及受损，导致尿道关闭压下降。

4.支配控尿组织结构的神经系统功能障碍　尿道本身的结构、功能，尿道周围的支撑组织相关的神经功能障碍均可导致尿道关闭功能不全而发生尿失禁。关系最为密切的是膀胱颈近端尿道的解剖位置，尿道固有括约肌功能和盆底肌肉功能。但对于具体病例，常难以准确区分是哪种或哪几种因素，时常是数种因素共同作用的结果。

【诊断】

压力性尿失禁诊断主要依据主观症状和客观检查，并需除外其他疾病。本病的诊断步骤应包括确定诊断（高度推荐）、程度诊断（推荐）、分型诊断（可选）及合并疾病诊断（高度推荐）。

1.确定诊断　目的是确定有无压力性尿失禁。主要依据为病史和体格检查。

（1）高度推荐

①病史：全身情况，一般情况、智力、认知和是否发热等。压力性尿失禁症状，大笑、咳嗽、喷嚏或行走等各种程度腹压增加时尿液是否漏出；停止加压动作时尿流是否随即终止。泌尿系其他症状，血尿、排尿困难、尿路刺激症状或下腹或腰部不适等。

其他病史，既往病史、月经、生育史、生活习惯、活动能力、并发疾病和使用药物等。

②体格检查：一般状态，生命体征、步态及身体活动能力、精细程度及对事物的认知能力。

全身体检，神经系统检查包括下肢肌力、会阴部感觉、肛门括约肌张力及病理征等；腹部检查注意有无尿潴留体征。

专科检查，外生殖器有无盆腔脏器膨出及程度；外阴部有无长期感染所引起的异味、皮疹；双合诊了解子宫水平、大小和盆底肌收缩力等；肛门指检检查括约肌肌力及有无直肠膨出。其他特殊检查。

压力诱发试验，详见表 8-2。

表 8-2　常用压力性尿失禁辅助检查方法

试验名称	试验方法	结果判断
ICS 1 小时尿垫试验	①病人无排尿；②安放好已经称重的收集装置，试验开始；③15min 内喝 500ml 无钠液体，然后坐下或躺下；④步行半小时，包括上下一层楼梯；⑤起立和坐下 10 次；⑥剧烈咳嗽 10 次；⑦原地跑 1min；⑧弯腰拾小物体 5 次；⑨流动水中洗手 1min；⑩1h 终末去除收集装置并称重	①尿垫增重＞1g 为阳性；②尿垫增重＞2g 时注意有无称重误差、出汗和阴道分泌物；③尿垫增重＜1g 提示基本干燥或试验误差

续表

试验名称	试验方法	结果判断
压力诱发试验	患者仰卧，双腿屈曲外展，观察尿道口，咳嗽或用力增加腹压同时尿液漏出，腹压消失后漏尿也同时消失则为阳性。阴性者站立位再行检查。检查时应同时询问漏尿时或之前是否有尿急和排尿感，若有则可能是急迫性尿失禁或合并有急迫性尿失禁	
膀胱颈抬举试验	患者截石位，先行压力诱发试验，若为阳性，则将中指及示指阴道插入患者阴道，分别放在膀胱颈中平尿道两侧的阴道壁上，嘱患者咳嗽或 Valsalva 动作增加腹压，有尿液漏出时用手指向头腹侧抬举膀胱颈，如漏尿停止，则为阳性。注意：试验时不要压迫尿道，否则会出现假阳性	提示：压力性尿失禁的发病机制与膀胱颈和近端尿道明显下移有关
棉签试验	患者截石位，消毒后于尿道插入无菌棉签，棉签前端应插过膀胱颈。无应力状态下和应力状态下棉签活动的角度超过 30°则提示膀胱颈过度活动	

(2)推荐

①排尿日记：连续记录 72h 排尿情况，包括每次排尿时间、尿量、饮水时间、饮水量、伴随症状和尿失禁时间等。

②国际尿失禁咨询委员会尿失禁问卷表简表(ICI-Q-SF)：ICI-Q-LF 表分四个部分，记录尿失禁及其严重程度，对日常生活、性生活和情绪的影响；ICI-Q-SF 为 ICI-Q-LF 简化版本。

③其他检查：实验室检查，血、尿常规，尿培养和肝、肾功能等一般实验室常规检查；尿流率；剩余尿。

(3)可选检查

①膀胱镜检查：怀疑膀胱内有肿瘤、憩室和膀胱阴道瘘等疾病时，需要做此检查。

②侵入性尿动力学检查：尿道压力描记；压力-流率测定；腹压漏尿点压(ALPP)测定；影像尿动力学检查。

③膀胱尿道造影。

④超声、静脉肾盂造影、CT。

2.程度诊断　目的是为选择治疗方法提供参考。

(1)临床症状(高度推荐)

①轻度：一般活动及夜间无尿失禁，腹压增加时偶发尿失禁，不需佩戴尿垫。

②中度：腹压增加及起立活动时，有频繁的尿失禁，需要佩戴尿垫生活。

③重度：起立活动或卧位体位变化时即有尿失禁，严重地影响患者的生活及社交活动。

(2)国际尿失禁咨询委员会尿失禁问卷表简表(ICI-Q-SF)(推荐)。

(3)尿垫试验：推荐 1h 尿垫试验。

①轻度：1h 漏尿≤1g。

②中度：1g<1h 漏尿<10g。

③重度：10g≤1h 漏尿<50g。

④极重度：1h 漏尿≥50g。

3.分型诊断　分型诊断并非必须，但对于临床表现与体格检查不甚相符，以及经初步治疗疗效不佳患者，建议进行尿失禁分型诊断。

(1)解剖型/尿道固有括约肌缺陷(ISD)型:影像尿动力学可将压力性尿失禁分为解剖型/ISD型,见表8-3。

表 8-3 常用压力性尿失禁的分型方法

0型(type0)	典型压力性尿失禁病史,但临床和尿动力学检查未能显示压力性尿失禁,影像尿动力学示膀胱颈近端道位于耻骨联合下缘上方,应力状态下膀胱颈近端尿道开放并有所下降
Ⅰ型	在应力状态下出现漏尿,膀胱底部下移<2cm
Ⅱ型	在应力状态下出现漏尿,膀胱底部下移>2cm
ⅡA型	膀胱底部下移在应力状态下出现者
ⅡB型	膀胱底部下移在静息状态下就出现者
Ⅲ型	在静息期膀胱充满时,膀胱颈和近段尿道就已经处于开放状态,可伴有或不伴有下移
Ⅱ型GSI与尿道过度移动有明显的关系;Ⅰ型和Ⅲ型GSI意味着不同程度的IS	

也有作者采用最大尿道闭合压(MUCP)进行区分,MUCP<20cmH_2O或<30cmH_2O提示ISD型。

(2)腹压漏尿点压(ALPP)结合影像尿动力学分型

①Ⅰ型压力性尿失禁:ALPP≥90cmH_2O。

②Ⅱ型压力性尿失禁:ALPP 60~90cmH_2O。

③Ⅲ型压力性尿失禁:ALPP≤60cmH_2O。

目前认为,大多数女性压力性尿失禁患者可同时存在盆底支持功能受损和尿道括约肌缺陷,以上分型可能过于简单。此外,确诊ISD的方法尚存在争议,MUCP和ALPP的检测有待规范,其临界值也需进一步验证。

4.诊断风险 女性压力性尿失禁患者常合并其他疾病,需要进一步鉴别诊断以防范误诊。

(1)膀胱过度活动症:怀疑合并有膀胱过度活动症者参照OAB诊治指南进行评估,推荐行尿动力学检查。

(2)盆腔脏器脱垂:压力性尿失禁常与盆腔脏器脱垂合并存在,盆腔脏器脱垂诊断主要依靠妇科检查。

(3)排尿困难:对有排尿困难主诉的患者,高度推荐尿流率及剩余尿测定。对尿流率低及有较多剩余尿者,推荐行侵入性尿动力学检查,以确定是否存在逼尿肌收缩受损或膀胱出口梗阻。主要检查方法及指标有:压力-流率测定、影像尿动力学检查、最大逼尿肌收缩压和等容逼尿肌收缩压测定等。由于女性膀胱出口梗阻发生机制及病理生理演变在许多方面均有别于男性,而现行膀胱出口梗阻尿动力学评估标准主要来源于男性病例资料,时常不能满足诊断需要。因此,在深入分析尿动力学检测结果的同时,详细的病史、妇科检查、骶髓相关神经系统检查、泌尿腔镜检查及影像学检查亦具有重要的参考价值。

【治疗】

1.非手术治疗

(1)高度推荐:盆底肌训练。盆底肌训练(PFMT)对女性压力性尿失禁的预防和治疗作用已为众多的荟萃分析和随机对照研究(RCTs)所证实。此法方便易行、有效,适用于各种类型的压力性尿失禁。停止训练后疗效的持续时间尚不明确,缺乏长期随机对照研究。

治疗风险:目前尚无统一的训练方法,共识是必须要使盆底肌达到相当的训练量才可能有效。可参照如下方法实施,持续收缩盆底肌(提肛运动)2~6s,松弛休息2~6s,如此反复10~15次。每天训练3~8次,持续8周以上或更长。盆底肌训练也可采用特殊仪器设备,通过生物反馈实施。与单纯盆底肌训练相比,生物反馈更为直观和易于掌握,疗效与单纯盆底肌训练相当,或优于单纯盆底肌训练,并有可能维持相对长的有效持续时间。

(2)推荐:减肥。肥胖是女性压力性尿失禁的明确相关因素。减轻体重有助于预防压力性尿失禁的发生。患有压力性尿失禁的肥胖女性,减轻体重5%～10%,尿失禁次数将减少50%以上。

(3)可选

①戒烟:吸烟与尿失禁相关的证据仍不充分,有证据显示吸烟能增加发生压力性尿失禁的风险,但目前却无证据表明戒烟能缓解压力性尿失禁症状。

②改变饮食习惯:尚无明确证据表明饮水量、咖啡因、酒精与压力性尿失禁的发生率有明确关系,但改变饮食习惯可有助于治疗压力性尿失禁程度。

③阴道重锤训练

原理:阴道内放入重物(20g或40g),为避免重物脱出而加强盆底肌收缩,以训练盆底肌。

治疗风险:疗效尚有争议,有学者认为可能与盆底肌训练基本相当。此类治疗一般依从性较差,对重度尿失禁疗效不佳。不良反应为腹痛、阴道炎和阴道出血等。

④电刺激治疗

原理:电流反复刺激盆底肌肉,增加盆底肌的收缩力;反馈抑制交感神经反射,降低膀胱活动度。

治疗风险:报道差异较大,尚需大样本、长期随访的随机对照研究。不良反应为阴道感染、出血、会阴部不适及皮疹等,部分患者不易接受。

⑤磁刺激治疗

原理:与电刺激治疗原理基本相似,不同之处在于本治疗是利用外部磁场进行刺激。

治疗风险:可以有效改善患者的主、客观症状。但应用时间较短,仍需大样本随机对照研究。

2.*药物治疗*　主要作用原理在于增加尿道闭合压,提高尿道关闭功能,目前常用的药物有以下几种。

(1)推荐:选择性α_1肾上腺素受体激动药。

①原理:激活尿道平滑肌α_1受体以及躯体运动神经元,增加尿道阻力。

②常用药物:米多君、甲氧明。米多君的不良反应较甲氧明更小。2000年美国FDA禁止将苯丙醇胺(去甲麻黄碱)用于压力性尿失禁治疗。

③疗效:有效,尤其合并使用雌激素或盆底肌训练等方法时疗效较好。

④治疗风险:可能出现高血压、心悸、头痛和肢端发冷,严重者可发作脑卒中等不良反应。

(2)可选

①丙米嗪

原理:抑制肾上腺素能神经末梢的去甲肾上腺素和5-羟色胺再吸收,增加尿道平滑肌的收缩力;并可以从脊髓水平影响尿道骨骼肌的收缩功能;抑制膀胱平滑肌收缩,缓解急迫性尿失禁。

用法:50～150mg/d。

疗效:尽管有数个开放性临床试验显示它可以缓解压力性尿失禁症状以及增加尿道闭合压,其疗效仍需随机对照临床试验(RCT)研究加以证实。

治疗风险:可能出现口干、视物模糊、便秘、尿潴留和直立性低血压等胆碱能受体阻断症状;镇静、昏迷等组胺H_1受体阻断症状;心律失常、心肌收缩力减弱;有成瘾性;过量可致死。

②β-肾上腺素受体拮抗药

原理:阻断尿道β受体;增强去甲肾上腺素对α受体的作用。

疗效:开放队列研究证实有显著疗效,但目前尚无任何相关RCT研究。

治疗风险:可能出现直立性低血压;心功能失代偿。

③β肾上腺素受体激动药

原理:一般认为兴奋β肾上腺素受体将导致尿道压力减低,但研究表明它可以增加尿道张力。主要机制可能是通过释放神经肌肉接头间的乙酰胆碱来加强尿道骨骼肌的收缩能力,还可在储尿期抑制膀胱平滑肌收缩。

用法:克仑特罗 20mg,2/d,服用 1 个月。

疗效:一项 RCT 证实 β_2 肾上腺素受体激动药克仑特罗可以有效治疗压力性尿失禁,且效果优于盆底肌肉锻炼。但仍需大样本、设计良好的 RCT 研究。

治疗风险:可能出现房颤、心动过速或头痛。

④雌激素

原理:促进尿道黏膜、黏膜下血管丛及结缔组织增生;增加α肾上腺素能受体的数量和敏感性。通过作用于上皮、血管、结缔组织和肌肉 4 层组织中的雌激素敏感受体来维持尿道的主动张力。

用法:口服或经阴道黏膜外用。

疗效:雌激素曾经广泛应用于压力性尿失禁的治疗,可以缓解尿频尿急症状,但不能减少尿失禁,且有诱发和加重尿失禁的风险。

治疗风险:增加子宫内膜癌、乳腺癌和心血管病的风险。

3.*手术治疗* 手术治疗的主要适应证包括以下几种。非手术治疗效果不佳或不能坚持,不能耐受,预期效果不佳的患者。中重度压力性尿失禁,严重影响生活质量的患者。生活质量要求较高的患者。伴有盆腔脏器脱垂等盆底功能病变需行盆底重建者,应同时行抗压力性尿失禁手术。

行手术治疗前应注意:征询患者及家属的意愿,在充分沟通的基础上做出选择;注意评估膀胱尿道功能,必要时应行尿动力学检查;根据患者的具体情况选择术式,要考虑手术的疗效、并发症及手术费用,并尽量选择创伤小的术式;尽量考虑到尿失禁的分类及分型;对特殊病例应相应处理,如多次手术或尿外渗导致的盆腔固定患者,在行抗尿失禁手术前应对膀胱颈和后尿道行充分的松解;对尿道无显著移动的Ⅲ型 ISD 患者,术式选择首推为经尿道注射,次为人工尿道括约肌及尿道中段吊带。

(1)高度推荐:无张力尿道中段吊带术。

原理:DeLancey 于 1994 年提出尿道中段吊床理论这一全新假说,认为腹压增加时,伴随腹压增加引起的尿道中段闭合压上升,是控尿的主要机制之一。据此,Ulmsten 等应用无张力经阴道尿道中段吊带术(TVT)治疗压力性尿失禁,为压力性尿失禁的治疗带来了全新的革命。

疗效:无张力尿道中段吊带术与其他类似吊带手术的比较显示治愈率无明显区别,短期疗效均在 90%以上。最大优势在于疗效稳定、损伤小、并发症少。

主要方法:目前我国较常用为 TVT 和 TVT-O,其他还有 IVS、TOT 等。

①TVT

疗效:长期随访结果显示其治愈率在 80%以上。TVT 治疗复发性尿失禁时治愈率与原发性尿失禁相似。治疗混合性尿失禁的有效率为 85%。对固有括约肌缺陷患者有效率达 74%。

治疗风险

膀胱穿孔:易发生在初学者或以往施行过手术的患者。术中反复膀胱镜检查是必不可少的步骤。如果术中出现膀胱穿孔,应重新穿刺安装,并保留尿管 1～3d;如术后发现,则应取出 TVT,留置尿管 1 周,待二期再安置 TVT。

出血:出血及耻骨后血肿并不罕见,多因穿刺过于靠近耻骨后或存在瘢痕组织。当出现耻骨后间隙出血时,可将膀胱充盈 2h,同时在下腹部加压,阴道内填塞子宫纱条,严密观察,多能自行吸收。

排尿困难：多因悬吊过紧所致。另有部分患者可能与术前膀胱逼尿肌收缩力受损/膀胱出口梗阻有关，此类患者进一步行尿动力学检查有所帮助。对术后早期出现的排尿困难，可作间歇性导尿。1%～2.8%患者术后出现尿潴留而需切断吊带，可在局麻下经阴道松解或切断 TVT 吊带，术后排尿困难多立刻消失，而吊带所产生的粘连对压力性尿失禁仍有治疗效果。

其他并发症：包括对置入吊带的异物反应或切口延迟愈合、吊带侵蚀入尿道或阴道、肠穿孔和感染等，最严重的是髂血管损伤。

②TVT-O

疗效：近期有效率为 84%～90%，与 TVT 基本相当，但远期疗效仍有待进一步观察。

治疗风险：TVT-O 和 TOT 的手术原理与 TVT 相同，但穿刺路径为经闭孔而非经耻骨后，基本排除了损伤膀胱或髂血管的可能性，但有可能增加阴道损伤的风险。有专家认为由于穿刺进针方向不同，TVT-O 术式安全性高于 TOT。少见的严重并发症主要有吊带阴道侵蚀和闭孔血肿、脓肿形成等。

尿道中段吊带术疗效稳定，并发症较少，高度推荐作为尿失禁初次和再次手术术式，其中 TVT-O 或 TOT 因创伤小，住院时间短，并发症少而优势更加明显。

(2)推荐

①Burch 阴道壁悬吊术

原理：经耻骨后将膀胱底、膀胱颈及近端尿道两侧之阴道壁缝合悬吊于 Cooper 韧带，以上提膀胱颈及近端尿道，从而减少膀胱颈的活动度。还有学者认为该术式对盆底支托组织位置亦有影响(MRI 检查发现肛提肌与膀胱颈距离的缩短程度与手术的成功率显著相关)。

方法：分为开放手术和腹腔镜手术 2 种术式。

疗效：初次手术时，治愈率在 80%以上。2 次手术时治愈率与初次手术基本相同。长期随访显示其控尿效果持久。Burch 手术同时行子宫切除时疗效不受影响，亦不增加合并症的发生率。本术式与经皮穿刺悬吊术和原理基本类似，但疗效更为确切，主要原因一是缝合于 Cooper 韧带上，锚定更牢固；二是脂肪组织充分游离后形成更广泛的粘连。

治疗风险：排尿困难(9%～12.5%，处理方法有间歇导尿，尿道扩张等)、逼尿肌过度活动(6.6%～10%)、子宫阴道脱垂(22.1%，其中约 5%需要进一步重建手术)、肠疝等。

腹腔镜与开放 Burch 比较如下。

疗效：多项 Meta 分析显示两者疗效有争议。一些研究随访 6～18 个月时两组间主观治愈率没有差别，而另一些研究显示腹腔镜 Burch 手术的疗效要比开放手术差，有效率为 64%～89%。

优缺点：腹腔镜比开放手术视野差、缝扎欠牢靠，可能是其疗效差的原因。腹腔镜较之开放手术出血少，损伤小，耐受好，恢复快。但手术操作时间长，技术要求高，费用高。

Burch 手术与 TVT 比较如下。

疗效：两者都是目前疗效最为稳定的术式，随机对照研究显示控尿率基本相似，多在 90%以上，近期 TVT 治疗压力性尿失禁的临床应用报道显著多于 Burch 手术。

优缺点：TVT 比 Burch 手术时间和住院时间短，创伤小，恢复快。TVT 手术时间、患者疼痛、不适等症状以及住院时间明显短于腹腔镜 Burch 手术。Burch 手术疗效稳定，并发症较少，但创伤较大。

②膀胱颈吊带术

原理：自膀胱颈及近端尿道下方将膀胱颈向耻骨上方向悬吊并锚定，固定于腹直肌前鞘，以改变膀胱尿道角度，固定膀胱颈和近端尿道，并对尿道产生轻微的压迫作用。吊带材料主要为自身材料，也可为同种移植物，异体或异种移植物以及合成材料。

疗效：较肯定。初次手术平均控尿率82%～85%，Meta分析显示客观尿控率为83%～85%，主观尿控率为82%～84%；用于再次手术患者时，成功率64%～100%，平均治愈率86%。长期随访10年时与1年时控尿率并无明显不同。可适用于各型压力性尿失禁患者，尤其是Ⅱ型和Ⅲ型压力性尿失禁疗效较好。尚无研究比较不同材料的膀胱颈吊带术的疗效差异，自身材料吊带的文献较多。

治疗风险如下。

排尿困难：发生率2.2%～16%，大多数患者经留置尿管、尿道扩张后于1周内自行排尿，仍不能缓解者应行吊带松解，1.5%～7%的患者经上述处理，排尿困难仍持续存在，需行长期自身间歇性导尿。

逼尿肌过度活动：发生率3%～23%，是否与术前潜在的逼尿肌过度活动或是手术引起的去神经，对膀胱颈的刺激等因素有关尚不清楚。这类患者中常可发现最大尿道闭合压的升高。

其他并发症如出血(3%)、尿路感染(5%)、尿道坏死、尿道阴道瘘和异体移植物感染传染病(如肝炎、HIV)等。

注意事项：与无张力尿道中段吊带术不同，如何调整吊带对尿道的松紧程度，以在获得尿控的同时减少排尿困难的发生，是手术的关键环节。术中在膀胱完全充盈时嘱患者咳嗽有利于判断吊带松紧度。本术式疗效较好，但并发症发生率较高。

(3)可选

①Marshall-Marchetti-Krantz(MMK)手术：将膀胱底、膀胱颈、尿道及尿道两侧的阴道前壁缝合于耻骨联合骨膜上，以使膀胱颈及近端尿道恢复正常位置，减少膀胱尿道的活动度，恢复膀胱尿道角。该术式可开放完成，也可在腹腔镜下完成。

治疗风险：疗效低于Burch手术及尿道中段吊带术；并发症多。总的并发症发生率为22%，耻骨骨髓炎的发生率可超过5%。

②针刺悬吊术：腹壁耻骨上做小切口，以细针紧贴耻骨后穿刺进入阴道，用悬吊线将膀胱颈侧之阴道前壁提起，悬吊固定于腹直肌或耻骨上，以将阴道前壁拉向腹壁，使膀胱颈及近端尿道抬高、固定，纠正膀胱尿道角，减少膀胱颈及近端尿道活动度。手术方式较多，包括Pereyra术、Stamey术等。

主要优点在于操作简单，创伤小，患者耐受好。

治疗风险：远期疗效欠佳。穿刺悬吊术的有效率为43%～86%，但远期疗效较差，1年随访主观成功率为74%，2年半的资料显示，有效率仅为17%，引起尿失禁再发的主要原因包括尿道活动过度(88%)，尿道固有括约肌功能缺陷(ISD，6%)，以及逼尿肌过度活动(6%)等。穿刺悬吊术疗效等于或略优于阴道前壁修补术，但要显著低于Burch阴道壁悬吊术。并发症较多。Glazener和Cooper进行的随机或半随机试验的Meta分析显示，围术期并发症发生率48%。悬吊固定于耻骨的术式还有引起耻骨骨髓炎的风险。不适宜于伴有膀胱膨出者。本术式操作简单，损伤小，但短期和远期疗效差，并发症较多，因而应用受限。

③注射疗法：在内镜直视下，将填充剂注射于尿道内口黏膜下，使尿道腔变窄、拉长以提高尿道阻力，延长功能性尿道长度，增加尿道内口的闭合，达到控尿目的。与前述治疗方法不同，注射治疗不是通过改变膀胱尿道角度和位置，而主要通过增加尿道封闭能力产生治疗作用。

常用注射材料有硅胶粒、聚四氟乙烯和碳包裹的锆珠等，其他可用注射材料有鱼肝油酸钠、戊二醛交连的牛胶原、自体脂肪或软骨、透明质酸/聚糖苷和肌源性干细胞等。

优点是创伤小，严重并发症发生率低。

治疗风险：疗效有限，近期疗效30%～50%，远期疗效差。双盲随机对照临床研究证实，注射自体脂肪疗效与安慰剂之间的差异没有显著性。有一定并发症，如短期排空障碍、感染、尿潴留、血尿、个别材料可能过敏和颗粒的迁移等，严重并发症为尿道阴道瘘。因疗效，尤其是远期疗效较差，可选择性用于膀胱颈部移动度较小的Ⅰ型和Ⅲ型压力性尿失禁患者，尤其是伴严重合并症不能耐受麻醉和开放手术者。

④人工尿道括约肌：将人工尿道括约肌的袖带置于近端尿道，从而产生对尿道的环行压迫。在女性压力性尿失禁治疗应用报道比较少，主要用于Ⅲ型压力性尿失禁患者。盆腔纤维化明显，如多次手术、尿外渗，盆腔放疗的患者不适宜本术式。

优点在于对Ⅲ型压力性尿失禁有确切疗效，并可获得长期控尿。

治疗风险：主要不足是费用昂贵，且并发症发生率较高，常见并发症有机械故障、感染、尿道侵蚀、尿潴留、尿失禁复发等，必要时需取出人工尿道括约肌。

⑤阴道前壁修补术：是指修补阴道前壁，以增强膀胱底和近端尿道的支托组织，使膀胱和尿道复位，并减少其活动。

主要优点有：可同时治疗盆腔脏器脱垂和进行阴道重建，对伴有明显阴道膨出的压力性尿失禁患者可供选择；并发症发生率较低，逼尿肌过度活动发生率＜6％，与阴道壁悬吊术相比住院时间和出血要少，无明显远期排尿障碍。

治疗风险：远期疗效差，近期控尿率60％～70％，5年有效率约37％，另一中心研究显示10年有效率为38％；容易导致神经损伤，解剖学和组织学研究显示，支配膀胱颈和近端尿道的自主神经（盆神经）紧贴膀胱下血管丛，靠近阴道前外侧壁4点和8点位置进入尿道括约肌。本手术因阴道前壁的广泛分离而可能导致尿道括约肌的去神经。

【合并疾病的处理】

1.*合并膀胱过度活动症*　2005年ICI指南建议：对混合性尿失禁患者应首先采取膀胱行为治疗、盆底肌训练和抗胆碱能制剂等相应措施控制急迫性尿失禁症状。待急迫性尿失禁控制满意后，再对压力性尿失禁诊断、尿失禁严重程度，以及对患者生活质量的影响进行重新评判，并据此采取相应处理。2006年中华医学会泌尿外科学分会（CUA）发布的OAB诊治指南观点与此基本相同，即先处理急迫性尿失禁，待稳定后再行压力性尿失禁处理。

2.*合并盆腔脏器脱垂*　盆腔脏器脱垂的诊治涉及泌尿、妇产及肛肠。单纯的子宫脱垂或阴道后壁膨出常无排尿症状，而阴道前壁膨出时即可能出现压力性尿失禁症状。在严重的阴道前壁膨出时，因下垂的膀胱尿道与相对固定于耻骨后的尿道形成成角畸形，从而还可产生排尿困难。阴道前壁膨出常与其他盆腔脏器脱垂同时存在，建议的处理原则如下。

（1）有压力性尿失禁症状，但盆腔脏器脱垂无须手术治疗者，压力性尿失禁部分可按压力性尿失禁处理，建议向患者说明有进一步手术处理之可能。

（2）有压力性尿失禁症状，且盆腔脏器脱垂部分需要手术治疗者，在修补盆腔脏器脱垂的同时，行抗压力性尿失禁手术治疗，治愈率可达85％～95％。

（3）无尿失禁症状而仅有盆腔脏器脱垂者，治疗尚存在争议。因盆腔脏器脱垂有可能合并隐性压力性尿失禁，脱垂校正后出现尿失禁症状，因而许多学者推荐盆腔重建时同时进行抗尿失禁手术以预防术后压力性尿失禁的发生，但采取何种术式预防潜在的压力性尿失禁尚无一致意见。

3.*合并逼尿肌收缩力受损*　尿流率较低（＜10cmH_2O），考虑逼尿肌收缩力受损时，如受损较轻，最大逼尿肌收缩压＞15cmH_2O、无明显剩余尿量、平时无明显腹压排尿状态时，可先行非手术治疗和药物治疗处理压力性尿失禁，无效时考虑行抗压力性尿失禁手术，但术前应告知自家间歇导尿的可能性。

逼尿肌受损严重，最大逼尿肌收缩压≤15cmH_2O，或有大量剩余尿量或平时为明显腹压排尿，应注意有无其他尿失禁的可能，此类患者不建议抗尿失禁手术，可试用抗尿失禁药物治疗，如出现排尿困难加重应及时停药。

4.合并膀胱出口梗阻(BOO) 应先解除BOO,待稳定后再评估和处理压力性尿失禁。对于冷冻尿道及尿道狭窄等患者,可同期行解除BOO和尿失禁治疗。如尿道松解、同期行尿道中段悬吊术。

【随访】

1.盆底肌肉训练(PFMT)的随访

(1)时间:训练后2～6个月。

(2)内容和指标:主要随访PFMT治疗后的疗效,包括主观评价和客观证据。

①主观自我评价:推荐使用国际上公认的问卷,如ICI-Q评估尿失禁次数和量;对生活质量的影响。

②客观证据:高度推荐使用排尿日记和尿垫试验;可选尿动力学检查或盆底肌收缩强度测试。

(3)疗效判定:完全干燥为治愈;尿失禁减轻为改善;两者合称有效。尿失禁不减轻甚至加重为无效。

2.药物治疗的随访

(1)时间:多为3～6个月。

(2)内容和指标

①主观疗效:使用问卷进行自我评价,指标包括尿失禁次数和量、生活质量评分等。

②客观疗效:高度推荐排尿日记、尿垫试验,可选尿动力学检查。

③不良反应:如α受体激动药常见时的血压升高、头痛、睡眠障碍、震颤和心悸、肢端发凉和立毛等不良反应;雌激素有可能增加乳腺癌、子宫内膜癌和心血管疾病的危险;Duloxetine有恶心等不良反应。

3.手术治疗的随访

(1)时间:推荐术后6周内至少进行1次随访,主要了解近期并发症。6周以后主要了解远期并发症及手术疗效。

(2)内容和指标:手术疗效评价与随访。

①主观指标:即患者使用问卷进行的自我评价,指标包括尿失禁次数、量和生活质量评分等。

②客观指标:高度推荐排尿日记及尿垫试验;可选尿动力学,尤其是无创检查,如尿流率及B超测定剩余尿量。

③并发症随访:对压力性尿失禁的术后随访中必须观察和记录近期和远期并发症。

压力性尿失禁术后近期并发症常见有:出血、血肿形成、感染、膀胱尿道损伤、尿生殖道瘘、神经损伤和排空障碍等。

远期并发症有:新发尿急、继发泌尿生殖器官脱垂、耻骨上疼痛、性交痛、尿失禁复发、慢性尿潴留及吊带的侵蚀等。

【预防】

1.普及教育 压力性尿失禁是女性高发病,首先应提高公众意识,增加该病的了解和认识,早期发现,早期处理,将其对患者生活质量的影响降到最低限度。医务人员则应进一步提高对该病的认识,广泛宣传并提高诊治水平。

对于压力性尿失禁患者,还应注意心理辅导,向患者及家属说明本病的发病情况及主要危害,解除其心理压力。

2.避免危险因素 根据尿失禁的常见危险因素,采取相应的预防措施。对于家族中有尿失禁发生史、肥胖、吸烟、高强度体力运动以及多次生育史者,如出现尿失禁,应评估生活习惯与尿失禁发生的可能相关关系,并据此减少对易感因素的接触机会。产后及妊娠期间的盆底肌训练(PFMT)如下。

(1)意义:产后及妊娠期间行盆底肌训练,可有效降低压力性尿失禁的发生率和严重程度。

(2)时机:妊娠20周起至产后6个月间。

(3)方法：每天进行≥28次盆底肌收缩，训练最好在医生的督促指导下进行。每次包括(2～6)s收缩/(2～6)s舒张×(10～15)次。

3.选择性剖宫产　选择性剖宫产可作为预防尿失禁方法之一，可一定程度上预防和减少压力性尿失禁的发生。但选择性剖宫产时，还应考虑到社会、心理及经济等诸多因素。

（李雪锋）

第十二节　膀胱阴道瘘

女性泌尿生殖瘘(简称尿瘘)系指泌尿道与生殖器官之间形成的异常管道，包括输尿管阴道瘘、膀胱阴道瘘、尿道阴道瘘等。其中膀胱阴道瘘，即指膀胱与阴道间有瘘管相通，为最常见的女性泌尿生殖瘘。

由于膀胱与女性生殖器官的解剖位置非常相近，在妇科手术、分娩、妇科肿瘤的放疗后以及盆腔外伤后，很容易发生膀胱损伤并形成尿瘘。其发生的主要原因为分娩损伤、手术损伤和疾病因素等。国内文献报道，盆腔手术引起膀胱阴道瘘者高达85%，而分娩损伤仅为5%。

一、临床表现

（一）漏尿

尿液不时地自阴道流出，无法控制，为膀胱阴道瘘的主要症状。

1.漏尿的时间　依产生瘘孔的原因而异。压迫性坏死致尿瘘者漏尿多发生在产后7～10天；而难产手术创伤或妇科手术损伤未经修补者，或外伤引起的尿瘘，术中、术后或伤后即开始漏尿。膀胱结核所致尿瘘患者，多有长期膀胱感染症状，如尿频、尿急、尿痛和脓血尿等，以后才出现漏尿，且身体其他部位也可能有结核病灶。肿瘤所致尿瘘多为其晚期并发症，往往有较长时间的肿瘤病史，之后才发生漏尿。而放射治疗损伤所致的尿瘘，漏尿可能出现得很晚，甚至十多年后才发生。

2.漏尿的多少和形式　多与瘘孔的大小、部位和体位有关。瘘孔位于膀胱三角区或颈部，尿液不间断经阴道流出，完全失去控制；高位膀胱阴道或膀胱宫颈瘘者，在站立时可暂无漏尿，平卧时即出现漏尿；若瘘孔较小且径路弯曲，一般仅在膀胱充盈时才会出现不自主漏尿；位于膀胱侧壁的小瘘孔，取健侧卧位时可暂不漏尿。

（二）局部感染

外阴部皮肤长期受尿液的浸泡，外阴、臀部及大腿内侧的皮肤发生皮炎、皮疹、湿疹，引起局部瘙痒刺痛，甚至发生皮肤继发感染和溃疡。尿瘘患者也易发生泌尿道感染。

（三）继发月经改变和不孕

许多尿瘘患者可出现月经稀少或闭经，原因可能与精神因素所导致的卵巢功能低下有关。可伴有性欲减退、性交困难。继发性不孕者较多，其原因除患者的继发性闭经外，分娩遗留的盆腔炎症以及尿液不断从阴道流出，影响精子的存活等因素，均可导致不孕。

（四）精神抑郁或心理异常

由于漏尿或伴有阴道瘢痕狭窄甚至闭锁，给患者生活和社会活动带来很大影响，可导致患者心理障碍、抑郁，甚至精神失常。

二、诊断

(一)膀胱阴道瘘检查

1.检查用具 基本用具包括金属导尿管、子宫探针、橡皮导尿管、无菌盐水、消毒液(1‰苯扎溴铵、0.5%活力碘等)、消毒碗、亚甲蓝、注射器、橡皮手套、窥阴器、长镊子、尿培养瓶等。

此外,还需备有靛胭脂、膀胱镜、宫腔镜、分泌性造影用具等特殊设备。

2.体位 检查时通常采用两种体位,即膀胱截石位和跪俯卧位。

(1)膀胱截石位:为检查时首选的体位,令患者腹、膝关节屈曲,臀靠床缘,平卧于检查床上。

(2)跪俯卧位:当取截石位不能充分暴露瘘孔时则令患者双膝跪于床上,背部朝上,臀部高置,腹胸近床面。

3.检查步骤

(1)视诊:插入窥阴器,仔细在阴道前壁区域寻找暴露瘘孔,注意瘘孔的位置、大小、周围阴道黏膜健康情况、有无局部炎症等。在巨大瘘孔或膀胱外翻时,须注意输尿管膀胱开口处情况。

(2)检查尿道长度:用探针或金属导尿管探查尿道外口与瘘孔的距离,有无闭锁,并将探针送入膀胱内探查有无结石。

(3)膀胱内注液检查:当瘘孔位置不清楚,或瘘孔很小,或可疑输尿管阴道瘘时,则以稀释的亚甲蓝液200～300ml注入膀胱,以视其漏液部位,如为一侧输尿管瘘,则注入的亚甲蓝液不漏出,而阴道中仍继续流尿。当可疑非瘘孔性尿失禁时,可在阴道内留置一块白色纱布,令患者咳嗽和其他动作诱发漏尿,若仍有尿液漏出,而纱布不染色,可排除膀胱阴道瘘,但不能排除输尿管阴道瘘。

当常规的尿道膀胱镜不能判断瘘孔的部位时,可采取经阴道灌注亚甲蓝溶液结合膀胱镜检查。常规0.5%的活力碘溶液进行阴道擦洗消毒阴道腔。经阴道插入22F气囊导尿管,气囊内充水30ml。将气囊拖至阴道口,气囊内追加生理盐水20ml,拉紧导尿管。向阴道内注入200～300ml亚甲蓝溶液,观察尿道膀胱镜,往往能发现阴道膀胱瘘瘘孔,并指导制定手术方案。

(4)双合诊或三合诊:注意阴道瘢痕程度和范围,瘘孔大小、位置及与耻骨的关系,查清子宫颈和子宫体的活动情况,了解盆腔有无包块、直肠有无损伤以及压痛。

(二)特殊检查

1.B超 腹部B超可以了解膀胱充盈度,子宫形态大小,并可了解阴道前壁和膀胱后壁间有无回声通道,若有明显通道,加压扫查,可以看见液体自膀胱经通道向阴道内流动。

经直肠腔内B超可以更直观地观察膀胱基底、膀胱颈、尿道、阴道、尿道阴道间以及直肠等结构,在声像图上能发现膀胱后壁和阴道前壁中段、下尿路和阴道之间存在瘘管、阴道腔不同程度积液等特异性声像图表现,同时可以清晰显示瘘口的位置,因而诊断较明确。

2.尿道膀胱镜检查 应作为膀胱阴道瘘常规检查手段。分别采用30°和70°膀胱镜检查,重点检查膀胱后壁、三角区、尿道后壁等区域,了解瘘孔部位、大小、数目,与输尿管开口关系,以及瘘孔周围膀胱黏膜情况。若怀疑一侧输尿管瘘,可行同侧输尿管逆行插管造影,了解瘘孔在输尿管、子宫或阴道内的位置。

3.X线 KUB片可以了解有无合并的膀胱结石,排泄性尿路造影了解肾脏功能及双侧输尿管情况,为了解瘘孔情况及决定手术方式提供一定依据。

4.CT CT扫描具有直观和敏感性高等特点,在造影剂存在下,可以清楚显示瘘孔部位、大小及走向。

5.磁共振(MRI) MRI多平面成像和其对水的高度敏感性使其在阴道瘘的检出和定性方面具有很大

的优势。MRI 行盆腔轴面 T_1WI、T_2WI 及轴面 T_1W 增强扫描，以及冠、矢状面增强前后 T_1WI。平扫时轴面、冠状面成像可了解膀胱充盈情况，矢状面 T_1WI 发现膀胱后方呈小类圆形低信号影的膀胱阴道、膀胱子宫瘘瘘管；静脉注入钆喷替酸葡甲胺(Gd-DTPA)后行脂肪抑制成像，可提高诊断的准确性。磁共振水成像(MRU)可以显示积水的输尿管、膀胱及阴道及其比邻关系、瘘孔部位和形态。

(三)鉴别诊断

1.*压力性尿失禁*　严重的压力性尿失禁容易与膀胱阴道瘘相混淆。鉴别方法是在膀胱充盈状态下取截石位观察，令患者咳嗽，若有尿液自尿道溢出，可将中示指伸入阴道作膀胱颈抬高试验，再次令患者咳嗽，溢尿现象消失，即可诊断为压力性尿失禁。或将亚甲蓝稀释液缓慢注入膀胱，在不增加腹压的情况下观察尿溢出的部位也可以帮助鉴别诊断。

2.*充盈性尿失禁*　由于脊柱裂、脊髓肿瘤或外伤以及盆腔大手术等原因引起的下尿路梗阻或膀胱麻痹，有尿潴留，但检查时不能发现瘘孔。排尿后仍然可以导出大量尿液。

3.*膀胱挛缩*　膀胱容量小于 50ml，向膀胱内再注入液体会出现尿液由尿道口溢出或膀胱痛，而不出现阴道溢尿，即可鉴别。

三、治疗

根据瘘管的病因、部位、大小、瘢痕程度及其与输尿管口的关系选择治疗方案，除个别情况可采取非手术方法，一般以手术治疗为主。首先考虑简单手术术式，因复杂手术的时间长，出血多，感染机会多，这些因素均可影响瘘孔的愈合。

(一)非手术治疗

非手术治疗适用于下列情况：①刚出现不久(1 周内)的膀胱阴道瘘或输尿管阴道瘘。若瘘孔较小，可持续插入导尿管或输尿管导管，并给予抗生素治疗，瘘孔有自然愈合的可能。②结核性膀胱阴道瘘，抗结核治疗半年至一年后仍未痊愈者，方可考虑手术治疗。

(二)手术治疗

1.*手术时机*　选择①新鲜、清洁的瘘孔应立即修补。②感染、坏死性尿瘘或第一次修补术已失败者，应在 3～6 个月后再次手术。③放射性损伤所致的尿瘘至少应在 1 年后检查未见肿瘤复发再手术。④膀胱结核所致的尿瘘，其手术应在抗结核治疗 1 年后，局部无活动性结核病灶时手术。⑤尿瘘合并妊娠，应待产后月经复潮后行修补术。⑥若膀胱阴道瘘合并有膀胱结石，结石大且嵌入膀胱黏膜内者，则先取结石，3 周后再修补瘘孔；结石小未嵌入膀胱黏膜者，则取结石和修补瘘孔可同时进行。⑦对于尚未绝经患者的择期手术，应选择月经干净 1 周施行手术。⑧有慢性咳嗽者，应于治疗好转后手术，以免影响创口的愈合。

2.*手术途径*　手术途径的选择关系到手术野的暴露和手术操作的便利，对能否修复成功至关重要。

(1)经阴道途径：适合于中、低位膀胱阴道瘘患者，从阴道能清楚地暴露瘘孔。产伤所致的尿瘘，多以经阴道途径修补为宜。

(2)经腹途径：适合于：①瘘孔较大、部位较高的瘘。②经阴道反复修复失败者。③阴道瘢痕严重、阴道扩张不良者。

根据具体情况经腹途径又进一步分为：①经腹膜外膀胱内：用于瘘孔接近输尿管开口或合并膀胱结石者。②经腹膜外膀胱外：用于单纯高位膀胱阴道瘘。③经腹膜内膀胱内：用于有广泛粘连不易分离者。④经腹膜内膀胱外：用于高位瘘孔、周围瘢痕严重者。

(3)经腹经阴道联合途径：适合于阴道扩张不良，瘘孔部位高，单纯经阴道路径显露不佳的膀胱阴道瘘患者。

3.手术要点

(1)充分游离瘘孔周围组织:是修补手术成功与否的关键。经阴道修补手术有两种分离瘘孔的方法:①离心分离法:距瘘孔缘2~3mm作环形切口,向外锐性游离阴道黏膜约2cm,使膀胱壁松解,此法适合于中、小瘘孔。②向心分离法:在距瘘孔外2cm处作切口,向瘘孔分离至剩余2~4mm,此法适用于复杂尿瘘。离心和向心法联合使用特别适用于巨大膀胱阴道瘘。分离阴道黏膜应充分,以保证膀胱及阴道修补后无张力。如果瘘孔靠近宫颈或耻骨,可分离部分宫颈上皮和骨膜,分离创面时应按解剖层次进行,以免出血,也可向膀胱阴道间隙注入液体,以减少渗血,便于分离间隙。

(2)阴道瘢痕切除:对阴道瘢痕严重,妨碍瘘孔暴露和愈合者,应予以切除,瘘孔边缘不必修剪;对瘢痕较小,不影响瘘孔愈合者,可不切除瘢痕,以免将瘘孔扩大,但瘘孔边缘可以修剪,以便形成新鲜创面有利于愈合。

(3)组织缝合:各层组织分层无张力缝合,一般为三层缝合,即膀胱黏膜、膀胱外面筋膜及阴道黏膜,各层尽可能在互相垂直的方向缝合,避免缝合线重叠。缝合阴道黏膜、膀胱黏膜时创缘对齐,避免内翻。缝合材料宜采用刺激少及易吸收者,最好用人工合成可吸收的无损伤缝线。缝针的间距不能太稀也不能太密,针尖不要穿通黏膜,避免膀胱壁与阴道黏膜之间留有无效腔。第一层修补后需用亚甲蓝作漏水试验,证实不漏后方可缝合第二层。

(4)辅助手术的选用:对于一些复杂的尿瘘,有时需进行辅助手术方能保证手术的成功。辅助手术有两类:其一是扩大手术视野、便于暴露瘘孔的手术,如会阴侧斜切开术、耻骨联合切除术或耻骨支开窗术等;另一类是自体或异位组织替代、填充、加固缺损的手术。自体带蒂组织有:阴道壁、宫颈、大或小阴唇皮肤、股部皮肤、股薄肌、腹直肌前鞘、腹膜、大网膜、膀胱自体移植等,根据瘘孔的部位和性质酌情选用。异体组织已不常用。

4.常用的几种加强屏障和填补无效腔的方法 对于瘘孔大,缝合困难,或瘘孔周围组织过于薄弱者;在绝经期或哺育期,缝合组织难以愈合者,可使用血运丰富的组织作补植瓣,能够极大提高修补成功率。这些皮瓣可以填补无效腔,给周围组织带来良好血供,并加强淋巴引流。在经阴道途径修补术中,许多组织可用于衬垫在阴道及膀胱壁间以加强修补,包括阴道黏膜、阴唇脂肪垫、球海绵体肌、股薄肌及腹膜瓣等。经腹途径可采用远离瘘孔的膀胱瓣、回肠浆膜瓣、胃壁浆膜瓣及大网膜等。

(于洪刚)

第十三节 膀胱膨出

女性盆底功能障碍(FPFD)是以压力性尿失禁(SUI),盆腔器官脱垂(POP)包括子宫脱垂、阴道前壁膨出、阴道后壁膨出以及慢性盆腔疼痛(CPP)等为主要病症的一组妇科问题,和糖尿病、心血管病等并列为20世纪90年代影响人类健康五大疾病之一。

盆腔是一个略扁的圆筒形腔隙,按解剖关系可将其分为三个腔系:前盆腔,对应的膀胱区域和阴道前壁区域;中盆腔是阴道和子宫中间的区域;后盆腔是直肠和阴道后面的区域。前盆腔缺陷导致膀胱和尿道向阴道壁的膨出,为最常见的POP形式之一。膀胱和尿道膨出多同时伴有阴道前壁的膨出,而阴道前壁膨出却不一定有膀胱尿道膨出。

一、病因

膀胱膨出是部分膀胱后壁和膀胱三角降入阴道，通常由产伤所致。分娩时应用助产，如产钳术、胎头吸引术、臀位牵引术等，使膀胱宫颈筋膜及阴道壁，尤其是阴道前壁及其周围的耻骨尾骨肌过度伸展、变薄、松弛，甚至撕裂，在产褥期不能恢复，使膀胱底部失去支持，如因咳嗽增加腹压、产后过早参加体力劳动，将使膀胱逐渐下垂，形成膀胱膨出。

尿道膨出是分娩时胎头对尿道和紧贴耻骨联合下方的剪切效应所致。女性骨盆耻骨弓有较大者更易出现上述情况。

未产妇也可以发生膀胱或尿道膨出，两者也可同时出现。这是因为盆腔内结缔组织或筋膜和盆底肌肉先天不足引起。

二、病理

膀胱膨出不仅仅是因为阴道壁及膀胱本身支持组织的过度伸展、变薄，还因为两侧固定膀胱的耻骨宫颈筋膜在盆腔筋膜腱弓（ATPF）被撕裂形成阴道前壁旁侧组织缺陷所致。尿道也应是脱垂组织的一部分，尿道的膨出可导致膀胱颈的旋转。

三、临床表现

1.症状　轻度膀胱膨出无明显症状，许多患者即使有严重膀胱膨出亦不至于引起显著不适。重度膀胱膨出阴道前壁及部分膀胱壁可以突出于阴道口，患者可能诉有阴道胀感或突出的包块使患者有“坐球感”，并多伴有下坠感和腰部酸胀感。剧烈活动、长久站立、咳嗽、喷嚏或使用腹压时症状加重；休息、采用侧卧位或俯卧位时症状可以得以缓解。

严重膀胱膨出时，尿道可以成锐角，故可发生排尿困难、尿潴留，患者用手将脱出的阴道前壁还纳则排尿通畅。由于膀胱内经常有残余尿，易引起反复的下尿路感染，而发生尿频、尿急和尿痛等症状。严重膀胱膨出（可同时合并子宫脱垂）可导致急性尿潴留。膀胱膨出本身并不导致尿失禁，而压力性尿失禁是尿道肌肉筋膜等支持组织松弛，膀胱尿道角消失；或膀胱内括约肌功能缺陷所致。如合并尿道膨出，则尿失禁症状更加明显。

2.体征　取截石位，膀胱内可保留部分尿液。检查膀胱和尿道膨出，可使用阴道单叶拉钩，并注意使用单叶拉钩时不能太用力，否则可能造成假象。检查可见患者阴道口松弛，位于宫颈下方的阴道前壁呈膨出物凸在阴道口内或口外，壁薄而光滑，膨出物随腹压增加而增大。咳嗽等腹压增加时，可有漏尿发生。应注意两侧的前阴道壁侧沟的情况，前侧沟反映了耻骨宫颈周围环与盆筋膜腱弓的连接，即阴道旁的缺陷。也可采用卵圆钳将阴道前壁两侧沟抬高的手法来鉴别此缺陷。阴道前壁检查时还应同时观察膀胱膨出的部位，是中央性的，还是横向的，是否有尿道膨出的，以评价可能存在的压力性尿失禁。

按膀胱膨出的不同程度，临床上可分为三度：轻度为膨出的膀胱已达处女膜缘，尚未膨出阴道口外，中度为膨出的膀胱部分已经膨出阴道口外；重度为膨出的膀胱已全部膨出于阴道口外。

如膀胱膨出伴子宫脱垂，宫颈距外阴口在4cm以内，有时在外阴口可见宫颈。但应注意膀胱壁膨出与子宫脱垂的程度并非完全一致，有时仅有膀胱膨出，而子宫脱垂不明显或无脱垂。如有子宫脱垂，则子宫脱垂与膀胱壁膨出分别诊断。

四、诊断

根据患者症状与体征，诊断膀胱、尿道膨出多无困难，必要时可选择如下检查：

1.嘱患者排空尿液后导尿，或B超测定残余尿量。

2.尿常规：了解有无尿路感染。

3.指压试验：患者取膀胱截石位，充盈膀胱后，嘱患者咳嗽，观察有无尿液漏出；若有尿液漏出，则用中指和示指压迫尿道两侧，再嘱患者咳嗽，了解能否控制尿液漏出，从而鉴别患者是否有压力性尿失禁表现。

4.为进一步确诊膀胱、尿道膨出，可用消毒尿道探子插入膀胱，并将其弯头转向后方，可在阴道前壁膨出物内触到尿道探子。

5.膀胱内注入造影剂和尿道内使用金属链珠，行前后位，尤其是使用侧位摄片可证实膀胱底和膀胱三角下降及正常的后尿道膀胱角消失。取出金属链珠，嘱患者排空尿液，在X线透视下观察，了解膀胱底部及尿道与耻骨间关系，同时可发现尿道近端扩张、尿道隐性憩室，或尿道感染等其他征象。

五、治疗

尽管几乎所有育龄经产妇都有不同程度的膀胱、尿道膨出，但病情可以不进展，也可能不引发症状。此类情况在绝经前一般不需处理，但绝经后由于缓慢进展性退变引起盆腔筋膜和肌肉支持组织变薄，需进行治疗。

（一）非手术治疗

1.子宫托　阴道内放入子宫托，可对膀胱、尿道和尿液控制提供充足的暂时性支持。对于合并内科疾病不能耐受手术的年老患者，暂时性使用子宫托可以在患者一般情况改善之前缓解其膨出症状。

2.盆底肌肉锻炼　应用Kegel方法锻炼盆底肌肉，目的是收紧和加强耻尾肌群，一般应持续6～12个月。年轻患者通过这种锻炼可使其压迫症状和排尿控制能力得以一定程度改善。若借助生物反馈治疗仪指导盆底肌肉锻炼能取得更好的效果。

3.雌激素　绝经后患者使用雌激素替代治疗数月可以极大改善肌肉筋膜支持组织的张力、质量和血供。但对严重的解剖性损伤，如重度膀胱膨出合并压力性尿失禁无明显疗效。

（二）手术治疗

重度膀胱、尿道膨出，或有尿潴留和反复膀胱感染，伴/不伴膀胱和尿道改变所致压力性尿失禁者，应施行阴道前壁修补术，并可同时治疗压力性尿失禁。盆底修复手术的目的不仅仅是修补缺陷，还应实现结构重建和组织替代。治疗盆底器官脱垂有两个原则：既要维持阴道的长度和深度，又要维持膀胱和肠道的功能，任何一种外科手术都应该遵守上述原则。

阴道前壁修补的传统术式为Kelly的阴道前壁折叠缝合修补术，修补中应注意阴道宽度，在麻醉条件下能容3指（约6cm宽），避免术后狭窄影响性生活。近年来，通过临床与尸体解剖发现膀胱膨出多由固定膀胱两侧的盆筋膜腱弓及其宫颈周围环筋膜的断裂、分离造成。缺陷可分为侧方、中线和顶端3个部位，故提出修补的重点应放在恢复解剖上。术前、术中需仔细辨认缺陷部位，进行有针对性的修补，也称为缺陷引导下的修补。前壁顶端缺陷需在前穹隆每侧坐骨棘水平部位缝合几针，以加强此处的支持力和建立阴道前、后壁筋膜的连续性。侧方缺陷应行单或双侧阴道旁修补（PVR），多数需双侧，以恢复和重建阴道前壁侧沟在盆筋膜腱弓处与闭孔内肌的连接，而中线型缺陷则应折叠缝合膀胱前筋膜，并剪去多余阴道黏膜。重度膀胱膨出由几个部位联合缺陷造成者，需一一予以修补，除了 PVR 还应切除中央部位膨出的多余组织，并予以缝合。

目前有很多学者认为盆腔器官膨出是由于盆底支持组织损伤或衰老弹性减弱所致，越来越多的证据也表明经典的阴道缝合术失败率高的原因是盆腔器官结缔组织过于薄弱所致，故用加固薄弱的筋膜组织并可使组织再生而使 POP 得到治愈。目前临床上使用较多的重建材料为人工合成的不可吸收聚丙烯网片，网片的形状可为梯形、T 形、长方形、双翼形、吊床形。多数认为应将补片与其下方组织适当缝合固定，但也有报告仅缝四个角、或两点，甚至不固定，也可取得良好手术效果。

预防措施：

1.实行计划生育，正确处理分娩，避免盆腔支持组织损伤而松弛。故产妇产时勿使膀胱过度充盈。在子宫口未开全时，产妇避免过早向下屏气用力，以免导致宫缩乏力或滞产，有之应及时处理滞产。对有头盆不对称者及早行剖宫产结束分娩。第一胎宫口开全时，可适当放宽会阴侧切的指征，必要时施行助产手术，避免第二产程过长。对软产道裂伤及时正确缝合。

2.产后避免过早参加体力劳动，注意产后保健操锻炼，加强肛提肌和会阴肌群的锻炼，有助于恢复、改善和保持盆腔支持组织的功能。

3.需矫正或避免肥胖、慢性咳嗽、便秘等腹。压增高因素，绝经后雌激素低下者，行激素替代疗法有助于保持盆腔肌肉筋膜组织的张力，可预防或推迟阴道壁膨出及伴发的膀胱、尿道膨出。

（周　吉）

第九章 前列腺炎

第一节 流行病学

前列腺炎人群发病率较高，在我国，约占泌尿外科门诊患者的33%，国外报道前列腺炎发生率为成人男性的6.3%～73%，粗略估计约有半数男性在一生中的某一时刻受到前列腺炎的影响。其中，细菌性前列腺炎约占5%(急性细菌性前列腺炎发病率仅为9/10000)，慢性非细菌性前列腺炎占64%，前列腺痛占31%。Nickel等调查2987名美国居民，发现9%具有慢性前列腺炎综合征(CPS)。Mehik等调查芬兰男性发病率为14.2%，50～59岁是20～39岁的3.1倍，40～49岁是20～39岁的1.7倍。总发病率为37.8%，27%的人每年至少发作1次，其中16%的患者有持久症状，63%的患者在冬季恶化，职业和教育水平对CP发病率无影响。在韩国，对29017名居民进行调查显示，CP的总患病率为16.5%，在年轻人中发病率高。教育层次和收入同CP的发病率呈负相关，估计与社会经济地位较高者营养状况较好，精神压力较小，不良生活习惯较少有关。目前，我国前列腺炎发病率尚无确切的统计资料。有学者进行447例尸解，发现我国成人前列腺炎病理发生率为24.3%。其中15～20岁为20.8%，50～59岁为25.4%，60～69岁有一个发病高峰，达36.4%，70岁以上者为13.8%。有学者对某部新兵前列腺炎患病情况调查发现：总患病率为15.3%，其中城市入伍新兵为25.4%，农村入伍新兵为8.8%。前列腺炎的发病与接受性刺激及自慰行为无关，但与本人对自慰行为的态度以及有无性压抑、苦闷心理有关。有学者调查2152例前列腺增生症患者的患病情况：表明前列腺增生症并发前列腺炎的发病率为17.8%，临床发病率低于尸检。这可能与前列腺增生症患者经常服用α-受体阻滞剂和抗生素有关；另外，部分患者可因前列腺炎症状类似于前列腺增生或前列腺液检查存在假阴性而漏诊。

目前认为前列腺炎发病潜在危险因素包括：年龄、种族、感染、性活动：尿酸水平、自身免疫状态、神经肌肉功能紊乱、前列腺囊肿及结石、前列腺组织活检等。多因素回归分析显示：引起慢性前列腺炎的可能原因为：尿道炎、无节制的性生活、频繁手淫、泌尿系统外伤、固定体位(长时间的骑跨、坐位)、酗酒、憋尿等。因此注意保持会阴区卫生、适度性生活、避免手淫或减少频次，避免下尿路损伤，经常改变工作体位，适量饮酒，适时排尿、少食辛辣食物，多饮水、勤锻炼等，对于预防前列腺炎的发病有十分重要的意义。

(于明明)

第二节 病因学

一、细菌性前列腺炎

感染途径:①细菌经尿道逆行侵犯前列腺,这是最常见的途径。②血行感染。③继发于膀胱炎和肾盂肾炎,以及邻近直肠内细菌直接或经淋巴播散等途径。④有菌尿液反流入前列腺致病。细菌感染在前列腺炎的发病中仍占重要地位。通常引起前列腺炎的细菌有大肠杆菌、变形杆菌、克雷伯菌、假单孢菌、金黄色葡萄球菌等,结核杆菌和真菌也可为其致病菌。近年来,随着淋菌性尿道炎患者增多,淋菌性前列腺炎发病率也逐渐升高。与此同时,沙眼衣原体和解脲支原体性前列腺炎的患病率也在增加。细菌性前列腺炎绝大多数为单一细菌感染,亦存在两种或两种以上的混合感染。

慢性细菌性前列腺炎临床治疗处理较为困难,极易复发。其最典型的临床特征为同一病原体引起的反复感染、抗生素治疗后,前列腺液依然有病原菌的持续存在。造成前列腺慢性感染的原因是多方面的,首先,前列腺本身的解剖结构特殊,其导管细长弯曲,开口处口径小,与尿道成直角或斜行向上进入尿道,菌群容易进入腺体,不利于腺体炎性分泌物排出和引流,造成前列腺内有病原菌持续存在。其次,受前列腺上皮脂膜和前列腺液 pH 等影响,抗菌药物不易扩散入前列腺腺泡。抗生素在前列腺体内要达到有效的杀菌、抑菌浓度,需具有脂溶性、高离解常数、与血浆蛋白结合率低、毒性低的特点,但目前临床上应用的抗菌药物尚不完全具备这些特点。加上前列腺炎本身的病理改变,病灶周围纤维化,也影响抗菌药物向病灶扩散。再次,慢性炎性使管腔狭窄,纤维组织增生,分泌物引流不畅和腺体质地变硬也是慢性前列腺炎久治不愈的原因。

二、慢性非细菌性前列腺炎

目前病因不清,认为可能与病毒、霉菌、滴虫、支原体、衣原体等感染有关,其中支原体、沙眼衣原体尚存在较多的争论,将其视为非细菌性前列腺炎的病原体,仍然缺乏可靠的证据。也有学者认为可能由一种或数种目前还不明确的病原体引起。Krieger 等应用 PCR 技术对前列腺穿刺的组织标本进行研究,发现 134 例患者中有 103 例的 16S rRNA 阳性,且与前列腺液中的白细胞有明显相关性,通过测序和克隆发现可能有新的病原体存在,John 等研究也得到相类似的结果,因此认为所谓的非细菌性前列腺炎患者的病原菌可能是需要复杂营养或不能被培养的病原体。慢性非细菌性前列腺炎的发病可能与免疫因素有关。有人认为 CNBP 是一种自身免疫疾病,可自发产生,由 T 细胞调控,具有迟发型超敏反应的特征。临床观察表明免疫功能正常者可不出现炎症或炎症反应轻,也有的反应快速明显,但经过和结局良好;免疫功能低下者易发生感染和炎症,炎症反应不明显,但过程缓慢,且容易反复。因此认为慢性非细菌性前列腺炎的炎症反应是免疫功能低下的表现。

前列腺内尿液反流在非细菌性前列腺炎发病原因中可能占有十分重要的地位,造成所谓"化学性"前列腺炎。尿液反流引起前列腺炎是人们较早发现的现象。前列腺炎患者常合并前列腺结石,结石成分分析发现,结石是由尿液成分而非前列腺分泌物组成。在前列腺切除前将炭末悬液注入膀胱,次日在切除的前列腺腺体及导管中可发现炭末,前列腺组织中炭浓度测定显示外周带浓度最高,说明外周带反流最严重，这与组织学研究发现前列腺炎症以外周带最明显相吻合。采用核素尿路动态显像检查前列腺炎的尿液反流，结果显示，前列腺炎患者的反流程度(用排尿后前列腺内尿液反流 γ 图像的积分吸光度表示)为 97.6±21.9，而正常对照组为 47.8±18.2，前者明显高于后者。以上实验均证明前列腺炎患者确实存在尿液反流。尿液反流至前列腺腺管内，可引起化学性前列腺炎，后者是 CPPS 的主要原因，而且尿液反流时还可能将病原体带入前列腺内，导致细菌性前列腺炎。病理上，这类慢性非细菌性前列腺炎也呈炎症样表现，但无细菌感染所致的大量炎性细胞浸润，前列腺纤维化少见。其临床特点为多发生于 25～45 岁男性青壮年，常有尿路刺激和(或)下尿路梗阻症状。

三、非炎症性盆腔疼痛综合征

非炎症性盆腔疼痛综合征(ⅢB)即前列腺痛，合并有明显的排尿症状和盆底肌张力性疼痛，但直肠指检前列腺正常，前列腺按摩液或前列腺按摩后排出的尿液缺乏炎症征象。发病机制目前仍不清楚，Minouns 发现前列腺痛患者常伴随忧郁等精神症状，而且精神紧张可加重前列腺痛，紧张消除后症状随之缓解或痊愈，因此认为前列腺痛可能与精神紧张有关，称之为“紧张性前列腺炎”。采用三维磁共振静脉造影术发现前列腺痛患者前列腺被膜、膀胱后的静脉丛和盆腔侧面的静脉丛存在明显的静脉性充血，而阴部内静脉出现狭窄或阻断征象，因此有学者提出盆腔内静脉充血的假说，称之为“盆腔内静脉充血综合征(IVCS)”。Drabick 报道，长期与配偶分离可以出现前列腺痛症状，恢复正常性交活动可改善，但手淫对改善症状没有效果。α 阻滞剂和抗精神紧张的治疗可使某些患者的症状得到缓解。因此有的研究者甚至认为非炎症性慢性盆腔疼痛综合征(ⅢB)的许多症状的原因根本与前列腺无关，这是对ⅢB 的发病机制提出的新见解。

四、慢性前列腺炎疼痛发生机制

疼痛是慢性前列腺炎的主要临床表现，是患者前往医院就诊的主要原因，也是影响患者生活质量最主要的因素。其临床特点为：①反复发作的会阴部(44%)、阴茎(27%)、阴囊(21%)、耻骨后(12%)等部位的疼痛，疼痛在体表的分布与前列腺所在部位不同，类似于牵涉痛。②疼痛的性质和特点无区别，程度及持续时间与前列腺本身炎症表现不一致，仅有 33%的患者有前列腺炎表现，其中 29%为轻度，4%为中、重度，5%～10%的患者可找到感染的病原。对于慢性前列腺炎疼痛产生的可能机制，目前有以下几种理论。

(一)盆底肌群痉挛性疼痛

对慢性前列腺炎疼痛患者的尿动力学研究中发现，最大和平均尿流率下降，静息期的最大尿道关闭压异常升高，膀胱颈和前列腺部尿道至尿道外括约肌部分松弛不完全，存在不同程度的膀胱和(或)尿道肌肉的功能障碍，这些功能障碍在有慢性前列腺炎证据和无慢性前列腺炎证据的患者中无差别，说明前列腺本身的病理改变并不一定是疼痛产生的直接原因，部分患者可以通过前列腺和(或)盆底按摩减轻疼痛症状，因此许多学者认为慢性前列腺炎的疼痛本质上可能是一种盆底肌肉的痉挛性疼痛。有学者认为导致疼痛的原因是前列腺受到刺激后通过脊髓反射引起的一种盆底、会阴肌肉的反射性、痉挛性疼痛，盆底肌群痉挛和(或)膀胱颈功能紊乱，使排尿时前列腺尿道部压力增大，导致前列腺内尿液反流，从而引起“化学性前列腺炎”，形成盆底肌功能障碍与前列腺炎的恶性循环，导致难以治疗的疼痛。慢性前列腺炎疼痛患者存在明显的精神、心理障碍，如焦虑、抑郁、躯体紧张等，由于这些精神、心理因素的影响，引起全身自主神经功能紊乱，导致或加重后尿道神经肌肉功能失调。持续的生理、心理刺激可以引起肌张力升高和肌肉痉挛，肌肉血供减少。肌肉的紧张性活动又导致代谢产物如钾、乳酸，组胺、激肽等的积聚。缺血和代谢产物的增多又导致疼痛加重，形成疼痛与盆底肌功能障碍的恶性循环。因此，盆底肌群痉挛可能既是慢性前列腺炎疼痛的原因又是其结果。

（二）神经源性炎症

近来有学者认为神经源性炎症对前列腺疼痛的发生起重要作用。研究显示：在近脊髓处刺激感觉神经纤维，冲动既可以顺向传导至脊髓感觉神经元，又可以同时逆向传导至外周，当逆向冲动到达已激活的初级伤害感受器时，神经末梢释放一些神经肽（如P物质、激肽等），诱导发生神经源性炎症，导致局部痛觉过敏。电刺激前列腺，发现疼痛患者的会阴部的血管扩张和血浆渗出较对照组明显，证实神经源性炎症的存在。采用辣椒素刺激膀胱和前列腺，发现神经性血浆渗出在体表的分布与临床上前列腺疼痛部位相似，主要位于 $L_5 \sim S_1$ 皮区，从而证实前列腺疼痛与神经源性炎症密切相关。

（三）细胞因子

细胞因子在前列腺炎症疼痛的产生起重要作用。神经生长因子（NGF）通过参与调节基因和蛋白表达使机体对伤害性刺激的敏感性增加。在组织发生炎症时，成纤维细胞和神经膜细胞释放的NGF刺激肥大细胞释放组织胺，直接作用于外周感觉神经末梢，增加其兴奋性。NGF上调P物质的表达。P物质在外周和中枢末梢释放量的增加，加速痛觉过敏的产生。组织损伤和炎症可以激活免疫细胞释放大量细胞因子如IL-1、IL-6和TNF等，它们通过刺激NGF的合成，从而上调P物质的释放。研究显示：在前列腺疼痛患者，精液中NGF的水平明显升高，且与疼痛程度呈正相关。因此，细胞因子、神经肽之间可形成反馈调节，参与慢性痛的形成和维持。氧自由基、组织胺、前列腺素等也可能在疼痛发生机制中起一定作用，具体机制尚不清楚。

（四）牵涉痛机制

研究显示，骨盆区域的内脏和躯体的初级感觉传入信息直接或间接在 $L_5 \sim S_1$ 脊髓背联合核神经元汇聚，接受前列腺和会阴部的伤害性传入的神经元在脊髓有明显的重叠或交叉，这构成了前列腺炎牵涉痛的解剖学基础。在前列腺炎时，即可通过内脏-躯体、内脏-内脏反射形成在会阴部的牵涉性痛。持续性药物治疗无效的疼痛是前列腺炎的重要特征，这与中枢神经元兴奋性的长期缓慢的聚积有关。炎症反复刺激C纤维，使传入兴奋增加，从而增加脊髓后角的活动。而且，这种刺激的积聚使脊髓后角神经元接受的区域逐步扩大，更多的神经元兴奋。同时在炎症和损伤时背角神经元兴奋性阈值的下降，自发活动的细胞数目也明显增多。伤害性感觉的阈值的降低和脊髓后角神经元兴奋性的改变可能是引起痛觉过敏和自发疼痛的重要原因，这可解释许多患者在治疗后前列腺液无炎症表现，但依然存在持续疼痛。因此，在前列腺疼痛患者，既可通过脊髓的内脏-躯体、内脏-内脏反射引起会阴等部位的牵涉痛，也可通过中枢神经元的兴奋性增加引起会阴等部位的痛觉过敏和自发疼痛。

总之，前列腺炎病因复杂，发病机制目前仍不十分清楚，不同病原体与前列腺炎之间的关系、前列腺炎患者的免疫状况、前列腺炎患者是否存在易感基因、前列腺炎与神经性炎症的关系等均需要进行深入研究。

五、前列腺炎相关性疾病发病机制

（一）慢性前列腺炎（CP）与男性性功能障碍

CP可以导致男性性功能障碍如性交时间短、早泄、勃起不能等。Screponic等调查发现47.8%的CP患者伴有严重早泄。CP并不直接损害调节阴茎勃起的神经血管，主要是长期的不适感导致患者出现一些精神神经症状而致的精神性性功能障碍。国内学者借鉴NIH制定的慢性前列腺炎症状评分制定了慢性前列腺炎相关性功能症状指数调查表，并对500例确诊的慢性前列腺炎患者的性功能进行了调查，发现70%的患者存在性功能障碍，包括性欲下降、勃起障碍、早泄、不射精、逆行射精等。体检未发现器质性病变，因此均为功能性性功能障碍。这种功能性改变与异常的心理因素、射精神经反射因素以及精液通路有关。因会阴区不适、睾丸阴茎痛等引起的焦虑，对性功能的怀疑是导致性功能障碍的主要心理因素。正常的勃起和射精反射依赖于正常感受器综合信号的传导和相应效应器的配合，有 T_{11}～L_2 脊髓神经和 $S_{2\sim4}$ 神经参与，分别由盆神经、海绵体神经、阴茎背神经以及躯体神经共同参与完成，前列腺炎因盆底肌的紧张、痉挛、睾丸疼痛，影响正常的性生活感受，导致性功能障碍。射精管是前列腺炎经常累及的部位，炎性损伤导致射精管梗阻、黏膜损伤，炎性因子释放，从而导致射精痛、不射精和逆行射精。治疗后有好转。

（二）前列腺炎与男性不育

精液的主要成分是前列腺液，研究显示：前列腺炎可以通过多种途径影响男性生育能力。Huaijin C等研究表明CP影响精子质量使不育症的发病率明显高于正常人群。国内学者研究了慢性前列腺炎患者精液参数的变化及意义，发现慢性前列腺炎患者的精液量、精子活动百分率、精子正常形态百分率显著低于正常生育者，精子密度与正常生育者比较差别无显著性意义，研究未发现其对患者的生育有明显影响，与Huaijin C不同。CP对男性生殖功能是否有影响以及影响的程度尚需进行进一步的研究。

（三）前列腺炎与性传播疾病

近年来，随着性传播疾病的增多，性病后慢性前列腺炎的发病率日趋增多，且病情顽固，反复难愈。Stamps等报道淋病患者CP的发病率高达52.7%，且治疗效果很不理想。国内一组研究显示性病后慢性前列腺炎病原体阳性率为63.75%，其中金葡菌、大肠杆菌各占17.5%，表皮葡萄球菌占10%，淋球菌、衣原体、解脲支原体及混合感染占15%。病原体高阳性率可能与患者治疗不及时、不正规或服用不敏感抗生素诱发耐药菌株产生有关。

（四）前列腺炎与前列腺增生、前列腺癌以及对PSA的影响

病理学观察显示：前列腺增生与前列腺癌患者往往合并有前列腺炎。但目前认为前列腺炎与前列腺癌的发生无关，与前列腺增生可能存在一定的关系。炎性细胞浸润、局部炎症的存在可能促进某些生长因子如转化生长因子、胰岛素样生长因子的合成和释放，从而促进增生的发生。

前列腺特异性抗原(PSA)是目前临床鉴别良性增生和癌变的主要指标。PSA主要由前列腺上皮中已分化的柱状分泌细胞产生，基底细胞无此功能。正常情况下，PSA几乎不能通过淋巴系统进入血液循环，所以外周血中PSA含量很低，正常情况下＜4μg/L。绝大部分PSA与前列腺液一起排出，正常精液中PSA可达700μg/ml。目前，PSA及其相关指标，如PSA密度、PSA速度iPSA移行区密度、游离PSA、游离PSA与总PSA比率等相结合，对于提高前列腺癌的早期诊断率具有重要的临床意义。但PSA并非针对前列腺癌的特异指标，其他前列腺疾病，尤其是前列腺良性增生症(BPH)及前列腺炎也会导致血清PSA升高。

前列腺炎导致PSA的升高与前列腺间质及腺泡中大量炎性细胞浸润破坏了前列腺腺管及原有生理屏障的完整性，使PSA渗漏进入血液循环有关，这就是所谓的“渗漏学说”，炎性刺激对PSA的生成无影响。前列腺炎患者血清PSA升高的程度与炎症累及的范围及组织中炎性细胞的密度无明显相关性，而与前列腺腺上皮受破坏的程度有关。单纯间质炎性细胞浸润，如无腺上皮的破坏，血清PSA不会升高。Pansadoro分析72例年轻前列腺炎患者的血清PSA，发现17.3%的患者血清PSA高于4.0μg/L的正常上限值，在4.3～39.0μg/L间，而前列腺痛患者无一例PSA升高。多元回归发现前列腺炎在导致血清PSA变化中的作用占7%，仅次于前列腺体积(23%)，明显高于年龄因素的影响。前列腺炎所引起的PSA升高，经治疗炎症消退后会逐渐恢复正常。

不同类型前列腺炎对血清 PSA 的影响：目前看来是否引起血清 PSA 升高，关键在于有没有前列腺血液屏障的破坏。急性前列腺炎时，巨噬细胞出现在前列腺腺上皮、基质及腺管腔内，而慢性前列腺炎时，淋巴细胞、浆细胞浸润于间质，围绕着腺体。因此，急性前列腺炎比慢性前列腺炎有更多的前列腺腺泡或腺管上皮受到侵害，而且受侵害的程度也较重。所以，急性前列腺炎比慢性前列腺炎导致血清 PSA 水平升高的程度更大。

前列腺液变化与血清 PSA 升高的关系：多数研究显示：前列腺按摩液中的白细胞含量可能与血清 PSA 浓度的升高有一定正相关性。炎症累及前列腺管或腺泡时，腺管内有大量炎性细胞出现，这些炎性细胞浸润的密度往往与腺上皮细胞受破坏的程度有关。而浸润于腺管中的炎性细胞可以进入前列腺液，在前列腺液镜检中的白细胞含量可以反映这种浸润程度，从而间接反映腺上皮受侵害程度，因此，前列腺按摩液中的白细胞含量可能与血清 PSA 的浓度升高有一定正相关性。前列腺液中的卵磷脂小体也是反映前列腺功能状态的指标，但从目前的研究结果来看，卵磷脂小体的减少程度与血清 PSA 的升高无必然关系。

前列腺炎对其他 PSA 相关指标的影响：研究发现，前列腺炎不但能引起血清 PSA 升高，而且还可以使血清游离 PSA（fPSA）水平降低，这与前列腺癌的作用相同。因此 f/tPSA 可用于前列腺癌与 BPH 的鉴别诊断，但在前列腺癌与前列腺炎鉴别方面无意义。因此在应用血清 PSA 作为前列腺癌的筛选指标时，应充分考虑前列腺炎的影响。对于血清 PSA 持续升高而反复活检只有炎症表现的患者，基本可以确定 PSA 升高是由炎症引起，从而排除前列腺癌。

（五）前列腺炎与排尿功能障碍

国内外大量尿动力学研究显示，慢性前列腺炎患者存在着尿流率降低、功能性尿路梗阻、膀胱功能降低、逼尿肌括约肌协同失调等多种尿动力学改变，其临床表现也轻重不一。导致慢性前列腺炎患者尿动力学改变的原因至今尚未完全明了。可能与局部炎症刺激及精神、神经因素有关。大多数学者认为由于膀胱颈、前列腺组织和包膜中富含 α 肾上腺素能受体，当其兴奋时可引起上述组织收缩。全身性神经功能失调或局部炎症刺激均可兴奋 α 肾上腺素能受体，使膀胱颈和前列腺尿道平滑肌痉挛。采用苄胺唑啉试验，发现尿道内括约肌痉挛或协同失调是尿道内括约肌水平的功能性梗阻，显示交感神经功能亢进。发生于非神经源性下尿路功能障碍和前列腺痛患者苄胺唑啉试验可呈阳性，提示盆底内脏交感神经功能亢进。Awad 等认为尿道括约肌自主性收缩与胸腰段以上交感神经中枢活动增强、尿道外括约肌交感神经兴奋性增高、对血中儿茶酚胺敏感性增高、膀胱颈或近端尿道肾上腺素能受体密度增大、中枢对交感神经核及肾上腺素能受体的抑制作用丧失等因素有关，从而产生了膀胱颈和尿道外括约肌开放异常。尿道内外括约肌及盆底肌肉痉挛进而导致功能性尿道梗阻。Hellstrom 等分析认为远端尿道、外括约肌的挛缩导致前列腺尿道压力增高，使尿液反流入前列腺导管，尿液可引起前列腺导管及周围组织的炎症，进而产生全身反应和局部刺激。而这种反应又可进一步加重功能性尿道梗阻或使其难以控制，也更加重盆腔内肌肉系统的挛缩，导致加重排尿功能的异常。国内多数学者同意上述观点。因此，慢性前列腺炎患者尿动力学的改变既是其发病的原因之一，又可能是继发性的病理改变。

（六）前列腺炎与神经-精神功能紊乱

很多前列腺炎患者存在较为明显的精神心理负担和人格的改变。表现为抑郁和焦虑为主的情绪障碍。患者自诉失眠、多梦、记忆力减退、过分自责、情绪低落、怀疑患有不治之症，甚至有自杀倾向等精神-神经紊乱的现象，尤其发生于久治不愈的患者。这些症状反过来又可能加剧前列腺炎的症状，使病情变得愈加复杂，是疾病迁延不愈或反复发作的重要原因。

（蔡平昌）

第三节 临床表现与诊断

一、临床表现

(一)急性细菌性前列腺炎

疲劳、过度饮酒、性生活过度、会阴受伤等均可以诱发。临床表现典型,包括明显的下腹部、会阴部疼痛,排尿刺激征,不同程度的下尿路梗阻表现,高热、恶心、呕吐等全身中毒症状,甚至败血症表现,直肠指检可发现前列腺肿大、波动感、触压痛等。根据上述症状体征,结合尿培养、血常规、超声检查即可明确诊断。如尿液培养阳性,则可明确诊断并可指导临床用药。病理表现分为三个阶段:①充血期:前列腺管以及间质充血水肿、炎性细胞浸润,腺上皮细胞有脱落;②小泡期:充血、水肿更为明显,前列腺小管和腺泡肿胀,形成多量小脓肿;③实质期:小脓肿逐渐增大,浸润范围增大。

(二)慢性细菌性前列腺炎

最典型的临床特征为同一病原体引起的反复感染、抗生素治疗后,前列腺液依然有病原菌的持续存在。前列腺液中白细胞>10 个/HP,卵磷脂小体减少。病理学改变无特异性改变,炎性反应较轻,在腺泡以及周围有多少不一的浆细胞和巨噬细胞浸润。

(三)慢性非细菌性前列腺炎

无反复尿路感染,但常有前列腺液自尿道溢出,直肠指诊有前列腺饱满、质稍软、轻度压痛等前列腺炎性表现,尿及前列腺液中可有白细胞存在,前列腺按摩试验中ⅢA 与ⅢB 型前列腺炎的白细胞水平差异很大(白细胞≥10 个/HP 为炎性,<10 个/HP 为非炎性),卵磷脂小体正常或略减少,无颗粒细胞。细菌涂片及培养均为阴性,诊断主要还是依据前列腺液中白细胞的变化。

慢性前列腺炎的临床表现个体差异颇大,根据临床表现可分为以下几组症候群:①下尿路感染症候群:表现为反复的不同程度的尿频、尿急、尿痛等排尿刺激征;②盆底肌肉紧张症候群亦称盆腔疼痛综合征:为不同程度的阴茎部、阴囊睾丸、腹股沟、会阴部、耻骨部、腰背部疼痛,射精痛等;③膀胱逼尿肌-尿道括约肌功能紊乱:表现为排尿踌躇、排尿不尽等不同程度的尿路梗阻症状;④性功能异常症候群:早泄、性欲降低,甚至阳痿;⑤精神症状症候群:头晕失眠、焦躁、记忆力减退、神经官能症等;⑥自身免疫症候群:关节酸痛、皮疹等。识别慢性前列腺炎的临床表现特点,对于临床诊断和治疗具有十分重要的意义。

(四)无症状性前列腺炎

平时无症状,因而患者就诊率低,诊断多依据前列腺组织活检。精液、前列腺液或 VB3 中发现炎症反应。无症状患者前列腺液中 IL-1β 和 TNF-α 会升高,如 IL-1β>42ng/L 或 TNF-α>8ng/L 则有诊断意义。另外,此类患者往往有 PSA 水平的升高,但是常在一定的范围内波动,需与前列腺癌及 BPH 相鉴别。

前列腺炎症状评分表(CPSI)可以用来研究前列腺炎的三个主要症状:疼痛(部位、严重性、频率)、排尿异常(排尿刺激症状和梗阻症状)以及对生活质量的影响。具有客观、方便、可重复性好,为大多数患者所接受的优点,同时具有一定的心理测试性质。

疼痛或不适症状评分:

1.最近 1 周有无在下列区域出现过疼痛或不适

a.会阴区 有(1),无(0)

b.睾丸　有(1),无(0)

c.阴茎头部　有(1),无(0)

d.腰部以下,耻骨上或膀胱区域　有(1),无(0)

2.最近1周,是否有以下症状

a.排尿时疼痛或灼烧感　有(1),无(0)

b.性高潮时或以后疼痛不适　有(1),无(0)

3.最近1周,上述区域有无经常疼痛或不适　无(0),很少(1),偶尔(2),经常(3),常见(4),几乎都有(5)

4.请你述最近1周每天平均疼痛或不适感觉

无疼痛(0)　1,2,3,……10(很痛)

排尿症状评分:

5.最近1周是否经常有排尿不尽感　无(0),5次中少于1次(1),少于一半(2),大致一半(3),大于一半(4),几乎都有(5)

6.最近1周,有无2h内排尿　5次中少于1次(1),少于一半(2),大致一半(3),大于一半(4),几乎都有(5)

生活质量的影响评分:

7.最近1周,是否因临床症状而影响你的日常生活　无(0),仅有一点(1),有一些(2),很多(3)

8.最近1周,是否经常想起自己的临床症状　无(0),仅有一点(1),有一些(2),很多(3)

如果你的余生将永远伴随你现在的症状,你会感觉如何:

非常高兴(0),愉快(1),比较满意(2),一般(3),不太满意(4),不愉快(5),非常恐惧(6)

结果评价:①疼痛或不适评分,包括1、2、3、4四个问题。

②排尿症状评分,包括5,6两个问题分数的总和0～10。

③临床症状对生活质量的影响评分,包括对问题7、8、9回答分数的总和＝0～12

积分的报道形式:①将上述三个方面积分分别报道;②将疼痛不适与排尿症状评分相加后报道,范围0～31分,0～9分轻度,10～18分中度,严重者19～31分。

二、辅助诊断检查

(一)尿道口分泌物

尿道拭子获取尿道分泌物进行培养。适用于分泌物多的情况。

(二)前列腺液检查

前列腺液检查对于前列腺炎的诊断和分类具有重要的意义。目前多数学者认为正常前列腺按摩液中炎性细胞应小于10个/HP,炎性细胞含量大于10个/HP说明存在前列腺炎性病变。前列腺液培养可以明确致病菌株,但应注意:长期使用抗菌药物可引起细菌细胞壁缺陷,变成类似支原体的微小菌落,称之为"L型细菌",停药后又可复原成原菌。这是漏诊、误诊的重要原因。Hennenfent认为,单次前列腺液检查不能对前列腺炎做出诊断和分类,主张应每周1次、连续3次方可确诊。但取EPS应注意:①近期内未用抗生素;②2d内未射精;③急性前列腺炎一般不行按摩,防止感染扩散。

Meares-Stamey提出的四杯法,是一种对鉴别前列腺炎患者尿培养中有无细菌及有无炎症的可靠方法。由于该技术操作繁琐且有许多假阳性和假阴性的结果,以及对预测治疗效果的价值不大,因而限制了其临床应用。此后设计了一种简便的筛选方法,即前列腺按摩前后的检测,按摩前列腺前、后分别获取尿液。根据按摩前、后所得到的尿标本中有无细菌和(或)白细胞存在,从而对前列腺患者进行分类,其结果的准确性几乎与传统分类的金标准一致。国内研究结果也得出了相似的结论。

（三）前列腺液免疫指标的测定

研究显示前列腺炎患者前列腺液中存在针对特异性细菌抗原的抗体。在慢性细菌性前列腺炎患者，IgA、IgG增高，可维持6～12个月，慢性非细菌性前列腺炎患者增高甚微，而前列腺痛患者IgA、IgG正常，特异性抗原抗体可作为分类参考。

1.*C-反应蛋白* C-反应蛋白（CRP）是人体血浆中的一种蛋白成分，正常情况下含量极低，平均值为3.5μg/ml。而在各种炎症、组织损伤等情况下炎症局部的CRP也可发生沉积。检测前列腺液的CRP可以特异性地反映前列腺局部的病变，能够在3h内快速检查，具有操作简单、准确，灵敏度高，不受激素、非皮质激素及抗生素的影响，也不受尿道正常菌群的影响。因此，CRP测定在慢性前列腺炎的诊断、分型、判断疗程等过程中具有一定的参考价值，对疗效判断也有一定的意义。

2.*体液免疫* 测量前列腺液中的免疫抑制因子（IAP）和抗原特异性IgA、分泌型IgA（SIgA）、IgG和IgM水平不仅对诊断有帮助，而且也有助于制定前列腺炎患者的治疗方案和判定细菌性前列腺炎患者对治疗的反应情况。其测定不受尿道菌群的影响，不必在采集标本前严格按照传统方法消毒尿道外口，操作过程简单，具有较高的准确度和灵敏度，有一定的临床应用价值。

3.*细胞免疫* 前列腺炎患者前列腺液中常常可以出现某些细胞因子水平的变化，例如慢性非细菌性前列腺炎（ⅢA型）和无症状炎症性前列腺炎（Ⅳ型）患者的前列腺液中常常出现IL-1β和TNF-α。并可以具有较高的水平，因此提供了一种新的方法来指导对CPPS的识别、特征化和疗效判定。

4.*基因检测* 在临床工作中，仅5%前列腺炎患者可培养出尿路病原菌，但是约40%的CNBP患者对抗生素治疗有效，因此有理由怀疑可能是常规方法培养不出来的病原微生物所致。Tanner等扩增17例CPPS患者EPS的16S rRNA基因，发现65%（11/17）患者阳性。按照分子种系发生树鉴定具有多种菌属，出乎意料的是普通培养难以生长的棒状杆菌较其他菌种所占比例更高，甚至还有少数16S rRNA在种系发生树上找不到位置。因此，采用基因技术对于前列腺炎临床病原微生物的确定具有十分重要的意义。

（五）经直肠前列腺超声检查

目前慢性前列腺炎的诊断主要依据是临床症状及前列腺液改变，超声作为一种常用的辅助检查，能间接地提供前列腺的组织结构改变情况，并具有简单、经济等特点。虽然慢性前列腺炎长期反复发作，前列腺可能有纤维组织增生和前列腺的增生性改变，但这些都不是前列腺炎B超影像改变的主要观察指标，前列腺的炎症渗出、水肿、组织破坏等才是导致B超影像改变的主要因素。但是，在将超声检查用于诊断和临床治疗效果随访观察指标时却容易遭遇困境，主要是由于超声检查结果诊断前列腺炎的敏感性低，同时与临床症状的相关性差，超声诊断以B型超声波（B超）检查在前列腺疾病诊断中最为常用，常见的检查方法包括经腹壁、经直肠探测。经腹壁B超检查前患者需要饮水约500ml，以使其膀胱处于适当的充盈状态。残余尿量测定应该在患者排尿后5～10min内进行。

1.*经腹壁B超* 经腹壁B超探测检查正常前列腺的上下径线为（30.2±5.1）mm，前后径线为（23.3±4.8）mm，左右径线为（42.4±3.8）mm。正常前列腺的回声为均匀、散在分布的低回声区，其回声团块轮廓完整、形态规则、边缘整齐、界限清楚、包膜增厚但无中断、两侧对称和密度分布均匀。

急性前列腺炎时的前列腺腺体明显增大，形态可有不同程度的改变，包膜的轮廓可以变得不整齐，腺体实质回声降低，呈低回声不均匀的点状回声。当出现脓肿时，脓肿区边缘呈现不整齐的厚壁无回声区或低回声区，无回声区内可有分隔。慢性前列腺炎轻度者，前列腺的形态大小内部回声可以近似正常；迁延型或重度前列腺炎者的前列腺腺体可以有轻微的增大或缩小，形态改变以前后径线增长为主，左右侧基本对称，包膜边缘大多完整、连续，腺体实质回声通常分布均匀，但较强而致密，并且时常可见钙化点，少数患者可见包膜处回声界限不清楚，表面欠光滑现象；经腹壁B超诊断前列腺炎的准确性不是很高，阳性率仅60%。

2.经直肠B超 在诊断慢性前列腺炎中，经直肠前列腺超声检查(TRUS)还没有得到临床上的广泛普及和接受，许多医师反对常规应用TRUS检查，也不是被推荐的诊断前列腺炎的必要项目。实际上，该项检查在慢性前列腺炎诊断与分类中是最有价值的，可以获得大量有益的信息，目前还没有其他检查项目的价值可以与其相比。TRUS可以观察到较完整的前列腺和精囊图像，所获得的各个径线值与前列腺实际值较为接近，诊断慢性前列腺炎的阳性率可达89%～96%，可以在临床症状明显阶段发现前列腺内的最严重的疼痛部位，并可以提供治疗方面的重要依据，在TRUS引导下还可进行前列腺组织活检或穿刺注射。TRUS检查前需了解患者是否有直肠、肛门的病变，对患有慢性肠炎、肛裂、重度痔等肛肠疾病者不宜进行该途径的检查。检查前令患者排大便，必要时可进行清洁灌肠。

前列腺炎患者的前列腺可以有八种不同的超声征象，即高密度和中等密度回声区、多处光点回声、无回声区、包膜不规则、包膜增厚、射精管回声及尿道周围区不规则，彩色多普勒检查还可以发现前列腺的血流增加与前列腺炎密切相关。高密度回声代表腺体淀粉样变、中等密度提示炎症和纤维化、无回声区提示炎症。可用无回声的超声改变来观察疗效。前列腺出现钙化和双侧精囊腺异常，也提示可能存在前列腺的炎症性改变。

经直肠三维超声检查可以测量前列腺的前后径、上下径、左右径，旋转超声显影可以全方位观察前列腺整体的立体形态、各分区的变化和包膜的完整性，并测量出其准确体积。经直肠三维超声检查的图像清晰、立体感强、直观、透视性好、成像快捷，明显优于经腹途径及经直肠二维或纵向超声检查，对正常前列腺的检查明确，对前列腺疾病的诊断和鉴别诊断提供可靠的依据。

前列腺腺体动脉的彩色多普勒超声显像可以较好地显示腺体的动脉血流特点。它能够较客观地显示前列腺炎症的状态，对于此病的诊断和治疗都有一定的临床意义。经直肠彩色多普勒超声波技术观察正常前列腺的动脉血流特点，显示尿道动脉主要供应前列腺腺体深部血液，包膜动脉则负责腺体周围部分的血液供应。前列腺包膜动脉走行于腺体的外侧。由于其位置变异较大，它们的显示受前列腺体积、形状，以及周围组织(背景)的影响，故不易被准确观察。尿道动脉主要集中在尿道周围，位于腺体的中心区，较易检测到，因此常作为观察的对象。前列腺炎患者的腺体尿道动脉收缩期最大血流速度明显加快，但炎症反应与前列腺肿瘤的血管、血流变化有本质上的不同。前者只是血流的加快，后者则不仅有血流的加快，还有血管数量的增加。炎症组的腺体血管舒张期最小血流速度与对照组比较无明显变化，而阻力指数却明显增加。还可以发现前列腺移行区和射精管有钙化物堆积，精囊肌纤维明显增生和扩张等。

(五)前列腺组织穿刺活检

可以通过前列腺的活组织病理检查来判断前列腺的炎症是否存在以及炎症的严重程度，还可以通过活检组织直接进行病原体的分离培养与诊断。但多数情况下，前列腺炎的炎症病变为局灶性的，仅累及小部分腺体，由于前列腺穿刺不容易准确定位到病变部位，可能造成标本收集的误差。此外，组织标本很难定量培养，在取标本过程中极易被污染且又难以避免。所以，通过前列腺组织活检标本的培养来确定前列腺感染的方法往往是不十分确切的。

急性细菌性前列腺炎的病理特点是在腺泡内及其周围有大量中性粒细胞浸润，腺腔内上皮脱落充满细胞碎屑，间质充血、水肿及出血，病变多较弥漫，局部可有微脓肿形成。除细菌外，其他各种可引起组织损伤的病因也可引起相同的非特异性炎症改变，各个类型的慢性前列腺炎的病理组织学变化无差异。慢性细菌性前列腺炎的组织学变化也不能明确引起炎症的特异性细菌，因而前列腺穿刺活检诊断方法不准确且诊断价值不大，对区别慢性前列腺炎的各个类型也没有鉴别诊断意义。前列腺的病理组织学检查只能诊断特殊类型的前列腺炎，如肉芽肿性前列腺炎。

（六）荧光定量——多聚酶链式反应

可用来检测淋病双球菌、UU、CT、人乳头瘤病毒、梅毒螺旋体及单纯疱疹病毒等，便于病原菌的鉴定。

三、鉴别诊断

对前列腺炎鉴别诊断的主要内容就是要排除前列腺的其他疾病和前列腺外的疾病，原位癌、膀胱肿瘤、盆底的刺激或痉挛等均在症状上与前列腺炎患者相似，如果怀疑患者患有慢性前列腺炎，采用“四杯法”确定诊断，并可以通过直肠检查、中段尿培养和残余尿来除外潜在的泌尿外科疾病，必要时采取膀胱镜检查、膀胱活体组织检查、尿细胞学检查等来鉴别。

（一）泌尿系统其他部位来源的感染

急性前列腺炎，由于尿道内可能同时存在大量的细菌、大量的炎症细胞、坏死的细胞碎片以及其他的分泌物，特别容易与泌尿生殖系统其他部位来源的感染相互混淆，例如来源于尿道的急性淋病，来源于上尿路的急性肾盂肾炎、膀胱炎、输尿管结石等。

简单地询问病史，例如近期内有不洁的性接触史，可以初步判断患者是否感染了某些性传播疾病。通过对患者分段尿液的炎症情况分析，可以帮助判断炎症的来源部位。例如首段尿液内的炎症最明显，表明炎症来自于前尿道；按摩前列腺后的尿液内炎症最严重，提示炎症来自于前列腺；而全程尿液的炎症均十分明显且严重程度接近，提示炎症来自于上尿路，包括膀胱、输尿管、肾盂和肾脏，临床表现多为发热、腰痛、尿培养阳性等，但多无排尿困难症状。其他辅助检查，例如腹部 X 线平片、造影、内镜等检查可以帮助除外其他疾病。

（二）非特异性尿道炎

男性的非特异性尿道炎（NSU）是以生殖道感染为特征的，并可以出现与 CP/CPPS 相似的症状。一项研究发现，持续出现 NSU 症状的男性中，有 26％患者的临床特征与慢性前列腺炎一致，甚至细胞因子水平也不能完全区别两者，精浆 IL-8 水平在 CP/CPPS 和 NSU 患者中均可明显升高。

感染性尿道炎的特征是黏膜或尿道排放脓性分泌物，比较容易鉴别诊断。然而无症状的尿道炎患者的发生率可能在 5％～10％，并因为患者多数没有得到有效治疗（或根本不治疗）而成为重要的问题。简单的尿道口分泌物涂片分析及首段尿液（VB_1）分析，可以明确诊断。

当尿道感染与前列腺炎同时发生或不确定是否存在前列腺炎时，来自于尿道和膀胱的感染物（VB_2 培养微生物）可以污染所有的局部标本，使得定位培养变得毫无意义。面对这种情况，可首先使用非穿透性（难以进入前列腺内）的抗生素来杀灭尿液内的细菌，然后再进行定位细菌培养过程，可以将尿道炎与前列腺炎区别开来。

（三）间质性膀胱炎

许多经过标准方法治疗无效的慢性非细菌性前列腺炎和前列腺痛患者，可能同时合并间质性膀胱炎等其他伴发疾病。间质性膀胱炎的病因还不清楚，可能与自身免疫反应异常有关。患者可以有排尿异常和下腹疼痛不适等症状的持续性反复发作，例如尿频、尿急、排尿困难、排尿疼痛并在排尿终末加重、脓尿、终末血尿或全程血尿、下腹会阴部疼痛等症状，与慢性前列腺炎的临床症状十分相似。

间质性膀胱炎可以与慢性前列腺炎同时存在，相互影响，互为因果。诱发间质性膀胱炎的病原体可以通过尿液反流进入前列腺或通过淋巴系统直接蔓延到前列腺，引起前列腺的病原体感染；慢性前列腺炎造成的排尿异常和前列腺部尿道内压力增高，可以使前列腺内的病原体反流进入膀胱内，并且也可以造成膀胱颈部的纤维性硬化、膀胱逼尿肌功能失代偿，进一步形成残余尿，有利于细菌的生长繁殖，因而更加容易造成局部的感染和炎症难以治愈。

标准的“四杯法”进行炎症反应的定位检查可以明确炎症的来源部位。在膀胱尿道镜检查下可见膀胱内有出血性淤斑，膀胱容量减小，可以明确炎症的程度、是否合并尿道梗阻，并可以同时明确后尿道、精阜、前列腺和膀胱颈的情况，有助于诊断的确定和鉴别诊断。膀胱造影显示膀胱挛缩。膀胱活检显示黏膜和逼尿肌内的肥大细胞增加，可以诊断为间质性膀胱炎。肥大细胞数目超过 $20/mm^3$ 时，间质性膀胱炎的确诊率为 88%。对怀疑间质性膀胱炎患者的诊断应该注意寻找诱发因素，例如是否同时存在前列腺增生、慢性前列腺炎、尿道狭窄、泌尿系统结石、膀胱异物以及泌尿系统的器械检查或治疗史。

阿米替林治疗 1 个月有很好的效果，剂量为 25～50mg，1～2/d，饭后服用。水扩张和膀胱灌注二甲亚砜(DMSO)等综合治疗也可以明显或完全缓解症状。同时还应该重视一般的支持对症治疗，例如加强营养、多饮水、严格节制刺激性饮食、局部适当进行物理治疗、碱化尿液、止痛镇静药物、适当短期配合抗生素治疗等。

（四）膀胱肿瘤

过大的表浅性膀胱肿瘤可以使膀胱容量减少、侵犯三角区或继发感染等而引起尿频、尿急和尿痛，有时与慢性前列腺炎的临床症状难以区分。但膀胱肿瘤患者可以有无痛性肉眼血尿，尿液查瘤细胞阳性，膀胱造影可见膀胱内有占位性病变，膀胱镜检查有乳头状或绒毛状新生物，活组织检查可明确诊断。

（五）前列腺癌

前列腺癌与前列腺炎患者都可以出现前列腺的增大、血清 PSA 的增高、前列腺触诊检查的异常改变(变硬、结节、表面不光滑)、超声检查出现异常的影像等，是需要仔细进行鉴别诊断的疾病。例如急性前列腺炎患者康复后，外周带的低回声区可持续存在很长时间，彩色多普勒超声检查、DRE、PSA 测定等有助于其与前列腺癌相鉴别。

早期前列腺癌患者常无任何临床症状，往往不能够获得准确诊断，部分患者是在常规的体检中发现 B 超检查前列腺异常或化验血清 PSA 明显增高而偶然获得诊断。前列腺癌患者晚期可出现尿频、尿痛、排尿困难等症状，与前列腺炎十分相像，并容易造成误诊。但前列腺癌患者往往具有消瘦、乏力等明显的全身症状；直肠指诊前列腺有坚硬的肿块、表面高低不平；动态监测血清 PSA 水平持续增高，并不会为应用抗生素所控制；前列腺液涂片可发现癌细胞；会阴部穿刺或经直肠穿刺活组织检查可发现癌细胞；超声检查可见到腺体增大、边界回声不整或有缺损、内部光点不均匀、癌肿部位有较亮的光点或光团。

（六）前列腺结石

前列腺结石患者可以出现腰骶部、会阴部疼痛不适及性功能紊乱，如勃起功能障碍(ED)、早泄等症状。但在直肠指诊检查可扪及前列腺有结石摩擦感，骨盆 X 线平片在耻骨联合区一侧有阳性结石影，经直肠超声(TRUS)检查可在前列腺结石部位出现强光带，并有明显的影像。

（七）前列腺增生

前列腺炎可以发生在男性的各个年龄段，在成年男性中的发病率为 4%～25%；前列腺增生(BPH)是中老年男性的常见疾病，其发病率有随着年龄的增加而递增的趋势，50 岁男性占 40%，而 80 岁男性占 90%。所以，前列腺炎与 BPH 都是男性常见疾病，对于有排尿异常的来诊患者，可以患有前列腺炎、BPH 或同时患有两种疾病。理论上讲，BPH 导致下尿路梗阻、尿道黏膜抵抗力降低、尿液反流、并发泌尿系统结石等都使其容易并发前列腺炎，但是国内外的相关研究报道很少。

研究发现前列腺的炎症性改变是 BPH 患者最常见的组织学改变，即使在没有前列腺炎临床症状的 BPH 患者中也是如此；98%的 BPH 患者手术切除的前列腺组织至少含有某些明显的局灶性炎症；50%以上的前列腺炎患者存在BPH,BPH患者1/3以上具有前列腺炎,但还不清楚是否是由于临床症状的重叠造成的,还是真的具有明显的相互关系。BPH产生临床症状的机制推测是由于增生的前列腺造成的静力性阻塞因素和前列腺平滑肌活动的动力学因素所引起的,由于BPH与前列腺炎具有如此高的共存率,有学者推测前列腺炎可能是前列腺增生的第三个致病因素。

随着人们的生活水平不断改善,膳食结构改变,高蛋白与高脂肪饮食增加,我国的BPH发病率增长迅速。在很多情况下对于前列腺炎与BPH的临床诊断往往是含糊不清的,且两者的诊断均没有一个让人满意的"金标准",许多医师的部分诊断依据是患者的年龄,对于<50岁的男性,通常不考虑BPH的诊断;而对于>50岁的男性,尽管可能存在一些前列腺炎样的症状,也通常诊断为BPH,而不是前列腺炎,但要考虑到两者可能同时存在的情况。此外,对于患者进行美国国立卫生研究院(NIH)制定的慢性前列腺炎症状指数(NIH-CPS_1)仔细分析,可以初步判断患者是否患有慢性前列腺炎。BPH可以具有较严重的排尿异常,而不会产生明显的疼痛,但临床诊断的某些前列腺炎合并BPH的患者可能有部分是由于膀胱炎所引起的排尿刺激症状,是由于BPH所诱发的泌尿系感染所致,在诊断时要注意进行鉴别。BPH患者合并急性前列腺炎时可以出现血清PSA的增高,但是在适当的治疗后会逐渐恢复正常。确定诊断还可以通过实验室和特殊仪器检查来完成。

(八)输尿管结石

有些前列腺炎患者可以表现为下腹部疼痛或肾绞痛,与输尿管结石的临床表现十分相似。通过简单的直肠指诊可以触及异常的前列腺、前列腺液常规化验检查可以明确前列腺炎的诊断、腹部平片不能发现结石的特异性阴影。

(九)髂腹下和髂腹股沟神经功能紊乱

有时,下胸部神经的损伤可以表现为下腹部疼痛,例如髂腹下和髂腹股沟神经。患者往往具有明确的病史,例如下腹部手术或其他类型的损伤。疼痛产生原因还不清楚,可能与手术切口对髂腹下和髂腹股沟神经分布区域的直接神经损伤、牵拉延伸或组织萎缩有关;有些疼痛可能与盆腔的粘连或其他特定的器官相关的病理改变有关;腹腔镜手术治疗虽然可以减少传统手术治疗造成的下腹部疼痛症状,但由于在神经上或神经分布的敏感区域放置腹腔镜也可以造成腹部的神经病理改变。由于创伤造成的损伤和神经纤维变化的差异,疼痛表现可以出现较大的变化。如果确定存在胸神经的病理改变,可以采用常规的神经阻断治疗,观察是否会改善症状。如果治疗失败,还可以采用冷冻治疗方法破坏难以治疗的神经。

(十)慢性附睾炎

慢性附睾炎一般是急性附睾炎不可逆的终末期,慢性附睾炎也可以有下腹部及会阴的疼痛不适等症状。有些医师主观地认为慢性附睾炎一定是慢性前列腺炎所致,满足于常见病的诊断和暂时缓解症状,而不做必要的检查和鉴别诊断,忽视慢性附睾炎。

(十一)精囊囊肿

精囊囊肿是精囊的良性病变,患者的临床表现主要有血精、血尿、排尿困难,还可以出现下腹、肛周胀痛不适等,有时经常会误诊为前列腺炎或精囊炎。多数误诊的原因是由于医师不愿意对患者进行肛诊检查所致。精囊囊肿患者在进行直肠指检时可发现前列腺部存在无压痛的肿胀,但可触及精囊,经B超或CT检查可明确诊断。

(十二)尿道狭窄

尿道狭窄患者可以出现排尿异常。造成误诊的原因是多方面的,有些患者隐瞒既往的性病史,而医师在没有进行必要的辅助检查情况下,片面地认为患者的排尿异常可能是由于后尿道功能性狭窄造成的。对怀疑有尿道狭窄的患者,应该追问其淋菌性或非淋菌性尿道炎病史和治疗情况,经尿道造影可确诊,行尿道扩张术即可改善症状。随着性传播疾病的增多,尿道炎并发尿道狭窄的病例逐渐增多,应该引起警惕。

(十三)尿道憩室合并结石

尿道憩室合并结石患者可以出现会阴部不适和疼痛。检查不全面,没有进行尿道检查是造成误诊的重要原因。一般在查体时可在尿道膜部触及一质硬肿块,尿道平片及尿道造影可确诊,手术治疗获治愈。

(十四)精索静脉曲张

精索静脉曲张可以导致阴囊坠胀和疼痛不适。精索静脉曲张的严重程度与临床症状有时可不成比例,不重视对轻中度精索静脉曲张的诊断是造成误诊的主要原因。精索静脉曲张造成的坠胀不适往往是在患侧,进行性加重,晨起没有症状或症状最轻,简单的触诊就可以确诊,必要时进行多普勒超声辅助诊断。精索内静脉高位结扎术可以消除患者的症状。

(十五)阴茎纤维性海绵体炎

阴茎纤维性海绵体炎患者可以有阴茎头和尿道疼痛,容易引起误诊。对阴茎勃起时出现阴茎头疼痛和阴茎弯曲的患者,应该考虑到本病的存在。体检可触及阴茎海绵体内的肿块,挤压疼痛,勃起时更明显,B超检查和海绵体造影可进一步证实。通过药物、病灶局部封闭注射或手术治疗等可以取得良好效果。

(十六)内收肌肌腱炎

内收肌肌腱炎常见于马拉松或长跑运动员,是由于大腿前面直接附着在耻骨结节上的内收肌的急性损伤所致。由于患者主诉侧向弥散性的疼痛可以牵连到骨盆区域,常被误诊为CPPS。可以通过手指沿着内收肌内侧边缘检查其进入到耻骨结节的部位,并按压出现剧烈疼痛,疼痛点刚好在这个附着点处。局部麻醉剂封闭注射可以在几分钟内完全去除疼痛,但为了彻底消除疼痛,应该重复这样的治疗数次。个别学者提出对非手术治疗无效的患者可以考虑手术切断肌肉在耻骨上的附着。

(十七)阴部综合征与梨状肌综合征

有时在进行前列腺肛诊的触诊检查时,可以在通过小的坐骨孔进入到阴部管的髂棘韧带或肌肉下感觉到阴部神经的明显触痛,有学者将其称为阴部综合征,也是产生下腹疼痛不适的病因之一,其产生原因还不十分清楚,可以通过按摩髂棘韧带而获得缓解。为了避免假阳性反应,在触诊时应该非常小心,轻微的触摸就足够了。另外一个十分相似的现象是紧邻髂棘韧带的梨状肌综合征,也可以影响坐骨神经,可以通过锻炼梨状肌而获得缓解。对于难治性的病例可以采用激素类药物(考的松)局部封闭或手术切断韧带在坐骨棘处的附着来治疗。

(十八)神经官能症

由于健康知识和性知识的缺乏,有些神经官能症患者(尤其是未婚青年)过分强调自己的不洁性生活史,因不洁性交而怀疑自己感染了慢性前列腺炎,认为前列腺炎一定是性传播疾病,造成不必要的内心压抑和心理紧张,往往到处求医并采用了很多种治疗前列腺炎的方法,但均无明显疗效。接诊医师思维片面,仅根据患者的叙述而不进行必要的检查和随诊观察就草率地诊断患者患有慢性前列腺炎,使用升级换代的抗生素,使患者的精神心理负担更加严重,造成误诊误治,尤其是在基层医院的误诊率较高。

（王　彦）

第四节　治疗

前列腺炎的临床治疗效果不佳,复发率较高,估计可达20%～50%。目前,前列腺炎治疗手段包括药物、理疗、心理治疗、生物反馈等，联合应用可以取得较为满意的临床效果。

疗效标准：①治愈：症状消失，EPS镜检白细胞＜10/HP，EPS细菌培养阴性，CT和UU培养转阴。②有效：症状减轻，EPS镜检白细胞减少，EPS细菌培养细菌计数减少，免疫荧光法检测CT及UU培养转阴或仍有阳性。③无效：症状、直肠指检和实验室检测、B超、膀胱镜检查均无改善。

一、药物治疗

急性细菌性前列腺炎：急性细菌性前列腺炎患者通常对抗菌药物治疗反应良好。急性炎症有利于抗菌药物进入前列腺。对于急性前列腺炎，应及时采用快速有效的抗菌药物迅速控制感染，防止转成慢性，导致病情迁延，反复发作。同时应配合全身支持疗法，营养支持、降温、卧床休息等。若及时治疗，急性前列腺炎多能治愈而不留后遗症。若有急性尿潴留，最好耻骨上穿刺，穿刺后细管造瘘，定时开放引流。还应注意尽量避免各种并发症的发生。

慢性细菌性前列腺炎：临床治疗较为棘手，其原因一方面与前列腺的解剖组织结构有关，另一方面，研究显示：久治不愈的CP患者多为包括解脲支原体、沙眼衣原体在内的多种病原体混合感染或存在耐药菌株感染，有一小部分尚合并有腺性膀胱炎、前列腺囊肿、膀胱颈挛缩、精阜炎性增生等器质性病变。这些患者一般病程较长，症状明显，均有不同程度的会阴部疼痛、尿道刺激症状，部分患者伴神经衰弱和性功能减退。直肠指诊前列腺有不同程度的炎症肿胀或硬化，前列腺液镜检WBC＞20～满视野/HP；曾长期过量使用抗生素或接受药物灌注、射频、微波等物理治疗。这些患者的治疗较为困难，首先应根据细菌培养和药敏试验给予敏感抗生素治疗1～3个月。对合并解脲支原体、沙眼衣原体阳性者给予阿奇霉素0.5g，每日1次。可应用敏感抗生素行前列腺内注射，同时结合射频、微波等理疗，对于合并前列腺脓肿、前列腺纤维硬化、精阜肥大等并发症的患者，应积极手术治疗，可提高治愈率。有学者提出：对于慢性细菌性前列腺炎，初次发病，预计敏感性的抗生素，疗程根据需要决定；再发，足量抗生素；复发，小剂量，长期预防量抗生素；久治不愈者，可考虑经尿道手术（最后手段）。目前研究认为喹诺酮类药物穿透前列腺包膜能力较强，在前列腺内能达到有效抑菌及杀菌浓度，可获得较满意的疗效。常用药物有：①环丙氟哌酸，每次200mg，每日2次，30d为1疗程；②氟嗪酸，每次200mg，每日2次，30d为1疗程；③左氧氟沙星，每次200mg，每日2次，6周为1疗程。1个疗程未治愈的患者常可以通过连续的低剂量抑菌疗法达到满意的疗效，如可用复方磺胺甲基异噁唑每日服1片，长期服用，效果也较理想。合并前列腺结石的慢性细菌性前列腺炎患者，可考虑采用经尿道手术治疗。但是，前列腺感染灶和结石常位于前列腺外周带，手术有时难以彻底清除感染灶，因此应严格掌握手术指征。

慢性非细菌性前列腺炎：广谱抗生素试验性治疗4～6周，消炎类药物、植物类药物、α-受体阻滞剂联合应用效果较好。α-受体阻滞剂主要应用于有膀胱出口梗阻症状，尿流动力学检查亦提示有膀胱颈梗阻的慢性非细菌性前列腺炎患者，能使紧张的膀胱颈和前列腺松弛，改善排尿功能紊乱，消除前列腺导管系统内尿流反流，进而改善或消除此类患者的症状。可供选择的药物有特拉唑嗪、坦索罗辛、桑塔。治疗维持一般应达6个月，疗程不足常有症状复发。对于伴有前列腺尿液反流的非细菌性前列腺炎，有报道用别嘌呤醇治疗，其理由是此类患者前列腺液的尿酸水平明显升高，别嘌呤醇可降低尿酸水平，从而减轻前列腺炎的疼痛症状。对于由支原体、衣原体及其他病原微生物引起的非细菌性前列腺炎，应选用相应敏感的抗菌药物治疗。

前列腺痛：常用药物包括α-受体阻滞剂、肌肉松弛剂、止痛剂等，与体外射频、微波、心理治疗等结合可以取得较为满意的效果。人们在研究中发现，无论细菌培养阳性或阴性，有近40%的患者对抗生素治疗是有效的，因此可以试验性应用抗生素。吲哚美辛是环氧化酶抑制药之一，除抑制前列腺素合成酶外，还能抑制白细胞的运动，减少其在炎症部位的浸润和释放致痛物质，减少组织损伤。阻止炎症刺激物引起的细胞炎症反应。另外还有减少缓激肽生成，抑制红细胞和血小板凝集而发挥止痛和抗感染作用。因此采用吲哚美辛可以取得较为满意的疗效。

二、物理治疗

前列腺按摩：前列腺按摩是治疗慢性前列腺炎的标准方法。前列腺按摩可以缓解局部充血，减少分泌物郁积，清除前列腺腺管内的细菌和碎片，促进药物及炎症吸收，缓解会阴部症状，适用于因性活动减少造成的前列腺郁积者。按摩力量在患者可以忍受的范围内逐渐加大，一般每周 2～3 次，持续 2 个月以上。联合应用前列腺按摩和抗生素治疗顽固性的慢性前列腺炎效果更佳。

热水坐浴：每日进行热水坐浴或会阴部热敷是临床医师对慢性前列腺炎患者治疗的常规手段之一，它可以促进前列腺的血液循环，使临床症状部分缓解。但是由于热水坐浴可能对睾丸产生不良影响，对未婚和未育的青年男性来说是应该禁止的。此外，这种获得性的睾丸损伤可能导致睾酮分泌减少，因而对一般的慢性前列腺炎患者采用热水坐浴也应慎重。

体外射频：射频热疗系 20 世纪 90 年代兴起的治疗前列腺疾病的新疗法。在射频作用下，前列腺组织的温度升高，腺泡及腺管的穿透性明显增高，有利于药物进入腺体内。同时，因射频电磁波的穿透力强，能使前列腺体血管扩张，血流加快，引流改善，新陈代谢加快，白细胞吞噬作用增强，促使前列腺的炎症消退，刺激症状明显减轻。射频还能破坏 α 受体，减少尿流阻力，减轻尿液反流，从病因上起到治疗作用。体外射频治疗慢性前列腺炎的照射温度宜适当，过低则达不到预期效果，而过高则会使腺体内太多的管状组织坏死，毛细血管闭塞而减慢炎症的消退和脓栓的吸收，甚至可能加重会阴部的疼痛及尿频、尿急等刺激症状。国内外大量研究显示体外射频合并药物，可以取得较好的治疗效果。

微波：微波是一种高频电磁波，当其作用于生物组织时，组织内的极性分子可随微波频率来回摆动、摩擦，从而完成从电磁波向热能的转变，而且微波场所产生的热效应，能使被加热物体的表层和内部升温同时发生。据报道，微波有明显的杀菌作用，而对正常细胞则很少有杀伤作用。微波治疗选取的温度段很重要，温度过高容易损伤尿道黏膜，过低则治疗作用不明显。有资料表明，当生物体局部温度低于 50℃时，正常组织受热后发生的变化，大多数是可逆的。当局部温度在 42～45℃时，可以增强组织的血液循环，增加酶的活性，加强代谢及免疫功能，降低肌肉组织张力。大量研究证实微波合并应用抗感染、解痉治疗对于改善症状、提高疗效收到了良好的效果。

三、局部药物治疗

慢性前列腺炎的治疗方法和药物选择很多，但疗效均不甚理想，复发率较高，多数患者对治疗效果不满意，而且还没有哪一种方法或药物可以明显有效地适用于所有的患者。由于全身用药往往难以达到有效的局部药物浓度，故对全身用药治疗效果不佳的顽固性慢性前列腺炎患者多采取局部用药和局部治疗的方法。这不仅避免了全身用药的不良反应，而且可以使前列腺实质及腺管内的药物有效浓度大大超过全身应用所获得的水平，效果明显好于全身用药。局部治疗将药物直接注入前列腺内，克服了血、前列腺液屏障，且受前列腺液酸碱度影响较小，在前列腺内及其周围组织中的药物浓度提高数十倍，局部滞留时间较长，并避免了对药物的代谢灭活作用，因而具有最大的活性。药物注入后部分可被组织吸收，部分随前列腺液排出。除了被组织细胞吸收和留在组织间隙的药物外，还有部分药物进入血液循环而协同清除体内的感染灶。尽管直接注入药物解决了药物不易透入前列腺的问题，但仍有不少影响疗效的因素未能够妥善解决，如前列腺液内锌离子浓度较低致药物抗菌活性下降、细小结石、前列腺内尿液反流、腺管弯曲狭窄影响前列腺液引流通畅、腺体深部的感染菌落等。因此，单用此方法也不能解决所有的问题，对病情复杂、病变严重的病例，尚需配合其他方法进行综合治疗。

(一)前列腺内直接局部注射法

前列腺内注射的途径包括经直肠、经会阴、经耻骨后和经尿道。四种途径各有利弊。经直肠进针很容易进到前列腺内，有直观、便捷、安全、痛苦小的优点，但容易将细菌带入前列腺内引起继发感染，甚至形成脓肿；经会阴进针，注射时痛感较为明显，不易被患者接受，且会阴皮下组织较为疏松，穿刺容易形成血肿；经耻骨后进针的途径安全、方便，但对操作者的技术要求较高；经尿道途径由于需要一定的设备，操作比较复杂，所以临床上很少采用。因此，在选择治疗方法时要因人而异，根据操作者的技术熟练程度和患者的意愿选择适当的方法。穿刺操作过程中应该避免穿破膀胱、直肠及不必要的反复穿刺，以减少并发症的发生。据统计有1%～3%的患者可以出现血精、血尿、排尿困难等，但多为一过性，很快自行消失，无须特殊处理。治疗时要因人而异，根据操作者的技术熟练程度和患者的意愿选择适当的方法。

1.*注射方法*

(1)经直肠法：术前1d开始应用抗生素。术前晨起用1∶5000氯乙定或0.1%苯扎溴铵做直肠清洁灌肠。在低位麻醉下，患者取膝胸位、截石位或侧卧位。常规消毒肛门周围皮肤。扩肛，待肛门括约肌放松后，直肠内再应用苯扎溴铵或硫柳汞酊消毒至少2遍。左手戴消毒手套，左手示指涂润滑剂伸入直肠，探准前列腺部位后，右手持长针头端紧贴于右手示指腹侧，在左手的引导下进入直肠内，示指触及前列腺后将穿刺针穿过直肠黏膜，进入前列腺包膜内。刺入时稍有突破感，确认针头进入腺体内，回抽无血再缓慢注药。药物注射完毕后，直肠内压迫3～5min。有学者认为该途径主要应用于尿频、尿急明显的患者。

(2)经会阴法：膝胸位、截石位或侧卧位均可。常规消毒后行局部麻醉(也可以不进行麻醉)，示指插入直肠内作引导，选择会阴中线或旁开1～2cm，在肛门与阴囊间，距肛门1～3cm处将F6～F7号长针头直接刺入，达前列腺包膜内，回抽无血液，再注入药液。肛门内手指可感觉到药液在腺体内不同方向弥散引起的肿胀。每次注射一侧或两侧均可。在超声波引导下经会阴注入的药物能准确地到达所选择的部位，克服了注药的盲目性。主要应用于前列腺脓肿、前列腺纤维化或有局限性硬结者，可以达到冲洗脓腔、抗感染及软化纤维硬结的作用。

(3)经耻骨后法：穿刺前排空尿液。平仰卧位。常规消毒局部皮肤后，选择耻骨联合上1cm与下腹正中线旁开1cm的交界处，将长针头刺入皮下后，针身倾斜与腹壁成45°角向内下进针，达耻骨后间隙有落空感，进针7cm左右遇阻力，再向前推进0.5cm，回抽无血液便可注入药液，并可边推药边进针，但一般不要超过9.5cm。操作时注意进针的角度和深度，以避免刺入膀胱或耻骨后静脉丛。主要应用于疼痛症状明显的慢性前列腺炎患者。

(4)经尿道法：在患者进行膀胱镜检查的同时，可以经尿道途径将输尿管开口封闭针刺入前列腺中叶内注射，推药可由助手协助完成。由于需要一定的设备，操作比较复杂，所以临床上很少采用。

2.*药物的选择及疗程*　能否将穿刺针准确进入前列腺内只是治疗成功的一半，决定直接前列腺内注射成功的关键还在于使用的药物。治疗慢性前列腺炎的药物选择应该根据患者的病情而有所不同。对于细菌性前列腺炎，还是要以抗生素为主；若前列腺充血较重，就要多用一些扩张前列腺血管的药物以缓解充血；若以痉挛为主，应用舒张平滑肌的药物；若以炎症免疫反应为主，应加入适量的抗炎抗过敏药物；若以纤维化为主，应多加入一些溶解纤维素的药物。各家注射法中药物的选择几乎达成了一致性的意见，普遍采用细菌敏感抗生素或直接选用阿米卡星＋地塞米松＋透明质酸酶＋利多卡因，治疗效果的差异主要是由于穿刺准确性的掌握有技术上的差别。总之，要同时达到抗感染、软化前列腺瘢痕纤维、止痛和抑制自体免疫反应的目的，并根据患者的临床特点，做到治疗方案具体化。

目前采用的抗菌药物多为阿米卡星、庆大霉素或头孢类抗生素，并以前列腺液细菌培养和药敏试验为依据；阿米卡星或庆大霉素具有抗菌谱广、不用进行药敏试验、使用方便（不用稀释）以及在碱性环境中抗菌力最强等优点，因此往往首先选用。一般每周1～2次，连续4次为1个疗程，1个疗程不应超过10次，每次前列腺两侧叶可同时注药，亦可交替注入两侧，如超声显示病灶清楚，可以避免注药的盲目性而将药物直接注入病灶局部，同时配合口服药物进行综合治疗。在此期间要密切观察病情变化，通过患者的临床表现和前列腺液的化验结果，及时调整用药和治疗方案，可以避免滥用药物，且在治疗中少走弯路、缩短疗程，尽早解除患者的痛苦。

3.注意事项与并发症　在前列腺穿刺过程中，要严格掌握无菌操作，穿刺时针头必须准确掌握在前列腺内，这是治疗成功的基本保障，必要时可以采用超声波定位配合穿刺。倘若注药时感觉比较轻松、无阻力，针尖可能不在前列腺内；注射时患者感到疼痛且放射至龟头，表示针尖进入了后尿道，应予纠正。一般一次穿刺一侧即可，因为左右侧前列腺具有广泛的交通。绝大多数患者能够耐受注射时的轻微疼痛，个别人出现穿刺局部不适，但很少超过6h。尽管注射后个别患者出现会阴部酸胀疼痛、血精、血尿、尿频、排尿困难、尿潴留等，可能由于药液漏出所致，但多为一过性，很快自行消失，无须特殊处理，大多数患者能接受这种疗法，极少发生严重并发症。发生这种注射后一过性血精、血尿的机会为3%～5%，主要决定于操作者的技术熟练程度。穿刺操作过程中应该尽可能避免穿破膀胱、直肠黏膜及不必要的反复穿刺，才能减少并发症的发生。前列腺脓肿的发生很罕见。一旦出现血精和血尿，应该暂时停止这种局部注射的治疗方法，血精者暂时停止性生活，血尿严重者应该留置三腔气囊尿管压迫止血，并冲洗膀胱。

4.效果评价　局部直接注射方法是前列腺炎众多治疗方法之一，其注射途径有多种，注射选择的药物各有不同，治疗效果的稳定性比较好，但缺点是给药方法不如口服等方法简单易行，需要一定的操作技巧和经验。直接局部注射治疗可以使前列腺局部药物浓度在较长时间内维持较高水平，有研究表明注射治疗后24h前列腺液中的抗生素浓度仍然很高，而且患者的疼痛不适症状很少出现，电镜下检查前列腺活检组织未发现局部坏死征象，说明该方法安全有效。

前列腺内直接注射疗法在慢性前列腺炎众多治疗方法中的地位还不能做最后的定论，尽管由于其稍微复杂且有一定创伤性而不作为常规治疗方法加以选择，对某些患者还不能够完全治愈，但用于难治性、顽固性慢性前列腺炎的治疗还是有价值的，多数可以长期缓解，当其他方法治疗失败后应该考虑采用本法治疗，是值得推广的方法。

尽管直接注入药物解决了药物不易透入前列腺的问题，但仍有不少影响疗效的因素未解决，如前列腺液内锌离子浓度较低、抗菌活性下降、细小结石、前列腺尿液反流、腺管弯曲狭窄影响前列腺液引流通畅、腺体深部的感染菌落等。因此，单用此方法也不能解决所有的问题，对病情复杂、病变严重的病例，尚需配合其他方法进行综合治疗。

（二）经尿道加压注药法

由于部分慢性前列腺炎久治不愈可能与前列腺管的尿液反流有关，经尿道灌注给药治疗慢性前列腺炎可能对直接减轻或清除局部的病变具有重要意义，可以解决前列腺内直接注射药物分布不均匀的问题，因此也符合慢性前列腺炎的病理生理过程。

1.方法　用注射器或导管将药液直接经尿道外口快速、加压灌入尿道，使药液在尿道内产生一定的压力。尽管该方法简单易行，但是大部分药液流入膀胱内，经过前列腺开口逆行进入到前列腺内的药量比较有限。

三腔双囊导管或四腔双囊导管是一种硅橡胶制品，可以使尿道阻紧，尿道外口亦闭死，在导管与前列腺开口的接触部位开数个小孔。当注入药物时，药液既不能流入膀胱内，也不能由外口流出体外，靠一定的压力(1.96～5.88kPa)，促使药液反流入前列腺导管内，继而进入前列腺腺体内。适当配合其他治疗方法，例如热疗、磁疗等方法，可以促进前列腺的局部血液循环、增加前列腺的腺泡和腺管的通透性、促进药物的吸收和炎症的消退，与尿道加压注药法具有协同作用。

加压注药方法是将导管插入尿道，小孔眼处正对前列腺开口，先充气囊，使后尿道口及前列腺开口远端尿道都封闭起来，然后再加压注药。药液在2.35kPa(24cmH_2O)以上压力的持续作用下，逆行进入前列腺小管，沿着自然管道弥散到大部分腺体内发挥治疗作用。每次注入药液10ml，休息20min左右，再推10ml药液，反复3～4次后结束。或注药10ml后再用注射器抽出，反复多次后直至抽出液浑浊为止。

灌注用的抗生素种类选择因人而异，可根据药敏实验结果决定。每1～2d1次，连续8～10次为1个疗程，1个疗程效果不理想的，可以调换抗生素与药物的其他成分。药液的配制方法一般是抗生素内加入适量的地塞米松(2～5mg)，与10ml生理盐水混合，即为1个药物剂量，并可以适当地调整，例如加入一定量的α-糜蛋白酶或透明质酸酶可以溶解菌栓、脓苔并帮助药液渗透等；加入1%的利多卡因可以减轻疼痛与刺激，并可以舒张局部的平滑肌；阿托品可以缓解前列腺平滑肌的痉挛。根据患者的病情和耐受能力，每次可注入2～3个药物剂量。建议使用小剂量、低浓度的灌注方法，既对尿道及前列腺小管无刺激，又保证有良好效果。

经尿道加压注药法的主要不良反应是尿道灼痛或刺痛，个别患者可以出现血尿及排尿疼痛。

2.疗程与疗效评价 经尿道三腔双囊导管前列腺加压灌注适用于病程较长、症状明显、顽固的细菌性前列腺炎或无菌性前列腺炎。治疗慢性细菌性前列腺炎(CBP)治疗效果，每3～4d治疗1次，6～8次为1个疗程，治愈及好转率达68%～91%。此方法简单易行、疗效肯定、创伤小、复发率低，是治疗慢性细菌性前列腺炎局部用药的好方法，但远期疗效有待进一步观察。也存在反对意见，包括：①多数抗生素是通过机体的代谢来起作用的，使得直接局部用药的抗菌效果不确定；②多数慢性前列腺炎并非细菌感染所致，还存在局部循环障碍等因素，使得抗生素治疗的疗效有限；③灌注操作本身是一个侵袭性的治疗措施，会有一定的危害性，包括局部的尿道黏膜损伤，以及灌注药物的局部刺激导致的黏膜水肿等；④这种逆生理途径的药物灌注，理论上存在逆行感染的可能。

(三)经输精管给药法

经输精管给药法效果较好，具有给药直接、药物浓度高并能促使精囊内感染的潴留物排出等优点，最适用于顽固性前列腺炎、慢性前列腺炎同时合并附睾炎、输精管炎或精囊炎的患者。临床上慢性前列腺炎常同时合并慢性精囊炎，部分慢性前列腺炎的症状其实是由慢性精囊炎所致，经输精管给药法治疗往往可以起到一举多得的目的。但该方法操作稍繁琐，且为有创疗法，容易产生局部硬结，有发生输精管狭窄甚至闭锁的可能，对未生育者禁忌使用。

1.方法 治疗前先剃去患者的阴毛并局部消毒，用橡皮圈固定阴茎。将输精管固定在阴囊前壁皮下的表浅位置，在肉眼看不见血管的阴囊皮肤处做局部麻醉。用皮外输精管固定钳将输精管夹持固定在阴囊前壁最表浅处，然后将钳柄朝向受术者的足端。术者用两指尖捏住输精管，同时将钳尖向上顶抬，使输精管被挤压在手指之间的阴囊皮下最表浅部位。用8号锐针头从手指捏住输精管最突出的正中处，呈垂直方向自阴囊皮肤刺入，直至刺透输精管前壁为止。当刺到输精管组织时，常有一种脆性感。针头的斜面必须和输精管纵轴方向一致，否则输精管有被针头切断的可能。拔出8号锐针头，保持固定的手指不动，立即用6号钝针头沿着已经刺开的孔道插入输精管腔内，将针头由垂直方向改为指向精囊端。可以根据药

敏试验或经验选择适当的抗生素加入少量的普鲁卡因混合后注入，部分患者还可根据病情加入少量地塞米松。每侧注入2～3ml药液，缓慢推入，并平卧30min。

2.*疗程与疗效*　每周2～3次，10次为1个疗程。也可采用经输精管连续滴入的方法给药，连续缓慢滴注2～3d。有效率达到96%～100%。

（四）经直肠途径给药

经直肠给药是治疗慢性前列腺炎的一种新途径。从解剖角度看，前列腺周围淋巴网主要在前列腺的后方，部分淋巴网与直肠有着丰富的交通。直肠下段的痔静脉丛与泌尿生殖静脉丛之间有2～6条小的痔生殖静脉相交通，这些交通支将直肠回流的静脉血液单向输送到前列腺周围的泌尿生殖静脉丛。这一发现证明了经直肠途径给药治疗前列腺疾病的合理性。常用方法有：①采用直肠黏膜下注入法每2日1次，共10次。总有效率为75.3%。②经直肠抗菌药物离子导入法：总有效率75%。③经直肠抗菌药物离子导入联合经尿道射频热疗局部：总有效率91.2%。④采用中药制剂进行保留灌肠：根据患者的具体情况，辨证施治，将不同配方的中药水煎，纱布过滤去渣，并浓缩至100ml左右保留灌肠，每日1～2次，每次保留30min至2h，连续10～20d为1个疗程。⑤纯中药制剂制成栓剂进行直肠内给药：以前列安栓为例，其主要药物由黄柏、虎杖、栀子、泽兰、大黄等中药成分组成，主要有效成分是从黄柏等植物中提取的以小檗碱为主的异喹啉类生物碱。总有效率达到89.7%。

（五）骶管注药

采用骶管注药法治疗慢性前列腺炎，通过阻滞骶神经，可以降低受体及神经肌肉的兴奋性，降低尿道压力，改善排尿困难症状，减少尿液反流。骶管内注射药物一般为联合用药：麻醉剂＋糖皮质激素＋B族维生素。通过阻断痛觉向中枢的传导，缓解疼痛；糖皮质激素的膜稳定作用及抗感染、抗过敏作用；B族维生素的神经营养作用，提高了神经组织对不良刺激的抵抗力。

四、精神心理治疗

有80%以上的CP患者出现有不同程度的心理障碍，以抑郁、焦虑为主，若单纯按CP常规治疗，难以取得较好的效果。若经心理治疗及适当应用镇静及抗焦虑药后取得较好的效果。

一些医师将前列腺炎患者的临床症状完全集中归因于前列腺是不妥当的，几乎所有医学领域专业内的疼痛性疾病可能都有难以发现病因者，毫无疑问心理因素造成的前列腺炎相关临床症状往往难以有客观检查的直接证据存在，并使得许多对症的强化治疗最终丧失疗效。因此，心理支持和药物治疗至少对部分患者来说是十分重要和必要的，但是医师在诊断患者疾病时最好回避精神心理诊断，任何暗示患者的疾病属于非生理性因素所致（心理疾病）的诊断，例如人格障碍、精神问题、神经病等，都会遭到患者的强烈抵触情绪。

（一）心理治疗

紧张和焦虑等精神心理症状一直是公认的导致或加重前列腺炎的重要因素之一。因此，治疗的一个重要方面是强调心理治疗，患者心理状况的改善和恢复也成为评价疗效的不可缺少的组成部分，同时对病情和预后进行细致的解释，这有利于缓解患者的紧张和恐惧情绪，使患者了解前列腺炎的症状与癌症、不育、勃起功能障碍或已知的性传播疾病并无直接关系，使其很好地配合治疗。对于表现出明显的精神心理症状的慢性前列腺炎患者，给予心理治疗是理所当然的事情；如果缺乏客观的阳性检查结果时，应尝试适当的心理治疗而慎重使用药物治疗；当慢性前列腺炎患者陈述有3个以上的疼痛部位或存在性问题时，也可选择心理治疗。

由于69%的前列腺炎患者存在对自身健康状况的明显忧虑，甚至于在无临床症状阶段也会有所担心，所以定期对这类患者进行常规的临床检查，确定患者处于健康状态或无任何严重疾病，同时给予必要的精神心理咨询，可能解除患者的疑虑情绪，有利于异常精神心理因素的改善，是前列腺炎患者综合治疗方法中的不可缺少的重要组成部分。此外，为了尽量减少患者的精神心理症状滋生因素，在治疗慢性前列腺炎患者时，追求早期显著疗效十分重要，让患者在就诊的初期就感受到疾病是完全可以战胜的，增强自信心，减少不良情绪。

（二）药物治疗

由于慢性前列腺炎临床表现除了躯体症状外，相当数量的患者伴有明显的情绪障碍，而情绪障碍对生活质量的影响往往大于前列腺疾病本身给机体带来的伤害，并表现在治疗过程中经常出现疾病本身的康复程度与患者的症状改善不同步的现象。对于这样的患者进行准确的诊断与用药固然十分必要，耐心的心理疏导则更加重要，必要时可以配合调整前列腺炎患者精神紧张和焦虑的药物，对于部分患者可能成为主要的治疗手段。某些具有前列腺炎症状的患者，常常没有任何的客观病因，认为可能与精神因素有关，有些患者的病因就与精神心理异常直接相关。对合并精神症状的慢性前列腺炎患者常规应用曲唑酮、氯米帕明或阿米替林，配合前列腺炎的其他治疗方法，可获得良好的效果。然而，目前在CPPS患者中广泛推荐使用抗抑郁药物的时机还不成熟，该类药物的副作用也是限制其使用的重要障碍。所以，对药物治疗无效的或具有明显的心理问题的患者最好与心理或精神科医师联合进行心理治疗，以解除患者的心理压力，可能会获得较好的治疗效果。

在治疗慢性前列腺炎患者的精神心理性改变过程中，有几点建议供参考：①由于盆腔疼痛往往不是心理性的，而是由于前列腺或前列腺周围组织器官所引发的，所以建议不要给这些患者惯以“神经质或精神病”的称呼；②要记住慢性反复发作的疼痛症状可以进一步导致精神改变的躯体症状化，形成组织器官的某些生理功能的改变，而器质性改变又可以影响情感心理状态，并形成恶性循环；③长期的慢性疼痛症状可以使这些患者产生依赖性并变得脆弱和孤苦无依，适当采取药物、心理、行为等综合治疗原则，尤其是进行心理调节和心理治疗是行之有效的。尽管心理调节和治疗对于这类患者治疗获得了良好的效果，临床医师和患者也都比较愿意接受，但是这种缓解精神紧张焦虑的治疗方法还需要不断地评价和完善。

五、调节和生物反馈疗法

20世纪90年代以来，随着CPS疼痛机制研究的深入，有学者认为通过刺激调控神经和肌肉功能有可能是治疗CPS顽固性疼痛的最有希望的途径。电刺激治疗原理如下：①模拟神经电活动，控制器官功能；②阻断或抑制神经电活动，或增强神经电活动，改变器官功能；③直接作用于肌肉，改变其舒张和收缩状态；④长期、慢性刺激改变组织结构和功能，达到治疗目的。根据疼痛部位选择电刺激方式，如位置表浅，通常用经皮电刺激(TENS)治疗，如位置较深则行经直肠电刺激治疗。TENS参数：60～70Hz以得长期效应，2～10Hz以得短期效应。经直肠电刺激治疗深部疼痛，以低频(20Hz)为主，是治疗慢性深部疼痛最有效的方法。电刺激采用(30～50Hz，250μs，10min 2次)以不引起盆底的本体感受或者盆底的极轻度收缩为宜。目的是增加本体感受器的感觉和促进自主收缩，达到松弛盆底的目的。经过短期观察，临床效果较好。

生物反馈疗法：盆底紧张性肌痛可能是慢性前列腺炎患者产生临床症状的主要原因，减少盆底肌肉痉挛可改善这些不适症状。生物反馈疗法就是应用功能训练的方法来达到改善和协调局部肌肉和脏器功能状态的一种自然疗法。具体的做法是：指导患者认识并纠正排尿过程中的盆底肌肉收缩，进行收缩/舒张锻炼，使肌肉活动恢复到正常的动力学范围；鼓励在家庭中进行肌肉功能持续锻炼，松弛盆底肌肉，缓解发作性的疼痛；逐渐增加排尿间隔时间的排尿训练等，从而打破痉挛和疼痛的恶性循环状态，显著地改善慢性前列腺炎患者的疼痛和排尿异常。尤其适用于排尿异常、逼尿肌不稳定和局部疼痛明显的患者。治疗过程中需要患者与指导者密切配合，并坚持下去才会获得满意的效果。

六、手术疗法

前列腺炎的治疗中以慢性前列腺炎治疗最为困难，慢性前列腺炎临床综合征包括病因明确的慢性细菌性前列腺炎和广泛争议的慢性骨盆疼痛综合征（CPPS），即Ⅲ型前列腺炎。由于疾病性质的复杂多样化、病程较长、口服抗生素治疗效果不佳，医师们在不断地探讨其他的替代治疗方法，手术治疗就是其中的选择方法之一。

在具体工作中，尽管对于极个别的慢性前列腺炎患者不是不可以考虑手术治疗，但手术的实际疗效与患者的想像有较大的出入。对前列腺炎患者采用侵袭性较大的手术治疗，其技术操作往往比较困难，手术本身也容易进一步诱发炎症和纤维化，可以加重已经存在的症状，况且使用这种具有侵袭性的治疗方法的经验还不多，还没有长期相关随访的研究报道，因此目前还不鼓励也不提倡选择这种侵袭性治疗方法。

（一）适应证与禁忌证

由于外科手术治疗对人体具有较大的创伤，并且常可造成某些严重的并发症，例如性功能和生殖功能的部分或完全丧失等，因此外科手术治疗不能成为前列腺炎治疗的常规方法，只有对那些长期采用常规治疗手段不能或难以控制，而临床症状又十分严重的慢性前列腺炎患者，尤其是同时合并前列腺结石、前列腺脓肿、严重影响排尿的梗阻型前列腺增生、严重的前列腺结核、严重的前列腺疼痛、尿道狭窄等的患者，在万不得已的情况下才考虑进行外科手术治疗。

1.适应证

（1）Ⅰ型前列腺炎/急性细菌性前列腺炎：急性细菌性前列腺炎形成前列腺脓肿时需要进行手术引流。排尿困难者可考虑导尿，必要时选择膀胱造口术。

（2）顽固性的Ⅱ型前列腺炎/慢性细菌性前列腺炎：感染的细菌容易存在于前列腺腺管内的淀粉样小体内，前列腺钙化继发感染均容易使抗生素治疗无效，均可以考虑采用手术方法进行治疗。小部分前列腺炎患者的感染源来自于精囊，尤其是因为瘢痕组织、前列腺囊肿或结石而发生射精管开口阻塞时，可以采用精囊切除术。合并有排尿通路不畅的CPPS患者，也可以考虑选择合适的术式手术治疗。与前列腺内慢性和持续性细菌感染密切相关的前列腺钙化存在时，可能考虑选择手术治疗，多选择前列腺大部分切除或完全切除。

（3）Ⅲ型前列腺炎/CPPS：对于CPPS患者，经过α-受体阻滞药等非手术治疗无效而临床症状十分严重者，可以考虑手术治疗，但必须在手术治疗前与患者进行反复认真的病情分析和治疗方案介绍，以征得患者的理解与配合。

2.禁忌证　对于有精神症状的慢性前列腺炎患者应为手术禁忌证。

（二）手术方法

外科手术治疗方法包括对尿道狭窄的扩张、前列腺脓肿的引流、切除膀胱颈部、前列腺完全或部分切除、前列腺精囊全切除术、前列腺及其结石的摘除、精囊切除术、经尿道逆行球囊扩张术等。在选择具体的手术治疗方案时应该遵循的一个基本原则是：首先选择可以解决患者问题的侵袭性最小的手术方式。

1.尿道扩张术　一些患者的前列腺炎病变可能是由于存在的尿道狭窄或不通畅所致，因此尿道扩张术或手术矫治尿道狭窄可以获得良好的治疗效果，以利于尿液排出，降低尿流阻力，减少尿液反流，有利于炎症的吸收和减轻症状。

2.脓肿切开引流术　对于急性前列腺炎患者，当对抗生素治疗反应不佳时，如果经直肠超声和（或）CT影像诊断存在前列腺脓肿时，经尿道途径切开引流是治疗的最佳方法。当脓肿范围超过前列腺被膜或穿过肛提肌时，可以考虑选择经会阴切开途径引流。

3.微创治疗

（1）球囊扩张：球囊扩张是1990年开始用于治疗CP/CPPS，其作用机制是解除膀胱颈、前列腺和尿道膜部的功能性出口阻塞。目前认为该治疗方法不能常规应用于临床治疗慢性前列腺炎。

（2）介入消融术：介入消融术是新兴的一项治疗慢性前列腺炎方法，其疗效及安全性有待于临床验证。机制为：①破坏前列腺包膜对药物的屏障；②疏通堵塞的前列腺小腺管；③改善性功能障碍。

经尿道针刺消融（TUNA）最初是用来治疗BPH的微创技术。是一种简单、安全、有效的治疗方法，可以作为顽固的慢性非细菌性前列腺炎的二线治疗方法，治疗过程中前列腺内温度可达90～100℃，而通过冲洗等其他保护措施使尿道内温度维持在43℃左右。由于目前的研究多属于小样本、非对照研究，TUNA对慢性前列腺炎的治疗作用仍存在较大争议，没有推广使用的坚实依据，以慎重选择使用为好。

4.经尿道手术

（1）经尿道前列腺切除术（TURP）：主要适用于治疗Ⅱ型前列腺炎（慢性细菌性前列腺炎）患者，而不太提倡应用于CPPS（Ⅲ型前列腺炎）患者。由于前列腺的炎症病变主要分布在外周区，TURP难以有效地清除全部病灶，因此其有效性有限：①局灶性经尿道前列腺切除术：适用于明确的局灶性的前列腺炎、中央型的前列腺钙化或结石，尤其是对于怀疑将要手术切除的部位是产生疼痛等症状、反复感染或精囊引流不畅的根源，或是由于合并前列腺增生性的梗阻而造成反复感染不愈的患者。②根治性的TURP：根治性的经尿道TURP手术治疗适用于反复发作和顽固性的Ⅱ型前列腺炎（慢性细菌性前列腺炎），尤其是前列腺内持续存在细菌的患者。慢性前列腺炎的手术治疗应该切除全部的前列腺组织，切除范围包括周边区，同时切除前列腺的后部。当存在感染的情况下，这种手术治疗方法不同于开放式的耻骨后前列腺切除手术和标准的TURP手术（后两者的手术切除后通常会留下周边区），并因此有可能具有使患者发生脓毒血症的危险性。

（2）经尿道膀胱颈切术：具有尿流动力学异常的前列腺炎患者，可能存在膀胱颈部位的肥厚和梗阻性因素，因此在内镜下切开膀胱颈可能有效。

5.前列腺精囊全切除术　精囊也可以作为前列腺的急性和慢性感染的受害者而发生炎症反应，甚至可以出现精囊脓肿。在选择进行前列腺的手术治疗时，如果确诊精囊也具有比较严重的病理改变，在使用抗生素和经直肠抽吸治疗均无效的情况下，可以考虑同时予以手术治疗。因此该手术方法适用于同时具有精囊与前列腺的严重病变，其他治疗方法均无效果的患者。据个别研究者发现，开放式的前列腺根治性切除手术对部分CPPS患者治疗效果良好。

（三）手术注意事项

1.患者的知情同意　在手术治疗前，医师应该向患者交代病情和治疗相关问题，征得患者的充分理解和协助。患者必须同意接受可能出现的手术治疗并发症，包括勃起功能障碍（ED）、逆行射精、尿失禁等；治疗后的临床症状可能无改善，甚至可能进一步恶化。由于医师在手术过程中为了尽量减少主要并发症而一般不会完全切除前列腺的周边区组织，而这些区域内可能容易存在较大的感染灶和结石，因此可能难以完全清除前列腺内的细菌，局部感染依然存在。

2.手术操作要精细　术者应该始终保持清醒的头脑，尽量避免因手术带来的并发症及其他不愉快事件。

3.抗生素的使用　手术治疗前后使用抗生素是十分必要的，尤其是对于采用前列腺后部切除手术的患者使用足量足疗程的广谱抗生素更为重要，不仅可以预防继发感染的发生，还可以避免局部感染病原体的播散。

（四）疗效评价

完全切除前列腺和精囊可以预期对细菌性前列腺炎有良好的治疗效果，被认为是治疗Ⅱ型前列腺炎（慢性细菌性前列腺炎）的最后办法，因此前列腺精囊全切除术是比较有效的方法，对于慢性前列腺炎有30%～100%的治愈率，但由于该种手术具有难以克服的缺陷，例如手术创伤大且有一定的并发症而限制了它的应用。前列腺的次全切除手术可以作为替代手术方法，但从理论上讲，次全切除手术有诸多不利之处，其治疗效果常遭遇质疑，因为绝大多数慢性前列腺炎患者的前列腺炎症（感染灶）往往分布于前列腺的周围部分，因为尽可能多地切除前列腺组织可能增加治愈的机会。

顽固性慢性细菌性前列腺炎及合并前列腺结石的患者在用药物治疗难以控制时，可以考虑经尿道前列腺电切术（TURP）手术治疗，手术比较简单，对改善排尿有一定效果。但较大的感染灶和结石常常位于前列腺的外周带、精阜远端，一般的TURP难以彻底清除感染组织，切除范围应达到解剖学包膜，才能彻底切除感染灶，且在技术上难度较大，对慢性细菌性前列腺炎的治愈率只有30%～50%，因此手术适应证应从严掌握，并建议做全前列腺切除。对于绝大多数的经药物治疗无效的慢性细菌性前列腺炎患者不建议进行根治性的经尿道前列腺切除手术，该手术方法也不适用于治疗非微生物感染性的炎症性的异常。

要明确手术并不可能完全去除所有的组织炎症或病理性改变，一些患者在手术切除具有炎症的前列腺后，例如经尿道电切前列腺切除术后，前列腺周围仍然可以含有大量感染灶和结石，事实上我们进行较多的手术方式往往保存了绝大部分的前列腺，残余前列腺内仍然可以存在多种异常。在许多情况下手术的目的是去除阻塞部位或明显异常区域，使因炎症或慢性扩张的区域恢复到正常大小，但手术前存在多年的组织结构异常改变需要时间来痊愈，很多情况下，尽管临床症状可以改善或明显减轻，但可能不会完全消失。由于病原体可能仍然在前列腺区域存在或由于手术导致扩散，使手术切除前列腺后也常常不能完全消除患者的症状，患者仍然可具有尿频、尿急、尿痛、夜尿、会阴部不适或疼痛，甚至出现畏寒、发热等慢性前列腺炎或急性前列腺炎样的症状。

（蔡平昌）

第十章　前列腺增生

第一节　流行病学

在青春期时，前列腺的重量接近于26g。国内一组大样本尸检报告表明，组织学前列腺增生发生率31～40岁4.8%，41～50岁13.2%，51～60岁20%，61～70岁50%，71～80岁57.1%，81～90岁83.3%。随年龄增长而不断上升。同时，这一数据已和欧美国家的组织学前列腺增生发病率大致相同。有学者对不同国家的组织学前列腺增生情况进行总结后发现，各地区之间的组织学前列腺增生情况大致相同，均随年龄的增加而明显增加。据统计，平均每十年前列腺的体积会增大6ml。在55岁的人群中，有25%左右的人会出现进行性排尿困难，而到了75岁时就有50%的人会出现这一状况。相对应的，以40岁人群的IPSS评分为基数，50～59岁人群的IPSS评分增加1.9，70～79岁人群则增加3.4。就尿流量的变化而言，有报道前列腺增生最大尿流率每10年下降2ml/s。但最近的研究报告认为前列腺增生最大尿流率每10年下降0.3～1.7ml/s，并且最大尿流率小于15ml/s者，随访一年有36%反而上升超过15ml/s。就临床而言，能被临床诊断为良性前列腺增生症的患者在61～70岁人群中的比例与组织学上发生前列腺增生的比例是接近的，但是这不等于说，前列腺的体积与下尿路症状的发生是呈线性相关的。

在我国良性前列腺增生症已成为泌尿外科最常见的疾病之一，其发病率与发达国家相似。有学者通过调查全国30个省、市、自治区187所医院1997年泌尿外科住院患者中患良性前列腺增生症的情况后得出：调查对象当年泌尿外科住院患者共95749例，其中良性前列腺增生症15459例，占16.1%，而在1990—1991年他们对全国20所医院泌尿外科住院患者中良性前列腺增生症发病率的调查中这一数值仅为13.6%(3719/27405)；187所医院中64.1%的医院良性前列腺增生症患者比30年前增加3倍以上，21.1%增加2倍，14.7%增加1倍，所有医院都认为良性前列腺增生症发病率近年有明显增长，这还不包括门诊患者。

目前对于北京、上海、广州、成都、西安、沈阳6个城市的3361例≥60岁的常住城乡的老年人中良性前列腺增生症发病情况进行了横断面的流行病学调查(1997年5～10月)，结果发现良性前列腺增生症总患病率为43.68%，按年龄分组的患病率60～65、65～70、70～75、75～80、80～85、>85岁者分别为4.48%、40.27%、46.77%、51.44%、57.32%和60.19%，随年龄的增长患病率增加；城市患病率为46.79%，农村患病率为39.64%，城市高于农村；北京、广州地区患病率较高，分别为63.28%和54.28%；前列腺增生患病率存在职业差别，从事行政管理、科教文卫职业者患病率较高，分别为54.88%和55.17%，工人、农民的患病率较低，分别为37.26%和1.29%。

流行病学研究发现年龄和正常的雄性激素量是最主要的致病因素，20岁以前和在青春期前被阉割的男性是不会发生良性前列腺增生症的。良性前列腺增生症的患病率随着年龄增长而增加，人口老龄化是良性前列腺增生症患病率增加的主要原因，同时良性前列腺增生症的患病率与地区、城乡、职业等方面的环境因素有关，不良环境因素在前列腺增生的发生发展中起到相当重要的作用。良性前列腺增生症的发生可能与动物蛋白的摄入量有关。在肥胖的人群中，前列腺的体积较正常体重的人大，但其临床症状的发生率并不高。世界范围内对良性前列腺增生症的流行病学已经做了大量的工作，但人们对良性前列腺增生症的流行病学、自然病史尚知之不多。组织学前列腺增生的种族和地区差异较小，而临床前列腺增生的地区差异很大。其原因与缺乏统一的临床良性前列腺增生症诊断标准有关。

（潘伟民）

第二节　病因

组织学上前列腺增生的特点是前列腺尿道周围部分的上皮和基质细胞的数量增加。关于前列腺增生的确切分子生物学的病因还未肯定。所观察到的细胞数目增加有可能是上皮和基质细胞增生的结果或者是程序性细胞死亡受抑制导致细胞积聚。雄激素、雌激素、基质和上皮细胞相互作用、生长因子及神经递质在前列腺增生这一过程中单独或联合起作用。

一、增生

就一个特定的器官而言，细胞的数目及器官的体积取决于细胞增生和细胞死亡之间的平衡。器官体积的增大不仅仅是因为细胞增生的增加，也可能是细胞死亡的减少。虽然在动物实验模型中雄激素和生长因子促进了细胞增生，但是在人类前列腺增生中细胞增生的相对重要性因为缺少证据而受到怀疑。虽然前列腺增生的早期阶段可能跟细胞增生有关，但是一旦前列腺增生形成后细胞复制的速率与增生早期阶段比较却是相等甚至有所减少。对前列腺而言，雄激素不仅为正常细胞的增生和分化所需要，而且抑制了细胞凋亡。犬良性前列腺增生的模型可通过雄激素联合雌激素的方法形成。尽管腺体的大小明显增加，但是与未经处理的对照组相比，雄激素和雌激素都抑制了细胞凋亡的速率。

也有学者认为前列腺增生是“干细胞”疾病。一般推测在正常前列腺干细胞很少分裂，但是一旦分裂，就产生另一种暂时性增生的细胞，这些细胞具有 DNA 合成和扩增的能力，从而维持了前列腺中细胞数目。一旦增生细胞通过终端分化而成熟，它们在一定时间后会发生程序性细胞死亡。但衰老阻碍了这一成熟过程，使得终端分化的细胞减少，因此减少了细胞总的凋亡率。这个假设的间接证据来自对细胞分化参数——细胞分泌的观察，即细胞分泌随年龄增加而减少，暗示着具有分泌能力的分化细胞的数量有可能是减少的。观察细胞老化标记而进行的人类前列腺增生标本的研究证实，在巨大的增生前列腺中衰老的上皮细胞比率更高，说明这些细胞的积聚可能在前列腺增生中起着一定的作用。

二、雄激素

虽然雄激素不会直接引起前列腺增生，但是前列腺增生的发展包括前列腺的发育、成熟及衰老都需要雄激素的存在。在青春期前被阉割或因为各种遗传性疾病导致雄激素功能和产生障碍的患者不会发生前列腺增生。众所周知，尽管外周血的睾酮水平随年龄的增长一直在下降，但是前列腺的双氢睾酮（DHT）及雄激素受体（AR）一直维持着较高水平，雄激素撤退会导致增生的前列腺萎缩。

脑、骨骼肌和精原上皮细胞中，睾酮直接刺激雄激素依赖性的各种活动；然而在前列腺，核膜附着的甾体类酶 Sa 还原酶把睾酮转化成双氢睾酮，后者是前列腺内主要的雄激素形式。90%前列腺内雄激素是双氢睾酮，来自睾丸；其余 10%前列腺内雄激素来自肾上腺，虽然对前列腺增生的作用微乎其微。在细胞内睾酮和双氢睾酮都与雄激素受体蛋白结合，但是双氢睾酮与雄激素受体蛋白亲和性要高，所以它的作用更强。另外双氢睾酮与雄激素受体复合体比睾酮与雄激素受体复合体更稳定。雄激素受体与核内特定的 DNA 结合位点结合，最后促进雄激素依赖的基因转录及蛋白合成。相反雄激素在激素敏感组织中的撤退会引起蛋白合成的减少及组织的退化，因为除了雄激素依赖性基因的灭活，雄激素撤退还导致参与程序性细胞死亡的基因活化。

尽管雄激素在正常前列腺发育和分泌性生理活动中非常重要，但没有证据表明睾酮和双氢睾酮是老年男性前列腺生长的细胞分裂直接促进剂，事实上睾酮和双氢睾酮都不是培养的前列腺上皮细胞的有丝分裂原。在鼠的腹侧前列腺，分化基因表达实验不能证明有丝分裂途径的直接活化。但是许多生长因子及相应的受体都是通过雄激素调节的，因此睾酮和双氢睾酮通过自主分泌和旁分泌途径间接调节前列腺的活动。

三、雄激素受体

前列腺与其他雄激素依赖器官不同，终生维持着对雄激素反应的能力。青春期结束的时候，雄激素受体在阴茎的表达减少到可忽视的程度。因此，尽管血循环中高浓度的雄激素水平，成年人阴茎丧失了雄激素依赖性生长能力。相反，前列腺雄激素受体水平即使在老年男性仍然保持很高的水平。事实上，有证据表明，前列腺增生组织中的雄激素受体水平比正常对照组中要高。年龄相关的雌激素增加及其他因子都会增加老年男性前列腺的雄激素受体表达，导致前列腺进一步生长(或减少细胞死亡)。

四、双氢睾酮和 5α 还原酶

前列腺增生的前列腺内双氢睾酮浓度维持在稳定的水平但未见升高。早期对切除的前列腺组织研究发现在增生的腺体内双氢睾酮水平要比正常对照组织高。然而用于这些研究的对照组织主要来自意外死亡者。死后双氢睾酮继续代谢，所以在尸体组织中的水平降低。这一点可从 Walsh 等的研究中得以证明，他们使用手术中获得的前列腺标本作为对照，证实了在增生的腺体和正常的腺体中双氢睾酮水平是相同的。但是老年男性前列腺始终保持着高水平的双氢睾酮和雄激素受体，这也是细胞激素依赖性生长得以维持的机制。毫无疑问雄激素在前列腺增生发展的过程中至少起着被动的作用。

目前已经发现两种 5α 还原酶，各自为不同的基因所编码。Ⅰ型 5α 还原酶主要在前列腺外组织中表达，例如皮肤和肝脏；Ⅱ型 5α 还原酶是前列腺内最主要的 5α 还原酶，虽然其在前列腺外组织中也可能有所表达，它能被非那甾胺特异性抑制。Ⅱ型 5α 还原酶对前列腺正常生长和年老时前列腺增生性生长起着关键性作用。而Ⅰ型 5α 还原酶在前列腺正常和异常生长中的作用有待进一步明确。考虑到非那甾胺引起的前列腺体积缩小等同于Ⅰ型、Ⅱ型还原酶双重抑制剂及与去势作用大致相同，因此Ⅰ型 5α 还原酶作用下生成的双氢睾酮对前列腺增生并非十分重要。

用Ⅱ型 5α 还原酶抗体所做的免疫组化分析显示Ⅱ型 5α 还原酶主要定位在基质细胞。上皮细胞均缺少Ⅱ型 5α 还原酶，虽然有一些基底细胞染色阳性。良性前列腺增生和前列腺癌没有发现Ⅰ型 5α 还原酶，虽然可在正常的前列腺中见到微量的Ⅰ型 5α 还原酶 mRNA。

这些资料证明基质细胞在雄激素依赖的前列腺生长中有着关键性作用，同时提示在前列腺内存在着一种新的雄激素旁分泌活动方式。此外，在皮肤和肝脏中产生的外周血中的双氢睾酮可能通过内分泌方式作用于前列腺上皮细胞。Ⅰ型、Ⅱ型5α还原酶双重抑制剂在临床上的作用如果优于选择性的Ⅱ型5α还原酶抑制剂，主要原因为其同时抑制了外周血中由皮肤和肝脏产生的双氢睾酮。

雄激素撤退可能通过血管效应部分发挥对前列腺的作用。去势可导致小鼠前列腺血管急性和剧烈地收缩，而这种血管收缩效应不是通过血管内皮生长因子调节的。

五、雌激素

动物实验模型显示雌激素在前列腺增生的发病机制中有着重要的作用；但是它的具体作用还不是十分清楚。在犬的动物实验中，雌激素联合雄激素可以诱导前列腺增生，雌激素似乎参与了雄激素受体的诱导产生。事实上雌激素可使年老的犬的前列腺对雄激素效应敏感增加。犬的前列腺含有丰富的高亲和的雌激素受体。对犬的雌激素治疗刺激基质，导致胶原总量的增加。至少有两种雌激素受体：前列腺基质细胞表达α受体，而前列腺上皮细胞表达β受体。前列腺的雌激素反应取决于前列腺细胞内存在的雌激素受体。

在男性随着年龄的增加，血雌激素水平相对睾酮而言绝对或相对增加。也有证据显示罹患前列腺增生的老年男性前列腺内雌激素水平是增加的。前列腺增生患者其前列腺体积越大，外周血中的雌激素水平越高。虽然人增生前列腺中经典的高亲和的雌激素受体浓度相对较低，但已足够产生生物效应。

来自芳香酶抑制剂的动物实验显示前列腺内雌激素降低可导致药物性的基底细胞增生减少。但是迄今为止，雌激素在人类前列腺增生中的作用还不能和雄激素的作用一样肯定。种族差异及雌激素和前列腺增生谁因谁果的关系还存在疑问。

高水平的孕激素受体存在于正常和增生的前列腺，但是孕激素在正常前列腺及增生前列腺中的生理作用尚未肯定。

六、程序性细胞死亡的调节

程序性细胞死亡（凋亡）是非常重要的维持正常腺体动态平衡的生理机制。细胞先浓缩和分裂，然后被吞噬和降解，通常凋亡细胞被邻近的吞噬细胞吞噬及溶酶体酶降解。凋亡的发生不需要激活免疫系统，但是需要RNA和蛋白的合成。在正常浓度的血睾酮情况下，主动的细胞死亡自然而然发生在鼠前列腺导管系统的近端部分。雄激素（睾酮和DHT）显然抑制了腺体其他部分的程序性细胞死亡。在去势后，管腔的上皮细胞群和每个导管的远端部分主动的细胞死亡增加。

去势后在鼠的前列腺至少有25种不同的基因诱导。正常的腺体动态平衡需要生长抑制和有丝分裂之间的平衡，它们分别抑制或诱导细胞增殖而且防止或调节细胞死亡。异常的增生性生长方式，例如良性前列腺增生，可能是因为局部生长因子或生长因子受体的异常，导致增殖增加或程序性细胞死亡减少。

七、基质-上皮细胞相互作用

充分的实验证据证实前列腺的基质和上皮细胞之间有着完善的旁分泌交流方式。犬的前列腺上皮细胞生长的调节可通过基底膜和基质细胞的相互作用。Isaacs使用犬上皮细胞功能的标记物证实在塑料上生长的上皮细胞迅速丧失了分泌标记蛋白的能力。此外，细胞开始迅速生长并且改变了细胞骨架染色方式。相反，生长在前列腺胶原的上皮细胞保持正常的分泌能力和细胞骨架染色方式同时不会迅速生长。很强的证据表明一种基质细胞分泌蛋白（例如细胞外间质）部分调节上皮细胞分化，因此前列腺增生可能是由于基质中正常抑制细胞增殖的成分缺陷导致细胞增殖的正常阻断机制丧失。这种异常也会以自主分泌的方式导致基质细胞的增殖。

前列腺基质-上皮细胞相互作用重要性的进一步证据来自 Cunha 的首屈一指的胚胎发展的研究，这项研究证明了胚胎前列腺的间叶细胞对尿生殖窦上皮细胞分化的重要性。在增生的前列腺新腺体形成的过程实际上是前列腺基质诱导上皮细胞发展的胚胎性过程的"苏醒"。有实验表明在前列腺正常发展及前列腺增生中观察到的许多基质-上皮细胞相互作用由可溶性生长因子或具有生长因子特性的细胞外间质调节，更令人好奇的是这个实验认为 5α 还原酶（DHT 产生）位于前列腺基质细胞。

随着我们对基质-上皮细胞关系的理解不断增加，很有可能会发现通过调节这些自主/旁分泌机制而诱导前列腺增生显著衰退的治疗方法。

八、生长因子

生长因子是小的多肽分子，促进或有时抑制细胞分裂和分化过程。对生长因子反应的细胞表面有特异受体，这些受体与各种跨膜或细胞内信号机制相关。生长因子和甾体类激素的相互作用可能改变了细胞增殖与细胞凋亡之间的平衡从而引起前列腺增生。Lawson 研究小组第一个证实增生前列腺的提取物刺激细胞生长。这个假定的前列腺生长因子通过测序发现是碱性成纤维细胞生长因子（bFGF）。随后各种生长因子在正常、增生及肿瘤性前列腺组织中被描述。除了 bFGF，酸性 FGF（FGF-1）、INT-21（FGF-3）、角化生长因子（KGF）、转化生长因子（TGF-β）及表皮生长因子（EGF）对前列腺生长有重要的意义。TGF-β 在各种组织中对正常上皮细胞的增殖具有抑制作用。在前列腺癌模型中，有证据表明恶性细胞逃避了 TGF-β 的生长抑制作用。相同的机制在前列腺增生中同样起作用，导致了上皮细胞的积聚。生长因子对调节前列腺平滑肌细胞的表型同样重要。

有证据表明在生长因子、生长因子受体及前列腺的甾体类激素环境之间存在着相互依赖性。虽然在增生和正常前列腺组织中生长因子绝对水平的数据相互矛盾，但是可以推测生长因子在前列腺的发病机制中有一定的作用。然而我们需要更深入的研究去明确生长因子在细胞性增生不明显的疾病中的作用。

假如细胞性增生是前列腺增生过程的一部分，很显然生长刺激因子包括 bFGF、EGF、KGF 及 IGF 都有重要的作用，而双氢睾酮对生长因子效应有增加或调整作用。相反，抑制细胞增殖的 TGF-β 正常情况下抑制上皮细胞增殖，但在前列腺增生时这种机制丧失或下降了。TGF-β_1 对成纤维细胞和其他间叶细胞是有力的促有丝分裂原，但同时也是上皮细胞增殖的重要抑制剂。TGF-β_1 也能调节细胞外间质的合成和降解及诱导细胞的凋亡。此外，TGF-β_1 也上调 bFGF-2 的产生，后者是作用于前列腺基质细胞的自主分泌生长因子。因此前列腺增生时 TGF-β_1（在前列腺基质细胞表达）表达的上调将扩大基质部分。支持这一观点的间接证据来自基因重组的鼠前列腺的研究。有趣的是，TGF-β_1 可调节平滑肌收缩蛋白的表达，这一现象提示 TGF-β 异构体可能是前列腺平滑肌功能的生理调节者。Cohen 等发现相对于正常的基质细胞，从前列腺增生标本中分离得到的基质细胞其 TGF-β 的生长抑制作用减弱，这是由于 TGF 介导的 IGF 结合蛋白-3 表达减少所致。

FGF 家族的 KGF 产生于前列腺基质细胞，但 KGF 的细胞表面受体只在上皮细胞表达。因此 KGF 是以基质细胞为基础的前列腺上皮细胞激素性调节的主要生长因子。直接的证据说明 KGF 参与精囊发育中雄激素依赖的间叶-上皮细胞相互作用。基质产生的 KGF 异常或上皮细胞 KGF 受体的异常会促进上皮细胞的增殖。支持这一假设的间接证据来自过量表达 KGF 并且发生非典型前列腺增生的转基因小鼠。近来，McKeehan 的实验室证实 FGF-10-FGF-7 的同族在鼠的前列腺高水平表达，特别是平滑肌细胞起源的基质细胞。雄激素可增加 FGF-10 的表达，FGF-10 对前列腺上皮细胞具有促进分裂作用。

唯一的动物模型提供了额外的证据证明类 FGF 因子参与了前列腺增生的病因形成。表达 int-2/FGF-3生长因子的转基因小鼠证实雄性小鼠前列腺的组织学上类似于人和犬前列腺增生的激素敏感的上皮细胞增生。进一步支持 bFGF 在前列腺增生中作用的证据来自 Begun 等的研究，他们证实增生的前列腺 bFGF 的表达比组织学正常腺体有 2～3 倍的升高。至今，这是唯一与正常前列腺组织相比增生前列腺中某一具体的调节性多肽表达水平升高的研究。

九、前列腺炎症细胞

人增生前列腺组织的生长因子的另一来源是许多前列腺标本可见的炎症细胞浸润。Theyer 和同事报道了人增生前列腺组织中广泛的活性 T 细胞浸润。外周血和肿瘤浸润的 T 细胞表达血管内皮生长因子，一种强大的上皮细胞有丝分裂原。T 细胞可产生和分泌各种其他生长因子，包括 HB-EGF 和 bFGF/FGF-2。因此，前列腺局部环境中的 T 细胞能分泌有力的上皮和基质有丝分裂原促进基质和腺体的增生。

十、遗传和家族性因素

有实质性证据表明前列腺增生有遗传性因素。前列腺增生患者切除的前列腺质量在最高的四分位(＞37g)，而手术时的年龄在最低四分位。与对照组一级男性亲属相比，前列腺增生患者一级男性亲属前列腺增生手术率为 4.2(95％可信区间，1.7～10.2)，证实了非常强的相关性。这个结果不是由两组之间就医行为的差异造成的。排除种族差异的分析显示这个结果与常染色体显性遗传方式相一致。按照这一模式，行前列腺摘除手术时年龄小于 60 岁的患者中大约 50％其前列腺增生应该属于遗传性疾病。相反在年龄大于 60 岁因为前列腺增生行前列腺切除的患者中仅有 9％有家族性的风险因素。此外，同卵孪生中一个发生前列腺增生，另一个发生前列腺增生的概率比异卵双生更高。

十一、其他

雄激素和可溶性生长因子很明显不是前列腺增生发展的唯一重要因素。所有被研究的哺乳动物的前列腺都有睾酮、双氢睾酮和雄激素受体及大部分已知的生长因子信号通路；然而只有犬和人会发生前列腺增生。有趣的是另外一个终生对雄激素反应的腺体器官精囊不会发生增生。很显然在犬和人存在着其他机制和辅助因子使得它们容易罹患前列腺增生。通过输精管或输精管血管传递的来自睾丸的非雄激素物质可能起着一定的作用。有完整睾丸的小鼠用外源性雄激素治疗与去势小鼠相应治疗比较前者有更大程度的前列腺生长。Sutkowski 和同事证实从人精液囊肿收集的液体在培养基中对人前列腺上皮细胞和基质均有促分裂作用。相同的结果可以在外源性雄激素治疗和外源性睾酮和雌二醇联合治疗的去势和睾丸完整的犬实验中得到。保留睾丸的犬除了前列腺重量增加外，组织学上的前列腺增生的发生率更高。

泌乳素因为已知的对体外前列腺细胞的作用而长期被推测在前列腺增生中有着重要作用。过量表达泌乳素的转基因小鼠发生明显的前列腺增生。尽管有文献报道人前列腺泌乳素受体的存在及外周血存在低泌乳素水平，但泌乳素在人前列腺疾病中确切作用还不清楚。

（李宏军）

第三节　病理生理

前列腺增生的病理生理学很复杂。前列腺增生增加了尿道阻力，导致膀胱功能代偿性改变。在膀胱出口阻力增加时，为维持排尿逼尿肌压力增加是以牺牲正常膀胱储存功能为代价的。梗阻引起的逼尿肌功能的改变伴随年龄相关的膀胱和神经系统功能的改变导致前列腺增生相关的最令人烦恼的尿频、尿急和夜尿。因此正确理解前列腺增生的病理生理需要仔细洞察梗阻引起的膀胱功能障碍。

一、解剖特征

McNeal 证实前列腺增生首先发生在前列腺尿道旁的移行带。移行带包括前列腺前括约肌外侧的两个独立腺体。移行带的主要导管源自靠近精阜的近端尿道和远端尿道夹角的尿道侧壁。移行带导管起源的近侧是局限于前列腺前括约肌内的尿道周围区，走行方向与尿道长轴平行。所有前列腺增生结节发生在移行带或尿道周围区。

虽然早期发生的移行带结节靠近或在前列腺前括约肌内，但是当疾病进展及小结节数量增加时，移行带任何部位或尿道周围区都可能出现结节。但是随着年龄增加移行带也会发生与结节发展无关的增大。

人前列腺独一无二的特征之一就是前列腺包膜存在，前列腺包膜对下尿路症状的发生有重要作用。犬是除人以外会自然发生前列腺增生的动物，但是膀胱出口梗阻症状和尿路症状很少发生，因为犬前列腺缺少包膜。一般认为包膜会将组织扩张的压力传递给尿道从而增加尿道阻力。因此人前列腺增生的临床症状不仅由于年龄相关的前列腺体积增加而且还因为人前列腺仅有的解剖特征。临床上，经尿道切开前列腺包膜虽然对前列腺体积没有任何改变但可以明显改善排尿梗阻，说明了前列腺包膜的重要性。

前列腺体积与梗阻的程度无关。因此其他因素包括动态尿道阻力、前列腺包膜及解剖差异对临床症状的出现比前列腺体积更为重要。有时候，膀胱颈尿道周围结节显著生长产生“中叶增生”。中叶增生肯定起源于尿道周围区，因为这个位置不存在移行区。人前列腺中叶增生是随机的抑或有潜在的遗传易感性还不清楚。

二、组织学特征

前列腺增生是真正的增生过程。组织学研究证实了细胞数量增加。此外，犬的胸腺嘧啶脱氧核苷摄取量研究说明了实验诱导犬的前列腺增生时，DNA 合成增加。

McNeal 的研究证实早期尿道周围结节大部分是以纯基质为特征。这些小基质结节和胚胎性间叶细胞相像，充满白色底层物质及少量的胶原。是否这些早期的基质结节主要包含类成纤维细胞或出现向平滑肌细胞分化还不清楚。相反，最早的移行区结节代表了腺体组织的增生，可能与基质相对数量真正减少有关。最初见到的小部分基质主要是成熟的平滑肌细胞，这与未形成结节的移行区组织并无区别。这些腺性结节来自新形成的小导管分支，这些分支从已经存在的导管突出，在结节内形成完全新的导管系统。这种新腺体的形成在胚胎期以外很少发生。这种增生导致腺体紧紧堆积在一定的区域，同时内衬的上皮细胞的高度增加，犹如上皮细胞的肥大。另外，年龄相关的移行带体积增加不仅与结节数量增加而且与移行带总的体积增加有关。

在前列腺增生发展的最初 20 年，主要是结节数量的增加，但每个结节随后的生长却相当缓慢。之后的另一个阶段则是大结节显著增加。开始阶段，腺性结节比基质结节要稍大些，在第二阶段结节个体大小增加时，腺性结节的大小明显占优势。

在手术切除的前列腺组织标本中，基质与上皮细胞的比率多种多样。早期对切除的小腺体研究证实纤维肌肉基质为主。较大的摘除的腺体主要是上皮性结节。然而基质与上皮比率的增加并非说明前列腺增生是"基质性疾病"，基质增生同样可以是"上皮性疾病"的结果。

1.*前列腺平滑肌细胞的重要性*　尽管增生的前列腺有上皮细胞和基质细胞的确切比例构成，但毫无疑问前列腺平滑肌细胞在腺体内占有一定的体积。虽然前列腺平滑肌细胞缺少鲜明的特征，但一般认为它们的收缩特性与其他平滑肌器官的平滑肌细胞一样。前列腺平滑肌细胞空间排列对力量的产生并不是最好的，但毫无疑问前列腺组织的肌力和张力对前列腺组织的病理生理有重要作用。决定前列腺张力的因素还未阐明。前列腺基质、上皮和细胞外间质（最重要）中各种弹性成分构成了组织的被动张力，这种张力不依赖于主动的平滑肌收缩。但是交感神经系统兴奋很显然导致前列腺尿道阻力的动态增加，阻断兴奋的 α 受体拮抗剂明显地减少了这种反应。但是 α 受体拮抗剂不能减少同样对尿道阻力有决定性作用的前列腺被动张力。

对前列腺基质/平滑肌细胞的几项观察性研究非常重要。通常认为基质细胞能抵抗雄激素撤退效应。短期研究发现雄激素剥夺主要影响上皮细胞群。

总之，基质细胞受影响的速度比上皮细胞要慢。如果雄激素剥夺主要是增加细胞凋亡速率，则基质细胞数量的减少要经过一年甚至更长时间的治疗才能观察到。因此需要进一步的研究去明确基质细胞是否真正对雄激素撤退抵抗。同样即使激素治疗不减少基质细胞体积，也不能认为激素治疗对基质没有影响。在各种平滑肌系统（例如血管和子宫肌层），收缩蛋白、神经受体及细胞外基质蛋白受各种激素和生长因子调节。在体外，雄激素可以调节 α 受体激动剂对平滑肌细胞的作用。因此影响基质细胞功能的治疗可以不减少细胞体积的绝对数量。

人前列腺平滑肌受肾上腺神经系统调节。α_1 肾上腺受体命名的标准化统一了药理学和分子研究命名的差异。受体结合研究证实 α_{1A}受体是人前列腺中最丰富的肾上腺素能受体。而且 α_{1A}受体调节人前列腺平滑肌肌力。其他因素是否调节平滑肌收缩仍不清楚。内皮素和内皮素受体在人的前列腺已经有报道。但是这个强大的收缩剂对前列腺平滑肌功能的生理作用还未确定。激肽释放酶-激肽系统（例如缓激肽）对前列腺平滑肌增殖和收缩也有调节作用。

肾上腺素对前列腺刺激作用可能不只是简单的平滑肌收缩。肾上腺神经递质可以调节心肌收缩蛋白基因表达及参与心肌肥大。有趣的是近来越来越多的证据说明睾酮调节肾上腺受体表达，至少在肾脏也是如此。很可能肾上腺神经递质对前列腺平滑肌细胞起调节和收缩作用。

2.*膀胱对梗阻的反应*　当前的证据显示膀胱对梗阻的反应主要是适应。但是前列腺疾病的许多临床症状与梗阻引起的膀胱功能改变有关，而不是膀胱出口梗阻的直接后果。大约 1/3 男性手术解除梗阻后仍有明显的排尿障碍。梗阻引起的膀胱改变有两种类型：第一逼尿肌不稳定或顺应性下降，临床上与尿频和尿急有关；第二逼尿肌收缩力下降，与尿线无力、排尿踌躇、间歇性排尿、残余尿增加及逼尿肌衰竭（少数病例）有关。急性尿潴留不应当被认为是不可避免的结果。许多急性尿潴留患者逼尿肌功能尚好，梗阻是因为其他促发因素。有关逼尿肌对梗阻反应的大部分知识来自动物实验研究。有关人膀胱对梗阻反应的自然病史的知识还很有限。

（蔡　恂）

第四节 诊断

一、病史

在收集具有前列腺增生症状的男性的病史时，一些特异的病史需要询问，包括血尿、尿路感染、糖尿病、神经系统疾病（如帕金森病、脑卒中等）、尿道狭窄、尿潴留和因感冒或用药后症状的加重情况。应该检查当前患者服用的处方和非处方药物来判定是否正在口服影响膀胱收缩力的药物（抗胆碱能药物）或增加流出道阻力的药物（α拟交感神经类药物）。先前的下尿路手术增加了尿道或膀胱颈狭窄的可能性。应用排尿日记（记录次数和尿量）可以帮助鉴别多尿和其他非前列腺疾病。

二、体格检查

直肠指诊和局部的神经系统检查必须要进行。此外，外生殖器的检查也应该进行来排除尿道狭窄或可触及的尿道肿块。直肠指诊和神经系统的检查用于检查前列腺或直肠的恶性肿瘤，检查肛门括约肌的功能，排除可引起所诉症状的神经系统疾病。

三、实验室检查

1.尿液分析　尿液分析用来排除尿路感染和血尿，它们是可以引起前列腺增生症状的非前列腺原因。如尿路感染和膀胱癌也可以产生与前列腺增生相似的尿路症状（如尿频、尿急）。

2.血清肌酐检测　有肾功能不全的前列腺增生患者术后出现并发症的风险大大增加，这一点已经明确。有肾功能不全的前列腺增生患者术后出现并发症的风险是25%，而没有肾功能不全的患者术后出现并发症的风险是17%。此外，肾功能不全的前列腺增生患者术后死亡率是单纯前列腺增生患者的6倍。25项研究共对6102个患者术前行静脉肾盂造影，7.6%的患者有肾盂积水，这些肾盂积水的患者中33.6%的人存在肾功能不全。

3.血清前列腺特异性抗原　前列腺癌通过产生与前列腺增生相似的尿道梗阻导致下尿路综合征（LUTS）。此外，前列腺癌通常与前列腺增生共同存在。PSA检测联合直肠指诊比单纯直肠指诊可以增加前列腺癌的检出率。血清PSA速度、游离PSA与结合PSA比值、PSA密度可以帮助改善PSA对前列腺增生患者的特异性。前列腺增生患者血清PSA值与雄激素撤退（非那雄胺等）治疗有特殊关联。血清PSA在治疗3～6个月后，减少至原来的40%～50%。这时如果没有确定治疗前PSA水平的话，对治疗后PSA水平会有错误的理解。

另外，泌尿系感染、前列腺穿刺、急性尿潴留、留置导尿、直肠指诊及前列腺按摩、发热等也可以使血清PSA升高，因此，对PSA升高的老年患者，在做出BPH的诊断前，应分析PSA升高的原因，进行必要的检查和鉴别诊断。

四、症状评估

国际前列腺症状评分，推荐作为症状评分工具，用于有下尿路综合征男性患者症状严重程度的基本评估。IPSS 评分系统将症状分为轻度(0～7 分)、中度(8～19 分)和重度(20～35 分)。IPSS 也可以用于前列腺增生患者的随访，作为对治疗的反应和对疾病进展的初步评估。

IPSS 不能用于确诊前列腺增生。任何有下尿路疾病(感染、肿瘤、神经源性膀胱)的男性(和女性)患者都有高 IPSS。但是对于评价症状严重程度、评估治疗反应和观察症状发展，IPSS 确实是一个理想的方法。

大多数就诊的患者是因为烦恼的症状影响生活质量而来的。而评分问卷对于评价症状、确定症状的严重程度、病情的进展、帮助选择治疗方法以及讨论治疗效果是很重要的。那样的评估方法也有利于各种治疗方法的比较。当然，对于患者来说，症状的缓解是最重要的结果，而不是尿流率、逼尿肌压力或者尿道阻力因素。

五、尿流率测定

尿流率测定是排尿过程中尿流速率的电子记录。对于存在膀胱出口梗阻的患者常用无创性尿流动力学检查进行诊断评估。尿流量的结果对病因没有特异性，例如异常的低尿流率可能为梗阻(肥大的前列腺、尿道狭窄、尿道口狭窄等)或逼尿肌收缩性降低引起。目前针对尿流率测定的结论如下：

如果排尿量少于 125～150ml 时，尿流率检测是不准确的。

尿流率检测是检查下尿路梗阻最好的单项无创尿流动力学检查。但是还不能仅根据尿流率检查结果选择合适的治疗方法。

对于诊断前列腺增生，最大尿流率要比平均尿流率更具特异性。尽管最大尿流率随着年龄的增大和排尿量的减少而降低，未经年龄和排尿量矫正的最大尿流率目前仍推荐用于临床工作。尽管存在许多不确定因素，那些最大尿流率大于 15ml/s 的患者前列腺切除术后的疗效要比最大尿流率小于 15ml/s 的患者差。最大尿流率小于 15ml/s 不能区分梗阻和膀胱失代偿。

主观症状评估和定量的症状评分都与尿流量测定没有密切的关联；它们都是独立的评估手段。最大尿流率大于 15ml/s 的患者要比最大尿流率小于 15ml/s 的患者术后症状的改善差(尽管大多数患者的症状仍然是改善的)。其他研究者应用不同的界值(12ml/s)报道了相似的结果。前列腺症状严重但最大尿流率大于 15ml/s 的患者应进一步行尿流动力学检查，以便减少手术治疗的失败率。最大尿流率小于 15ml/s 不能区分出口梗阻和逼尿肌障碍。很明显，没有可以明确诊断逼尿肌障碍并预测手术疗效差的最大尿流率的最小界值。

六、残余尿

残余尿是指排尿结束后即刻测量的膀胱内存留的尿量。研究表明残余尿量正常范围为 0.09～2.24ml，平均 0.53ml。78%的正常男性残余尿少于 5ml。所有正常男性残余尿少于 12ml。目前针对残余尿的结论如下：

(1)残余尿量的检测存在明显的个体内差异，限制了其临床应用。

(2)残余尿与其他前列腺体征和症状没有密切联系。

(3)大量残余尿患者如果采用等待观察治疗可能会增加治疗失败率,但是能说明治疗结果差的残余尿界值并不确定。

(4)残余尿量是否是手术适应证还不能确定。

(5)残余尿是否表明存在不稳定膀胱或肾功能受损还不能确定。

(6)残余尿的测量可以通过无创的经腹超声准确地检测出来。由方法引起的检测误差要小于生物变异的误差。

(7)残余尿可以通过无创检查(超声)和有创检查(导尿)方法检测。最常见的方法是经超声检查。不考虑检测技术,残余尿检测的个体内差异是显著的。尽管反复检测可以减小误差,但是这可引起患者过多的花费(无创)或不适(有创)。大多数临床研究证实残余尿与症状、尿流率或梗阻的尿流动力学检查不相关。

总之,残余尿被看作是一个“安全参数”。有明显残余尿的患者如果采用非手术治疗,那么应该更密切地监测。但是对大多数残余尿增多的患者,发生并发症的危险性并不高。

七、压力-流量研究

如果初诊时,尿流率和残余尿不能诊断膀胱出口梗阻,那么应该考虑进行含有压力-流量研究的尿流动力学检查,尤其是在拟行有创治疗(如手术)或外科治疗已经失败时。压力-流量研究可以区分低最大尿流率是由膀胱出口梗阻引起还是由逼尿肌失代偿或神经性膀胱引起。压力-流量研究可以判断那些有症状但尿流率正常的患者是否存在高压性膀胱出口梗阻。压力-流量研究的重复可靠性显示出这种方法的合理性。

压力-流量研究在区分尿道梗阻和逼尿肌收缩障碍方面是最有用的。因此在区分两者以便选择治疗方案时,应该选择压力-流量研究。具有可能影响膀胱或括约肌功能的神经病史的患者和尿流率正常(大于15ml/s),但是症状较重的患者,尤其是可能选择手术治疗的患者可能获益于尿流动力学检查。

在观察逼尿肌功能和膀胱排空功能障碍的病因方面,压力-流量研究是一个比尿流率检查更特异的方法。但是许多研究结果表明压力-流量研究与症状和尿流率检查比较起来其优势是有限的。对于最大尿流率大于15ml/s而症状明显的患者和初诊考虑病因是膀胱功能障碍而不是前列腺增生的患者,压力-流量研究最能体现其价值。

八、充盈性膀胱测压

充盈性膀胱测压,对于大多数下尿路症状患者的评估仅增加了有限的信息,常规病例并不推荐使用。对那些已知或可疑有神经性疾病并有下尿路症状的患者应用充盈性膀胱测压有价值,但是压力-流量研究可以提供更为特异的信息。可疑原发性膀胱功能受损或神经性疾病引起不能排尿(尿潴留)的患者,充盈性膀胱测压可能有用。

尽管充盈性膀胱测压可以证实原发性膀胱功能障碍引起的逼尿肌收缩力差,但压力流量研究可以更好地观察膀胱收缩和尿道阻力间的相互作用。那些因尿潴留不能自行排尿从而不能行压力-流量研究的患者可以考虑选择充盈性膀胱测压。

九、尿道膀胱镜检

尿道膀胱镜不推荐用于决定是否需要选择手术治疗。这个检查仅推荐用于有下尿路症状并且既往有镜下或肉眼血尿、尿道狭窄(或引起尿道狭窄的危险因素,如尿道炎或尿道损伤病史)、膀胱癌或以前有下尿路手术病史的患者。对于那些症状中到重度并考虑外科治疗的患者,尿道膀胱镜检可以帮助医生选择最为合适的治疗方法。

尿道膀胱镜提供了一个直视下观察前列腺增生患者前列腺部尿道和膀胱的方法。尿道膀胱镜潜在的益处包括可以证实前列腺的增大、直接观察尿道和膀胱颈的梗阻、证实一些需要改变治疗方案的特异的解剖异常、证实膀胱结石、小梁形成、憩室、残余尿的测定以及排除不相关的膀胱尿道疾病。潜在的副作用包括患者不适、麻醉药或镇静药危险、尿路感染、出血和尿潴留。

十、泌尿系统成像

上尿路成像不推荐作为下尿路症状患者的常规检查,除非患者具有下述一个以上的表现:血尿、尿路感染、肾功能不全(超声提示)、尿路结石病史或尿路手术病史。

(何　涛)

第五节　治疗

一、观察等待和自我管理

观察等待是一种非药物、非手术的治疗措施,包括患者教育、生活方式指导、随访等。对于大多数BPH患者来说,轻度下尿路症状(IPSS评分≤7)的患者,以及中度以上症状(IPSS评分≥8),但生活质量尚未受到下尿路症状明显影响的时候,观察等待可以是一种合适的处理方式。

早在1998年Richards T即提出了有LUTS症状的患者进行自我管理的概念,适合无合并症的LUTS患者接受一些特殊的生活习惯或行为干预,以期达到控制症状的目的,包括饮入液体量、咖啡因的控制,膀胱训练以及服药规律的调整等,研究证实自我管理作为一线干预措施可单独进行,可使症状改善,IPSS评分下降6分,并可持续12个月。自我管理若同时配合药物治疗,能明显减少治疗失败率,但对不同的个体患者,其实施的依从性有一定的困难。

二、良性前列腺增生症的药物治疗

1.α-肾上腺素能神经阻滞药物治疗

(1)α-肾上腺素能神经阻滞药物原理:α-肾上腺素能神经阻滞药物的治疗机制基于一种假说,该假说认为临床BPH的病理改变在某种程度上是由膀胱流出道梗阻引起的,支配平滑肌细胞的 α_1 肾上腺素受体(α_1-AR)起主要介导作用。平滑肌是BPH主要的细胞组成成分,占整个前列腺密度的40%。Caine等报

道在 α 肾上腺素受体激动剂去甲肾上腺素的作用下才能发生前列腺收缩。接着的一些调查研究进一步证实了前列腺平滑肌的紧张度受 α_1-AR 影响。Lepor 和 Shapiro 是第一个利用放射配体结合的研究方法研究了前列腺 α_1-AR 特点的。随后这些研究者又报道 98%的 α_1-AR 存在于前列腺的间质。前列腺肾上腺素能神经支配的重要性进一步被前列腺内的去甲肾上腺素的高水平所支持。虽然平滑肌的 α_1-AR 和去甲肾上腺素在前列腺中的高水平表达说明肾上腺素能神经支配在对前列腺的功能上产生重要的作用,但依旧不能认为这些因素直接关系临床 BPH。Lepor 和他的同事们报道去甲肾上腺素的水平,α_1-AR 的密度、去氧肾上腺素作用下的等长收缩,在有症状和无症状的前列腺增生患者的前列腺组织中是没有明显差异的。其他的一些研究者也已经发现 α_1-AR 在前列腺纤维腺瘤中有更高的表达。但这些观察仅仅是显示了 α_1-AR 在前列腺中的局部性差异,并不能证明临床的 BPH 是由 α_1-AR 的上调引起的。

阻滞 α_1-AR 能缓解膀胱流出道梗阻,这一点在对 26 位将要进行前列腺活检之前用特拉唑嗪治疗的受试者的前列腺平滑肌表面密度和最大充盈率改变的直接关系的观察中得到了明确的证实。虽然获得明显症状好转的受试者们的前列腺与不起反应者有更为明显的平滑肌的平均表面密度,但没有观察到前列腺平滑肌表面密度和症状积分改变之间的直接关系。这些观察说明非前列腺平滑肌介导的 α_1-AR 调控的事例可能也跟 α 受体阻滞剂的效能有关系,另外 α_1 介导的症状的改善和膀胱流出道梗阻症状的减轻是由不同的机制调节实现的。

(2)α 肾上腺素受体阻滞剂的分类:α 肾上腺素受体阻滞剂是根据 α 受体的选择性和血清清除半衰期而分类的。

酚苄明是一种非选择性的 α 阻滞剂,显示对 BPH 有高度的有效性。它的局限性在于临床副作用的发病率和严重性都较高。

Berthelson 和 Pettinger 描述了两个 α 受体(α_1 和 α_2)的亚型。哌唑嗪是研究用来治疗 BPH 的最早的 α_1-AR 阻滞剂之一。酚苄明和哌唑嗪的药效有可比性,然而,哌唑嗪更容易耐受,这提示它的药效和毒性是由 α_1-AR 和 α_2-AR 分别介导的。哌唑嗪和其他的 α_1 受体阻滞剂,包括中度释放(IR)阿夫唑嗪和吲哚拉明,需要至少两天的剂量,这是由于它们相对较短的血清清除半衰期。

α 受体阻滞剂发展的下一个进步是伴随血清清除半衰期的延长产生了可以允许一天给药一次的药物。特拉唑嗪和多沙唑嗪是长效的 α 受体阻滞剂,对 BPH 的治疗显示了更好的有效性和安全性。

分子克隆的研究证实了 3 种 α_1-AR 的亚型。编码 α_{1a}受体的 mRNA 在人的前列腺中起到了主导作用。Lepor 和他的同伴们报道,通过放射自显影和免疫组化技术发现 α_{1a}受体和 α_{1b}受体分别在人的间质和上皮细胞中起主导作用。这项观察与前列腺基质中 α_{1L}受体的定位是一致的。Muramasu 接着报道了 α_{1L}受体在前列腺中表达,并指出它调控前列腺平滑肌的收缩。到目前为止,压倒性的证据表明,α_{1L}受体结合位点是一种 α_{1a}受体的构象态。

坦索罗辛是一种一天给药一次的 α_1 受体阻滞剂,显示出对 α_{1a}受体略强于 α_{1b}受体的选择性,对 α_{1a} 和 α_{1d}受体则没有选择性的区别。目前已经制造出了对 α_{1a}受体的选择性强于 α_{1b}/α_{1d} 1000 倍的 α_{1a}受体阻滞剂。因为 α_1 受体亚型介导的效能和不良反应还不知道,对于前列腺治疗的最理想的特异 α_1 受体亚型还不能预知。高选择性 α_1 受体阻滞剂的临床应用有待于将来的临床试验加以确定。

A.剂量的反应:多中心、随机、安慰剂对照研究一致表明,症状和尿流率的改善依赖于 α_1 受体阻滞剂的剂量。而不同剂量药物之间有效性的差异还没有得到证实,因为这些剂量分级研究的结果并不足以显示出不同剂量组间的差异。MacDiamid 等发现应用 α_1 受体阻滞剂治疗 BPH 时,给药剂量和 α_1 受体阻滞剂的有效性之间存在正相关关系。受试者通过随机双盲试验分别给予 4mg 和 8mg 的多沙唑嗪。试验结果是使用 8mg 多沙唑嗪治疗组的效果比使用 4mg 多沙唑嗪治疗组的效果要高 3.7 个症状单位($P=0.03$)。

一项Ⅲ期临床试验显示，应答者的剂量影响被无应答者的无反应性冲淡。

B.文献综述：目前已经有许多文章总结了临床上关于 α_1 受体阻滞剂对前列腺治疗上的作用。非选择性的和短效的 α_1 受体阻滞剂由于耐受性和需要多次给药等原因，在临床上不经常使用。随机、双盲、安慰剂对照研究报道了酚苄明、哌唑嗪、吲哚拉明和阿夫唑嗪的有效性和安全性。除了阿夫唑嗪，这些研究都是小样本、短期和单剂量的，基础层面上的，对临床症状的改善不能做出定量的评估。

多中心、随机、双盲、安慰剂对照研究验证了长效 α 受体阻滞剂特拉唑嗪、多沙唑嗪、坦索罗辛和缓释(SR)阿夫唑嗪的安全性和有效性。入选者症状中/重度，残余尿小于 300ml，无绝对手术指征。总结代表性的研究结果阐述了 α 受体阻滞剂治疗 BPH 的安全性、有效性和最有效应用 α 受体阻滞剂的方法。

a.特拉唑嗪：特拉唑嗪是 BPH 治疗中研究最广泛的一个 α_1 受体阻滞剂。随机、双盲、多中心、安慰剂对照的研究一致证实了它对 BPH 治疗的有效性和安全性。

Lepor 等在随机、双盲、多中心、平行分组，安慰剂对照的研究中对有 BPH 症状的患者每天一次给予特拉唑嗪。有 285 位患者接受了这项双盲试验，每天一次分别给予安慰剂和 2mg、5mg 或 10mg 的特拉唑嗪。在使用特拉唑嗪治疗的组中，梗阻症状、刺激症状明显减轻，总体症状评分显著下降。症状评分的下降水平与剂量之间具有一定的依赖性。给予 10mg 剂量组对于梗阻症状、刺激症状和总体症状的评分较安慰剂组有明显的缓解。给予 5mg 和 10mg 剂量组对于梗阻的评分较安慰剂组有明显的下降。在安慰剂组，2mg、5mg 和 10mg 治疗组中，总症状评分改善大于 30%的患者的百分比分别为 40%、51%、57%和 69%。尤其是 10mg 组总症状评分改善大于 30%的患者的百分比显著高于安慰剂组。

所有治疗组的最大尿流率和平均尿流率均有统计学意义的改善。特拉唑嗪的疗效是剂量依赖性的。10mg 组在最大尿流率和平均尿流率上的改善明显高于安慰剂组。在安慰剂组，2mg、5mg 和 10mg 治疗组中，PFR 改善大于 30%的患者的百分比分别为 26%、40%、35%和 52%。尤其是 10mg 组 PFR 改善大于 30%的患者的百分比显著高于安慰剂组。

总体来看，四个治疗组中的副作用较小而且是可逆的。虽然在使用特拉唑嗪的组中，乏力、流感综合征和头晕的症状多有发生，但与安慰剂组相比没有明显的差异性。但使用 5mg 特拉唑嗪组中，直立性低血压的发生率较安慰剂组有明显增加。在所有使用特拉唑嗪的组中发生晕厥的概率不到 0.5%。

通过研究总体症状评分改善和 PFR 改善的百分率与治疗前患者年龄、前列腺大小、PFR、PVR 和总体症状评分之间的关系，寻找可以预测特拉唑嗪疗效的临床和尿动力学因素。没有观察到疗效与上述治疗前指标之间的联系。

但我们关心的是这些实验研究的成果是否能够在临床得到广泛的推广。Roehrborn 等报道了高特灵社区评估试验(HYCAT)，通过对 2084 个受试者一年时间的随机双盲试验研究，比较了特拉唑嗪与安慰剂之间在安全性和疗效上的差异。大多数受试者都是泌尿外科医生在社区工作中选入的。研究人员慎重确定了患者不同的每日剂量，最大剂量 10mg。其中，治疗相关(特拉唑嗪＋安慰剂)的 AUA 症状评分和 PFR 的改善分别是 3.9 症状单位和 1.4ml/min。而与治疗相关的并发症的发生率，如头晕、乏力、水肿的发生率分别为 5.9%、4.6%和 3.1%。

Lepor 研究了 494 位应用特拉唑嗪患者的长期临床反应。随访期从 3 个月至 42 个月不等，使用最终剂量为 1mg、2mg、5mg、10mg、20mg 的患者的百分比分别为 7%、12%、34%、21%和 26%。在 494 位患者中，213(43.1%)位患者中途退出治疗：55(11%)位患者治疗失败，96(19%)位患者出现严重的并发症，而 62(13%)位是因为用药方面的原因中途退出治疗。

在随访的过程中，这些患者的 PFR 较治疗前都有了明显的提高。治疗前的 PFR 为 10ml/s，从 3 个月至 42 个月的随访观察中，PFR 提高的幅度为 2.3～4.0ml/s，有 40%～50%的患者 PFR 至少提高了 30%。

在随访的过程中，这些患者的平均 Boyarsky 症状评分较基础值有明显的下降；梗阻症状、刺激症状和总体评分都有改善。3 个月之前，症状改善 4.0～5.4 点，在 3 个月到 42 个月之间，症状评分至少提高 30％的患者有 62.4％～77.1％。

Kirby 通过对患者血压的统计，研究特拉唑嗪对于患者血压的影响情况。在正常血压的患者中，对于血压的降低作用，临床上的观察是不明显的。没有经治疗的高血压患者，使用特拉唑嗪具有明显的降压作用。已经使用药物使高血压得以控制的患者，特拉唑嗪则无明显的影响；若患者血压控制不理想，特拉唑嗪具有较明显的降压作用。特拉唑嗪对血压的影响是医生所需要的。能够治疗两种并存的疾病（BPH 和高血压）是这种药物的理想特性。

b.多沙唑嗪：多沙唑嗪是一种长效的 α_1 受体阻滞剂，在 BPH 患者中已对其进行了广泛的研究。它的半衰期较特拉唑嗪长（22 小时比 12 小时）。四个随机、双盲、多中心和安慰剂对照研究和一个长期标签公开研究证实了该药的有效性、安全性和耐受性。

Fawzy 和他的同事对 100 例正常血压的 BPH 患者进行了 16 周随机、双盲、多中心和安慰剂对照研究。在 41 位给予多沙唑嗪的患者中，58％的患者给予最大剂量（8mg）。在治疗组中，PFR 和总体症状评分较安慰剂组有明显的改善，疗效类似于特拉唑嗪。在正常血压的患者中，多沙唑嗪对收缩压的影响较特拉唑嗪大。与治疗相关的并发症，如头晕、乏力、头痛、嗜睡、低血压、恶心的发生率分别为 20％、8％、8％、6％、8％、8％。因为副作用而退出试验的患者百分比，多沙唑嗪组和安慰机组分别是 14％和 2.1％。多沙唑嗪副作用较特拉唑嗪略大，原因可能是它对血压的影响比较大。

Gillenwater 等通过对 248 轻到中度原发性高血压患者进行了随机、双盲、多中心和安慰剂对照的固定剂量测定研究。使用 2mg、4mg、8mg、12mg 多沙唑嗪与安慰剂对照。由于随机进入治疗组的人数相对较少，安慰剂组和有效治疗组间未能显示出统计学差异，这也反映了样本量过小。治疗组 PFR 的改善是剂量依赖性的，相比安慰剂组差异显著。使用 4mg 组和使用 8mg 组对于症状评分的改善，较安慰剂组有明显的统计学差异。在 4mg 组、8mg 组和 12mg 组中，可观察到多沙唑嗪对收缩压的影响较安慰剂组明显。在高血压的患者中降低血压的作用是我们希望的结果。治疗组中头晕和乏力的症状分别为 15％和 10％。在多沙唑嗪治疗组和安慰剂组分别有 11.1％和 4.1％因副作用而中途停药。

在长期标签公开的多沙唑嗪治疗研究中，发现多沙唑嗪对于症状和 PFR 的改善有明显的统计学意义。在 450 位患者的观察中发现，多沙唑嗪改善症状和 PFR 作用的有效时间能维持 42 个月。

Kirby 通过两项随机、双盲、多中心和安慰剂对照研究总结了多沙唑嗪在正常血压和高血压的患者中对血压的影响效果。在治疗组中，正常血压的患者和高血压的患者在使用多沙唑嗪之后，坐位收缩压平均下降 3mmHg 和 17mmHg，坐位舒张压平均下降 4mmHg 和 3mmHg。

c.坦索罗辛：坦索罗辛是用于治疗 BPH 的一种较强的 α_1 受体阻滞剂，其中一个特点是它能对 α_{1a}受体进行选择性地抑制，它的安全性、有效性已通过四项随机、双盲、多中心和安慰剂对照研究得以证实。

Lepor 和合作者对 756 名 BPH 患者开展随机、双盲、多中心和安慰剂对照研究，分别给予安慰剂或 0.4mg、0.8mg 的坦索罗辛，观察 13 周。使用 0.8mg 坦索罗辛组同 0.4mg 组相比，症状评分有明显的改善。与治疗相关的并发症如头晕、乏力、鼻炎、异常射精，在 0.4mg 组中分别为 5％、3％、3％和 6％，在 0.8mg 组中分别为 6％、3％、9％、18％。无论是血压正常还是高血压患者，安慰剂组和坦索罗辛组相比，收缩压和舒张压的变化均无统计学差异。对于血压控制不佳的高血压患者，收缩压的改变在安慰剂组、0.4mg 组和 0.8mg组中分别是－8.4、－7.2、－10.2mmHg。坦索罗辛对于原有高血压的患者不具有降低血压作用的观点目前仍有争议。

Lopor 和合作者在对 618 位患者进行了 13 周的研究之后，又对其中的 418（68％）名患者进行了 40 周的药物和剂量的双盲试验，发现13周后患者PFR和症状的改善能维持到40周。

Narayan和他的同事通过随机、双盲和安慰剂对照研究对0.4mg、0.8mg的坦索罗辛及安慰剂的安全性和有效性进行了对比研究，其中735人被随机分配到各个组中，治疗的时间为13周，治疗相关的AUA症状评分和PFR的改善与Lepor等的研究结果进行比较，发现0.4mg和0.8mg组没有明显的统计学差异，但是无法通过统计学检验来证实各治疗组之间的临床显著性差异。治疗相关的并发症如乏力、头晕、鼻炎和异常射精在0.4mg的治疗组中分别为2%、5%、3%和11%，在0.8mg的治疗组中分别为3%、8%、9%和18%。而逆行射精和鼻炎在0.8mg组较0.4mg组更为明显。收缩压在各治疗组间没有明显的统计学差异和临床差异。

d.阿夫唑嗪：IR阿夫唑嗪用于治疗BPH，最先源于20世纪90年代早期的欧洲。Jardin和他的同事通过大规模、随机、多中心和安慰剂对照研究，最早了解阿夫唑嗪治疗BPH的安全性和有效性。一项长期标签公开的研究发现，阿夫唑嗪的效能能够维持30个月之久。限制IR阿夫唑嗪应用的主要问题是需要一天多次给药(2.5mg，3次/日或5mg，2次/日)。因为没有充分的证据证明IR阿夫唑嗪疗效优于只需一天给药一次的特拉唑嗪、多沙唑嗪和坦索罗辛，因此临床上多不用此药。

SR阿夫唑嗪是一种新的剂型，允许一天一次服药，但该药目前尚未在美国注册。

Buzelin和同事最早通过随机、多中心和安慰剂对照研究评估了SR阿夫唑嗪对于BPH的安全性和有效性。390位受试者随机给予阿夫唑嗪5mg，1次/日或者安慰剂，观察12周发现，IPSS和PFR的改善分别为－1.6症状单位和1.3ml/s。在SR阿夫唑嗪和安慰剂组中，因为药物的副作用而退出治疗的概率分别为4.6%和7.1%。2mmHg的收缩压和舒张压的改变在安慰剂组和对照组中没有明显的统计学差异。SR阿夫唑嗪和安慰剂组头晕和乏力的发生率类似。

一项有关SR阿夫唑嗪(10mg，1次/日)与IR阿夫唑嗪(2.3mg，3次/日)以及安慰剂的对照研究，将447名患者先经1个月的安慰剂治疗，然后随机分入3个组中，观察3个月。在使用阿夫唑嗪10mg，1次/日组与2.5mg，3次/日组及安慰剂组中，IPSS的改善分别为6.9、6.4和4.9。治疗组较安慰剂组症状的改善更为明显。对于充盈和排尿的参数及生活质量的评分，治疗组也明显优于安慰剂组。对于PFR的改善在SR阿夫唑嗪、IR阿夫唑嗪和安慰剂组中分别是2.3ml/s、3.2ml/s和1.4ml/s。两个治疗组中PFR的改善明显优于安慰剂组。3组中头晕的发生率分别为2.1%、4.7%和1.3%，乏力的发生率分别为3.5%、0.7%和2.6%。使用10mg/d阿夫唑嗪组中未出现性功能障碍病例。血压正常和原有高血压的患者之间未发现统计学差异和临床差异。对于原有高血压的患者，3组中立位血压的平均下降值分别为8.1、8.6和5.8mmHg。较少的并发症和对血压的影响小是SR阿夫唑嗪优于特拉唑嗪和多沙唑嗪的特点。

由于阿夫唑嗪具有副作用小和对血压影响小的特点，阿夫唑嗪被认为是泌尿外科选择用药中较为有前景的药物。阿夫唑嗪作用没有α_1受体亚型选择性。鼠体内实验研究发现阿夫唑嗪能减小输尿管的压力，而对血压不产生重大的影响。这一实验并不能证实阿夫唑嗪有泌尿系选择性作用，因为特拉唑嗪和多沙唑嗪在血压正常的患者中同样不影响血压的变化。另外一个对于阿夫唑嗪副作用小的解释是它较难穿透血脑屏障。阿夫唑嗪较好的药物耐受性的原因可能与阻滞α_1受体的作用较弱有关，因为用10mg阿夫唑嗪对症状的改善要比10mg特拉唑嗪和8mg多沙唑嗪程度轻。

对于3228名BPH患者给予2.5mg阿夫唑嗪3次/日，随访3年研究发现，BPH的症状评分和生活质量评分3个月与3年之间能维持在一个较为稳定的水平，这项研究中有20.1%的患者退出。只有4.2%的患者因为副作用没有继续治疗。其他终止治疗的原因包括：死亡占7.6%，失访占1.7%，无效占1.8%，由于个人原因退出研究占0.8%，伴发其他疾病占0.7%，其他原因占3.3%。只有0.3%的患者发生急性尿潴留。我们有理由相信，SR阿夫唑嗪具有长期的有效性。

(3)α-受体阻滞剂在膀胱流出道梗阻中的作用:药物治疗的主要目的是为了改善排尿症状。用相关的尿动力学来评估临床上药物对于BPH的疗效是有争议的。如果一种药能够改善膀胱流出道梗阻的参数,而不减轻LUTS,在临床上的应用将会受到限制。反之,若一种药能够减轻LUTS,而对BOO的参数没有明显的改善作用,那该药在临床上仍有很大的应用价值。α-受体阻滞剂对压力-流量参数的影响尚缺乏随机、安慰剂对照研究加以证实。限制尿动力学研究应用的问题之一是临床结果的确定。

Martorana和同事们通过随机、双盲、安慰剂对照的方法研究了给予2.5mg,3次/日阿夫唑嗪一个月对于尿动力学参数的影响。使用阿夫唑嗪的治疗组,最大流率时逼尿肌压力的改变、逼尿肌开放压力的改变以及最大逼尿肌压力的变化均比安慰剂组显著。在对PFR的影响上,使用阿夫唑嗪组与安慰剂组之间没有明显的统计学差异。

我们有理由认为急性尿潴留部分原因是由动力性的因素造成的,因为大部分的患者在留置导尿管之后都能自行排尿。如果尿潴留是由于交感神经在前列腺平滑肌水平过度活动引起的,使用α受体阻滞剂能在拔除导尿管之后对症状起到缓解作用。Muveil和同事们在急性尿潴留的患者中对照研究了应用SR阿夫唑嗪5mg 2次/日和安慰剂之间的差异。用药24小时后拔除导尿管。导尿治疗后发现膀胱容量超过1.5L的患者被剔除。在SR阿夫唑嗪组和安慰剂组中,拔管后自行排尿患者的百分数分别为55%和29%。这种效果在年龄较轻的患者中更为明显。在这些顺利完成排尿试验的患者中,有32%的患者最终发生再次急性尿潴留或接受了前列腺切除术。

SR阿夫唑嗪和坦索罗辛比特拉唑嗪和多沙唑嗪在治疗急性尿潴留中更有效,其原因在于它们能在治疗的一开始就达到治疗剂量,从而使拔管时间提前。

需要一项大规模的随机、双盲、安慰剂对照的长期研究来证明药物治疗是否能够防止尿潴留。可惜的是,对α-受体阻滞剂的随机、双盲、安慰剂对照研究研究都没有超过一年。由于大前列腺的患者尿潴留的发生概率将提高3倍,因此人选的大前列腺患者将会刻意观察药物对尿潴留发生的影响。一项3年的双盲前瞻性研究发现,使用阿夫唑嗪治疗的患者发生急性尿潴留的可能性为0.3%,显著低于另一组年龄配对患者发生尿潴留的危险度。MFOPS研究通过7年时间,采用安慰剂对照的方法对2800名患者进行药物治疗(包括安慰剂、单用多沙唑嗪、单用非那雄胺以及联合治疗),观察药物治疗对于疾病进展的影响。这项研究将揭示α-受体阻滞剂对于预防尿潴留的影响。

(4)α-受体阻滞剂在老年人中的应用:特拉唑嗪和多沙唑嗪的副作用,特别是在老年患者中尤其严重的是头晕和直立性低血压。Kaplan和同事们回顾了36位年龄大于80岁的应用特拉唑嗪和多沙唑嗪治疗的BPH患者,发现α-受体阻滞剂有较好的耐受性,没有观察到严重的副作用。这一研究的样本量偏小。通过对特拉唑嗪、多沙唑嗪和坦索罗辛的随机、多中心和安慰剂对照研究分析,药物副作用的发生与年龄没有相关性。但值得强调的是用于该项研究的患者是高度选择性的,因此它的耐受性和安全性不能推广到所有老年患者。

(5)α-受体阻滞剂和合并高血压的BPH的治疗:α-受体阻滞剂特拉唑嗪和多沙唑嗪原本是用来治疗高血压的药物。大量的临床证据显示特拉唑嗪和多沙唑嗪对于高血压患者有明显的降压作用。大约近30%的BPH患者并发有高血压。因此我们有理由提倡使用α-受体阻滞剂治疗合并有高血压的BPH患者。

最近的一项抗高血压和降血脂治疗预防心脏病的临床试验(ALLHAT)分析显示,使用多沙唑嗪可以增加充血性心力衰竭的危险。这项研究包括24335位患有高血压和至少一项冠状动脉危险因素的患者。受试者随机分成使用氯噻酮、多沙唑嗪、安络地平和赖诺普利组。发现多沙唑嗪组较氯噻酮组明显增加了充血性心力衰竭的危险性。这成为将多沙唑嗪从抗高血压治疗中撤除的一个依据,而多沙唑嗪在与其他抗高血压药物的比较中,并没有明显增加充血性心力衰竭的发生率。ALLHAT对于将多沙唑嗪作为治疗高血压的一线用药提出质疑。但这项研究没有评估多沙唑嗪对于治疗并发高血压 BPH 的危险性和好处，也没有对多沙唑嗪和其他抗高血压药物的联合应用提出支持。目前多沙唑嗪仍是可以接受的用来治疗并发高血压 BPH 患者的药物。医生治疗高血压时如要增加另一种降压药物必须慎重。

(6)α-受体阻滞剂副作用的产生机制：头晕和乏力是 α-受体阻滞剂两个最为常见的副作用。阐述这些副作用的机制对于研发 α_1-受体亚型阻滞剂方面的药物是至关重要的，目前认为头晕和乏力的症状主要是受心血管的影响。Lopor 和同事们通过研究分析使用特拉唑嗪后发生并发症的概率及血压改变与使用特拉唑嗪之间的关系。只有直立性低血压的发生与血压的改变有相关性。α_1-受体阻滞剂引起的头晕和乏力可能是因为 CNS 受影响而产生的。因此不能认为，一种 α-受体阻滞剂只要去除了对血压的影响就可以大大增加其耐受性。

(7)α-受体阻滞剂的比较：α-受体阻滞剂的疗效和副作用都具有剂量依赖性，因此对于两种 α-受体阻滞剂的疗效和耐受性的比较只有通过随机、双盲、安慰剂对照方法来研究。目前对于这方面的研究仍然是十分必要的。

Buzelin 等曾报道了一个对于 α-受体阻滞剂的随机、安慰剂对照研究(比较 IR 阿夫唑嗪，2.5mg，3 次/日和坦索罗辛，0.4mg/d)。研究发现，Boyarsky 症状评分和 PFR 的改善，以及乏力和头晕症状的发生率在两组之间没有明显的差异。阿夫唑嗪和坦索罗辛对高血压患者卧位和立位时收缩压和舒张压的影响也没有明显的差异。这项研究证明 IR 阿夫唑嗪和坦索罗辛的疗效和耐受性相当，但坦索罗辛在给药上不需要逐渐增加剂量。

特拉唑嗪、多沙唑嗪、坦索罗辛和 SR 阿夫唑嗪的推荐剂量分别为 10mg/d、8mg/d、0.4mg/d、10mg/d。临床资料证明，特拉唑嗪 10mg/d、多沙唑嗪 8mg/d 比坦索罗辛 0.4mg/d、阿夫唑嗪 10mg/d 的疗效更为显著。但前两者乏力和头晕症状的发生率也更高。而坦索罗辛和 SR 阿夫唑嗪显示出更好的耐受性，这可能与它们对 α_1 受体的高度选择性有关。这一研究分别对于各组的药物疗效和耐受性也进行评估。就目前而言，还没有出现类似的研究可以比较非同时研究结果来认识包括实验设计、患者选择、副作用记录以及给药剂量上的差异所造成的影响。

特拉唑嗪、多沙唑嗪有着相似的药理和药动力学特点。因此这两种药物具有相似疗效和耐受性也就不奇怪了。两种药物的疗效均是剂量依赖性的，特拉唑嗪 10mg/d、多沙唑嗪 8mg/d 分别能最大限度地改善症状评分。这一剂量同其他更低的剂量相比，更能明显地提高疗效。尽管两种药物的副作用具有剂量依赖性，但特拉唑嗪 10mg/d、多沙唑嗪 8mg/d 的给药剂量还是可以正常耐受的。

由于特拉唑嗪只计单价，因此当其增至 10mg/d 的剂量时，也没有对其经济上产生浪费。就价格上来讲，特拉唑嗪 10mg/d、多沙唑嗪 8mg/d 两组间没有明显的差异。在没有新的随机、双盲、对照性研究证明相反的观点出现之前，特拉唑嗪 10mg/d、多沙唑嗪 8mg/d 被认为是花费相等的。虽然多沙唑嗪可以通过分割 8mg 片剂来达到减少花费的目的，但是这样做同样也影响了其疗效。

坦索罗辛和 SR 阿夫唑嗪是泌尿系选择性的 α_1-受体阻滞剂。随机对照研究表明，坦索罗辛 0.8mg/d 比 0.4mg/d 更能够缓解症状，迄今为止还没有对 SR 特拉唑嗪进行不同剂量的随机对照研究。遗憾的是，0.8mg/d 剂量的坦索罗辛还未投入生产。因此 0.8mg/d 坦索罗辛的价格要高出特拉唑嗪 10mg/d 和多沙唑嗪 8mg/d 的两倍。0.8mg/d 的坦索罗辛受到了药价的限制，特别是它的疗效也没有显示出比特拉唑嗪 10mg/d 和多沙唑嗪 8mg/d 更高的优越性。其被认可的优点是作为 α_1-受体阻滞剂的更好的药物耐受性。然而，尽管 0.8mg/d 的坦索罗辛比特拉唑嗪和多沙唑嗪能更少地出现乏力的症状，但头晕的症状发生率是相当的，而鼻炎和异常射精的发生率更比后两者高。因此，考虑到坦索罗辛 0.8mg/d 的价格和副作用问题，将其剂量降至 0.4mg/d 可能是唯一合理的剂量。但是，有临床资料表明，坦索罗辛 0.4mg/d 疗效上还不如特拉唑嗪 10mg/d 和多沙唑嗪 8mg/d，并且其耐受性上也没有明显优于后者。坦索罗辛 0.4mg/d 的优点是它可以不需要通过逐量给药来完成。因此，当临床医师常规不能加大特拉唑嗪(10mg/d)和多沙唑嗪(8mg/d)的剂量时，坦索罗辛 0.4mg/d 可能是一个较为合理的选择。

坦索罗辛 0.4mg/d 和 SR 阿夫唑嗪最大的优点是不需要逐渐增加给药剂量。对于出现尿潴留的患者，这两种药物可能更大程度地缩短能够自主排尿的时间，因为它们同时省去了逐渐加量的时间，直接达到药物的有效浓度。有资料表明，坦索罗辛和 SR 阿夫唑嗪对高血压患者血压的影响要比特拉唑嗪和多沙唑嗪更小。但事实上，BPH 患者中有 30%是伴有高血压的，因此，特拉唑嗪和多沙唑嗪的降压疗效，从某种意义上也成为了它的一个优点。

(8)α-受体阻滞剂的展望：目前，世界上许多大型的药物公司都在着手开发应用于前列腺治疗的选择性的 α_1-受体阻滞剂。α_1-受体亚型选择性阻滞剂的优点有赖于它对于其有效性、血管活性和毒性的调节作用，以及其他一些非作用于前列腺的效应，如对血脂的调节。虽然 α_1-肾上腺能受体能够调节前列腺的平滑肌，但可以肯定的是它对于前列腺的疗效，还来自于它对非前列腺平滑肌机制的调节。因此，α_1-肾上腺能受体亚型选择性阻滞剂的优点，不能仅靠动物模型来证明，进行适当的临床试验正是迫切需要的。

(9)总结：多中心、随机、双盲、安慰剂对照的研究明确证实了 α-受体阻滞剂对于 BPH 安全有效的治疗作用。临床见效快，具有剂量依赖性。长期的开放标记试验证实它具有持久的临床疗效。长效的 α_1-肾上腺能受体阻滞剂具有很好的药物耐受性。α_1-肾上腺能受体阻滞剂在老年人中的应用是安全的，它能减轻 BOO 的症状，可能还有降低尿潴留发生风险的作用。特拉唑嗪和多沙唑嗪对于高血压患者具有明显的降压效果，因此它们可能用于 BPH 同时并发高血压的治疗。目前，对于各种 α-受体阻滞剂之间的对照研究还是缺乏的，因此，从中很难选择一种最好的药物。

2.雄激素抑制剂

(1)雄激素抑制剂的作用机制：雄激素抑制剂的作用机制基于前列腺胚胎期的发育有赖于双氢睾酮(DHT)的发现。睾酮转变为双氢睾酮是通过 5α 还原酶来完成的。如果患有先天性 5α 还原酶缺乏症的男性会出现前列腺发育不全、外生殖器女性化的症状。BPH 的发展同样也依赖于雄激素。通过手术去势和应用药物抑制睾酮向双氢睾酮的转换，证实可以缩小 BPH 患者前列腺的体积。Peters 和 Walsh 证实雄激素抑制剂能够导致前列腺上皮的退化。同时前列腺体积的缩小也被认为在某种程度上抑制了 BPH 引起的 BOO 症状。但其主要的局限性是，BPH 病理生理的临床特性与前列腺的大小无关。

(2)药物的分类：曾在 18 世纪 90 年代，手术去势就被认为是治疗前列腺增生有效的治疗方法。Scott 和 Wade 首次报道了用雄激素抑制剂(药物去势)治疗 BPH。醋酸环丙黄体酮是一种雄激素抑制剂，被证实可以改善 BPH 的症状，同时增加 PFR。

(3)雄激素抑制剂研究中的不足：雄激素抑制剂对于 BPH 症状的改善主要在于其可缩小前列腺体积的作用。而对于前列腺体积缩小发挥最大疗效发生在用药 6 个月之后。因此治疗的周期必须大于 6 个月，才能达到最大的治疗效果。

因为雄激素抑制剂的作用机制是缩小前列腺的体积，从而可以认为前列腺越大，其所产生的治疗效果也就更明显。大量随机、双盲、安慰剂对照的临床研究对雄激素抑制剂对于大前列腺患者的治疗作用进行了评估。但是，由于入选的患者是不成比例的大前列腺患者，因此不能将这一结果泛化应用于临床上所认为的典型的 BPH 患者。

(4)文献综述：目前，已经有许多关于雄激素抑制剂的综述发表。大量对于该药物的临床研究都是基于非随机性、小样本的，并且使用定性的指标。

A.非那雄胺：非那雄胺是 5α 还原酶竞争性地抑制剂。它能够降低血清和前列腺内的 DHT 水平。5α

还原酶至少以两种同工酶的形式存在(分别为Ⅰ型和Ⅱ型)。非那雄胺能选择性地抑制Ⅱ型同工酶。由于存在于皮肤和肝脏中的Ⅰ型同工酶仍可将睾酮转化为DHT,因此DHT的水平不会降低至去势水平。

Gormley等首次报道了多中心、随机、双盲、安慰剂对照的临床试验,研究非那雄胺在895名BPH患者中的安全性和有效性。受试者被随机分成安慰剂组、1mg非那雄胺组和5mg非那雄胺组,研究周期长达一年。这项研究也被经常称作为北美非那雄胺临床研究。

安慰剂组、1mg非那雄胺组和5mg非那雄胺组前列腺的基线大小分别为61cm^3、61cm^{3}和59cm^3。12个月后,安慰剂组、1mg非那雄胺组和5mg非那雄胺组的组内症状评分平均改变分别为－2%、9%、21%。每组PFR的平均百分比改变分别为8%、23%、22%。每组前列腺体积的百分比改变为－3%、18%、19%。1mg非那雄胺组和5mg非那雄胺组比安慰剂组在PFR和前列腺体积的改变上有明显的统计学差异。而就每组平均症状评分的改变上,只有5mg非那雄胺组与安慰剂组有明显的统计学差异。剂量依赖的症状改变与剂量依赖的前列腺体积或者PFR的改变之间无相关性。前列腺体积的改变与非那雄胺临床疗效之间并没有直接联系。这一研究说明非那雄胺的疗效并不只是由前列腺体积缩小决定的。对于性欲下降、射精异常以及阳痿的发生,非那雄胺组明显高于安慰剂组。性欲下降、射精异常以及阳痿的发生率,在1mg非那雄胺组分别是4.7%、2.7%和3.7%,在5mg治疗组中,分别为3.4%、2.7%和1.7%。由于治疗引起的并发症而中途退出的患者百分比在3个组中是相等的。前列腺的体积在用药6个月后缩至最小,PFR和症状评分改善最明显是在治疗开始的前两个月。

非那雄胺研究组通过随机、多中心和安慰剂对照临床试验研究发现,使用非那雄胺治疗后的临床症状评分,PFR和前列腺体积的改善与北美非那雄胺试验所得结论是一致的。

Andersen和同事们通过多中心、随机、双盲和安慰剂对照试验,对707例患者用非那雄胺持续治疗2年,研究了非那雄胺的安全性和有效性。在安慰剂组和非那雄胺组前列腺的平均基础大小分别为41.7cm^{3}和40.6cm^3,在实验设计中,没有存在选择性的偏差。用矫正的Boyarsky症状评分来描述治疗后的症状改善情况。经过一年的治疗后,症状评分和PFR的改善较北美非那雄胺研究结果偏低。这可能是与选择的样本的前列腺体积较小有关。虽然两个组在药物并发症的发生情况和因发生并发症而中途退出治疗的人数方面基本相同,但是性功能障碍的发生率在使用非那雄胺组中较安慰剂组要高(19% vs 10%)。时间依赖性的症状评分的改善证实,使用安慰剂组在1～2年之间又返回到原来的基础水平,而使用非那雄胺组能维持在一个稳定的水平。作者认为这正说明非那雄胺能够停止或改变原始的疾病史。治疗12和24个月之后,在非那雄胺组和安慰剂组,症状评分的减少仅仅分别为0.3症状单位和0.6症状单位。

Marberger和同事们通过2年的随机、安慰剂对照试验,对3270名接受非那雄胺和安慰剂的患者研究发现,结果同Aderson等报道的研究相似。在安慰剂组和非那雄胺组中的平均前列腺大小分别为39.2cm^{2}和38.7cm^3,所定的基础前列腺的大小是所有临床试验研究中最小的。治疗后1年和2年,AUA症状评分的改善分别是1.0和1.7症状单位,急性尿潴留的发生概率在非那雄胺组和安慰剂组分别为1.0%和2.5%。

Stoner和同事们报道了3年非那雄胺治疗的药物安全性和有效性。参加北美和国际非那雄胺研究的受试者在完成1年的随机治疗后均可参加这项开放研究。随机选出的543人给予5mg非那雄胺,分析长期(3年)安全性和有效性。在543名受试者中297名(55%)完成了3年的治疗,并取得了一定的疗效。对于246名治疗失败的患者中,178名中途退出了治疗,68名患者资料不充分。症状平分、PFR和前列腺体积变化最明显出现在12～18个月,这一点在盲和非盲的治疗研究中结论都是一致的。18个月以后,药物时间依赖性的改变比较稳定,说明药物作用可持续。最近的一次跟踪调查显示非那雄胺的作用能持续5年。

Boyle等报道了有关非那雄胺治疗的6项随机安慰剂对照临床试验的meta分析结果。平均症状评分和 PFR 的改变与平均基础前列腺体积有关。这一结果解释了不同研究之间治疗效果存在差异的原因。

保列治长期有效性和安全性研究(PLESS)是文献报道有关 BPH 药物治疗的期限最长的多中心、随机、双盲和安慰剂对照研究。3040 名中到重度排尿症状的患者随机给予非那雄胺(5mg,1 次/日)或者安慰剂,随访 4 年,AUA 症状评分作为衡量临床症状改善的指标。在这项研究中,前列腺的基础大小为 $55cm^3$,由于选择了较大的前列腺,因此会造成一定的偏差。研究结束时,在用非那雄胺治疗的组中,症状评分、PFR 和前列腺体积的变化分别为 2.2 症状单位、1.7ml/s 和 32%。症状和 PFR 改善与早前进行的非那雄胺的试验研究结论是一致的。PLESS 证实非那雄胺对症状和尿流率的改善具有持久性作用,安慰剂组则显示出作用非常弱。

PLESS 的一项特殊的发现是总结了 BPH 患者急性尿潴留和手术干预的发生率。在非那雄胺组和安慰剂组中,治疗 4 年后急性尿潴留的累计发病率分别为 7%和 3%(危险性下降 57%)。确定手术的标准尚未标准化,仅凭主要研究人员自行决定。前列腺切除前并不常规应用 α-受体阻滞剂。BPH 手术的累计发生率在安慰剂组和非那雄胺组中分别是 10%和 5%(危险性下降 55%)。在前列腺基础体积大于 $55cm^3$ 的患者中,使用非那雄胺可使手术干预治疗和(或)急性尿潴留的危险性下降 70%。急性尿潴留和 BPH 相关的手术危险度的下降是与临床密切相关的,特别是对于前列腺较大的患者的治疗。前列腺显著增大且 LUTS 明显的患者应被告知出现急性尿潴留的危险性很高,这类患者应用非那雄胺治疗有益。

PLESS 同时也进行了非那雄胺对前列腺癌诊断影响方面的研究。在前列腺癌检出率上,非那雄胺组和安慰剂组没有明显的统计学差异,因此非那雄胺不会掩盖前列腺癌的诊断。

Tammela 和 Kowtturl 通过一项随机、双盲、安慰剂对照试验,对 36 名等待前列腺切除的患者应用非那雄胺治疗,研究了其对于 BOO 的疗效。研究中,非那雄胺组和安慰剂组前列腺的平均大小分别为 $50cm^3$ 和 $48cm^3$,最大尿流时逼尿肌平均压力的基础值分别为 $126cmH_2O$ 和 $15cmH_2O$,说明受试者梗阻症状严重。在安慰剂和非那雄胺治疗组中,最大尿流时逼尿肌压力的改变值分别为 $+3cmH_2O$ 和 $-39cmH_2O$。尽管非那雄胺组与安慰剂组之间有明显的统计学差异,大多数非那雄胺治疗后的受试者仍有梗阻症状。逼尿肌压力的变化与症状评分的显著变化之间并无联系。作者并没有评价逼尿肌压力大小改变与前列腺体积之间的联系。对 27 名应用非那雄胺治疗 4 年的患者进行研究发现,最大尿流时逼尿肌的压力随着时间的延长而改善更加明显。

PSA 作为前列腺癌的筛选指标已被广泛接受。PSA 显著增高是前列腺活检的指征。非那雄胺能使组内平均 PSA 水平下降 50%。非那雄胺对个体 PSA 水平的影响存在差异。由于非那雄胺对于个体 PSA 水平影响的差异性,需要进行早期诊断前列腺癌的患者应当在开始使用非那雄胺治疗之前测定 PSA 水平。如果 PSA 水平较高,那么有必要进行前列腺活检。在非那雄胺治疗后出现 PSA 进行性增高,也有必要再一次进行前列腺活检。

肉眼血尿是 BPH 中相对较少见而麻烦的症状。Puchner 和 Miller 报道了 18 例用非那雄胺治疗伴有难治性肉眼血尿的 BPH 患者的无对照研究。在 18 例患者中,有 12 位先前已行前列腺切除术。非那雄胺能明显减轻患者术后的血尿症状。Miller 和 Puchner 通过随访研究证实了非那雄胺治疗 BPH 血尿的长期有效性。Carlin 等报道应用非那雄胺治愈了 12 位 BPH 血尿的患者。Foley 等的随机、双盲、安慰剂对照试验证实了这些初步研究的结果,表明非那雄胺能够防止 BPH 继发性血尿。在安慰剂组和使用非那雄胺组中,难治性血尿一年内的复发率分别为 63%和 14%。

B.扎诺特隆:扎诺特隆是甾体类竞争性雄激素受体拮抗剂。Berger 等通过多中心、随机、双盲、安慰剂对照试验研究,对 463 位患者分别使用安慰剂,100mg、200mg、400mg、800mg 扎诺特隆治疗 6 个月,观察发现,AUA 症状评分没有明显改善,而在安慰剂组和其他治疗组之间,也没有明显的差异。在 5 组中患者前列腺初始体积平均值在 37.7～42.2cm³。前列腺体积的改变，在安慰剂组为－6％，在治疗组为－4％～－8％，没有明显的统计学差异。但对于 PSA 的改变，各治疗组均显著高于安慰剂组，尽管对前列腺体积变化没有明显影响。在 200mg 剂量治疗组与安慰剂组之间，PFR 的平均变化相差 0.7ml/s。使用扎诺特隆治疗的患者大约有 56％和 22％分别出现胸痛和男性乳腺发育。临床不良反应的发生率和严重性以及模糊的疗效限制了这类药物在 BPH 治疗中的应用。

C.氟他胺：氟他胺是一种口服的非甾体类抗雄药物，它能够抑制雄激素与其受体的结合。最早的随机、双盲、安慰剂对照试验报道了氟他胺治疗 31 名有症状的 BPH 患者的安全性和有效性。在安慰剂组和使用 300mg 氟他胺组之间，临床症状、前列腺的大小、PVR 以及 PFR 并没有明显的统计学差异。

Stone 通过多中心、随机、双盲试验对 BPH 患者进行了使用氟他胺和使用安慰剂的对比研究。84 名患者随机给予氟他胺(250mg，3 次/日)或者安慰剂，观察 24 周。84 名患者中，有 58(69％)人和 12(14％)人分别进行了 12 周和 24 周的双盲治疗。但由于样本量太小，24 周试验没得出有意义的结论。安慰剂组和氟他胺组之间没有明显的统计学差异。在氟他胺组中，胸部触痛和腹泻的发生率分别为 53％和 11％。尽管 1989 年发表了中期研究分析，这项多中心研究的最终结果未能公开发表。

D.西曲瑞克：西曲瑞克是唯一发现用于前列腺增生的促性腺激素释放激素抑制剂。促性腺激素释放激素抑制剂拮抗促黄体生成素释放激素作用，潜在优势在于能在治疗中逐渐降低雄激素水平。在临床上，不同程度的雄激素抑制水平能调节前列腺大小和不良反应(潮红、性欲下降、勃起功能障碍)。一项 11 人的开放试验表明西曲瑞克能减小前列腺体积，改善 LUTS，并无严重不良反应。Lepor 和同事报道的随机、双盲、安慰剂对照研究支持上述观点。先给予 8 天安慰剂后，受试者每日皮下注射安慰剂或 1mg 西曲瑞克，共 27 天。一组在前 4 天接受每日 10mg 负荷剂量的西曲瑞克。24 小时内出现睾酮最低值。C10 组睾酮达到去势水平，非负荷剂量组睾酮抑制达到中等水平。随访患者临床症状 1 年，在 C10 和 C01 组，AUA 症状评分分别上升 2 和 3 症状单位，PFR 均上升 2.0ml/s，前列腺体积分别减小 5.5cm² 和 3.0cm³。C01 组潮红和阳痿发生可忽略不计。后续跟踪研究发现，前列腺体积没有回跳，提示远期效果良好。由于药物成分问题，Ⅲ临床试验未能实施。

西曲瑞克和其他促性腺激素释放激素抑制剂的缺点在于需要多次注射和价格昂贵。如果单次注射能达到效果并且不良反应少，作用机制与 5α 还原酶抑制剂不同，那么西曲瑞克在前列腺增生治疗中可占有一席之地。

E.依利雄胺：依利雄胺是双重 5α 还原酶抑制剂，因此对降低血 DHT 水平的作用更大。2000 年 6 月已完成有关依利雄胺的临床Ⅲ期试验，但尚未报告结果。依利雄胺不太可能比非那雄胺临床价值更高。

(5)临床实践中的雄激素抑制：非那雄胺是唯一能够达到雄激素抑制作用而又能够较好耐受的药物，其主要副作用是性无能和射精量减少。文献报道对于大前列腺患者，非那雄胺仅能够中度改善症状评分及 PFR。所有比较 α-受体阻滞剂、非那雄胺、α-受体阻滞剂联合非那雄胺以及安慰剂疗效的多中心、双盲、安慰剂对照试验均不能提示非那雄胺在改善症状评分和 PFR 上占优。所有试验入选的临床前列腺增生患者均不依赖前列腺的大小。因此，应用非那雄胺治疗 BPH 造成的 LUTS 时，应选择有 α-受体阻滞禁忌或治疗失败的大前列腺患者。非那雄胺适用于前列腺增生引起的血尿，也适用于有 LUTS 的大前列腺患者，以减少尿潴留的发生。

(6)总结：非那雄胺是在 BPH 治疗中广泛使用的雄激素抑制剂。多中心、双盲、对照试验支持其在治疗 BPH 中的作用。这些关于所有临床 BPH 患者的研究的普遍性受到质疑，因为存在对大前列腺患者明显的选择偏差。非那雄胺能缩小前列腺体积接近 20％。相对于安慰剂，非那雄胺对改善总体症状评分(1.0 症状单位)和 PFR(1.5ml/s)的作用呈中等强度。非那雄胺对 LUTS 的疗效是否满意决定于患者和医师的期望值。长期安全性和持久功效已得到证明。非那雄胺不良反应较少，主要是关于性功能。非那雄胺改变了 LUTS 和大前列腺患者的尿潴留自然病程。非那雄胺在治疗 BPH 引起的血尿方面疗效确切。BPH 治疗还包括抗雄激素治疗。这些研究不能证明其疗效具有统计学意义。疗效不确切以及药物毒性限制了抗雄激素药物在 BPH 治疗领域的应用。促性腺激素释放激素抑制剂的作用还需进一步研究。

3.联合治疗　Lepor 和同事首先通过多中心、双盲、对照试验，比较了安慰剂、非那雄胺、特拉唑嗪、联合治疗(非那雄胺＋特拉唑嗪)在 1229 名患 BPH 的退伍军人中的作用。所有患者随机口服非那雄胺每天 5mg，特拉唑嗪剂量逐渐增加到每天 10mg，未发现明显副作用。特拉唑嗪由于研究者慎重减量到每天 5mg。1007 名患者(81.9％)完成了 1 年的治疗试验。

结果显示非那雄胺组和安慰剂组间，AUA 症状指数、症状问题指数、BPH 影响指数、PFR 之间的差异没有统计学意义。特拉唑嗪组与安慰剂组，特拉唑嗪组与非那雄胺组比较的所有结果，除前列腺体积外，都具有统计学差异。特拉唑嗪组和联合治疗组相比，除前列腺体积外，所有结果都没有统计学差异。该研究明确提出 α-受体阻滞剂在治疗 BPH 一年过程中比雄激素抑制剂的优越性。前列腺体积在非那雄胺和联合治疗组减少了 20％。由于副作用退出试验的患者数目，在非那雄胺组、特拉唑嗪组和联合治疗组中相似。

该研究中观察到的特拉唑嗪效果与文献报道一致。非那雄胺的疗效较以前报道降低。可能的原因是症状评分的方法和基线前列腺体积的差异。治疗组中平均前列腺体积为 36.2～38.4cm^3，与 Andersen 等、Marberger 等的报道以及其他 α 受体阻滞剂、抗雄激素药物和微创治疗的研究报道相当。该研究的一个亚组表明，在前列腺基线体积大于 50cm^3 患者中的 AUA 症状评分的改变，安慰剂组和非那雄胺组的平均值分别是－2.0 和－2.9；PFR 平均变化为＋0.4ml/s 和＋2.5ml/s。这些差别与北美及国际非那雄胺试验报道相一致。在平均前列腺体积大于 50cm^3 组中，特拉唑嗪治疗后引起的 AUA 症状评分和 PFR 的改变分别为－5.8ml/s 和 3.9ml/s。对于大前列腺患者，特拉唑嗪比非那雄胺更有效。

一个多中心、随机、双盲、对照的研究对比了安慰剂、多沙唑嗪、非那雄胺、联合治疗的效果，结果证实了 VA 的研究结果。在一个前瞻性的欧洲多沙唑嗪及联合治疗试验中，1089 名患者被随机等量分配到各个治疗组接受 1 年的治疗。每日多沙唑嗪用量逐渐加到 8mg。前列腺基线体积约为 36cm^3。

一个多中心、双盲研究对比了 SR 阿夫唑嗪 5mg、非那雄胺 5mg 以及联合治疗在 1051 名患者中治疗 6 个月的疗效。IPSS 评分改善在阿夫唑嗪组和联合治疗组之间无统计学差异，再次提示非那雄胺无效。6 个月时，各个组 PFR 均无明显区别。

VA 研究及其他联合研究强烈支持应将选择性 α_1-受体阻滞剂作为一线治疗用药。

4.芳香酶抑制剂

(1)芳香酶抑制剂治疗前列腺增生的原理：芳香酶抑制剂治疗前列腺增生的原理可能与雌激素参与 BPH 的发病有关。雌激素能调节间质上皮细胞的相互作用，从而来调控前列腺细胞的增殖。许多研究表明间质在 BPH 发生中的作用和雌激素对间质的作用。前列腺间质的诱导潜能在小鼠动物模型中得到证实。Coffey 和 Walsh 报道雌激素治疗去势的小猎犬导致前列腺间质细胞 3～4 倍的增长。雌激素同样能增强雄激素在犬科动物中诱导 BPH 的能力。这种协调效应受到雌激素上调雄激素受体能力的调控。犬或猴可以经芳香化的雄激素诱导产生前列腺间质增生，这种间质增生可被芳香化酶抑制剂预防。

(2)文献综述：Atamestane 是一种高选择性的芳香化酶抑制剂，能降低血液和前列腺内的雌二醇和雌酮。Gingell 及其同事报道多中心、随机、双盲、对照的研究对比了安慰剂和 400mg atamestane 治疗 160 名 BPH 患者的疗效。Atamestane 明显降低血雌二醇和雌酮，同时升高了血睾酮。Boyarsky 症状评分、PFR、前列腺体积差异在两组中无统计学意义。Atamestane 未能达到临床效果的一个解释是其造成睾酮的升高。由于副作用，Atamestane 治疗 BPH 暂停使用。

5.植物药疗学 自从 1990 年植物药疗治疗 LUTS/BPH 已得到广泛应用。以前，这些药物在欧洲特别是法国和德国十分流行。现在在美国和世界得到了广泛使用。据估计，每年美国投入 10 亿美元到这些产品中。美国一项调查发现，这类药物之所以能够广泛应用，是因为人们的自我价值、信仰和崇尚健康长寿的哲学观相一致。这些产品被标以能“提高前列腺健康”，故能广受欢迎。另外一个流行的原因是其天然性，被认为更加安全，更容易被接受，可以避免前列腺手术和防止前列腺癌。这些药物在健康食物商店、维生素商店、传统药店、超市及网上有售。

(1)植物药疗的来源：植物药并不直接来源于植物，而是由树根、种子、树皮或者果实中提炼而成。尽管由一种植物提炼的成分也可以制成药物，但公司通常制造多种植物提炼成分的混合物，这是为了能提高功效(并未证实)、赢得市场，推出有自己特色的能够注册的产品，这类产品没有专利保护。然而为了研究机制和功效，这里只讨论单一植物提取物。

(2)植物药疗提取物成分：植物药疗提取物成分非常复杂。它们包含很多化学物质，包括植物甾醇、植物油、脂肪酸、植物雌激素，具体哪种是有效成分还不清楚。游离脂肪酸和谷甾醇通常被认为是活性成分。

许多植物提取物是特别的。首先，由于自然界的多变性，植物都是不一样的。其次，不同厂家提取过程和使用的底物都不一样。因此，即使两个厂家使用相同的植物也会得到不同的提取物和活性成分。例如，国家消费者实验室分析了 27 个沙巴宗产品中游离脂肪酸的含量，竟然从 0～95%不等，仅有 17 种产品含量超过 85%的标准。

(3)作用机制：植物药疗的作用机制还不清楚。许多体外实验得出了多种可能的机制。几乎所有的研究中使用的药物剂量都超过生理剂量，高于临床应用标准数倍。这种生物学效应在组织培养中检测得很典型，但不可能精确反映体内状况。受到关注较多的 3 个机制是抗炎效应、5α 还原酶抑制剂、改变生长因子作用。

抗感染作用受到前列腺素合成作用的调节。植物黄酮既是环氧化酶的抑制剂，也是脂肪氧化酶的抑制剂。黄酮是一种植物和草药中常见的植物雌激素，被证实对环氧化酶有很强的抑制作用。锯叶棕榈匐根有抑制磷脂酶 A_2 活性的作用，因而减少了花生四烯酸的代谢和前列腺素 E_2 的合成。在另外两项研究中，Paubert-Braquet 等发现这些锯叶棕根和非洲臀果木提取物可以抑制脂肪氧化酶的代谢和中性粒细胞产生白三烯。

锯叶棕根的作用机制阐述得最清楚的就是 5α 还原酶抑制剂作用。人体前列腺内有Ⅰ型和Ⅱ型(主要)5α 还原酶，其能催化睾酮转变为 DHT。DHT 对 BPH 的形成很重要。运用 5α 还原酶抑制剂如非那雄胺使 DHT 减少，相应可以减少前列腺的体积。

尽管锯叶棕根提取物的 5α 还原酶抑制剂作用可见于动物模型中，包括包皮成纤维细胞、转染 Sf9 昆虫细胞、DU145 细胞、原代培养的 BPH 及前列腺癌组织上皮和成纤维细胞、正常人上皮和成纤维细胞，其他体外、体内研究资料均未能证实这一效应。

两个体外到体内的试验得出不一样的结论。在耻骨上前列腺切除术前用锯叶棕根提取物预处理 3 个月，结果证实前列腺内 DHT 降低和睾酮升高，这就证明了 5α 还原酶的活性。在另外一个用锯叶棕提取物(IDS-89)预处理的试验中，前列腺组织内的 5α 还原酶等均与对照组无差别。健康男性志愿者的体内试验表明，服用非那雄胺后血 DHT 降低，服用锯叶棕根提取物则不变。在多中心的试验中，服用锯叶棕根提取物的患者，PSA 几乎没有变化，前列腺体积减小 6%，而服用非那雄胺的患者 PSA 下降 41%，前列腺体积减小 18%。

随后提出这样的假说，认为锯叶棕根提取物能抑制胞内的 5α 还原酶而对其他需要结合雄激素受体的雄激素依赖性过程(如 PSA 的产生)没有作用。锯叶棕根提取物能造成核膜的破裂,但对于细胞膜的完整性则没有影响,因此提出了细胞内理论的假说。细胞培养实验是否能够反映体内发生的真实情况,目前还不能证实。

植物提取物也被认为能影响生长因子诱导的生长和增殖作用。一项关于非洲臀果木提取物的体外实验表明其能抑制碱性成纤维细胞生长因子(bFGF)和表皮成纤维细胞生长因子(EGF)诱导的人和鼠前列腺成纤维细胞增殖。随后的实验通过活检标本证实了非洲臀果木提取物抑制 bFGF 和 EGF 诱导的 BPH 细胞增殖作用。此外,体外到体内试验也证实前列腺切除前服用非洲臀果木提取物能降低组织的 EGF 水平,尤其是尿道周围组织的 EGF 水平。

尽管很多试验都预测了植物药疗的作用机制,但哪个能在临床真正发挥作用还不清楚。

(4)文献综述

A.锯叶棕根提取物:尽管有很多关于锯叶棕根提取物的研究发表,但是多数试验是无对照的标签公开的试验,因此在确定植物药疗效上的作用有限。一项标签公开试验对 50 名患者给予锯叶棕根提取物治疗,疗程 6 个月。结果表明症状改善,但是在 PFR、PVR、尿流峰值时逼尿肌压力和 Abrams-Griffiths 数量的改善方面没有统计学意义。

尽管已经发表了很多安慰剂对照研究报告,但是多数都有缺陷,没有一个是能够符合国际 BPH 咨询会制定的评估 LUTS 患者治疗效果的标准。这些研究价值有限,主要有以下几个原因:例数较少、随访时间短(仅随访 1~3 个月)、没有使用标准症状评分。

举例来说,在两个荟萃分析中,夜尿增多是唯一用来分析的症状。在 Wilt 等对 18 个试验 2939 名患者的荟萃分析中,研究了给予单用锯叶棕根提取物和联合治疗的患者,10 个试验中,在治疗组和安慰剂组之间夜尿次数相差 0.76(−1.22~−0.32)次。Boyle 等对 13 个试验的 2859 名单用锯叶棕根提取物的患者做荟萃分析,发现夜尿次数可以减少到每晚 0.50(±0.01)次。

PFR 作为客观证据也用于荟萃分析。Wilt 和同事认为锯叶棕根提取物能改善峰值尿流率,其与安慰剂组的平均差别是 1.93ml/s(0.72~3.14ml/s)。Boyle 及其同事通过分析 10 项研究认为 Permixon 与安慰剂比较可以提高 PFR 2.20ml/s(±0.51)。

尽管荟萃分析有其内在缺陷,但是其能在大规模、多中心、双盲对照试验前最大化地利用临床上应用锯叶棕根提取物治疗 BPH/LUTS 的资料。但以前 35%的荟萃分析都是不精确的。因此,锯叶棕根提取物的功效仍然未明确。

B.非洲臀果木(非洲梅):除了上述讨论的机制,非洲臀果木还对膀胱梗阻有保护性作用,从而减轻 LUTS。利用膀胱梗阻的家兔模型,Levin 和其同事发现膀胱体积变化,顺应性下降,对各种刺激的收缩反应性均能被先期应用非洲臀果木提取物暂时缓解。

有文献总结了 2262 名患者应用非洲臀果木提取物治疗的经验。1810 人参加了标签公开研究,452 人加入对比研究。1972—1990 年开展了 12 个双盲、安慰剂对照的试验,只有 1 个试验超过 100 名研究对象,没有任何一个试验实行时间超过 12 周和使用标准症状评分。因此,这些试验均不符合国际 BPH 咨询会的指导方针。因此,目前关于非洲臀果木提取物疗效的资料都是不明确的。1 个安慰剂对照的试验已经完成,目前还未见相关资料。

最近发表了两个有关 50mg,2 次/日和 100mg,1 次/日给药的临床试验:一个是 2 个月的标签公开试验,另一个是 2 个月的对照试验。两个试验都出现 IPSS 评分下降大约 40%(5.7 和 6.4 单位),PFR 上升约 18%(2.1ml/s 和 1.7ml/s)。然而,没有安慰剂的对照,药物的真实效应无法确定。因此,没有最基本的关于 Tadenan-IPSS 的研究资料,非洲臀果木提取物的效应无法确定。此外,关于其他非洲臀果木提取物的有意义的资料也很缺乏。

C.Hypoxis rooperi(南非星星草):Hypoxis rooperi 已经在一个 6 个月的双盲、安慰剂对照的试验及其标签公开的随访试验中得到研究。在最初的研究中,IPSS、生活质量、PFR 和 PVR 都有统计学意义的提高。对照组则表现出上述指标的中等改善。对于 β-谷甾醇,IPSS 提高了 7.4 单位,安慰剂组提高了 2.3 单位。同样,对于峰值尿流率,试验组提高 5.2ml/s,对照组提高 1.1ml/s。其他治疗 BPH 的治疗方式还未表现出这样的疗效。

在后续治疗的研究中,患者可以选择继续或转为应用 Harzol 治疗。对于 38 名继续接受 Harzol 治疗的患者,IPSS 评分仍然能改善。27 名开始接受安慰剂然后转为接受 Harzol 治疗的患者表现出相似的 IPSS 评分和 PFR 的改善。令人惊讶的是,14 名中止治疗的患者在 12 个月后仍然能保持相似的症状改善,这提示间断治疗的可行性。

另一种药物主要含有从 H.rooperi 提取出来的 β-谷甾醇,松和云杉中也可提取出 β-谷甾醇。尽管这是一个提取物的混合物,但是 3 种植物都普遍含有活性成分 β-谷甾醇。一项 177 名患者组成的 6 个月的随机、对照试验对 Azuprostat 的疗效做出了评价。研究发现 IPSS 评分、PFR 和 PVR 都得到显著提高。对照组 IPSS 评分改善了 2.8 单位,试验组改善了 8.2 单位。对照组 PFR 增加了 4.4ml/s,试验组增加了 8.9ml/s。这么显著的效果在以前报道中从未见过。令人难以相信的是治疗后的平均 PFR 达到 19.4ml/s。如果上述的结果能够重复,这一治疗方式将会对外科手术产生巨大的冲击。

Wilt 及其同事总结了关于 β-谷甾醇的荟萃分析。它包括 4 个试验和 3 种不同的药物:Harzol、Azuprostat 和 WA184,它们均含有不同数量的 β-谷甾醇。WA184 不能改善 PFR。研究结论认为 β-谷甾醇确实能改善泌尿系统症状和尿流率,但是其远期效果、安全性和对 BPH 并发症的预防作用还不清楚。

D.其他的植物提取物:有关 Urticadioica、Cucurbitapepo、Secalecereale 和 Opuntia 的临床研究报告明显少于前面提到的药物。十年以前曾经有 2 个关于 Secalecereale 的安慰剂对照试验,但是它们未采用标准评分。试验采用不同剂量的药品,持续 12～24 周,只包含 103 和 60 个研究对象。Wilt 及其同事通过系统的研究和荟萃分析发现 Cernitton 能中度改善泌尿系统的症状,包括夜尿,但是需要有更多的临床试验来评价药物的临床有效性。

a.舍尼通(又名普适泰):舍尼通是由瑞典纯种裸麦花粉经保鲜、破壳、提取、去除过敏源等技术提纯出来的两种活性成分精制而成,即水溶性成分 P5(阿魏酰 γ-丁二胺)和脂溶性成分 EA-10(植物生长素)。这两种活性成分有抑制前列腺成纤维细胞增殖,增加膀胱逼尿肌收缩力和松弛尿道平滑肌的作用。有研究结果提示普适泰疗效和 5α-还原酶抑制剂及 α-受体阻滞剂相当。

b.爱活尿通:是德国汉堡爱活大药厂出品的一种治疗 BPH 的植物提取制剂,国外已广泛应用,目前药物的作用机制还不是很清楚,其成分包括小麦胚油、伞花梅笠草、白杨乙醇提取物、洋白头翁乙醇提取物和木贼等,能改善 BPH 患者的症状,长期用药可以减少残余尿,消除炎症,抑制前列腺腺体增生。国内一项研究显示:爱活尿通治疗 12 周后,IPSS 评分、QOL 评分降低($P<0.001$),Qmax、Qave 增加($P<0.001$),膀胱残余尿量减少($P<0.001$),前列腺体积变小($P<0.001$)。

c.翁沥通:前列腺增生属于中医“癃闭”的范畴,多以湿热与淤阻致病。翁沥通根据前列腺增生因湿热温结与淤阻致病而组方:以薏米、浙贝为君药,取其健脾利湿、化痰软坚以助通利;以栀子、旋复花为臣药,以清热利湿、散结瘀痰;以金银花、黄芪为佐药,取其益气升提,以助气行水行;金银花性味甘寒,用之清热解毒;甘草味甘性平,具中和之性,用之调和诸药为使药,加以其他辅药共 11 味,对湿热温结、痰淤交阻引起的尿频、尿急、排尿困难等前列腺疾病有一定的临床疗效。

E.总结:大多数的植物药物是由植物提取物构成的,它们包含不同的成分,由不同的生产流程生产,因此比较不同药物的疗效较困难。尽管很多体外实验发现了很多药理活性的可能机制，但是具体哪一个机制在临床上发挥作用还不肯定。我们需要有合适的由外界机构监测的随机、安慰剂对照的临床试验来确定这些药物的疗效。

6.前列腺增生药物治疗的未来策略　药物治疗能为很大一部分 BPH 患者缓解临床症状。药物的治疗反应要差于前列腺切除。因此，有必要发展比现在更好的药物治疗策略。未来的发展方向在于研究松弛平滑肌的各种药物和非前列腺因子。

三、改变动力性和静态梗阻的治疗新策略

内皮素是一种潜在的血管收缩剂。Langenstroer 及其同事报道人类前列腺存在内源性的内皮素，其能引起前列腺的潜在收缩。这种收缩不能被选择性 α_1-受体阻滞剂破坏。这一研究提示 BPH 患者的平滑肌松弛作用也可能通过应用内皮素抑制剂达到。医药工业在积极致力于内皮素抑制剂的合成。Kobayashi 及其同事已经发现人类前列腺中内皮素受体亚型的结合特点。人类前列腺中存在 ETA 和 ETB 两种受体。这两种受体分别存在于间质和腺上皮。早期的试验证明 ETA 和 ETB 两种受体均能调节前列腺平滑肌的松紧。内皮素抑制剂可能作为治疗 BPH 的另一种药物。

一氧化氮是非肾上腺素能非胆碱能的平滑肌调节剂。已经证实一氧化氮具有调节肺平滑肌的作用。Burnett 及其同事运用免疫组化和生物化学的方法发现一氧化氮合成酶在前列腺中的作用。Takeda 及其同事发现前列腺平滑肌张力受到一氧化氮的调控。这些初步的研究预示着一氧化氮抑制剂可能在未来作为治疗 BPH 的药物。

四、针对导致临床 BPH 的未知因子的治疗进展

通常认为 BPH 的临床表现是由于 BOO 所引起，因此药物治疗的策略是减少 BOO。几项研究提示非前列腺因子可能导致 BPH。由前列腺症状评分评出的严重的前列腺病态与 BOO 的测定结果不符。此外，治疗后 BPH 的症状评分改善与 PFR 及梗阻分级的改善很不符合。症状的严重性与梗阻的测定结果之间的不相关性提示存在非前列腺因子在临床 BPH 中起作用。我们认为以下几个因素，如年龄、激素背景、非泌尿系统疾病、前列腺生长影响膀胱形态测量、神经分布、BOO、肾功能及所有因素的综合作用均能影响 BPH 的发生。我们目前对于前列腺增生的病理生理了解还不清楚，因此，必须要深入了解 BPH 症状产生的病理生理学知识。这些知识将会指导现有治疗取得更好的疗效并将为以后的治疗模式提供理论支持。

五、前列腺增生患者药物治疗有效性和安全性评估

1.症状　AUA 症状指数的最初目的是提供一个可以被广泛接受的量化前列腺增生下尿路症状治疗效果的工具。还没有一个报道治疗后 AUA 症状评分变化或其他表示症状严重程度的量化指数变化的标准化格式。症状改善经常以患者症状评分下降的绝对值达到了界值的百分比或组间平均症状评分变化方式来报道。典型的文献报道症状评分下降了 30%～50%。用症状评分下降绝对值达到界值来表达症状的改善情况不能区分所有临床效果的大小。当基础症状评分是轻到中度时，小的或临床上无意义的变化会引起大的百分比变化。当基础症状评分是重度时，相对大的变化可能没有临床意义。症状结果应该结合患者达到界值的百分比和评分的群体平均变化来表示。

2.膀胱出口梗阻　尿流量测定是一个无创并且价格合适的诊断膀胱出口梗阻的方法。最大尿流率的报道目前还没有标准化。在较小的最大尿流率时，相对较小的绝对变化(如4～6ml/s)会引起较大的百分率变化。而在较大的最大尿流率时，相对较大的绝对变化(如12～17ml/s)会引起相对较小的百分率变化。最大尿流率变化的临床意义还没有明确，这是由于它与相关的临床、生理和生化结果缺少关联。

3.膀胱排空作用　残余尿的临床意义处于争论中。尽管残余尿通过减少膀胱功能来产生或加重症状的说法看起来是有逻辑性的，但是Barry等报道了残余尿与AUA症状评分是无关联的。有说法提出残余尿由于不流动和引起膀胱过度扩张可能诱发尿路感染和不可逆的膀胱功能障碍。目前还没有关于残余尿引起尿路感染发生率的资料。残余尿测定另一个限制是在较短时间间隔的易变性。如果残余尿将影响治疗的选择，那么在几种情况下检查是必需的。

报道残余尿的变化还没有标准化。一般来说，目前存在的资料是绝对组间平均变化。大多数前列腺增生临床实验排除了大量残余尿(>300ml)的患者，因为他可能被分到对照组和治疗无效组。因此大多数参加实验的受试者没有有临床意义的残余尿。因此，在无有意义残余尿的患者中评估药物对膀胱排空作用的效果是不适合的。

4.逼尿肌不稳定　逼尿肌不稳定的概念是在膀胱容量少于300ml时，逼尿肌发生收缩，其收缩压力超过15cmH_2O。

前列腺增生患者逼尿肌不稳定的临床意义目前还不清楚。还没有证据证明逼尿肌不稳定的患者选择等待观察治疗会诱发疾病的进展。逼尿肌不稳定的存在也不能确切地预测药物或外科治疗的效果。因此，在临床试验中逼尿肌不稳定还不是标准的结果检测指标。

5.尿潴留　急、慢性尿潴留通常由前列腺增生引起。急性尿潴留的发生可由服用交感神经、抗胆碱能药物或引起膀胱过度扩张的事件引起。急性尿潴留是考虑导尿的绝对适应证。丹麦急诊收治的59名急性尿潴留患者，73%的患者在拔除尿管后1周内再次出现尿潴留。Taube和Gajraj报道了72%急性尿潴留的男性患者排尿试验失败。拔除尿管后成功排尿的可能性与初次导尿时膀胱容量有关系。那些排尿试验成功后的急性尿潴留患者的长期自然病史没有特征性。

Olmsted对男性患者泌尿系症状和健康状况研究给出了发生急性尿潴留的危险因素的观察数据。对未经选择的40～79岁男性随访超过50个月，发生急性尿潴留的累计危险度是6.8次事件/1000人年。急性尿潴留的发生率与年龄、症状的严重程度和前列腺体积相关。因为尿潴留是相对不常见的事件，因此设计研究方案来确定是否药物治疗可以预防尿潴留的发生需要大样本的患者长期随访。

治疗的另一个目的是预防尿潴留成功排尿试验之后再次发生尿潴留。为了验证药物治疗对这种情况的有效性，尿潴留后成功排尿的受试者被随机分为积极治疗组和对照组。仅仅立即起效的药物将适于预防这种情况。

（潘伟民）

第六节　BPH手术治疗进展

目前TURP仍是治疗BPH的金标准。随着科技的发展，特别是近10年来，治疗BPH各种微创治疗方法不断涌现，如经尿道前列腺汽化电切术(TUVRP)、经尿道等离子前列腺切除(TUPKVP)，最近又出现了多种经尿道激光前列腺切/剜除术，可切除的前列腺体积也越来越大，已经出现要求更改金标准的呼声，在这股热潮中，我们要保持清醒的头脑，始终以循证医学的角度辩证地看待出现的每项新技术，各种新的微创治疗方法只有经过实践和时间的检验，才能确定其在BPH治疗中的地位。总之，新的微创治疗方法取代经尿道前列腺电切术，尚需更多的临床研究和实践，也是今后的努力方向。

一、开放前列腺切除术

开放前列腺切除术是泌尿外科医师的一项基本手术，尤以耻骨上经膀胱前列腺切除术最常用（图10-1～图10-3），此术式安全有效，可用于较大前列腺者，还能同时兼治膀胱结石、膀胱憩室或肿瘤等合并症。手术无须特殊设备、易于掌握，前列腺摘除彻底，在没有经尿道前列腺电切术设备的基层医院此术式为首选。但和经尿道前列腺电切术相比，创伤较大，恢复时间较长，并发症也较多，因此，在有条件的大医院多数被经尿道前列腺电切术代替。

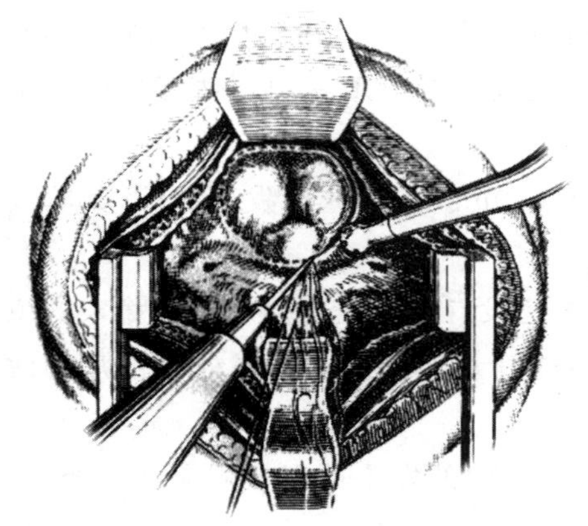

图10-1　从膀胱颈部将前列腺一圈切开

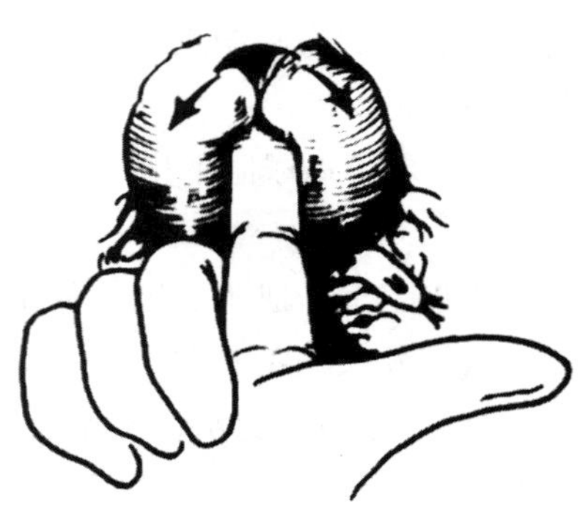

图10-2　沿前列腺包膜剜除

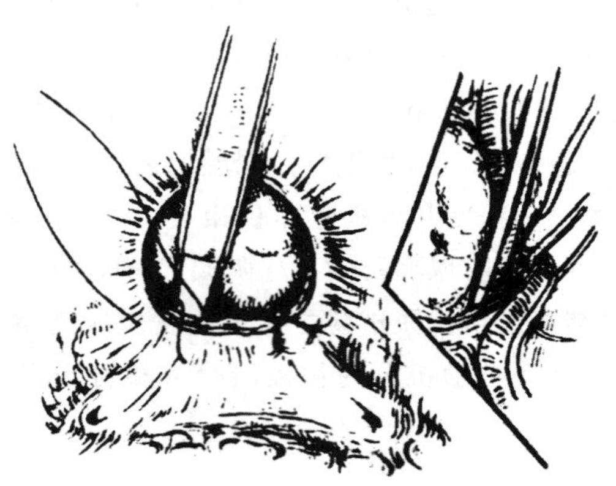

图10-3　膀胱颈部连续缝合一圈

二、经尿道前列腺电切术（TURP）

TURP作为一种标准术式在欧美国家占前列腺手术的90%以上，我国也达70%以上，已成为治疗前列腺增生症的常规手术方法。随着器械设备的改善、电切水平的提高，电切综合征（TURS）的发生率和手术死亡率及穿孔、出血、尿失禁、尿道狭窄、阳痿和逆行射精等并发症均明显降低。尽管，近年来其他微创治疗技术在前列腺增生症治疗中发挥着越来越重要的作用，但TURP仍然是治疗BPH的“金标准”。目前已知 BPH 患者在 TURP 术后可能会出现逆性射精，但 TURP 是否会影响患者的勃起功能依然存在争议，Micheal Muentener 等研究发现在所有准备做 TURP 的患者中，仅有 1/4 的患者依然有性活动，而 TURP 没有显著减少术后保持性活动患者的比例，反而似乎增加勃起功能评分和射精功能评分。TUVRP 是 TURP 的改良，其将高频电流发生器的功率提高了 25%～75%并且改变了切割电极的形状，使得同时具有汽化、切割及凝固作用，减少手术出血和 TURS 的发生率，并能够获取高质量的前列腺组织做病理组织学检查，术后留置导尿的时间、症状改善优于 TURP，是一种安全、有效的手术方式。

三、经尿道等离子前列腺电切术(PKRP)

经尿道等离子前列腺电切术(PKRP)是继 TURP、经尿道前列腺汽化电切术(TUVP)后的又一项微创技术，其使用生理盐水做灌洗液，视野清楚，实践表明 PKRP 在术后症状以及尿流率改善方面与 TURP 相当，但拔管时间明显缩短，发生 TURS 的概率显著减少，使手术更加安全，近几年等离子前列腺汽化术在我国得到较快发展，并积累了丰富的经验，可以预见，等离子前列腺汽化术将会得到更大规模的开展。

四、经尿道前列腺腔内剜除术(TUDP)

最近又有经尿道前列腺腔内剜除术(TUDP)的报道，它使用刀形电极，方法类似于钬激光前列腺剜除术(HOLEP)，是 HOLEP 的改良，手术更加类似于用手指行包膜下前列腺剜除(图 10-4)，日本作者 Hirao-kaY 等总结了 46 例 TUDP 的经验，认为 TUDP 安全高效，前列腺剜除完整，术中、术后并发症少，失血少，手术时间短，尤其适用于大体积前列腺。

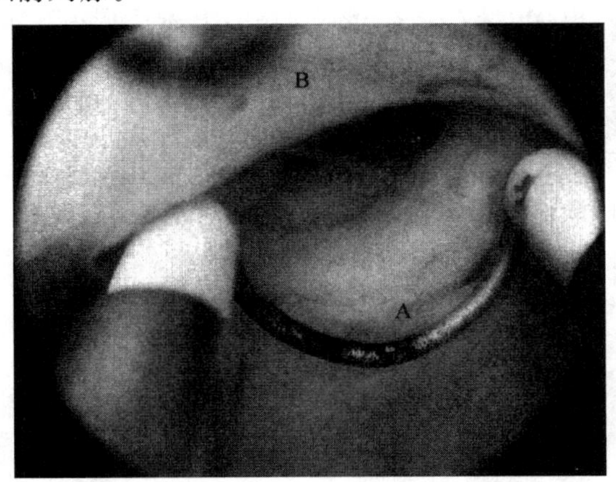

图 10-4 可见前列腺包膜(A)和被撬起的中叶腺体(B)

五、腹腔镜技术

腹腔镜技术不单应用在前列腺癌根治术，近年也开始在 BPH 治疗中尝试应用。法国的 ReyD 在 2005 年率先报道了 5 例腹腔镜下经耻骨后途经前列腺切除术，切除的前列腺 3 例>120g，2 例 60～120g，平均手术时间 95 分钟，3 天拔除导尿管，术后疗效满意。在 2006 年 AUA 年会上，Rozet 等比较认为腹腔镜在术中失血量、输血率、并发症和术后冲洗时间方面与开放手术相似，虽然手术时间长，但留置尿管时间短，术后吗啡用量少，住院时间较短。最近国内学者也报道了 8 例腹腔镜下前列腺摘除术的成功案例。腹腔镜前列腺摘除术是 BPH 微创治疗的新方法，尤其对体积较大的 BPH 较有优势，但目前开展时间不长，手术例数不多，其优、缺点还需探讨。

六、激光技术

激光技术在近 5 年得到迅猛发展，新的激光技术层出不穷，由于其精确的切割效应，良好的止血效果和安全性而越来越被泌尿外科医师所青睐。

Nd:YAG 激光（掺钕-镱-铝石榴石激光）是前列腺激光外科中应用历史最长的激光，该激光止血效果好，但术后尿路刺激症状明显，凝固坏死组织脱落过程中可能发生尿潴留、出血等症状，留置尿管时间较长（1～3 周），手术效果不如 TURP，1 年内再手术率高达 15%，2 年和 3 年的再手术率达 20%和 30%，随着更新一代激光的出现，其应用也越来越少。

钬激光能量可被水高度吸收，切割效应极好，可作用于人体各种组织，属于非组织选择性激光，最早使用的 60W 钬激光因效率低下被逐渐淘汰，目前临床使用的 100W 脉冲式钬激光瞬间峰功率可达到 kW 以上，作用于组织时可产生瞬间高温，对周围组织热损伤深度<1mm，汽化深度只有 0.4mm。钬激光前列腺切除术（HoLRP）切除的前列腺体积可达 80～100g，切割迅速，止血效果好，术后症状改善与 TURP 相当，但近 50%的组织汽化丧失，影响病理检验，易漏诊前列腺癌；Gilling 在 1998 创造性将切除改良为剜除（HoLEP），即在术中用激光纤维如同“伸入尿道的食指”将前列腺整块剜除（图 10-5、图 10-6）。然后经尿道用组织粉碎器将前列腺击碎吸出，其特点是逆向切割，适用于大部分无法进行 TURP 及开放手术的患者，凝血机制障碍或正在接受抗凝治疗的患者也可耐受手术，且对手术时间及前列腺重量无明显限制。与其他手术方式相比，HoLEP 手术效率高（1g/min）。平均导尿时间只有 1～2 天，住院时间只有 1～3 天，术后 PSA 下降 80%～85%，前列腺体积减小 67%～76%。HoLEP 术后尿道狭窄、膀胱颈挛缩等并发症发生率以及再手术率与 TURP 和开放手术相当，术后症状改善与 TURP 相当，也有研究认为优于 TURP。完整的钬激光前列腺腺瘤剜出术在诸多方面具有明显的优势，但要求术者更好地理解腺体和外科包膜之间的曲线形态。最近 HoLAP 又被重新关注，有学者用 100W 钬激光作前列腺气化，手术效率高，疗效满意，适用于各种体积的前列腺增生。目前对钬激光比较一致的看法是：HoLEP 的效果同 TURP 相当，但安全性更好，切除更彻底。AUA 与 EUA 对 HoLRP、HoLEP 均给予了较高评价，对其临床应用未作限制。最近，有专家提出了钬激光前列腺剜除术是前列腺增生手术治疗的白金标准。

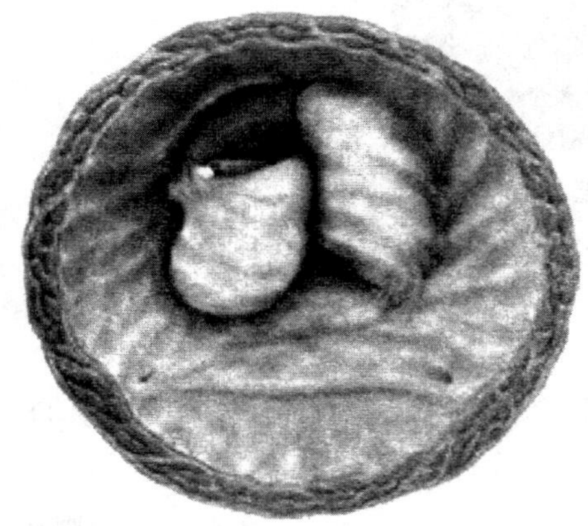

图 10-5　沿包膜剜除前列腺（1）

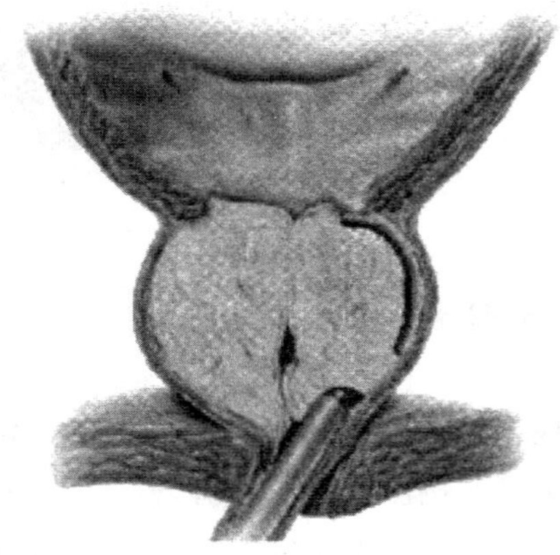

图 10-6　沿包膜剜除前列腺（2）

KPT 激光又称绿激光，是一种倍频激光，特点是几乎不为水所吸收，但易为氧化血红蛋白吸收，由于腺体组织内富含血管，所以可发挥更好的汽化凝固效应，而前列腺包膜相对少血管，故切至包膜时激光汽化效率降低。鉴于绿激光这一特点，采用此激光的手术，被称作“前列腺光选择性汽化术（PVP）”（图 10-7）。术中用生理盐水冲洗，不会发生 TURS；术后不需持续膀胱冲洗；40%的患者术后无须留置导尿或 24 小时内拔管；适宜大体积前列腺增生甚至一些正在接受抗凝治疗的高危患者的手术。目前临床用的基本上都是 80W 的绿激光，大部分研究认为 PVP 术后近期效果可达到 TURP 水平，逆向射精、阳痿、尿失禁等并发症少，但远期疗效仍有争论，一组 265 例的研究资料显示，PVP 术后 1 年 IPSS 评分由术前 18.6 下降至 6.7，Q_{max}由 8.5ml/s 增加至 19.6ml/s，但术后 2 年时 IPSS 又回升至 9.3 分，Q_{max}减少至 15.7ml/s，残余尿减少 55%，甚至有报道超过 7%的患者 PVP 术后发生尿道狭窄，由于绿激光也就是近 2 年才引用于临床，随访时间不长，因此远期疗效有待观察。此外，该技术似乎还存在一些缺陷，如去前列腺组织效率较低（0.3～0.5g/min），前列腺体积或 PSA 水平只能下降 33%～40%，手术无标本送做病理检查；专用光纤价格较高；最近有了输出功率达 120W 的大功率绿激光用于临床，汽化效率明显提高，但同时也增加了手术风险，如膀胱或前列腺包膜穿孔，输尿管口损伤，止血不彻底，另外光纤易受损。目前 FDA 批准的适应证仅限于 BPH 及软组织疾患；手术操作虽然简单易学，但有其特点，需仔细体会方能熟练掌握。

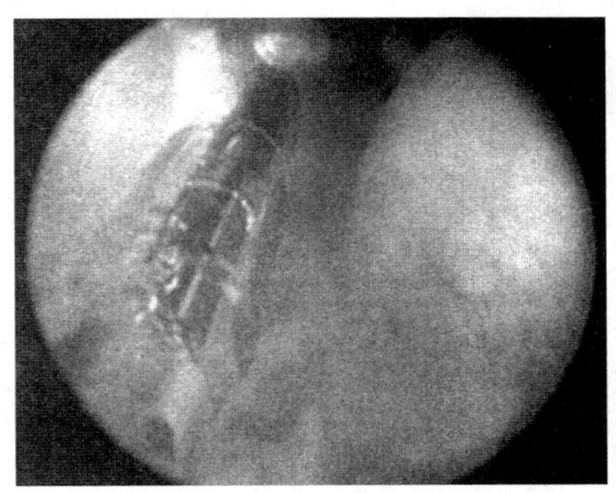

图 10-7　运用绿激光汽化侧叶

铥激光是一种新型半导体激光，2004 年始用于临床，被认为是最近十多年来在激光外科学领域中最重要的突破。2005 年 3 月 15 日 IDG 宣布：其生产的高功率铥激光可以迅速汽化和凝固前列腺，比目前普遍使用的钬激光和 KTP 激光具有更多的优越性。铥激光不同于钬激光的脉冲式，属连续发射激光，大功率铥激光前列腺汽化术组织损伤更小，切面更平坦，但耗时较长，2/3 组织汽化丢失。铥激光前列腺剜除术与 HoLEP 效果相当，但长期有效性尚待进一步随访。由于其用于临床的时间较短，有关临床资料报道较少，远期疗效尚需观察。由于专用光纤及其设备价格较高，暂时限制了其推广应用，

七、经尿道针刺射频消融

随着人们对生活质量的重视，微创治疗由于并发症少而越来越被推崇，目前治疗 BPH 的各种微创治疗方法层出不穷，但总体来讲还处于一种探索阶段，很多方法的近远期疗效还有待争论。经尿道针刺射频消融（TUNA）治疗 BPH 在美国于 1996 年首先报道。TUNA 有对性功能影响小、住院时间短、无须麻醉的优点，患者症状改善明显，但效果还达不到 TURP 水平，并且治疗失败率较高。该方法较适用于轻中度增大的前列腺，疗效显著，对重度增大者症状改善不明显。TUNA 还未被 AUA 与 EUA 推荐为一线治疗方法。经尿道微波热疗（TUMT）远期疗效不理想，低能 TUMT 治疗常用来治疗轻度 LUTS 症状的 BPH 患者，无须住院，但失败率较高，目前临床应用较少。高能 TUMT 治疗对中重度 LUTS 症状改善明显，但治

疗后的尿路刺激症状较重，其适用范围被 EAU 界定为不能接受手术治疗和药物治疗失败的患者。高能聚焦超声治疗(HIFU)波可使聚焦区局部温度高达 300℃，组织迅速凝固坏死，而周围组织基本不受损伤，患者需在腰麻或全麻下进行治疗，HIFU 治疗后一年患者症状和最大尿流率(Q_{max})都有明显改善，但长期疗效仍有争议，Madersbacher 等对一组接受 HIFU 治疗的 95 例患者的长期随访发现 4 年后接受 TURP 术的比例高达 43.8%。AUA 与 EUA 的 BPH 指南把 HIFU 列为一种实验用治疗手段。热水疗法(WITT)是通过灌注泵将温度为 50～60℃的热水在插入前列腺部尿道的导管内连续循环，从而使温度向前列腺部传导的一种热疗方法。无须麻醉和冲洗，没有热点和电连接的部件插入人体，较安全。但疗效还缺乏资料报道，AUA 与 EUA 的 BPH 指南将热水疗法推荐为一种实验用治疗手段。经尿道化学消融用于治疗 BPH 症在我国首先报道，它是利用一对置于尿道内的正负电极产生大量的正负离子，通过局部酸碱腐蚀使组织发生凝固、坏死脱落。本法简单、易行，无痛苦，适用于体弱无法耐受手术的患者。

(李宏军)

第十一章 前列腺癌

原发于前列腺的肿瘤良性者极少。恶性肿瘤95%以上为源于尿生殖窦上皮的前列腺肿瘤即前列腺癌。其余恶性肿瘤90%以上为移行上皮癌，另有鳞癌、神经内分泌癌。这些癌及前列腺癌均源于共同的前体细胞系胚胎尿生殖窦上皮。其他为间质源的各种类型的肉瘤，主要为横纹肌肉瘤和平滑肌肉瘤，约占70%。

前列腺癌是西方国家男性中常见恶性肿瘤，在美国其发病率居男性肿瘤首位，死亡率仅次于肺癌列第二位。我国及其他亚洲国家前列腺癌的发病率远低于美国，但近年也有增高趋势。前列腺癌是老年病，随人类寿命延长，前列腺癌发病率将进一步增加，因此目前关于前列腺癌的发病原因、生物学特性、临床诊治策略的研究正受到广泛关注。

第一节 流行病学与自然史

一、流行病学

前列腺癌为老年病，极少在50岁以前发病，50岁以后发病率陡直上升，90岁以后其发病率进入峰值平台期。90%的前列腺癌死亡年龄为65岁以后，中位年龄为77岁。虽然前列腺癌属老年病，但估计其可造成患者平均丧失9年的寿命。前列腺癌发病率存在显著的国别差异，非洲裔美国男性前列腺癌发病率是世界上最高的。而亚洲男性，包括日本、中国是最低的。1996年Parker等报道美国新发前列腺癌病例317000例，有41000人死亡，仅次于肺癌(约为94000人)成为美国癌症致死的第二位原因。我国发病率低于10人/10万男性。然而有研究显示各国虽临床型前列腺癌发病率显著不同，但尸解检出的组织型前列腺癌发生率基本相同。迁入美国的日本人、中国人和他们的后裔临床型前列腺癌的发病率显著增加，接近当地美国人的发病率。因此前列腺癌的始动因素可能在各国都相同，但由于某种目前未知的环境促进因素而造成各国临床型前列腺癌发病率不同。许多流行病学研究致力于寻找前列腺癌的发病原因及诱因。

肯定的危险因素：①年龄：前列腺癌的发病率在50岁以后随年龄的增加而增加。小于39岁，患前列腺癌的可能性为1/10万；40～59岁为1/100；60～80岁为1/8。可见前列腺癌的年龄相关性明显高于其他肿瘤。②遗传因素：前列腺癌患者有明显的家族史。统计发现前列腺癌患者的兄弟比其他人发生前列腺癌的机会高3倍，尤其容易早期发病。最近分子生物学的研究发现有15%～75%前列腺癌患者的肿瘤细胞的某个位点上存在等位基因的丢失，即杂合性缺失。从而在分子生物学水平上证实了这一点。③种族：不同种族的临床前列腺癌的发病率不同。从总体上看欧美人前列腺癌的发病率远高于亚洲人，而且在同等的教育和经济收入下，生活在美国的黑人高于白种人。所有各期的前列腺癌5年生存率黑人为62%，白人为72%。

相对可能的危险因素：①高脂肪饮食：摄入高脂肪成分可能形成有利于前列腺癌发生的内分泌环境。来自32个国家的研究结果发现前列腺癌死亡率和总的脂肪摄入量明显相关。饱和脂肪酸、单链的不饱和脂肪酸、α-亚油酸和恶性程度较高的前列腺癌有关。来源于鱼和奶制品的脂肪影响较小。一些脂溶性的维生素如维生素A、维生素E、维生素D和一些相关的微量元素也可以影响前列腺癌的危险性。②性激素：前列腺是雄激素的依赖性器官。研究表明前列腺上皮的生长和早期前列腺癌的发生都与血清睾酮密切相关。但在前列腺癌患者中血清睾酮的水平并不高，孕激素和雌激素在前列腺代谢中的作用也不清楚。目前类固醇激素和前列腺癌发展的相互作用关系尚不清楚。

潜在的危险因素：①性活动：有调查表明前列腺癌患者的性活动高于对照组。对我国12城市前列腺癌138例、154例医院癌对照、154例医院非癌对照、308例邻居对照进行的研究发现，首次遗精越早、在30岁以前每周性交次数越多、失去性功能年龄越大，前列腺癌的危险性越大。②输精管结扎术：关于输精管结扎术与前列腺癌的关系至今尚无明确的结论。我国12城市前列腺癌调查发现，输精管结扎术10年以上者前列腺癌的发病率高于对照组。但因例数不多，尚有待进一步研究。③维生素A：维生素A是一种脂溶性维生素，也是上皮细胞正常分化、生长、功能和繁殖的基本物质。有报道增加维生素A的摄入量能提高前列腺癌的危险性，然而有些研究得出了相反的结论。在我国以及日本等一些前列腺癌发病率低的国家维生素A主要来源于蔬菜，而欧美的前列腺癌高发地区维生素A的来源是动物脂肪，所以维生素A的摄入与前列腺癌的危险相关性实际上反映了动物脂肪与前列腺癌危险性的相关性。④维生素D：实验室研究中维生素D可引起前列腺癌细胞的分化，导致前列腺癌细胞生长速度降低。此观点还需研究验证。目前还有一些对前列腺癌发生的潜在危险因素如一些微量元素（镉、锌等）、职业和经济收入、感染性疾病（如病毒感染及肝硬化）等，尚有待进一步的观察。

二、自然史

目前认为前列腺癌的自然病程较难预测。一般来说，对于其他癌症，不治疗必将导致死亡。而许多局限性前列腺癌即使不治疗对生存时间和生活质量也无影响。在尸解或因其他原因行前列腺切除而检出的隐匿前列腺癌在50岁以上男性中发现率极高，这表明前列腺癌的转归差异很大。60～70岁男子尸解时前列腺癌检出率为15%以上，70～80岁男子该检出率达30%，80～90岁时该比率为40%，到90岁以上时该检出率达50%（各年龄组平均检出率为30%～40%）。其他肿瘤在任何年龄组尸解偶发癌检出率都很低。这样前列腺癌就存在一种显著的二重性，即一方面潜伏癌人群患病率极高，另一方面临床侵袭性癌发病率并不很高。若前列腺癌总患病率为30%，则任何一年中仅有1.05%的癌将发展成临床型癌，仅有0.31%将致死亡。由于这种显著的二重现象，Franks在1954年提出前列腺癌存在两种明显不同的类型。“潜伏型”癌在所有可观察特征上均与“临床型”癌相同，但其从生物学角度上不能获得恶性行为特征。前述的临床型前列腺癌发病率存在显著国别差异而组织型癌（尸解）检出率却相近，也支持上述观点。

Foulds在1954年首次提出肿瘤进展的概念，并在20世纪80年代发展成为肿瘤生物学中的重要原理。此概念在临床应用和实验研究中都具广泛适用性。肿瘤的进展是基于绝大多数恶性细胞所固有的基因不稳定性；随机发生的基因突变在这些恶性细胞中自发积累，其累积概率与肿瘤细胞发生的分裂次数成正比。一般来说，肿瘤进展所需的众多步骤在肿瘤的癌前病变相和浸润相都可存在。这些步骤的特殊性质决定着肿瘤发生和进展。

当前尚无证据表明前列腺癌在肿瘤进展上不同于其他癌肿。由于肿瘤进展是概率性事件，任何器官的任一种癌肿,该癌肿的任意细胞,以及该细胞的某一次分裂,是否发生进展都具有一定不确切性。但是肿瘤进展的机会是非选择的,不能作为区分同一种癌变中生物学性质不同的两种类型的依据。如果前列腺癌从组织型进展到临床型的机会是由癌体积决定,前列腺癌的二重现象就不那么明显了。前列腺癌进展与癌体积相关的假说的根据是肿瘤的生物学进展普遍与瘤细胞分裂的累积密切相关性。这种相关性为癌体积和癌转移发生机会的直接联系提供了理论基础和实验根据。

尸解检出前列腺癌的体积分布情况为:体积最小的微灶癌数量最多,随癌体积逐渐增大相应体积癌的数量呈指数下降。这种体积分布特点与所有体积的前列腺癌的细胞群倍增时间为同一常数相一致。据估计这个倍增时间常数为 2 年。这样,最小肿瘤(可能最小的 50%的肿瘤),除个别外,将需增长很长时间才能具有浸润性。因＞0.3ml 的癌才可能进展到有转移能力的癌,这将进一步增大临床型与组织型癌的比例。

有关前列腺癌自然进程有很多悬而未决的问题,但越来越多的资料提示前列腺癌的转归将是可以预测的。由于判断前列腺癌的预后主要根据对少量活检组织的病理学研究和临床上对癌体积的粗略估计,这样的预后估计自然很不可靠。当有条件获取前列腺癌的确切体积和组织分级时,即可准确判断其生物学行为。前列腺腺癌可能是一种具有极高恶性转化率而极慢和恒定倍增时间和生物进展较慢的生物体,其进展与细胞分裂累积进一步说明与肿瘤体积相关。

(潘伟民)

第二节　病理学

一、腺癌起源的解剖部位

腺癌在前列腺内的好发部位颇有争议,早期是根据胚胎发育时前列腺导管芽聚生方式划分了前列腺叶。前列腺后叶为胚胎期从后尿道壁精阜远段发出的导管芽簇生长达到直肠后壁,形成位于前列腺体垂直中线射精管后面的一窄条状腺叶,前列腺癌即好发于此。1954 年 Franks 提出前列腺不存在解剖界限清晰的腺叶,但生物学意义差异进行解剖学分区,可将前列腺分为外腺和内腺,内外腺间并无明显解剖学界限标志。内腺对男性及女性激素都敏感,是良性前列腺增生的唯一部位,外腺包绕内腺,占前列腺的 75%,是前列腺癌和炎症的好发部位。1968 年,McNeal 的研究又将 Franks 内腺进一步分为移行区和尿道周围组织。这两部分体积小仅占前列腺腺性组织的 5%,却是良性前列腺增生的好发部位。大多数腺癌起源于移行区外相当于 Franks 外腺的区域,此处有两类不同的导管系统和由之产生两个组织学和生物学相异的区域,即周围区和中央区。周围区约占年轻成人前列腺的 70%,起源于从前列腺尿道远段全长发出并向外侧延伸的导管,这些导管与移行区导管同源。周围区与移行区的组织结构和上皮形态相同。另一部分导管起自精阜凸面射精管开口处近端,并直接向近端分支形成前列腺基底的绝大部分。这部分组织即中央区,约占正常前列腺的 25%。此腺组织的结构和细胞形态、功能都很独特,其上皮细胞可分泌前列腺其他部分所不分泌的胃蛋白酶原 D 和组织纤维蛋白溶酶原激酶。在正常前列腺,周围区、中央区和移行区的界限一般清晰可见,且因三区的间质含量不同使界限更加明显。中央区的上皮间质比例极高,该区包容了 40%的前列腺上皮组织,但仅 5%～10%的腺癌源于此区。因此尸检出的小癌灶很少见于前列腺基底部,而 Franks 外腺的其余部分(周围区)和内腺(移行区)癌易感性几乎相同。

半数以上前列腺癌发生于周围区,正常情况下周围区是前列腺最大的部分而且该区癌最容易从直肠摸到,但周围区两前外侧翼就像移行区,除非该处肿瘤长得很大,很难靠肛诊发现。由于常发生不同程度的前列腺增生,移行区的癌变易感性很难确定,但至少20%腺癌确定发源于此。已有研究表明前列腺癌可发生于移行区以及前列腺增生区,在临床上这类癌常在TURP时偶然被检出(TA期)。曾有人提出BPH能增加癌变机会,但引起了争议。迄今为止前列腺根治切除标本的研究并不支持这种观点。

二、癌前期病变

(一)癌前期病变的分类

一般有两大类增殖性病变被认为与癌变有关:①一类是新生结构增殖,类似于前列腺增生结节改变,被称作不典型腺瘤样增生(AAH)。指前列腺内小腺泡的局灶性结节状增生。AAH与高分化前列腺癌的鉴别在于:核仁不清楚、前列腺结晶体不常见、抗基底细胞特异的高分子量细胞角蛋白(如34βE12)抗体的免疫组化染色显示基底细胞存在但有间断。现在还没有足够的证据证明它是前列腺癌的癌前期病变,AAH的生物学意义还不清楚。对于AAH的患者应密切随访。②另一类为前列腺上皮内瘤(PIN)是指前列腺导管和腺泡上皮的异常增生。是近年来研究的热点,是现在公认的前列腺癌的癌前病变。85%的前列腺癌找到PIN的存在。伴随核异常的细胞变异较细胞数量增多或细胞拥聚是这种病变更为显著的特征。

(二)PIN的组织学特征

PIN可见于约40%的50岁以上男子的前列腺和80%癌变的前列腺。多数情况下PIN为一上皮增厚,深染而与周围组织界限清晰的小病灶。超过4mm的小灶很少见于无癌变前列腺,而常见于癌变前列腺,特别是在浸润癌灶旁组织中。多灶性现象常见,癌变前列腺PIN灶更多。

Bethesda将PIN按组织学改变程度分成低级和高级两等级。低级PIN表现为上皮细胞聚集或呈分层现象,且层间距不规则,核不均匀增大、变形,而染色质正常,罕见核仁;高级PIN表现为上皮细胞聚集分层,使腺上皮呈簇状、微乳头状、筛状和扁平分布,核大小多变(核不均)、核形多变,且常伴有核质深染、成块,核仁增大,有时可见早期间质微浸润。其诊断标准如表11-1。

表11-1 前列腺癌诊断标准

特点	低分级PIN	高分级PIN
组织结构	上皮细胞拥挤,复层管腔面不规则	与低分级PIN相似,上皮细胞较拥挤且复层较明显。4种生长方式:簇状型、微乳头型、筛状型和平坦型
细胞学		
核	大,大小明显不一致	大,大小和形状不同
染色质	正常	浓染,团块状
核仁	多不明显	大而明显,与前列腺癌相似,有时有多个核仁
基底细胞层	完整	部分不连续
基底膜	完整	完整

PIN的临床价值在于它与前列腺癌有非常强的相关关系,在前列腺穿刺活检的标本中有PIN的存在,就证明此前列腺内可能有前列腺癌共存。高分级的PIN对预测前列腺癌尤为可靠。一组对195例前列腺根治标本所做的大切片研究显示,高分级PIN的发病率达86%。作为前列腺癌前期病变的证据,同前列腺

癌一样,也多发于前列腺的周围区,常为多灶性,并通常出现于癌灶附近。前述 PIN 组织学改变被认为是代表了正常组织向浸润癌发展的过渡过程。前列腺癌动物模型可观察到 PIN 向腺癌进展的形态学改变。PIN 的形态学表现和遗传学表型介于良性前列腺组织和癌变前列腺组织间。免疫组化研究显示 PIN 表达 PSA 的强度小于正常前列腺组织和前列腺癌。分子生物学研究发现 PIN 与早期浸润癌具有一些共同特点,如 DNA 含量增加、遗传不稳定性增加等,有研究显示前列腺癌与 PIN 均表现为 8p 染色体上推测的肿瘤抑制基因的缺失。基底细胞层是区分浸润和非浸润上皮最可靠的形态学标志,在高分级 PIN 病灶中常可见(约 56%)导管或腺泡上皮的基底细胞层灶性缺失,提示 PIN 是正常上皮向浸润癌的过渡阶段。多年追踪活检研究已观察到有高分级 PIN 转化为浸润癌。

高分级 PIN 患者的年龄和血清 PSA 浓度,三个因素联合起来对预测前列腺癌有重大意义。

三、组织学特征

组织学检查可发现的最小前列腺腺癌至少是分化较好的肿瘤。在尸解检出的前列腺癌约 70%小于 1ml,而临床型前列腺癌中约 80%大于 1ml。目前除存在发生时间外,没有证据表明有其他因素造成临床型癌与组织型癌的差异。大约半数临床型癌同时伴有一亚临床小癌灶,这些患者的半数还有第三个小癌灶,有三个癌灶的患者的半数有第 4 个前列腺小癌灶。临床型肿瘤大于 1ml 的患者,其伴发癌灶通常不显著增加其总瘤负荷。很少有患者会同时有 2 个大于 1ml 的癌灶。临床上用多灶性、弥散性描述临床型前列腺癌的分布,鲜有能得到根治切除标本精确定量分析印证者。

(一)肉眼观察

约 70%的前列腺癌位于外周区,25%的癌位于移行区。癌组织一般比较坚韧,这是由于癌组织促纤维形成间质反应所致。小肿瘤界线不清,可做组织学检查。较大的肿瘤切面呈颗粒状,色浅黄。晚期的肿瘤常浸润周围组织,如膀胱颈、精囊及直肠壁。

(二)镜下观察

1.细胞学特征　大多数前列腺癌的癌细胞胞质较丰富,呈现一定分泌上皮的分化特点。浸润癌的大部分区域的细胞胞质深染,类似重度发育不良,因为这些细胞中缺少正常上皮细胞中存在的大量清亮小囊泡。不过也存在亮细胞癌,其大部分区域细胞胞质清亮或呈浅染的空泡状。多数情况下这类癌的组织结构分化良好,Gleason 把这类癌中分化最好者划为 1、2 级,据称这类癌预后最好。癌灶中 1、2 级区域为主者几乎都来自移行区。

2.核征象　核不同程度增大是前列腺腺癌的普遍特征。而在分化良好的腺癌如 Gleason1、2 级癌仅可见少数胞核增大。伴随核增大还将出现核深染和核仁突出,染色质凝集、靠边,核膜清楚。前列腺癌中常可见到巨大、深染的核仁。出现直径大于 1.2μm 的明显核仁,是诊断前列腺癌的最重要指标。

3.结构特征　前列腺的组织多样性主要是指其组织结构构型多样性。这些构型标示着不同程度的退行性发育。很难将众多的组织构型按客观标准分类以方便应用。许多研究设计了各自的组织结构分级系统。由于与其他肿瘤相比,个体前列腺癌的生物学行为可由其形态学特征比较精确地反映,因此各类分级系统各有其预后价值。组织结构的多样性造成组织分级的复杂化,因同一肿瘤不同区域可存在不同的组织构型,特别是肿瘤＞1ml 时。各分级系统以不同方式协调同一活检组织中出现不同组织构型的情况。影响肿瘤生物学行为的组织结构可能在活检中取不到,这就会降低活检的预后价值。

四、分级

前列腺癌的病理学分级主要有五种方案：Gleason、WHO、Bocking、M.D.Anderson 和 Mayo 系统，其中 Gleason 分级系统是目前最常用的分级系统。该系统始创于 1966 年，通过对 2911 例前列腺癌患者随访发现 Gleason 分级评分与前列腺癌患者病死率间呈很好的线性关系，说明 Gleason 分级系统能很好地预测前列腺癌患者的预后。

Gleason 分级系统建立在相对低倍显微镜下肿瘤腺体类型的基础上。根据腺体的分化程度和肿瘤在间质中的生长方式作为分级标准。腺体分化程度从分化好(1 级)到未分化(5 级)。生长方式包括主要生长方式和次要生长方式。次要生长方式是指次种结构不占肿瘤的主要面积，但须在 5%以上。如果肿瘤结构均一，则看作主要和次要生长方式相同，二者相加即为总分。肿瘤分化最高的(1∶1)为 2 分，最差的(5∶5)为 10 分，由此可见本方案是：5 分级，10 分记的方案。临床医生常将 Gleason 评分 2～4 分视为高分化，5～7 分者为中分化，8～10 分者为低分化。我们需要指出的是不管癌的评分如何组成，只要总分相同，其预后相似。

Gleàson 分级系统的各级组织学特点如下：

Gleason 1 级：癌由腺体构成，大小均匀一致，衬以单层上皮细胞。这些腺体构成边界相对清楚的圆形肿块。为了和良性或不典型性增生相鉴别，上皮细胞中 1%以上的细胞须具有明显的核仁(其直径＞1μm)。由于此期分化良好故又称其为“小区性腺病”。

Gleason 2 级：腺体间距增大，比 G1 级癌腺体排列疏松，腺体大小形态较不规则，肿瘤间质增厚，肿瘤结节边缘不规则。腺体分散度平均为一个腺体直径。腺上皮为单层立方。

Gleason 3 级：癌有一类筛状变异，表现为众多细胞小巢结构，每个巢均有很多空腔，每个空腔都由一层以上细胞围成，同一癌巢中各空腔间无间质分隔。这是一种常见于 4 级肿瘤的构型，但与后者不同，这些癌巢都很小，互相分离，边界清晰。这类细胞巢外形、大小类似前列腺大导管，而且几乎都是导管内癌。

3 级癌有三种腺体结构，分别为 G3A、G3B 和 G3C，其恶性程度依次升高。G3A 和 G3B 腺体多形性和分散度比 2 级癌明显，胞质更嗜碱性。分散的腺体结构构成不整齐的肿瘤边缘。G3A 和 G3B 的区别在于平均的腺体大小。G3A 腺体平均中等大小，G3B 平均更小。G3C 是由乳头状或筛状巢块构成，边缘尚光滑，无不整齐的浸润。3 级癌的这三种形式常混合存在。

Gleason 4 级：肿瘤组织构型变异种类较其他分级都多。这级肿瘤共同特点是缺乏 3 级肿瘤所具有的完整腺结构。该类肿瘤主要有 4 种变异，但它们间差别有时并不明显：①筛状构型：根据其构型将其归为导管内癌。但这类筛状癌巢比导管大得多或呈大片状，边缘参差不齐向周围浸润。②腺隔合型：与 3 级肿瘤构型相似，呈狭管腺状，腺腔小而完整，腺体互相平行，间以极薄的间质间隔。但这种间隔并不完整，相邻腺腔共用上皮层的现象很普遍。③无腔细胞巢：与 5 级癌构型相似，而巢内尚可见到窄间隔，部分地将癌巢分成大小均一的小区。小区中的细胞胞质丰富，胞核排列成列。④“细胞索”状：很像微小管腺，各腺间由较宽间隔分隔，但很少见到腺腔，多数小腺管中间为一层细胞宽的实索。G4 级癌与 G3 和 G2 的明显区别在于 G4 常有腺管的融合。G4 癌的恶性程度明显较 G3 和 G2 高。

Gleason 5 级：肿瘤构型通常很像上述 4 级肿瘤的最后一种变异，但几乎完全见不到腺腔。有时某胞质较丰富，表现为小管腺碎裂成单个细胞或细胞群。G5 级癌可分为 A、B 两型。G5A 很像 G3C，周围形成光滑的乳头或筛状结构，上皮中心灶性坏死是诊断 G5A 的标准，这是前列腺腺癌中唯一可见坏死的情况，形如粉刺又称粉刺性癌。G5B 为浸润性生长的低分化细胞，腺体结构消失，偶见腺腔。

一般认为 Gleason 积分在 6 分以下属预后较好者，积分为 7 分以上则预后不佳。

五、生长与局部扩散

前列腺癌灶不论大小、外形通常都不规则。其外形的无规律变化可能决定于肿瘤本身的浸润性和周围正常组织的限制作用。当肿瘤增大到一定程度，其外形将明显地反映出肿瘤浸润生长与前列腺内解剖界限限制作用的相互作用。这种相互作用的特点也一定程度地决定肿瘤浸透包膜和浸润精囊的发生。

以移行区为界分为 TA 与 TB 期癌：前列腺移行区与周围区间的分界对多数前列腺癌的浸润生长起到一定屏障作用。大多数体积＜4ml 的癌不能浸透此分界到达另一区，即使＞4ml 的肿瘤也不常穿越此分界。由于移行区与周围区分界的隔离限制作用，使许多周围区癌在横切面上呈新月形。该边界对周围区癌向前(移行区)浸润生长的限制也促使肿瘤较早地朝向或沿着包膜扩散，这样将增加肛诊的检出率。反之由于上述限制作用，移行区癌趋于生成球形，类似于良性增生结节。这种限制还促使肿瘤向前列腺尿道近段周围组织浸润，使癌灶相对远离前列腺直肠面，因此移行区癌通常是在因 BPH 行 TURP 时被偶然发现，在它们＞4ml 前很少被肛诊检出。

临床 A 期癌，严格地定义是指在因 BPH 行 TURP 或开放手术摘除增生结节时偶然检出的癌。这些癌几乎等同于移行区癌，因上述手术很少会取到移行区外的前列腺组织。但是有一小部分周围区癌可穿过移行区边界深入到尿道附近而可被 TUR 取到。这类肿瘤一般较大，而 TUR 取到的组织一般较大，而 TUR 切到的组织往往很少，这是因为这类肿瘤多在包膜处有一宽大基底部，而仅有一狭长尖部伸向尿道。

除了这类少见的非移行区癌，临床 A 期肿瘤一般比 B 期肿瘤小，很少浸透前列腺包膜或浸润精囊，因精囊和大部分前列腺包膜在移行区边界之外。由于临床 A 期肿瘤具有上述特点，患者预后较好。但是在同样分级、大小情况下移行区癌是否较非移行区癌生物学恶性程度低尚无定论。

穿透前列腺包膜：透包膜现象常见于非移行区癌，其发生率和程度与患者预后和其他描述肿瘤浸润性指标显著相关。许多早期研究对前列腺包膜的解剖和穿透包膜的定义描述不清。前列腺包膜的厚度不定，其内平滑肌和胶原的含量比例和分布不定，其唯一恒定的解剖标志是其外层肌表面常被覆疏松纤维脂肪组织。包膜内层与前列腺腺组织交混并无明确解剖界面。

大量研究证实只有癌组织完全穿透前列腺包膜才会有预后意义以及与其他浸润性指标相关。但是即使肿瘤完全穿透包膜，若穿透面积不足 $0.5cm^2$，则仍无预后意义。穿透包膜后瘤体生长到包膜外部分的厚度或体积一般无明显预后意义，因为绝大多数肿瘤穿透包膜外部分厚度＜2mm，除非是巨大(＞12ml)并伴有广泛的前列腺外浸润的肿瘤。体积＜4ml 肿瘤穿透包膜时面积很少＞$0.5cm^2$(相当于长度 1cm)，肿瘤＞4ml则穿透包膜的发生率和穿透面积随体积增长迅速提高。几乎所有＞12ml 的肿瘤均广泛浸透包膜，尽管 50%的这类肿瘤仅有轻度浸润精囊(＜5%)和盆腔淋巴结活检阴性。由于肿瘤浸透包膜的体积相关性与淋巴结转移率和癌灶低分化区(4、5 级)比例的体积相关性类似，这些指标间也密切相关，这使得难以明确肿瘤穿透包膜单独的临床意义。已明确包膜穿透是造成前列腺癌根治术手术切线阳性的原因之一。

多数前列腺癌穿透包膜属于“易化扩散”，即肿瘤沿神经穿过包膜时形成的神经周隙穿出包膜。很早以前曾认为神经周隙充满淋巴管，癌通过后者进入淋巴结和体循环，后来研究证明神经周隙并无淋巴组织，而几乎 100%被癌组织占据。目前认为大多数前列腺癌自身固有浸润力不足以直接穿透前列腺包膜，只能通过神经周隙浸到包膜外，这一点十分重要，理论上讲，前列腺癌根治术的成功有赖于这层肿瘤表面厚度常不到 1mm 的前列腺包膜对肿瘤的屏障效果。

前列腺癌沿神经周隙穿出包膜表现在肿瘤穿透包膜区局限在前列腺上下神经蒂区。在这里神经纤维汇聚穿过包膜走向神经血管束。较粗大的上神经蒂沿前列腺基底部后外侧表面走行，接受许多从上方斜行穿出前列腺基底部被膜的神经分支，正是神经纤维的这种穿行方式造成许多前列腺癌由最接近前列腺最底部穿出包膜。下神经蒂比上神经蒂细小许多，接受来自前列腺后外侧尖区的神经支，后者垂直穿出前列腺包膜。由于前列腺尖部横切面很小，很少有癌起源于该处，但约有 80%的临床型前列腺癌至少部分地扩展到距前列腺尖末端 8mm 范围内，这时大部分肿瘤将有机会沿尖部神经支浸出包膜。

移行区癌也常向前列腺尖部生长，由于移行区边界在前列腺尖不太清晰，该处移行区与前列腺后壁包膜距离也较短，这时通常位于前列腺前部的移行区癌也可能沿下神经根穿出包膜。移行区癌还可向前外侧穿透包膜，这在非移行区癌很少见。在前列腺尖部以上区域移行区癌必须越过移行区边界，再穿过较为宽厚的周围区组织才能到达将汇入上神经蒂的神经分支。除非肿瘤非常大，这种情况罕有发生。总的来说，移行区肿瘤穿透包膜的发生率仅有周围区癌的一半且程度也较轻。

精囊浸润：传统上一直认为精囊受累是前列腺癌患者预后不良的指标。但因精囊受累与癌体积和穿透包膜密切相关，很难确定癌浸润精囊是否是独立的预后相关指标。早期研究中与预后不良相关的精囊受累情况都是精囊腺及周围组织被癌广泛破坏。目前认为这类精囊浸润多发生于>12ml 并伴广泛浸透包膜和淋巴结转移的肿瘤。早期研究中因未系统切片分析整个前列腺，预后较好的轻度浸润精囊的情况多被忽略。

前列腺癌浸润精囊几乎都是通过侵入射精管壁。这样前列腺癌总是首先侵及精囊邻近前列腺基底部与精囊交界的内侧部。通过细致的连续切片研究发现，位于前列腺基底部的肿瘤即使分化良好且较小也易浸润精囊；前列腺尖部和移行区癌仅在分化差、体积巨大时才可能浸润精囊。除去分级和体积因素，精囊受累本身对患者的预后影响很小。

六、分期

分期的目的是确定该肿瘤在前列腺癌自然发展过程中所处的阶段，以选择治疗方法和判断预后。目前有关前列腺癌临床分期的方案很多，临床上主要应用的有 ABCD 系统、TNM 系统（表 11-2、3）以及 OSCC 系统。ABCD 系统较为粗糙，但简单、易掌握，本书着重介绍 ABCD 方法。

表 11-2 ABCD 分期系统

A 期	潜伏癌或偶发癌
A_1	组织学检查肿瘤≤3 个高倍视野
A_2	组织学检查肿瘤>3 个高倍视野
B 期	癌结节局限于前列腺内
B_1	小的孤立结节局限于前列腺一叶内，或结节≤1.5cm
B_2	多发癌结节，侵犯前列腺大于一叶，或结节>1.5cm
C 期	肿瘤穿透前列腺包膜侵犯邻近器官
C_1	肿瘤穿透前列腺包膜但未浸润精囊
C_2	肿瘤浸润精囊或盆壁
D 期	淋巴结转移或远处脏器转移
D_1	淋巴结转移局限于主动脉分叉以下的盆腔淋巴结
D_2	主动脉分叉以上的淋巴结转移和（或）远处脏器转移

1992 年经 UICC 和 AJCC 共同制定的最新 TNM 分期。

表 11-3　TNM 分期

原发肿瘤(T)	
Tx	原发瘤不能确定
T_0	没有原发瘤的证据
T_1	临床隐性瘤,肛诊或影像检查均为阴性
T_{1a}	组织学检查有≤5%阴性肿瘤
T_{1b}	组织学检查有>5%阴性肿瘤
T_{1c}	当血 PSA 升高时,针吸活检发现肿瘤
T_2	肿瘤限于前列腺内
T_{2a}	肿瘤累及≤半个叶
T_{2b}	肿瘤累及>半个叶,但<2 个叶
T_{2c}	肿瘤累及 2 个叶
T3	肿瘤穿透前列腺被膜
T_{3a}	穿透单侧被膜向外扩展
T_{3b}	穿透双侧被膜向外扩展
T_{3c}	肿瘤侵及精囊
T_4	肿瘤固定或侵及精囊以外的组织
T_{4a}	肿瘤侵及其一:膀胱颈、外括约肌、直肠
T_{4b}	肿瘤侵及提肛肌和(或)固定盆壁
局部淋巴结(N)	髂动脉以下的盆腔淋巴结
远隔淋巴结	盆腔以外的淋巴结
Nx	局部淋巴结不能确定转移
N_0	无局部淋巴结转移
N_1	单个淋巴结转移,最大径≤2cm
N_2	单个淋巴结转移,最大径>2cm,<5cm;或多个淋巴结转移,但最大径不超过 5cm
N_3	最大径超过 5cm 的单个淋巴结转移
远隔转移(M)	
Mx	不能确定远隔转移
M_0	无远隔转移
M_1	远隔转移
M_{1a}	非局部淋巴结转移
M_{1b}	骨转移
M_{1c}	其他部位转移

(何　涛)

第三节 临床表现与诊断

一、临床表现

（一）症状

前列腺癌为老年性疾病，50 岁之前很少发病。大多数前列腺癌都发生于腺体周边，早期很少引起症状，一旦出现症状多表示已属晚期或已经转移。前列腺癌侵及尿道和膀胱颈部，引起膀胱出口梗阻时，才出现类似 BPH 的进行性排尿困难症状，如尿流细、尿等待、排尿困难，或尿路刺激症状如尿频、尿急、夜尿多、急迫性尿失禁，血尿、勃起功能障碍亦常见。与 BPH 所不同的是排尿困难症状进展较快。许多患者，特别是一些年轻患者是以癌转移或局部扩散症状就诊，如直肠受累引起排便困难；骨转移则出现腰骶部及骨盆等转移灶处的骨痛，尿毒症症状见于双侧输尿管受累，原发于中央区或移行区的病灶可在早期引起下尿路梗阻症状；如癌细胞沿输尿管周围淋巴扩散，引起恶性腹膜后纤维化；少数患者出现 DIC，DIC 的发生可能与 PSA 蛋白酶的活性有关。总之前列腺癌的临床表现无特异性。

（二）直肠指诊

直肠指诊（DRE）和肛诊指引穿刺活检一直是诊断前列腺癌的重要手段。文献报道，直肠指诊的准确率可达 56.4％～79.1％，对于局限于前列腺包膜内的肿瘤准确率达 25％。两种方法联合应用在人群中检出前列腺癌比率一般为 0.8％～1.4％.最高有报道为 1.7％。DRE 检查时应注意前列腺大小、外形、有无不规则结节，结节的大小、硬度，前列腺的活动度及精囊情况。癌结节常质硬如木石，但间变或浸润广泛病灶有时可很软，同时还应注意并非所有的前列腺结节都能从指诊中发现，因此 DRE 有其局限性，常和 TRUS 及 PSA 等检查联合应用。

二、辅助检查

（一）肿瘤标记物

1.前列腺酸性磷酸酶（PAP） Gutmans 在 1936—1942 年对酸性磷酸酶进行了广泛的研究，发现前列腺癌转移患者中血清酸性磷酸酶滴度明显升高。1941 年 Huggins 和 Hodges 指出可以用酸性磷酸酶滴度变化来监测前列腺癌患者对双侧睾丸切除术或雌激素治疗的反应。在以后的近 40 年中，血清酸性磷酸酶成为前列腺癌的标准瘤标。用酶法测得的血清酸性磷酸酶水平不稳定，其计量法（单位时间内单位血清可转化的底物量）难以转换成国际单位。自 1975 年 Foti，Herschman 和 Cooper 开始采用放免法（RIA）检测人类 PAP（前列腺特异性酸性磷酸酶），20 世纪 90 年代后酶试验已基本被 RIA 所取代。Heller 总结多家研究结果指出应用酶法检验，各临床分期前列腺癌患者的酸性磷酸酶上升率分别为 A 期 12％，B 期15％～20％，C 期 29％～38％，骨转移患者为 60％～82％；在放免法研究中（RIA-PAP），各期上升率分别为 12％～33％，16％～78％，16％～71％和 63％～92％。尽管 RIA-PAP 要比酶试验的灵敏度和可重复性高几倍，但对任何临床分期的前列腺癌，其灵敏度也均不如 PSA 检测，同时考虑到 PAP 还受到其他组织（红细胞、白细胞、血小板、肝、脾、肾等组织）所分泌的酸性磷酸酶的干扰，单独的 PAP 值假阳性和假阴性结果太多，目前 RIA-PAP 不能作为确定前列腺疾病状态的标准，基本已被 RIA-PSA 取代。

2.前列腺特异性抗原(PSA) 在1978年Wang等从前列腺组织中提纯出同一种糖蛋白,因无法从其他组织中提取,故称之为前列腺特异抗原(PSA)。PSA属于激肽释放酶家族蛋白,为一种丝氨酸蛋白酶。它是由前列腺上皮细胞及尿道周围腺体分泌的。它可以水解精液凝块,导致精子活力增强,其功能显然与男性生殖有关。PSA由240个氨基酸组成的多肽单链与4个碳水键构成,相对分子质量约30000D,并含有7%的糖类成分,和激肽释放酶族有广泛同源性。其在精浆中的浓度在毫克水平。PSA基因位于19号染色体长臂上,含有5个外显子,4个内含子和3个启动子。PSA可能参与生长因子和生长因子结合蛋白对生长的调控作用,在前列腺癌的诊断和乳腺癌预后的判定上有重要作用。

(1)PSA水平与前列腺癌原发灶体积的关系:Norman Yang在1985年的一项研究提示血清PSA水平可能与前列腺癌体积有比例关系。Stanford大学的一组研究显示血清PSA水平与包膜内前列腺癌体积成正比。该研究中102例临床TA、TB期患者血清PSA水平仅与包膜内前列腺癌灶体积成正比,而与癌浸透包膜、精囊浸润或淋巴结转移情况无关。包膜内癌每增加1g血清PSA水平上升3.5ng/ml,而不论有无包膜外浸润。这可能由于TA、TB期癌的包膜外浸润部分与包膜内原发灶相比微不足道。经根治切除术后患者血清PSA可降到测不出水平(<0.3ng/ml),半衰期(2.2±0.8)d。该研究还显示BPH每增加1g,血清PSA水平仅增0.3ng/ml,这一点得到许多其他研究的支持。在Carter等研究中,17例最终被确诊为前列腺癌患者的血清PSA水平上升速度[从(4.2±0.8)ng/ml到(14±3.6)ng/ml]较同期最终被确诊为BPH的20例患者PSA水平上升速度[从(3.0±0.4)ng/ml到(3.4±0.4)ng/ml]快得多。Villers研究显示检测患者术前血清PSA水平(Yang试验)可帮助估计术后病理分期。该研究共有301例TA、TB期前列腺癌患者,其中术前血清PSA水平<10ng/ml(平均5ng/ml)患者(119例)与>50ng/ml(平均97ng/ml)患者(22例)比较,淋巴结转移率分别为0和45%;前列腺内癌体积>12ml者分别占1%和64%;精囊受累率分别为5%和73%;浸透包膜面积>0.5cm^{2}者分别占11%和35%;Gleason积分≥7分者分别占27%和91%。

(2)PSA用于前列腺癌筛选:目前PSA已成为当前从人群中筛选前列腺癌患者的一线方法。Cooner等检查并随访了2648例泌尿外科门诊患者。通过DRE检出288例(10.9%)前列腺癌。同时查血清PSA(以>4.1ng/ml为阳性标准,Hybritech法)共发现前列腺癌306例(11.6%),表明PSA检查与DRE检出前列腺癌的灵敏度相似。综合几组大宗PSA(Hybritech法)筛选研究发现,50岁以上男性85%~90%血清PSA水平低于4ng/ml,8%~12%血清PSA水平在4.1~10ng/ml,只有3%或更少的人PSA>10ng/ml。Stanford大学在1990年用Yang实验检测PSA共普查478人,其中89%(427/478)PSA≤7.3ng/ml(相当于Hybritech法≤4ng/ml),9% PSA在7.4~18.4ng/ml(Hybritech法4.1~10ng/ml),2%(8/478)PSA>18.4ng/ml。该研究结果与Cooner组2648例泌尿外科患者筛选结果有明显差异,该组65% PSA≤4ng/ml(Hybritech),20%PSA在4.1~10ng/ml,15% PSA>10ng/ml。Stanford组中DRE异常占17%,Cooner组为33%。这两组研究对比显示,对非选择人群PSA普查,PSA升高率和DRE异常率均比泌尿外科患者低得多。提示对泌尿外科就诊患者进行PSA普查比普查一般人群在费用一效应比方面更为合理。

Babaian等对331例临床检查或活检均未见癌的BPH患者用Hybritech法检测血清PSA水平,并用TRUS逐层扫描测量前列腺体积,结果PSA在≤4ng/ml,4.1~10ng/ml,>10ng/ml范围分别占81%、15.7%和3.2%,且血清PSA水平与前列腺体积显著相关(P<0.00005)。提示BPH可引起20%非前列腺癌患者的PSA高于正常。这表明单用PSA筛选前列腺癌的可靠性不很高,除非PSA>10ng/ml。

为提高PSA鉴别诊断前列腺癌的能力,许多学者提出不同的PSA指数以校正PSA测值在不同人群中的应用,分述如下:

1)PSA 密度(PSAD):PSAD 由 Benson 于 1992 年首先提出,即血清 PSA 浓度与 TRUS 测得前列腺体积的比值。在 Benson 组研究中,41 例 BPH 患者的 PSAD 均值为 0.04,而 20 例前列腺局限癌患者的 PSAD 均值为 0.58,两组差异显著($P<0.0001$)。BPH 患者的 PSA 与前列腺体积关系密切,所以 PSAD 比较恒定,而前列腺癌是恶性组织,除体积增大外还有浸润,PSA 增高和体积不成比例。因此 PSAD 主要应用于 PSA 在 4～10ng/ml 时 BPH 和前列腺癌的鉴别。目前许多学者认为 PSAD<0.15,且 DRE 未发现异常者,应密切随访,定期测定 PSA 和进行 DRE 检查。当 PSA 为 10.1～20.0ng/ml 时,PSAD 的结果可以帮助我们去判别是否为前列腺癌,但即使此时 PSAD≤0.15 仍需进行活检。如果 PSA>20ng/ml 则无须再计算 PSAD,可直接进行前列腺穿刺活检,此时前列腺癌的检出率可达 65%。

2)移行区 PSA 比值(PSA-TZ):应用 PSAD 来鉴别 BPH 与 CaP 目前各专家意见尚不一致,主要因为 PSA 是由前列腺上皮产生的,不同的前列腺上皮产生的 PSA 的量差别很大,再者 TRUS 测得的前列腺体积也有很大误差,这都影响了 PSAD 的准确性。研究表明血清 PSA 水平与前列腺上皮组织含量相关,而且血清中 PSA 主要为移行区的 PSA 漏入血中。基于这种观点,近年许多学者开始关注 PSA/移行区体积(TRUS 测量),即 PSAD 在前列腺癌鉴别诊断中的应用。1994 年 Kalish 等根据 BPH 几乎都发生在前列腺的移行带(TZ)研究 PSA 血清浓度与 TZ 的关系(PSAT)他们应用 TRUS 分别测定前列腺体积和其移行带的体积,求出 21 例前列腺穿刺活检阳性和 38 例活检阴性患者的 PSAD 和 PSAT,认为在 PSA 为 4.1～10ng,ml 范围内 PSAT 比 PSAD 更能准确地预测活检阳性率。Zlotta 等研究 162 例血清 PSA 在(0.25～10.0)ng/ml 的患者,其中 88 例前列腺癌(病理证实),74 例 BPH 患者,两组 PSA-TZ 分别为 0.22 ± 0.12ng/ml和 0.12 ± 0.07ng/ml,差异显著($P<0.0001$)。若以 PSA-TZ≥0.35ng/ml 为界值,则诊断前列腺癌的敏感度和特异度分别为 90%和 93%。而以 PSAD≥0.15ng/ml 为界值,敏感度只有 66%。其他研究也有同样结论。

3)PSA 速度(PSAV):在 1991 年由 Carter 等首先提出 PSAV 概念。在他们随访的 54 例患者中经组织学确定为 BPH 者 20 人,CaP 者 18 人,无前列腺疾患者 16 人,随访他们 PSA 水平在 7～25 年内的变化,发现 BPH 患者与前列腺癌患者存在 PSA 增长速度差异,这种差异在前列腺癌被确诊前 9 年,两组患者即使 PSA 水平还相近时,就已很明显。PSA 存在明显差异,CaP 组>BPH 组>对照组。研究结果显示 PSAV≥0.75ng/ml/年(Tandem-R)时,前列腺癌风险很大,需进一步随诊检查。以后 Brawer 等根据 603 例人群筛选研究,提出 PSA 年增长率≥20%,前列腺癌风险很大,需进一步检查。Catalona 等根据一组长期人群筛选回顾性研究,提出区别 BPH 和前列腺癌的 PSAV 值为 0.8ng/ml。PSAV 诊断前列腺癌的灵敏度和特异度均为 69%。癌患者 PSAV 均值为 2.18ng/ml,非癌者为 0.48ng/ml。

一般认为每年 PSA 增加 20%或增加 0.75ng/ml 以上有助于发现以往需要进一步检查才能发现的前列腺癌,这一原则主要适用于较年轻且 PSA 正常的患者,对于 70 岁以上或首次检测 PSA 就升高的患者不适用。目前 PSAV 的计算方法尚未确定,即需多长时间复查 PSA 计算 PSAV 以鉴别 BPH 和前列腺癌最为合适尚未明确。多数研究以连续 3 次测血清 PSA 结果计算 PSAV,即:$1/2\times[(PSA_2-PSA_1)/T_1+(PSA_3-PSA_2)/T_2]$,$PSA_1$、$PSA_2$、$PSA_3$ 分别为各次 PSA 测值,T_1、T_2 为检测时间差,以年为单位。考虑对什么时间抽血、抽血的间隔时间及抽血次数等问题尚无统一认识,学者们并不主张完全以 PSA 变化速率来取代 PSA 浓度升高作为 TRUS 和前列腺穿刺活检的标准(<60 岁)。

4)年龄别 PSA(ASRRS):长期研究显示,血清 PSA 水平随年龄增长而增加,这主要是因为前列腺体积随年龄的增长而增大,前列腺体积每增加 1ml 血清 PSA 值平均增加 4%。年龄同 PSAD 也有直接关系。因此单纯以一个标准的血清 PSA 正常值(0～4.0ng/ml)用于所有年龄组的男性是不恰当的。所谓年龄别 PSA 是指针对不同年龄组设置不同的 PSA 正常值范围。1989 年 Babia 首次提出 PSA 与年龄相关。研究显示 50～59 岁健康男性中，PSA＜4.0ng/ml 者占 92%，60～69 岁者中占 70%，70 岁以上者占 60%。Oesterling 等根据 471 名经 DRE、血清 PSA、TRUS 证实无前列腺癌的男性的研究结果，指出年龄相关 PSA 正常值为：40～49 岁，0～2.5ng/ml；50～59 岁，0～3.5ng/ml；60～69 岁，0～4.5ng/ml；70～79 岁，0～6.5ng/ml。许多其他研究也支持年龄别血清 PSA 正常范围的观点，通过划分年龄别 PSA 可提高年轻人群男性（＜60 岁）中 PSA 检测的敏感性，增加年龄较大男性中 PSA 检测的特异性。在 Oesterling 组中以 0～4.0ng/ml 为血清 PSA 正常值，则年轻组 PSA 高于正常率为 1%，老年组为 15%；而以年龄别 PSA 正常值范围，则两组 3%和 9%血清 PSA 升高。

5）游离 PSA：目前已检测到的血清 PSA 分子形式大致有：①游离 PSA（f-PSA）是一种非络合的 PSA，在精液中有蛋白水解的作用，在血清中无活性。②PSA 络合物主要有：PSA 与 α-1 抗糜蛋白酶形成复合物，即 PSA-ACT；PSA 与巨球蛋白酶形成复合物，即 PSA-MG；PSA 与蛋白 C 抑制因子的结合物，即 PSA-PCI；PSA 与 α-1 抗胰蛋白酶的结合物，即 PSA-AT；PSA 与间-α-胰蛋白酶抑制因子的结合物，即 PSA-IT。后 3 种结合物血清中仅含微量，PSA 络合物主要是以 PSA-ACT 形式存在。现有 PSA 检测法测得的血清 PSA（总 PSA，tPSA）由 PSA-ACT 和 f-PSA 组成，PSA-α2M 不具有免疫活性而不能被现有 PSA 检测法测出。

Stenman 首先报道前列腺癌的血清 f-PSA 浓度低于 BPH，检测 f-PSA 可提高 PSA 诊断前列腺癌的特异性。之后大量研究均支持上述观点。1993 年 Christensson 等报道 f-PSA/tPSA（F/T）在前列腺癌鉴别诊断中的应用。该组 144 例 BPH 患者的 F/T 值平均为 0.28，而 121 例前列腺癌患者的平均值为 0.18，两组差异显著（P＜0.0001）。以 F/T＝0.18 为界值较以 PSA＝10ng/ml 为界值诊断前列腺癌，可使特异性由 55%提高到 73%，而敏感性不变（均为 90%）。以后，进行了大量 f-PSA 在前列腺癌鉴别诊断中应用的研究，均显示 f-PSA 血清浓度对前列腺癌的诊断并不优于 tPSA，而 f-PSA/tPSA 比值可提高 PSA 在前列腺癌诊断的敏感度和特异度。研究表明 f-PSA/tPSA 与年龄并不相关，但可受到前列腺体积、血清 PSA 浓度范围等因素的影响。应用 f-PSA/tPSA 的最适 PSA 浓度范围和鉴别诊断前列腺癌和 BPH 的最佳 f-PSA/tPSA 比值尚未统一，但有学者认为血清 PSA 为 4～10ng/ml 时，应测 f-PSA，计算 F/T，F/T＜0.10 时前列腺癌可能性很大（＞80%）；在 0.10～0.25 时，应行前列腺系统活检；F/T＞0.25 时前列腺癌可能性很小（＜10%）。

（3）PSA 监测前列腺癌患者对治疗的反应：PSA 除了用于估计治疗前列腺癌患者的癌负荷，还可用来监测患者对根治切除术、放疗、激素治疗等的反应。

1）手术：Stamey 的一组研究显示在前列腺癌根治切除术后 3 周，若患者血清 PSA 仍能测出表明有残余癌灶，或者已有扩散。1993 年 Partin 等报道 CaP 根治切除术后，有 23%的患者复发，其中 11.2%的患者 CaP 复发的唯一依据是测出血清 PSA 水平＞0.2ng/ml。研究表明用 Hybritech 法指示癌灶残留的最低 PSA 水平为 0.5ng/ml。前列腺癌根治术后定期检查 PSA 水平比传统的定期骨扫描能更早地发现复发，这使得在患者瘤负荷很小时施以辅助治疗（放疗、激素治疗等）成为可能。在 Paulson 和 Frazier 研究中共 180 例前列腺癌患者按前列腺癌根治切除术切下标本的病理检查结果分组：前列腺内局限癌 94 例，癌局限于切下标本内 54 例，手术切线阳性 41 例。依照传统的手术失败标准即血清酶化酸性磷酸酶升高、查体或影像学检查发现复发，各组手术失败者分别有 2、3、5 例；以 PSA 升高＞0.5g/ml 为手术失败标准，则各组手术失败者分别有 16、24、29 例。Lightner 等对一组根治术后血清 PSA 水平＞0.4ng/ml 而无临床复发迹象的患者随机从尿道膀胱吻合区取细针活检，结果 42%活检阳性，同法对 30 例术后 PSA 测不出患者活检无 1 例阳性。

2）单纯放疗：一组研究中 183 例前列腺癌患者放疗后，有 11%在平均随访 5 年期间内保持血清 PSA

测不出。该研究显示放疗第一年，82%患者血清PSA水平下降；在第二年放疗结束后52%患者PSA水平回升。M.D.Anderson的资料显示，95%的患者放疗后血清PSA值明显下降，约80%的患者在放疗后6个月内PSA降到正常水平。血清PSA值下降率主要受以下因素的影响：①治疗前血清PSA值；②正常前列腺的体积，良、恶性组织的量，以及肿瘤的分化程度；③放疗的剂量，放疗对睾丸及雄激素的影响。Stamey认为放疗后PSA持续上升，说明放疗失败。而且盆腔放疗后即使患者血清PSA水平很低，甚至仅有8ng/ml(Yang检验)仍可能存在骨转移。至于放疗后PSA下降和低水平能维持多久，专家们意见还不一致。

3)根治术后辅助放疗：Stanford大学时25例前列腺癌根治切除术后PSA水平不能降至或保持测不出水平的患者辅以盆腔放射治疗，60%(15例)的患者血清PSA降到测不出水平，但这种结果并不持久。仅有6例(24%)在随诊19～50个月内保持PSA测不出水平。对于术后放疗的时机选择即不等PSA升高到可测水平仅根据病理分期结果立即进行放疗是否疗效较好尚无定论。由于一些肿瘤浸润精囊或穿透包膜患者可经单纯前列腺癌根治切除术治愈，而且微小阳性手术边缘有无预后意义亦不清楚，一般认为在术后血清PSA水平未升至可测水平前就辅助放疗并无大益。

4)内分泌治疗：PSA是由前列腺上皮产生和分泌的，内分泌治疗将影响所有的前列腺上皮细胞，所以有效的内分泌治疗能使血清PSA降至低水平。前列腺癌可有雄激素依赖性和雄激素非依赖性两部分细胞构成。前者对内分泌治疗敏感，经内分泌治疗后PSA水平将下降，后者对内分泌治疗不敏感，由此可见抗雄激素治疗后PSA水平降低并不意味着前列腺癌完全被抑制。PSA还可以用于监视晚期前列腺癌患者，一般来说这些患者的血清PSA水平变化与生存时间和癌瘤消退概率成反比，但激素治疗前后PSA水平变化与预后的关系目前尚未定论。Stmey一组11例晚期患者在激素治疗开始的6个月内血清PSA平均从治疗前的1088ng/ml降至74ng/ml(下降了95%)，其中3例(27%)PSA降到测不出水平并保持到6个月后。另外8例中7例在10个月内死亡，他们血清PSA水平在开始激素治疗前6个月内表现为开始迅速下降之后又逐渐回升。

这些资料提示治疗后PSA迅速下降到测不出水平或接近测不出水平，并保持至少6个月者对激素治疗有长期反应。反之治疗早期PSA水平虽迅速降到极低水平，但不能维持到6个月表明患者对激素治疗仅有短期反应，其他研究也有类似结论。

(4)临床上应用PSA作瘤标的注意事项：自从PSA蛋白被分离出来后，已经研制出多种PSA抗体，形成了多种测量PSA的方法，其中包括放免测定法(RIA)和酶免疫测定法(EIA)。目前常用的PSA检测法为HybritechTandem-R法，正常参考值为0～4ng/ml。影响血清PSA测定结果的因素有：①用不同的试剂盒会影响结果。②DRE、前列腺按摩、膀胱镜检查、前列腺穿刺活检等对血清PSA的影响。许多大宗研究显示DRE后血清PSA变化幅度很小，缺乏临床意义，而且与血清PSA基础水平相关。Thomson等普查2736名男性，结果DRE前血清PSA＜4ng/ml者DRE后仅2%高于4ng/ml。Crawford等研究2754名40岁以上男性DRE前后血清PSA水平变化，发现DRE前PSA＜10ng/ml者DRE后PSA无明显变化；虽然该组DRE前PSA＞10ng/ml者，DRE后PSA升高明显，但Crawford认为PSA＞10ng/ml时已有活检指征，则DRE所致这类患者的PSA升高并无临床意义。

3.前列腺癌其他肿瘤标记物

(1)人类组织激肽释放酶Ⅱ(hK_2)：也是前列腺组织所特异的，它的基因为$hKLK_2$，与PSA的基因$hKLK_3$同属人类组织激肽释放酶基因家族，但hK_2一直未被人们重视。$hKLK_2$基因位于第19对染色体13q区，hK_2生理功能与PSA不同，PSA类似糜蛋白酶的功能，而hK_2类似胰蛋白酶的功能。$hKLK_2$在前列腺组织中特异表达，但前列腺组织或精液中难以发现hK_2，目前对它的研究主要是针对$hKLK_2$的

mRNA 开展的。在前列腺癌患者外周血中也可用 RT-PCR 法检测到 $hKLK_2$ 的 mRNA(主要在 D_2 期),Kawakami 等报告在 71 例前列腺癌患者中,仅从 17 例 D_2 期的患者中发现 7 例(阳性率为 41%),与其他报告类似。虽然外周血中检测 $hKLK_2$ mRNA 的方法对前列腺癌的确定敏感性较差,但是文献认为 $hKLK_2$ 和 hK_2 很有可能成为新的前列腺肿瘤标记物。

(2)前列腺特异膜抗原(PSM):1987 年 Horoszewice 在前列腺细胞上发现了另一种抗原——前列腺特异膜抗原,该抗原是一种膜糖蛋白,生理功能尚不清楚,具有很高的前列腺组织特异性。但是 PSM 进入血清的量很少,因此血清 PSM 在前列腺癌诊断上意义不大。但运用 RT-PCR 检测 PSM mRNA 比检测 PSA mRNA 更敏感。Isratil 等应用敏感的巢式 RT-PCR 测定了 77 例前列腺癌患者血标本阳性率为 62.3%,而同样的标本 PSA 阳性率为 9.1%。Loric 认为,前列腺相关细胞的血行播散仅发生在前列腺癌,而且可发生在早期;使用巢式 RT-PCR 检测前列腺癌细胞比普通 PCR 敏感;而检测 PSA 的 mR-NA 不如检测 PSM 的 mRNA 敏感。此外,PSM 的另一个特性也引起人们的关注,即在雄激素水平减低时 PSM 的表达反而增强,其中以激素难治性前列腺癌细胞最为强烈;这对经内分泌治疗后前列腺癌患者的随访相当有意义,特别是对非激素依赖性前列腺癌更有意义。PSM 这一特性,在前列腺癌治疗上被认为是免疫导向治疗前列腺癌最有意义的靶蛋白。

(3)前列腺癌肿瘤诱导基因 1(PTI-1):PTI-1 是一个编码人延伸因子 1α(EF-1α)突变型的前列腺癌基因,于 1995 年通过快速表达克隆和 RA 差异显示而被首先确认。运用 RT-PCR 可在前列腺癌细胞株和前列腺癌患者的血液标本中检测到 PTI-1 的表达,却不能在前列腺增生和正常前列腺测及,提示作为瘤标的潜在价值。

(4)肿瘤抑制基因:由于杂合性的缺失、突变或下调表达导致的肿瘤抑制基因失活,也可作为前列腺癌的瘤标。最好的例子就是 RB 基因,超过 50%的前列腺癌发现 13 号染色体短臂杂合性的缺失(含有 RB 基因的区域),提示 RB 可能是一个有价值的瘤标。另一个就是 p53,虽然在前列腺癌 p53 突变的总频率较其他肿瘤低,但在晚期的前列腺癌常能发现异常的 p53 蛋白胞核堆积。现在普遍认为 p53 的突变或不正常表达是前列腺癌进程中的一个晚期事件,然而它在预后方面的价值还有争议。另外 p27 Kipl 的失活在前列腺癌也特别常见,可能作为预测前列腺癌预后的瘤标。

(5)生长因子:已经发现许多多肽生长因子与前列腺癌的发生和发展有关。有研究发现在局限性和转移性前列腺癌患者血清胰岛素样生长因子(IGF-1)及其结合蛋白-胰岛素样生长因子结合蛋白-2(IGFBP-2)水平升高,而另一种结合蛋白 IGFBP-3 降低。但 Finne 在最近的研究中发现血管内皮生长因子(VEGF)是另一个引起广泛关注的生长因子,因为在前列腺癌患者的血浆和血清中 VEGF 浓度增高,而且 VEGF 的表达与肿瘤的分期和临床预后成正相关。由于血管内皮生长因子和肿瘤血管形成的特殊关系,加上又与前列腺癌的进展有关,提示 VEGF 有很好的预后价值。

(6)端粒酶:端粒酶是一种通过维持染色体端粒末端而稳定染色体的核糖核蛋白。虽然生殖组织有端粒酶的正常表达,但大多数正常体细胞和组织缺乏。在肿瘤发生中,肿瘤细胞端粒酶重新激活使它们能够阻止端粒的丢失,而这是细胞永生化的前提。有多个研究证实在 PIN 和前列腺癌端粒酶活性显著升高,而在前列腺增生和正常前列腺却不能够测及。因而重新激活的端粒酶可能作为区别前列腺癌和前列腺增生、正常前列腺的指标。

总之,人们对前列腺癌标志物进行的大量研究,除了以上的生物因子外还有 ID 蛋白、TRPM-2 以及上皮钙黏蛋白和连环素等。这些生物因子被提出作为前列腺癌的瘤标,在某些方面可能优于 PSA,但大多数仍处在基础研究中,尚无随机的大样本实验性结论,并且其还未简化至临床应用阶段。最基本的、最常用和最成熟的标志物仍然是前列腺特异性抗原(包括 PSA、PSMA)但它们仍存在着诸多的缺点和不足,离理想的瘤标还有较大的差距。所以许多学者仍致力于寻找新的、理想的前列腺癌瘤标。

（二）经直肠超声检查（TRUS）

TRUS自Watanabe等于1971年应用于临床后，已成为估价前列腺最常用的影像学方法之一。TRUS除了测量前列腺的体积外，还可以在其引导下穿刺活检。TRUS检查时前列腺癌灶常表现为低回声区，文献报道其中17%～57%的为恶性病变。这个低回声灶与正常前列腺组织容易区别，同时能发现被膜及精囊的浸润。12%～30%的肿瘤表现为等回声，极少数为强回声。另外TRUS低回声并非前列腺癌的特异表现。Mcleary和Lee组6437例接受TRUS检查者中共954(14.8%)发现前列腺周围区和中央区低回声区，均行穿刺活检，结果其中35%为癌，6%为发育异常，12%为炎症改变，19%为增生改变，10%为萎缩改变，18%组织学检查正常。后三种情况可以广义地看作“正常”，占低回声区的47%。随着超声灵敏度和准确度的提高，TRUS可用来判断前列腺被膜、精囊等浸润的程度，并进行肿瘤的分期。被膜浸润的超声标准为前列腺不规则、凸出和回声界线的间断等。以此为标准，Smith和Hardeman等研究得出，TRUS检出被膜浸润的准确度、灵敏度及特异度分别为58%～86%、50%～90%和41%～91%，检出精囊浸润各指标分别为78%、22%～60%和78%。随着软件技术的发展，超声3D重建将进一步提高TRUS的准确度和灵敏度等。

TRUS的另一用途主要是用其引导做前列腺穿刺活检。

（三）穿刺活检

尽管有DRE、血清PSA及TRUS所提供的临床资料，但穿刺活检对于前列腺癌的确诊是必不可少的。传统手指指引下穿刺活检在人群普查中检出前列腺癌比率为0.8～1.4%；近年来在TRUS引导下穿刺活检应用日益广泛，一般取前列腺周围区或中央区的低回声灶（一般取3～4块活检），有报道在普查中前列腺癌检出率为2.6%。但由于TRUS检出的前列腺周围区和中央区的低回声灶不一定是癌，况且前列腺平均长径仅4cm，Hdge建议用TRUS定位6点系统活检取代TRUS引导下穿刺活检低回声灶以诊断前列腺癌。方法为分别从前列腺两侧叶中旁矢状面沿前列腺长径用空芯长15mm活检针等距穿刺三点活检，两叶共取6条活检组织，每条组织长15mm。TRUS作用在于指引精确安放穿刺针。由于在侧叶中旁矢状面周围区厚度很少超过10mm，上述方法不仅能取到前列腺周围区全厚，而且可取到部分移行区组织，这时在福尔马林固定前最好先用墨水标记活检组织条远端以识别来自移行区的癌。6点系统活检还可提供以下信息：①癌生长范围（体积）；②估计整个肿瘤的Gleason分级；③明确癌灶在膀胱颈或前列腺尖部的浸润情况，以帮助术中避免切线阳性。另外，系统活检是现今唯一可有效检出TRUS漏诊的等回声癌的手段，而后者占临床B期癌的21%。其也是唯一可发现单叶TB1、TH2癌结节向对侧触诊正常前列腺叶的等回声浸润的方法。分化较好的癌（Gleason 3级或以下）TRUS表现介于低回声和等回声间，其治愈机会较大。位于周围区和中央区的这类癌的诊断也常需借助系统活检。系统活检唯一有争议的方面是该方法可能会检出一些无临床意义的微癌灶。但这种情况也可出现于TRUS引导活检低回声区时。Bauer等采用三维计算机模拟前列腺模型，行前列腺外侧活检，以5区代替6点活检，检出率达99.0%(199/201)，这一方法应当认为是前列腺活检的重大改进。

（四）CT和MRI

CT和MRI扫描对诊断临床A、B期前列腺癌帮助甚微。前列腺癌的组织密度和BPH及正常前列腺组织相似，CT值没有明显的差异；前列腺癌生长增大突破包膜，CT表现为前列腺边缘模糊、不规则；直肠周围脂肪间隙消失，提示直肠受累。膀胱精囊角变窄或消失，提示肿瘤侵及精囊。CT诊断淋巴结有无转移主要靠大小，它只能分辨出1cm以上的淋巴结，考虑到小于1cm的淋巴结也可以有转移，或即使超过1cm也可能是良性反应性淋巴结肿大而非转移。Mcleary认为大多数前列腺癌患者接受CT检查是因医生错误地认为如此能发现前列腺癌是否局限在包膜内，实际上前列腺癌穿透包膜侵入周围脂肪或精囊是镜下改变，CT根本分辨不出，除非肿瘤特别巨大，而此时仅通过肛诊或PSA检查就可说明问题。原来临床上主要应用CT观察中晚期前列腺癌的局部浸润和腹膜后淋巴结转移情况，而这种作用正在被分辨率高的MRI所取代。正常的前列腺MRI表现为：T_1图像各带为均一的中等信号，不易区别；T_2图像上外周带为高信号，中央带和移行带为中低信号，前肌纤维带为极低信号；另外前列腺周边的神经血管束T_1、T_2均为低信号，精囊为T_1低、T_2高信号。前列腺癌多发于外周带的后部，表现为外周带T_2低信号。但一些其他疾病如前列腺内皮化生、前列腺炎、前列腺发育不良等也可表现为外周带T_2低信号，因此MRI对前列腺癌的诊断特异性也不高。目前我们不是用MRI作为前列腺癌的诊断方法，而是用来确定肿瘤的体积、周围组织的侵犯、转移、肿瘤分期。在这些方面MRI显示出了非常大的优越性。特别是直肠内线圈MRI(ERCMRI)比TRUS和体线圈MRI测量的更精确，与病理结果的相关性非常好。MRI影像与其他影像技术和化验检查的联合应用，如MRI结合MRIS、靶向MRI造影剂、特殊标记的PET和SPECT等，为前列腺癌的诊断提供了更广阔的发展前景。

（五）骨扫描

放射性核素诊断骨转移的敏感性很高，可先于X线平片6～8个月发现前列腺癌骨转移，假阳性率<1%。前列腺癌骨转移90%以上为成骨性转移，好发于骨盆和脊柱，表现为随机多发放射性浓集模式，但应排除退行性骨关节病和陈旧性骨折，这要结合病史和其他的临床表现。目前这方面的应用价值已因PSA检查的应用而显著降低。现在大多数学者认为如PSA<10ng/ml，无须做骨扫描，其阴性预测值可达99.7%。Osterling研究显示任何适于接受前列腺癌根治术的患者，若血清PSA<20ng/ml基本不会有骨转移。Terris等研究表明前列腺癌根治术后若患者血清PSA保持测不出水平，就没必要行骨扫描。

（蔡平昌）

第四节　药物治疗

一、内分泌治疗

由于临床上约有75%的新确诊前列腺癌患者已有局部或远处转移而需要接受根治术以外的其他治疗。由于放疗不能消除盆腔局部癌灶，而且迄今尚无有效的化疗药物，因此多数新确诊的前列腺癌患者将需内分泌治疗。美国退伍军人管理委员会泌尿外科合作研究组(VACURG)在一项研究中将前列腺癌患者随机分组分别给予即刻激素治疗或安慰剂+延迟激素治疗，结果两组生存率无显著差异，因此提出前列腺癌患者早期无症状时可不即刻开始激素治疗，亦可待肿瘤进展到很晚期时再开始激素治疗。若去除26%～40%在激素治疗中死于心血管并发症的患者，计算前列腺癌特异生存率，则显示即刻治疗较延迟治疗效果好，2组癌特异病死率分别为3%和8.4%(P=0.008)。也显著高于安慰剂组的实际生存率。故现在一般认为前列腺癌激素治疗应选早期。

（一）双侧睾丸切除术

双侧睾丸切除术是前列腺癌激素治疗的金标准。Huggins等对21例前列腺癌患者实行双侧睾丸去势术，有75%的患者无论客观症状还是主观症状都有了明显改善。由于日服5mg己烯雌酚(DES)的治疗将引起严重心血管并发症，双侧睾丸切除术已成为替代DES治疗的重要手段。从长期治疗角度来说，它也是目前最经济的治疗。但是与LHRH、DES和缓退瘤等药物治疗相比，双侧睾丸切除术不可逆。其主要缺点是造成患者的精神创伤，永久性丧失性欲和勃起功能障碍。其优点在于治疗耐受性好，可迅速去除体内95%的睾酮。其手术安全、迅速，可在门诊进行。对于勃起功能障碍患者最为理想。为缓解患者的精神压力可采用白膜下切除或植入人工替代物。

（二）己烯雌酚

许多研究表明日服5mg或3mg DES心血管并发症率均很高。Vacurg将DES的剂量分为0.2mg、1.0mg、5.0mg三种，结果表明0.2mg方案不能使血浆睾酮降至去势水平，但研究显示日服1.0mg DES与日服5mg DES疗效相同，足以使睾酮达到去势水平。欧洲癌症研究治疗组织（EORTC）的一项研究中将30805例前列腺癌患者随机分组，分别给予日服1mg DES或双侧睾丸切除术治疗。结果两组生存率及心血管栓塞并发症率均无明显差异。因此日服1mg，每日分3次口服已渐成为标准的治疗方案。

（三）LH-RH类似物

LH-RH拟似剂的应用可以刺激脑垂体分泌LH，持续大剂量的LH-RH则导致其受体的下调，结果是LH分泌和睾酮水平的下降，达到去势目的。有研究显示日静注1mg的LH-RH类似物对前列腺癌患者的疗效与日服3mg DES的近似。Leuprolide的主要并发症为勃起功能障碍和潮热，但较DES治疗心血管并发症和男性乳腺发育明显少。由于LH-RH类似物亦不能阻止肾上腺产生雄激素，其疗效可能与日服3mg DES或双侧睾丸切除术甚至日服1mg DES相当。由LH-RH类似物引起短暂睾酮释放增加我们称之为激素反弹现象，表现为潮热，可使部分患者（7%左右）在治疗1周内出现骨痛。如果存在脊柱转移，还可能引起脊髓损伤导致偏瘫甚至死亡。Thompson等回顾性分析了765例接受LH-RH拟似剂治疗的前列腺癌患者，发现15例患者死于激素反弹导致的“急性加重期”，因此对即使仅有很轻微神经症状的转移癌患者，也不宜使用LH-RH类似物。在开始使用LH-RH类似物时联用缓退瘤可减轻潮热发作。有报道用1日量酮康唑可避免潮热发生。各种LH-RH类似物对前列腺癌的疗效相似。目前国内常用的如Leuprorelin（抑那通）和Goserelin（诺雷德），每28d或30d皮下或肌内注射1次。其明显禁忌证为脊椎转移即将发生脊髓压迫或肿瘤侵及膀胱底部引起早期输尿管梗阻者。

（四）雄激素拮抗剂

正常人体内雄激素大部分（95%以上）是由睾丸分泌的，还有一少部分（5%）来源于肾上腺皮质。DES、双侧睾丸切除和LH-RH可抑制或去除占体内睾酮总量95%的睾丸源睾酮，而对肾上腺皮质产生的少量脱氢表雄酮和雄烯二酮无效。这两种激素可在周围组织包括前列腺内转化成睾酮，且其本身亦有轻度的雄激素效应。雄激素拮抗剂特别是非甾体制剂缓退瘤的活性代谢产物（烃化缓退瘤）可竞争结合双氢睾酮（DHT）和睾酮（T）的胞核内蛋白受体而阻遏雄激素对DNA的效应。缓退瘤与DHT、T受体亲和力并不强，只有在胞质中达到较高浓度时才能抑制DHT、T与受体结合。提示应用缓退瘤时亦应先用药物或手术去除睾丸源睾酮。药物或手术去势治疗失败的前列腺癌患者有1/3对缓退瘤治疗有反应，而单用缓退瘤治疗无效的患者中无一例再对手术或药物去势治疗有反应。这提示单用缓退瘤似较单用去势治疗更易引起前列腺癌对雄激素的非依赖性。Labrie坚持认为缓退瘤必须与药物和手术去势治疗联合应用。他根据已知DHT和烃化缓退瘤分别与雄激素受体的亲和力与各自在前列腺内的浓度计算后指出单用缓退瘤将仍有40%的DHT可与受体结合，而在联用去睾治疗后仅有5% DHT有机会与受体结合。1993年Scher与Kelley发现采用缓退瘤治疗早期有效的前列腺癌患者，长期应用后症状复又加重，PSA增高，而停用缓退瘤后，症状迅速好转，PSA下降并可持续较长时间。这种现象称作缓退瘤撤退综合征。其机制尚未阐明，可能与雄激素受体突变有关。该类药物的优点主要是能够使患者保持性欲和性功能。其不良反应有恶心、呕吐（46%），腹泻（21%），男性乳腺肿大（40%），一过性肝炎综合征（3%）。

甾类抗雄激素药物如醋酸氯烃烯黄体酮和甲地黄体酮可像缓退瘤一样与DHT竞争雄激素受体结合点，它们还有较强的孕激素样作用，可抑制LH释放而产生药物去睾效应。但长期应用醋酸氯烃甲烯黄体酮可出现血清睾酮缓慢上升，这可用日服0.1mg DES克服。这类药物的主要不良反应为引起性欲丧失和勃起功能障碍。醋酸氯羟甲烯黄体酮在抑制前列腺癌进展效应上可能不及DES。日服1mg DES疗效与醋酸氯羟甲烯黄体酮＋睾丸切除术疗效相当。

（五）联合治疗

同时去除睾丸和肾上腺的雄激素作用而达到雄激素完全阻断（MAB），也可称之为雄激素联合阻断（CBA），这种方法可以通过联合应用缓退瘤和药物或手术去势达到完全去除雄激素的作用。NIC进行的一组研究中将603例前列腺癌患者随机分组分别接受Leuprolide联合缓退瘤或联合安慰剂治疗，结果前组患者平均无癌进展生存期为16.5个月，后组患者的为13.9个月，两组差异显著（P＝0.039）。前组的中位生存期35.6个月也显著长于后组的28.3个月（P＝0.05）。该研究中一般情况较好的中轴骨转移癌患者共82例，其中41例经Leuprolide＋安慰剂治疗，中位生存期为41.5个月，另41例经Leuprolide＋缓退瘤治疗，未达到半数患者死亡前中位生存期已达60个月。加拿大的一组研究将203例前列腺癌患者随机分组，分别给予睾丸切除＋Anandron（一种非甾体抗雄激素药）或睾丸切除＋安慰剂。结果两组中位生存期分别为26个月和19个月（P＝0.048）。另一组对457例D_2期前列腺癌患者随机分组双盲研究也显示Anandron＋睾丸切除疗效好于单独睾丸切除。Smith小组对411例D_2期患者随机分组分别经Leuprolide＋Nilutamide组和Leuprolide＋安慰剂治疗后，总共98％（403/411）的患者在治疗后3个月血清PSA水平平均下降97.7％。其中PSA降至正常者在Leuprolide＋Nilutamide组和Leuprolide＋安慰剂组分别占76％和52％（P＜0.001）。EORTC研究组中的327例患者随机分组分别给予单纯双侧睾丸切除或goserelin acertate皮下植入＋缓退瘤治疗，结果药物治疗组肿瘤出现进展时间显著晚于睾丸切除组（P＝0.004），由于睾丸切除与goserelin效果等同，所以两组癌进展时间差异反映了缓退瘤的作用。

上述研究提示联合应用去睾治疗（手术或药物）与抗雄激素治疗（缓退瘤）较单用其中一种疗效为好，这与Labrie的假说相符合，但何种联合效果最佳尚待进一步研究探索。

二、激素非依赖前列腺癌的治疗

转移性前列腺癌在接受阻断雄激素的治疗后，肿瘤又开始进展，在临床上称之为激素非依赖前列腺癌（HIPC）或激素抗性前列腺癌（HRPC），其产生机制尚未明确。有学者认为前列腺癌存在雄激素依赖和非依赖两种克隆癌细胞，内分泌治疗消灭了雄激素依赖克隆，而使雄激素非依赖克隆得以选择性生长；还有学者认为癌细胞的雄激素受体基因发生突变，而使雄激素受体发生变异，产生雄激素非依赖癌；最近有研究认为雄激素非依赖癌的产生与p53基因突变和bcl-2基因过表达而引起的细胞凋亡率下调有关；其他还有认为与EGF和TGF-β的过度表达有关。在临床上雄激素非依赖癌的产生一般表现为内分泌治疗初期有效，然后出现原症状复发，血清PSA回升，原发灶或转移灶增大，产生新转移灶。许多研究以PSA回升到内分泌治疗开始后PSA所下降到的最低值的50％以上，为雄激素非依赖癌复发的诊断标准。

治疗方案：目前常用评估治疗雄激素非依赖前列腺癌的标准为：PSA下降≥50％治前水平为有效。

（一）手术或药物去势治疗后发生的雄激素非依赖癌

首先应检测血清睾酮浓度是否达到去势水平。一组研究中，经手术去睾治疗的45例患者，术后5例（11％）疗效不佳，检测血清睾酮浓度发现均未降至去睾水平，给予拯救性DES治疗，均有反应，并较长时间维持疗效（平均21个月）。目前，虽尚缺少证据，但一般认为，经药物去睾治疗的患者，即使出现雄激素非依赖现象，仍不宜停药，以防止可能的雄激素依赖癌的复发。

（二）内分泌治疗应用抗雄激素类药物或联合应用抗雄激素类药物而出现复发

可停止抗雄激素药物治疗。1903 年 Kelly 和 Scher 首先报道 3 例前列腺癌患者应用缓退瘤治疗初期有效，然后出现肿瘤进展，停用缓退瘤后，患者血清 PSA 下降≥50%。之后其他研究也报道同样的发现。并有报道也可发生于停用其他类抗雄激素药物如 Bicalutamide 和甲地黄体酮时。这种现象被称为缓退瘤撤除综合征或抗雄激素撤除综合征。Small 等综合 3 组研究共 139 例雄激素非依赖患者，经撤除缓退瘤，共 21%患者明显缓解，平均持续 3.5～5 个月，最长超过 2 年。

（三）采用二线激素药物治疗

1.*二线抗雄激素类药物*　缓退瘤撤退无效时，可考虑采用二线抗雄激素药物，包括 Bicalutamide、甲地黄体酮等。Bicalutamide 是非甾体抗雄激素药物，其效应有剂量依赖性，一般治疗量为日服 150～200mg。一组研究用日服 Bicalutamide 150mg 治疗 10 例雄激素非依赖晚期患者，4 例有效(PSA 下降 50%以上)，不良反应较轻，主要为轻度潮热。有研究报道用甲地黄体酮治疗雄激素非依赖癌患者，客观癌状改善率为 0～9%。而最近研究显示 PSA 显著下降(≥50%)率达 12%～14%，虽然患者的客观症状改善不明显。

2.*肾上腺素源雄激素抑制剂*　10%循环中雄激素源自肾上腺，部分雄激素非依赖癌患者在切除双侧肾上腺或抗肾上腺源药物治疗后出现临床缓解，表明有些雄激素非依赖状态中，部分肿瘤细胞仍对雄激素敏感。这类药物包括酮康唑、氨基导眠能、皮质类固醇。以酮康唑为例，其可抑制性腺和肾上腺中的皮质类固醇合成酶系(p450-依赖酶，CYP34A)来干扰雄激素的产生。一次口服 400mg 酮康唑可在 4～8h 内使血清睾酮水平降到去睾水平。

Small 等报道用酮康唑治疗抗雄激素治疗无效的 D_1、D_2 期患者，有效率(PSA 下降>50%)达 67.5%，平均维持效疗 3.5 个月，且无严重不良反应。Mahler 回顾 10 组用酮康唑 400mg 3 次/日＋氢化考的松替代治疗雄激素非依赖晚期癌患者，有效率为 15%。酮康唑还常用于某些必须迅速降低雄激素水平的情况，例如脊柱转移癌患者即将出现脊髓受压时。

3.*雌激素和抗雌激素*　在动物模型中前列腺癌可表达雌激素受体，而且去除雄激素可引起前列腺癌细胞的雌激素受体上调表达。体外实验显示雌激素可激活雄激素非依赖癌细胞的突变雄激素受体。研究表明抗雌激素治疗可产生 0～10%的反应率。

Bergan 等报道用日服他莫昔芬 160～200mg/m^2，使 5/13 例患者 PSA 下降≥50%。另外，有研究报道大剂量雌激素可产生拯救性客观改善，如 Terro 等报道用每日静脉输入 1104mg 二磷酸己烯雌酚治疗，可使 75%患者疼痛缓解，10/29 患者 PSA 下降>50%。其机制可能是直接细胞毒效应引起有丝分裂抑制，也可能是引发细胞凋亡机制。

（四）化疗

前列腺癌绝大多数为激素依赖性肿瘤，保守治疗中以内分泌治疗首选，只有在内分泌治疗失败后，可选单用或联合化疗。一般认为现有化疗对前列腺癌的治疗效果不佳。1985 年 Eisenberger 回顾 17 组 1464 例随机分组的临床研究，化疗的客观反应率(CR＋PR)仅 4.5%；1992 年 Yagoda 和 Petrylak 回顾 26 组 1987～1991 年的研究，总反应率仅 8.7%。但是，最近应用化疗治疗雄激素非依赖前列腺癌引起关注。这是因为：①通过新的疗效评估方法，包括 PSA 和生命质量评估，发现从前被认为无效的某些化疗药物可能有效；②新的联合化疗方案可能有协同效应；③更好的支持疗法，如镇吐剂和血细胞生长因子，使化疗更安全.毒性减少；④开发了新的化疗制剂。

近年来许多研究将内分泌治疗和化疗联合应用，就其疗效尚不肯定。目前常用的化疗方案有：

1.*以多西紫杉醇为主的化疗*　化疗是目前 HRPC 的主要治疗方法。米托蒽醌和雌莫司汀是 FDA 批准的可用于治疗前列腺癌的化疗药物，与激素联用可以改善临床症状，降低血清 PSA 值，但均未延长患者的生存时间。2004 年美国临床肿瘤学会（ASCO）年会上，报告了两项以多西紫杉醇为主治疗 HRPC 的Ⅲ期临床研究 TAX327 和 SWOG9916 试验，结果显示能明显提高生存时间，从而改变了化疗在 HRPC 治疗中的地位。TAX327 试验：选择 1006 例 HRPC 患者，随机分为 3 组。结果多西紫杉醇 3 周组、多西紫杉醇每周组和标准治疗组的总生存期分别为 18.9、17.3、16.4 个月，疼痛减轻的比例分别为 35％、31％、22％。提示多西紫杉醇联合泼尼松 3 周方案与米托蒽醌联合泼尼松化疗比较，可以显著改善症状，延长生存期。SWOG9916 试验：比较多西紫杉醇联合雌莫司汀（D/E 组）和米托蒽醌联合泼尼松（M/P）治疗 674 例 HRPC 的治疗效果，结果 D/E 组的中位生存时间为 17.5 个月，长于 M/P 组的 15.6 个月（P＝0.01），D/E 组的中位无进展生存时间为 6.3 个月，长于 M/P 组的 3.2 个月，D/E 联合治疗的总生存率提高 20％（P＜0.01），无进展生存率提高 27％（P＜0.001）；D/E 组有 50％的患者 PSA 下降超过 50％，M/P 组的患者有 27％下降超过 50％（P＜0.001）。骨髓抑制、发热、恶心、呕吐和心血管毒性的发生率 D/E 组较高，但两组没有显著差异。这两个试验设计不同，但证明了同一个结果，即多西紫杉醇对于 HRPC 具有明确的生存益处。因此，FDA 已于 2004 年 5 月 19 日批准多西紫杉醇联合泼尼松为治疗晚期转移性前列腺癌一线治疗。

2.蒽环类为主的方案　小剂量阿霉素（20mg/m²）虽然对晚期前列腺癌的骨痛症状有一定的姑息性缓解作用，但对 HRPC 总体疗效甚微。该药与丝裂霉素、5-FU 合用的总体有效率仅 14％～16％，而且骨髓抑制较为明显，故而不主张使用。最近，有报道阿霉素每周给药，并与酮康唑合用，在 72 例 HRPC 患者中，PSA 反应率达 55％，但 45％的患者因治疗并发症住院，其中 2 例发生心源性猝死，而且感染与多形红斑也较常见，从而限制了该方案的应用。阿霉素与逐渐加量的环磷酰胺联用于 35 例 HRPC 患者，15 例发现病灶的减小，PSA 反应率达 46％。更为重要的是，尽管 33％的患者发生 4 级中性粒细胞减少，仅不到 10％的患者因此而发病。该作用建议，与粒细胞集落刺激因子（G2CSF）合用，可以增加该方案的安全性，值得进一步研究其有效性。

米托蒽醌与阿霉素结构相似，但毒副作用要轻得多。早期的一些实验表明，单用米托蒽醌对未接受细胞毒性药物治疗患者的症状有一定缓解作用，但是总体疗效极其有限，而米托蒽醌合用强的松对 37％的 HRPC 患者有姑息性治疗作用。正是由于此方案使患者的生活质量得到提高，尤其是骨痛得以缓解，米托蒽醌加用肾上腺皮质激素成为唯一的经美国 FDA 正式批准的处理 HRPC 患者骨痛的化疗方案。

3.雌氮芥为主方案　雌氮芥是去硝基氮芥和雌二醇的稳定结合物，使烷化剂结合到雌激素受体阳性的癌细胞，对前列腺组织有一定的特异性，但是单用雌氮芥的反应率仅约 20％左右。最近的研究表明，雌氮芥的烷化作用较轻微，它可进入前列腺上皮细胞内部，与微管和核基质相结合，并促进某些药物与其相结合，还可以抑制多药耐药转移子-糖蛋白 P 的作用。所以，近年来人们对探讨雌氮芥与微管抑制剂、拓扑异构酶Ⅱ抑制剂联用的效果颇感兴趣。

雌氮芥与长春花碱联用，病灶消退率约 25％，持续的 PSA 下降达 54％。雌氮芥可能对长春花碱所致的骨髓抑制有一定保护作用，因为联用组的粒细胞减少发生率明显低于单用长春花碱组。Paclitaxel 与 Docetaxel 都是 Taxane 类微管抑制剂，仅作用时相与位点有所不同，单用于 HRPC 时，疗效均极为有限。Paclitaxel 与雌氮芥合用时对前列腺癌细胞株显示出显著的抗有丝分裂作用。96 小时持续输注 Paclitaxel 同时服用雌氮芥，32 例 PSA 值高者中 17 例 PSA 下降大于 50％，但是，给药不便限制了其应用。

拓扑异构酶Ⅱ完成 DNA 构型变化是在核基质区进行的，雌氮芥与拓扑异构酶Ⅱ抑制剂合用可能有协同作用。实验表明，etoposide 和雌氮芥在体内外针对鼠前列腺癌细胞株 MLL 均有协同的细胞毒作用，而且这种相互作用发生在任何一种药物的浓度都不足以发挥作用时。临床试验显示 HRPC 患者对该方案的病灶反应率约 47％，PSA 反应率为 49％，不良反应则由于雌氮芥的用量减少而减轻。有人观察了将雌氮芥(280mg,每日 3 次,口服)、Etoposide(100mg,每日 1 次,口服 14d)和 Paclitaxel(135mg/m^2 在第 2d 静脉输注)联用的临床疗效,以 28d 为 1 个疗程,在 40 例患者中 PSA 反应率约 65%,而不良反应发生率较低。

4.新化疗方法　对于多西紫杉醇治疗失败的患者,可以选择包括米托蒽醌、长春瑞滨、沙铂、埃坡霉素等联合化疗。

(1)Ixabepilone:是一种新型的埃坡霉素类似物,具有独特的与微管蛋白结合的方式,可能在克服多药耐药方面的机制优于紫杉类药物。体内或体外试验均证明埃坡霉素对多西紫杉醇耐药或不敏感的前列腺癌细胞有显著的抗肿瘤活性,其主要的不良反应是可逆的神经毒性,且无须激素处理。美国西南肿瘤组(SWOG)研究证实,Ixabepilone 治疗后有 34%的患者 PSA 降低,在多中心临床试验中,联合或不联合雌莫司汀治疗 HRPC,均具有显著的疗效。对于 Ixabepilone 治疗失败的患者,二线使用多西紫杉醇化疗,其有效率明显下降但仍有 36%的患者 PSA 下降,提示两者存在不完全的交叉耐药。

(2)沙铂:是一种口服的新型铂制剂(JM2216),体外试验表明其具有类似顺铂的毒性,对于一些耐顺铂的人肿瘤细胞株仍有杀伤活性。EORTC 泌尿生殖研究中心开展了沙铂治疗 HRPC 的随机Ⅲ期临床试验:随机选取 50 例患者,主要评价沙铂加泼尼松比单用泼尼松作为一线化疗对 HRPC 的临床疗效。研究结果表明,沙铂治疗组患者无病生存时间(PFS)显著长于对照组,前者平均为 5.2 个月,后者平均为 2.5 个月;33%的沙铂治疗组患者 PSA 下降超过 50%,对照组只有 9%;沙铂组患者中位生存期为 15 个月,对照组仅为 12 个月。该药物的不良反应为剂量依赖性,主要包括骨髓抑制、胃肠道反应和腹泻。

(3)化疗联合靶向治疗:Oblmersen(Genasense,G3139)是一个 18 基体硫代磷酸反义脱氧核苷酸复合体,直接针对 Bcl-2 的 mRNA,下调 Bcl-2 水平,抑制 Bcl-2 蛋白的表达。临床前试验表明,先用 Genasense 再用多西紫杉醇的治疗效果优于单用多西紫杉醇,且能显著增加化疗、内分泌治疗和放疗的治疗效果。EORTC 泌尿生殖研究中心对比单用多西紫杉醇和联合多西紫杉醇和 GenasenseⅡ期临床试验:28 例患者接受 Oblmersen 7mg/(kg・d)持续静滴(第 1~8d),多西紫杉醇(75mg/m^2)第 6d 静滴,每周 3 次为 1 个疗程,累积接受 173 个疗程治疗。结果 14/27(52%)PSA 下降,4/12(33%)可测量病灶缩小,治疗有效患者体内 Oblmersen 的血浆稳态浓度高于无效患者(6.24±1.68 vs 4.27±1.22,P=0.08),平均中位生存期 19.8 个月,外周血单个核细胞 Bcl-2 的表达下降 49.9%。提示联合使用 Genasense 和多西紫杉醇,能提高有效率和平均生存期,且毒副反应小,外周血单核细胞中 Bcl-2 的表达明显下降。

沙利度胺(反应停)和其类似物能通过多种途径调节免疫系统,如抗血管生成、抗细胞增殖和诱导细胞凋亡等,在某些肿瘤具有间接的抗肿瘤效应。另一项关于沙利度胺联合多西紫杉醇治疗前列腺癌Ⅱ期临床试验结果提示:多西紫杉醇联合反应停组的 PSA 下降较快。随访 18 个月,多西紫杉醇联合反应停组的总生存率为 68.2%,而单用多西紫杉醇只有 42.9%,差异具有显著性。

内皮素-1(ET-1)通过与内皮素 A 受体结合起效,在前列腺癌的进展和转移,尤其是骨转移中发挥重要作用。阿曲生坦是一种口服的高选择性内皮素 A 受体拮抗剂,单次口服消除半衰期为 20~25h,组织分布广泛,能逆转或阻断 ET-1 对于肿瘤细胞增殖、血管生成、骨质破坏的促进作用及其对血流动力学方面的影响。临床Ⅰ、Ⅱ期治疗 HRPC 的研究表明,阿曲生坦耐受良好,明显延长前列腺癌的疾病进展时间(TTP),降低血清 PSA 和骨碱性磷酸酶水平,减少骨相关事件,提高生活质量。最常见的不良反应为轻中度的外周水肿、鼻炎和头痛。

血管内皮生长因子(VEGF)是肿瘤新生血管形成的必要因子,对肿瘤的生长和转移起重要作用,在多种肿瘤中均有过表达。Avastin 是一种抑制 VEGF 的人源性单克隆抗体。CALGB、ECOG 和 NCIC 正在进行一项Ⅲ期临床研究,对比多西紫杉醇联合泼尼松加或不加 Avastin 治疗 1020 例 HRPC 患者的效果。

(4)肿瘤疫苗治疗:前列腺癌细胞表达许多特异性相关抗原,为制造肿瘤疫苗提供了靶抗原。

Provenge(APC8015)是采用 Dendreon 公司专利技术-抗原传递盒技术开发的一种肿瘤疫苗。它利用在95%的前列腺癌中均能发现的一种前列腺酸性磷酸酶(PAP)的重组物作为抗原,体外将靶抗原和患者自身的树突状细胞结合,再回输到患者体内以刺激免疫应答。Ⅲ期临床试验选择无症状的 HRPC 患者随机分为两组:Provenge 组 82 例,对照组 45 例,14d 为 1 个周期,完成 3 个周期。3 年存活率治疗组为 34%,对照组为 11%。中位生存期治疗组为 25.9 个月,对照组为 21.4 个月。而对于 Gleason 评分≤7 分的患者则可提高 6.4 个月的生存期。

(五)其他治疗

1.生长因子抑制剂　有研究表明转化生长因子-β(TGF-β)是一种潜在的增殖抑制因子。在多种前列腺癌模型中的研究认为,有证据表明恶性细胞逃脱了 TGF-β 的生长抑制作用。抗寄生虫药物苏拉明治疗雄激素非依赖癌的机制可能即抑制 TGF-β 与其受体结合。早期无对照组研究显示,苏拉明治疗晚期前列腺癌有效率可达 77%。最近一组研究中,将 458 例症状性雄激素非依赖癌患者随机分组,一组用苏拉明+氢化考的松,一组用安慰剂+氢化考的松。结果显示,前组较后组疼痛缓解率显著高(43%:28%,P=0.001),平均疼痛缓解时间显著长(240d∶69d,P=0.0027),PSA 下降≥50%比率显著高(32%:16%,P=0.001)。其毒性反应主要是神经毒性和骨髓抑制,但均可控制。其他生长因子抑制剂如 GHRH 拮抗剂也有处于动物实验阶段,并显示较好效果。

2.血管生长抑制剂　研究表明任何实体肿瘤的生长和转移都依赖于新生血管的形成,抗血管形成来治疗肿瘤是近年来提出的新的概念。这类药物是通过抑制肿瘤血管生长来达到抑瘤目的,目前尚处于实验研究或动物实验阶段,并已显示有良效。正处于研究的这类药物有反应停、TNP-470、内稳素、Angiostatin 等。研究发现前列腺癌中大量表达基质金属蛋白酶(MMP),而后者可促使肿瘤穿过基质而发生转移。因而 MMP 抑制剂可能有抑瘤作用。目前这类药物如 Marimistat 已进入临床实验阶段,以确定其有效用量。

3.促进细胞凋亡治疗　近年来关于特异性凋亡蛋白酶(CAD)与凋亡抑制蛋白(IAP)的研究备受关注。现认为体内绝大多数细胞的凋亡最后都通过特异性凋亡蛋白酶来完成。在前列腺细胞的凋亡过程中 CAD-3 和 CAD-7 的表达增加。所以可考虑加强前列腺中特异性凋亡蛋白酶以促进前列腺癌细胞的死亡,来治疗前列腺癌。

4.基因治疗　基因治疗是应用基因载体将目的基因导入靶细胞从而改变靶细胞的基因表达起到疾病治疗的目的。前列腺癌基因治疗的策略主要包括:①免疫性基因疗法。主要是通过体外或回体方法增强机体对肿瘤的免疫能力。主要包括基因瘤苗疗法和诱导基因疗法。②对癌基因和抑癌基因的治疗。主要通过抑癌基因的表达和恢复抑癌基因的正常功能。③细胞毒性基因疗法。包括利用基因介导的细胞毒作用或特异性凋亡介导方法杀伤瘤细胞。目前基因治疗的主要难题就是组织特异性问题,高度癌组织特异性的基因转导和表达是有效基因治疗的前提和安全保障,这对于前列腺癌转移灶尤为重要。目前还没有针对前列腺癌的最佳基因载体。现在我们多用前列腺组织特异性的启动子(如 PSA 启动子/增强子)来调控目的基因,达到基因治疗的特异性。

三、骨骼转移的治疗

前列腺癌最常见的远处转移部位为骨骼。65%~75%中晚期前列腺癌患者在癌症自然过程中发生骨转移。一般认为前列腺癌细胞易通过淋巴管或血管(特别是 Batson 血管丛)转移至骨,尤其是腰椎、骨盆。骨转移可导致病理性骨折、脊髓压迫及恶性高钙血症(HCM)等并发症,称为骨相关事件(SRE)。前列腺癌的骨相关事件通常需接受放疗和(或)手术治疗,出现骨转移患者的生存时间为 12~53 个月,并与诊断骨转移时的激素状态有着密切联系，骨转移或骨质疏松导致的骨折是前列腺癌患者独立的生存预后指标。

（一）前列腺癌骨转移的生物学基础

前列腺癌骨转移的形成常经历一系列级联生物过程。肿瘤细胞先侵入血管和（或）淋巴管，循环至骨的毛细血管，穿透血管从进入骨组织并最终形成转移。前列腺癌及骨基质细胞产生的间质因子起着催化作用，这些因子在骨吸收过程中释放，使恶性肿瘤细胞易于生长浸润。一方面富含细胞因子的骨基质是前列腺癌细胞趋化于骨的化学因子，这和骨细胞产生的因子如骨形态发生蛋白4（BMP4）增加前列腺癌细胞黏附于骨髓内皮组织的能力相关；骨基质因子如间质细胞分泌因子-1增加前列腺癌细胞穿透内皮细胞界面的转移能力。另一方面，前列腺癌细胞黏着及渗透能力和其产生的激活蛋白酶受体（PAR1）相关，它可促进细胞黏附于基质蛋白，使癌细胞易于移位，并分泌基质金属蛋白酶（MMP），而MMP容许转移肿瘤细胞和原发灶分离，渗出或渗入血管，着床于骨，在前列腺癌细胞中PAR1表达较正常组织明显为高。

一旦癌细胞着床于骨环境，前列腺癌细胞和维持骨自身稳定的骨细胞将相互作用，干扰骨代谢并促进肿瘤生长，在破骨阶段转化生长因子-β（TGF-β）和胰岛素样生长因子-2（IGF-2）从骨基质中释放，刺激成骨母细胞生长以修复骨的溶解。而前列腺癌骨转移细胞分泌TGF-β和内皮素-1（ET-1）影响骨的代谢，同时分泌PSA、IGFs以及甲状旁腺相关激素BMPs来刺激成骨细胞生长，这也解释了为什么大部分前列腺癌骨转移呈成骨改变。显然，了解其分子机制为临床策略的制定提供了理论依据。

（二）临床评价

治疗前的血清PSA值、Gleason评分及临床分期是判断前列腺癌预后的主要因素，同时，也是局限期前列腺癌可能出现骨转移的相关因子。研究表明以上三因素都是前列腺癌患者预测骨扫描阳性率的独立因素。对于Gleason评分为2～7分、PSA≤50ng/ml和临床分期≤T_2b的患者，骨扫描阳性率仅1%。但在Salonia等回顾分析的1587例新诊断的前列腺癌的结果中发现，即使PSA≤10ng/ml如临床分期为T_3，其骨扫描阳性率比PSA≥10ng/ml但分期为$T_{1\sim2}$的患者更高（76.9% vs 23.1%，P<0.001）。虽然从单因素分析来看，PSA≤10ng/ml骨转移的可能性明显较低，但值得注意的是伴有骨转移的患者中约42%的患者PSA≤10ng/ml。因此，骨转移的风险和PSA值、Gleason分级及临床分期的综合指数相关。病理分级也是骨转移的影响因素之一，对临床分期为$T_{3\sim4}$且病理分化较差的患者，骨转移的可能性明显增加。

前列腺癌骨转移的骨痛始发时常表现为典型的隐匿性疼痛，数周或数月后疼痛逐渐加剧，疼痛部位通常位于受肿瘤侵犯的骨转移灶或其临近部位。前列腺癌患者的突发性后背疼痛可能是椎体内癌组织破坏椎体（如病理性骨折）所致，出现该种症状的患者应及时进行全面的神经系统检查以尽早发现是否存在硬膜外脊髓受压迫。伴骨转移前列腺癌患者的实验室检查中最常见的现象为血清PSA值上升、血清碱性磷酸酶上升与贫血。其中，贫血与骨转移的严重程度成正比，但前列腺癌的治疗（包括雄激素阻断治疗、化疗、外放射治疗及放射性同位素治疗）也可导致贫血。骨组织来源的碱性磷酸酶可作为治疗疗效的参考，血清碱性磷酸酶值的显著下降是治疗有效的可靠指征。前列腺癌骨转移患者接受治疗前须接受影像学检查以确认骨转移灶的部位、数量及严重程度。放射性同位素骨扫描是最有效的影像学检查，有助于确认骨转移的存在、分布及特征。放射性同位素骨扫描因其高敏感性，已成为目前最常用的排除及确认肿瘤骨骼转移的影像学检查手段。普通X线平片的敏感性远低于放射性同位素骨扫描，但可用于有症状的部位的检查或排除良性病变导致的放射性同位素骨扫描检查异常。其他影像学检查包括CT与核磁共振（MRI）对某些特定骨骼转移状况具有指导作用。核磁共振可确定伴神经功能异常的脊椎转移患者是否有硬膜外脊髓压迫症，并帮助决定是否应采用肿瘤切除、脊椎加固与放疗的联合治疗。

（三）治疗方法

前列腺癌骨转移的治疗属姑息治疗，其目的为缓解骨转移灶引起的疼痛、改善运动机能以及预防或治疗因骨转移所引发的并发症(如病理性骨折与脊椎神经压迫等)。常用的治疗手段包括内分泌治疗(手术或药物去势)、放疗(外放射或放射性同位素治疗)、化疗、双磷酸盐类药物治疗以及止痛。然而,目前临床上对前列腺癌骨转移(尤其是对无症状患者)的最佳首选治疗手段尚无定论。

1.*内分泌治疗*　内分泌治疗是晚期尤其是转移性前列腺癌的最主要手段之一,主要通过雄激素阻断(手术或药物去势)抑制体内雄激素对前列腺癌细胞的生长促进作用。未接受过内分泌治疗者,经雄激素阻断治疗骨转移灶所引起的疼痛控制率可达 80%以上。另外,内分泌治疗对骨骼以外的复发病灶也有良好的姑息治疗效果。然而,雄激素阻断治疗的有效治疗期仅 2～3 年,绝大多数患者逐渐对内分泌治疗失效,发展为激素非依赖性前列腺癌。

2.*外放射治疗*　对内分泌治疗失效且骨转移灶仅局限于一处或几处的前列腺癌患者,局部外放射治疗(EBRT)是缓解骨骼转移灶所引起疼痛的首选治疗手段。在 RTOOG 7402 试验中,经外照射后有 54%患者疼痛完全缓解,如结合部分缓解率,可高达 90%。鉴于前列腺癌为增殖慢的肿瘤,大分割放疗在 RTOG7402 中也被采纳,并发现有多处骨转移患者采用大分割放疗似乎更有效。常用的骨转移外放疗给量方式包括 30Gy/10 次、20Gy/5 次与 8Gy/1 次,每日放疗 1 次。虽然常用放疗剂量为 30Gy/10 次,但最佳的放射剂量尚未明确。二项临床Ⅲ期研究发现大分割放疗 8Gy/1 次和 30Gy/10 次比较,骨痛缓解率相近,大分割放疗不增加放射急性毒副反应,但 8Gy/1 次照射组患者缓解时间较短,需再次治疗的病例数明显较多(18% vs 9%,$P<0.001$),认为疗效和照射的生物剂量相关。总的照射剂量和缓解率呈正相关,患者接受放疗剂量>40Gy 患者的骨痛完全缓解明显较<40Gy 放疗组为高(75% vs 61%,$P<0.05$)。因此,理想的照射单次剂量、总量以及分割方法需要进一步的探索。

半身放射(HBI)主要用于止痛剂及其他治疗方法(化疗、内分泌治疗、局部治疗)无效的多发性骨转移患者疼痛剧烈时。HBI 姑息作用的有效率为 52%～78%,其中 5%～50%的患者骨痛完全缓解。由于有一定的并发症,如胃肠道反应、骨髓抑制、放射性肺炎综合征等,限制了 HBI 在临床上的应用。分割放疗提高了照射总剂量,提高疗效的同时,副作用未见明显增加。

虽然外放射治疗对局部骨转移所引起的疼痛症状具显著疗效,但因其对骨髓的抑制作用及对邻近正常组织的副作用,对多处骨骼转移或已接受外放射治疗的同一骨转移灶复发的前列腺癌患者一般不建议使用,而应考虑放射性同位素治疗。

3.*放射性同位素治疗*　以骨转移灶为标靶的放射性同位素已被用于多种病理类型的恶性肿瘤的治疗,同位素注入体内后,容易与骨转移灶的骨组织结合,与正常骨组织或非骨组织结合相对较少,通过发射低能量的射线起治疗作用,其主要用于治疗转移性前列腺癌或乳腺癌骨转移灶所引起的疼痛。目前北美常用的同位素药剂包括^{89}SrCl[锶^{89}]与^{153}Sm[钐^{133}]-EDTMP。这两种同位素均发射 β 粒子,但它们的物理学特性,尤其是半衰期和 β 粒子能量均不相同。

锶^{89}的半衰期为 50d,其放射的 β 射线在治疗后的 2 个半衰期(约 101d)内释放量为 75%。由于释放期较长,治疗效果一般在药剂注射后 7～20d 开始显现,且疼痛缓解较缓慢,治疗后骨髓康复期也相对较长。与常规外放射治疗相比,锶^{89}治疗对多处骨转移的激素非依赖性前列腺癌患者更为有效。一项临床试验共随机治疗了 284 例伴骨转移灶疼痛的激素非依赖性前列腺癌,入组患者分别接受了锶^{89}治疗或常规局部外放疗或半身放疗,三组病例治疗后 3 个月的疼痛缓解率相似(均约 60%),但锶^{89}治疗组日后出现新的骨转移性疼痛病例较局部放疗明显减少(2% vs 12%,$P<0.01$),与半身放射治疗组类似。

钐^{153}的半衰期为 1.9d,其放射的 8 射线在治疗后的 2 个半衰期(约 4d)内释放量为 75%。钐^{153}对疼痛缓解的起效及骨髓康复的时间均较短,但其 β 粒子能量较锶^{89}低,因而穿透性较弱。一项临床试验对 118 例伴骨转移患者(68%为前列腺癌)随机给予高剂量(1.0mCi/kg)钐^{153}、低剂量(0.5mCi/kg)钐^{153}(试验组)

或安慰剂(对照组),对照组患者在接受4周安慰剂治疗后一旦疼痛未减轻或加剧即转而接受钐[153]治疗。该试验结果显示,与对照组相比,高剂量钐[153]治疗组中72%的患者疼痛有不同程度的减轻,其中约50%患者的疼痛姑息疗效持续超过16周;接受低剂量钐[153]治疗的患者则疼痛无明显减轻;仅接受安慰剂治疗的患者止痛剂用量显著加剧,但转移组接受钐[153]治疗后止痛剂用量减少;三组患者总存活率无显著差异。入组该试验的患者未出现严重骨髓抑制,试验组患者除血小板与白细胞数量短暂降低(接受高剂量钐治疗者血小板与白细胞最低值分别为118000/μl与3100/μl)外,无其他明显副作用,且骨髓抑制症状于治疗后8周内完全恢复。

以上两种药物被美国FDA批准应用于骨转移癌缓解疼痛的治疗,在临床应用过程中,应注意骨痛有一过性的加重现象,通常发生在开始治疗的1周,持续3～7d,称为骨痛闪烁,无须特殊处理,会逐渐缓解。

4.放射性同位素与化疗的联合治疗 放射性同位素治疗不仅可减缓前列腺癌骨转移导致的疼痛症状,且能降低患者的血清PSA值,具一定抗癌活性。一项已发表的小样本的随机临床试验中,72例同位素骨扫描呈阳性的激素非依赖性前列腺癌患者完成2～3个疗程诱导化疗[交替雌莫司汀、长春碱、多柔比星、酮康唑方案]后随机随机接受了锶[89](mCi)+多柔比星[20mg/(m^2·周)]或同剂量的多柔比星单药化疗。结果显示,尽管两组患者的血清PSA值无显著差异,但锶[89]治疗组的疾病进展时间及患者中位存活期较多柔比星单药化疗组显著延长,分别为13个月比7个月,与28个月比17个月。锶[89]治疗组患者Ⅳ度中性粒细胞减少症较单一化疗组常见(16% vs 3%),但未增加Ⅳ度血小板减少症。

5.双磷酸盐治疗 双磷酸盐是内源性焦磷酸盐的类似物,这类药物主要具有抑制破骨细胞的作用,特别是通过降低H^+和Ca^{2+}转移出细胞外及调节各种酶的活性来减少骨吸收。双磷酸盐可使血清中钙离子浓度正常化,减少癌症骨转移发生率,延缓骨转移所引起并发症(如病理性骨折与疼痛)的发生,并可用于预防晚期前列腺癌患者因雄激素阻断引起的骨坏死。一项针对激素非依赖性前列腺癌的随机临床试验中,634例伴有骨转移的激素非依赖性前列腺癌患者随机分为唑来磷酸治疗组(4mg/3周)或安慰剂组,首要的观察终点为首次发生骨相事件(SRE)。结果显示唑来磷酸使SRE的发生率减少25%(P=0.02),安慰剂组发生SRE的中位时间为321d,唑来磷酸组在420d时SRE的发生率仍<50%,唑来磷酸组首次发生SRE的时间延迟至少100d(P=0.01)。患者尿中骨吸收标志物显著降低,提示唑来磷酸降低了骨吸收。在治疗15个月后,122例患者继续予唑来磷酸治疗9个月,结果显示其临床疗效与前15个月相似。唑来磷酸组至少发生一次SRE的人数少于安慰剂组,分别为38%与49%(P=0.028),每年SRE的发生率为0.77及1.49(P=0.005),平均发生SRE的时间为488d和321d(P=0.009),唑来磷酸使SRE的风险减少了36%(危险比0.64,P=0.002)。唑来磷酸显著缓解了前列腺癌患者的骨痛症状,虽然疼痛评分在两组中均有增加,但在治疗的3、9、21和24个月时,唑来磷酸组出现疼痛加重者低于安慰剂组(P<0.05)。

虽然双磷酸盐类药物无法显著缓解前列腺癌骨转移所引起的疼痛,但可延缓骨转移所导致的并发症发生,美国药物食品管理局(FDA)已批准唑来磷酸用于激素非依赖性前列腺癌的治疗,并建议一旦患者的放射性同位素骨扫描发现骨转移即施以双磷酸盐(如经静脉给予唑来磷酸)治疗以延缓骨转移可能导致的并发症。

双磷酸盐类药物几乎完全经肾脏排泄,故肾功能不全的患者应慎用。由于抑制破骨细胞的骨吸收作用,降低骨的更新及矿化作用,可引起骨软化和低钙血症,部分病人还会出现急性期反应,包括轻至中度的流感样症候群,如乏力、贫血、肌痛、发热和下肢水肿。这些急性期反应多可在静脉输注的1～2d消失。

6.外科手术 虽然手术在前列腺癌骨转移治疗中应用有限,但对伴病理性骨折或即将发生骨折的患者,应采用手术对受累骨加固后给予外放治疗。另外,手术与外放疗联合治疗是治疗因脊椎骨转移而导致脊髓压迫症的主要手段。

(于洪刚)

第五节　放射治疗

一、外照射放射治疗

（一）适应证

1.$T_{1\sim2}$期前列腺癌，并且 PSA≤10ng/ml：据国内外文献报道，放射治疗与根治性前列腺癌切除术的生化失败率无差别。

2.局限于前列腺的肿瘤、PSA 值较高。

3.前列腺癌出现盆腔淋巴结转移。

4.雄激素非依赖性前列腺癌 Gleason 分级较高和肿瘤较大。

（二）靶区的确定

放疗的原则是在充分保证靶体积能得到足量照射的前提下，治疗体积越小越好。治疗体积越大，包括的正常组织越多，对放射线的耐受性越差，从而影响肿瘤局部的照射剂量。在临床治疗中应注意随着肿瘤的缩小而缩小治疗体积。尤其是体积较大、放射敏感性较差的肿瘤更应如此。这样可使肿瘤局部获得高剂量照射，而不致引起严重的放射反应或后遗症。

1.确定靶区的范围　在制定治疗计划时，首先要确定肿瘤体积、靶体积及治疗体积。前列腺癌肿瘤体积其位置及范围可通过直肠指检、电子计算机体层扫描（CT）、B 型超声波、放射性核素显像、X 线检查及核磁共振（MRI）等影像诊断方法确定。术后放疗患者，术中所见肿瘤侵犯情况及在瘤床周围所做的金属标志对确定肿瘤体积有很大的帮助。靶体积包括肿瘤体积和其他可能有肿瘤侵犯的组织。靶体积的确定主要从临床分期、肿瘤的病理类型及分化程度来确定。治疗体积应考虑每次摆位时产生的微小差异和治疗过程中由于靶体积内组织有肿胀造成靶体积的变化等因素。因此，治疗体积照射野必须包括靶体积外的一部分正常组织。

2.靶区的定位　一切治疗计划的基础在于准确地定出肿瘤的范围以及它和患者躯体轮廓、与周围正常组织的关系。靶区的定位方法有模拟机透视定位、X 线摄片定位及 CT 扫描定位。模拟机透视定位不能作治疗计划、不能精确了解剂量分布情况。X 线摄片定位已被 CT 扫描定位取代。CT 扫描定位已作为前列腺癌的主要定位方法。

（三）照射野的设置

1.肿瘤靶区野　包括前列腺及精囊区域。这个区域照射野为四野“盒式”：前后（AP）、后前（PA）野为 8cm×8cm～10cm×10cm，依前列腺大小而定。左右两侧野（LR）为 8cm×7cm，照射野下缘均为坐骨结节下缘。

2.盆腔靶区野　包括前列腺、精囊以及髂内、髂外和髂总淋巴群。临床绝大多数病例需要照射这个靶区。文献报道前列腺癌淋巴结转移率极不一致，盆腔淋巴结转移率与肿瘤分期及癌细胞分级有关。Berzell 等报道 B 期前列腺盆腔淋巴结转移 25%，C 期 63%；癌细胞分化好，区域淋巴结转移 16%，中等分化的转移率为 39%，分化差的转移率达 60%。Hanks 认为临床估计盆腔转移超过 15%，就应予盆腔照射，而 T_3（C 期）前列腺癌的盆腔转移率可达 50%～69%。盆腔通常采用四野（前后、后前及左右两侧）盒式照射方式，其前后、后前野上界一般在骶 1、2 或腰 4、5 椎体水平，下界一般为坐骨结节下缘，前后野侧缘通常设在髋臼窝顶部中1/3处，如果病变侵犯达盆壁，则可放宽1～2cm。左右两侧野上界在髂前上棘上2～3cm，下界在坐骨结节下缘，前界在耻骨后外，后界在股骨头后1～2cm。上述照射野包括髂总淋巴结。华盛顿大学对A2、B期AP-PA野用15cm×15cm照射野，等中心为16.Scm；C、B期的AP-PA为15cm×18cm，等中心为16.5～20.5cm。

3.腹主动脉旁淋巴结群靶区野 此靶区可在盆腔照射野之上另设一照射野，与盆腔野的间隙需经计算确定，或设间隙2cm。照射野为AP-PA两野，上界T_{12}～L_1间隙，下界接盆腔野上界，野宽10cm。

（四）放射治疗剂量的确定和优化

1.外照射放疗（EBRT） 外照射放疗总剂量受到多种因素的影响，但总的原则应是以照射靶区体积、设野技术、所采用的射线种类、病变范围及解剖部位等多种条件判断为前提。根据不同的情况制定合理治疗方案时，要重视分割分次剂量。适用于局限于前列腺的肿瘤，对于PSA较高，Gleason分级较高或肿瘤较大，以及非激素依赖性的肿瘤均应考虑放疗。前列腺癌放疗的长期效果令人满意。Perez等综述主要的放射治疗文献，大部分文献报告5年无病生存率为65%～80%，随肿瘤分期增加，生存率显著下降。前列腺癌T_1和T_2期病例放射的长期效果与前列腺切除术的结果相似。Bagshow在1988年报道了Stanford大学30年间放射治疗900例前列腺癌的结果。对于TB_1期癌患者放疗后15年生存率接近根治切除术（约48%）；对于临床TB_2、TB_3期患者放疗后15年生存率仅23%。而有研究显示B期患者仅接受前述期待治疗，15年生存率也可达到(67±12)%(SE)，提示TB_1患者经放疗取得的长期生存率可能仅是前列腺癌较长自然进程期的结果。TB_2、TB_3期患者经放疗后长期生存率并不理想，表明放疗并非这类肿瘤的理想治疗。

前列腺癌外照射常选用加速器高能X线或^{60}Coy射线。放疗剂量与分期有关，A或T_1限局前列腺区Dt 60Gy；B及T_2限局前列腺区Dt 60～70Gy；C及T_3、T_4盆腔野45～50Gy，局部前列腺10～25Gy。前列腺病灶的总剂量应在60～70Gy以上，肉眼可见淋巴结转移灶应予60Gy，亚临床病灶应予50Gy。对限局前列腺癌（Ⅰ、Ⅱ）期先前后野及后前野照射Dt 45～50Gy，再用左右两侧野加量15～20Gy，或用270°弧形野加量20Gy，或两侧120°弧形野加量，前后各60Gy。盆腔野适用于C（T3）期患者，先大野AP-PA照射45Gy。为减少盆腔正常组织损伤，可用270°弧形野给予前列腺区增加剂量Dt 25Gy，照射野面积7cm×9cm或10cm×12cm，亦可采用两侧120°弧形野加量照射。前者可保护直肠，后者可保护膀胱和直肠。

腹主动脉旁淋巴结区照射剂量45～50Gy。常规分割照射每周治疗5次，每次剂量1.8～2.0Gy，超分割放疗每日照射2次，每次剂量1.15～1.3Gy，2次间隔4～6h，总剂量可达75～80Gy。

2.三维适形治疗（3D CRT） 进行三维适形放疗时，必须先根据肿瘤制作特殊的铸行，再根据CT和MRI的影像确定肿瘤的位置和体积（CTV），输入计算机，适当扩大CTV到计划靶体积（PTV）。实际照射时，采取4野到8野，在不同角度上根据肿瘤形状缩放照射视野。3-DCRT可明显提高前列腺靶区的剂量，减少并发症。Soffen等比较3-DCRT和常规放疗引起的急性尿路和直肠反应发生率，发现3-DCRT组为27%，常规放疗组为55%。文献证明，增加前列腺区的剂量能够提高前列腺癌的局控率。因此，前列腺癌的治疗目的是尽可能使前列腺和精囊局部得到较高剂量，并且得到满意的剂量分布，同时要求直肠前壁和膀胱尽可能减少被照射的体积和剂量。进行3D CRT时必须采用多叶光栏，用以代替准直限光筒，再根据CT或MRI的影像确定肿瘤的位置和体积（CTV），输入电子计算机，适当扩大CTV，得到治疗计划靶体积（PTV）。临床实际照射治疗时，直线加速器的限光器上设有多叶光栏；X线照射采用四野至八野照射，在不同角度上根据肿瘤形状缩放照射野。

3.术后放疗 术后放疗适应证：①包膜外侵犯，精囊受累；②手术后病理发现切缘阳性；③术后PSA值持续升高或术后PSA值升高超过6个月；④活检证实局部复发；⑤对C、D_1期前列腺癌根治术后估计切除不彻底，术后辅以放疗可增加局控率。术后放疗应在术后 6 个月内开始，照射野根据术中所见侵犯情况而定，局部放疗剂量 45～60Gy，对证实局部复发者，放疗剂量应稍高，一般为 60～65Gy。

4.*外照射放疗＋内分泌治疗*　前列腺癌单纯外照射放疗的疗效徘徊不前，为了提高疗效，临床已试用外照射放疗＋内分泌治疗。

前列腺癌内分泌治疗的主要适应证为 C、D 期及 A、B 期未根治病例和首次治疗后复发病例。Michel 等介绍 EORTC 治疗前列腺癌高转移危险组的结果，患者均为 T_3、T_4、N_0、M_0。两组均接受同样剂量的放疗，盆腔 50Gy/5 周＋前列腺区 20Gy/2 周。其中一组放疗同时用醋酸环丙氯地黄体酮 150mg，每日 1 次，服 1 个月，放疗同时用 Gogerilin，Sc，每 4 周 1 次，用 3 年。单放组与放疗＋HT 组的局控率分别为 75％及 95％（P＜0.001），无转移生存率分别为 56％及 89％（P＜0.001），临床无瘤生存率分别为 44％及 85％（P＜0.001），全组 5 年生存率分别为 56％及 78％（P＜0.001）。结论是 EBRT 辅助 LHRH 类似物的内分泌治疗，明显提高局控率和生存率。Anderson 报道 Fox Chase 癌中心 684 例 T～T_3NxM_0 前列腺癌 EBRT＋HT 两种治疗方法的结果。作者详细比较了分期、分级及 PSA 值对结果的影响，结论是 T_{2c}、T_3、Gleason 7～10，治疗前 PSA＞1.5ng/ml 三组患者，EBRT＋HT 组疗效优于 EBRT 组。Scardino 和 Wheeler 对比胶体金内放疗＋外放射治疗与单纯外放疗对前列腺癌患者的疗效。结果对于临床 TA 和 TB_2 期患者，联合放疗组 5、10、15 年实际生存率分别为 86％、59％和 28％，单纯外放疗组分别为 81％、60％和 34％；对于 TC 期患者，联合放疗组的 5、10、15 年实际生存率分别为 74％、34％和 17％，外放疗组分别为 61％、35％和 17％。可见联合放疗与单纯外照射放疗效果相近。

前列腺癌的放疗＋内分泌治疗的疗效，文献报道 B 期 5 年生存率 73％～87％，C 期 46％～58％。RTOGⅢ期临床实验证实，放疗＋内分泌治疗降低局部失败率及远处转移率，可提高疗效。

（五）疗效与预后因素

1.*疗效*　Stanford 大学外照射放疗局限于盆腔内的前列腺癌，5 年生存率为 75％，10 年无瘤生存率为 60％。有包膜外侵犯的病例，5 年生存率为 50％，10 年生存率为 30％。

外照射加抗雄性激素治疗能否提高前列腺癌生存率，各家意见不一。Bolla 等报道 401 例前列腺癌治疗结果，采用单纯外照射 5 年生存率为 62％，外照射加 Goserlin 治疗 5 年生存率为 79％。Pilepich 等（1997 年）报道单纯放疗组 468 例，5 年生存率为 71％，放疗合并 HT 组 477 例，5 年生存率为 75％，经统计学处理无显著差异。Michel 等报道对前列腺癌高转移危险组患者采用放疗合并 HT 治疗局控率和无瘤生存率明显提高，单放组 5 年生存率为 56％，放疗合并 HT 组 5 年生存率为 78％（P＜0.001）。Anderson 报道前列腺癌单纯外照射和外照射合并 HT 治疗结果，详细比较了分期、分级及 PSA 值对结果的影响，结论是 T_{2c}、T_3、Gleason 7～10，治疗前 PSA＞1.5ng/ml，三组中外照射合并 HT 疗效佳。

早期（T_1、T_2）前列腺癌采用单纯组织间插植治疗和高危组患者采用外照射加组织间插植治疗，其结果与根治性外照射治疗结果相似，且毒性不良反应少，并发症也少。

2.*影响预后因素*

（1）病期：病期越早，疗效越好。Hahn 等 1996 年总结 1967—1978 年前列腺癌根治性放疗的远期疗效，5 年、10 年、15 年的无瘤生存率为：T_{1a}～T_{1b}（151 例）98.5％，93.6％，75.2％；T_{2a}～T_{2b}（346 例）94.4％，67.9％，41.5％；T_3（92 例）87.3％，54％，26.6％；任何 T$N_1$$M_0$（85 例）73.9％，34.4％，8.5％。Zietman 报道某医院 EBRT 治疗 T_1～$T_4$$N_X$$M_0$ 前列腺癌 144 例，10 年无瘤生存率 T_1～T_2 组为 40％，$T_{3\sim4}$组为 18％。

（2）病理分级：病理分级与生存率密切相关，分化差者生存率明显低于中等分化及分化好者。龙志雄等报道前列腺癌高分化者 5 年生存率为 62.5％，中分化者为 50.0％，低分化者为 11.1％。Zietman 报道按 Gleason 分 5 级，T_1～T_2 组 1～2 级 5 年生存率为 53％，3 级为 42％，4～5 级为 20％。T_3～T_4 组，1～2 级

为 33%,3 级为 20%,4～5 级为 10%。Beyer 等报道 5 年生存率低度恶性者为 85%,高度恶性者为 30%。

(3)PSA 值:放疗前 PSA 低,治疗效果好,PSA 高治疗效果差。Hanks 等报道治疗前 PSA 10～19.9ng/ml,病灶局限 5 年生存率为 66%,局部晚期为 44%;治疗前 PSA＞20ng/ml,病灶局限 5 年生存率为 31%,局部晚期为 21%。Fukumaga 等报道 649 例放疗前检查 PSA 值,5 年生存率 PSA 值＜4ng/ml 为 88%,PSA 值 4～10ng/ml 为 72%,PSA 值 10～20ng/ml 为 43%,PSA 值＞20ng/ml 为 30%。Frank 等报道 PSA 最低值＜0.5ng/ml,共 243 例,5 年及 10 年无瘤生存率为 92(±4)%及 85(±8)%;＞0.5ng/ml 42 例仅 5 例无瘤生存。

(4)肿瘤照射剂量:肿瘤照射剂量是重要的影响预后因素。美国 Burlington 报道高剂量放疗前列腺癌 395 例,照射剂量均在 64Gy 以上,单纯局部复发率相对较低,从 A、B、C、D 期分别为 5%,8%,11%和 6%。Perez 报道盆腔复发率与剂量有关,剂量 65Gy 组为 48%(15/32),65～70Gy 组为 22%(33/148),＞70Gy 组为 28%(7/2s)。足量外照射对控制前列腺癌,尤其是早期前列腺癌有很好的疗效。

(六)放疗失败后的处理

前列腺癌放疗后部分患者将出现生化复发,然后临床复发。对于首选放疗后复发的病例包括前列腺复发、盆腔复发、全身转移和播散,需进行再次治疗。再次治疗需要考虑患者的年龄和一般情况、首选治疗方式及类型、首次治疗与再次治疗间隔的时间等因素。肿瘤的复发和临床分期、PSA 水平和肿瘤分级有关。低分级、分期早和 PSA＜10ng/ml 常表现为局部复发,而精囊受侵、Gleason＞7、淋巴结阳性和 PSA＞20ng/ml 更易出现远处转移。放疗后复发的治疗以内分泌治疗为主,某些患者可考虑行挽救性根治性前列腺切除术、组织间照射及冷冻治疗,作为一种补救措施。

(七)不良反应及并发症

前列腺癌放疗后常见不良反应及并发症是下消化道包括直肠和生殖泌尿系统炎症、出血、狭窄、水肿及性功能障碍等。

1.不良反应标准　根据 RTOG/EORTC 的标准,按症状、对生存质量的影响及处理情况规定为 5 级。

0 级　无并发症。

1 级　症状轻微无须处理,或症状简单可在门诊处理,不影响生存质量。

2 级　症状令患者烦恼,患者生存质量降低,或者需住院(30d 内)进行诊断及小手术处理。

3 级　需较大手术处理,或住院时间延长 30d 以上。

4 级　致死并发症。

2.下消化道急性毒性标准

1 级　大便次数增加或习惯改变,无须用药,直肠不适无须用止痛药。

2 级　腹泻,有黏液排出,下腹部疼痛,需用止痛药。

3 级　腹泻需用胃肠外营养支持,有严重的黏液或血便,腹部胀气出现肠袢。

4 级　急性或亚急性梗阻,有瘘或穿孔、消化道出血;需输血,腹部疼痛或里急后重需胃肠减压。

3.生殖泌尿系统急性毒性标准

1 级　尿频,治疗前习惯改变。夜尿加倍,排尿困难,尿急,无须用药。

2 级　尿频或夜尿每小时 1 次,排尿困难,尿急,膀胱痉挛,需局部用麻醉药。

3 级　尿频,夜尿每小时 1 次以上,排尿困难,盆腔疼痛,膀胱痉挛,需经常有规律地用麻醉剂,有肉眼血尿,可有血块。

4 级　有血尿需输血,急性膀胱梗阻,但并非因血块、溃疡或坏死引起的。

4.常见的放疗不良反应

(1)急性胃肠道反应：腹泻，腹部痉挛引起腹痛，直肠里急后重，直肠出血。原有肛门疾患者症状加重，可用解痉镇痛剂，饮食应少渣、低脂、半流质。

(2)膀胱尿道炎：尿频，夜尿增多，排尿困难，肉眼血尿，继发泌尿道感染。

(3)晚期严重并发症：直肠炎，直肠及乙状结肠炎，严重者需作结肠切除术。慢性膀胱炎，剂量＞75Gy者可能有出血性膀胱炎，少数需做膀胱切除。

(4)性功能障碍：EBRT 后 35％～40％发生性功能障碍，原因是睾酮分泌减少，或交感神经损伤，阴茎动脉血管闭塞。

二、近距离放射治疗

(一)近距离治疗优缺点

1.优点

(1)比外照射治疗给予前列腺更高的剂量。

(2)比外照射治疗给予膀胱和直肠的剂量低。

(3)能在短时间内给予高剂量，比外照射治疗达到同样剂量所需时间短，缩短了治疗时间。

(4)可给予持续低剂量放射治疗，可能比常规分次外照射治疗更有效，适宜治疗生长缓慢的前列腺癌。

(5)低能(平均 30kV)的放射性核素 X 线，有穿透到局部组织间的作用，疗效好，损伤小。

(6)保存肠功能。

2.缺点

(1)严重胃肠并发症：需行肠切除术。对治疗未触及病灶(T_{1c})、PSA＜10ng/ml 和 Gleason 分级≤6 的患者，应降低处方剂量。

(2)泌尿生殖器并发症需 TRUP，应减少中心的负荷，前列腺体积≤60cm^3 时，应降低处方剂量。

(3)不能改变的不均匀的剂量分布：术中 X 线透视或将来用直肠内磁性圈共振影像可见插植位置情况，因第一次插植不均匀行第二次插植。

(二)放射源的选择

前列腺癌近距离治疗的放射源有两种：长期置入与短期插植。治疗前列腺癌组织间插植的同位素有^{226}Ra、^{198}Au、^{125}I、^{192}Ir 及^{103}Pa 等。不同的放射源具有不同的生物学及临床特性。

1.^{125}碘(^{125}I)治疗较小的前列腺癌，如 B_1 期，可达到外照射及单用手术的结果。可用于 A、B 和部分 C 期及分化差的前列腺癌。肿瘤最大直径不超过 5～6cm。

2.^{198}金(^{198}Au)可单用或配合外照射治疗。方法较为困难，是胶体金注射剂直接注入肿瘤的瘤体。半衰期为 2.7d，最大能量 1.2MeV。插植后迅速达到高剂量的放射治疗，可避免^{125}I 放射治疗所出现的某些放射生物学问题。主要缺点是工作人员需要防护，因此造成许多肿瘤中心弃之不用。

3.^{103}钯(^{103}Pa)优点是半衰期短，最初剂量率较高(20cGy/h)。

4.^{169}镱(^{169}Yt)用来代替^{125}I 的永久性插植源。首次剂量高，能量亦高，因此可得到有利的剂量分布。缺点是存在很小的光子峰。

5.^{192}铱(^{192}Ir)与外照射治疗配合使用，可作为缩野技术，插植治疗过程中需对患者加强护理。

(三)近距离治疗的适应证

1.单用近距离治疗的适应证 $T_{1,2}$期；分级为 Gleason 2～7；PSA＜10ng/ml；前列腺体积为 20～40ml；

生命期望在5年以上；一般状态良好；无远处转移；血象正常。

2.近距离治疗与外照射联合治疗适应证　高危患者有较大的前列腺以外扩散的危险。高危患者的标准：分期T_{2b}以上；Gleason分级7～10；PSA＞15ng/ml。

局部进展期病例不适宜用局部插植的组织间照射，因为这类病例的淋巴结受累机会较大，而且分化差。插植治疗病例的淋巴结转移应小于3个。近距离治疗插植组织间照射是用金属细导管插入前列腺，间隔1cm，给予肿瘤最低剂量8000cGy，直肠接受量为5000～6000cGy。作过TRUP治疗的患者，应对残余组织补充近距离治疗。

（四）近距离治疗的技术问题

前列腺癌插植组织间照射的途径有：①细针经会阴插入；②用特殊容器经直肠插入；③通过尿道插入前列腺；④耻骨上切开经膀胱后方插入。随着技术的发展，放射性活性源的插植已经从过去切开耻骨及膀胱对前列腺癌进行组织间插植，改为在超声波或CT指导下，通过会阴的模板系统，将施源器导管先插植到肿瘤瘤床，再用后装治疗机将放射源输入到肿瘤组织。放射源从永久性插植改为暂时性插植，放射活性源在癌组织中停留的位置和时间都预先以TPS计算后输入控制系统，使治疗完全精确无误。

1.^{125}I持久插植组织间照射　这是最古老的方法之一。患者体位为改良膀胱截石位。全麻，切开耻骨行探查术。首先行腹膜外分期的淋巴结清扫术，再在膀胱尿道及直肠内放置导管，指示脏器位置，将膀胱移至耻骨联合后外方，暴露前列腺，在前列腺上方、下方以及侧方和中间夹住前列腺，看清前列腺的轮廓，在三个直径上测量前列腺的大小，并用细针对前列腺进行穿刺，得出前列腺的厚度。用Hollow 16号或17号标准金属导管，间隔1cm插植1根，从上中边缘插起直到侧方的输尿管附近。术中可将手指插到直肠内作导向，导管插入到底后必须再后退，以避免放射源太接近直肠。整个前列腺均需插植导管，检查导管正确的位置和数目。用Henschke或Mick施源器将放射源引入前列腺组织，施源器向后退0.5～1cm。先后取出施源器及导管，使放射源永久置入前列腺，最后待检查的活性、数目、间隔位置准确无误之后即可关闭切口。

经过耻骨后前列腺插植^{125}I的方法一直应用到10年前，长期随访得出结论，与外照射放射治疗相比，^{125}I插植各期有较高的局部复发率，尽管局部失败的原因十分复杂，但这些具有放射活性的颗粒在前列腺内部剂量分布不均匀已经成为局部失败的主要原因之一。

最近已经广泛使用经会阴皮肤插植的方法，大部分是在经尿道超声波指引下，插入^{125}I或^{103}Pa源，用或不用增加外照射治疗。用间隔5mm层面的CT及经尿道超声波做出TRS，用^{125}I可达到115Gy。插植放射性核素时患者在截石位，先行腰麻，在荧光屏下插植施源导管，在双平面上行超声直接显像。在CT影像上计算出等剂量轮廓线，并评估实际给予前列腺及周围正常组织的剂量。

2.^{192}Ir暂时插入组织间照射方法　患者取半膀胱截石位，往膀胱内插入气囊尿管，并从气囊注入10ml dHypaque液。于会阴处放置透明的前列腺模板，板上每隔一定间距刻有小孔，可在B超指引下通过模板上的小孔插入金属导管管针，通过会阴直达前列腺内，导管在膀胱颈上方1cm。模板用丝线缝在会阴部位暂时固定，一般插入7～18根针，保持针的位置离直肠黏膜至少1cm。

插植金属导管针之后，可用CT扫描进行检查，每层间隔0.5cm，可得到垂直的针的长轴矩阵，以证实金属导管针的正确位置及前列腺的边界。注意与前列腺有关的直肠、膀胱空间定向，调整针的位置及方向。

导管针插植完成之后，先将假放射源置入导管，拍照正侧位X线片，一般用18个导管和7个放射性^{192}Ir源。铱源的活性在中心导管是0.25～0.3mgRa剂量。在外围的12个导管为0.4～0.5mgRa等/每个珠。每小时剂量70～90cGy。膀胱颈和直肠只接受(30～40cGy)/h。插入源在给予(3000～3500cGy)/(40～

45h)后取出。再取出模板及带气囊尿管。1d之后可开始外照射治疗。

三、快中子射线治疗

属于粒子束放疗的一种。快中子射线在放射生物学上具有四个明显特性:①相对生物效应高,适用于生长缓慢的恶性肿瘤(如前列腺癌);②快中子治疗不受癌细胞氧含量的影响;③对各时相的癌细胞都有杀伤作用;④快中子造成的亚致死损伤和潜致死损伤很难修复。但快中子射线本身有极强的致损伤作用,现在常用光子和中子混合射线来治疗前列腺癌。

快中子为高LET(线性能量传递)射线,对抗拒放射线(低LET)的肿瘤有较明显的疗效。快中子比常压光子(X线γ线)每单位释放能量高;相对生物效应(RBE)值是X线的3倍以上;并不受癌细胞氧含量的影响,可以杀死癌细胞内对低氧不敏感的癌细胞;快中子造成的亚致死损伤及潜伏致死损伤很难修复。快中子适宜治疗生长缓慢的恶性肿瘤,如前列腺癌。快中子治疗前列腺癌以四野"盒式"照射野为主,盆腔AP-PA两野14cm×16cm,LR野12cm×14cm,剂量14nGy/8～9f。缩小照射野AP-PA10cm×10cm,LR野9cm×10cm,剂量5～7nGy。全疗程5～7周,每周照射2～3次。靶区内剂量要均匀,误差不超过5%,而靶区内剂量20nGy是安全有效的。

快中子治疗前列腺癌目前临床实验结果证明以混合射线为好。混合射线治疗一般盆腔X线照射45～50Gy,前列腺局部用快中子补充照射到前列腺65～70Gy等效。每周X线治疗3d,快中子治疗2d。Haraf报道芝加哥大学45例B_2、C及D_1期前列腺癌的治疗结果,放疗技术为盆腔剂量50Gy,再用快中子照射20光子等量Gy。两者均用四野。结果全组5年生存率72%,5年无瘤生存率45%,C期75%,D_1期60%。Rrssell对C及D_1期前列腺癌采用混合射线(X线+快中子)>70Gy,等效剂量治疗无局部失败。快中子治疗前列腺癌有较好的局控率,也不会有很严重的晚期并发症。

快中子治疗的主要问题是毒性反应增加,以直肠最多,膀胱较少。影响并发症发生的主要因素是剂量,<70Gy光子等效剂量,晚期严重并发症16%(3/19),>70Gy光子等效剂量,晚期严重并发症50%(13/26)。质子治疗晚期损伤亦明显增加,有作者报道直肠出血达32%,尿道梗阻达19%。

(金　松)

第六节　冷冻治疗

冷冻治疗是运用低温进行消融治疗的一种微创肿瘤外科技术。该技术始自19世纪中叶,1964年Gonder等报道了经尿道使用液氮冷冻动物模型的前列腺组织获得成功;1966年此技术应用于临床取得一定疗效;1958年Reuler首次使用内窥镜下冷冻术,使前列腺冷冻术的安全性和临床效果随之提高。但是由于受冷媒技术、生物温度传感和测量技术、冷冻实时监测技术、靶向引导技术发展和应用的制约,过去的几十年里,前列腺癌冷冻治疗的基础和临床研究发展缓慢。近年来,低温治疗由于与影像学技术、电子计算机技术、航天技术、靶向治疗技术的结合,而迅速发展。1988年同步超声波首次应用于监测组织冷冻过程;1994年Onik采用经直肠超声引导和监测经皮穿刺冷冻治疗前列腺癌;1999年7月1日美国医疗财政局将低温冷冻治疗前列腺癌列入全民医保公费报销项目。

一、机制

前列腺癌冷冻治疗的理论前提是基于细胞组织的生理病理学特点，它们能够被低温摧毁。这个过程可以分为三个阶段：低温，结冰，化冻。为了保证癌细胞的彻底摧毁，四个因素起着决定性作用：最低温度，结冰温度，冷冻时间长短，冷冻次数。温度过低现象发生在－15～－10℃，只有当冰晶开始在细胞质中形成时，才能造成细胞组织坏死。基于这个原理，结冰阶段的功效全靠结冰速度。在温度下降过程中，如果结冰速度慢，先在细胞组织间隙形成的冰会从细胞内部吸收水分。组织内部的失水会妨碍内部结冰，从而在某种程度上保护了细胞免于坏死。因此，细胞内部结冰是这个阶段的关键时刻。一旦发生，结晶就会通过细胞之间的桥梁延伸到所有的细胞组织，产生一种“多米诺骨牌效应”。在冷冻过程结束时，化冻就开始了，化冻也能对细胞组织造成伤害。在温度从－40°逐渐回升到20℃的过程中，冰晶会发生膨胀现象，使在冷冻过程中形成的冰晶爆裂，这一过程如同冷冻过程一样，具有高度摧毁性，导致细胞破裂死亡。

目前冷冻治疗适用于前列腺癌局部病变的治疗，以及标准治疗后的补救治疗。Onik G 等对 62 例未经其他治疗的 T_3 前列腺癌患者进行了冷冻治疗，平均随访 1 年，术后定期复查 PSA 和前列腺穿刺检查，发现 80％的患者局部病变得到了控制。M.D Anderson Cancer Center 对放疗和内分泌治疗失败后行冷冻治疗的 118 例患者随访 9 个月。放疗失败的 76 例患者中 97％(69 例)出现 PSA 水平下降，61％(43 例)的患者血 PSA＜4ng/ml。

二、临床应用

前列腺癌冷冻术可分为经尿道冷冻术、内窥镜直视下冷冻术和经会阴冷冻术三种。其中比较适合于前列腺癌治疗的为内窥镜冷冻术和经会阴冷冻术。

(一)经尿道冷冻术

经尿道把探杆插入前列腺部，再进行冷冻。因探杆冷冻部不易定位准确，故治疗时可能冷冻周围器官，如输尿管口，膀胱壁和外括约肌等，且不能准确了解冷冻的范围和深度，只能大致估计冷冻时间。因此本术式已较少采用。

(二)内窥镜直视冷冻术

适应证宽、冷冻定位确切，可监视冷冻全过程，不致损伤膀胱及输尿管口；直视下可调整冷冻部位，实施多个冻融周期，提高治疗效果；不必留置导尿管，减少了泌尿系感染的发生率。

(三)经会阴穿刺冷冻术

经会阴穿刺冷冻术是治疗前列腺癌梗阻症状的姑息性疗法，主要用于 C、D 期前列腺癌患者。此疗法具有如下优点：①可在局麻下实施；②直接作用于前列腺癌肿组织；③不易损伤尿道；④损伤直肠机会少。

三、发展状况

(一)冷冻治疗监测手段的发展

前列腺癌冷冻治疗的定位技术及冷冻的实时监测技术是决定冷冻治疗临床应用的关键。定位技术经历了盲穿、内窥镜直视、经直肠超声波(TRUS)、尿道超声(TUUS)、三维超声波图像、CT 引导、磁共振影像(MRI)引导、温差电耦直接监测刀尖的温度等阶段。目前已形成了超声或 CT 引导，温差电耦直接监测的安全有效模式，使前列腺癌冷冻治疗的操作难度及术中、术后并发症发生率大大减低，促进了该技术的临床推广。

（二）制冷剂与冷冻医疗器械的发展

冷冻外科设备，是运用冷冻方法破坏不良组织的一种医疗仪器。Temple 1939 年实验用于治疗进展期癌症病人，胶质母细胞瘤及霍奇金病。在 20 世纪 60 年代之前，运用于冷冻的设备效率很低，只能冷冻几毫米的深度。肿瘤临床早期冷冻治疗仪器以液氮制冷为主，直接将冷媒倾注到病变组织表面。这些冷冻设备结构简单操作时难以控制冷冻靶区的范围，深部组织难以达到治疗温度，临床应用受到了一定的限制。除了浅表肿瘤外，在肿瘤治疗中并没有得到广泛使用。1998 年美国 Endocare 公司研制成功一种新型超低温介入冷冻治疗设备：氩氦微创靶向手术系统——氩氦刀，开创了冷冻治疗新时代。

（三）细胞靶向冷冻术

主要应用于治疗无法切除的晚期肿瘤，主要困难在于无精确监测冷冻过程的精密仪器及合适的冷冻机和冷冻头，不能使肿瘤内温度快速降至希冀的水平。"氩氦刀"为临床上提供了理想的冷冻手段，用液氩代替液氮使得冷冻可在瞬间开始或终止，并且在术中获得更快速的、温度更低的冷冻效果。

1.优点

（1）对病人的损伤小，可不开刀或经腔镜治病。

（2）良好的成功率和较低的并发症发生率。

（3）对正常器官组织细胞无损伤，病人恢复快。

（4）手术损害轻微，出血很少，可重复治疗。

（5）可单独施行，也可与化疗、放疗或手术疗法结合。

（6）效果显著，创伤小，病人易于接受。

（7）尤其可用于其他疗法无法治疗或治疗失败的病例。

2.基本手术过程　采用硬膜外麻醉，然后用细导管将温热的液体导入尿道，以免低温冻伤；再经会阴部一个小切口将纤细的冷冻探头插入肿瘤。当冷冻探头顶端的液氩使癌组织的温度降低至－40℃或更低时，这些癌细胞便被破坏，大约 10min 之后，第一个冷冻周期便告结束。一般反复冷冻一解冻 2～3 次。第一个循环可保持靶区处于致死性低温状态（－20℃以下），接近超导刀区域的肿瘤细胞被杀死；第二个循环可扩展冷冻范围，摧毁病灶边缘血管，引起肿瘤缺血缺氧，从而杀死较远区域的肿瘤细胞。整个治疗过程需要 1～2h，病人当天或第 2 天即可出院。患者在术后很快便能恢复其正常的生活方式。

（四）并发症

主要为局部并发症，包括勃起功能障碍（21%）、尿失禁（4.3%）、膀胱出口梗阻（4.1%）、尿道直肠瘘（0.4%）、尿路感染等。

（潘伟民）

第七节　高强度聚焦超声治疗

高强度聚焦超声（HIFU）作为一种新兴的局部治疗肿瘤的微创技术，在国内外正日益得到重视和发展。在 1954 年，Fry 已开始了试用聚焦超声照射猫脑组织中点状病灶的研究，但此后较长的一段时间，该技术一直处于停滞状态。直到 20 世纪 90 年代，HIFU 才得到了迅速的发展。1993 年，Indiana 大学首先进行了 HIFU 治疗良性前列腺增生症的临床试验。1996 年，Gelet 等报道了 HIFU 治疗前列腺癌患者的结果。之后的一系列临床实践证明，HIFU 在治疗前列腺癌方面有良好的效果。

一、机制

（一）作用机制

治疗肿瘤的主要机制是利用超声波可以穿透软组织并可以聚焦的物理特性，将体外电声换能器产生的多束超声波，借助水介质耦合进入人体并聚焦于体内肿瘤病灶内，通过产生瞬态高温效应（70～100℃）、空化效应等，使超声聚焦损伤区域肿瘤靶组织发生凝固性坏死，而周围组织极少或不受损伤，达到无创消融肿瘤的目的。

1.高热效应　在瞬间（0.5～1.0s 内）使聚焦区内的温度升至 70～100℃ 从而导致靶区内的组织出现不可逆的凝固性坏死。

2.空化效应　这是由于声压幅值很大，且正负压交替出现时，负压期拉力把组织撕破形成空化微泡并迅速增大；正压期空化泡被压缩最终崩溃，空化泡崩溃时产生的高温高压能使组织受到严重破坏。

3.机械效应　热效应产生的局部高温是目前公认的杀死或损伤细胞的主要原因。

4.其他作用机制　声化学效应、破坏肿瘤滋养血管、提高机体对肿瘤的特异性和非特异性免疫能力、对放化疗有增敏效应等。

（二）设备

HIFU 系统主要由两部分构成，定位系统和治疗系统。定位系统主要采用超声定位，随着基础和临床研究的进展，MRI 在国外得以应用于定位靶肿瘤。治疗系统的压电晶体换能器产生高频超声波，在定位系统的引导下定向聚焦，使焦点落在肿瘤部位。对于体积较大的肿瘤，需在定位系统引导下逐步移动聚焦点，点点成线、线线成面、面面成体地蚕食肿瘤。目前，临床上应用的 HIFU 根据发射源聚焦方式的不同分为体外聚焦和体内聚焦两类。

二、临床应用

（一）适应证

1.T_1～T_3 期，PSA<15ng/ml，Gleason 评分≤7，体积<30ml，特别是那些不适合行根治性前列腺癌切除术的高龄患者和不愿手术的患者。

2.T_3 期以前（包括 T_3 期）的局限性前列腺癌患者（没有 PSA 和 Gleason 评分的限制）。

3.第一线治疗后复发者。

4.作为局部减瘤治疗的晚期肿瘤患者。

（二）治疗方式

1.方式　国内多采用体外聚焦方式，无须任何麻醉，需要治疗数次。国外多采用体内聚焦方式，在全麻或腰麻下进行，经直肠对前列腺癌进行治疗。

2.治疗范围

（1）选择性聚焦治疗：根据影像学定位对肿瘤及其邻近的部分前列腺组织进行治疗。治疗后可以保留勃起功能，但是由于前列腺癌常表现为多中心生长，一侧发生肿瘤时，另一侧也可能存在影像学无法分辨的微小病灶。因此，治疗后前列腺内残留肿瘤机会增大。

（2）扩大的聚焦治疗：即对整个前列腺进行治疗。缺点：容易造成术后性功能障碍，但残留肿瘤的概率大大降低，故现在多主张采用扩大的聚焦治疗。

3.*治疗疗效影像监测*　主要有 MRI、弹性图像监测。MRI：最大的优势就是三维图像的清晰度，能够在治疗过程中监测靶点的温度变化和组织凝固性坏死的范围，缺点是成本高。弹性图像：弹性图像可以在治疗后甚至可以在治疗时进行检查。虽然弹性图像和强化的 MRI 检查之间统计学有显著相关性，但弹性图像与 MRI 检查相比对前列腺损害体积的估计偏低。

（三）治疗效果

对于各类患者，HIFU 治疗都能取得一定的效果。Beerlage 等报道，在对 14 位患者的肿瘤所在部分腺叶进行 HIFU 治疗后，4～12d 内行根治性前列腺切除术，病理发现治疗靶区内前列腺组织发生凝固性坏死，坏死组织和毗邻的存活组织间有一明显的分界线，而分界线以内没有残留的存活组织。而且，HIFU 治疗本身不会增加肿瘤远处转移的风险。Kiel 等报道了一组 T_1～T_3 48 例期患者的治疗结果，平均随访 15 个月，其中 67.8％完全缓解（前列腺穿刺活检阴性，PSA＜4ng/ml）；16.7％部分缓解（前列腺穿刺活检阳性，PSA＜4ng/ml）；14.6％治疗失败（前列腺穿刺活检阳性，PSA＞4ng/ml）。Chaussy 等报道了 184 位局限性前列腺癌患者行 HIFU 治疗后的 3 年随访结果，80％的患者完全缓解，97％的患者 PSA＜4ng/ml。对一线治疗失败的患者进行 HIFU 治疗，也能达到完全缓解。对于部分缓解和治疗失败的病例，可能与以下原因有关：①前列腺体积较大，超声治疗探头的最大聚焦距离不能到达前方的部分腺体；②肿瘤超出前列腺包膜或靠近包膜处有癌灶存在，而治疗时聚焦范围不够；③治疗时冷却液保护直肠壁的同时也造成了紧贴直肠壁的部分前列腺组织达不到治疗温度。这些问题通过增加治疗探头的聚焦距离、扩大治疗时聚焦的范围、调整冷却液的温度或增加前列腺和直肠壁之间的距离可以得到改善。另外，HIFU 与放疗等联合应用也是解决问题的方法之一。即使在随访过程中发现有肿瘤残留或复发，再进行补救治疗（如放疗、内分泌治疗、再次 HIFU 治疗等），也能取得良好疗效。尤值得一提的是，Yang 等的动物实验证明，重复的 HIFU 治疗不仅可以提高疗效而且并不会增加对周围正常组织的破坏作用，临床应用的结果也表明如果随访中发现有肿瘤残留或局部复发，可以反复地进行 HIFU 治疗直至缓解。

目前的随访指标主要包括血 PSA 水平、前列腺 6 点穿刺活检法，其他还可行经直肠前列腺指检和超声检查。治疗后，患者尿液中会有坏死组织排出，PSA 会一过性地升高，一般在治疗后 12h 达峰值，随后迅速下降，这与腺上皮被破坏释放 PSA 入血有关，常在 1～4 个月稳定在最低值。3 个月后的前列腺穿刺活检可见局部纤维化伴各种程度的炎症反应。B 超图像上，治疗结束时有时局部表现为高回声信号，可能与空化作用引起的微泡形成有关，但持续时间很短；彩色多普勒超声可见局部血流消失。在以后的随访中可见前列腺体积逐渐缩小，前列腺尿道部增宽。

（四）并发症

前列腺癌的 HIFU 治疗是一种微创治疗，术中及术后并发症的发生率很低，特别是近 4～5 年，随着设备的改进和技术的成熟，早期实践中出现过的直肠尿道瘘、直肠黏膜烧灼伤和 2～3 度严重尿失禁的发生率已基本下降到 0。目前，较常见的并发症是拔除导尿管（或膀胱造瘘管）后发生急性尿潴留，主要原因是坏死组织阻塞尿道，可以行 TURP 治疗。其他的并发症有轻度尿失禁、尿路感染、阴茎勃起功能障碍。尿失禁可通过口服抗胆碱能药物治疗。由于 HIFU 治疗创伤小、并发症少，患者多在治疗后 24h 到 1 周内拔管或带管（造瘘管）出院，口服抗生素门诊随访。

（李宏军）

第八节　手术治疗

一、腹腔镜前列腺癌根治术

1991 年 Schuessler 实施了首例腹腔镜前列腺切除术。由于手术过程复杂，手术时间长，大多数学者认为经腹腔镜治疗前列腺癌并不优于开放手术。近年来随着腹腔镜技术及器械的不断发展，经腹腔镜手术的例数逐渐增多，其较开放手术出血量少、更容易保护神经血管束的优势越来越明显。腹腔镜根治性前列腺切除术有两种进路：经腹腔途径和腹膜外途径。经腹腔进路较腹膜外途径具有视野清楚，便于操作的优点。腹膜外进路具有保持腹膜的完整性，术后恢复更快的优点。现国内外已报道的病例大多数经腹腔途径。下面介绍经腹腔途径腹腔镜根治性前列腺切除术。

（一）手术适应证

本术式适应证同开放手术：肿瘤局限在前列腺包膜内，T_{1b}～T_{3a}期，年龄＜70 岁，无严重的伴发疾病，能够接受手术，PSA＜10ng/ml，Gleason 评分≤7。但对于腹腔镜技术欠熟练者下列情况应避免行腹腔镜根治性前列腺切除术：①前列腺重量大于 80g 者，因为前列腺体积过大使得手术视野差，分离前列腺侧面困难，另外这类前列腺往往中叶增生，不利于保留膀胱颈环状肌纤维；②有前列腺手术史者（包括膀胱颈切开、经尿道前列腺切除术（TURP）及耻骨上前列腺切除术等），手术困难增加；③术前抗雄激素治疗和化疗后，虽然前列腺体积缩小，但局部间隙不清不利于腹腔镜手术；④肥胖患者。

（二）手术步骤

1.体位　患者气管插管全麻后，平躺于手术台上，两腿分开，尿道内插入 20 号 Foleys 导尿管。所有的骨突出部位均细致包裹，并用安全带将患者固定于手术台上。打孔后，将患者置于 30°～40°头低脚高位。

2.建立操作通道　腹腔镜根治性前列腺切除术需要建立 5 个操作通道：10mm 孔 3 个，5mm 孔 2 个。首先在脐部刺入气腹针建立气腹，并在该处打一个 10mm 孔，从此孔置入 0°镜。另一个 10mm 孔打在脐与左髂前上棘之间，第三个 10mm 孔打在腹直肌右缘外侧脐下两横指处。第四个 5mm 孔打在第三个孔与右髂前上棘之间。第五个 5mm 孔打在中线与耻骨联合之间。在第五个套管针插入时，脐导管组织需吸附到腹壁上，术者通过脐两侧的孔操作。对于身材较高的患者，外侧的两个 10mm 孔需向远端移动约 3cm，以使器械到达尿道和前列腺尖。

扇形结构是另一种套针构型，此时两个 5mm 孔分别置于两侧与髂前上棘之间。在这种构型下，术者通过左侧两个孔操作，助手用右侧两个孔。

3.精囊分离　将患者置于 30°～40°头低脚高位，助手通过右边侧孔用牵开器将乙状结肠牵向上方。直肠膀胱陷凹的前方有两个腹膜弓，输精管和精囊位于低位腹膜弓的深部。助手用抓钳将腹膜钳向膀胱后方，以便更好地暴露此陷凹。横向低位切开腹膜弓，辨认及分离输精管。输精管用双极凝固刀凝固或夹住后离断。助手将输精管牵向前方，暴露一侧精囊，从基底部至尖部周边分离精囊，注意阻断精囊血管。同法分离另一侧精囊。如果精囊或输精管在道格拉斯陷凹处的腹膜切开后未充分分离，输精管可在更外侧沿盆腔壁分离，并从底部延伸至前列腺。分离精囊时，需贴近精囊分离，以免损伤神经血管束。在一些病例中，精囊切除可能困难并费时，此时可等膀胱颈部分离完成后，经前路分离精囊。

4.Denonvillier's 筋膜的切开　当助手将完整的精囊牵向前方时，牵引并辨认 Denonvillier's 筋膜纤维。在中线上距基底部后方约 3cm 处横向切开该筋膜，暴露直肠周脂肪。输精管精囊的完整分离有利于辨认 Denonvillier's 筋膜。然后行直肠周平面的分离直至前列腺尖部。在 Denonvillier's 筋膜切开时，如果该平面没有完整分离，助手可将一手指插入直肠或用直肠探条辅助辨认直肠壁，以避免直肠损伤。

5.耻骨后分离　将 150ml 的生理盐水经导尿管冲入膀胱，使膀胱各边缘充盈。从一侧内侧脐韧带做一倒"U"腹膜切口至另一侧脐韧带。位于前腹壁正中部位的腹膜切口应足够高，以避免误伤膀胱顶。切口从每侧内侧脐韧带的内侧开始直至可辨认耻骨后隙的疏松结缔组织并感觉到耻骨。这一平面的分离一般无出血。若出血应考虑切到膀胱壁。切口从内侧延伸到脐尿管，然后用双极电凝分离脐尿管。有时在此之后可分离双侧内侧脐韧带，以更好的进入盆腔。

6.盆内筋膜的分离　用吸引器使尿液从尿管内排空，以完全排空膀胱。钝性分离清除膀胱表面的脂肪组织，暴露盆内筋膜，凝固分离表面的背静脉复合体，暴露耻骨前列腺韧带，用内切刀于前列腺表面的侧面沿外侧盆壁切开盆内筋膜。将前列腺外侧表面与肛提肌分离。耻骨前列腺韧带自两者连接处分离直至耻骨。暴露前列腺尖部，然后实施背静脉复合体的结扎。

7.背静脉复合体的结扎　用 F24 金属弯曲尿道探条代替导尿管，使探条末端向后成角，牵扯背静脉复合体。用 2-0 可吸收线行"8"字缝合结扎背静脉复合体。缝扎时缝针的弓度应与耻骨弓平行。

8.膀胱颈的分离　有经验者可准确辨认前列腺基底部和膀胱颈部的分界线。膀胱周围的脂肪组织边缘有助于辨认这一分离平面，可直视松弛的膀胱和固性前列腺表面的区别，也可利用移动膀胱内的尿道探条来辨认。从膀胱颈部精确钝性分离前列腺基底部。分离沿一侧前列腺尿道部的背面延伸。在中线用内切刀切开膀胱颈前壁，显露尿道探条，在这一操作中不使用电凝术，以免在金属探条存在的情况下使尿道凝固。膀胱颈前壁分离以后，将尿道探条自开口处插入，将前列腺基底部翻向前方；也可将导尿管自尿道插入，经膀胱颈的开口将其末端抬起由助手操作，分离膀胱颈后壁。用腹腔镜抓钳将膀胱颈向头侧牵离，直接垂直切割位于膀胱颈背部与前列腺基底部之间的平面，如果错过这一平面，切割可能会误入囊内。预保留膀胱颈时，应注意保护输尿管口，静脉注射靛卡红可帮助辨认输尿管口。当前列腺中叶很大时，应将其向前方牵开后再实施膀胱颈后壁的横断。有大中叶存在时膀胱颈的保留很难实施。膀胱颈后壁分离完成后，便可暴露先前分离的精囊。在移除金属探条或导尿管后，用无创锁性抓钳将精囊和输精管提起，以进行下一步操作。

9.前列腺蒂部的处理　将精囊和输精管向前方提起后暴露前列腺蒂部。在前列腺蒂部分离用协调手术刀，因其有较少的热播散损伤，不容易损伤神经血管束。切开前列腺外侧面的前列腺深筋膜，将神经血管束从前列腺被膜上分离。在前列腺蒂部切除时紧贴前列腺可避免损伤神经血管束。在另一侧同样实施前列腺蒂部的横断，从而使前列腺基底部游离，分离 Denonvillier's 筋膜的残余部分，使其在前列腺背面游离。实施神经保护技术时，静脉出血可在残余前列腺切除后自止。活动性出血可用尖头电钳实施精确的双极电凝控制。在术者最初手术时，不容易实施神经回避技术。

10.背静脉复合体的分离　先前结扎的背静脉复合体用内切刀分离，用尿道探条辅助前列腺向后移位，并牵扯背静脉复合体。在复合体分离过程中，先前实施的缝扎可能被移除。复合体的出血可联合应用经腹膜的压力和精确的出血血管双极电凝中止，有时需要"8"字缝合止血。

11.尿道分离　完成前列腺尖部的分离，增加尿道残端的长度，而不影响尖端组织。用内切刀分离尿道前壁，暴露尿道内的金属探条，金属探条从这一开口伸出，完成尿道后壁的分离。分离直肠尿道肌，避免损伤神经血管束。在另一侧实施同样的步骤。基于先前后壁的完整分离，此时前列腺及精囊完全游离。有时 Denonvillier's 筋膜的残留物需要分离，在这一过程中要避免损伤直肠。将前列腺置于 10mm 内抓袋内，内抓袋关闭并留在腹腔内待手术结束时取出。此时前列腺床上可直视保留的神经束。

12.膀胱颈的重建 膀胱颈保留术成功实施时，膀胱颈腔的大小与尿道残端腔的大小一致，此时不需要膀胱颈的重建。如果未能实施膀胱颈保留术，则需要重建膀胱颈。同开放手术一样，先重建膀胱前壁。当输尿管口紧贴膀胱颈边缘时需行后壁重建。在吻合术实施前，将腹腔内压力降至5mmHg，观察创面有没有明显的出血，吻合术后前列腺床的出血很难控制。

13.尿道膀胱吻合 这一过程需要高质量的持针器，其自一侧脐下的两个孔进入腹腔。每次缝合均需打三个结，第一个结为外科结。根据膀胱颈和尿道大小需行6～12针的间断缝合。助手持尿道内的金属探针，指引缝针穿过尿道全层。在5点方向行第一针缝合，右手正手进针，从内向外穿出尿道后从外向内穿过膀胱后完成。第二针在6点方向，右手正手进针从内向外穿出尿道，左手正手进针从外向内穿出膀胱，在腔内打结。第三针在7点方向，右手正手进针从内向外穿过尿道，左手正手进针，从外向内穿过膀胱。这些缝合均在吻合腔内打结，其余缝合均行腔外打结。实施两外侧面的缝合：右侧右手正手进针自外向内穿过膀胱，左手反手进针自内向外穿过尿道。左侧左手正手进针自外向内穿过膀胱，右手反手进针自内向外穿过尿道。前壁应用同样的技术在1点和11点方向完成缝合：右手正手进针从外向内穿过尿道，右手正手进针自内向外穿过膀胱。最后2针直至F18尿管穿过吻合口处到达膀胱后打结。尿管气囊内注水10ml，吻合完成后自尿管内向膀胱内注水看吻合是否严密。

在最初手术时尿道膀胱吻合是最费时和最有挑战性的部分。然而随着术者经验的积累，可以进行精确和严密的缝合。

14.标本的取出和操作通道的关闭 将脐部切口垂直扩大后，将先前置于内抓袋的内前列腺从该孔取出。根据术者习惯可以在吻合口附近放置引流管，最后关闭操作通道。

（三）术后处理

术后给予静脉补液、抗生素和低分子葡萄糖酐治疗，观察患者腹部情况，保持尿管引流通畅，避免尿外渗。若盆腔引流管引流液较多，可以适当给予止血药物。胃肠功能恢复后，可进流质饮食，以后逐渐过渡到普通饮食，并口服抗雄激素药物。若放置腹腔引流管，根据引流量可以在术后2～3d将其拔除。如术中膀胱尿道吻合良好，术后6d可以拔除导尿管，如果吻合没有把握，可以放置15d。如果术后1h腹腔引流管出现尿液，不能早期拔除导尿管。定期复查血PSA，PSA＜5ng/ml时停用抗雄激素药物，观察排尿状况。

（四）并发症及处理

腹腔镜根治性前列腺切除术并发症的发生率为17.1%，但与开放手术比较，腹腔镜前列腺癌根治术的围手术期并发症要低。

1.中转为开放手术 转为开放手术的指征为：背静脉丛出血难以控制，术中分离困难，如肿瘤穿透包膜，有前列腺手术史及术前抗雄激素治疗等。Montsouris医院开始40例转开放手术率为10%，后40例为7.5%，最后470例无一例转为传统的耻骨后手术。

2.术中脏器损伤 其中直肠或肠管穿孔约占并发症的16.2%，膀胱输尿管损伤约占并发症的66.6%，其处理原则同开放手术。

3.出血 耻骨后静脉丛损伤导致大出血，约占并发症的7.6%，处理同开放手术。

4.吻合口瘘 用导尿管持续引流作保守治疗，大多数可以恢复。

5.尿外渗 尿液外渗至腹腔后，及时冲洗导尿管，保持腹腔引流管的通畅。如果尿管已堵塞无法冲通，术后5～7d经尿道镜直视下更换尿管。

6.尿道直肠瘘 术后出现尿道直肠瘘时，若瘘口较大可行乙状结肠造瘘，1个月后修补直肠尿道瘘。

7.尿失禁 引起尿失禁的主要原因有尿道括约肌功能不足、膀胱逼尿肌功能障碍和膀胱出口梗阻。短期内尿失禁的患者，嘱定时练习收缩提肛，加用α-受体兴奋剂——盐酸米多君（管通）口服，2.5mg，每日3

次，连用1个月。1个月后控尿效果仍不满意者可行生物反馈治疗。按上法治疗术后1年仍有尿失禁，可考虑其他方法治疗。

(1)尿道括约肌功能不足：是造成前列腺术后尿失禁的主要原因，目前常用的手术治疗方法有球部尿道黏膜下注射和人工尿道括约肌。

1)球部尿道黏膜下注射：在膀胱镜监视下经会阴将特殊的液体注射入球部尿道黏膜下，使该处黏膜隆起并闭合尿道腔，达到增加尿道闭合的作用，适用于压力性尿失禁患者，对完全性尿失禁疗效欠佳。

2)对于前列腺术后完全性尿失禁的手术治疗：①改良的括约肌修补、球部尿道折叠加阴茎脚包埋法：经会阴倒U形切口，显露球膜部尿道。膀胱镜引导下，明确括约肌缺损处，以2-0不可吸收线"8"字缝合修补缺损区，膀胱镜下可见括约肌局部皱起或闭合。纵形折叠法、缝合球部尿道，长度达2.5～3.0cm。分离阴茎脚联合部1.0～1.5cm，将折叠的球部尿道嵌入分离的阴茎脚之间，松紧度以F14导尿管拔出插入稍有阻力为宜。适应证：对于耻骨上前列腺摘除术、前列腺癌根治术等耻骨后有严重粘连、尿失禁程度较轻、球膜部尿道无疤痕以及肥胖者。优点：创伤小、术后恢复快，尿潴留发生率低，但效果不如悬吊术。②球部尿道复合悬吊术：经会阴部倒U形切口，显露会阴尿道球海绵体肌。膀胱镜引导下，确定球部悬吊点。在阴茎脚内侧和球海绵体肌外侧向上解剖分离。耻骨上一横指切开皮肤、皮下组织达腹直肌前鞘，在中线两侧以自制穿刺针，沿耻骨后间隙向球部尿道侧面穿刺。手指引导下将吊带的悬吊线引至腹壁相距1.5～2.0cm。膀胱尿道镜检确定悬吊线未穿入膀胱和尿道，提起悬吊线可见球膜部尿道向上闭合。此术式与以往的手术比较有以下优点：保留球海绵体，减少对球部尿道的解剖，使缺血和去神经的可能性降低；采用了非吸收性材料植入，使球部尿道能承受较大的悬吊张力，能维持较好的远期疗效；悬吊线在耻骨上打结，避免了应用骨钉固定于坐骨结节所致的骨膜炎和骨痛；应用聚丙烯网片悬吊，并加用人造血管作垫片，组织相容性好，组成简单、稳定、保护的完整会阴复合体。应用这一技术，可充分压迫和提升尿道，增加尿道闭合压，有效控尿。

3)人工尿道括约肌术：人工尿道括约肌由储水囊、夹闭袖带和水泵硅橡胶部件组成。

手术适应证：①前列腺切除术6个月后仍真性完全性尿失禁；②接受人工尿道括约肌者，其膀胱逼尿肌功能应正常，如膀胱容量应在400ml以上，充盈期膀胱压力应小于40cmH_2O。禁忌证：①低顺应性膀胱；②逼尿肌反射亢进且药物控制欠佳；③男性病人尿道球部疤痕严重者。人工尿道括约肌的位置：前列腺根治性术后人工尿道括约肌的位置应在尿道球部。手术常见并发症有感染、侵蚀和机械故障。

(2)膀胱逼尿肌功能障碍：逼尿肌反射亢进者，治疗原则同急迫性尿失禁；逼尿肌无力者，膀胱顺应性良好时可采用间歇导尿；如膀胱顺应性较差，可采用耻骨上膀胱造瘘或留置尿管等保守治疗。

(3)膀胱出口梗阻：可采用膀胱镜内切开或经尿道电切治疗膀胱颈挛缩、残余腺体和吻合口梗阻。如尿道膜部瘢痕严重，应注意术后可能出现压力性尿失禁甚至真性完全性尿失禁，一旦出现尿失禁需等尿道狭窄稳定后再决定进一步的治疗。

8.尿道膀胱吻合狭窄　经定期尿道扩张后治愈。

9.阴茎勃起功能障碍　前列腺癌根治术后勃起功能障碍是由多种因素造成的。如年龄、术前性功能情况、肿瘤侵袭范围及术中由于手术造成的神经与血管损伤，而神经血管束的损伤可导致海绵体平滑肌氧合作用下降、从而引起勃起功能的减退或丧失，甚至可能造成海绵体纤维化和静脉关闭障碍。因此手术中在条件允许的情况下，为最大限度保护术后患者的性功能，术中还是应尽量保全双侧性神经。此外，精细的前列腺尖部切除有可能保留海绵体神经的外侧支，因此，在切除尖部时应仔细解剖。另外，研究表明：西地那非对80％行保留双侧性神经血管束的性功能障碍的患者有明显的效果，因此，术后给予西地那非治疗对于保留性神经血管束的患者改善性功能有较好的效果。

二、保留性功能的前列腺癌根治术

(一)手术适应证

肿瘤局限于前列腺包膜内的前列腺癌病人(临床分期 A 期和 B 期)是保留性功能的根治性前列腺切除术的最佳适应证。而那些肿瘤已穿透到包膜外、浸润到精囊或盆腔淋巴结已有转移性肿瘤的病人则不适于本手术的治疗。对手术前已发现有明显包膜外侵犯的前列腺癌病人(临床 C 期)、血中酸性磷酸酶明显升高的患者(临床 D 期)或组织学检查发现盆腔淋巴结转移灶的病例(临床 D_1 期)都不适宜根治性手术治疗。

(二)术前准备

术前常规应对前列腺癌病人进行全身和肛指等检查和评估,以了解病人各重要脏器功能情况及肿瘤的分期,病灶的大小、范围,有否转移的可能。通常特殊检查项目有血中前列腺特异性抗原(PSA)、前列腺酸性磷酸酶(PAP)、骨盆及脊柱摄片、同位素核素骨扫描、经直肠 B 超检查、CT 扫描及核磁共振等。行前列腺细针穿刺活检的病人应在术后八周再安排根治性手术,而 TURP 术后病人则应等待 12 周后才能第 2 次手术以待局部炎症吸收、血肿消散,前列腺与周围组织之间解剖关系清晰可辨,这将有助于术中寻找并保护神经血管束及防止术中直肠损伤。

由于患者术中术后往往需输血,现国外学者均主张在术前应鼓励患者献血 3 单位低温保存,以便于在病人需要时进行自体血回输,避免输异体血所致的并发症。术前应禁止服阿司匹林等非固醇类抗炎药物,因这类药物会干扰血小板功能,削弱患者的凝血机制。

手术前 1 天晚上病人应接受清洁灌肠,准备术野皮肤。手术当天禁食,全身应用抗生素预防感染。

(三)手术步骤

1.手术体位　病人取仰卧位,头腰部各垫一只枕垫。

2.操作过程

(1)手术区皮肤消毒后,行下腹正中切口,在耻骨联合腹直肌附着处切断部分腹直肌,以利于显露耻骨后间隙。

(2)如术前未经腹腔镜下淋巴活检者,应先进入盆腔行盆腔淋巴结清扫作快速病理检查,对肿瘤做出准确的临床分期,决定手术方案。

(3)于盆筋膜内表面向下分离到筋膜向内反折处,在此切开盆内筋膜,从切口中可看下方的提肛肌及 Santorini 静脉丛,两侧先后进行。通过钝性分离扩大切口直至耻骨前列腺韧带。

(4)在耻骨前列腺韧带附着于耻骨处切断韧带,暴露耻骨后间隙。于前列腺两侧盆筋膜切口向下分离穿过 Santorini 静脉丛的浅支直至前列腺后方,使前列腺侧面完全暴露。

(5)以术前放置于尿道内的导尿管为标志,于前列腺尖部远端扪及尿道,由尿道侧面分开并穿过盆侧筋膜。在前列腺尖背部与阴茎背静脉丛的后方之间有一无血管带,术者可以用直角钳紧贴尿道前壁穿过阴茎背静脉丛后方游离之,将阴茎背静脉丛钳夹、切断并结扎。此后再沿无血管带向上分离暴露出前列腺、膀胱前壁及膀胱颈部前壁。

(6)在游离前列腺头部尿道和膜部尿道时应注意沿尿道两侧细致剥下盆侧筋膜层(其中含 NVB),使 NVB 不受损伤。之后从侧面穿过尿道后方与直肠之间隙,提起尿道,横行切开尿道前壁,向膀胱内放入 Foley 尿管 1 根,充盈气囊后牵引提起再切断尿道后壁,于尿道远端 1、5、7、11 点处穿过可吸收 Dexon 缝线四根悬吊备作吻合用,并可防止尿道回缩。

(7)尿道横切后，牵引 Foley 导尿管提起近端尿道和前列腺尖部可以看到直肠与尿道之间的直肠尿道肌，又称为“前列腺柱”，有固定前列腺尖部于尿生殖膈的作用。于两侧 NVB 之间将其切断，切断时须注意以免损伤其后侧方的 NVB。

(8)沿前列腺后表面以手指钝性分离前列腺与直肠之间隙，先于中线处插入分离，再转向两侧将盆侧筋膜从前列腺包膜侧后方推开，以保护其中的 NVB。如发现前列腺与直肠之间因纤维化或肿瘤浸润而粘连，分离困难时，可采用顺行剥离法，先横断膀胱颈并解剖出精囊和输精管壶腹部后，于前列腺基底部与直肠之间切开 Denonvillier's 筋膜，再顺行分离前列腺与直肠之间平面，采用顺行切除法时，也应先将前列腺柱与两侧 NVB 分开，但要到最终前列腺尖部尿道已完全游离后才切断之。

(9)将包含着 NVB 的盆侧筋膜完全与前列腺包膜表面分开后，可在 NVB 前方切开盆侧筋膜，这样既保留了 NVB，又切除了位于前列腺前方与侧面的盆侧筋膜。如术中发现盆侧筋膜及 NVB 已与前列腺包膜紧密粘连，应尽量将其一起整块切除。

(10)切开盆侧筋膜时应注意其中包含的前列腺血管蒂。通常前列腺血管蒂位于靠近精囊的前列腺包膜外侧，在 NVB 上发出。故术者可先确定 NVB 位置，由此找到前列腺血管蒂。应在尽量靠近前列腺包膜的位置切断此血管蒂，以免损伤 NVB。

(11)但前列腺后壁与直肠前壁之间的 Denonvillier's 筋膜打开后即将输精管壶腹部及中部精囊完全暴露，再离断前列腺血管蒂，精囊头部亦可显露，此时已游离到膀胱三角区部位。

(12)在前列腺上方横行切开膀胱颈前壁，将 Foley 管由此切口取出膀胱作为牵引悬吊前列腺用。看清双侧输尿管口位置，在其远侧 1.0～1.5cm 处横断膀胱后壁，将前列腺向上牵开，用剪刀将精囊与其前方的膀胱壁和后方的直肠完全分开，这时即可将前列腺、精囊、输精管壶腹部及邻近的膀胱颈整块切除。连续缝合 5 针于膀胱颈前壁使得膀胱黏膜外翻覆盖于膀胱壁肌层表面。

(13)膀胱颈缺口过大，应先关闭整形，将整形后膀胱颈与尿道远端 1、5、7、11 点处的悬吊缝线对应缝合。缝合时应防止过深至盆底肌层，以免损伤盆底侧面的盆腔神经丛及 NVB。吻合时应注意两断端黏膜对黏膜吻合，以免术后吻合口狭窄。

(14)从尿道口置 F18 Foley 导尿管通过吻合口，充盈气囊后保留导尿管引流膀胱。冲洗干净膀胱内血块后，在盆腔两侧放置负压引流管 2 根，由伤口引出接负压吸引。逐层关闭伤口。

(四)术后处理

根治性前列腺切除术后病人通常恢复顺利，鼓励病人早期活动。术后 2～3d 内需静脉补液维持病人体内所需营养。闭式负压引流管应持续放 5d 后拔除，Foley 导尿管通常需放置 14d 才能拔除，在拔管的前 1 天晚开始口服抗生素以防止感染扩散。

(五)并发症及其处理

前列腺癌根治术是一种病人可良好耐受的手术，并发症发生率低，手术死亡率亦较低(0～1.7%)。在一组 1000 例连续统计的手术中仅 2 例死亡(0.2%)，1 例术后 3 周死于家中，死因为肺梗死。另 1 例则在手术尚未开始之前死于麻醉引起的心血管意外。通常根据并发症发生时间可分为术中及术后并发症。

1.术中并发症

(1)出血：通常是静脉出血。出血常发生在盆腔淋巴结清扫时，髂内静脉的一支或几支撕裂出血，这种静脉损伤应以心血管外科用丝线来修补。此外还有一些原因也会导致术中出血：①当切开盆内筋膜时切口过于靠近前列腺损伤了 Santorini 静脉丛；②当分离耻骨前列腺韧带时未能将韧带与阴茎背静脉表浅支或前列腺前筋膜完全分离；③在暴露前列腺尖部并横行切断阴茎背静脉丛时出血。如果术者能充分熟悉阴茎背静脉丛解剖，通过准确分离结扎阴茎背静脉丛完全能控制出血。同样，如术中该静脉丛任何部位发生出血时,医生均可通过积极主动地分离尿道前壁表面的静脉丛并缝扎之达到止血目的。任何盲目操作只能加重出血。另外在根治性手术中为了获得良好手术野常常需以拉钩牵引前列腺,如阴茎背静脉丛未能完全离断,牵引也会引起大出血。

(2)闭孔神经损伤:如果闭孔神经不小心被切断,应尽量争取用很细的不吸收缝线再吻合。

(3)直肠损伤:一种少见但十分重要的并发症,发生率为1%左右,往往发生在解剖前列腺尖部时试图分离直肠壁与Denonvillier筋膜之间平面时不慎损伤直肠。一旦发生直肠损伤,应立刻终止手术。膀胱颈应立即重建,缝线尽量置于尿道。在向膀胱颈部缝悬吊线之前,应先清除伤口边缘污染的组织,由助手协助将患者肛门括约肌撑开扩张后再将直肠破口二层缝合。可在修补的直肠壁伤口与尿道膀胱吻合口之间隔一层网膜组织以减少膀胱直肠瘘的发生机会。一般切开膀胱直肠凹处腹膜,在腹膜上做一小切口,拉一片网膜缘通过伤口垫于局部,伤口内应以大量抗生素溶液冲洗,术后要坚持全身应用针对需氧菌和厌氧菌的广谱抗生素治疗。通常病人发生直肠损伤后不需作结肠腹壁造口术,只要采取以上措施处理,病人均能顺利康复而不会发生伤口感染、盆腔脓肿或直肠尿道瘘等并发症。但如病人以往曾受过放射治疗,发生直肠损伤均应慎重处理,需行结肠造口粪便改道以利于伤口愈合。

(4)输尿管损伤:多发生于膀胱后壁及三角区下操作时,试图将精囊与膀胱后壁分离无意中损伤输尿管下段,这时采用输尿管膀胱再植术治疗即可。

2.术后并发症

(1)血栓栓塞:血栓性静脉炎及肺梗塞是本手术后最常见且最危险的并发症。据报道术后血栓性静脉炎的发生率为3%~12%,肺梗塞发病率为2%~5%。有人曾主张术后定期用压迫装置压迫下肢。如病人以往有血栓性静脉炎或肺梗塞病史,术后第1天晨即应开始抗凝治疗,在住院期间需坚持每天少量注射肝素。对以往无血栓性疾病史的患者,应以下列方法预防血栓性疾病发生,即术中术后均应防止静脉受压;通常术后病人应置头低脚高位利于下肢静脉充分回流。采用硬膜外麻醉也可减少术后血栓性静脉炎的发生,因其可增加手术期间下肢循环血量。术后病人应于术后第1天开始早期锻炼,可鼓励他们麻醉清醒后每小时作曲腿运动100次,但术后3~4周内不主张病人多在腿支撑位置坐起。

(2)吻合口破裂:膀胱尿道吻合口破裂是非常严重的并发症,可能导致术后永久性尿失禁,往往发生在术后Foley导尿管过早滑脱情况下。为了避免吻合口破裂的发生,在术中放置Foley导尿管前,应仔细检查Foley导尿管的气囊和活瓣是否正常。有些学者主张术中放置导尿管后,可于膀胱前壁作一造瘘口引出,穿过一钮扣收紧打结固定于前腹壁上。术后导尿管应牢靠地固定于大腿内侧,术后每天都应检查导尿管固定情况。如导尿管过早滑脱,应尽量争取重新插一小口径导尿管进入膀胱,一旦这种努力失败,可行膀胱镜检查,在直视下将导尿管插入膀胱。

(3)膀胱颈狭窄:有3%~12%的病人术后可能发生膀胱颈狭窄。这通常是由于吻合时,尿道与膀胱颈之间黏膜对合不良所致,也可能由于膀胱颈部重建时缝合过紧造成。发生膀胱颈狭窄的病人常常诉排尿滴沥,但如病人表现充盈性尿失禁时常常难于做出准确判断。对于每一位术后诉有尿失禁的患者,都应试插导尿管以了解尿路有无梗阻,是否有残余尿。膀胱颈狭窄一般仅需1~2次尿道扩张即可,如果扩张治疗失败,可改用冷刀行膀胱内颈12点切开。如在膀胱颈部重建时注意将膀胱颈部黏膜完全对合,就能明显减少该并发症的发生。

(4)尿失禁:根治性前列腺切除术后对病人影响最大,且病人最恐惧的并发症乃是术后完全性尿失禁。所幸者有经验的外科医师手术后极少发生此种并发症。根治性手术后如欲保存控制排尿的能力,就必须在术中防止损伤盆底肌肉并重建膀胱颈部,以恢复控制排尿的身体结构及功能,而且将膀胱颈与后尿道吻合后还能防止膀胱颈狭窄。只要手术操作细致准确,尿道外括约肌的功能术后均能恢复。根治性前列腺切除术后被动控制排尿，是由平滑肌性尿道括约肌控制。这种自主神经性尿道括约肌与提肛肌在许多重要方面有明显差别。此种括约肌是由慢启动肌纤维组成，功能上可以长期维持一定肌张力而不疲劳。相反尿道周围的提肛肌由快启动肌纤维组成，能产生急速有力的肌收缩，这种肌纤维的作用是在腹内压增加时，增强提肛肌收缩的力量和速度。经耻骨后手术途径行根治性前列腺切除的最大优点是使得术后完全性尿失禁的发生率大大减少，这主要归功于手术中保存了盆底肌肉完整的自主神经支配。而术中如注意保存神经血管束，将可进一步维持对尿道远端平滑肌的神经支配及对横纹肌性括约肌的躯体运动神经支配。

(5)阴茎勃起功能障碍：术后性功能恢复有关的三个因素是患者的年龄、肿瘤的临床和病理分期分级以及手术操作(即术中神经血管束是否保留或切除)。在年龄低于 50 岁的病人中，术中保留双侧 NVB 的病人性功能恢复率(90%)与保留单侧 NVB 的病人相仿(91%)。而年龄大于 50 岁的病人中，则保留了双侧性神经的病人术后性功能恢复优于只保存单侧 NVB 患者。当年龄因素控制后，术后病人发生阴茎勃起功能障碍的相对危险性在包膜已发生浸润、精囊受侵犯或只保存单侧 NVB 的病人较一般病人大 2 倍。除了神经性因素之外，还有其他因素也会影响术后性功能的恢复。来源于闭孔动脉、膀胱上动脉及膀胱下动脉等的侧支，这些异常分支在根治性切除术中往往被分离切除，这必将会影响阴茎海绵体的血供，尤其在老年人更是如此。目前尚未发现有其他前列腺癌治疗方法治疗后性功能恢复要好于本法。对于术后阴茎勃起功能障碍者可采用阴茎假体植入治疗。

(陈保春)

第十二章 前列腺其他疾病

第一节 前列腺损伤

前列腺深藏于盆腔、膀胱下面，单独损伤极为少见。通常由会阴或直肠开放性外伤引起，如刺伤、枪弹穿透伤，或骨盆骨折，造成膀胱、后尿道撕裂伤时，同时合并前列腺损伤。此外，膀胱一尿道镜检查、腔内镜手术、尿道扩张等经尿道器械操作时，因操作失误或用力过大可致前列腺损伤，有时合并直肠损伤。

（一）临床表现

1.*疼痛* 表现为耻骨上区或会阴部剧烈疼痛，由于前列腺损伤多伴有邻近器官损伤，往往被其他症状掩盖。

2.*出血* 多为持续性尿道口滴血，与排尿无关或与排尿伴随。前列腺部尿道断裂时，血液可流入膀胱周围间隙，引起大出血，严重时可出现休克。

3.*排尿困难* 前列腺损伤常合并后尿道部分或全部断裂，以及局部血肿、水肿等均可导致排尿困难或急性尿潴留。

4.*尿外渗及感染* 如前列腺损伤伴有后尿道或膀胱颈损伤时，可有尿外渗到前列腺与膀胱周围间隙，引起炎症反应及继发性感染。

（二）诊断

应仔细询问病史，如果有骨盆骨折、会阴部外伤或经尿道器械操作史，同时出现尿道滴血或排尿困难、会阴和阴囊出现血肿时，应考虑前列腺损伤。直肠指检可发现前列腺浮动或碎裂感，或前列腺触及不清且有波动感。CT 等影像学检查可明确诊断。

（三）治疗

1.患者多急诊入院，应积极抗休克治疗，包括补液、镇痛、输血等。

2.可以先尝试经尿道能否顺利插入 Foley 导尿管，气囊注水 20～40ml，持续牵引压迫止血，并保持 1 周以上。如导尿失败，出血量大时，应急症手术。如出血难以控制，危及生命时，可行髂内动脉结扎术。

3.出现急性尿潴留，如导尿失败，则行耻骨上膀胱造瘘术。

4.合并伤的处理：清除会阴和阴囊血肿，预防和控制感染，同时处理直肠和会阴部的损伤。

常见并发症：①尿瘘：前列腺部尿道损伤后，如伴有尿外渗而未能充分引流，继发感染时将会发生尿瘘。②尿失禁：多为尿道括约肌受损的原因。③前列腺尿道部狭窄：当前列腺部尿道损伤修复时，局部炎症及纤维化可形成瘢痕，引起尿路梗阻。治疗上可以行尿道扩张术或经尿道冷刀切开术。

（李宏军）

第二节　前列腺结核

前列腺结核是男性生殖系统结核病中的一种常见疾病，常常与身体其他脏器结核、泌尿生殖系其他部位结核同时存在。近年来随着卫生事业的发展，生活水平的提高，结核病的发病率明显下降，前列腺结核的发病率也随之降低。

1940 年 Auerbach 报道，对 728 例存活 5 年以上而死亡的结核患者进行了尸检，前列腺结核为 100 例，泌尿系或附睾结核是常见的，而前列腺单独受累较少见。1944 年 Delapn 报道，泌尿生殖结核中前列腺单独发生结核的病例只占 14％。Greenbey 在 1952 年对有附睾结核的患者的尸检发现，全部存在前列腺结核，表明前列腺结核的发病率在男性生殖系统结核中是占首位的。

一、病因与病理

（一）病因

结核杆菌的原发病灶常在肺、肠道、淋巴腺、扁桃腺、肾脏和骨骼等部位。常通过血行及下行感染两种途径传播至前列腺。

血行传播：结核杆菌通过血行播散直接进入前列腺内，另外与血行传播相应的淋巴途径也可能造成结核杆菌的播散。

下行感染：结核杆菌由肾经输尿管下行至尿道，再由前列腺部尿道的前列腺管开口逆行侵入前列腺、精囊和附睾。

（二）病理

前列腺结核的病理表现与身体其他部位结核相同，结核结节形成开始于前列腺导管以及射精管的部位，然后播散至整个前列腺，病变有时可局限在前列腺的某一部位，有时整个前列腺受累，结核结节可发展成冷脓肿、干酪样坏死、空洞及纤维化，最终前列腺质地变硬，前列腺寒性脓肿破溃可导致会阴部窦道。

二、临床表现

病变早期并不出现明显的全身及局部症状。随着病情进展可出现典型的结核全身症状，如低热、盗汗和消瘦。局部症状可表现为：

（一）尿路刺激症状

表现为尿频、尿急、尿痛和尿液混浊，这可能是多数患者伴有膀胱及尿道的结核感染所致，少数患者因前列腺肿大而出现排尿困难。

（二）性功能异常

射精疼痛和血精，前列腺结核可造成前列腺腺管受累而阻塞，另外，还可造成射精管开口受损。绝大多数患者伴有附睾结核，所以出现射精时和射精后疼痛。当前列腺结核时，破坏腺体结构，侵及精囊造成精囊感染，可导致血精。当前列腺腺泡被明显破坏时，前列腺液分泌严重受损，可造成精液明显减少，甚至造成不育，此临床症状可帮助确立诊断。

（三）阴囊或会阴部结核性窦道形成

前列腺寒性脓肿较大并向阴囊和会阴部溃破可形成窦道，经久不愈，流出大量脓液。

三、诊断

由于前列腺解剖位置隐蔽，病变早期症状不明显，早期诊断很困难。当患者有慢性前列腺炎症状，又伴有肺、肾、附睾等部位结核病变存在时，要想到前列腺结核的可能性。

体检时直肠指诊非常重要，前列腺结核多表现为结节状，有触痛、质硬，但前列腺肿大比较少见，有寒性脓肿形成时，可有“软化区”，前列腺结核时直肠指诊的表现与前列腺癌、前列腺肉芽肿等病变相似，不易鉴别，所以同时要注意患者的附睾、输精管有无异常。因多数患者同时伴有附睾结核，可表现为附睾肿大、输精管可呈串珠样改变。

精液和前列腺液检查：精液及前列腺液明显减少是前列腺结核一个重要的临床症状，对精液及前列腺液要进行培养和涂片检查。目前 PCR 方法有较高的敏感性和特异性。

X 线检查：包括经静脉肾盂造影、膀胱造影、输精管造影及尿道造影，以全面了解泌尿生殖系的情况，发现结核受累部位。

MRI 检查：前列腺结核多伴有其他泌尿生殖系结核，前列腺实质破坏形成不规则腔，T_1W 低信号，T_2W 高信号，结核灶破入周围组织形成会阴漏，结核钙化与其他钙化不能鉴别。

超声波检查：前列腺结核声像图表现复杂。腺体可正常或增大，形态不规则，包膜可连续或中断，内部回声不规则或低或增强，可伴液化坏死的无回声区及钙化的强光团。酷似前列腺癌，需行活检确诊。

膀胱镜检查：伴有膀胱结核时，可见多数浅黄色粟粒样结核结节，多分布于输尿管口周围及三角区。严重病例可有黏膜水肿、发红、溃疡，有时难与浸润性膀胱癌区别。前列腺结核时，尿道可见浅表性溃疡；慢性前列腺炎时，尿道精阜处可有增厚、黏膜粗糙，也可表现为纤维增生而致瘢痕挛缩。

四、治疗

前列腺结核很少单独发生，常伴有男性泌尿生殖系统其他部位结核，治疗原则同其他部位结核治疗原则一致。

现代抗结核药物一般能够控制结核病变的发展，如果诊断治疗延误，致使前列腺结核形成寒性脓肿并向会阴部及尿道破溃而形成瘘管，可以采用前列腺切除及瘘管切除术。

通常情况下不主张行前列腺切除，因这种手术要求同时切除输精管、精囊及附睾，手术范围大且伤口不易愈合。

（于明明）

第三节　其他前列腺肿瘤

一、前列腺内膜样癌

前列腺内膜样癌又称为导管癌，在前列腺癌中约占 0.8%。以往认为它来自精阜的 Mullerian 管残留的前列腺小囊，故称导管子宫内膜样癌；目前却认为内膜样癌和腺癌均来自前列腺，只是前者向导管分化为主，后者向腺泡分化为主。根据生长方式将内膜样癌分为两型：A 型：大体呈息肉状、菜花状凸向前列腺尿道，镜下瘤细胞呈高柱状，上皮单层及多层围绕纤维血管为绒毛管状结构，细胞核位于基底部，核仁大而明显，胞质嗜酸性。B 型：在前列腺实质内，呈弥漫浸润性大腺泡样结构，癌细胞与 A 型相同。两种生长方式常同时出现在一半以上病例中，且相互移行。免疫组化显示 PSA 和 PAP 阳性，CEA 常局灶性弱阳性。临床症状为下尿路梗阻症状和血尿。血清 PSA 水平一般正常，有时可以升高。转移部位包括盆腔淋巴结、骨和肺。骨转移灶为成骨性，也可以为成骨性和溶骨性混合型。此癌多见于前列腺癌晚期，易复发，激素治疗有一定疗效。

二、前列腺黏液癌

前列腺黏液癌前列腺黏液癌较少见，其诊断应具备 3 项条件：①有细胞外黏液湖形成，内漂浮癌细胞；②黏液癌成分超过肿瘤量 25%；③排除转移性黏液腺癌。黏液癌组化染色 PSA、PAP 均阳性，而 CEA 阴性，肿瘤内缺乏印戒细胞癌成分，黏液主要在细胞外，常合并典型腺癌，由此可与转移性黏液腺癌区别。预后比同样级别的前列腺癌差。

三、前列腺小细胞癌

前列腺小细胞癌前列腺小细胞癌多见于中年男性，约占 1%，目前认为起源于前列腺多潜能上皮，不排除前列腺内分泌细胞。组织学形态类似肺小细胞癌，免疫组化 PSA 可阴性，多种神经内分泌标记物阳性，如嗜银蛋白 A，而 PSA、PAP 通常为阴性。病理特征上与肺及肺外的小细胞癌相似。其小细胞可呈燕麦样及中间细胞样。前列腺小细胞癌多伴有腺癌(50%)，但很少伴有肉瘤样及鳞状细胞癌成分。多有神经内分泌功能，临床可伴有副癌综合征。主要表现为膀胱出口梗阻症状，常并发急性尿潴留。血清 PSA、PAP 常无明显升高。转移性强且早，主要是骨、肺、区域淋巴结及软组织。前列腺小细胞癌应与肺等部位转移的小细胞癌区别，两者在癌细胞形态上无显著差别，前者常伴有前列腺其他类型腺癌，所以鉴别时还需与临床紧密结合。各种治疗方法效果均不满意，尤其是激素治疗，化学治疗或许有一定疗效。预后极差，发现后平均存活时间仅 7 个月。

四、前列腺鳞癌和腺鳞癌

前列腺鳞癌和腺鳞癌的发病率小于 1.0%，主要起源于前列腺部尿道上皮和尿道周围导管的移行上皮，既有单一的鳞状细胞癌，也有鳞状细胞癌混有腺癌。诊断标准：①有明显角化、细胞间桥、角化珠形成等鳞状上皮癌的典型组织象；②肿瘤不规则生长，细胞间变和浸润的特征明显；③膀胱无鳞状上皮癌；④无先期放疗及激素治疗史。腺鳞癌一般常见于腺癌放疗或激素治疗数年后的患者。临床表现为下尿路梗阻症状或转移性骨肿瘤，血清 PSA 和 PAP 水平常不升高，多表现为溶骨性骨转移。前列腺鳞癌是一高度浸润性肿瘤，治疗上首选外科手术治疗，放射治疗可控制原发病及减轻骨转移症状，内分泌治疗一般无效。

五、前列腺移行细胞癌

原发性前列腺移行细胞癌首先发生于前列腺尿道周围的腺体或导管上皮，发病率＜5%。癌细胞可以沿导管和腺泡扩散，然后浸润前列腺间质。前列腺移行细胞癌以典型大细胞癌呈实性生长方式，其癌旁组织炎症、核分裂和肿瘤坏死，为重要诊断标准。而继发于膀胱的移行细胞癌则有膀胱癌病史，癌细胞沿尿道前列腺部或前列腺导管片状扩散累及前列腺。前列腺移行细胞癌免疫组化 PAP 和 PSA 染色阴性，而 CEA 阳性。临床表现以进展性下尿路梗阻症状为主。细针穿刺活检不易刺中导管内的癌灶，而经尿道活检阳性率较高，这有别于其他前列腺癌。尿道膀胱镜检查 60%可发现前列腺增大、乳头状或浸润新生物，但早期病例常无此特征。前列腺移行细胞癌间质浸润是一个重要预后因素，如果癌细胞局限于导管或腺泡内，则预后相对较好，但大多数间质浸润的多已发生转移。治疗上如为局限性癌灶应首选根治性前列腺切除术；因属于雄激素非依赖性肿瘤，对放疗和分泌治疗均无效，对尿道药物灌注亦无确切疗效，预后差。

六、前列腺癌肉瘤

前列腺癌肉瘤起源于前列腺间质，与前列腺的胚胎发生异常和发育畸形有关，所以发病年龄较轻，其中小儿占 1/3。组织学上梭形肿瘤细胞在前列腺组织内弥漫性浸润，核异型性明显，类似肉瘤。免疫表型 PSA、角蛋白和波纹蛋白均阳性。前列腺肉瘤又分为横纹肌肉瘤、平滑肌肉瘤、神经源肉瘤等。前列腺肉瘤病情发展快，病程较短，肉瘤生长迅速，很少有在 5cm 以内者，最大为 20cm，可填满整个小骨盆腔。临床表现为进展性排尿困难和大便困难，易出现血尿。直肠指诊前列腺肿大，但质地柔韧，软如囊性，表现较为光滑。约 20%患者在确诊时已有远处转移，如肺、肝、骨、淋巴结等处。肿瘤的发展和患者的生存于肉瘤的组织学类型无关。采用常规前列腺癌及其转移灶的治疗方法效果差。5 年生存率为 41%，7 年为 14%，绝大多数患者死于确诊后 7 年。

七、前列腺印戒细胞癌

前列腺印戒细胞癌是一种罕见、高度恶性的肿瘤，可能来源于前列腺分泌上皮。常与其他类型的低分化腺癌同时出现，包括实性、粉刺状和筛状类型，单一的前列腺印戒细胞癌未见报道。与其他典型部位如膀胱、胃肠的印戒细胞癌不同的是，前列腺的不伴有黏液腺癌。组织学上黏液染色阴性，免疫组化结果 PSA/PAP 阳性、CEA 阴性，因此也可与胃肠、膀胱来源的前列腺印戒细胞癌区别。病理诊断时印戒细胞癌成分必须超过 50%。癌细胞典型表现为核偏位，胞浆透明。瘤细胞弥漫性浸润前列腺实质。临床表现主要是膀胱出口梗阻症状，其次是膀胱刺激征及会阴不适。肿瘤呈弥漫性浸润生长，常侵犯神经血管间隙和前列腺外组织，以骨转移为主。预后极差。

八、基底细胞腺癌

基底细胞腺癌来源于前列腺基底细胞，极罕见。形态学特征为分化差的实体癌呈基底细胞癌样排列，核分裂象多，癌巢中央伴坏死，可见局灶性鳞状细胞、移行细胞或腺管分化，也可出现腺样囊性癌样结构。局部侵袭性强，远处转移少。放疗有一定效果。

（于明明）

第十三章　尿道疾病

第一节　尿道先天性异常

一、尿道下裂

先天性尿道发育不健全，以致尿道开口于正常位置（龟头顶端中央）的下方、阴茎腹侧的任何部位，多伴有阴茎下曲。

【分型】

根据尿道外口位置不同分为以下 4 型：阴茎头/冠状沟型；阴茎型；阴茎阴囊型；会阴型。国外多采用按阴茎下曲矫正后尿道口新位置分为：前型（阴茎头型，冠状沟型及冠状沟下型）、中间型（阴茎远端型，阴茎中段型和阴茎近段型）、后型（阴茎阴囊型，阴囊型和会阴型）。后一分型能准确反映尿道下裂的严重程度，建议采用后一种分型方法。

【临床表现】

1.异位尿道开口，尿道口可出现在正常尿道口近端至会阴部的任何部位。

2.阴茎发育短小，多数合并阴茎向腹侧弯曲。

3.包皮的异常分布，阴茎头背侧包皮冗赘呈帽状堆积，腹侧包皮在中线未能融合而呈 V 形缺损，包皮系带缺如。

4.其他还伴有阴茎扭转，阴囊融合不全，阴茎阴囊转位，睾丸下降异常或隐睾，腹股沟疝等。

【诊断方法】

根据体检外观即可确定诊断。同时明确有无伴随其他的异常，如隐睾或睾丸下降不全，交通性鞘膜积液或腹股沟疝等。

【鉴别诊断】

严重尿道下裂同时伴有双侧隐睾，很难从外观上与两性畸形相区别，有时需要通过 B 超检查和性染色体鉴定及内分泌检查以排除两性畸形及先天性肾上腺增生。

【治疗措施】

1.*治疗时机*　一般在出生后 6～18 个月为宜，此时阴茎已发育到一定大小，适合手术操作。分期手术者，第二期手术应在第一期手术后 6 个月以上，待局部瘢痕软化稳定，血供良好后再行二期手术。学龄前完成所有治疗。

2.*阴茎下曲的矫正*　阴茎下曲通常可以通过阴茎皮肤脱套及切除阴茎腹侧瘢痕组织矫正，大多数患者的下曲与尿道板及其结缔组织无因果关系。阴茎皮肤松解后仍残存下曲，则多由阴茎海绵体发育异常所致，多通过阴茎海绵体折叠术来矫正下曲。

3.一期手术

(1)前型尿道下裂手术术式：此类手术特点是可不做复杂尿道成形，仅利用异位尿道口周围皮肤作为修复尿道的材料，手术相对简单，成功率较高。

①尿道板切开卷管尿道成形术(TIP术)：尤其适用于前型及中间型尿道下裂的修复，已作为首选术式。

②尿道口前移阴茎头成形术：适用于阴茎无下曲或轻微下曲，但不需切断尿道板可矫正的大多数阴茎和冠状沟型患者。

③尿道口基底皮瓣术：适用于阴茎下曲、尿道口位于冠状沟、冠状沟下及阴茎体远侧1/3(距阴茎头冠1cm以内)病例。要求阴茎头发育好、阴茎腹侧皮肤充裕、松弛。

④加盖带蒂皮瓣尿道成形术：适用于无或轻度下曲、尿道板可保留，尿道板宽度＜4mm，不宜做TIP者。

(2)中间型和后型尿道下裂手术术式：若无明显下曲，或经阴茎皮肤脱套及阴茎海绵体背侧折叠术后阴茎下曲已矫正，尿道板不需切断，首先推荐采用TIP或加盖带蒂皮瓣尿道成形术；若矫正下曲时必须切断尿道板，则可选用游离移植物尿道成形术或带蒂皮瓣尿道成形术。

4.分期手术　分期手术在尿道下裂治疗中仍有一定地位，主要适应于近端型尿道下裂合并阴茎重度弯曲、阴茎阴囊发育差、干燥性闭塞性龟头炎、多次尿道下裂手术失败造成尿道下裂残疾者。有下曲者，第一期主要矫正阴茎下曲，无下曲者则把病变以远尿道切开，转移充裕的皮肤或黏膜于阴茎腹侧，6个月后再行尿道成形术。

5.影响手术成功的因素

(1)对于就诊的阴茎发育过小者，可在术前适当使用男性激素治疗，如丙酸睾酮或绒毛膜促性腺激素，对促进阴茎增大有益。

(2)术中使用整形等器械、特殊可吸收缝线(5-0至7-0)、慎用电凝设备(可选用双极电凝)、放大镜可酌情选用、注意包扎敷料的选用等。

(3)术后伤口细致护理非常重要。尿转流可选择耻骨上膀胱造瘘或经尿道支架引流。远端型尿道下裂术后可不行尿转流。

【术后并发症】

1.血肿和出血：最常见的并发症，术后加压包扎可有效预防。

2.尿道外口狭窄：多与手术操作时龟头成形过紧、尿道外口黏膜直径太小有关。

3.尿道皮肤瘘：与新尿道血供不良、尿道远端梗阻、使用不可吸收线或组织反应大的缝线、新尿道周围积血、分泌物引流不畅、术后感染等有关。

4.感染：行分泌物细菌培养，选择敏感抗生素及伤口处理。

5.尿道憩室：暂时或持久的远端尿道狭窄是尿道憩室形成的主要原因，成形尿道过于宽大，也容易导致局部尿道扩张形成尿道憩室。

6.阴茎下曲矫正不良：手术时留有残余的纤维结缔组织；新尿道太短；术后阴茎腹侧产生瘢痕组织。

7.尿道狭窄：多发生于成形尿道吻合口处。定期尿道扩张是首选方法。

8.新尿道毛发生长及结石形成：多见于阴囊皮瓣或阴茎皮瓣重建尿道的患者，可在尿道镜下去除。

9.干燥闭塞性龟头炎。

10.毁损型尿道下裂。

二、尿道上裂

先天性尿道发育不健全，以致尿道开口于正常位置的上端、阴茎背侧的任何部位，多伴有阴茎背曲。病因不清，与遗传、环境等因素有关。

【分型】

分为不完全型(阴茎头型和阴茎型)、完全型(耻骨联合下型)和复杂型(伴有膀胱外翻)。

【临床表现】

1.异位尿道开口，尿道口可出现在正常尿道口近端至耻骨联合下缘的任何部位。

2.阴茎发育短小，多数合并阴茎向背侧弯曲。

3.包皮分布异常，阴茎头腹侧包皮帽状堆积。

4.其他：还可伴有耻骨分离、腹壁缺损、膀胱黏膜脱出、睾丸下降异常或隐睾等。

【诊断方法】

先天性尿道上裂的诊断比较容易，根据查体的外观特点即可确定诊断。

【治疗措施】

1.男性尿道上裂外科治疗目的是修复尿道裂口，治疗尿失禁和矫治阴茎畸形，达到外阴形态、排尿功能和男性性功能恢复正常。

(1)不完全型：裂口未达到冠状沟者，因无症状多无治疗要求，超过冠状沟者需做阴茎伸直术，不做抗尿失禁手术。

(2)完全型：做阴茎延长术和抗尿失禁手术。

(3)复杂型：做阴茎延长术、抗尿失禁和修复膀胱外翻与腹壁缺损。

2.女性不完全型尿道上裂因无自觉症状而无治疗要求。手术治疗主要是完全型和复杂型，目前尚无标准术式。手术治疗目的是矫治尿失禁和修复女性外生殖器畸形。

【术后并发症】

1.膀胱颈部膜状梗阻。

2.尿道瘘和尿道狭窄。

3.阴茎头血供障碍。

4.阴茎扭转。

5.逆行射精。

三、后尿道瓣膜

后尿道瓣膜是男童先天性下尿路梗阻疾病中最常见的，为发自后尿道精阜处的瓣膜组织，绝大多数造成排尿困难。病因不清，可能是尿生殖窦发育不正常或中肾管迁移的遗迹异常。

【临床表现】

由于年龄和后尿道瓣膜梗阻的程度不同，临床表现各异。新生儿期可有排尿费力、尿滴沥，甚至出现急性尿潴留。有时可触及膨大的膀胱、积水的肾、输尿管，即使膀胱排空也能触及增厚的膀胱壁。如合并肺发育不良可有呼吸困难、气胸。腹部肿块或尿性腹水压迫横膈可引起呼吸困难。因尿路梗阻引起的尿性腹水占新生儿腹水的40%。尿性腹水多来自肾实质或肾窦部位的尿液渗出。婴儿期可有生长发育迟缓、营养不良、尿道败血症。学龄儿童多因排尿异常就诊。表现为排尿困难、尿失禁、遗尿等。

【诊断方法】

产前可用超声检查;产后除临床表现外,排泄性膀胱尿道造影、尿道镜检查最直接可靠。造影可见前列腺尿道长而扩张,梗阻远端尿道极细;膀胱边缘不光滑,有小梁及憩室形成。40%～60%合并膀胱输尿管反流。尿道镜检常与手术同期进行。于后尿道清晰可见瓣膜从精阜两侧发出走向远端,于膜部尿道呈声门样关闭。

【治疗措施】

治疗原则是纠正水电解质紊乱,控制感染,引流及解除下尿路梗阻。若患者营养情况差,感染不易控制,需做膀胱造口或膀胱造瘘引流尿液。极少数患者用以上方法无效,需考虑输尿管皮肤造口或肾造瘘。一般情况好转后大部分患儿可用尿道镜电切瓣膜。术后定期随访,观察排尿情况、有无泌尿系感染及肾功能恢复情况。

（李　刚）

第二节　两性畸形

两性畸形是指一个个体的性器官有着男女两性的表现,其发生原因在于性染色体畸变,雄激素分泌异常导致胚胎期性器官发育异常。

【分类】

两性畸形可分为真两性畸形和假两性畸形。真两性畸形是在机体内同时存在卵巢和睾丸组织染色体核型,可以为正常男性型、女性型或嵌合型,生殖导管和外生殖器往往为两性畸形。真两性畸形生殖腺必须是完整的即睾丸必须有正常的结构,有曲细精管、间质细胞及生殖细胞的迹象;卵巢必须有各种卵泡并有卵细胞生长的现象。至于仅有卵巢或睾丸的残遗组织,不属于真两性畸形。

1.真两性畸形

(1)一侧为卵巢,另一侧为睾丸,称为单侧性真两性畸形,此种类型占40%。

(2)两侧均为卵睾(即在一个性腺内既有卵巢组织又有睾丸组织),卵巢组织与睾丸组织之间有纤维组织相隔称为双侧性真两性畸形,此种类型占20%。

(3)一侧为卵睾,另一侧为卵巢或睾丸,此种类型占40%。

2.假两性畸形

(1)女性假两性畸形:这是一种较常见的两性畸形,患者的性腺为卵巢、内生殖道为正常女性,但外生殖器有不同程度的男性化特征,如阴蒂肥大,形状似男性的尿道下裂,阴唇常合并在中线,近似男性阴囊,但其中无睾丸,阴道口小。性染色体组型为XX,性染色质为阳性。

(2)男性假两性畸形:患者的性腺只有睾丸,其外生殖器变化很大,可以表现为男性的外形,也可以表现为女性的外形,或性别难辨。性染色体组型为XY,性染色质为阴性。

【临床表现】

患者出生时外阴部男女难分但比较倾向于女性,约3/4的患儿被当作女孩抚育,阴囊发育不良似大阴唇。性腺大多可在腹股沟部位或阴囊内摸到。患者在发育期一般都出现女性第二性征,如乳房肥大,女性体型,阴毛呈女性样分布,可有月经来潮。这是因为任何核型的真两性畸形都有卵巢组织,而卵巢的结构比较完善,所以大多数真两性畸形的卵巢在发育期可分泌雌激素,有排卵时还分泌孕激素,故可出现女性第二性征，但乳腺的发育较晚。患者大都有子宫及阴道，阴道开口在尿生殖窦，常见的子宫发育障碍是发育不良和子宫颈缺陷。

如果性腺是卵巢，则显微镜下一般正常，而睾丸在显微镜下都无精子生成，因此患者可有正常卵巢功能，极少数患者甚至可妊娠。卵睾是最多见的性腺异常，约50%卵睾在正常卵巢位置上移，其余50%或在腹股沟或在阴囊内。卵睾所在的部位与其成分有关，睾丸组织所占比例越大越易进入腹股沟或阴囊内。在卵巢一侧的生殖管总是输卵管，睾丸一侧的生殖管都是输精管，至于卵睾一侧的生殖管既可是输卵管也可是输精管，此与卵巢和睾丸组织的成分有关，一般以出现输卵管为多见。

【诊断方法】

患儿出生后若发现外生殖器异常，不能简单地做出单纯性尿道下裂合并隐睾或阴囊分裂的错误诊断。应做性染色质检查，多数呈阳性。若此项检查不符合正常男性，做染色体核型分析，组织细胞染色体较血细胞染色体核型分析对发现嵌合体更有帮助。对核型为XX者应仔细寻找女性男性化表型的来源，测定各种肾上腺激素、17-酮类固醇、孕三醇、17-脱氢黄体酮，以除外常见类型的先天性肾上腺增生。组织学检查发现兼有卵巢和睾丸组织即可明确诊断，但有时因性腺发育不正常造成诊断困难。

【鉴别诊断】

1.女性假两性畸形单纯从外生殖器难以确定性别，染色体组型亦为46XX，与真两性畸形表现相似，但24h尿17-酮类固醇及孕三醇增高，B超、CT检查常可见双侧肾上腺增大或有占位。

2.男性假两性畸形单纯从外生殖器难以确定性别，与真两性畸形表现相似。但5α-二氢睾酮偏低，性腺活检只有睾丸组织，无卵巢组织。

3.克氏综合征只从外生殖器难以确定性别，与真两性畸形表现相似。但染色体组型为47XXY，性腺活检只有睾丸组织，无卵巢组织。

【治疗措施】

治疗时所取性别是否恰当对患者身心健康发育至关重要，一般认为2～3岁前确定性别可避免发生心理异常。以往对真两性畸形性别的取向主要根据外生殖器的外形和功能来决定是否行男性或女性矫形手术，而不是根据性腺、内生殖器结构或染色体组型。近年来对真两性畸形，特别是核型为46XX者，多倾向改造为女性较好。因为：①真两性畸形患者的卵巢组织切片，大多能观察到原始卵泡，50%有排卵现象，而双侧睾丸曲细精管有精子发生者仅占1.2%；②真两性畸形患者中70%乳腺发育良好，24.5%发育较差，不发育者仅5.5%；③男性尿道修补外生殖器成型较为困难，且效果不理想，而女性成形术的成活率较男性为高；④核型为45X/46，XY患者的隐睾约30%可发生恶变，睾丸需予以切除。

（李　刚）

第三节　尿道炎

临床上将尿道炎分为急性和慢性两类。

【病因】

尿道炎常因尿道口或尿道内梗阻所引起，如包茎、后尿道瓣膜、尿道狭窄、尿道内结石和肿瘤等；或因邻近器官的炎症蔓延到尿道，如前列腺精囊炎、阴道炎和宫颈炎等；有时可因机械或化学性刺激引起尿道炎，如器械检查和留置导管等。致病菌以大肠埃希菌属、链球菌和葡萄球菌为最常见。近年来男性尿道炎发病率增高主要与不洁性交有关。

【临床表现】

急性尿道炎在男性患者中的主要症状是有较多尿道分泌物，开始为黏液性，逐渐变为脓性，在女性患者中尿道分泌物少见。无论男女，排尿时尿道均有烧灼痛、尿频和尿急，尿液检查有脓细胞和红细胞。慢性尿道炎分泌物逐渐减少，或者仅在清晨第一次排尿时，在尿道口附近可见有少量浆液性分泌物。排尿刺激症状已不如急性期显著，部分患者可无症状。

【诊断方法】

尿道炎的诊断除根据病史及体征外，需将尿道分泌物涂片染色检查或细菌培养，以明确致病菌。男性患者若无尿道分泌物，应行尿三杯试验。急性期尿道内忌用器械检查。慢性尿道炎需行尿道膀胱镜检查以便明确发病原因。有时可用金属尿道探条试探尿道，必要时行尿道造影，明确有无尿道狭窄。

【鉴别诊断】

1.*淋菌性尿道炎*　淋菌性尿道炎是一种特异性感染的性病，尿道有脓性分泌物，脓液涂片染色检查可见在分叶核粒细胞有革兰阴性双球菌。

2.*非淋菌性尿道炎及滴虫性尿道炎*　女性容易在阴道内找到滴虫，而在男性不易找到滴虫，常需在包皮下、尿道口分泌物、前列腺液及尿液中检查有无滴虫，做出诊断。

3.*Reiter 症候群*　除尿道炎外，同时有结膜炎和关节炎。

【并发症】

尿道内感染可直接蔓延到膀胱或前列腺而引起膀胱炎或前列腺炎。急性尿道炎若处理不当可并发尿道旁脓肿，脓肿可穿破阴茎皮肤成为尿道瘘。在尿道炎症愈合过程中纤维化则可引起尿道狭窄。

【治疗措施】

急性尿道炎采用抗生素与化学药物联合应用，疗效较好。采用诺氟沙星（氟哌酸）与磺胺药物联合应用，效果满意。近年来，喹诺酮类抗生素，由于对革兰阴性、阳性菌均有效，耐药菌株低，常作为治疗的首选药物。全身治疗应注意休息，补充足够液体。在急性期间，短期内避免性生活，否则会延长病程。慢性期间，若尿道外口或尿道内有狭窄，应做尿道扩张术。

（李　刚）

第四节　尿道损伤

男性尿道以尿生殖膈为界分为前、后尿道，后尿道包括前列腺部尿道和膜部尿道。

【临床表现】

大多数患者有生殖器损伤、会阴部外伤、骨盆骨折或医源性损伤等病史，当出现尿道外口出血、尿潴留、尿外渗等临床体征及表现时，应首先考虑尿道损伤。

1.*尿道外口出血*　尽管无特异性，尿道外口出血仍是提示尿道损伤的首要指征。尿道出血程度和尿道损伤严重程度不一定一致。如尿道黏膜挫伤或尿道壁小部分撕裂可伴发大量出血，而尿道完全断裂则可能仅有少量出血。

2.*阴道口出血*　超过 80％的女性患者因骨盆骨折造成尿道损伤可出现阴道口出血。

3.*排尿困难或尿潴留*　排尿困难程度与尿道损伤程度有关。尿道轻度挫伤的患者可不表现为排尿困难，仅仅表现为尿痛；尿道严重挫伤或破裂的患者由于局部水肿、疼痛、尿道括约肌痉挛及尿外渗等则可表现为排尿困难或尿潴留；尿道完全断裂的患者由于尿道的连续性破坏，而膀胱颈部又保持完整时可表现为尿潴留。

4.疼痛　受伤局部可有疼痛及压痛。前尿道损伤者，排尿时疼痛加重并向阴茎头及会阴部放射。后尿道损伤疼痛可放射至肛门周围、耻骨后及下腹部。

5.局部血肿　骑跨伤时常在会阴部、阴囊处出现血肿及皮下淤斑、肿胀等。

6.尿外渗　尿道破裂或断裂后可发生尿外渗，尿外渗的范围因损伤的部位不同而异。

(1)阴茎部尿道损伤：局限于Buck筋膜内，表现为阴茎肿胀，合并出血时呈紫褐色。Buck筋膜破裂时尿外渗的范围与球部尿道损伤尿外渗范围相同。

(2)球部尿道损伤：尿外渗进入会阴浅筋膜与尿生殖膈形成的会阴浅袋，并可向下腹部蔓延，表现为阴茎、阴囊、会阴及下腹部肿胀。

(3)膜部尿道损伤：尿外渗可聚积于尿生殖膈上下筋膜之间。膜部尿道损伤同时合并尿生殖膈下筋膜破裂，尿外渗至会阴浅袋，表现与球部尿道损伤相同。合并尿生殖膈上破裂，尿外渗至膀胱周围，向上沿腹膜外及腹膜后间隙蔓延，可表现为腹膜刺激征，合并感染时出现全身中毒症状。如尿生殖膈上下筋膜完全破裂，尿外渗可向深浅两个方向蔓延。

(4)前列腺部尿道损伤：尿外渗于膀胱周围，向上可沿腹膜外及腹膜后间隙蔓延。

(5)女性发生严重骨盆骨折时，阴唇肿胀提示可能存在尿道损伤。

7.休克　严重尿道损伤，特别是骨盆骨折后尿道断裂或合并其他内脏损伤者，常发生休克，其中后尿道损伤合并休克者为40%左右。

【诊断方法】

在诊断尿道损伤时应注意解决以下问题：①是否有尿道损伤；②确定尿道损伤的部位；③确定尿道损伤的程度；④有无合并其他脏器的损伤。

1.病史　见临床表现所述。

2.体格检查

(1)直肠指检：对确定尿道损伤的部位、程度及是否合并直肠损伤等方面可提供重要线索。后尿道断裂时前列腺向上移位，有浮动感；如前列腺位置仍较固定，多提示尿道未完全断裂。但有时因骨盆骨折引起的骨盆血肿常常干扰较小前列腺的触诊，尤其是较年轻的男性患者，触诊时常触及血肿，而前列腺触诊不清。如指套染血或有血性尿液溢出时，说明直肠有损伤或有尿道、直肠贯通可能。

(2)诊断性导尿：仍有争议，因可使部分性裂伤成为完全断裂、加重出血，并易造成血肿继发感染。但目前临床仍有使用，因对于部分性裂伤的患者若一次试插成功可免于手术。应用诊断性导尿应注意以下几点：严格无菌条件下选用较软的导尿管轻柔缓慢地插入；一旦导尿成功，应固定好导尿管并留置，切勿轻率拔出；如导尿失败，不可反复试插；如尿道完全断裂，不宜使用。

3.实验室检查　后尿道损伤常因骨盆骨折引起，易伴有盆腔静脉破裂而引起严重出血，导致出血性休克，连续复查血常规发现其指标进行性下降，常提示持续性出血，需及时手术。试插导尿管成功或手术后留置尿管，早期导出的尿液应做细菌培养，以确定是否已有感染及指导术后抗生素应用。

4.影像学检查

(1)逆行造影检查：评估尿道损伤的较好方法。如尿道显影而无造影剂外溢，提示尿道挫伤或轻微裂伤；如尿道显影，造影剂能进入膀胱，并有尿道周围造影剂外溢，提示尿道部分裂伤；如造影剂未进入近端尿道而大量外溢，提示尿道断裂。

(2)超声：在尿道损伤的初期评估中不作为常规方法，但在耻骨上膀胱造瘘时可用于确定盆腔血肿和前列腺的位置及引导穿刺。

(3)CT和MRI：不推荐用于尿道损伤的初期评估，但对观察严重损伤后骨盆变形的解剖情况和相关脏器(膀胱、肾、腹膜内器官等)的损伤程度有重要意义。

5.内镜检查　有条件的医院可以考虑对球部尿道损伤的男性患者行尿道镜检查,对尿道部分断裂者可行尿道会师术,使诊断与治疗融为一体。但在骨盆骨折导致的后尿道损伤的早期不推荐,因可能使部分裂伤变为完全断裂,加重损伤或耽误休克的救治。女性尿道短,可试行尿道镜检查以判断是否存在尿道损伤及损伤的程度。

6.合并伤相关检查　对严重创伤导致的尿道损伤患者,检查时注意其他脏器的合并损伤,注意观察患者生命体征,必要时行腹部及盆腔超声、CT、MRI等检查以防止漏诊重要脏器损伤而危及患者生命。

【治疗措施】

1.后尿道损伤的治疗　处理原则:防治休克、感染及并发症,引流外渗尿液,争取早期恢复尿道的连续性。

治疗方法:注意患者的生命体征,后尿道损伤常合并骨盆骨折和其他腹腔脏器损伤,防治休克、感染及处理其他脏器的损伤、骨盆骨折是首要任务。

(1)留置导尿管:损伤不严重可试行放置导尿管,如成功则留置导尿管以持续引流尿液。

(2)耻骨上膀胱造瘘术(推荐):损伤尿道渗出的血液或尿液可产生炎症反应,易感染,进一步可发展形成脓肿,沿着筋膜感染扩散可以进入腹部、胸部、会阴和大腿。感染潜在的后遗症有尿道皮肤瘘、尿道周围憩室等,少见的有坏死性筋膜炎。尽早诊断、适合的尿液引流并应用抗生素可以减少上述并发症的发生。耻骨上膀胱造瘘是一种简单的减少创伤部位尿液渗出的方法,可以避免尿道操作,减少尿道的进一步损伤。

(3)手术治疗:严重损伤合并有以下情况应立即进行开放性手术治疗:有开放的伤口需进行清创,骨折需要处理,合并其他脏器的损伤等,可同时进行尿道损伤的手术治疗。

①尿道会师术:尿道损伤不严重或者在合并伤需要立即开放性手术进行的同时可以进行尿道会师术。采用截石位或半卧位,切开膀胱,经尿道外口插入金属探条,示指经膀胱插入后尿道,与金属探条尖端会师,并引导金属探条进入膀胱,在探条引导下留置尿管。还可以采用内镜下尿道会师术,经尿道外口采用输尿管镜或膀胱尿道镜,置入导丝进入膀胱,再沿导丝留置尿管,必要时可以打开膀胱进行引导。优点是可以早期恢复尿道的连续性,可以缩短损伤尿道分离的长度,有利于尿道的恢复,一定程度降低远期尿道狭窄的发生率,并降低后期尿道狭窄的手术难度。

②早期尿道吻合术:因血肿、水肿使组织结构分辨困难,使得外科手术对位缝合困难,致使尿道狭窄、尿失禁、勃起功能障碍发生率高于二期手术。

2.前尿道损伤的处理

(1)钝性前尿道损伤:不完全性的尿道断裂可以采用耻骨上膀胱造瘘或尿道放置尿管的方法处理。耻骨上膀胱造瘘的优点是它不仅起到了转流尿液的作用,而且避免了尿道操作可能造成的对尿道损伤的影响,并对后期的诊断和治疗的开展都可起到一定的作用。如果患者的膀胱不充盈,在耻骨上不容易扪及的情况下,可以运用B超引导进行穿刺造瘘或开放造瘘。造瘘或安置尿管数周后待尿道损伤愈合后进行排尿性尿道造影,如果排尿正常且没有尿液外渗就可拔除造瘘管。

对于完全性的前尿道断裂,可以采用膀胱造瘘或一期手术修复的方法处理。由于钝性前尿道损伤往往伴有尿道海绵体较重的挫伤,这使得在急性期进行手术存在较多困难。因此急诊或早期尿道成形术也许并不优于延期手术治疗,该情况下进行简单的耻骨上膀胱造瘘也许更为适宜。而且在尿道部分断裂的患者中,有50%的患者在造瘘后尿道内腔得到了自行修复而不需要进一步处理。

对于采用耻骨上膀胱造瘘处理的患者,当患者的合并伤恢复,尿道损伤稳定后,就可以运用尿道造影等影像学检查对患者的尿道情况进行详细地评估并进一步制订尿道修复重建的计划。

（2）开放性前尿道损伤：由于刀刺伤、枪伤和犬咬伤导致的开放性前尿道损伤需要进行急诊的手术清创和探查。在手术中对尿道损伤情况进行评估并酌情进行修复，一般情况下修复后的狭窄发生率约15％。对于完全性的前尿道断裂，应在对损伤的近、远端尿道稍做游离、剖成斜面后进行端-端吻合。对于小的尿道破口可以运用可吸收缝线进行修补。手术时应注意对尿道海绵体的良好缝合及皮下组织的多层覆盖，以降低术后尿瘘的发生率。清创时应尽量保留尿道海绵体，因为该组织血供丰富，发生坏死的概率较其他组织小。在术后的数周可以进行膀胱尿道造影（尿管保留），如果没有尿液外渗就可拔除尿管。如有尿液外渗，应继续保留尿管1周后再次复查造影。

在一些严重的开放性前尿道损伤的患者，急诊清创时有可能发现尿道缺损较长而无法实施一期的吻合术，勉强吻合还有可能导致阴茎下弯和勃起疼痛。这时应一方面耻骨上造瘘分流尿液，另一方面处理损伤的尿道和局部创面为二期修复做准备，二期的修复重建手术应在伤后至少3个月以后进行。该类患者不应在急诊手术时采用皮瓣或游离移植物来一期进行尿道成形，因为损伤导致的局部血供不良和手术部位的清洁度均不适合进行这类手术。

3.特殊类型的尿道损伤

（1）女性尿道损伤：女性尿道损伤明显少于男性，致伤原因主要见于骨盆骨折，女性骨盆骨折后出现尿道损伤的发生率为0～6％，且未成年女性高于成年女性，女性骨盆骨折尿道损伤一般病情比较重，常伴发阴道撕裂伤及膀胱、子宫、直肠等损伤，出血多，常伴休克；女性尿道损伤亦可由锐器直接损伤、膀胱膨出修复、尿道憩室切除、膀胱结石取石等医源性损伤、难产及产钳分娩、骑跨伤、尿道内异物插入及性交等造成，可致尿道撕裂、破裂、断裂、撕脱、部分或完全缺损。骨盆骨折时因骨盆环在外力作用下骨盆径线发生改变，导致膀胱移位，而膀胱颈尿道相对固定，致使尿道撕裂或由于骨折断端或碎片直接刺伤尿道造成尿道损伤。尿道前壁撕裂伤较完全断裂更为常见。

①治疗原则：原则上强调早期行一期修补吻合术，准确修复尿道和阴道，恢复其正确的解剖关系。

②治疗方法及时机：目前女性尿道损伤外科处理主要有两种方式：一期手术；膀胱造瘘术后3～6个月行二期手术。

女性尿道粗而短，断裂后膀胱颈上浮，尿道断端回缩，缺损较长，一旦形成狭窄、尿瘘、尿失禁等并发症，二期处理难度很大。一期尿道修补吻合术可及时缝合伴发的阴道裂伤以预防阴道狭窄，具有疗效好、并发症少等特点，应作为首选方法。开放性近段尿道断裂、严重尿道长段缺损往往存在污染，应在最小限度清创后行一期修补术，即使术后感染导致狭窄，也可减少缺损长度，为二期手术创造条件。具体处理根据患者一般状况和尿道损伤的部位而定，包括近段尿道损伤时立即行耻骨上膀胱颈修补术或吻合术，以及前段尿道损伤时行经阴道尿道对端吻合或尿道前延术。

二期修复几乎所有伤者都会发生尿道阴道瘘、远段尿道狭窄。伤后瘘的修补可经阴道或耻骨上修复。尿道狭窄或闭锁者，可行尿道内切开或瘢痕切除端-端吻合术。女性尿道缺损的治疗非常困难，可用延长尿道成形或替代尿道成形。替代尿道成形可利用阴道、大阴唇、膀胱前壁或膀胱三角区壁瓣成形尿道。

（2）儿童尿道损伤：儿童尿道损伤多见于男童，以后尿道损伤为主。小儿骨盆发育不完善，膀胱位置较高，前列腺未发育且耻骨前列腺韧带薄弱，易发生不稳定性骨盆骨折伴前列腺尿道移位，常发生后尿道完全断裂，而伴发贯穿性膀胱颈与括约肌复合体的撕裂伤约为成人的2倍多。女童尿道损伤常合并约75％的阴道撕裂与30％直肠损伤。

男童后尿道损伤多在精阜上方，可经耻骨后途径修复尿道。前列腺永久性移位导致阴茎勃起功能障碍较为普遍。患儿并发后尿道膀胱颈与括约肌损伤可引起尿失禁。儿童对创伤及出血的耐受性较差，因而具有伤情重、合并伤多及休克发生率高等特点。

儿童尿道损伤的治疗原则同成人，但具有以下特点。①尿道损伤择期处理效果更佳。因患儿尿道较细小不宜行尿道会师术；因导尿或内镜操作所致的医源性尿道损伤可行即刻内镜下会师；合并尿道与直肠损伤者，应先行结肠造口术。②女童尿道损伤常同时累及膀胱颈与阴道，强调争取一期修补吻合，修复尿道和阴道，以防止尿道阴道瘘等远期并发症。若并发阴道直肠损伤则同时行结肠造口，总计约 30％的女童需尿流改道或可控性腹壁造口处理。③永久性尿道狭窄，需待患儿＞1 岁时修复，若患儿＞1 岁，则需待伤后 3 个月处理。根据狭窄或闭锁范围及程度，选择予以经尿道内切开或切除狭窄段端-端吻合尿道成形术及黏膜或皮瓣移植尿道成形等处理。

【并发症及处理】

1.尿道狭窄

(1)后尿道狭窄的处理：尿道损伤后尿道狭窄的处理以 3～6 个月为宜。根据损伤的程度可选用尿道内切开术、尿道吻合术、尿道拖入术、尿道替代成形术。

(2)前尿道狭窄的处理：尿道损伤后尿道狭窄的处理以 3～6 个月为宜。短段的累及尿道海绵体较浅的前尿道狭窄(＜1cm)，特别是位于球部的尿道狭窄可尝试运用内镜经尿道内切开或尿道扩张治疗。对于致密的累及尿道海绵体较深的前尿道狭窄或者是经尿道内切开或尿道扩张治疗无效的患者则需要采用开放的尿道成形术进行治疗。对于球部＜2cm 的尿道狭窄，瘢痕切除吻合是较为适合的治疗方式。而对于阴茎部尿道和长度较长的球部尿道狭窄不推荐采用简单的端-端吻合术，因为会导致患者勃起下弯和疼痛，对于该类患者建议采用转移皮瓣或游离移植物的替代尿道成形术。

2.尿失禁　发生率约 5％，主要表现是压力性尿失禁和括约肌缺损性尿失禁。尿失禁较轻者以内科治疗、体疗及理疗为主，治疗无效或尿失禁较重者行外科手术治疗。

3.尿瘘　常见的有尿道阴道瘘、尿道直肠瘘等。可留置尿管非手术治疗，若失败则待局部炎症完全消退后 3 个月再行手术治疗。

（李　刚）

第五节　尿道结核

全球范围内，结核病的发病率有明显回升趋势，而且无论从致病菌种属，还是临床表现都与传统概念的结核病有一定变化，泌尿生殖系结核病也不例外，但尿道结核非常少见，多由生殖系统结核和泌尿系统结核蔓延而来。尿道壁形成结核结节、干酪样坏死、溃疡和纤维化等病变，可以表现为急性和慢性期。

【临床表现】

1.急性期　病变主要为结核结节伴干酪样坏死，表现为尿道有脓性分泌物，伴附睾炎、前列腺炎等。

2.慢性期　病变主要为广泛的纤维化，表现为尿道狭窄等。

【诊断方法】

泌尿生殖系统结核常无特异性症状，因而导致诊断困难。详细的病史采集，包括了解患者症状演变及治疗经过、了解早期结核感染史、了解原发感染与泌尿生殖系统继发感染之间的潜伏期等是诊断尿道结核最重要的步骤。对于按尿道感染应用抗生素治疗效果不佳，或久治不愈者应考虑尿道结核可能。

大多数患者的确诊需要阳性培养结果或活检标本的组织学检查。通过显微镜在尿样中检查抗酸杆菌的方法并不可靠。脓尿、蛋白尿和血尿是最常见的实验室检查异常。

1.结核菌素试验(PPD 试验)　PPD 试验阳性支持结核病的诊断,阴性不能完全排除结核可能。

2.尿液检查及其他检查方法

(1)尿常规:尿常规检查包括红细胞、白细胞和 pH。尿液中可见红白细胞、少量蛋白等。

(2)尿道分泌物结核分枝杆菌培养:此检查最有诊断价值,但阳性率低,操作复杂,若是耐药结核,则更不易培养。

3.影像学检查　X 线胸片、KUB＋IVU、CT、MRU 等检查可以排除陈旧性或活动性肺结核和泌尿系结核。

【治疗措施】

1.药物治疗　药物治疗是尿道结核的基本治疗手段,其他包括手术在内的任何治疗方法均必须在药物治疗的基础上进行。

(1)原则:与肺结核相同,即早期、联用、适量、规律、全程使用敏感药物。

(2)单纯药物治疗:常用一线药物有异烟肼、利福平、吡嗪酰胺、链霉素、乙胺丁醇。

(3)围术期用药:为了防止手术促成结核菌播散,术前必须应用抗结核药物,一般用药 2～4 周,术后继续用抗结核药物短程治疗。

2.手术治疗　尿道结核常导致尿道狭窄。狭窄病变较轻的可先试行尿道扩张术。尿道外口狭窄的可行尿道外口切开术。各段尿道狭窄,狭窄段在 2cm 以内的,可行尿道镜下尿道狭窄段内切开术。狭窄段长且膀胱挛缩不明显的,可行狭窄段切除、皮瓣法尿道成形。狭窄段长且膀胱挛缩明显或尿道闭锁的,可行尿道改道手术。后尿道狭窄并发尿道直肠瘘,可行经腹会阴后尿道吻合术,同时修补直肠瘘口。

（李　刚）

第六节　尿道狭窄

【病因】

1.外伤:钝性损伤和开放性损伤可引起外伤性尿道狭窄,常因尿液外渗、出血、组织液渗出,致使局部发生反应,结缔组织增生,瘢痕广泛形成。

2.医源性损伤:留置导尿管不当,当导尿管过粗、过硬及留置时间过长时,易诱发尿道的炎症并使尿道黏膜受到压迫,发生缺血坏死,继而狭窄。

3.感染:尿道炎后局部组织液、纤维素渗出等均可加重尿道纤维组织增生。

4.先天性尿道狭窄。

【分类】

根据临床治疗的难易和局部病变的复杂程度可分为单纯性和复杂性两类。有以下情况者属于复杂性尿道狭窄。

1.狭窄长度后尿道超过 2cm,前尿道超过 3cm。

2.有结石、炎症性息肉、憩室、尿道直肠瘘、尿道皮肤瘘或尿道周围炎等并发症。

3.尿道括约肌功能障碍。

4.有假道存在。

5.有严重骨盆畸形。

6.并发耻骨骨髓炎。

7.接近膀胱颈的高位狭窄。

8.两个以上狭窄。

【诊断方法】

一般根据病史，是否有排尿困难、尿频、尿急、尿不尽、尿潴留、尿失禁等症状即可做出诊断。但为明确狭窄程度、长度、部位及是否存在假道、憩室、瘘道等必须进一步检查。

1.体检　可观察会阴、阴囊皮肤是否有炎症、瘘口、肿胀；通过沿尿道的触诊了解瘢痕、狭窄及其长度；肛门、直肠指检了解后尿道及前列腺的情况。

2.尿道探子检查　通过尿道外口可将探子送入尿道，于狭窄处受阻，由此了解狭窄部位；若有耻骨上膀胱造瘘，可通过造瘘口将探子放入膀胱，通过膀胱颈口至狭窄处，以此推断尿道狭窄近端位置。也可结合X线检查分别从尿道内、外口置入探子至狭窄处，摄片或透视了解狭窄长度及断端错位情况。

3.尿道造影　尿道造影对于诊断尿道狭窄具有非常重要的意义。方法有两种：逆行尿道造影和排泄性膀胱尿道造影。对于不严重的前尿道狭窄，逆行尿道造影多可满足需要；但严重的尿道狭窄，特别是后尿道狭窄，造影剂通过外括约肌时，有时呈细线状，有时不能通过，常误认为狭窄，应行排泄性膀胱尿道造影。为明确严重后尿道狭窄的部位、程度和长度，可以联合逆行尿道造影和排泄性膀胱尿道造影。

4.磁共振　可以从矢状位、冠状位和水平位了解尿道损伤后的狭窄长度、断端错位程度、骨盆骨折的类型、碎片及邻近脏器的损伤。对于手术方式及手术时机的选择有很大的帮助。

5.超声　能清晰地分辨尿道管腔、海绵体组织及尿道周围层次，故能明确诊断出尿道狭窄的长度、程度及狭窄尿道周围瘢痕组织的厚度。

【治疗措施】

1.尿道扩张术　适用于尿道狭窄早期、狭窄程度较轻的病例。

2.尿道外口切开术　适用于单纯的尿道外口狭窄。

3.经尿道直视下狭窄内切开术　适用于一般的尿道狭窄和闭锁长度＜2cm的尿道闭锁，对于瘢痕形成较重的尿道狭窄段在采用冷刀切开的基础上，可加用电切或激光疗法，尽量切除瘢痕；前尿道长段狭窄可采用冷切结合尿道扩张的方法进行处理。

4.尿道开放手术　适用于复发性尿道狭窄及不能开展腔内手术的患者。主要为端-端吻合术和替代成形术。

（李　刚）

第七节　神经源性下尿路功能障碍

神经源性下尿路功能障碍是因神经病变引起的下尿路功能障碍。早前病名：神经源性膀胱、神经病性膀胱尿道功能障碍、下尿路神经肌肉失调等。

一、分类

1.国际尿控协会

(1)逼尿肌：逼尿肌正常，逼尿肌反射亢进，逼尿肌发射减弱。

(2)横纹肌括约肌：横纹肌正常，横纹肌活动亢进，横纹肌活动减弱。

(3)感觉:感觉正常,感觉亢进,感觉减弱。

2.Krane

(1)逼尿肌反射亢进:括约肌协调,横纹肌括约肌协同失调,平滑肌括约肌协同失调。

(2)逼尿肌反射减弱:括约肌协调,横纹肌括约肌失迟缓,横纹肌括约肌去神经化,平滑肌括约肌失迟缓。

3.Bors 和 Comarr　感觉神经元损伤,运动神经元损伤,感觉-运动神经元损伤(上运动神经元损伤,下运动神经元损伤,混合性损伤)。

4.Nesbit、Lapides 和 Baum　感觉神经元损伤,运动神经元损伤,不可抑制膀胱,反射性膀胱,自主膀胱。

二、诊断

神经源性下尿路功能障碍的诊断应结合患者病史、体格检查、影像学检查、尿动力学检查和神经系统的检查等方面的内容综合判断。

1.痉挛性神经源性下尿路功能障碍　T_{12}以上水平的神经损伤可能导致痉挛性神经源性下尿路功能障碍。失去高级中枢的调节,膀胱表现为节段反射调节。神经损伤的部位、范围和病程时间决定了症状的严重程度。下肢痉挛可诱发患者的不自主排尿,患者缺乏膀胱充盈的感觉,另外可出现痉挛性瘫痪和本体感觉的丧失。肛门反射、球海绵体肌反射、踝反射、膝反射和趾反射等神经检查可判断感觉损伤程度。根据反射亢进程度可分 1～4,肛提肌和肛门张力需另外评分。膀胱容量通常小于 150ml,判断膀胱容量一般借助 B 超检查。刺激腹部、大腿及外生殖器可诱发排尿和下肢痉挛。颈部和高位胸部损伤时,膀胱充盈可诱发自主反射障碍,表现为高血压、心率减慢、头痛和出汗,自主反射障碍通常出现于自主传入活动和躯体传入活动时。严重的头痛和高血压往往需及时处理。留置导尿可迅速逆转反射障碍。

脊髓休克恢复期患者因间断性或持续性导尿,可能出现单发或反复的尿路感染。反复尿路感染和长时间卧床易导致尿路结石。肾盂肾炎或肾积水可能影响肾功能。患者需要行定期的排泄性尿路造影或逆行性膀胱造影检查。排泄性尿路造影可表现为尿路结石、肾积水、输尿管梗阻或膀胱输尿管反流。膀胱尿道造影可能表现为尿道狭窄,随着影像学检查技术的改进,MRI 也是有效的检查方法。膀胱镜检查可了解尿道有无狭窄,尿道外括约肌的舒缩功能、膀胱容量、膀胱壁形态及输尿管开口形态。充盈期膀胱及尿道括约肌活动提示膀胱容量减少,膀胱逼尿肌与外括约肌协同失调。排尿时膀胱压大于 $40cmH_2O$,提示可能存在膀胱输尿管反流。出汗、腹部不适或下肢痉挛可干扰膀胱充盈感觉。导尿管的移动可诱发逼尿肌收缩及排尿。

2.轻型痉挛性神经源性下尿路功能障碍　神经的部分损伤减弱了高级中枢抑制,常见于脑肿瘤、多发性硬化症、帕金森病、痴呆、脑血管意外、部分脊髓损伤等。尿频、尿急和夜尿增多是最常见的症状,患者也可出现排尿困难、尿失禁。排尿功能障碍程度与神经损伤不一定成正比。轻微的神经损伤可能合并严重的膀胱功能障碍。下肢及会阴反射可以判断是否存在反射亢进及腰骶部感觉运动的变化。影像学检查变化通常不明显。膀胱镜检查一般难以发现膀胱及尿道显著的病理改变。尿动力学检查发现膀胱及括约肌的改变程度较轻,膀胱内的低压力很少出现,不可抑制的逼尿肌收缩与临床症状不符合。

3.迟缓性神经源性下尿路功能障碍　周围神经或腰骶段 $S_2 \sim S_4$ 神经的损伤可导致迟缓性瘫痪。膀胱容量增加、膀胱内低压和不自主膀胱收缩是最常见的表现。常见病因:外伤、肿瘤和先天性异常(脊柱裂、脊膜脊髓膨出等)。损伤平面以下会出现迟缓性瘫痪和感觉丧失,尿潴留及充盈性尿失禁是最常见的症状。男性患者可出现阴茎勃起功能障碍。由于储尿期膀胱内压低于出口压力,尿失禁症状不常见。肢体反射及感觉均减弱或丧失。阴茎(S_2)及肛周($S_2 \sim S_3$)的感觉可鉴别混合性损伤和部分性损伤。肛门张力(S_2)及肛提肌张力($S_3 \sim S_4$)的比较亦可判断是否存在混合性损伤。比较足外侧(S_2)、足底($S_2 \sim S_3$)反踇趾(S_3)的感觉可判断是否存在混合性损伤。脊柱裂及脊膜脊髓膨出患者肢体症状与会阴症状可能不成正比。如下肢感觉及肌力丧失时，会阴存在肌力及感觉。由于患者需要留置导尿，为了解是否存在感染，需定期行尿液检查。膀胱内压通常降低，对肾功能不会产生影响。反复的肾盂肾炎可能影响肾功能。影像学检查可能发现腰椎骨折、脊柱裂、尿路结石。膀胱造影可能发现膀胱容量增大、膀胱输尿管反流。损伤数周后行膀胱尿道镜检查，可发现括约肌松弛、反射消失。膀胱颈部呈漏斗状，膀胱壁光滑，膀胱容量增大，输尿管开口形态正常。括约肌呈低张力，膀胱灌注压减低，逼尿肌收缩减弱或丧失。排尿需借助腹压的增加，膀胱充盈感觉减退。

患者表现为去神经支配后的高敏感性。膀胱灌注容量减低伴有压力上升时出现。皮下注射氯贝胆碱15mg，20分钟后测定膀胱内压，如膀胱内压升高超过15cmH_2O，结果为阳性。膀胱灌注时没有压力变化，提示膀胱逼尿肌的损害。冰水灌注亦可检测逼尿肌高敏感性。氯贝胆碱通过增加逼尿肌张力而触发排尿反射，它不能检测排尿反射的完整性。该检查不适合逼尿肌减弱或逼尿肌强烈收缩患者。

三、鉴别诊断

神经源性下尿路功能障碍需与膀胱炎、慢性尿道炎、心理障碍导致的膀胱刺激症状、肌源性损害、间质性膀胱炎、膀胱膨出及膀胱出口梗阻相鉴别。

1.膀胱炎　非特异性膀胱炎和膀胱结核可出现尿路刺激症状及尿失禁。膀胱炎尿动力学变化与无抑制神经源性下尿路功能障碍的尿动力学变化相似。规范的抗感染治疗后，膀胱炎患者的尿动力学变化可恢复正常。如果持续正常，应考虑神经源性下尿路功能障碍的存在。

2.慢性尿道炎　慢性尿道炎可表现为尿频、夜尿增多及尿痛。尿动力学检查可表现为尿道括约肌部位的激惹。

3.心理障碍导致的膀胱刺激症状　焦虑或紧张的患者可表现为周期性尿频或会阴区域的慢性疼痛。尿动力学检查表现与慢性尿道炎相似。患者焦虑症状好转后刺激症状可减轻。部分症状可通过盆底筋膜激发点的按摩而减轻。

4.间质性膀胱炎　间质性膀胱炎多见于40岁以上的女性患者，表现为耻骨上区的疼痛及尿频、尿急。膀胱容量通常小于100ml。尿常规检查正常，残余尿阴性。尿动力学检查提示膀胱顺应性差。膀胱镜检查时膀胱充盈可导致膀胱黏膜下出血。

5.膀胱膨出　膀胱膨出与分娩导致的盆底松弛有关。患者出现尿频、尿液增多及压力性尿失禁。患者腹压增加时可出现尿液溢出。患者用力排尿时可出现阴道前壁的松弛及膀胱下移。

6.膀胱出口梗阻　膀胱出口梗阻可导致膀胱小梁形成，残余尿增多，会出现不可抑制的逼尿肌收缩，产生类似痉挛性神经源性下尿路障碍的症状。膀胱出口梗阻可导致膀胱失代偿，发生充溢性尿失禁，产生类似于迟缓性神经源性下尿路功能障碍的症状。患者肛门及括约肌感觉正常，球海绵体肌反射完整。肛周感觉、自主神经收缩及肢体反射正常。如果梗阻时间长或梗阻程度严重，解除梗阻后膀胱功能可能不能完全恢复。

四、治疗

膀胱恢复低压力活动是治疗目标之一。膀胱低压力活动有助于保护肾功能，改善尿失禁。保护逼尿肌完整性及排尿触发机制有助于反射性排空膀胱。

1.脊髓休克　严重的脊髓休克可导致无张力性膀胱的产生。上位脊髓损伤后数月，膀胱可部分恢复收缩功能。完全性脊髓损伤可导致永久性迟缓性膀胱。不完全性损伤可导致逼尿肌-括约肌痉挛及膀胱收缩减弱。间隙性留置导尿可减轻膀胱过度充盈对括约肌的损伤，并可减少尿路感染的发生，避免留置导尿的并发症。气囊导尿管的适合管径为F16，导尿管的固定位置最好位于腹部，避免导尿管固定于大腿。减少尿道狭窄、尿路感染、尿道缺血及损伤等并发症的形成。导尿管每2～3周更换一次。如果出现导尿相关并发症，耻骨上膀胱造瘘可以是另外一种选择。抗生素冲洗膀胱、全身性应用抗生素或局部应用抗生素均是降低感染并发症的优先方法。会阴反射恢复时，可行尿动力学评估。膀胱造影可排除有无膀胱输尿管反流。每3个月行尿动力学检查。鼓励患者每日饮水2～3L。患者经常翻身等措施可改善输尿管对尿液的运输能力，减少尿液的停滞，降低感染风险。

2.特殊类型神经源性下尿路功能障碍

(1)痉挛性神经源性下尿路功能障碍：对于膀胱容量基本正常的患者，每隔2～3小时排尿一次，如果无尿失禁，可采用激发方法诱导排尿，常见激发部位有腹部、大腿皮肤等。由于激发排尿反射不适当，会出现尿失禁。膀胱容量明显降低的患者，无抑制性排尿经常发生，膀胱锻炼效果不满意。另外必须除外大量残余尿引起的功能性膀胱容量减少。永久性留置导尿可合并抗胆碱药物。如果残余尿少且膀胱内压小于40cmH_2O，可以引用阴茎套。对高度痉挛性膀胱导致严重并发症的男性患者，可行括约肌切开术。骶神经根切断术可以使痉挛性膀胱变为迟缓性膀胱。化学方法切除神经根不可取，因为半年后痉挛可能会恢复。对于合并上尿路损害的患者可行尿流改道术，如回肠通道、输尿管皮肤造口等。痉挛性神经源性下尿路功能障碍的女性患者，不适合行括约肌切开术，如果药物治疗不满意，可采用尿流改道的方法。抗副交感神经药物可以交替使用，减少副作用。常用药物有奥昔布宁、盐酸奥昔布宁缓释片、盐酸双环胺、普鲁本辛等。括约肌松弛或膀胱顺应性变化导致的尿失禁服用此类药物无效。研究发现，对患者逼尿肌的30～40个位点注射肉毒杆菌-A毒素可增加膀胱容量及膀胱顺应性，改善症状。

辣椒素和树脂毒素是特殊的C类纤维传入神经毒素，C类纤维传入神经与逼尿肌反射亢进有关。研究发现，应用辣椒素治疗的患者，尿动力学及症状无明显改善。而应用树脂毒素的患者，平均无抑制性的逼尿肌痉挛阈值明显升高，膀胱容量也显著增加，尿失禁的发生比例降低。接受辣椒素治疗的患者.发生了自主性反射异常、肢体痉挛、耻骨上不适和血尿。而树脂毒素治疗患者未发生上述情况。膀胱起搏器已成为治疗选择性神经源性下尿路功能障碍的一种替代疗法。电极植入骶神经运动神经根，电刺激可产生逼尿肌收缩，减少逼尿肌反射亢进。依靠外部传感器及皮肤接收器可分别控制膀胱的排空和贮存。治疗目标主要有肾功能保护、膀胱贮存及排空功能。

(2)迟缓性神经源性下尿路功能障碍：膀胱训练和护理有助于保护膀胱避免残余尿过多而导致的膀胱极度膨胀。间隙性导尿(规律性每3～6小时导尿一次)有助于预防尿路感染，避免尿失禁，减少对上尿路的损害。对于括约肌无力导致的尿失禁可通过人工括约肌治疗。膀胱颈重建亦可增加膀胱出口阻力。膀胱轻度痉挛导致的尿失禁可通过药物治疗或神经刺激治疗。乙酰胆碱衍生物可增加膀胱张力，有助于治疗轻型迟缓性神经源性下尿路功能障碍。

(3)与脊柱裂有关的神经源性下尿路功能障碍：该类患者有2/3发生膀胱痉挛，1/3发生迟缓性改变。治疗目标是控制尿失禁和保护肾功能。轻症患者每2小时排尿一次，耻骨上加压可提高排尿效率。重症低张性膀胱，如果出现反流，每天4～6次间断自行导尿可避免上尿路功能恶化及肾盂肾炎。双侧反流病例可行输尿管再植。重症高张力患者可给予抗副交感神经药物和留置导尿数月。膀胱轻度痉挛且膀胱容量大于200ml患者可通过电刺激盆底控制尿失禁。如果膀胱容量有限，可先行膀胱扩大术，再行间断自行导尿。逼尿肌顺应性差且尿失禁不能控制，可考虑尿流改道术。

(4)尿失禁的处理：尿失禁严重影响患者生活质量。大多数痉挛性男性患者采用阴茎套导尿管防止漏尿和收集尿液。如果患者在两次导尿间隙能保持干燥，可行间隙性导尿。Cunningham 夹适用于低压性漏尿患者，长期应用者应避免尿道憩室行成，手术暴露骶神经和阴部神经的分支，能在不同部位植入电极，选择性刺激膀胱、肛提肌或括约肌。神经阻滞或在神经刺激时行尿动力学检查能判断治疗的效果。

五、并发症

1.感染　留置导尿增加了尿路感染机会。膀胱输尿管反流增加了肾盂肾炎的可能性。长期留置导尿可能导致尿道周围脓肿的形成、附睾炎的发生。

2.肾盂积水　残余尿的增多及逼尿肌张力增高，可导致膀胱三角区肥大，引起输尿管膀胱连接处压力的增加或膀胱输尿管反流，形成输尿管扩张。治疗首选留置导尿，降低膀胱内压。如果引流后反流仍存在，可考虑抗反流的手术治疗。另外也可采取降低膀胱内压的措施(膀胱扩大术、骶神经根切断术、括约肌切开术等)。进行性的肾盂积水可采用肾造瘘术或尿流改道术。

3.尿路结石　高钙尿症、留置导尿管、尿路感染等均可导致尿路结石的形成。可通过腔内碎石或膀胱切开取石治疗膀胱结石。肾结石及输尿管结石可通过 ESWL 或腔内碎石等方法处理。肾结石还可通过 PCNL 处理。

4.肾淀粉样变　继发的肾淀粉样变是神经源性下尿路功能障碍患者的常见死因，与难治性感染及长期褥疮导致的消耗有关。

5.性功能障碍　脊髓及马尾损伤会合并不同程度性功能障碍。上运动神经元损伤患者大多有反射性勃起的能力，下运动神经元损伤患者通常合并有性功能障碍。脊髓节段性损伤的患者性功能有很大程度的可变性。大多数患者可通过服用西地那非、经尿道药物治疗、安装真空勃起装置及阴茎假体等方法改善性功能。脊髓损伤患者通常丧失射精能力，这是高位中枢不能正常调节的结果，震动刺激阴茎或经直肠电刺激可以完成患者的精液收集。

6.自主性反射障碍　自主性反射障碍是交感神经调节的反射活动，骶神经传入冲动激发并反馈到脊髓，该现象发生于交感神经脊髓节段以上的损伤患者。通常是指 T_1 以上的痉挛性损伤，亦可见于轻微的痉挛性损伤或低位损伤。主要表现为收缩压和舒张压的显著升高、出汗、立毛、心动过缓、头痛。症状与膀胱过度扩张有关。立即留置导尿可迅速降低血压。膀胱镜检查或电刺激射精前半小时服用硝苯地平可控制该综合征。静脉用神经节阻滞剂或肾上腺素能受体阻滞剂可控制急性血流动力学改变。对于复发性的自主性反射障碍可采用括约肌切开术或外周神经根切断术。

六、预后

神经源性下尿路功能障碍的主要并发症是进行性的肾功能受损(肾盂肾炎、尿路结石、肾盂积水)。神经源性下尿路功能障碍治疗的进展以及规范的随访，明显改善了患者的长期生存质量。

(李　刚)

第八节　尿道癌

一、概述

泌尿系统的肾盂、输尿管、膀胱和尿道都覆盖尿路上皮，在解剖学上是既连续又分开的器官。尿路上皮接触的都是尿液，尿液内的致癌质可以引起泌尿道任何部位发生肿瘤，但尿液在每个器官停留的时间不同，尿生物化学性质可随之改变，因此各器官发生肿瘤的机会各不相同。尿中化学致癌物质的浓度以及尿路上皮细胞与之接触的时间决定了膀胱肿瘤的发病率高于其他部位，而尿道尿路上皮肿瘤比较少见。由于尿流方向决定了尿路上皮肿瘤多器官发病的次序是从上而下即顺尿流方向，因此大约半数的尿道尿路上皮肿瘤继发于膀胱、输尿管、肾盂移行细胞癌。尿道肿瘤多与膀胱癌同时存在或于膀胱癌治疗后发生，因此有的学者主张在行膀胱切除之前应仔细行前列腺段尿道活检，如为阳性则同时切除全部尿道，即所谓预防性尿道切除术。由于膀胱全切及尿流改道手术用时较长，并非所有患者都能承受这样大范围的手术。因此也有人主张在膀胱前列腺切除术中行切缘快速冰冻病理检查，如切缘肿瘤阳性应进一步行全尿道切除术，如为阴性则可严密随访，残余尿道出现肿瘤时再行营救性的尿道切除术。

原发性尿道恶性肿瘤少见，主要发生在女性，男性原发性尿道恶性肿瘤少见。自 1833 年 Boivin 和 Deuges 首次报道女性尿道癌至今，国外文献报告约 1300 例，男性尿道癌自 1834 年 Thiaudierre 首次报道至今，国外文献报道约 700 例。男性尿道癌好发于球膜部，其次为阴茎部，少数在前列腺部。男性尿道癌也以鳞癌为多见（69％～90％），其次为移行上皮癌（10％～15％），此外尚有腺癌、未分化癌和恶性黑色素瘤。

尿道非上皮肿瘤比较少见，有良、恶性之分，其中尿道平滑肌肿瘤较为多见，好发于女性，男性患者罕见，文献报告发病年龄多见于 20～50 岁女性。本病发病原因目前尚未完全明确，多数学者认为尿道平滑肌肿瘤发病因素与体内己烯雌酚的增加有关。尿道平滑肌肿瘤可发生于尿道的任何部位，女性好发于尿道近端后壁，男性则多见于前列腺段尿道和舟状窝。肿瘤直径一般不超过 1cm，极少有超过 5cm 者。

二、女性尿道上皮癌

女性尿道近段 1/3 为移行上皮，远段 2/3 为复层鳞状上皮。移行上皮延续至膀胱，其下方为黏膜下结缔组织、弹性纤维、海绵静脉窦以及尿道旁腺。尿道癌好发于中老年女性。

远段尿道癌系指尿道口至尿道前 1/3，可单独发病，亦可扩展至全尿道，肿瘤可侵犯阴道壁和外阴；近段尿道癌系指尿道其余 2/3，一般容易侵犯全尿道。

尿道癌病因未明，可能与尿道慢性刺激、肉阜、纤维息肉等有关，也有认为排尿、性交、妊娠或反复泌尿系感染对尿道的刺激可成为诱因。

（一）临床表现

尿道癌起初症状不明显，易被忽视。常见症状有尿道口血性分泌物、出血比较常见，或内裤中有血迹。尿频、尿急、尿痛、尿道梗阻引起排尿困难。阴道分泌物增多，尿失禁和性交疼痛。晚期肿块呈菜花状、恶臭，甚至出现尿道阴道瘘，同时伴有消瘦、贫血等恶病质症状。

（二）诊断

因早期尿道癌不易发现，对任何尿道口赘生物都要引起警惕，必要时行活体组织检查。如发现阴道前壁有可疑肿块时，应行尿道膀胱镜检查，并取活组织检查。应仔细检查腹股沟淋巴结，CT 和 MRI 有助于了解盆腔淋巴结是否增大。凡近段尿道癌必须注意是否伴发膀胱肿瘤。

有不少女性存在尿道憩室，憩室内癌少见。憩室内癌大多数有尿频、尿急、尿痛等膀胱刺激症状，尿道口有分泌物，并可由血尿、尿路感染、排尿可能。尿道憩室一般在阴道前壁可见膨起肿块，挤压后可见尿道口脓性或血性分泌物，可行细胞学检查。

（三）临床分期

Grabstald 分期法如下：

0 期：原位癌（局限于黏膜层）。

A 期：黏膜下（不超过黏膜固有层）。

B 期：肌肉（浸润尿道周围肌层）。

C 期：尿道外。

浸润阴道壁肌层。

浸润阴道壁肌层及黏膜。

浸润邻近脏器，如膀胱、阴蒂、阴唇。

D 期：转移。

腹股沟淋巴结。

主动脉分叉下盆腔淋巴结。

主动脉分叉下以上淋巴结。

远处转移。

（四）治疗

1.*手术治疗* 0 期和 A 期远段尿道癌可经尿道切除，局限于远段的 B 期和 C 期只要断端无肿瘤可做尿道部分切除术。远段尿道癌，即尿道的前 1/3 段，疗效较好，90％可望生存，腹股沟淋巴结明确有转移时考虑清扫术。近段尿道癌多数为全尿道癌，多伴有盆腔淋巴结明确转移，预后不良。一般行根治性全膀胱切除术，切除范围包括膀胱、尿道、阴道前壁、子宫和卵巢，同时清除盆腔淋巴结和行尿流改道，若有耻骨侵犯，也可切除耻骨联合。5 年生存率 10％～17％，多数患者局部复发，死于感染、出血和恶病质。

2.*放射治疗* 外照射或组织内镭、氡、金、铱等治疗远段尿道癌疗效较好。

3.*化学治疗* 目前尚无定论，一般可用多柔比星、顺铂、甲氨蝶呤等对尿路上皮肿瘤有效的化疗药物。

三、男性尿道上皮癌

男性尿道较长，从尿道内口至远端尿道分为前列腺部、膜部、球部和阴茎部。男性尿道癌非常罕见，一般认为可能与炎症、慢性刺激以及尿道狭窄有关。原发性尿道癌以球膜部尿道最多，占 50％～70％，阴茎部尿道次之，前列腺部尿道最少。由于前列腺部尿道上皮移行于上尿路移行上皮，因此尿路移行上皮肿瘤也可并发在前列腺部尿道。

由于尿路移行上皮从肾盂一直往下延续到前列腺部尿道，前列腺尿道部尿路上皮癌最常见为伴有膀胱癌，原发者极罕见。男性尿道癌中鳞癌占 78％、移行细胞癌占 15％、腺癌占 4％，极少数为混合癌、未分化癌。

（一）临床表现

发病年龄13～91岁，多数患者为40岁以上。排尿困难是最初出现的症状，可成尿线变细、分叉甚至成滴沥状，严重时出现尿潴留。伴发尿道周围脓肿以致破溃成尿道瘘，肿瘤可从瘘口翻出似菜花状。患者尿道口也可出现分泌物，呈黄色浆液或血性液，有时尿道流血，不随排尿流出，亦可表现为起始血尿。尿道癌常出现尿道肿块，球部尿道肿块常易触及，严重时可见阴茎糜烂、勃起疼痛或阴茎异常勃起。并可见腹股沟淋巴结肿大。

合并感染时可出现全身症状如食欲不振、贫血、消瘦、发热、梗阻，严重者出现尿毒症。

（二）诊断

检查自尿道口直至球、膜部尿道，检查有无肿块，尿道口有无分泌物。同时应检查腹股沟淋巴结，阴囊有无瘘。尿道造影对诊断具有重要意义，可发现尿道内占位病变、梗阻、尿外渗和尿道瘘等。CT、MRI可发现盆腔肿大淋巴结。尿道分泌物可查找癌细胞。内镜检查尿道内可见菜花样新生物，对可疑病变时行活体组织检查，会阴部肿块活检时应注意可能造成癌性尿瘘，影响后续治疗。

（三）临床分期

采用Levine分期

0期：原位癌（局限于黏膜层）。

A期：黏膜下（不超过黏膜固有层）。

B期：侵及海绵体或前列腺但未穿透。

C期：直接侵及海绵体外组织（阴茎海绵体、肌肉、脂肪、筋膜、皮肤、骨骼、前列腺包膜外）。

D期：转移。

（1）腹股沟淋巴结。

（2）主动脉分叉下盆腔淋巴结。

（3）主动脉分叉下以上淋巴结。

（4）远处转移。

（四）治疗

前尿道癌如系表浅、局限者可行尿道部分切除术，应距肿瘤2cm。如肿瘤侵犯阴茎海绵体需行阴茎部分或全切除。在表浅、分化良好的肿瘤亦可经尿道切除、电灼术。前尿道癌手术切除后大半可生存5年以上。

球部尿道及膜部尿道癌需行阴茎及尿道膀胱切除术，甚至切除部分耻骨，由于肿瘤界限不清晰，局部复发率高。5年生存率为13%～21%。位于后尿道的癌大约半数已失去手术治疗机会。

放射治疗：可作为姑息治疗，50～70Gy（5000～7000rad），亦有用术前照射20～40Gy（2000～4000）配合手术治疗。

化疗：同女性尿道癌。

四、尿道恶性非上皮肿瘤

（一）尿道肉瘤

尿道肉瘤极为少见，主要是平滑肌肉瘤，发病年龄可自11个月至84岁，男女发病率无差异。临床表现为尿道口肿块、排尿困难、尿潴留及血尿。尿道口至全尿道均可发生。

平滑肌肉瘤与平滑肌瘤的鉴别主要依靠病理。平滑肌肉瘤生长较快，表面不光整呈分叶状，可有组织坏死溃疡形成，无完整包膜，切面呈灰白色鱼肉状，并常有周围浸润和远处转移。显微镜下可见平滑肌瘤多由分化良好的平滑肌细胞构成，瘤组织呈梭形，胞质丰富，边界清楚，胞核长杆状，两端钝圆，核分裂象少见，肿瘤细胞聚集成束，呈编织状、旋涡状或栅栏状排列。

治疗以根治性手术为主，术后辅助放射治疗和化学治疗。尿道肉瘤恶性度极高，预后不良，平均生存不足一年。

（二）恶性尿道黑色素瘤

恶性尿道黑色素瘤非常罕见，黏膜原发性恶性黑色素瘤更罕见，仅占同期恶性黑色素瘤的1.1%～5%。Iversen报道1050例黑色素瘤，85%发生于皮肤，发生在尿道者仅2例，其中发生于尿道外口者占4.7%。肿瘤多发生于50岁以上女性患者，男性少见。年龄52～96岁，65～75岁为发病高峰。患者可无任何临床症状或表现为间歇性无痛性肉眼血尿、尿痛、进行性加重的尿流不畅等。肿块最常见于女性尿道远端及外口和男性前尿道、尿道口或舟状窝。肿块可波及整个尿道，周围散在卫星结节，或直接蔓延至女性外阴、阴道、男性阴茎海绵体等部位。

肉眼检查多为息肉状、菜花样肿块，颜色不一，可从灰白到明显黑色，质细嫩，表面有血痂、糜烂或溃疡。临床常误诊为尿道肉阜、尿道息肉、尿道黏膜脱垂、尿道癌等。本病晚期会出现两种特异的临床表现：①黑色素血症：为黑色素瘤转移灶崩溃，黑色素颗粒被网状内皮系统吞噬所致，表现为全身组织器官变黑褐色；②黑色素尿：为黑色素颗粒进入尿液所致，表现为新鲜尿液澄清，放置后经氧化呈黑色，或加醋酸再加氧化钠呈蓝色。

文献报道，约2/3患者在肿瘤性质未明前仅行肿瘤局部切除，因此主张及时活检以明确诊断。目前多以根治性手术治疗为主，行全尿道、阴道前壁、小阴唇切除，双侧腹股沟淋巴结清扫，永久性膀胱造瘘术。辅以化学治疗、放射治疗或免疫治疗。

恶性尿道黑色素瘤的预后不良，生存期很少超过1年以上。影响预后的因素很多，主要受病程、肿瘤播散、细胞类型、色素深浅、有无卫星灶等影响。一般认为发生于黏膜的黑色素瘤远比皮肤的黑色素瘤进展快，不易早期诊断和彻底切除。为了提高肿瘤的诊治水平，早期诊断和治疗是至关重要的。

基因治疗可能是未来治疗恶性尿道黑色素瘤（MM）的理想途径，部分已进入早期临床试验阶段。基因转染DC；TIL；肿瘤细胞内插入基因编码的细胞因子（TNF、IL-2、IL-4、IFN等）或共刺激分子（B71、IL12、GMCSF基因）；自杀基因治疗：单纯疱疹病毒胸腺嘧啶激酶基因（HSVTK）导入MM细胞结合更昔洛韦（GCV）；肿瘤基因疫苗：B7基因、P97基因编码MM特异抗原（MART1，Tyrosinase，gP100等）疫苗刺激产生MM特异性细胞毒T淋巴细胞；反义核酸技术与抑癌基因（p53、ING1、H2Kb、rim23）治疗；联合基因治疗等。但这些治疗尚存缺陷：载体难以特异靶向MM细胞，基因直接导入肿瘤转移效率低。

五、尿道良性非上皮肿瘤

（一）尿道平滑肌瘤

尿道平滑肌瘤多发生于女性，男性极少。在女性尿道非上皮肿瘤中，尿道平滑肌瘤占据大多数。

尿道平滑肌瘤长呈圆形，表面光滑，质硬。显微镜下肿瘤主要由平滑肌束或平滑肌和纤维组织混合而成。由于尿道前壁中央部位有丰富的平滑肌组织，因此尿道平滑肌瘤多发于尿道前壁，发生于尿道后壁者，不易与来自尿道阴道中隔或阴道前壁的平滑肌瘤相鉴别，故有作者称尿道后壁平滑肌瘤为尿道旁平滑肌瘤。

文献报告本病好发年龄19～77岁，平均38岁，其中30～50岁占67%，肿瘤好发年龄与子宫肌瘤相似。某些病例肿瘤生长与月经、妊娠有关，因此有作者认为尿道平滑肌瘤也可能存在内分泌依赖性。

临床表现主要为外阴部肿块（70%）、尿道出血（24%）、疼痛（12%）、排尿困难、尿失禁（13%）。其中38%仅表现为外阴部肿块而不伴有其他症状。

肿瘤表面光滑，黏膜肥厚肿胀。一般肿瘤无触痛，质地较硬，似有核样感觉。依靠活检可与尿道癌、尿道肉阜相鉴别。

治疗宜行肿瘤局部切除，预后良好，虽然可能再发，但未见恶性病变报告，定期随访是必要的。

（二）尿道纤维瘤

尿道纤维瘤极少见，仅见于女性。肿瘤长于尿道内和尿道口，多单发，直径一般小于 3cm，个别肿瘤可达 300g 以上。组织学表现为纤维组织，质地较硬。治疗以手术切除为主，预后良好。

（三）尿道血管瘤

尿道血管瘤多见于成年男性，未见儿童发病的报道。尿道血管瘤的好发部位依次为尿道外口、前尿道、后尿道或全尿道。尿道膀胱镜下肿瘤边界清楚，常呈深红色或紫色，表面光滑，质地柔软，向黏膜表面突出或隆起，周围黏膜正常。病理检查瘤体主要由毛细血管构成。

女性尿道血管瘤常被误诊为尿道肉阜，尤其是尿道肉阜伴出血时。行尿道镜检有助于分辨各自不同的发病特点，利于鉴别。确诊则依赖于术后病理检查。随着泌尿系腔镜的发展与普及，尿道腔内血管瘤早期诊断能力有所提高。更多的病例能够得到早期诊断和治疗。尿道血管瘤并发阴囊血管瘤较易发现，但应警惕合并膀胱血管瘤的可能，故在镜检时应注意尿道、膀胱的全面观察。由于尿道血管瘤发病率低。危害有限，报告以个案居多，至今尚无确切统计学资料汇总，但不应忽视本病的存在，应采取有效的治疗。

尿道血管瘤的治疗方法较多，包括经尿道电切或电凝、激光、放射、手术切除、硬化剂注射等。综合报告的病例，治疗效果都较为满意，无更多的术后并发症。因为腔内治疗技术的广泛应用。除了尿道切开治疗的术式应摒弃外，具体应用哪种治疗手段，应根据各自不同的有效治疗器械来确定。但值得注意的是，要保证尿道的完整性，尽量减少破坏和损伤，以减少和避免尿道狭窄的发生。

六、小结和焦点问题

原发性尿道恶性肿瘤少见，尤以男性原发性尿道恶性肿瘤更为少见。但与膀胱 TCC 伴随发生的尿道癌并不十分少见，文献报道膀胱癌根治术同时未切除全部尿道的病例，残余尿道癌发生率为 4%～15%，平均约为 10%。这是因为尿路移行上皮从肾盂一直往下延续到前列腺部尿道，尿道上皮肿瘤即移行细胞癌具有多器官发病的特点，当泌尿系统的某一器官发生移行细胞癌时，泌尿系统的其他器官也可出现移行细胞癌。有鉴于此，尿道移行上皮肿瘤的诊断，首先应强调全尿道上皮肿瘤的概念，即所有披覆移行上皮的器官包括肾盂、输尿管、膀胱及尿道皆可发生移行上皮癌，当其中某一部位发生肿瘤时应警惕尿道其他器官发生 TCC 的可能。当膀胱镜检查时发现位于膀胱三角区、膀胱颈部的肿瘤或多发肿瘤时，应特别注意要使用尿道镜对前列腺段尿道进行检查，推荐在直视下插入尿道镜。

女性原发性尿道癌早期与尿道息肉、尿道肉阜等良性肿瘤不易鉴别，前者疼痛不明显，质地较硬，色苍白或灰暗，如肿瘤坏死、感染时伴有恶臭，经阴道触及僵硬前壁和尿道或前庭有浸润。在诊断上应结合临床症状、指诊、辅助检查及活组织检查。

由于本病积累的总病例太少，使其治疗方法及水平明显落后于其他肿瘤，目前缺乏统一规范的治疗方案。主要以单纯手术占 49.14%、手术＋放疗占 25.86%及单纯放疗占 18.97%，化疗在原发性尿道癌的治疗中，目前的报道中均认为只能作为综合治疗的一部分辅助应用。而做预防性的淋巴结清扫术，颇有争议，一般认为意义不大。

本病的预后与肿瘤的部位、类别、发现早晚及治疗方法等有关。一般来说，鳞癌预后比腺癌或移行细胞癌要好，恶性黑色素瘤最差；前尿道的肿瘤比后尿道及全尿道预后好。文献报道A、B患者期的生存率平均为188.5个月，而C、D期患者的生存率平均为30个月。对于早期病例，不论采用放、化疗还是手术治疗方案，均有良好的5年生存率，这提示我们提高早期诊断水平是预后满意的重要手段。而对于进展期尿道癌患者，无论手术、还是放疗或综合治疗都很难有较好疗效。

（李　刚）

第十四章　泌尿结石

第一节　泌尿结石的病因学

一、流行病学因素

（一）地区特征

尿路结石的发病地区差异很大，与种族、饮食习惯和气候条件的关系较大，某一地区随着经济条件的变化，尿路结石的发病情况也有所变化。总的来说，尿路结石在热带和亚热带地区发病较多。我国受地域和自然环境的影响，南北地区尿路结石的发病率差异较大。南方诸省包括江西、贵州、广西、广东、海南一带尿路结石的发病率很高，这些省份尿路结石的患者占泌尿外科住院患者的30%以上。其中，有些地方（例如广东省）甚至可以达到半数左右；西北方诸省包括黑龙江、内蒙古、山西、宁夏、甘肃、青海等地尿路结石患者占泌尿外科住院患者的11%以下；中部各省的发病情况介于两者之间。因此，我国尿石症的发病南方明显高于北方，提示环境和气候条件在结石的形成过程中起到一定的作用。

（二）性别与年龄

30～50岁的青壮年是上尿路结石发病的高峰年龄，含钙结石患者男女性比例约为2∶1，女性患者中磷酸镁铵成分的结石较多，男性患者的尿酸结石、胱氨酸结石和混合结石的比例明显多于女性。尿路结石男性比女性发病率高的原因是由于男性尿钙、草酸和尿酸的排泄量比女性多以及女性尿道较宽、较短，不易发生尿滞留。另一方面，雌激素能够增加尿中枸橼酸的排泄，而枸橼酸与钙容易结合形成可溶性的络合物，从而增加了钙盐的溶解度，减少结石形成的机会。男性上尿路结石出现的高峰年龄约为30～35岁，而女性出现两个高峰年龄，第一个高峰年龄为25～40岁，第二个高峰年龄约50～65岁。女性尿路结石患者发病出现第二个年龄高峰的原因主要是由于绝经后体内的雌激素减少，导致骨骼重吸收增加而引起尿钙增高，同时，尿枸橼酸的排泄减少所造成的。

（三）自然环境

自然环境对泌尿系统结石的影响，主要表现为季节、地理环境和饮水对结石形成的影响。

1.季节　干热缺水的气候可以引起脱水、尿量减少，而尿量减少能够增加尿中形成结石的盐类和酸的浓度，使尿液呈过饱和的状态，容易诱导结晶形成、沉淀、析出而形成结石。季节的变化对结石的形成也有较大的影响，夏秋季节出现肾绞痛者多，而冬春季发病少。由于夏季温度高，容易出汗，体液散失多，导致尿液排泄减少，使尿液呈浓缩的状态，这样不仅导致尿液中结石盐的过饱和程度增加，而且还可以引起尿中结石形成的促进物出现聚合，向结石的基质转变，使尿液中的大晶体物质增多，容易产生结石。

2.地理环境　山区、沙漠地区或热带地区尿路结石的发病率比较高。生活在热带地区和夏季日照时间长的地区时，患者体内的维生素D活性增强，促使胃肠道对钙质的吸收增多，钙质在肠道内的浓度相对较低，与肠道内的草酸结合相对就比较少，易吸收的草酸盐浓度相对就比较高，从而导致肠道对草酸的吸收增加。因此，钙和草酸的吸收都增加，它们经尿液的排出随着增加，容易形成草酸钙结石。有些国家或地区尿路结石的发病率比较高，例如北欧国家、地中海国家、印度北部、巴基斯坦、澳大利亚北部、中欧，马来半岛的部分地区、大不列颠群岛和美国。中国也是结石发病的高发地区，而中南美洲、非洲的大部分、澳大利亚土著居民尿路结石的发病率比较低。另外，不同地区结石的成分也有差别。在英国、苏格兰和苏丹，患者的结石成分以草酸钙和磷酸钙的混合结石为主，而在以色列，上尿路结石中尿酸成分是最常见的。

3.饮水　饮水量的多少对结石的形成起着非常重要的作用。饮水量多，尿量就多，尿液中能够形成结石的物质被稀释，不容易出现结晶沉淀或者聚集成结石。此时，虽然结石形成的抑制物也同时被稀释，但是相对于结石盐类成分的稀释来说，抑制物的稀释所造成的影响是比较小的。因此，多饮水能够减少结石的形成。

目前，水质对结石形成的影响意见尚不统一。一般来说，除个别突出的地区以外，水质的软硬及其所含的微量元素的多少对结石的形成没有太大的影响。

自然环境还可以通过食物间接地影响结石的发病。生活的地区的不同，其饮食结构也不尽相同，患者日常摄入的食物成分也有差异。因此，其尿液排出的各种成分的浓度也必然不同，导致了形成结石的机会也不同。

（四）社会环境

经济条件好、生活水平高，上尿路结石的发病也较多；反之，下尿路结石的发病较多。在欧美等社会经济水平很高的发达国家中，尿石症的发病率在经济富裕的阶层比经济较不富裕的阶层高；生活在城市中结石的发病率较高。社会的动荡也与结石的发病有关，每当出现战争、瘟疫流行时，经常会伴随着下尿路结石发病率的上升。在发展中国家或社会经济水平相对较低的国家里，尿石症的发病率随着社会的进步及经济的发展也逐渐地增加。在我国，小儿膀胱结石比较多见。随着生活水平的提高，膀胱结石发病率逐渐减少，而成人上尿路结石逐渐增加。但是，在一些偏远山区及生活条件较差的地区中，膀胱结石发病依然很多，从而说明经济发展的不平衡，也会对结石的形成及发病率产生一定的影响。社会环境对结石的影响，可能与饮食结构的变化有关。

（五）种族遗传因素

泌尿系统结石患者合并典型的遗传性疾病者只占少数，包括Dent病（染色体定位Xp11.22，X连锁隐性遗传）、Lesch-Nyhan综合征（染色体定位Xq26-27.2，X连锁隐性遗传）和家族性肾小管性酸中毒等。

基因变异造成体内代谢异常时能够导致尿路结石的形成，包括家族性特发性高钙尿症（染色体定位于Xq33-qter，属常染色体显性遗传）、特发性草酸钙结石（染色体定位不清，属多基因常染色体显性遗传）、磷酸核糖焦磷酸盐合成酶1活性过强（染色体定位Xq22-24，属X连锁隐性遗传）、黄嘌呤尿症（染色体定位2p22.3-p22.2，属常染色体隐性遗传）、腺嘌呤磷酸核糖转移酶缺乏症（染色体定位16q22.2-p23.2，属常染色体显性遗传）、Ⅰ型胱氨酸尿症（染色体定位2p16.3，属常染色体隐性遗传）、Ⅲ型胱氨酸尿症（染色体定位19q13.1，属常染色体隐性遗传）和原发性高草酸尿症等。

原发性高草酸尿症分为Ⅰ型和Ⅱ型两种，Ⅰ型是由于基因产物丙氨酸乙醛酸转氨酶缺乏所引起，该基因位于染色体2q37.3，有11外显子约10kb，欧洲和北美最常见的突变甘氨酸170精氨酸等位基因频率为30%，与常见的多形性脯氨酸11亮氨酸相加有50%的等位基因频率。Ⅰ型原发性高草酸尿症患者体内由于缺乏丙氨酸乙醛酸转氨酶，因此乙醛酸不能转化为氨基乙酸，而在过氧化物酶体内的羟乙酸氧化酶的作用下转化为草酸,或在细胞质中乳酸脱氢酶的作用下转化为草酸。此外,另有部分乙醛酸在乙醛酸还原酶的作用下,在细胞质中被还原为乙醇酸,患者表现为高草酸、乙醛酸和乙醇酸尿症。由于草酸钙在肾内的沉积,患者在婴幼儿期即出现症状,如果不治疗,通常在20岁以前死于肾衰竭。有少部分患者体内丙氨酸乙醛酸转氨酶的活性没有完全丧失,因此可以出现不典型症状或终生无症状。原发性高草酸尿症Ⅱ型是由于乙醛酸还原酶缺乏,该基因位于染色体9q11,有8个外显子约8.5kb,目前只发现一个突变。Ⅱ型原发性高草酸尿症患者,缺乏乙醛酸还原酶,乙醛酸不能被还原为乙醇酸,而被氧化为草酸。另外,乙醛酸还原酶还可以还原羟基丙酮酸为D-甘油酸,当乙醛酸还原酶缺乏时,羟基丙酮酸转化为L-甘油酸。患者表现为伴高L-甘油酸尿症的高草酸尿症,患者的症状比Ⅰ型要轻,但是发生尿路结石者常见,而肾钙化则较少。

种族的不同对尿石症的患病率也会造成有一定的影响。一般认为,黑人较少患尿石症。有人认为,黑色皮肤可以保护人体少受紫外线的照射,从而减少体内维生素D的生成。也有人注意到黑人的尿钙和尿磷都比较低,认为这可能是他们尿路结石患病率低的原因之一。

伴随有尿路结石的家族史时,其子代中尿路结石的发病率及复发率都会明显高于没有家族史的尿石症患者。伴有特发性高尿钙症的病人,其父母和其他具有血缘联系的亲属也可能存在着钙代谢的异常。

虽然种族遗传因素在尿路结石的形成中具有一定的影响作用。但是,在强调有关结石形成的种族或者家族性问题时,不能忽视环境生活条件对其结石患病的影响作用。在一些尿石症患者中,无血缘关系的配偶,尿路结石的患病率也很高。这一现象提示在尿路结石的种族家庭中,他们的结石发病率的差异也可能同时与他们的饮食、生活习惯和环境因素的差异有关。

(六)饮食营养

饮食结构是决定一个地区尿石症发病率高低的基础,因为种族、职业、经济条件对结石形成的影响作用,都是离不开通过生活方式和饮食结构的影响而发挥作用的。

1.*蛋白质*　流行病学调查证明,动物蛋白和精制糖摄入过多以及富含纤维素的食物摄食过少都与肾结石的发生有关。过多食用动物蛋白能使尿钙、尿酸和草酸的排泄量增加,尿pH降低和尿枸橼酸的排泄减少。当动物蛋白摄入减少时,尿钙、尿酸和草酸的排泄量减少,结石形成的危险性也随之降低。

2.*糖类*　口服糖类,尤其是单糖和乳糖都可能促进肠道内钙的吸收,继而引起草酸的吸收增加,增加尿内草酸钙结晶的危险因素。此外,过多的摄入蔗糖还可能对肾小管细胞造成损害,而导致结石患病的危险性提高。

3.*纤维素*　食物中纤维素的含量过少时,食物在肠道中停留的时间延延长,从而增加食物中各种物质的吸收量。蔬菜中菠菜、扁豆、西红柿、芹菜、豆腐、巧克力、浓茶中草酸的含量较高;豆制品、糖、肉类中钙的含量较高;动物内脏、肉类中尿酸的成分较多。因此,过多地食入上述的食物会导致结石的危险性增加。此外,某些食物可能含有抑制结石形成的物质(如米糠含有籽酸),在肠道内,这些物质可以与钙结合,从而减少肠道内钙的吸收。但是,要注意由此可能会引起肠道对草酸的吸收增加。素食者上尿路结石的发病率较低,可能与植物纤维的摄入多、能够增加尿液枸橼酸的分泌有关。

4.*脂肪*　脂肪的消化不良可导致草酸盐的吸收增多,这可能是由于未消化吸收的脂肪从结肠排出的过程中与钙离子结合,从而阻碍了钙与草酸的结合,使肠腔内可溶性的草酸盐增加,导致肠道内草酸盐的吸收也随之增加的缘故。过量吸收的草酸盐从尿中排出,从而增大了草酸盐结石形成的危险性。另一方面,例如鱼油等富含二十碳五烯酸的脂肪能够降低结石形成的危险性。

5.*嘌呤类物质*　动物的内脏、海产品、花生和菠菜等食物富含嘌呤类物质,而嘌呤代谢的最终产物是尿酸。后者在尿液中的溶解度较低,最终经过尿液排泄。过多地食入上述物质可使尿中的尿酸排泄增加,从而增加了尿酸结石形成的危险性。同时,高尿酸尿症可以促进尿中草酸盐的浓缩,加速草酸钙结石的形成。此外，还可能会引起尿尿酸的排泄增加，有形成尿酸结石的危险。

6.维生素　食物中的维生素D通过肝肾中羟化酶的作用，转化为1，25-$(OH)_2$-D_3，后者能够促进肠道对钙的吸收。当摄入维生素D过多时，可导致高尿钙甚至高血钙，极易导致结石的形成。维生素B_6为草酸代谢中不可缺少的辅酶，当维生素B_6的缺乏，可以诱发草酸钙结石的形成。维生素C是体内内源性草酸的主要来源，当大剂量服用(每天4g以上)时，尿液中草酸的浓度上升，形成草酸结石的可能性增大。

7.矿物质　饮食中矿物质的摄入也与尿路结石的形成有较密切的关系。钙质饮食摄入过多时，可能导致钙的吸收过多，尿钙排泄增加，从而引起高钙尿症。但是，过度地限制饮食中的钙含量时，会导致肠道内草酸的吸收增加，后者对结石形成的影响作用更大。镁在尿液中能增加钙、磷酸盐及草酸盐的溶解度，有阻止草酸结石形成的作用。一些微量元素，如锌、锶、锰、锡在体外能抑制有机物的钙化，而硅有促进钙化的作用。

8.酒精　嗜酒者尿钙的排泄高，因此，含钙结石患者宜忌酒。

营养、食物对结石的影响与摄入的食物种类及数量有关。多饮水、少食刺激性食物及调味品是尿石症患者应该遵循的原则。

（七）职业

泌尿系结石的发生与患者所从事的职业有一定的关系，不同职业的人群中肾结石的发病率是不同的。在高温环境下工作的人群容易患尿路结石，例如：厨师容易患尿路结石的原因可能与他们工作的环境温度高、出汗多，导致尿液过度浓缩有关。矿工、采石工人、办公室工作人员和交通通讯人员尿路结石的患病率也较高，相反，农民、渔民、伐木工人、商人、手工艺者和服务行业人员患病率低。室内工作人员比体力劳动者更易患尿石症，可能因为他们体力劳动过少，影响尿液的引流，尿液在体内停留的时间过长有关。同时，脑力劳动者一般收入较高，饮食习惯与生活习惯明显地不同于体力劳动者。飞行员因高空飞行脱水及饮食方面的原因，也易患尿路结石。与铍和镉接触的某些特殊职业，可引起肾脏的损害而增加肾结石形成的危险性。医务人员尤其是外科医师尿路结石的发病率相对较高，这可能与他们经常出汗、脱水，不能正常排尿，而且饮食不规律、不按时有关，从而导致了他们中尿路结石的发病率比一般人明显地增高。某医院曾做过统计，1572名职工中，男553人，女1019人，肾结石者9人，除1名男性司机外，其余8名均为男性医师，其中5名为外科医师，占外科医师57人的10%左右。司机及地质工作者由于饮水不便或出汗较多，也是容易发生尿石症的职业。

二、代谢异常因素

（一）尿液酸碱度

正常的尿液呈偏酸性，氢离子浓度为0.1～10μmol/L，pH 5.0～7.0。尿液的酸碱度与饮食有密切的关系：肉食时尿液多呈偏酸性，素食者则尿液呈中性或者偏碱性。不同的结石在不同的尿液酸碱环境中形成，含钙结石在正常尿液中即较易形成，感染性结石在碱性的尿液中较易形成，而尿酸结石和胱氨酸结石则是在酸性尿液中较易形成。不同的尿液酸碱度对已经形成结石的盐类的溶解度影响很大。

在正常的尿液中，尿酸的含量为400～700mg/24h，胱氨酸的含量为10～100mg/24h。假设排除其他因素对尿石形成的影响，而单从尿液的酸碱度来考虑其对尿路结石形成的影响时，如果一个正常人每日的尿量为2000ml，当尿液pH为5时，尿酸的溶解度为60mg/L，胱氨酸的溶解度为250mg/L，因此，正常人每日排泄的尿酸在尿液中已经呈过饱和的状态。在其他一些不利因素的影响下，尿酸盐就很容易从尿中结晶出来。在正常人中，由于尿液中胱氨酸的溶解度比正常每天的排出量高，因此，正常人不易形成胱氨酸结石。但是,正常尿液中除了酸碱度对结石形成的影响以外,还有很多其他的因素对结石的形成有影响作用。因此,具体某个患者是否容易形成结石,将取决于这些多种因素综合作用的结果。

(二)高血钙

引起血钙增高的原因较多,在多数的情况下,血钙的增高都会合并着尿钙的增高,从而增加了形成含钙肾结石的机会,在部分患者中,还能还会引起肾钙化。

1.*甲状旁腺功能亢进*　甲状旁腺功能亢进的主要病理生理变化是甲状旁腺激素(PTH)分泌过多,PTH 对体内钙磷水平的调节主要是通过骨骼、肾脏和肠道三个途径进行的。PTH 可以促进骨组织中破骨细胞的活性,促进骨钙溶解吸收,使血钙浓度升高。同时,PTH 能够抑制肾小管对磷的再吸收,使尿磷排出量增多,血磷水平降低:抑制肾小管重吸收碳酸氢盐,使尿 pH 升高;促进肾脏合成 $1,25\text{-}(OH)_2\text{-}D_3$,在 $1,25\text{-}(OH)_2\text{-}D_3$ 的作用下,小肠对钙的吸收增加。尽管 PTH 使肾小管重吸收钙增加,但是,由于血液中钙的增加,使肾滤过钙亦增加,最终导致高钙尿症的出现。骨基质分解的同时,其代谢产物如蛋白质、羟脯氨酸等在尿中的水平也增多。甲状旁腺功能亢进患者的血清碱性磷酸酶(AKP)水平升高,其原因主要是因为体内破骨细胞活性亢进的同时成骨细胞的活性也随之增强。甲状旁腺功能亢进大多数是由于甲状旁腺腺瘤引起,甲状旁腺增生也较常见,甲状旁腺癌引起者最少见。原发性甲状旁腺功能亢进主要有四个方面的表现:①肾型:约占 80%,主要表现为尿路结石;②骨型:主要表现为骨骼脱钙,甚至发生病理性骨折;③胃肠型:主要表现为胃、十二指肠溃疡,部分患者可合并胰腺炎,可能与胰石有关:④早期轻型病例:患者只有激素和生化的变化而没有自觉的症状。由于甲状旁腺功能亢进病人的血钙升高、尿钙升高、尿磷升高,因此尿液中草酸钙和磷酸钙的水平也呈过饱和的状态,从而导致容易形成肾结石。并且,这些结石的成分多数为草酸钙和(或)磷酸钙为主。一般认为,大约 2%~4%的肾结石是由甲状旁腺功能亢进所引起来的。切除甲状旁腺腺瘤以后,尿钙的排泄会下降至正常的水平,形成尿路结石的倾向也有可能自行消失。

2.*乳酸碱化药综合征*　又称乳碱综合征,溃疡病时大量饮用牛奶及服用碱性药,引起碱性尿和高血钙,钙盐沉积在肾集合管内,可继发肾结石。本病常合并有碱中毒的存在,停药或减少饮奶后,症状会减轻。

3.*结节病或类肉瘤病*　包括类肉瘤病、结核、组织胞浆菌病、球孢子菌病、麻风病和硅肺病等多种肉芽肿性疾病可能都伴随有高血钙和高尿钙的存在。即使是采用正常的饮食,类肉瘤病患者仍然可以出现血钙和尿钙浓度的增高,并且可以同时合并高尿酸尿症和高草酸尿症的存在。

4.*维生素 D 中毒*　维生素 D 中毒可以导致血钙和尿钙的增高。

5.*恶性肿瘤*　恶性肿瘤出现骨转移,或者由于某些恶性肿瘤能够分泌类甲状旁腺激素样物质,最终都会引起高血钙和高尿钙。

6.*肾上腺皮质激素增多*　内生性或外源性的肾上腺皮质激素增多,可以引起骨骼脱钙,出现高血钙和高尿钙。

7.*甲状腺功能亢进*　5%~10%病例可以发生骨骼脱钙形成高血钙,但肾钙化和肾结石不常见。

8.*嗜铬细胞瘤*　常见于Ⅱ型多发性内分泌瘤,由于肿瘤分泌物的作用,引起高血钙。

9.*其他原因*　肾上腺功能不全、服用噻嗪类利尿剂、急性肾小管坏死恢复期、广泛骨膜炎、甲状腺功能低下和维生素 A 中毒,可能出现高血钙。

(三)高钙尿症

高钙尿症是含钙结石病人最常见的代谢异常种类,大约占含钙结石病人的 30%~60%。如果正常人每日限制摄入量:钙 400mg、钠 100mg,则 24 小时尿钙的排泄为 100mg。如果持续此饮食 1 周,24 小时尿钙仍大于 200mg,则称之为高钙尿症。在正常饮食情况下,24 小时尿钙排泄大于 4mg/kg 体重者,或者 24

小时尿钙排泄量男性大于300mg(7mmol),女性大于250mg(6mmol),也称之为高钙尿症。

原发性高钙尿症分三型:吸收性高钙尿症、肾性高钙尿症和重吸收性高钙尿症。

1.吸收性高钙尿症　原因在于肠钙吸收增加,此型占高钙尿症的50%~60%。肠钙吸收的增加,使血钙有增加的趋势,这种增高的趋势使肾小球钙的滤过增加,同时抑制甲状旁腺激素的释放,使肾小管对钙的重吸收减少。通过这一过程,血钙维持稳定,而尿钙排泄增加。吸收性高尿钙又分为三个类型:①Ⅰ型:在正常钙及限钙饮食时,每日尿钙的排泄量大于200mg。此型患者肠钙的吸收最高,即使在低钙饮食时仍然出现高尿钙,大约占含钙结石病人的10%~30%。此型病人可以通过服用磷酸纤维素钠来结合肠道内的钙离子,从以减少钙的肠道吸收。②Ⅱ型:是最常见的一型,约20%~40%的含钙肾结石病人存在着此类代谢异常。此型患者肠钙吸收的增高仅见于在高钙和正常钙含量饮食的情况下,而当摄入限钙饮食时,患者的尿钙排泄是正常的。此型病人可以通过单纯地控制钙盐的摄入即可到达降低尿钙排泄的效果。③Ⅲ型:比较少见,又称低磷血症性吸收性高钙尿症,本类型的发生是继发于肾小管重吸收磷的障碍,磷的重吸收减少以后,使尿磷的排出增多,血磷浓度下降,后者刺激1,25-$(OH)_2$-Vit D_3的合成增加,从而提高肠钙吸收及肾钙排泄的程度。由于此型病人的主要病因在于低血磷,因此,可以通过口服补磷(常用的药物为正磷酸盐)以提高血磷浓度,使血清1,25-$(OH)_2$-Vit D_3的水平恢复至正常的范围,从而降低尿钙排泄的程度。

2.肾性高钙尿症　患者由于近曲小管重吸收钙的功能存在缺陷,引起尿钙的排泄增加,称之为肾性高钙尿症。由于尿钙的排泄增加,使血钙的水平有降低趋势,后者刺激甲状旁腺激素的分泌增高,导致1,25-$(OH)_2$-Vit D_3的水平上升,刺激肠钙吸收增加使之维持血钙的水平正常。肾性高钙尿症与吸收性高钙尿症是不同的,肾性高钙尿症患者的血清甲状旁腺激素水平是上升的,并且在低钙饮食的情况下尿钙的排泄依然增高。大约10%~20%的含钙肾结石病人存在着肾性高钙尿症,药物治疗主要是选用噻嗪类利尿剂,后者可以增加钙的重吸收,从而降低尿钙的水平。

3.重吸收性高钙尿症　其发病原因是原发性甲状旁腺功能亢进,大约占含钙肾尿石病人的5%左右。由于原发性甲状旁腺功能亢进,患者的血清甲状旁腺激素水平升高,骨钙的重吸收也增多。此外,甲状旁腺激素还刺激肾脏合成1,25-$(OH)_2$-Vit D_3,从而增加了肠钙的吸收,使血钙和尿钙的水平都增高。由于骨钙的动员,患者常合并有骨质疏松。并非所有甲状旁腺功能亢进的病人都罹患尿路含钙结石,病人的尿液中其他成分的变化及抑制物和促进物的活性均可能影响肾结石的形成。一般来说,原发性甲状旁腺功能亢进的病人以手术治疗为主。

其他一些病因明确的代谢性疾病也能引起继发性高钙尿症及尿路含钙结石。例如远端肾小管性酸中毒、结节病、长期卧床、骨Paget病、糖皮质激素过多、甲状腺功能亢进和维生素D中毒等。含钙肾结石病人患远端肾小管性酸中毒者大约占0.5%~3%,其他很少见。

(四)高草酸尿症

正常人24小时尿液草酸的排泄量多在40mg以下,如果大于40mg,即可疑有高草酸尿症的存在。如果24小时尿草酸的排泄大于50mg,则可以诊断为高草酸尿症。尿液草酸的主要来源有三:大约50%来源于肝脏的代谢,40%来源于维生素C的转化,其他来源于饮食中草酸及其前体物质的摄入。25%~50%的含钙肾结石病人存在着轻度的高草酸尿症。

高草酸尿症可分为原发性高草酸尿症和继发性高草酸尿症两大类型。临床上原发性高草酸尿症很少见,它是一种常染色体隐性遗传性疾病,可分为两种亚型:Ⅰ型为乙醇酸尿症,由于患者体内缺少丙氨酸乙醛酸转氨酶,尿液中排出大量的乙醇酸和草酸;Ⅱ型为甘油酸尿症,患者由于体内缺少脱氢酶,使尿液排出大量的L-甘油酸和草酸。病人因缺乏草酸代谢所需要的酶,使草酸在肾及组织内沉淀,极易因发生肾衰竭而死亡。原发性高草酸尿症的治疗需采用肝移植或肝肾联合移植。

继发性高草酸尿症的原因包括维生素C的过量摄入、饮食中草酸及其前体物的过量摄入、饮食中钙的摄入减少、肠源性高草酸尿症和维生素 B_6 缺乏等。常见的尿草酸增加主要是由肠源性的草酸及其前体物的吸收增加所引起的，小肠切除或短路手术后、脂肪痢或Crohn病时，患者可以出现与胆酸代谢紊乱和水分丢失过多有关的高草酸尿症。在临床上，对继发性高草酸尿症患者治疗的目的主要在于减少肠道内草酸的吸收。钙剂和考来烯胺能够减少肠道对草酸的吸收，可以用于治疗肠源性高草酸尿症。镁剂可以减少草酸的吸收，一般与维生素 B_6 一起应用。有人认为高草酸尿症患者肠道内的嗜草酸杆菌(O.formigenes)数量减少，使草酸经肠道的吸收增加，从而引起高草酸尿症。

（五）高尿酸尿症

男性患者24小时尿液排出的尿酸大于800mg、女性大于750mg，或者三次24小时尿液的尿酸测定中，两次尿尿酸的排泄量大于600mg，就称之为高尿酸尿症。高尿酸尿症是尿酸结石的主要病因，此外，大约15%的含钙肾结石是由单纯性高尿酸尿症引起的，另外有12%是由高尿酸尿症合并其他的因素而共同作用的结果。高尿酸尿症为体内嘌呤代谢紊乱所致。当摄入高嘌呤类物质(如动物内脏、肉类等)、短时间内大量细胞破坏、分解(如挤压伤、烧伤和肿瘤化疗等)、遗传性酶失常及服用治疗痛风症的药物时，都有可能造成尿尿酸的排泄增高。此外，还有约30%的高尿酸尿症病人体内并无上述的诸种原因，但是却仍持续伴有高尿酸尿症，因此称之为特发性高尿酸尿症，其发生可能与肾小球的滤过增加有关。口服别嘌醇可以治疗高尿酸尿症，碱化尿液可以提高尿酸盐在尿液中的溶解度。

（六）胱氨酸尿症

胱氨酸尿症是一种常染色体隐性遗传性疾病，发病机理是由于肾小管对胱氨酸、鸟氨酸、赖氨酸和精氨酸四种二碱基氨基酸再吸收障碍，使这四种氨基酸大量地从尿液中排泄。而它们之中以胱氨酸的溶解度最低，因此，极其容易析出结晶，最终形成结石。在临床上，24小时尿胱氨酸的排泄量大于300mg时，称为纯合子胱氨酸尿症，它是胱氨酸结石形成患者的主要病因。当24小时尿液胱氨酸的排泄量在100～300mg之间时，称之为异合子胱氨酸尿症，后者能够促进草酸钙结石的形成。一般来说，口服D-青霉胺或者α-巯丙酰甘氨酸可以抑制尿液胱氨酸的排泄，此外，碱化尿液可以增加尿内胱氨酸的溶解度。

（七）低枸橼酸尿症

24小时尿枸橼酸排泄量小于320mg者称低枸橼酸尿症。枸橼酸是含钙尿路结石体内晶体生长和聚集形成的抑制物，它在尿液中可以与钙离子结合而形成螯合物，从而降低尿钙的饱和度。大约15%～63%的尿路结石病人尿液枸橼酸的分泌量明显低于正常值，即使在没有其他代谢异常的结石病人中，也有大约48%的患者尿液中枸橼酸的浓度偏低，从而说明由于肾性或其他原因所致的低枸橼酸尿症是形成尿路结石的原因之一。影响尿路枸橼酸分泌的因素很多，其中碱血症、甲状旁腺激素和维生素D能够增加尿液枸橼酸的分泌；而酸血症、低钾和尿路感染能够降低枸橼酸的排泄。酸碱平衡对尿液枸橼酸的排泄影响最大。当酸中毒时，机体通过增加对尿液枸橼酸的再吸收及减少枸橼酸的体内合成而降低尿枸橼酸的排泄。这一机制可以解释肾小管性酸中毒、肠源性高草酸尿症、低钾血症及高动物蛋白摄入时的出现低枸橼酸尿症的机理。对于低枸橼酸尿症或低枸橼酸尿症合并其他代谢异常所导致的尿路结石，可以用枸橼酸钾合并其他药物一起治疗。

（八）低镁尿症

镁可以与草酸结合而形成可溶性的复合物，从而抑制草酸钙晶体的形成和生长。长期应用镁剂可以抑制肾小管重吸收枸橼酸，提高尿液枸橼酸浓度，增加尿液中抑制结石形成的活性。低镁能够促进草酸钙结石的形成。但是，也有学者认为这主要是尿液镁/钙比值的降低而促进了结石形成的缘故。对于低镁尿症或尿镁/钙比值降低的钙石病人，可以给予镁剂治疗。

三、局部解剖病因

尿路梗阻、感染和尿路中存在着异物是诱发尿路结石形成的主要局部因素，此外，它们对于尿路结石的复发也起着很大的作用。这三者之间可以相互作用：梗阻既可以导致感染和结石的形成，而结石本身又是尿路中的异物，因此，它又加重了尿路梗阻与感染程度。

（一）尿路梗阻

在一般的情况下，尿液中会不断地有晶体或者微结石形成，如果尿路不存在着梗阻因素，则这些晶体物质可以顺利地被尿液排出体外。但是，一旦尿路存在着梗阻时，此时由于尿液的滞留，尿液流动缓慢，从而为尿液内的结晶形成、晶体的沉淀与凝聚、析出提供了时间。同时，尿液滞留往往伴随有尿路感染和尿液酸碱度的变化。因此，它们能够促进结石的形成。一般来说，尿路的梗阻多数是机械性的因素，其中最常见的是肾盂输尿管连接部的狭窄和膀胱颈部狭窄。其他如肾盂积水、髓质海绵肾、肾输尿管畸形、输尿管口膨出、肾囊肿压迫等也是常见原因。值得强调的是，肾内型肾盂的结构会有利于肾结石的形成。根据中国人体解剖学的统计数据，我国人群中肾内型肾盂者大约占 27.5%左右。长期卧床虽然并无明显的尿路梗阻存在，但是同样也可以引起尿液滞留。此外，长期卧床会导致骨质脱钙，使血钙和尿钙的浓度增加，因此，也容易形成尿路结石。另一方面，尿路梗阻也可能是功能性的，如神经源性膀胱，而功能性的尿路梗阻也可能造成尿液的滞留，导致结石的形成。

（二）感染

尿路感染可以诱发形成特殊成分的结石，其成分主要是磷酸镁铵、碳酸磷灰石及尿酸铵，称之为感染性结石。炎症过程产生的有机物、细菌感染产生的结石基质、脓块及坏死组织可以作为结石的核心而诱导含钙结石的形成。造成感染性结石的主要危险因素是尿液中铵的存在和尿液的 pH≥7.2。泌尿系统感染的病原体通常为各种类型的变形杆菌、某些肺炎杆菌、绿脓杆菌、沙雷菌属、肠产气菌、葡萄球菌、普罗菲登斯菌以及尿素支原体等，这些细菌能够产生尿素酶，后者将尿液中的尿素分解为氨和二氧化碳，氨与水结合形成氢离子和铵离子。由于铵是碱性的物质，因此，尿液 pH 明显提高。铵与尿中的镁和磷酸根结合，形成磷酸镁铵。当感染持续地存在时，尿液中的磷酸镁铵浓度逐渐地增加，呈高度的过饱和状态，随之晶体析出，最终形成磷酸盐结石。另外，在碱性的条件下，尿液中的钙和磷酸根可以结合形成磷灰石，并且在尿液磷酸盐过饱和的情况下出现晶体析出而形成磷酸盐结石。大肠杆菌感染由于降低尿激酶的活性和增加唾液酸酶的活性，也能够促进尿路结石的形成。

在尿氨出现和尿液碱性的环境下，尿液的黏蛋白形成基质网架，使析出的结石盐易于在其表面黏附、沉淀而形成结石。因此，尿路感染极其容易导致结石的形成。另一方面，尿路感染因素与泌尿系统其他因素一起还能够促进其他成分结石的形成。

（三）异物

各种异物滞留于尿路内部可产生结石，最常见的是膀胱内的异物性结石。异物引起结石的原因主要是由于尿路内异物的存在打破了尿液的平衡，同时异物表面电荷的不同及异物表面相对的粗糙面，为结石形成盐的附着提供了条件。异物作为结石的核心，往往先被尿液中的黏蛋白附着，然后结石盐类物质逐渐沉积在其表面而形成结石。异物还易继发感染而诱发结石，因此，要注意尽量避免尿路异物的形成。进入尿路的各种物质都可以导致结石，常见的异物有塑料管、导线、草秆、缝针、发卡、蜡烛等。另外，医用的导尿管、缝线、纱布等也是常见的异物。外伤时的碎骨片、弹片等进入尿路后也可以作为异物而诱导结石形成。

四、药物相关因素

药物引起的肾结石占所有结石的1%～2%。药物性结石分为两大类:一类为药物本身溶解度比较低,在尿液中排泄的浓度又比较高的药物。这些药物成分的本身就是结石的成分,包括氨苯蝶啶、治疗HIV感染的药物等。另一类为能够诱发结石形成的药物,这一类药物受药物代谢的影响而形成其他成分的结石。如治疗溃疡病时大量饮用牛奶及服用碱性药物时,引起高血钙和尿液呈碱性,钙盐沉积在肾的集合管内,可继发肾结石的形成,这就是所谓的乳碱综合征。服用硅酸镁可以导致硅酸盐结石形成;磺胺类药物的酰化物由肾脏排泄,前者在酸性尿液中的溶解度很低,可以析出结晶而形成结石。治疗青光眼的药物乙酰唑胺能够干扰尿液在近曲小管内的酸化,使尿液过度碱化,容易诱发磷酸钙结石形成。大量服用维生素D、维生素C和皮质激素等亦可发生尿路结石。1,25-$(OH)_2$-Vit D_3 主要作用于肠黏膜,促进小肠黏膜钙结合蛋白的合成,使肠钙吸收增加。过量的肠钙吸收是高尿钙的原因之一,因而,大量摄入维生素D有形成含钙尿路结石的危险。一般来说,鱼、肝、蛋及奶油中的维生素D含量较多。

(刘 云)

第二节 泌尿结石的临床表现和诊断

一、概述

泌尿系结石的主要临床表现为疼痛和血尿,其性质和特征取决于结石的部位、结石的大小,引起梗阻的程度以及有无继发感染等因素。泌尿系结石还可能导致泌尿系感染和梗阻并出现相应的临床症状。少数患者可以没有任何症状,往往在体检时才偶然被发现。B超、X线、CT等影像学检查是泌尿系结石的主要检查方法。X线和CT都能对结石做出诊断,但X线对小的结石和阴性结石难以显示,CT对小结石虽能检出,但对阴性结石也存有困难。超声波检查简便,不仅能显示结石的部位、大小、形态及其并发症,而且对阴性结石的诊断也很容易。因此超声波检查应作为泌尿系结石的首选检查方法,依次是尿路平片、静脉尿路造影、CT检查,逆行造影和顺行造影仅作为上述检查的补充检查手段。

二、泌尿系结石的临床表现

(一)肾结石

肾结石的主要临床表现是肾区的疼痛及随后出现的血尿,肾绞痛时还会出现恶心、呕吐等胃肠道症状。肾结石体征不多,急性上尿路梗阻时,可以有患侧脊肋角部的压痛和肾区叩击痛;慢性梗阻导致肾脏大量积水时,在上腹部可触及包块。

1.*疼痛* 75%的肾结石患者有腰痛。肾结石所致的尿路梗阻和刺激是疼痛症状的主要原因。疼痛的性质与肾结石的位置、形状,大小、有无活动、梗阻的程度、感染情况以及个体的解剖、敏感性相关。疼痛大致可以分为绞痛和钝痛,两种疼痛症状可以同时出现,也可能只出现其中一种疼痛症状。较大的肾脏结石以及鹿角形结石由于结石活动度小，疼痛性质多表现为深部的钝性疼痛或隐痛。疼痛症状可以是由于尿路不全梗阻肾盂或肾盏腔内压力增加，肾包膜张力过大所引起，也可以是继发于肾结石的炎症、水肿、黏膜刺激、蠕动增强等局部因素所致。疼痛部位大多位于同侧的腰肋或腰背部。较小的肾结石容易在肾盂或肾盏内活动，尤其是在肾盂出口及肾盏颈部嵌顿时，可引起输尿管剧烈的蠕动，和(或)出现尿路突然梗阻，肾集合系统受牵拉而引起肾绞痛。肾绞痛症状通常是突然出现的肾区"刀绞"样剧烈疼痛，可以向同侧的上腹部放射，也可能沿输尿管向下放射，由于支配肾脏和输尿管的神经是相同的，疼痛可放射到睾丸，呈阵发性性逐渐加剧。患者往往疼痛难忍、坐卧不安、呻吟，与腹膜炎所引起的腹痛不同的是，患者会不断改变体位试图缓解疼痛症状。肾绞痛严重时，患者面色苍白，全身出冷汗，脉细而速，甚至血压下降，呈虚脱状态，同时可伴有恶心呕吐，腹胀便秘等症状。绞痛发作时，还可出现尿量减少、排尿困难，绞痛缓解后，会出现尿量增多现象。部分肾绞痛患者症状可在发作后持续数分钟或数小时而自行停止，但大多数患者需要对症治疗以缓解疼痛。痉挛或梗阻一旦解除，绞痛症状可自行缓解。这时患者常常精疲力竭，呈极度虚弱状态并会安然入睡。少数患者可能因为梗阻出现尿外渗致肾周或输尿管周围，疼痛可能会持续超过 24 小时，严重时需大量使用镇痛剂才能止住疼痛。疼痛出现时大多数患者都有肾区的叩击痛，叩痛的程度与肾区疼痛呈正比。合并有严重肾积水时，上腹部还能触摸到质软包块。

较大的肾结石，特别是鹿角形结石如果不活动，无梗阻和感染，患者可以仅有不易察觉的隐痛，甚至完全没有任何自觉症状。少数患者可能因无痛性血尿而就医。近年来常规体检，经尿常规及 B 超发现无症状肾结石者明显增多。一些有反复发作尿路感染患者，经常是在影像学检查时才发现肾结石，甚至有鹿角形结石，即所谓的"静止的"鹿角形结石。

2.血尿　血尿是肾结石的另一常见主要症状，发生率约为 85%～90%。肾结石患者往往先有疼痛再出现血尿，血尿的程度与疼痛的性质、程度没有相关性。肾结石所引起的血尿多为镜下血尿，也可能出现间歇性肉眼血尿，少数患者为茶色尿，体力劳动或体育活动后血尿可加重。也有一些患者由于没有梗阻，可以只有血尿而没有疼痛，因此对无痛性血尿、经抗菌药治疗顽固不愈或有反复发作的尿路感染患者，应该怀疑有泌尿系结石的存在。

3.恶心和呕吐　恶心呕吐常常伴随肾绞痛出现。在少数患者肾绞痛甚至主要表现为胃肠道症状，除恶心呕吐外还会出现厌食、腹胀、腹痛、便秘等症状。

4.感染与发热　肾结石合并感染时可有尿频、尿急、尿痛，腰痛等症状，严重时会出现发热。尿常规检查可找到数量不等的白细胞，但在上尿路完全梗阻时尿常规检查可能不会出现白细胞。感染严重时可能出现高热，梗阻不解除抗感染治疗很难奏效。在部分患者还会引起泌尿系的慢性炎症，这时尽管长期使用了各种抗菌药，但尿中仍有大量白细胞存在。肾结石伴有梗阻的患者，如果尿中长期存在白细胞并出现高热时，还应考虑有形成脓肾的可能。

鉴别诊断：

1.肾绞痛在左侧需要与胃炎、急性胰腺炎、消化性溃疡相鉴别，特别是在有恶心、呕吐等消化道症状时更易混淆。在右侧应与胆绞痛、胆囊炎等相鉴别。

2.肾绞痛与腹膜炎的区别在于，肾绞痛时患者往往会不断改变自己的体位以缓解疼痛，且大多呈卷屈状体位(曲)；而腹膜炎则多以固定体位平躺，不愿改变体位。

3.右侧输尿管结石应与急性阑尾炎相鉴别，在左侧应与憩室炎鉴别。

(二)输尿管结石

输尿管结石主要临床表现是疼痛和血尿，与肾结石不同的是输尿管结石所引起的疼痛多表现为急性绞痛，通常是由于输尿管结石在移动过程中刺激输尿管壁引起平滑肌痉挛或输尿管急性梗阻所致。疼痛常常会突然发生，输尿管上段结石以腰背部或肋腹部疼痛为主；中段结石除有局部绞痛外还会向骶尾部及中下腹部放射；输尿管下段结石经常向会阴部、腹股沟区、男性睾丸或女性阴唇等部位放射，后者产生于髂腹股沟神经或生殖股神经的生殖支神经。膀胱壁段结石可引起尿频、尿急、小便淋漓不尽、排尿困难等症状。大的输尿管结石不易移动，多一起梗阻而表现为钝痛，而较小的输尿管结石常常随输尿管蠕动而向下移动，更容易引起严重的疼痛。有些患者在疼痛发作时还可能随小便排出小的结石，这时往往有尿刺痛及排尿困难症状。在男性，有时结石会嵌顿于前尿道，出现肉眼血尿、尿痛和排尿困难，这时在前尿道相应部位常常能触摸到尿道内的结石。大量饮水、活动往往是绞痛的诱发因素，但也有一些患者是在凌晨睡梦中被痛醒。

输尿管结石引起的血尿是由于结石刺破或划破输尿管壁血管所致，常常先有疼痛后有血尿。血尿多为镜下血尿，部分为肉眼血尿，有时尿中还会出现条索状血块。肾绞痛出现时，尿常规检查大多可发现红细胞，但在绞痛严重时由于输尿管痉挛剧烈，尿液不能排入膀胱，这时作尿检查尿液中可能找不到红细胞，而在疼痛缓解后或第二次排尿时才会发现红细胞。肾绞痛所形成的条形血块可随尿液排出，也可能阻塞输尿管导致肾绞痛。利用这一特征常常能与腹腔内急腹症所致疼痛，如胃肠道痉挛、胆绞痛、急性阑尾炎等相鉴别。

孤独肾或双侧输尿管结石先后或同时出现尿路梗阻时可能发生的尿闭，一侧输尿管结石并梗阻也可能引起对侧反射性尿闭，应特别注意。

（三）膀胱结石

膀胱结石主要表现分为膀胱梗阻症状和膀胱刺激症状。梗阻症状主要表现为排尿困难、排尿疼痛、排尿中断、血尿。其中排尿中断现象是膀胱结石的特征性症状，患者出现排尿中断时往往需要改变体位后才能继续排尿。当膀胱结石嵌顿于膀胱颈或尿道时，还可能出现急性尿潴留。膀胱结石的直接刺激以及并发的感染会引起尿痛、尿频、尿急、尿淋漓不尽等膀胱刺激症状。尿痛多为下腹部或会阴部的钝痛或隐痛，有时还会表现为阴茎头部的疼痛，当结石嵌顿时会出现绞痛及排尿困难。小儿患者会大声哭吵，并不断用手抓捏阴茎或会阴部，并不断改变体位以缓解疼痛症状。血尿是膀胱结石的另一主要症状，其特征是终末血尿或排尿疼痛时出现的肉眼血尿。

（四）尿道结石

尿道结石主要症状是嵌顿部位的疼痛及血尿，并伴有尿频、尿急、排尿痛、排尿困难、尿线细甚至尿潴留。尿道结石容易嵌顿的部位是尿道前列腺部、尿道球部和舟状窝。

（五）特殊类型患者

1.*妊娠妇女*　肾绞痛是妊娠期间最常见的急性腹痛，大约90%出现在怀孕的4～9个月期间。严重的绞痛出现时可能使孕妇晕厥，甚至影响到胎儿安全。由于药物、麻醉、外科手术干预可能出现的危险，大多采用局麻下输尿管内置入猪尾巴管或经皮肾造瘘缓解梗阻与疼痛。

2.*肾移植患者*　由于取肾时，肾周神经被破坏，在上尿路结石引起梗阻时通常不会出现典型的肾绞痛症状，而往往误诊为排斥反应。这类患者及时进行超声波和X线检查对于早期发现移植肾结石是非常重要的检查手段。

3.*小儿*　小儿泌尿系结石临床表现多种多样，不具特征性，通常很容易与腹部其他疾病相混淆，尤其在急性梗阻时，如不仔细检查往往会延误诊断和治疗。上尿路结石在急性梗阻时患儿表现为哭吵不安，呕吐、面色苍白，可主诉上腹部及胃部不适或有腰背部胀痛。血尿是结石的重要诊断依据，因此尿常规检查应作为小儿腹痛的必检项目。下尿路结石可表现为明显的尿路刺激症状，排尿疼痛，尿中断，尿滴淋漓，拉扯阴茎等。少数患儿也可能长期无临床症状。

4.老年人　大部分老年人性肾结石无临床症状，而在体检时才被发现。临床表现以腰背部的胀痛为主，少数有绞痛并向会阴部放射，偶伴恶心、呕吐症状。血尿大多数情况下表现为镜下血尿，部分老年人表现为少量的肉眼血尿或无痛性血尿。若出现大量肉眼血尿或血块，应考虑结石以外的疾病。

三、泌尿系结石的实验室诊断

尿路结石的主要成分是无机盐和有机盐，如草酸钙、尿酸与尿酸盐、磷酸钙和磷酸镁铵等，其次是基质，主要来源于尿中粘蛋白。对患者血液、尿液中成石成分的实验室检查有助于确定结石成分，分析成石原因，从而为治疗提供帮助。结石患者的常规实验室检查应包括血液分析、尿液分析和结石分析。对一次发作的含钙肾结石，尤其是一侧输尿管单个结石时，只需做常规检查。而对双肾多发结石，复发结石以及尿酸、胱氨酸和感染石常需要介绍患者到设备完善的医院做深入检查。

（一）结石患者的常规实验室检查

1.尿液分析

（1）尿常规：作尿常规检查的标本应该是新鲜尿液，女性患者留取中段尿，男性患者留尿前用水洗净阴茎头，包皮过长者应显露尿道外口留尿。正常尿液红细胞 0～1 个/高倍视野，大于 3 个/高倍视野时为血尿。正常尿液白细胞 0～2 个/高倍视野，大于 5 个，高倍视野时为脓尿。尿石症常出现血尿和脓尿。24 小时尿测定 pH 常可受饮食、饮食量、尿久置污染、尿中二氧化碳丢失等多种因素影响，而晨新鲜空腹尿则可消除这些影响因素，能较正确地反映体内代谢与肾对 pH 的调控能力。应该用禁食晨尿（或新鲜晨尿）测定尿 pH。禁食晨尿 pH 高于 5.8 可考虑完全性或不完全性肾小管酸中毒（RTA）。有的结石与 pH 有关，如感染性结石患者之新鲜尿的 pH 常可高于 7.0，尿酸结石患者 pH 常小于 5.5。有时尿中可见到结石的特殊结晶和结晶团块。

（2）细菌培养及药敏试验

标本：清洁中段尿。

结果：菌落数在 1×10^5/ml 以上者为阳性，小于 1000/ml 者为污染，介于上述两者之间者为可疑。

药敏试验：对细菌培养阳性者应进行药物敏感试验，以便合理选择抗菌药物。

（3）尿胱氨酸

标本：留取 24 小时尿液（甲苯防腐 5～10ml），记录总量，取混合尿液约 10ml 送检。如尿中有胱氨酸结晶，应先将结晶沉淀，用 1M 盐酸 1ml 60℃加热 15 分钟，使胱氨酸溶解，再与尿液混合。

检测方法：尿液胱氨酸定量测定法。

参考值：83～830μmol/24h（10～100mg/24h）。

临床意义：如果通过其他手段不能排除胱氨酸尿则行尿胱氨酸检查。胱氨酸尿时该值高于正常参考值，杂合子胱氨酸尿患者每日排量＜3320μmol，而纯合子胱氨酸尿多＞3320μmol/24h，甚至高达 8300μmol/24h，比正常排出多 10 倍。胱氨酸尿症是一种先天性代谢疾病，尿中出现胱氨酸结晶，可引起尿路复发性胱氨酸结石。

2.结石分析

（1）尿石成分：目前，通过采用化学定性分析、原子吸收光谱、发射光谱、X 线衍射、红外吸收光谱、热分析、扫描或透射电镜、偏光显微镜等技术手段，已对泌尿系结石的化学组成进行了系统而全面的研究。研究表明，泌尿系结石成分主要为尿中难溶的无机盐、有机盐、酸、蛋白和一些糖类，概括起来为晶体和基质两部分。其中，晶体成分占有绝大部分，主要为草酸盐、磷酸盐、尿酸盐和胱氨酸等；基质主要来源于尿中粘蛋白,尿中的葡萄糖氨基聚糖也可在基质中存在。

1)晶体:尿结石由晶体和基质两类物质组成,其中晶体成分占绝大部分。用现代物理化学方法分析尿结石,已测到多种晶体成分。临床上,结石常以晶体成分而命名,如草酸钙结石、尿酸结石等。如某种晶体成分在一块泌尿系结石中的含量达到95%,即称为纯结石。纯结石在临床上一般较少见,泌尿系结石多以混合形式存在,但其中往往以一种晶体成分为主。

结石晶体不仅存在于结石核心,而且也存在于结石的表层。结石核心往往是由单一晶体组成,表层则常由多种晶体组成。

上下尿路结石在晶体成分上有明显差别。肾和输尿管结石以草酸钙与磷酸钙为主,而膀胱和尿道结石则以尿酸盐与磷酸盐为主。但下尿路结石成分有时因地区而异。

在泌尿系结石的晶体成分中,以草酸盐最为多见,约存于90%的结石中;其次为磷酸盐,多数以羟基磷灰石的形式出现,磷酸镁铵多见于感染结石内;尿酸及尿酸盐则存在于10%左右的结石中;而胱氨酸和黄嘌呤结石少见。

2)基质:基质是所有尿结石共有的成分,是一种粘蛋白复合物,其可能来源有肾小球滤过液、肾小管表面的糖蛋白、坏死的小管细胞膜、肾小管分泌物、肾小管基质、间质组织和细菌等。基质在泌尿系结石中的含量因结石而异,大多数坚硬结石中基质占结石重量的3%,基质结石中基质可达65%。其中,草酸钙和磷酸钙结石的基质约占2.5%,尿酸结石约占2.0%,磷酸镁铵/磷灰石约占1.1%,胱氨酸结石约占9.0%。

结石基质成分包括蛋白质65%,糖类15%,无机物10%,水10%。各种结石中基质的元素组分都比较恒定,分别为含碳58%、氧24%、氮10%、氢7%和硫1%。

基质的主要组成物质为:基质蛋白、氨基葡聚糖类(GAGs)和糖类。

(2)尿石分析方法:精确分析尿石的成分和结构,可为深入探讨尿石成因及防治措施提供线索和依据,对临床工作也有重要指导意义。结石成分分析方法很多,如一般化学定性或定量分析:元素或组分分析如原子吸收光谱、等离子发射光谱、X射线发射光谱、电子探针等;物相分析如X射线衍射、红外吸收光谱、热分析等,以及结构分析如偏光显微镜、扫描或透射电镜等。

(二)复杂性肾结石患者可选择进一步尿液分析

对于结石反复复发的复杂性肾结石患者,可选择进一步24小时尿液分析。

1.尿钙

标本:留取24小时尿液(甲苯防腐5～10ml),记录总量,取混合尿液约10ml送检。

测定方法:邻甲酚酞络合酮比色法

参考值:低钙饮食时<3.75mmol/24h

一般饮食时<6.25mmol/24h

高钙饮食时约10mmol/24h

临床意义:尿钙排泄量超过正常参考值称高尿钙,是形成结石的重要因素。尿钙排泄总量与饮食摄取、肠道吸收、肾脏功能、甲状旁腺作用和血浆钙水平有关。引起高尿钙的疾病很多,其中与尿石症关系密切的是伴高血钙的原发性甲状旁腺功能亢进和不伴高血钙的肾小管酸中毒、髓质海绵肾和特发性高钙尿。

2.尿磷

标本:留取24小时尿液(甲苯防腐5～10ml,盐酸酸化),记录总量,取混合尿液约10ml送检。

检测方法:硫酸亚铁铵法。

参考值:尿磷排出量为12.9～42.0mmol/24h。

临床意义:尿中无机磷排出增加,使磷酸盐易在尿中形成结晶,形成微小核心,导致草酸钙结石的形成或成为钙性尿石的组成成分。

3.尿草酸

标本:留取 24 小时尿液(甲苯防腐 5～10ml,盐酸酸化),记录总量,取混合尿液约 10ml 送检。

检测方法:高锰酸钾化学滴定法。

参考值:尿草酸排出量为 91～456μmol/24h(8～40mg)。

临床意义:草酸是形成含钙结石的重要因素,尿中草酸的来源主要(85%～90%)为内生的,其中 20%～40%来自维生素 C,从食物中直接摄取的只占 10%～15%左右。尿草酸大于 500μmol/24h(50mg)为高草酸尿。尿草酸盐增加是形成结石最主要的致病因素。原发性高草酸尿患者每日可排出大于 1000μmol 草酸。部分特发性含钙尿石患者尿中草酸排出量超过正常,但很少达到上述量。国外强调可应用酶试剂准确测量尿中草酸并观察治疗后动态变化,也可用高效液相色谱法(HPLC)、离子色谱法(IC)等检查。

4.尿尿酸

标本:留取 24 小时尿液(甲苯防腐 5～10ml),记录总量,取混合尿液约 10ml 送检。

检测方法:磷钨酸法。

参考值:2.4～4.1mmol/24h(400～700mg/24h)。

临床意义:24 小时尿尿酸排出量超过正常参考值则为高尿酸尿。部分尿酸结石和特发性含钙肾结石患者可出现高尿酸尿。尿酸为体内嘌呤碱的降解代谢产物。尿酸并非仅来源于食物中的核蛋白,亦来源于机体核酸嘌呤碱的降解。

5.尿镁

标本:留取 24 小时尿液(甲苯防腐 5～10ml),记录总量,取混合尿液约 10ml 送检。

检测方法:原子吸收分光光度法。

参考值:3.0～5.0mmol/24h。

临床意义:镁能预防结石形成,镁缺乏可促进结石形成。尿镁低于正常者为低镁尿,可能是尿石形成原因之一。

6.尿枸橼酸　正常人每日枸橼酸排泄量>320mg,低于此值为低枸橼酸尿,是肾结石形成的重要致病因素。在肾小管性酸中毒和部分特发性含钙肾结石患者,可见尿枸橼酸明显降低。

7.尿肌酐

标本:留取 24 小时尿液(甲苯防腐 5～10ml),记录总量,取混合尿液约 10ml 送检。

检测方法:苦味酸法。

参考值:男性 7.1～17.7mmol/24h,女性 5.3～15.9mmol/24h。

临床意义:正常人尿肌酐排出量相当恒定,尿中肌酐减少见于肾功能不全,蛋白质分解代谢加快时尿肌酐可增加

8.24 小时尿量　测定 24 小时尿量时应包括大便时排出的尿液,尿液计量要准确。尿量少是形成结石的因素之一,保持一定尿量可起到预防各类结石的作用。对结石患者了解尿量多少不仅有助于分析结石形成原因,也是防治结石形成的重要依据,如对胱氨酸结石患者可根据胱氨酸的日排泄量,计算溶解这些胱氨酸的尿量,只要长期保持超过溶解胱氨酸所需的尿量,就能有效地防止胱氨酸结石的形成。

值得注意的是,尽管尿液中单个指标的异常即提示存在结石形成的危险因素,但是导致结石形成的尿液过饱和结晶作用是由多种尿液成分的协同作用形成的。

四、泌尿系结石的超声波诊断

(一)概述

超声波检查简便、快捷、经济、无创伤,不受结石成分的影响,无须造影剂,可以发现2毫米以上透光和不透光的泌尿系结石,是泌尿系结石最常用的检查方法。尤其是在肾绞痛时,应作为首选的检查方法供临床应用。超声波检查除了可以了解泌尿系结石的部位、大小、数目、形态以外,还可以了解结石部位以上尿路的扩张程度,有无先天畸形及囊性病变,通过测定肾皮质厚度,间接了解肾实质和集合系统的情况。对膀胱结石,超声检查能够同时观察膀胱和前列腺,寻找结石形成的诱因和并发症。对所有具有泌尿系结石临床症状的患者都应该做超声波检查,其结果对于结石的进一步检查和治疗具有重要的价值。

(二)泌尿系结石超声波表现

超声波检查对结石诊断的敏感度高于尿路平片,而低于CT。泌尿系结石的超声波表现为一致性的强回声。小的结石形成光点,稍大者为光斑,大者为光团或光带。直径5mm以上的结石后方均伴有声影,点状的小结石后方伴有淡声影或不伴声影。肾结石超声波声像图表现为:强回声光团并伴有典型回声。较小的结石呈点状强回声而无声影,多聚积于肾小盏的后部。伴有肾小盏积水者,呈典型的无回声区内的点状强回声。在不伴有积水的患者,小的肾结石往往容易被肾窦回声掩盖。光滑质硬的草酸钙结石和大的鹿角形结石呈圆弧状回声,后部不显示。尿酸结石等粗糙质软的结石和其他成分的小结石,可显示全貌。肾积水时,肾结石与肾实质之间有条状或带状无回声区,使结石显示更明显。如果结石近端有尿液无回声区,说明有梗阻存在。在肾中部或肾上极发现强回声团,多为肾盏结石,近端有无回声区时,说明结石嵌顿于肾盏颈部引起肾盏扩张。

输尿管结石超声波表现为输尿管内见长形强回声光团,后方多伴随声影。多在三个狭窄区出现。结石以上部位的输尿管可显示正常或增宽,同侧肾集合系统可显示轻度分离。位于输尿管出口处的结石表现为输尿管开口处管壁明显增厚、隆起,结石可突入膀胱。由于受肠道内容物的影响,因而超声波检查诊断输尿管中下段结石的敏感性较低。超声波检查难以发现较小的输尿管结石,但可见结石以上尿路扩张,可结合其他影像学检查助诊。膀胱结石的超声波表现为大小不等的类圆形或弧带状强回声,后方伴声影,大多数结石可随体位改变而移动。肾脏积水是上尿路梗阻的重要标志,是诊断肾绞痛的主要影像学指征之一。然而在肾绞痛早期,超声波检查往往不能发现肾积水征象,如果梗阻不解除,通常48小时后开始出现肾窦分离、肾盂肾盏扩张现象。

超声波检查的不足在于,对数量较多的较大结石以及鹿角形结石,超声波检查不如X线平片直观,对不透光结石不如X线敏感;对于输尿管中下段结石由于肠管和骨盆的影响常常显示不甚清楚;在肥胖患者及小结石往往容易出现假阴性结果;检查结果受操作者个人技术及主观意识影响。

五、泌尿系结石的X线诊断

(一)尿路平片(KUB)

大约90%左右的泌尿系结石都含有钙的成分,因此,尿路平片可以发现这些占大约90%的不透过X线的尿路结石。依其在X线照片上的表现,能够大致地确定结石的位置、形态、大小和数量,并且初步地提示结石的化学性质。因此,尿路平片可以作为尿路结石检查的常规方法。在尿路平片上,不同成分的结石显影程度依次为:草酸钙、磷酸钙。单纯性尿酸结石和黄嘌呤结石能够透过X线,胱氨酸结石的密度低,后者在尿路平片上的显影比较淡。如果将腰椎骨密度定为“++”,则草酸钙结石的密度为“+++～++++”;磷酸钙结石为“++～+++”;磷酸镁铵和胱氨酸结石为“+～++”;尿酸结石则在“+”以下。磷酸钙结石表面粗糙,密度均匀,常呈鹿角状;草酸钙结石边缘常呈桑葚状;磷酸镁铵结石呈分层状;胱氨酸结石显影较淡,密度均匀;纯尿酸结石则不显影。但是,临床上单一成分的结石很少见,多数是以某一种成分为主的混合性结石。因此,在X线照片上结石的密度并不一定呈均匀一致。

在尿路平片上,肾结石位于第1～2腰椎横突之间,呈“八”字分布,表现为大小不一、形状各异、密度不匀的高密度影。2cm左右的肾结石多呈圆形或椭圆形,2cm以上的肾结石则多因肾盂或肾盏的塑形而成为铸形的鹿角状结石。尿路平片上的高密度影容易与肾内钙化、静脉钙化、淋巴结钙化、胆囊结石、重叠的骨骼等相混淆,应注意鉴别。与胆结石鉴别时,必要时应该加拍侧位片。输尿管结石的X线表现为:输尿管行走区域内同长轴的长形高密度影,大多位于输尿管的三个狭窄处,以单个为多见,边缘可光滑也可能粗糙,形状多是枣核形或梭形。输尿管上段结石应与腹部钙化相鉴别,中段结石应该与骼骨骨岛相鉴别,下段结石则应注意与盆腔静脉石相区别。体外冲击波碎石后,有时可见输尿管走行区结石排列成串,形成所谓的“石街”征。膀胱结石一般位于骨盆下方正中或近中线部,88%的膀胱结石可以在平片上显示,表现为膀胱区大小不等的致密影。膀胱结石可以随体位的变化而改变位置,由于常在膀胱腔内滚动,故形状多为圆形或椭圆形,表面光滑。单发、偏于一侧且不随体位改变而移动的致密影,多考虑为膀胱憩室内的结石。

胃肠道气体、肠内容物等因素常常会影响尿路平片的质量,从而影响到泌尿系结石的诊断。因此,拍片前作良好的肠道准备是非常重要的。急诊(肾绞痛)时由于肠道准备困难,大多只好选择超声波检查。尿路平片难以发现能透过X线的所谓阴性结石,此时需要通过静脉尿路造影或超声波检查来明确尿路结石的诊断。

(二)静脉尿路造影(IVU)

静脉尿路造影是目前泌尿系结石的首选检查方法之一,可以弥补尿路平片和超声波检查的不足,其价值在于能够了解尿路的解剖,确定结石在尿路的位置。发现尿路平片上不能显示的透过X线的阴性结石,鉴别照片上可疑的钙化灶。此外,还可以了解分侧肾脏功能和残存肾实质的情况,确定有无尿路梗阻,肾盂、肾盏及输尿管的积水程度等。同时,还能发现某些结石形成的原因,如肾盂输尿管狭窄、马蹄肾等。除用于尿路结石诊断外,静脉尿路造影还可用于结石治疗后的随访等方面,如了解肾功能及形态的恢复情况等。在一侧肾脏功能严重受损或者使用普通剂量造影剂而肾脏不显影的情况下,采用加大造影剂剂量(双剂量或大剂量)或者延迟拍片的方法往往可以达到肾脏显影的目的。肾绞痛发作时,由于急性尿路的梗阻往往会导致尿路不显影或显影不良,因此,对结石的诊断会带来困难。在存在着尿外渗的患者中,其造影片上可见到肾周或上段输尿管周围有外渗的造影剂出现。部分结石在静脉尿路造影时因与造影剂重叠反而不能显示,因此静脉尿路造影应在尿路平片的基础上进行。

(三)逆行性尿路造影

在常规静脉尿路造影肾脏或输尿管不能显影或显影不良时,可采用经尿道,输尿管逆行插管尿路造影的方法使肾或输尿管充分显影。该方法是通过膀胱镜将输尿管导管逆行插入输尿管,然后注入造影剂使患侧尿路显影,因而不受肾功能的影响,可以显示肾盂、肾盏、输尿管形态,结石的位置和尿路梗阻等情况。插入输尿管导管后,先拍尿路平片,然后再经导管缓慢注入造影剂,直至尿路完全显影。造影剂浓度不宜过高,以12%～30%为宜。造影过程应尽可能在X线动态观察下进行,以便动态了解结石的位置、尿路的梗阻情况以及整个造影全过程。如果输尿管导管不能通过结石进入近端输尿管时,导管应后退离开结石约1cm左右再注入造影剂。输尿管导管以下显示不理想时,可一边缓慢后退输尿管导管,一边注入造影剂。在造影过程中,不能过量注入造影剂,因为肾内压力过高时,往往会出现肾盂淋巴、肾盂窦、肾盂静脉的造影剂“反流”现象而影响诊断,并可能导致尿路感染扩散。逆行性尿路造影的缺点是不能了解肾脏功能情况,并可能导致肾脏或输尿管损伤及泌尿系感染,严重的输尿管水肿还可能引起尿闭而出现急性梗阻性肾衰。由于其属于创伤性检查方法,因此不宜作为常规的检查手段,仅在尿路严重梗阻或肾功能不全的患者以及怀疑有透过X线的结石时,作进一步的鉴别诊断应用。

(四)经皮肾穿刺尿路造影

经皮肾穿刺造影又称顺行尿路造影,是在B超定位下用经皮肾穿刺针穿入肾集合系统,然后再注入造影剂显示梗阻以上部位的肾及输尿管的一种补充检查方法。在已有肾脏造瘘的患者可直接通过造瘘管注入造影剂。该方法属创伤性检查,有一定的风险和并发症,通常仅在静脉尿路造影、逆行尿路造影失败或不理想,需显示肾集合系统时使用。

六、泌尿系结石的CT诊断

(一)概述

CT扫描不受结石成分的影响,既可以发现不透X线的阳性结石,也可以发现5%～8%透X线的阴性结石。螺旋CT不受肾功能和呼吸运动的影响,能够检出其他常规影像学检查中容易遗漏的小结石,还能够同时对所获取的图像进行二维及三维重建。CT诊断结石的敏感性比尿路平片及静脉尿路造影都要高,尤其适用于急性肾绞痛患者的诊断。另外,结石的成分及脆性可以通过不同的CT值改变来进行初步的评估,从而对治疗方法的选择提供参考。增强CT能够显示肾脏积水的程度和肾实质的厚度,从而可以反映肾功能的改变情况。

90年代中期,非增强螺旋CT在上尿路结石的诊断方面有了重大进展。检查时无须造影剂,对上尿路结石的敏感性为96%～100%。

(二)CT检查的适应证

泌尿系结石的诊断通常不需要做CT检查,可以作为X线检查的重要补充。在下列情况下考虑。

1.急性肾绞痛患者,在尿路平片、超声波检查不能明确诊断时。

2.确定有无尿酸、胱氨酸等透X线的阴性结石。

3.在鹿角状结石术前,三维成像可为经皮肾镜手术提供影像解剖学资料。

4.作为其他影像学检查的补充,用于了解泌尿系结石及其尿路梗阻情况以及肾功能、残存肾实质情况。

5.测量结石大小及CT值。

6.鉴别静脉尿路造影发现的肾盂内充盈缺损性质,是阴性结石还是血肿、肾盂肿瘤、肾乳头坏死、真菌球等。

7.预测结石成分。

(三)泌尿系结石的CT表现

肾结石CT表现为肾盂或肾盏内斑点状、类圆形、鹿角状或不规则状高密度影,边界清晰。若肾结石引起梗阻,可见梗阻上方肾积水,肾实质变薄,肾功能减退。泌尿系结石的CT值为100～586Hu,而肿瘤的CT值为30～60Hu,血块的CT值为60～80Hu,均远远低于结石的密度,因此临床上CT可用于结石与肿瘤及血块的鉴别。

输尿管CT平扫的表现为,输尿管内显示有大小不等,边缘光滑,圆形或椭圆形的高密度影,周围有组织环绕。结石以上部位的输尿管及肾盂显示扩张,若疑有阴性结石,可行强化扫描,病灶如无强化,即可确诊。

(四)CT与结石成分分析

近年来的研究表明,CT检查能对泌尿系结石的成分做出初步的分析,对治疗方法的选择提供参考。CT显示密度由低至高排列依次为尿酸结石、尿粪石、胱氨酸结石、二水草酸钙结石、一水草酸钙结石、磷酸氢钙结石。由于泌尿系结石很少由单一成分构成,所以该技术还不够完善,其应用也受到了一定限制。

七、泌尿系结石的MRI诊断

磁共振对尿路结石的诊断效果极差,因而,一般的情况下,并不将其用于尿路结石的检查。但是,磁共振水成像(MRU)能够了解上尿路梗阻的情况,而且不需要造影剂即可获得与静脉尿路造影同样的效果,不受肾功能改变的影响。因此,对于不适合做静脉尿路造影的患者(例如造影剂过敏、严重肾功能损害、儿童和孕妇等)可考虑采用。

八、泌尿系结石的放射性核素诊断

核医学应用于泌尿外科主要是把放射性药物(放射性核素标记的药物)引入人体,从体外进行脏器显像。核医学显像与其他影像诊断方法的不同处在于它反映的不仅仅是脏器的解剖形态、结构的变化,而是脏器的功能、生理生化的过程,故称为脏器的“功能显像”。放射性核素显像的图像虽不如CT、MRI等清晰,但计算机的应用可以将脏器的动态图像与其功能相结合,提供功能方面的定量数据。核医学检查的另一特点就是它的灵敏度,因为所用的是示踪技术,化学量极微,不会发生过敏反应,而且用于诊断的放射性核素半衰期短,患者一次检查接受的辐射剂量远低于相应部位的X线检查。

(一)概述

1.*原理及用途* 经静脉注入由肾小管滤过或肾小管上皮细胞分泌而不被回吸收的放射性示踪剂,同时用计算机辅助的伽马相机在体外连续采集示踪剂经过肾血管、肾实质及尿路排泄的过程的一系列图像,它不仅显示泌尿系统形态影像,更重要的是可以同时提供肾血流灌注、实质功能和尿流引流等多方面的信息,具有重要的临床应用价值。同时可利用计算机描绘感兴区(ROI)产生的双肾时间-放射性曲线(TAC),即肾图,由此对肾功能及尿流通畅程度进行定量分析。另外,还可计算出分肾及总肾的肾小球滤过率(GFR)和有效肾血浆流量(ERPF),定量分析肾脏功能。该检查方法简便、安全、无创,便于重复检查,不仅有利于疾病的诊断,还适用于疗效评价、检测和随访。

2.*显像剂* 用于脏器显像的放射性药物称为显像剂。常用于诊断泌尿器官的显像剂按照其经过肾脏的生理途径分为:

(1)反映肾血流、功能动态的显像剂:凡是^{99m}Tc($T_{1/2}$ 6小时,γ线能量140keV)标记的药物都可用于肾血流显像,但按照反映肾脏的功能,又分为:

1)肾小球滤过型显像剂:用于测量GFR,此类药物静脉注入人体后,应迅速由肾小球滤过,不被肾小管吸收或分泌,只经肾随尿液排出,在肾皮质的存留量极微。最常用的是^{99m}TC-二乙三胺五乙酸(^{99m}Tc-DTPA),静脉注入后95%以上由肾小球滤过,3~4分钟在肾实质中浓聚达高峰,且迅速排出体外,故可用于肾动态功能显像和GFR测定。

2)肾小管分泌型显像剂:此类药物进入人体,随血流经过肾小管毛细血管网时被肾小管分泌,而无肾小管吸收,故用于肾动态功能显像时,可以测定ERPF。过去常用^{131}I-邻碘马尿酸(^{131}I-OIH)作肾图及测定ERPF,因^{131}I的物理性能不适于显像,目前已用^{99m}TC-巯乙基三甘氨肽(^{99m}Tc-MAG_3)或^{99m}Tc-L,L-亚乙基-双半胱氨酸(^{99m}Tc-EC)替代。

(2)与肾实质结合的药物:主要有^{99m}TC-二巯基丁二酸(^{99m}Tc-DMSA)和^{99m}TC-葡庚糖酸盐(^{99m}Tc-GH),主要用于肾脏静态显像。该药物进入血流后大部与血浆蛋白相结合,经过肾脏时沉积在肾皮质,只有极少部分(10%)随尿排除,注入3小时后,肾皮质显影,肾集合系统不显影,肾功能差时,需延长显影时间。^{99m}Tc-GH进入血流后很快被肾脏清除,注入的^{99m}Tc-GH的约一半与血浆蛋白结合,其既有肾小球滤过又有肾小管分泌,部分存留肾皮质。注入后3小时,肾集合系统显像,而3～4小时后则显示肾脏皮质。

(二)肾静态显像(肾图)

肾图是描述肾脏放射性活性.时间曲线,可用于肾功能及尿流通肠情况的定量分析。其容易受检查者体内脏器位置变异的影响,导致探头采集信号失真。另外,其肾脏时间-放射性曲线为整个肾脏的放射性活性-时间函数,是肾内各个部分肾实质与尿路系统函数的混合表现,结果比较粗糙。宜作为一种初筛检查或对检查结果要求不是很高、对患者的治疗不起决定作用的情况下病情的随访及疗效观察。根据检查方法及目的不同分为常规肾图、利尿性肾图及甲巯丙脯酸(CAP)肾图,分述如下:

1.*显像方法*　检查前患者无须特殊准备,检查时取坐位,双探头对准双肾区。静脉快速注入示踪剂(1～2μCi/10kg),记录双侧肾区的放射活性-时间曲线15～20分钟,如曲线不降,可适当延长记录时间。常用的示踪剂为^{131}I-OIH,^{99m}Tc-MAG_3,它能反映肾脏的有效血流量、肾小管分泌功能和尿路通畅情况。如用^{99m}Tc-DTPA则反映肾小球的滤过功能。以^{99m}Tc-DMSA为显像剂,可在静脉注入后1～3小时静态采集前位(AP)、后位(PA)、左后斜位(LPO)及右后斜位(RPO)。如用^{99m}Tc-GH,则按肾血流动态功能法,但功能期延长至1小时,然后再加AP、PA、LPO、RPO体位。为更准确定位,可加断层显像。

2.*正常肾图*　肾图曲线由A段、B段、C段组成。A段是放射性示踪剂随血流到达肾脏陡然上升段,反映肾外及肾内组织中的放射性活性以及肾小管、肾小球(决定于选用的示踪剂类型)开始摄取示踪剂,B段是放射性示踪剂在肾皮质浓聚曲线逐渐上升段,反映肾小管或肾小球的功能。C段是放射性示踪剂进入集合系统从肾脏排泄使曲线下降段,反映尿液从肾脏的排泄速度,与尿流的通畅程度有关。正常情况下,左右肾图的形态基本相同。B段达到高峰的时间(峰时t_b)约2～3分钟,双侧峰值差应小于20%,15分钟曲线下降应大于峰值的一半($b-C_{15}/b>b/2$)。

(1)肾图的定量分析和正常值:为了较客观地判断肾图是否正常和比较几次肾图的变化,需对肾图进行分析。肾脏指数(RI)正常变异范围小,重复性好,在无尿路梗阻时能较好反映肾功能,与常用的肾功能指标有较好的相关性。两侧RI差与峰值b差一样,能较灵敏的反映双肾功能的差异。尿路梗阻时,肾功能的判断尚无理想指标,一般用分浓缩率。

(2)利尿性肾图:当有上尿路梗阻时,显像剂停留在扩张的肾盂不下排,所得肾功能曲线呈持续上升状,为鉴别是机械性梗阻还是张力低下所致,可给患者静脉注射速尿,并以1帧/2分钟继续采集20分钟,如为前者曲线仍持续上升或无明显下降,后者则迅速下降(利尿剂增加了尿流量)。

(3)巯甲丙脯酸(CAP)肾图:用于鉴别高血压的原因是肾动脉狭窄引起的肾血管性高血压还是原发性高血压。当肾功能显像及所得肾图不能鉴别时,给患者口服CAP 25mg,饮水500ml,1小时后重复检查,如有肾动脉狭窄,则患侧肾功能曲线由原来的正常变为不正常(两侧不对称)或由原来的不正常变为更不正常。为提高本法灵敏度还可加运动,称CAP运动肾图。

(三)肾动态显像

与肾脏静态显像(肾图)相比,不仅显示泌尿系统形态影像,更重要的是可以同时提供肾血流灌注、实质功能和尿流引流等多方面的信息,能较准确的测定总肾功能、分肾功能甚至肾内节段肾功能的变化。

1.*检查方法*　受检者无须限制饮水,饮食如常,检查时仰卧位,γ相机探头置于检查床下对准受检者后背部，尽量靠近双肾，视野包括双肾及膀胱，婴儿可直接仰卧于探头（上铺尿垫，以防污染）上。肾移植显像时，探头置于检查床上方，对准移植肾部位。显像剂以“弹丸”式静脉快速注入，立即以 1 帧/2 秒，连续采集 1 分钟，为血流期，然后以 1 帧/2 分钟，采集 20 分钟为功能期。排尿后再采集 1 帧，以观察排尿通畅情况及有无反流。有肾盂/输尿管梗阻或积水时应延长检查时间，至查清梗阻部位及积水程度。用计算机及感兴趣区（ROI）法，以放射性为纵坐标，时间为横坐标，做主动脉、双肾的血流及肾功能曲线（肾图），并计算各项指标。血流曲线可计算腹主动脉及双肾血流的峰时，功能曲线计算双肾的峰时、峰值、相对分侧肾功能及半排时（$T_{1/2}$）等。如要计算 GFR，则显像剂应选用 ^{99m}Tc-DTPA；计算 ERPF，则用 ^{99m}Tc-MAC$_3$ 或 EC，但检查前应测量受检者身高、体重及注入显像剂的总计数。

2. 正常图像　正常肾动态显像前 30 秒为血流相，以后为功能相。血流相：反映示踪剂通过肾脏过程的图像。^{99m}Tc-DTPA 显像：①血流灌注期：腹主动脉出现后 4 秒左右，双肾几乎同时显影，轮廓清晰，两侧对称，左肾略高于右肾，放射性强度及分布反映动脉期肾实质血流灌注情况。以后腹主动脉影开始消退，肾脏影进一步增强，又逐渐变淡，为静脉期。此时相反映示踪剂随血流首次通过肾脏。所得双肾血流曲线高峰明确。②功能期：两肾摄取显像剂约 3 分钟到达高峰，肾显像清晰，以后放射性逐渐进入排泄系统，肾实质影变淡，而肾盏、肾盂、输尿管显影，4～5 分钟时膀胱开始显影，20 分钟时排出约 50%。

^{99m}Tc-MAG$_3$ 或 ^{99m}Tc-EC 均为肾小管分泌型显像剂，与 DTPA 比较图像基本相同，但血流高峰不明显，曲线呈持续上升状，这是由于 MAC$_3$/EC 随血流经过肾小球时，只有小部分被滤过，而大部分在经过肾小管毛细血管网时被肾小管分泌而滞留于肾脏，功能期 MAG$_3$/EC 的清除速度快，15 分钟排出率>60%。

（四）肾结石的显像

事实上，肾动态显像并不能直接显示肾脏结石或泌尿系其他部位的结石，对肾实质的病变也只能在显像早期做出大致的判断。尿结石的肾动态显像检查主要提供肾或输尿管结石梗阻所致的肾脏的血供、功能及尿流通畅情况，帮助医生判断是否需要手术、确定手术方案及评价手术疗效。在急性尿路梗阻时，肾血流一般影响不大，早期还稍有增加。慢性尿路梗阻时，由于肾内压力升高可影响肾血流，显像时呈现多个放射性缺损区。肾功能损害程度决定于急性抑或慢性梗阻、梗阻的程度、梗阻的时间以及积水的程度。肾功能严重受损时，功能曲线呈不全或完全性梗阻，最后至几无功能曲线。在肾不显像或显像不良的情况时，可延长显像时间至数小时，有时即使在肾皮质萎缩、功能极差、静脉肾盂造影不显影，认为是“无功能肾脏”时本法也可显影。在肾功能较好时，可以显示输尿管梗阻部位。由于肾动态显像安全、无创，又有形态与功能的结合，尤其适用于婴幼儿，检查泌尿系结石及畸形，如肾发育不良或肾缺如，马蹄肾，异位肾，双肾盂，输尿管狭窄及巨输尿管等。利尿性肾图技术也可用于肾动态显像，以了解是否存在梗阻。另外，肾动态显像可用于评估肾结石体外冲击波（SWL）术对肾功能的影响。

（赵恒太）

第三节　泌尿系结石急症的治疗

一、急性上尿路梗阻性无尿

（一）概述

泌尿系统任何部位出现的梗阻，最终均出现肾积水及肾功能受损。而由于结石所引起的梗阻性肾衰竭有以下几种情况：①孤立肾合并输尿管结石完全梗阻；②双侧输尿管结石完全梗阻；③一侧肾损害无功能合并对侧输尿管结石完全梗阻；④一侧输尿管结石梗阻绞痛，可以引起对侧肾-肾反射性无尿。急性完全性梗阻比慢性部分梗阻进程快，且严重；可以发生一系列梗阻所产生的病理生理学变化。梗阻后易出现感染，感染又加速疾病的发展，出现合并症及肾功能加速破坏。所以对梗阻结果的迅速认知是很重要的，肾脏功能的减退在梗阻解除后可以终止甚至逆转。因此，梗阻性肾病同大多数肾脏疾病不同，及时解除梗阻，它是有可能恢复和治愈的。切不可因为条件不足或认识不足而延缓治疗，从而造成肾脏不可逆性损害。

（二）输尿管梗阻的病理生理学改变

1.*梗阻后肾脏的病理变化*　输尿管梗阻导致肾盂内、肾间质、集合管内压力增高，如果梗阻解除较快，可能有轻微的或没有损害。如果梗阻时间较久，则有严重的肾单位损害，以致功能丧失。

梗阻开始初期，肾重量因水肿而增加，4～6 周后，肾重量仍继续增加，但水肿已被萎缩改变所代替。肾细胞损害发生在近、远曲肾小管及集合管。先是管腔扩张，后为细胞萎缩，4 周后累及肾实质，肾皮质、髓质均变薄。动物实验证明，输尿管梗阻 24 小时后，除上述的一些改变外，还有成纤维细胞、单核细胞浸润。

严重的积水肾有广泛扩张的肾盂，伴随肾乳头变平或形成空洞。Bellini 导管是最先受到影响的肾脏结构，接着，其他乳头状结构也被涉及。最终，侵犯到肾脏皮质组织，在一些严重病例当中，皮质会减少到只剩下一薄层肾组织包绕着巨大的囊性的输尿管肾盂。

组织学上，在实验动物上见到的积水肾的早期改变是管状系统的扩张，主要是集合管和远曲小管，接着，细胞变平，临近近端小管的细胞发生萎缩。小球结构通常能较好地保存。鲍曼腔可能扩张，最终发生球旁纤维化。血管拉长和其他血管改变造成了内部弹性膜的破裂，这种破裂在肾盂的动脉内也可见到。管道缺血的后遗症、肾脏血流减少和梗阻联合效应造成的后果是肾脏间质纤维化和单核细胞浸润。此外，感染（肾盂肾炎）在肾脏实质纤维化的发展过程中以及梗阻肾脏的病理性改变中起了一定的作用。

2.*逆流现象*　正常的肾盂压力在 100～980Pa（1～10cmH_2O），梗阻后可高达 5.88～8.82kPa（60～90cmH_2O），以后逐渐下降，并维持在相对的正常高值，在输尿管梗阻，肾盂压力过高时，就出现逆流。

（1）肾盂静脉逆流：在动物实验中，肾盂压力超过 9.8～12.74kPa（100～130cmH_2O）时即可出现肾盂静脉逆流。尿液从肾盂经肾盏穹隆部进入邻近静脉，从而降低肾盂压力，使肾脏仍可继续排泄，维持肾脏功能。在慢性梗阻时，这种缓冲作用，对延缓疾病的发展，有重要意义。

（2）肾盂肾小管逆流：在作逆行肾盂造影时，推注压力稍大，可出现这种逆流。在输尿管梗阻时，理论上也应出现这种逆流，但实际如何，现还无定论。如果可能产生，对缓解肾实质的病理改变有利。

这里应当强调的是肾小管回吸收问题。多方研究表明，梗阻时肾小管的回吸收功能加强，表现是钠回吸收加强，而且是等渗再吸收，回收量也加大，这对维持肾小球的滤过有极重要的意义。

（3）肾盂淋巴逆流：肾脏淋巴系统的完整存在，对减轻由梗阻而引起的肾脏病理改变，延缓疾病发展过程，有重要作用。如果在结扎输尿管的同时，破坏了淋巴系统的回流（结扎淋巴管），肾脏病变发展快，产生萎缩、坏死的时间缩短，反之则延长。结扎输尿管时，可看到肾输出淋巴管扩张，淋巴流量增大（正常的流量约相当于尿排泄量）。如果结扎淋巴管，则出现广泛性的肾实质、肾门脂肪，甚至肾包囊水肿。

肾盂积水时，主要靠肾盂淋巴回流来维持部分肾功能。它分流肾盂尿入淋巴系统，调节肾小球的滤过和肾间质液的流出，以延缓疾病的发展。

（4）肾盂间质逆流：肾盂间质逆流、肾盂周围外渗，也是常见的一种逆流。输尿管梗阻，肾盂内压力升高，液体可逆流到肾实质并可外渗到肾周围软组织中，但并无漏存在。肾间质水肿，不一定是由逆流造成，更多的是由于肾内静脉压增加所致。肾盂周围外渗有时比较明显，甚至报告有出现尿性腹水者。

很多作者发现，输尿管梗阻，管内压力超过3.92kPa(40cmH_2O)时，尿量、尿氯化物及PSP排出均减少。压力超过5.88kPa(60cmH_2O)时，肌酐、尿素排出均减低，这可能与发生逆流有关。

输尿管梗阻时出现的各种逆流现象，可以看作是机体的一种保护性机制或是缓冲作用。

（三）双侧输尿管梗阻(BUO)的病理生理学改变

1.肾血流(RBF)改变　梗阻(单侧或完全)开始时，肾血流量的改变分成三个阶段：①早期肾血流量的增加至少25%以上，此时梗阻近端的管腔内压力增加；②数小时内(3～5小时)，肾血流量恢复到原来水平，此时梗阻近端输尿管内压力继续上升；③此后肾血流量下降，18小时后，为正常的40%～50%，而输尿管内压力下降到开始水平。此后肾血流量及近端输尿管内压力继续降低，8周时，肾血流量降低到正常的12%(动物实验与人类均如此)。上述肾血流量变化的同时，有肾内激素分泌变化。这些改变均早于肾组织学改变，因此考虑肾血流量改变可能与肾内激素分泌变化有关。单侧输尿管梗阻早期，肾小球入球小动脉阻力减低，到第3阶段，肾血流量明显减低时，入球小动脉明显收缩，这也支持激素分泌变化参与调节的学说。

上述肾血流量改变，在肾内并不一致。在髓质24小时内血流量减少为正常的20%，此时皮质出现肾血流的再分布，内层增多，外层减少。

单侧输尿管梗阻(UUO)中表现的肾血流三个阶段变化及输尿管压力的变化在双侧输尿管梗阻(BUO)和孤立肾中单侧输尿管梗阻看不出来。BUO开始90分钟后RBF增加，这和UUO中表现一样。但是，在BUO发生的90分钟后至7小时内，与同样间隔时间相比，BUO中RBF比UUO中的有显著降低。在BUO比UUO发展到更深程度的过程中，RBF的降低伴随着肾血管阻力的增加。然而，BUO发生的24小时之后，RBF的降低和肾血管阻力的增加与UUO发生24小时之后的程度一样，输尿管压力比UUO高。Gulmi和他的助手们发现BUO后的48小时，有效的RBF显著下降。在这项研究中，与11个小时前期梗阻相比，BUO解除之后，残留的RBF显著升高。Jaenike的研究显示，BUO后的肾血流的分布与UUO模型中的有很大的不同。应用放射显微镜，他发现55%的肾血流仍留在肾皮质，只有14%的血流转移至最里面的肾区域。Yarger和他的同事通过微穿刺表明，整个肾脏及单个肾单位的对氨基马尿酸盐(PAH)的清除均下降(分别下降17%和55%)。Sloez和他的助手们，应用静脉注入[^{125}I]白蛋白显示出，BUO后18小时，肾髓质的血流下降至正常血流的8%。

2.肾小球滤过率(GFR)改变　肾小球滤过率在血流量变化的同时也有改变。肾血流量低，肾小球毛细血管压力低，肾小球滤过率也随之降低。在梗阻开始阶段，入球小动脉阻力减低，但由于肾小管内压力增加，肾小球滤过率仍受影响，仅可保留80%。以后，在多种因素的影响下，虽然肾小管内压力降低，但此时入球小动脉阻力增加(收缩)，故肾小球滤过率仍低。实验证明，增加肾内血管床阻力的部位是入球小动脉。因为肾小管此时管腔是空虚的，说明是低压、低流量。直接测定单侧梗阻肾小球毛细血管的压力也是降低的，这也表明是血管收缩物质分泌增多，引起入球小动脉收缩所致。

肾小球滤过率低是以肾单位为单位，此时管球反馈机制也起到一定的调节作用。梗阻开始时，肾间质水肿，管球反馈机制受抑制，而以后逐渐增加，这也与肾小球滤过率低有关。

BUO后48小时的GFR与梗阻前相比明显降低(为对照组的22%)。Jaenike也通过BUO后24小时的小鼠观察到了这种降低，GRF比对照组下降了20%。通过微穿刺，Jaenike也发现了单个肾单位GFR为正常的34%。但是，Yarger和Harris表明，有功能的肾单位的数量和它们的GFR，在BUO后比在UUO后高。Yarger和Harris也证实了，BUO后24小时表浅肾单位的滤过降至84%，近髓质肾单位的滤过率降至49%，而UUO后则分别为40%和12%。

DalCanton和同事在BUO后24小时的小鼠上做微穿刺的研究。他们也发现BUO解除梗阻后单个肾单位的 GFR(SNGFR)降至正常的 40%，继而小管内的压力从 14mmHg 升至 30mmHg。肾小球囊内压也有少量的改变(梗阻前后分别为 46mmHg 和 50mmHg)。梗阻解除后，入球小动脉阻力升高了 52%，导致梗阻后的低 SNGFR。因此，在 BUO 和 UUO 中，都存在输尿管梗阻后 24 小时的 SNGFR 的降低。在 UUO 中，入球小动脉阻力继发性升高，而在 BUO 中，小管压继发性增高而入球小动脉阻力有轻微的改变。

肾小球前的血管舒张，肾小球后的血管收缩，最后是肾小球前的血管收缩。

3.输尿管压力的改变　在 BUO 和 UUO 中的前 4.5 小时，输尿管压力变化一样：压力逐渐增加。然而，BUO 后的 4.5 小时之后，输尿管压力持续升高至 24 小时，而在 UUO 中，经过 24 小时的梗阻输尿管压力逐渐下降至可控制的水平。输尿管压力的增加至少被记录了 BUO 发生的 48 小时。DalCanton 和他的助手们通过微穿刺 BUO 后 24 小时小鼠证实了小管压力从 14.1mmHg 增加至 28.9mmHg，$P<0.005$。小管压力的变化引起了静水压梯度从 37.1mmHg 到 20mmHg 的降低，也引起了传入小球的有效滤过压从 16.6mmHg 到 5.4mmHg 的降低，$P<0.001$。Yarger 和同事通过微穿刺 BUO 后 24 小时的小鼠也测量了近曲小管和远曲小管的压力，分别为 30mmHg 和 27.7mmHg，而 UUO 后的小鼠压力分别为 9.2mmHg 和 6.5mmHg，$P<0.001$。两组微穿刺的研究证实了观察者通过监测输尿管压力得出的结论：BUO 后 24 小时输尿管压力的增加。在那里得出了一个 BUO 和 UUO 的不同之处：BUO 经过肾小球前血管舒张的一个时期和肾小球后血管收缩的一个时期达到这个状态。这解释了输尿管压力递进和持续的增高，尽管肾血流降低和肾血管阻力增加。相反，在 UUO 的过程中，肾脏经历了三个阶段，肾小球前的血管舒张，肾小球后的血管收缩，最后是肾小球前的血管收缩。

4.前列腺素与血栓素水平　单侧输尿管梗阻，肾内花生四烯酸的代谢异常，使前列腺素、血栓素分泌改变，影响肾血流量和肾小球滤过率。

肾脏髓质可分离出三种前列腺素(PG)。可能由乳头部间质细胞合成，经髓襻进入髓质。前列腺素代谢过程中，如果血栓素合成酶释放过多，前列腺素(PGH_2)可以转化成血栓素(TXA_2)，然后经过水解，变成血栓素 B_2(TXB_2)，其是一种强力血管收缩剂。

动物实验在单侧输尿管梗阻时，前列腺素(PGE_2)释放增加(PGH_2 也增加)，血栓素(TXA_2)也增加(未梗阻侧健肾则测不出)，肾脏微粒体分析，花生四烯酸代谢酶增加，也说明花生四烯酸代谢增加。这些改变在肾髓质反应更为明显，血栓素含量更多。

梗阻时上述各种物质的作用机制如何，目前还不清楚，合理的解释应当是梗阻过程中肾血流量的增加是前列腺素作用的结果；而血流量减少，则与血栓素有关。因为梗阻使肾内压力增高，导致前列腺素(PGE_2、PGH_2)释放增加，从而使肾血量增加，吲哚美辛能起抑制作用。至于血栓素 TXA_2 释放增加，是否能在减少肾血流量上起作用，目前还有争论。结合实验动物血栓素合成阻断剂(OKY-046)，尿中排出的 TXB_2 可减少 90%，但肾血流量无改变。同样，用血栓素受体竞争剂，亦未能得出阳性结果。但另一些研究者，如 Klahr 用抑制血栓素合成的方法，Yarger 用另一种抑制剂“Imidazole”均可逆转或改善梗阻时所产生的肾血流量的减少。这种差异如何解释尚无定论，可能血栓素释放增加不是梗阻时肾血流量减少的唯一因素，而有另外的收缩物质存在。

上述花生四烯酸代谢的改变，也可能是肾脏组织损伤的反应，这种情况也可见于多种病因引起的急性肾小管坏死的过程中。其他如巨噬细胞浸润、血小板释放因子等，在梗阻时对前列腺素、血栓素的代谢方面，均有作用。

5.血管紧张素分泌增加　单侧输尿管梗阻时，血管紧张素分泌增加。其机制有二：①梗阻早期，肾血流量增加时，入球小动脉阻力减低，刺激肾素分泌增加；②致密斑部的钠浓度降低，这是因为肾小球滤过率降低所致。

在单侧输尿管梗阻的早期，肾素分泌增多，产生的血管紧张素也增多，但随着时间的推移，分泌逐渐减少，因此大多数肾积水患者，周围血肾素水平是正常的。

6.*心钠素增加*　输尿管梗阻出现氮质血症时，血心钠素明显增高。心钠素来自心房，心房扩张时释放增加。钠在体内潴留，心钠素分泌也增加。输尿管梗阻解除后，由于钠利尿作用，钠离子迅速外排，血浆心钠素浓度也恢复正常，故可作为肾功能恢复情况的监测指标。

一些调研者提出在BUO过程中一种物质的蓄积影响了肾小球的血流动力学，导致BUO晚期肾小球前的血管舒张和肾小球后的血管收缩。这种物质在UUO中不被蓄积，因为它可以被对侧的肾脏排泄。Wilson和Honrath在小鼠的交叉循环研究中证实了这种物质。在BUO后24小时的供体小鼠和正常的受体小鼠之间行交叉循环，钠和水的排泄立即会升高。这些在UUO后24小时的供体小鼠中不会发生。

Harris和Yarger也提出，循环利尿因素的存在，这种因素只在BUO的过程中蓄积。他们观察到BUO梗阻解除后，对侧肾切除后的UUO及用对侧肾的尿素静脉注入引起的UUO梗阻解除，尿量增加和钠的排泄有所增加。相反，单一的UUO的动物没有梗阻后利尿和尿钠排泄。

ANP的发现为对ANP在BUO中作用的研究铺平了道路。ANP有较多的生理效应，包括：血管平滑肌的舒张，尿钠的排泄和利尿等。ANP的排泄和利尿功能能引起：①通过近球小动脉的舒张和出球小动脉的收缩引起GRF的升高；②毛细血管球的超滤量的增加；③球-管反馈机制的抑制；肾小球的血流动力学引起的ANP来解释BUO中RBF、输尿管压力及肾小球滤过的显著变化，ANP已被先前的研究者提出，并作为循环利尿和尿钠排泄的物质。

Fride与合作者证实，在BUO后24小时的小鼠血浆中有高水平的ANP，而在UUO中则没有(393pg/ml vs 261pg/ml，$P<0.01$)。Purkerson和助手显示BUO后24小时的小鼠血浆ANP水平400ng/ml，相比之下，UUO后24小时小鼠血浆中ANP水平71pg/ml，($P<0.01$)，对照组中81pg/ml($P<0.01$)。Gullmi和合作者显示在具有BUO或孤立肾的UUO的9个患者的前瞻性研究中，ANP有强烈释放。在尿路梗阻的患者中，血浆ANP水平平均为130pg/ml，对比年龄一致的对照组中，ANP水平为46pg/ml，$P<0.01$。Gulmi和助手们也证实了在BUO后48小时的高容量的狗血浆中，ANP水平有显著的提高。

7.*免疫学变化*　在单侧输尿管梗阻时可出现免疫学变化，但其实际意义尚不清楚。Schreiner发现，梗阻后的肾脏，在肾小球、肾皮质、髓质均有明显的白细胞浸润，主要是巨噬细胞与抑制性淋巴细胞。解除梗阻后这些改变立即消失。这些改变与肾血流动力学改变同时出现，也与血栓素增多有关。如果出现肾实质坏死，这些改变就不明显。

（四）急性上尿路梗阻无尿的诊断与治疗

随着现代影像诊断技术的发展，根据一些发病特点、依靠先进的诊断手段，逐步进行分析，大多能及时明确诊断。

1.*发病历史与体检*　双侧上尿路梗阻，一侧梗阻开始多无症状，而没引起重视。待双侧或孤立肾发生梗阻，可出现急性疼痛，少尿或无尿，进而可出现肾衰竭一系列症状。

(1)发病情况：急性上尿路梗阻无尿的发病情况可有多种多样：①患者没有任何症状，但在受轻度外伤后，因出现血尿而被发现，这多见于特发性肾积水患者。②反复发作的尿路感染，多伴有尿路梗阻。前列腺增生或肾积水未经导尿术前，感染发病率约占8%～10%，而幼儿与妇女的膀胱反流，感染并发率25%以上。③原发病的特殊表现。④肾区或膀胱区肿块，如肾积水或胀大的膀胱。⑤尿频、尿急、排尿困难或尿潴留，有时有尿痛或血尿，多见于下尿路梗阻。⑥疼痛。如肾积水，肾盂内压力增高过快，刺激肾包膜而致疼痛；间歇性肾积水或输尿管结石梗阻的肾绞痛。⑦无尿、少尿或多尿等尿量变化。如输尿管完全梗阻、间歇性肾积水等。⑧贫血、进行性肾衰竭。⑨肾小管功能减退的特殊症状。⑩高血压。

(2)其他检查:其他检查包括体检、常规检查及特殊检查。残余尿测定、膀胱压力测定、尿流率测定、内镜等,应掌握适应证。

2.超声波检查 B超检查已成为尿路梗阻诊断的首选方法,可清楚地显示肾实质、肾盂及输尿管扩张的状态,也可显示梗阻部位及了解病变情况。特别是孕妇和儿童超声检查具有简便和无创的优点。

对于急性上尿路梗阻性无尿超声波检查不仅可以确定梗阻的部位和病因,而且还可以了解梗阻所造成肾积水的程度。采用多普勒超声血流显像检查和血管阻指数(RI值)的检查方法,不仅可以较早发现有梗阻性肾损害存在,而且还可以判断肾损害的程度和预后。

3.静脉尿路造影 静脉尿路造影是常用的诊断方法。但有时因梗阻严重,肾小球滤过率低,可能显影不良,此时可采用两种措施:①静脉连续滴注造影剂,可能把已有扩张的肾盂、肾盏、变薄的肾实质及扩张的输尿管显示清楚;②把注入造影剂后的摄片时间延迟到24~36小时,可获得比较清楚的尿路造影。

急性尿路梗阻时,静脉尿路造影可显示较对侧浓的肾实质像,肾影增大,显影迟缓,肾盂输尿管扩张。约有1/5的急性梗阻患者,造影可见肾及输尿管周围有造影剂外渗。

近年来对静脉尿路造影有两项改进:①用非离子、低渗透压性造影剂,商品名“优维显”,过敏反应少,毒性低,造影时可加大药量,对小儿更安全。②利尿剂静脉造影,也称速尿静脉尿路造影。临床上本造影可把22%的介于梗阻或非梗阻之间的患者鉴别清楚。在一般IVU进行之前,给速尿0.5mg/kg。除有一般IVU的诊断价值外,还可显示利尿后肾脏大小的变化、梗阻的严重程度及梗阻侧肾脏功能状态等。

4.逆行肾盂造影 在上尿路梗阻时,因肾功能欠佳,IVU造影失败,可作此检查。但需通过膀胱镜检查及输尿管插管。增加了患者的痛苦,并有造成上行感染之可能,故应严格掌握适应证和无菌技术。其优点是可同时作分肾功能测定及分肾尿液检查。

5.顺行性肾盂尿路造影 顺行性肾盂尿路造影亦称“穿刺肾盂造影”。在B超引导下,直接穿刺肾盂,然后造影。方法有:①用穿刺针直接注入造影剂造影;②经皮穿刺,放置导管,通过导管注入造影剂并可抽吸尿液作检查(包括Whitaker试验)。

6.尿路平片 腹部平片可观察肾脏轮廓大小,输尿管、膀胱区是否有结石,有无胸腰椎及腰大肌阴影改变,有无骨转移,有无前列腺及精囊钙化等,对诊断有帮助。

7.排尿性膀胱尿道造影 经尿道或经耻骨上膀胱穿刺将造影剂注入膀胱,令患者排尿,然后拍片或拍动态电影,可全面了解膀胱排尿时的动态相,如有无输尿管反流,后尿道瓣膜或尿道狭窄等。

8.肾盂压力测定 肾盂压力测定亦称“肾盂压力流量研究(Whitaker试验)”。对判定早期上尿路梗阻有重要意义。与顺行性尿路造影的操作相同,经导管以每分钟10ml的速度注入液体(盐水或与造影剂的混合液)。上尿路正常时应能通畅地通过进入膀胱,在灌注10~20分钟后,测定压力。若无梗阻,肾盂内压力为1.18~1.47kPa(12~15cmH_2O)。一般说来即使稍有梗阻但压力在此范围内时,也无手术的必要。如果超过时说明存在对肾功能有影响的梗阻。但有些作者把上限规定为2.16kPa(22cmH_2O)。作肾盂灌注压力测定的同时,也可以分别作肾盂及膀胱的压力测定(不灌注液体),正常肾盂压在0.1~0.98kPa(1~10cmH_2O)。有梗阻者可高达2.45~5.88kPa(25~60cmH_2O)。

Whitaker试验对判定上尿路梗阻很有帮助,对是否采用手术治疗也可提供参考。但其早期诊断符合率各作者报道不一,一般在50%~96%之间。本试验的结果受很多因素的影响,也由于带有创伤性,不易重复,故其应用受到限制。

9.肾核医学检查

(1)利尿性肾图:用“I-Hippuran或^{99}Tc-DTPA”作标准肾图,3分钟后,静脉内注入速尿0.5mg/kg,再作肾图。可能有以下几种结果:①两次肾图均是正常曲线,说明没有梗阻;②梗阻性肾图,利尿后恢复正常,说明没有梗阻或有梗阻也不足以引起肾功能改变;③第一次肾图正常,利尿后出现梗阻性肾图,说明有梗阻存在;④两次均为梗阻性肾图。

利尿性肾图在临床上应用价值很大,其诊断符合率达92%。还可观察标记物排出时间,测定标记物半排出量时间,如在10分钟内,则无梗阻,20分钟以上有梗阻。

(2)闪烁扫描照相:常规的Tc-DTPA闪烁扫描照相,可显示肾脏大小、功能状态等。近来又有用标记的红细胞作闪烁照相,可以测定肾血流量,两肾对比,以了解梗阻肾受损害的程度。

10.*CT扫描与磁共振成像* 不是所有尿路梗阻患者均需作此检查,但它对病因学的诊断有帮助,应用时要严格掌握适应证。这两项检查价值在于:①可以清楚地显示肾脏大小、轮廓、肾结石、肾积水、肾实质病变及肾实质剩余状况;还能鉴别肾囊肿或肾积水。②可以辨认尿路以外引起的尿路梗阻病变。如腹膜后肿瘤、盆腔肿瘤等。③行断层扫描的同时作强化造影,可了解肾脏的功能状态。特别是磁共振水造影成像,不需用造影剂,可显示尿路梗阻的情况。

(五)上尿路梗阻性无尿的治疗

肾和输尿管结石是引起输尿管梗阻最常见的原因,其治疗包括止痛,解除梗阻及治疗感染。

急性上尿路梗阻性无尿所导致肾衰竭治疗原则概括起来包括:①去除危及生命因素。②解除梗阻及治疗并发症,特别是尿路感染,以保护肾功能。③明确梗阻的原因,如必要行特殊治疗。

具体治疗方法包括:

1.*急症输尿管插管* 输尿管插管是最简便,快捷引流尿液的方法。常常是输尿管梗阻性无尿首选的治疗方法。

如因结石嵌顿严重,插管失败,则需改用以下的治疗方法。

2.*急症行输尿管镜碎石置管术* 如果在梗阻无尿的早期,病情不是非常危重,可行急症输尿管镜碎石取石术,并同时放置D-J导管,不仅可以快速引流尿液,同时还可去除病因。

3.*经皮肾造瘘术* 有时由于病情紧急或合并有感染存在,经超声引导,在局麻下行经皮肾造瘘术是一种快速有效地解除梗阻的好办法。原发病变待患者一般情况改善后再择期处理。

经皮肾造口术可以迅速而有效地引流肾盂和肾收集系统,并有很低死亡率的特点使之成为急性上尿路梗阻的主要治疗方法。除了治疗尿路梗阻外,它还结合经皮肾镜技术治疗肾、输尿管结石。超声与X线均可用于引导经皮肾造口术的操作,而超声引导经皮肾造口术的操作具有简单,快捷和易于普及应用的优点。

(1)适应证、技术和并发症:经皮肾造口术的适应证在逐渐增加。超声介导的经皮肾造口术的主要适应证是梗阻性尿路疾患和肾盂积脓。尚具有正常肾功能的尿路梗阻患者,可以于静脉尿路造影后,直接在X线透视下,行经皮肾造口术。但是许多严重肾梗阻患者的排泌时间有明显的延迟,因此,他们在排泄性尿路造影中使用上述X线检测系统将很难对肾收集系统做出很好的观察。而B超对肾收集系统的观察不依赖于肾功能,同时避免了尿路造影剂对肾脏的微小但不可忽视的毒性作用。

超声介导的经皮肾造口术避免了非可视下顺行肾盂造影术的使用。超声介导使穿刺肾收集系统的操作步骤较X线操作大大减少。超声引导有以下几个明显的优点:①因为操作步骤较X线指示大大减少,所以手术时间亦减少;②不通过经静脉或直接注入肾收集系统等任何方式注射显影剂;③仅要求开始使用很小管径的皮针穿刺肾收集系统,理论上可以减小肾实质的损伤,更新的实时超声监测系统使穿刺肾收集系统时,可以更好地对穿刺针作连续地观察。

最好的方法是将超声介导经皮肾造口术与X线指示联合使用。超声下进行肾收集系统的穿刺,而以下的导管和导丝的放置在X线监测下完成。虽然可以在超声指示下，可以完成经皮肾造口术的全过程，但是，很难通过B超对导管和导丝做出较准确的定位。对于那些病情严重以至于不能送到介入治疗中心的患者，可以在床旁实施超声介导的经皮肾造口术。通常情况下，X线监测下将导管和导丝放置到肾收集系统是最好的方法，我们支持在介入治疗中心使用便携式实时超声仪以便可与X线指示协同应用。

准备做经皮肾造口术的患者人数很少，与其他损伤性操作一样，要研究如何避免严重的损伤性出血。对怀疑有肾盂积脓的患者，应在治疗前给予静脉广谱抗生素治疗。成人应给予局麻和适量镇静药，小孩要用全身麻醉。

(2)操作技术：经皮肾造口术常采用俯卧位。腹侧垫高。穿刺点在腋后线第十二肋下。这种例外穿刺位可以避免经过结肠、肝脏、脾脏和胸膜，穿刺点选在相对无重要血管的肾正中冠状面可以减少造口术引起的出血程度。此外，避免了通过较大的脊柱旁肌肉群，从而使患者感觉比正后侧穿刺少些痛苦。

虽然在B超介导经皮穿刺入肾收集系统过程中，可以使用多种穿刺针，包括16G带有针鞘和针心的套装针，以及21号Cope针。相对小号的穿刺针引起的出血亦少，直径0.180cm的导丝在肾收集系统抽吸尿液后可以直接通过针鞘穿入，然后使用一个扩张器。使直径0.38cm的导管穿入肾收集系统，再使用最后的导管前还要用更大的扩张器扩张一下。对于术后有肾周疤痕形成或体型肥胖的患者，用更大的穿刺针(如SF)穿刺肾周组织而不会弄弯针头。一般是使用8～12F的单猪尾管作为引流，导管最后缝在回肠造瘘口的塑料盘上来固定。

(3)并发症：经皮肾造口术的主要并发症是出血、菌血症、气胸、尿外渗和尿瘘；而暂时的血尿和腰胁痛是常见的较轻的并发症。如果血尿不能很快地清除或者进行性加重，应及时采用血管造影来排除假性动脉瘤的可能。

(4)导管的处置：导管需要引起特别的注意。在放置后前4天每8小时应该用5～10ml的消毒盐水对导管进行冲洗，第5～7天每日1次。若B超显示仍有残留液体时，可再用消毒盐水做冲洗和抽吸。这种冲洗可降低肾盂腔内容物的黏稠度，改善引流情况，保持导管的开放。开始每日做超声检查以确定疗效，以后改为每两周1次。利用介入超声密切注意导管情况。

当造成梗阻的原发病变解除后，应在拔管前2天用夹子夹闭导管，如果无积液和发烧，则可以拔管了。

留管时所有的患者应该给予静脉抗生素治疗。前24～48小时可以出现发热，白细胞计数多在1周内恢复正常。

(5)禁忌证：除了无法纠正的出凝血异常外，经皮引流肾造瘘无绝对的禁忌证。绝大多数的凝血疾患可以被纠正到能允许引流术的实施。

4.*体外冲击波碎石*　选择较小并容易击碎的输尿管结石，有较大把握能快速缓解梗阻的病例可采用此方法。并严密观察术后利尿情况，如利尿情况不能改善急性肾衰的症状，应及时采取其他有效措施。

5.*开放手术取石*　以上是针对急性梗阻性无尿和去除病因所采取的治疗方法。同时还应根据不同患者所伴随的并发症采取不同的治疗措施。

(1)由于急性上尿路梗阻性无尿所导致严重电解质紊乱病情危重的患者，应先进行积极的内科治疗或透析治疗。

(2)合并尿路感染的患者：在药物控制的同时，积极采取措施使梗阻感染的尿液快速引流是最佳的选择。在上尿路梗阻合并尿路感染的治疗上，以及时解除梗阻，保留肾功能和阻止感染扩散为原则，其解除梗阻的方法与治疗上尿路梗阻性无尿相同。

(3)梗阻后利尿的治疗：梗阻后利尿是指严重的部分或完全尿路梗阻解除后出现尿量显著增多。尽管并不常见，但需要仔细进行水电解质评估，补充氯化钠，碳酸氢钠，钾及水分，补充不感丢失及尿液中进行性丢失的水分。通常0.45%氯化钠溶液对于尿液丢失水分的补充比较适合,但尿液中电解质应定期检查,并且补钾是必须的。梗阻后利尿需与水分摄取过量导致生理性利尿及过量静脉补液所致医源性利尿相鉴别。通过减少静脉补液8～12小时,观察血容量、尿量及体重的变化可评估由于尿钠丢失的程度。

对于慢性不全梗阻和肾小管功能障碍患者,尿液中过度失水(有时提示肾源性糖尿病尿崩症),同时伴有氯化钠或碳酸氢钠的丢失,因此需要口服氯化钠和(或)碳酸氢钠,同时摄入大量水分。应注意鉴别其他疾病引起腹泻、呕吐或过度出汗所致的失水过多。

二、急性下尿路梗阻性无尿

急性下尿路梗阻性无尿在女性很少见,在男性多见于老年性前列腺增生和膀胱结石的患者。而在中、青年多见于尿道结石尿道狭窄的急性梗阻。

(一)下尿路梗阻的病理生理学改变

下尿路梗阻后,主要改变在膀胱。而梗阻尿道的近端,可出现不同程度的扩张,严重者可出现尿道憩室。排尿时膀胱压力增高,待压力超过19.6kPa(200cmH_2O)时,上尿路也逐渐出现改变。50%出现反流,很多出现肾积水,肾功能逐渐丧失。

尿道梗阻的实验研究提示,梗阻开始,膀胱的重量增加很快,膀胱壁各层组织均增殖肥厚。在尿道梗阻产生后的1周内,膀胱重量增加9倍,梗阻6周,增重10～12倍。此时可见膀胱黏膜表面有小梁形成,膀胱肌肉增殖,但未见有丝分裂现象,同时有胶原纤维沉积。此外细胞间隙有弹力纤维沉积。如果梗阻没有解除,代偿功能失调,膀胱逐渐扩张,肌肉收缩无力,膀胱不能完全排空。膀胱代偿失调后影响上尿路的机制有二:①膀胱内压升高,包括产生反流、反压力的作用;②膀胱壁、膀胱三角区肥厚(增生),形成机械性的输尿管膀胱段梗阻。当下尿路出现梗阻时,特别是代偿失调后,膀胱内压力增加,输尿管排空不全。开始时输尿管增加收缩频率,但仍排空不全,内压也增加,最终出现肾积水及肾功能受损。前列腺增生产生下尿路梗阻的患者,50%还可以发生膀胱逼尿肌不稳定。动物实验证实,尿道梗阻,60%发生逼尿肌不稳定,另有14%发生膀胱顺应性减低。此时在高压力下只能排出少量尿液。解除梗阻后短期内,50%动物逼尿肌不稳定仍继续存在。发生这种逼尿肌不稳定的机制,有些作者认为是膀胱出口梗阻,产生高敏感性去神经作用的结果。可以发现此类患者(包括动物实验)其逼尿肌自律神经支配明显减少。

(二)急性下尿路梗阻无尿的诊断

1.*临床表现*　前列腺增生和尿道结石均可表现为尿频,尿急,排尿困难和尿潴留。但前列腺增生临床表现发病缓慢,而尿道结石多是突然发病。

2.*病史*　详细了解病史,是否下尿路梗阻无尿是急性发作,还是缓慢发生。了解有无近期发作的肾绞痛的病史,并了解有无外伤和性病史。

3.*血常规及血生化检查*　血常规及血生化检查是了解有无感染和肾功能是否正常。

4.*特殊检查*

(1)B超检查:B超检查采用经会阴和经直肠B超检查,B超不仅可以发现尿道和膀胱有无结石。前列腺增生的程度。同时还可以实时动态观察患者排尿时尿道开放的情况。

(2)放射学检查包括:①膀胱尿道区平片,了解有无尿道和膀胱结石;②尿道逆行造影检查,了解尿道梗阻的部位,程度和原因;③静脉尿路造影(IVU)。IVU对于由良性病变所致膀胱出口梗阻的诊断是否有用还存在一些争论。特别是急性下尿路梗阻无尿的患者,这项检查时间上常是不允许的。有人认为IVU不改变膀胱出口梗阻的治疗方案,另一些人认为这项检查是必须的,因为在未真实了解上尿路情况之前不宜处理下尿路梗阻。如果恶性肿瘤引起梗阻，就应该行IVU检查以评估上尿路情况及肿瘤分期。在有先天发育异常的儿童通常做IVP检查，可显示由下尿路梗阻所致上尿路的异常情况。膀胱内压力升高或逼尿肌肥大引起输尿管下端梗阻均可造成肾积水。由于膀胱充盈显影较好，膀胱反流造影通常比膀胱排泄性造影更有助于诊断。因为需要下尿管，膀胱造影并不经常使用，特别是考虑膀胱梗阻是由尿道狭窄或前列腺癌所引起时行该项检查。前尿道梗阻可通过逆行尿道造影评价。多数情况下，尿道外括约肌可产生足够的阻力使前尿道扩张，从而显示梗阻段。但逆行尿道造影并不能充分评估后尿道，排泄性或逆行膀胱造影可显示这段尿道。通常将这两项检查结合起来较全面的了解尿道的情况。

(3)尿道膀胱镜检查：尿道膀胱镜检查可以直视下了解全尿道和膀胱的情况，了解有无结石，狭窄和前列腺增生。如果发现结石不大，还可以直接在尿道镜下进行碎石和取石治疗。

(4)尿道动力学检查：由于梗阻无尿而不能通过测量尿流率了解膀胱出口梗阻情况。这项检查为无创的，其检测逼尿肌压与尿道阻力的差值，其应用膀胱内压描记法去计算逼尿肌压力。该项检查量化了膀胱压力-容积关系。排泄阻力的增加可由解剖上的损伤例如尿道狭窄引起，或由排尿时尿道外括约肌松弛障碍引起。神经系统病变患者可有逼尿肌收缩时膀胱括约肌无力，这种情况更适于用肌电图和尿道压力描记分析。

(三)下尿路梗阻急性无尿的治疗

尿道结石多见于男性，多数来自肾和膀胱以上尿路，排出过程中经过尿道时被阻或停留于尿道前列腺部、球部、阴茎部以及舟状窝或外尿道口处。表现为排尿困难、急性尿潴留、剧烈疼痛等泌尿外科急症，以往多采用膀胱切开取石治疗，随着腔内技术的发展，经尿道碎石方法不断更新，许多损伤小、恢复快、并发症少的腔内碎石方法逐步取代开放手术。不论采用什么方法取石或碎石，一定要尽可能采取创伤最小的方法去除结石，避免造成尿道损伤。

少数患者的尿道结石是继发在尿道狭窄部近端或在尿道憩室内形成。治疗方案的选择一定要尽可能同时解除引起结石的原因，避免结石再发。

尿道结石的治疗原则：尿道黏膜组织脆弱，避免其损伤，减少并发症才是关键。故治疗中要注意：①避免盲视下的尿道操作。前尿道可见结石，可采用传统的直视下钳夹法。前尿道不可见结石，视同后尿道结石处理，放弃传统的盲视下的挤捏和钩出法，因盲视下损伤机会大。②避免反复有力的尿道操作，保护尿道黏膜。尿道内不可见结石，无论前尿道还是后尿道，不用传统的硬性和强度大的探条，而代替以柔软光滑的尿管，试顶回膀胱，膀胱镜下再做处理。若阻力大，亦不易强行进入，因其往往提示结石存留时间长，与尿道黏膜有粘连或嵌顿紧密，用尿道探条大力或用尿管反复试插会导致损伤。可见结石即使采用钳夹法，如有阻力，也不应用力操作。避免造成黏膜损伤，造成医源性尿道狭窄。③经尿管尝试不能顶回的尿道结石，用输尿管镜在液压泵的辅助下，不断冲水保持视野清晰，直视在尿道原位行气压弹道碎石。击碎结石后，结石与黏膜的粘连和嵌顿会逐渐松解，自然脱落冲入膀胱，有效地避免损伤尿道黏膜。④体积过大的尿道结石适于开刀手术。碎石治疗费时而有难度，且经常合并感染或憩室，手术取石的同时可切除尿道憩室及行尿道成形术一次解决。

1.非手术治疗

(1)留置导尿管：急性下尿路梗阻性无尿，导致尿路完全梗阻伴有急性肾功能不全需要立即处理，梗阻的部位决定了处理的方法。如果梗阻发生在膀胱远端，传统的方法是留置导尿管即可，这种方法可以缓解尿潴留，同时将结石推回膀胱，择期再行体外碎石或腔镜碎石治疗。

(2)钳夹取石：传统的处理思路是根据结石部位采取不同的处理方法。前尿道结石主张力争用挤捏、钳夹、钩出等手法及器械取石，取石过程中要求动作轻柔、操作仔细，钳住碎石后可以在尿道内轻轻旋转，表明异物钳没有钳住尿道黏膜才可以退出，但往往因结石粗糙、嵌顿、局部炎症以及无法直视结石，钳夹黏膜而造成尿道损伤。后尿道结石主张用金属探条将结石推回膀胱，再按膀胱结石处理。但有的结石存留尿道时间长，不好推入或者在反复推入过程中易造成尿道损伤。上述两种方法目前仍在很多基层医院使用，但如果有条件的单位应建议采用腔镜碎石取石治疗。

2.经内腔镜微创治疗

(1)尿道结石的气压弹道碎石：可在局麻下操作，采用8F的输尿管镜，或直工作腔的尿道镜，先用气压弹道将结石击碎，再用套石篮将结石取出。如果结石较大，须将结石击成小的颗粒，利用水压将结石通过输尿管镜和尿道之间的空隙冲出体外。

(2)激光碎石：尿道结石的激光碎石治疗须在鞍麻或硬膜外麻醉下操作。可将结石粉碎成粉末状，并用水冲出。

(3)超声波碎石：超声碎石的优点是将结石粉碎成粉末状，通过负压吸引将碎石吸出。

(4)液电碎石：因为会造成尿道黏膜损伤，仅用于膀胱结石碎石治疗。

3.开放手术治疗

(1)膀胱造瘘术：可采用膀胱穿刺造瘘或开放造瘘术缓解急性尿路梗阻性无尿，待择期行尿道碎石。

(2)尿道切开取石术：包括尿道外口切开取石术和经会阴尿道切开取石术，以及经耻骨上尿道取石术，此方法适于后尿道结石，须配合尿道探子将结石推回膀胱取出。

尿道结石的治疗应根据不同医院的具体条件决定是否需要手术或内腔镜治疗。急性下尿路梗阻性无尿，导致尿路完全梗阻伴有急性肾功能不全需要立即处理，梗阻的部位决定了处理的方法。如果梗阻发生在膀胱远端，传统的方法是留置导尿管即可，有时需行耻骨上膀胱造瘘术。随着内腔镜碎石技术的发展，很多尿道结石和膀胱结石都可以急症碎石，并同时立即缓解由于梗阻造成的无尿。

（李　刚）

第四节　肾结石形成的组织病理基础

一、肾结石形成的一般原因

1.尿流动力学因素　各种因素引起的肾内尿流动力学改变，包括先天性肾盂输尿管交界处狭窄、肾脏畸形、腔静脉后输尿管等均可使肾内尿流缓慢。肾小管内原尿浓缩，造成盐类晶体过度饱和以及结晶析出，析出的晶体在肾小管、肾乳头处积聚，又可以进一步加重尿流缓慢。若原发病因不解除，最终可以诱发结石形成。另外，反流性肾病、先天性肾盏囊肿、肾盏憩室等疾病，均可造成肾盏扩张，进而影响肾内尿流速度，使尿液滞留，诱发结晶析出，最终也可以形成结石。

2.感染因素　尿路感染可以导致尿路系统的正常内部结构被破坏，从而引起肾内尿流动力学的改变，如慢性肾盂肾炎、肾结核等。另外，许多引起尿路感染的细菌可以产生尿素酶，其能分解尿液中的尿素，使尿液中的铵离子浓度增高、pH值升高，从而促进磷酸镁铵结晶的形成。另外，肾小管性酸中毒、各种原因引起的高钙血症、胃肠功能紊乱等都可能与肾结石的形成有关。

二、肾髓质囊肿病

肾髓质囊肿病(海绵肾)是肾集合管先天性发育障碍所引起的,本病大多累及双肾,一般无特殊的临床表现。主要的临床意义是它可能合并肾盂肾炎及肾结石。肉眼标本可见囊肿局限于肾髓质,状似海绵。光镜下可见集合管扩张呈圆形或不规则状的囊腔,其中乳头管扩张尤为明显,囊壁被覆立方形或扁平上皮,囊内充以剥脱的上皮细胞及钙化形成的小结石,结石的主要成分为磷酸钙。

三、肾钙质沉着

钙盐在肾实质内沉积称为肾钙质沉着,肾盏、肾盂内形成结石称为肾结石病,二者既可以单独出现,也可以同时存在。肾钙质沉着的常见原因有:甲状旁腺功能亢进、肾小管性酸中毒、肾髓质囊肿病、肾乳头坏死、高草酸尿症、维生素 D 中毒及骨质疏松等病症,其中以甲状旁腺功能亢进和肾小管性酸中毒最为常见。

肾钙质沉着的主要形成机制包括 3 个方面:肠道吸收钙质增加;溶骨或骨质破坏增强;肾营养不良性钙化。前两者都伴有高钙血症,而且还可以合并高钙尿症。肾营养不良性钙化是钙盐在受损害或坏死的肾组织内出现沉积,而患者的血钙和尿钙均可能在正常的范围内。引起营养不良性钙化的肾损害多见于肾皮质的缺血性坏死,亦可见于肾小管性酸中毒等疾病。当然,引起肾钙质沉着往往是多种因素综合作用的结果。

Wrong 等人将肾钙质沉着分为 3 个类型,即化学型、组织型和临床型。化学型肾钙质沉着为肾组织内钙的含量增高,包括各种代谢异常所引起的肾组织内钙含量增高,此型肾钙质沉着最为常见,并常伴随有不同程度的高钙血症。组织型肾钙质沉着较少见,多在组织病理学检查时才发现。临床型 X 射线所见,大部分钙化分布在肾髓质。

肾钙质沉着的主要组织病理变化是病变肾单位的上皮细胞内出现嗜碱性钙盐颗粒沉积,其主要成分为磷酸镁铵。钙盐颗粒与类似基质的 PAS 阳性物质相伴出现,钙盐颗粒在细胞内积聚,进而破坏细胞并形成较大的钙化团块,钙化团块继续积聚,进一步破坏肾小管,随后,钙化团块可进入肾小管或肾间质。

四、肾钙斑和 Cart 微结石

1937—1942 年期间,Randall 经过大量的临床及尸检研究后,提出了在肾结石形成之前肾乳头已经存在着钙盐沉着的说法,即 Randal 学说。Randall 在他的学说中指出,肾乳头部钙盐沉着是大多数肾结石形成的前期表现,分为 2 个类型。其中Ⅰ型较为常见,病变直径 1～2mm,主要发生在肾乳头黏膜下的组织内。一个肾脏常有数个肾乳头被累及,而其中一个肾乳头内可以有多处病变发生。Randall 认为,此型在与代谢无关的肾结石形成的过程中起着主要的作用,他将这种钙盐沉着分为 3 个阶段:第 1 阶段在肾乳头黏膜表层出现一个或数个色如奶酪的钙盐沉着斑点;第 2 阶段,钙化斑使肾乳头黏膜上皮收缩、变形继而破坏;第 3 阶段,无上皮覆盖的钙化斑成为结石形成的开始;Ⅱ型不常见,病变发生在集合管的末端和乳头管的表面,是尿液浓缩使盐类在乳头管末端沉积而产生的。肾钙斑主要与代谢异常或者感染所引起的结石有关。

Randall 进行了大量的尸检后发现,大约 19.6% 被检肾标本中有一个或数个肾乳头发生钙盐沉积,Rosenow 和 Posey 在随后的研究中也有类似的发现。他们的研究还显示这种现象在男性中较为常见(男女比例约为 2∶1),50 岁以上患者的肾乳头更容易发生这种病变。另外,1942 年 Vermooten 研究了南部非洲的人群后发现,17.2%的白人和 4.3%班图族人的肾脏存在着肾乳头病变,但是,班图族人却很少发生肾结石病。然而,Randall 学说也有不足之处,例如肾结石病最常见于 30～40 岁的人群中,而肾钙斑则最多见于 50 岁以上的人群。也有学者认为肾钙斑在肾结石形成的过程中肯定发挥极其重要的作用,但其确切机制尚未得到证实。

1953 年,Cart 提出肾乳头钙质沉着的另一种假说,他在大量的肾结石手术标本中,于肾实质内发现一种微小的结石,这种微小的结石是沿着肾盏黏膜穹隆部淋巴管内出现钙盐沉积,即 Carr 微结石。Carr 用微 X 射线检测出微结石所在的位置,并用 X 射线衍射的疗法检测出微结石的成分。Carr 把钙盐沉积和微结石、小结石及真正的肾结石区分开来,并认为几乎所有 9 岁以上的肾结石患者的肾标本中均可发现微小不透过 X 射线的物质。经过大量研究,Carr 发现这种微结石主要存在于肾盏黏膜穹隆部的淋巴管内,并指出最早出现不透过 X 射线物质的也是在此部位而并非是肾乳头本身。由此 Carr 指出 Randall 所描述的病变只是这种微结石聚集生长的一个过程,而并非是肾乳头本身的病变所造成的。另外,Carr 指出钙盐结晶在正常情况下也可以出现。微结石的出现可能与淋巴管吸收过多的钙盐、淋巴管感染或阻塞等因素有关。钙盐结晶的不断沉积聚集可以引起组织坏死,随后肾盏黏膜破坏,微结石脱落形成真正的结石。X 射线衍射也表明,微结石与真正的结石的关系十分密切。不过,正如 Randall 理论一样,Carr 学说也未被完全证实。

五、肾乳头坏死

肾乳头坏死是一种特殊的临床病理综合征,它可以累及一个或数个肾乳头,病变为单侧或双侧,多见于伴有严重泌尿系统感染的患者,尤其常见于伴随着严重尿路梗阻及糖尿病的患者。肾乳头坏死的病理学基础是肾锥体因血液供应障碍而发生的缺血性坏死,它的发生与肾乳头的血液循环特点有关。一般来说,肾乳头的血液供应主要来自肾髓质深部的直小动脉和肾盏的螺旋小动脉。严重肾内感染时,如急性肾盏肾炎等可使肾实质水肿及大量炎性细胞浸润,继而发生肾乳头坏死。此外,滥用止痛剂,使药物在肾髓质的浓度过高而直接损伤小动脉,而且,止痛药能够抑制前列腺素的合成,后者具有扩张肾血管的作用。前列腺素合成减少时可使肾血管处于收缩的状态,从而减少肾髓质血液供应。糖尿病患者肾脏小动脉可发生硬化,导致管腔狭窄进而影响肾乳头的血液供应。另外,患血液疾病时,血细胞及其破坏碎片可堆积于直小动脉等处,造成肾乳头血液循环障碍,也可引起肾乳头缺血坏死。

肾乳头的早期病变,可见肾髓质高度淤血及出血,髓袢、集合管及乳头管上皮细胞呈灶状变性、坏死及脱落,晚期则仅剩下坏死的组织,并可伴有灶状钙化,钙化的形成可能与肾小管对枸橼酸的分泌减少以及肾小管的酸化功能障碍有关。

(赵恒太)

第五节 急性肾绞痛的处理及治疗

肾绞痛是泌尿系统结石临床上常见症之一,也是人类最痛苦的疾病之一。其疼痛甚者可超过分娩、骨折、枪伤、烧伤或手术。它不是单独的疾病,而是各种原因引起,一般是泌尿系统结石在排石的过程中,梗阻于尿道、肾、输尿管,平滑肌痉挛所致。肾绞痛的人群中约有 12%的男性和 4%的女性,在美国每年有

120 万患者，约占住院人数的 10%。因此，出现肾绞痛时要紧急处理和治疗，以减少患者的痛苦。

一、临床表现

肾绞痛一般是在排石的过程中出现急性肾绞痛，典型临床表现为：腰部或上腹部剧烈疼痛，阵发性或持续性发作，伴有恶心呕吐、尿血或镜下血尿，查体时患者肋脊角压痛明显。与急腹症不同的是：肾绞痛的患者频繁发作，改善体位疼痛时有缓解，典型的肾绞痛，常始发于肋脊角处背部和上腹部，偶尔起始于肋骨下缘沿输尿管走行放射到同侧腹股沟、大腿内侧，以及男性阴囊和女性大阴唇，疼痛的程度取决于患者的痛阈耐力、梗阻输尿管的程度，结石的大小、速度及肾盂的压力变化等。输尿管的结石蠕动性下移，间断性梗阻均可加重绞痛，疼痛最明显的地方，往往是结石梗阻部位，结石在输尿管内下移所产生的疼痛要比结石静止时更为疼痛。多数急性肾绞痛在发病的 2h 达疼痛高峰，疼痛的范围在 T_{10} 到 S_4 脊神经水平，疼痛可持续 3～8h。

肾绞痛临床表现为 3 个阶段。

1.急性期　典型的发作在早晚，尤其在夜间或在剧烈活动后。疼痛也有一定的隐匿性，平稳渐加重。有部分患者可突然疼痛发作、剧痛，疼痛常为发作性或持续性，伴呕吐、出汗，甚至痛至休克，小便带血或镜下血尿等。

2.持续期　典型的病例一般在 1～2h 达到高峰，一旦疼痛达到高峰，疼痛就趋向持续状态，直至结石排出或治疗后缓解，最疼痛期称肾绞痛持续期，此期持续 1～4h，但也有患者长达 12h。部分患者可见性功能障碍的症状。

3.缓解期　部分患者可自行缓解，部分患者经保守治疗后迅速减轻疼痛。另有一部分患者用强效镇痛药后疼痛缓解，患者可进入睡眠或自觉疼痛消失，大多数患者在这个阶段可持续 1.5～3h，大约 85%的急性患者可见镜下血尿、脓尿、发热、白细胞增多、尿常规血细胞升高等。据统计 90%的患者在发作时疼痛较剧，用车转到医院后疼痛已缓解，通常为 20km 以上。坐在车上要比躺在车上缓解快，不平路要比平路缓解快，这可能与车颠簸有关。

二、实验室检查及影像学检查

1.尿液分析　非常重要，急性肾绞痛的患者，有 85%的患者有镜下血尿或肉眼血尿，红细胞＞5/HP，当白细胞总数超过 1500 个/mL，应诊断尿路感染。

2.超声诊断　超声检查是一种快捷、简便、安全且相对便宜的一种检查方法。它能直观地看到结石的部位、肾积水的程度、输尿管是否扩张及结石梗阻的部位，因而检查的快捷给患者带来了治疗时间和减少了患者痛苦。

3.X 射线检查　①腹部平片是一种便宜快捷有效的诊断方法。能准确地了解结石的大小、形态、位置和 X 射线的通透性，当结石较小，腹内结构、各自钙化、肠内容物或骨骼易被掩盖，缺点是阴性结石不易显影。②静脉尿路造影是观察和诊断肾和输尿管结石的常规方法。优点是可以清晰地看到整个尿路系统，甚至对轻度的肾积水也显像。静脉尿路造影可了解肾功能，也可通过充盈缺损展现阴性结石，但肾功能不全的禁用。③逆行肾盂造影：使用膀胱镜插入膀胱内，经患侧输尿管开口插入输尿管导管，然后注入造影剂，进行摄片，这种检查方法主要用于不能控制的疼痛严重的尿路感染、结石梗阻、孤立肾伴发结石梗阻、结石不能自行排出或输尿管狭窄解剖变异等。

4.CT扫描　CT诊断结石灵敏度占94%～100%，精确度占93%～98%，薄层CT和增强CT，计算机三维重建技术可直接的显现尿路和结石的情况。CT还可以显现结石梗阻引起的继发性改变，包括输尿管扩张、肾积水、肾间质性水肿、炎症以及急性梗阻时肾实质的密度减低。缺点是：①局限性肾积水和广泛盆腔钙化诊断较困难，不能评价肾功能。②虽然能估计结石的总大小、位置，但是只能近似地概述结石的形状。③妊娠期慎用。

三、治疗

治疗急性肾绞痛的首要任务是：解除结石梗阻部位、止痛、解除肾盂和输尿管平滑肌痉挛。找出结石的部位后，可使用体外冲击波碎石术或内腔镜取石进行治疗。对于因恶心、呕吐导致脱水的患者，可以建立静脉通道，补充水、电解质，纠正酸碱平衡，同时给予止痛、止吐、排石等治疗。

（一）药物治疗

1.解痉药物

（1）阿托品：阿托品为抗胆碱神经药物，能选择性地阻断胆碱能神经对输尿管平滑肌的兴奋，而缓解输尿管平滑肌痉挛，在肾绞痛发作时单独使用或与其他镇痛药物联合应用，常用剂量：口服0.3～0.6mg，每日3次，或肌内注射，每次0.5mg。不良反应主要有口干、眩晕、视物模糊、皮肤潮红、心率加快等。前列腺肥大及青光眼患者禁用。阿托品肌内注射后15～20min达到作用高峰，作用持续4～6h，然后在肝内水解后经尿排出。

（2）654-2：为山莨菪碱的合成品，具有与阿托品相同的抗胆碱能神经作用，但作用强度、不良反应都比阿托品小。常用剂量：口服5～10mg，每日3次，或肌内注射5～10mg。不良反应及禁忌证同阿托品。

（3）硝苯地平：又名心痛定，为钙阻滞剂，能直接松弛血管平滑肌，扩张冠状动脉，常用于治疗心绞痛及高血压。近来研究表明，心痛定可松弛输尿管平滑肌，对解除肾绞痛有一定疗效。常用剂量为5～10mg口服或舌下给药，每日用3次。硝苯地平口服后20min开始出现治疗作用，1～2h达到最大效应，持续6～7h，舌下含服作用更快，5min即开始出现治疗作用。硝苯地平的不良反应较轻，初服者可出现面部潮红、心动过速，个别情况下会出现舌根麻木、口干、发汗、头痛、恶心、食欲缺乏等症状，偶尔见直立性低血压。坦索罗辛是高选择的α_{1A}-受体阻滞剂，能抑制该处肌肉的紧张度，减少蠕动频率，减轻远端和壁内段输尿管的收缩。

2.镇痛药物

（1）吗啡：吗啡为阿片生物碱，镇痛作用较强，同时还有镇静作用。吗啡对输尿管平滑肌有兴奋作用，可使其张力增加，在肾绞痛时单独应用可能会使痉挛加重，所以需要与阿托品等解痉物合用效果较好，常用剂量：口服每次5～15mg，或皮下注射每次10mg。吗啡皮下注射后15～30min显效，作用持续4～6h。不良反应有头晕、恶心、便秘、排尿困难等，哺乳期妇女、慢性阻塞性肺病及肝功能减退者忌用。因为连续使用吗啡可以成瘾，所以应当尽量少用或慎用。

（2）哌替啶：又称杜冷丁，为人工合成的成瘾性镇痛药，化学结构与吗啡相似，作用于阿片受体。80～100mg哌替啶的镇痛作用相当于10mg吗啡，皮下或肌内注射10min内出现镇痛作用，持续2～4h。常用剂量：每次50～100mg口服或肌内注射每次50～100mg。不良反应与吗啡相似，部分患者会出现欣快感或焦虑不安的症状，连续使用会成瘾。哌替啶对输尿管平滑肌也有兴奋作用，须与阿托品等解痉药物合用。

（3）布桂嗪：为人工合成镇痛药，其镇痛作用约为吗啡1/3，对皮肤黏膜和运动器官的镇痛作用较强，而对内脏器官的镇痛作用较弱，口服后30min、肌内注射后10min开始出现镇痛效果。常用剂量：口服每次

60mg 或肌内注射 50～100mg。不良反应主要有胃肠道反应和头晕等，停药后即消失。

(4)吲哚美辛：为人工合成的抗感染药物，对炎症引起的疼痛有一定镇痛作用。吲哚美辛治疗持续时间较长，并且对于治疗不太严重的肾绞痛，特别是体外冲击波碎石术后排石过程中引起的疼痛效果显著。用法为每次 1 粒，每日 3～4 次，经肛门给药。

3.*止吐药物* 由于急性肾绞痛常伴有恶心、呕吐，所以止吐药在肾绞痛治疗中也常用，甲氧氯普胺是唯一的在肾绞痛治疗中明确研究过的止吐药，甲氧氯普胺除了缓解恶心外，还能和麻醉性镇痛药一样明显缓解疼痛。它的作用是在于其对中枢神经系统多巴胺受体的阻断。它没有抗焦虑的作用，与其他中枢多巴胺受体阻滞剂相比，镇静作用也较强。甲氧氯普胺在静脉注射 3min 内发挥作用，肌内注射其作用可能不超过 15min。成人常用剂量为 10mg，静脉注射或肌内注射。必要时可每 4～6h 应用一次。其他常用于止吐的药物包括：异丙嗪、马来酸丙氯拉嗪、羟嗪等。通常肾绞痛患者呕吐较明显，恶心需要口服药物治疗时推荐使用止吐药。在医院或急诊室，甲氧氯普胺是首选止吐药，但对于门诊者，推荐使用异丙嗪或丙氯拉嗪栓剂。

4.*抗生素* 对泌尿系统结石患者应用抗生素仍然有争议。过度使用强效泌尿系统抗生素，会导致高度耐药菌的产生，但如果对于结石所致的泌尿系统感染不充分，又可能导致危及生命的脓毒症或肾积脓。如果诊断泌尿系统感染，应及时的应用抗生素。有些患者应及时做尿培养，了解感染菌是否耐药。当尿分析异常如每高倍镜视野下大于 5 个，细菌尿、发热或无法解释的白细胞增多时，提示为尿路感染。据报道，接受治疗的患者中有约 3%的人出现继发的尿路感染。虽然这样的病例数并不多，但感染会使这类患者的临床结果明显复杂化。应根据患者的临床表现选择基本的抗生素，最强效的羟嗪抗生素对败血症或有其他高风险疾病的患者才应用。

（二）输尿管支架管置入术引流的治疗

支架是一种不同长度的有孔的塑料管，被用于各种肾、输尿管、膀胱等泌尿外科手术。最常用的支架是双“J”管，其特点是在抽出硬质导丝后两端都留有一个线圈，一个线圈留在肾盂内，另一个留在膀胱内，相互跨固，防止支架管上移或下脱。其长度规格为 20～30cm，管径有 3 种规格分别为 6F、7F 和 8.5F，输尿管支架坚硬以抵抗输尿管周围的挤压，避免大结石阻塞尿管或外部肿瘤、瘢痕组织压迫输尿管。推荐通过测量输尿管长度来选择合适的双“J”管型号。最常用的长度是男性 26cm，女性 24cm。管的宽度决定于输尿管的直径、行程和下支架的目的。如果患者的输尿管有狭窄或扭曲，则应尽可能选择坚硬、直径更大的支架。支架用于结石疾病，有几个重要的功能。

1.它们保证了尿液能从肾脏排到膀胱和减轻引流梗阻。即使结石未排出，也能减轻患者的肾绞痛。

2.支架逐渐地扩张输尿管，也使输尿管镜检查术和其他内镜下的外科操作更加容易。

3.由于支架管不透辐射，则为冲击波碎石提供了稳定的界标。支架对小的或肉眼几乎看不见的结石是重要的界标。

4.大的结石被击碎时，支架管可以防止大量的结石片掉入输尿管。支架使碎片缓慢通过，这样更有效且能避免阻塞或“石街”的形成。

5.支架还能防止大的肾盂结石排入输尿管，这是冲击碎石的一个重要因素，因为冲击波能更容易击碎肾盂结石。

6.支架也有缺点，它会阻塞、扭结、移动或感染。检查双“J”管是否发生故障，是急诊的重要步骤。简单的腹部平片可用于判断双“J”管位置，对肾脏超声也有帮助。有问题的病例可通过膀胱 X 射线造影或静脉尿路造影进一步评估。膀胱 X 射线造影照片是向膀胱内填入稀释的造影剂后摄片。若支架功能正常，应看到造影剂从膀胱顺利的逆流到有支架的肾盂内。由于支架产生的膀胱刺激、痉挛和逆流，常使患者感到非常不适。这种不适能被止痛药如高胆碱能药(如奥昔布宁、托特罗定)和局部镇痛药(如非那吡啶)缓解。

(三)体外冲击波碎石微创术的治疗

体外冲击波碎石术是最便捷、创伤最小的一种治疗方法,应首选。根据临床诊断,确定结石的位置,排除禁忌证,可用体外冲击波碎石进行治疗,根据结石的位置选择不同定位方式,根据结石的大小、部位选择不同的碎石方法、工作电压、触发冲击数,把结石粉碎,梗阻被解除,疼痛很快缓解。

(四)经皮肾镜取石术

有些梗阻的肾脏有适合留置支架或支架无法放置,尤其是对于肾盂积脓或因结石阻塞的脓毒患者。这些情况下,就需要经皮穿刺造瘘术。对于感染的患者或状态不稳定的患者,应用经皮穿刺肾造瘘引流术更为安全,可以减少放置支架所引起的膀胱刺激症状。尿流改道术通常用于缓解症状,如持续的疼痛、肾衰竭和发热等,可继续保留造瘘管引流,也可用无菌的生理盐水从造瘘管口注入以冲洗肾内浓稠物,待病情稳定后便可实施经皮肾镜取石术。

(五)输尿管镜取石术

输尿管结石引起急性肾绞痛时,经药物治疗,体外冲击波碎石治疗效果不好的,结石梗阻未解除,疼痛仍未缓解的可采用输尿管镜取石术,然后输尿管内置入双“J”管,1～2 周拔除。

(赵恒太)

第六节　肾结石

一、临床表现

肾结石的主要症状是疼痛和血尿。其程度与结石部位、大小、活动与否及有无损伤、感染、梗阻等有关。较大的鹿角状结石或固定于肾盏的小结石因位置固定可不出现症状,而活动范围较大的小结石因随体位改变而活动频繁或堵塞输尿管则可出现肾绞痛。

肾结石患者大部分有不同程度的腰痛、腹痛,疼痛可分为钝痛和绞痛,可表现为阵发性或持续性疼痛,发作时程度可由腰部酸胀不适至严重刀割样疼痛,疼痛常突然发作,并向下腹部、腹股沟、股内侧、会阴放射,肾绞痛发作时患者呈急性面容,双手紧压腰部或腹部,坐立不安甚至在床上翻滚呻吟,同时伴恶心、呕吐、腹胀、便秘,严重时可表现为面色苍白、全身出冷汗、脉细而速、甚至血压下降呈虚脱状态,发作常持续数小时,亦可数分钟即行缓解。疼痛发作时间疼痛发作时尿量可减少,疼痛缓解后可有多尿现象。

血尿是肾结石另一主要症状,常伴随疼痛出现,可表现为肉眼血尿及镜下血尿,其中以镜下血尿多见。大量肉眼血尿并不多见,体力活动后血尿可加重,偶有无痛血尿患者行检查发现结石。

肾结石的常见并发症是梗阻和感染,结石继发急性肾盂肾炎或肾积脓时可有发热、畏寒、寒战等全身症状。梗阻则可以引起肾积水,出现上腹部或腰部肿块。梗阻可以诱发加重感染,解除梗阻是控制感染的先决条件。孤立肾或双肾结石梗阻可引起无尿。

二、诊断与鉴别诊断

(一)诊断

1.病史　仔细询问病史可以获得很有价值的临床资料。详细询问疼痛的诱因、部位、性质和疼痛放射的部位，以及有无血尿，有无恶心呕吐等胃肠道症状，有无排石病史，同时了解患者的生活习惯及饮食习惯，询问有无家族史及结石相关代谢性疾病史。

2.体格检查　患者一般状况可，肾绞痛发作时血压正常或偏高，痛苦面容，肾绞痛发作时患侧肋脊角可有压痛及叩击痛，肾绞痛发作静止期仅有叩击痛甚至没有阳性体征。没有梗阻的肾结石患者多数无明显体征，如伴发肾积水的患者可于腹部触及巨大的囊性肿物。

3.影像学检查

(1)B型超声检查：B型超声是一种对人体无损伤的检查方法。典型肾结石影像表现为肾窦区内出现强回声伴声影，同时B型超声能检查出伴发肾积水，肾囊性病变，肾占位等。超声检查更可发现X线平片检查阴性的结石，弥补了X线检查的不足。

(2)X线平片：90%以上的肾结石可在X线片上显影，显影的深浅与结石的组成成分、大小和厚度等有关，一般来说含钙成分越高，显影也越深。各种结石在X线片上显影深浅顺序为草酸钙结石、磷酸钙结石和磷酸镁铵结石、胱氨酸结石、含钙尿酸盐结石、纯尿酸结石，其中草酸钙结石显影最深，纯尿酸结石不显影。同时结石的显影与肠腔内容物较多(气体、便块等)、肥胖、摄X线片技术等外部因素有关。因此，摄片前给予灌肠或口服泻药平片效果会更好。腹部侧位X线片对于鉴别肾结石与胆囊结石、肠系膜淋巴结钙化、静脉石等有重要意义。

(3)排泄性尿路造影：可以评价结石所致的肾结构和功能的改变以及发现有无引起结石的尿路畸形(重复肾和输尿管、马蹄肾、多囊肾、肾盂输尿管连接部狭窄等)，同时也是发现阴性结石的一种重要检查手段。

(4)膀胱镜和逆行肾盂造影：此方法为有创检查，一般不作为常规检查方法，适用于其他方法不能确定结石的部位或结石以下尿路系统病情不明时。操作时以膀胱镜观察输尿管口是否喷尿及所喷尿液性状，随后经膀胱镜向患侧输尿管口插入导管，再经导管向肾盂输尿管注入造影剂，插管和注药过程应严格无菌操作术后给予抗菌药物以防止上尿路感染。

(5)CT检查：CT检查很少作为结石患者首选的检查方法，但其对于发现通过常规检查不能显示的或较小的输尿管中下段结石有一定的优势，同时其可确诊对X线检查不显影的尿酸结石。

(6)放射性核素扫描：放射性核素扫描可显示结石及评价结石梗阻导致肾功能受损害的程度。

(7)输尿管镜检查：适用于各种方法未找到结石或排泄性尿路造影显示充盈缺损而不能确诊时，其优势在于检查和治疗可同时进行。

(8)核磁水成像：不作为常规检查，对于了解肾积水的程度有一定的意义。

4.实验室检查　对肾结石病因的诊断极为重要，对于一次发作的肾结石尤其是单侧、单发结石患者可仅做尿石的分析、血生化、尿常规、尿培养、泌尿系X线平片、排泄性尿路造影等，而对于双肾多发结石、复发结石以及尿酸、胱氨酸结石等患者，常需进一步检查包括甲状旁腺功能亢进(甲旁亢)、尿酸、胱氨酸等代谢异常的检查。

(1)尿常规：镜检可见多量红细胞及少量白细胞或晶体，如伴发尿路感染时可见较多脓细胞。

(2)尿细菌培养及药敏试验：如患者有膀胱刺激症状结合尿常规中出现大量白细胞或脓细胞时可进行此项检查。

(3)肾功能及电解质检查：对于怀疑为代谢性疾病导致的结石或双侧输尿管结石考虑肾功能受损的患者应行上述检查。

(4)24h尿定量分析：对于明确结石的成因，推测结石的成分，对制定相应的治疗方法有一定的意义。检查项目主要有钙、磷、镁、尿酸、草酸、胱氨酸、枸橼酸等。

（二）鉴别诊断

1.胆石症 本病的主要表现为消化不良等胃肠道症状及胆绞痛，肾结石也可表现为上腹突发疼痛伴有恶心、呕吐等胃肠道症状。X线片中胆石有时可显影，易与肾结石混淆。鉴别方法是加拍侧位X线片（侧位片上显示上尿路结石位于椎体前缘之后）或行B型超声、CT等检查。

2.急性胆囊炎 急性胆囊炎主要表现为突发右上腹阵发性绞痛，常在饱餐、进食油腻食物后或在夜间发作，伴恶心、呕吐，患者常伴发热，查体可有右上腹压痛、反跳痛及肌紧张、Murphy征阳性，血象升高，而上尿路结石也可表现为腹痛伴恶心、呕吐，但结石患者无腹膜刺激征，结合病史、查体、实验室检查及B型超声检查可与肾结石鉴别。

3.肾盂肾炎 肾盂肾炎主要表现为腰痛、发热、膀胱刺激症状等。查体可有肾区压痛、叩击痛。尿常规检查可有白细胞、红细胞、蛋白管型和细菌，尿细菌培养菌落$>10^5$/ml，血常规白细胞计数升高，中性粒细胞比例升高。结合病史、查体、实验室检查及B型超声、X线可与肾结石鉴别。

三、治疗

肾结石的治疗原则是去除结石，保护肾功能，解除病因，防止其复发。肾结石如在绞痛发作时先应解痉、镇痛对症治疗。如有梗阻，解除梗阻保护肾脏。如有感染应用药物控制感染。

（一）一般治疗

1.大量饮水 结石患者每天应饮水2000～3000ml，保证足够的尿量冲洗，以促进小结石排出，减缓结石生长速度、防止复发。

2.镇痛 在肾绞痛发作时可采用肌内注射盐酸哌替啶50mg或并用异丙嗪25mg治疗，此外阿托品，钙离子拮抗药（如硝苯地平）、吲哚美辛栓、黄体酮均对肾绞痛缓解有明显效果。还可利用中医针灸疗法针刺肾俞、三阴交、阿是穴等穴位镇痛。

3.控制感染 感染性结石易导致泌尿系反复感染，同时感染促进结石的进一步生长，结石阻塞输尿管引起梗阻，梗阻加重感染，感染加重肾功能的损害，因而解除梗阻是除敏感抗生素外控制感染的另一重要手段。

（二）不同成分肾结石的临床治疗

1.高尿钙导致的肾结石 含钙结石发病率最高，占全部尿石的80%～89%。其中以草酸钙和磷酸钙为主，常见为草酸钙+磷酸钙的混合结石。①草酸钙结石：较小的草酸钙结石表面有多个小的突起，部分呈尖锐突起，如星芒状；较大的结石布满尤状物，如桑椹样。草酸钙结石的硬度高于尿酸和磷酸钙，在X线平片可显示清晰阴影，为X线阳性结石。②磷酸钙结石：呈灰色至白色，质脆易碎，表面粗糙，切面常有薄壳结构，硬度较低。含钙结石不能溶解，复发率高。其发生不仅与肾小管酸中毒、原发性甲状腺功能亢进、原发性高尿钙等尿中含钙量升高有关，亦与抑制含钙结石形成的因素减弱或消失有关。

对于含钙结石的治疗可根据病史应用口服药物，手术后限制饮食等。①肾小管酸中毒导致的结石病：Ⅰ型肾小管酸中毒可有碱性尿、高尿钙、高磷酸盐、低枸橼酸尿。如并发磷酸钙结石，宜服用枸橼酸钾以降低尿钙，此外小苏打和枸橼酸合剂均可纠正酸中毒。如患者仍有新结石生成，可口服磷酸盐合剂或双氢克尿塞以减少尿钙。②原发性甲状旁腺功能亢进引起的结石病：应先治疗原发性甲旁亢，然后再处理结石。甲旁亢患者可发生高血钙危象，表现为脉搏增快、嗜睡、恶心呕吐、腹部不适和高氮质血症，严重时患者可发生呼吸困难、肾衰竭、昏迷甚至死于心搏骤停。高血钙危象的治疗是甲状旁腺切除。为降低血清钙可用无机磷酸盐或硫酸盐。原发性甲状旁腺功能亢进诊断明确后，可以行颈部探查手术，发现腺瘤行腺瘤摘除，发现甲状旁腺增生行甲状旁腺部分切除。③原发性高尿钙引起的结石病：在无明显病因的含钙肾结石中，40%～60%有原发性高尿钙。原发性高尿钙主要有两种：吸收性高尿钙和肾性高尿钙。其治疗可联合应用噻嗪类利尿药（双氢克尿塞、三氯甲噻嗪、苄氟噻嗪和氯噻酮）和枸橼酸钾，噻嗪类利尿药有升高血钙的作用，禁用于原发性甲旁亢患者。

2.*高草酸尿导致的肾结石*　原发性高草酸尿是一种先天遗传性疾病，临床罕见，多发生于儿童，约在40岁之前死于肾衰竭。其可应用维生素B_6、大量饮水、低草酸饮食等方法治疗。回肠切除术后、回肠短路术后或溃疡性结肠炎患者均可发生肠源性高草酸尿，草酸大量吸收有三个原因：①吸收障碍综合征，由于肠道内有大量不吸收的脂肪酸，脂肪酸与肠腔内的钙结合，与草酸结合的钙不足而使草酸大量吸收；②胆酸不能进入末段回肠被吸收后自肝脏随胆汁排出，胆酸与肠腔内的钙结合成不吸收的皂化钙，大量游离的草酸便被吸收；③肠道食草酸杆菌具有分解草酸的能力。该菌可被抗生素和胆酸抑制，回肠短路术后胆汁直接进入回肠抑制草酸杆菌生长降低了肠道分解草酸的能力，导致了草酸吸收增加。其治疗主要是大量饮水、低草酸饮食、口服钙剂或高钙饮食等方法治疗，有人认为需用枸橼酸钙或同时服噻嗪类药物，以防补钙过度而引起肾结石。

3.*高尿酸尿导致的结石*　尿酸结石占5%～10%，由游离尿酸组成。75%～80%的尿酸结石由纯尿酸组成，其余由尿酸和含钙结石混合而成。结石呈圆形或卵圆形，颜色为黄色或棕色，表面光滑平坦，有时呈细颗粒状。尿酸结石常为多发，硬度较低。在X线平片不显示阴影，为X线阴性结石。高尿酸尿症是含钙肾结石患者的一个较重要的原因，其特点为高尿酸尿症和反复发作的含钙肾结石，故又称高尿酸尿性含钙肾结石。12%高尿酸尿和高钙尿同时存在。高尿酸尿可由痛风、骨髓增殖性疾病、慢性粒细胞性白血病、急性白血病、慢性肠炎或口服某些药物（阿司匹林、丙磺舒）等多种情况引起。多饮水、低嘌呤饮食、低盐饮食，口服别嘌呤醇（100mg，每天3次）、碱化尿液（首选枸橼酸钾3g，每天3次）、口服降尿钙药物（双氢克尿塞50mg，每天2次）及局部灌注溶石法对于其治疗及预防复发有明显疗效。

4.*高胱氨酸尿导致的结石*　胱氨酸结石占肾结石1%～3%，为先天性代谢性疾病，高发年龄在20～30岁，其肾小管对胱氨酸、精氨酸、鸟氨酸和赖氨酸再吸收不良，该病多见于儿童，占儿童结石的6%，易形成鹿角状结石。胱氨酸尿患者中82%发生胱氨酸结石，35%在小儿形成结石。胱氨酸结石呈黄色蜡样外观，表面光滑或颗粒状，切面有向心性分层或放射状条纹，为X线阳性结石，胱氨酸结石在X线平片上呈均匀的不透光阴影。对于胱氨酸结石，无有效的口服溶石药物，因其含丰富的蛋白基质和均匀的结构，对于ESWL治疗常疗效不佳，但通过低蛋氨酸饮食、增加液体摄入（一般每天饮水量＞4L）、碱化尿液（应用枸橼酸钾、碳酸氢钠15～20g/d、10%枸橼酸合剂10～15ml，每天4次，使尿液pH7.0～8.0，既可防止新结石发生又可溶石，pH＞9.0溶石效果最好）和局部灌注溶石方法等可取得较好的效果。

5.*感染性结石*　与感染有关的结石占肾结石的15%～20%，女性较男性高两倍，很容易复发。感染性结石的成分多为磷酸镁铵和磷酸钙。结石大小差别较大，呈污灰色，部分易碎结石表面为泥灰状或浮石样结构。结石中经常存在大量基质，硬度较低。某些细菌能分解尿素产生氨，使尿pH＞7.2，导致磷酸盐的成分沉淀，从而形成磷酸镁铵、磷酸钙和铵的尿酸盐结石。对于感染性结石，应做尿培养及药物敏感试验，并根据其结果应用敏感抗菌药物控制尿路感染，进食低钙低磷饮食，口服氯化铵1～3g酸化尿液，口服氢氧化铝凝胶10～15ml，每天3次，减少磷的吸收等保守方法治疗。伴有尿路梗阻者应积极处理结石。除此之外，应结合结石及肾脏情况行开放手术、经皮肾镜（PCNL）和体外冲击波碎石术（ESWL）等相应治疗。

（三）手术治疗原则

手术治疗肾结石方法目前只适用于一些复杂的病例，如结石巨大，梗阻严重，或伴有一些并发症等。对此应遵循以下原则：

1.严格掌握手术适应证

(1)梗阻:因梗阻而继发产生肾结石的应果断采取手术的治疗方法,在取石的同时,进行成型手术以解除尿路梗阻;因结石造成尿路梗阻也不易用其他方法解除梗阻的,也应积极手术治疗。

(2)合并感染:感染往往和结石并存,延误治疗可加重肾脏功能的损害,如果感染扩散到肾周围,还可造成肾周脓肿甚至全身感染,所以对感染性结石,在抗感染同时应积极手术治疗。

(3)进行性肾功能损害:结石梗阻,感染等原因导致肾功能损害进行性加重,尤其为孤立肾或对侧肾功能严重受损时,也应积极地对结石行手术治疗。

(4)严重血尿:少数患者因结石刺激,可诱发严重的血尿,对此类病因明确者,应果断手术。

(5)对于各种复杂性肾结石:如铸型结石、多发结石主张尽早手术。

2.双侧肾结石应掌握的手术原则

(1)优先处理发生急性梗阻的一侧或手术较为安全的一侧。

(2)根据肾功能测定,双肾功能都较好,可首先处理损伤侧;双肾功能都有受损,应先处理梗阻严重、损害较重的一侧。

(3)一侧有功能、对侧肾功能丧失,应处理有功能侧肾脏,保存剩余肾功能,择期再处理无功能肾。

(4)对于分侧分期手术:当先期手术后,患侧肾功能逐渐恢复,一般情况好转,应择期手术治疗对侧,以免该肾功能损害加重。

(5)对急性双侧结石梗阻、无尿、急性肾功能损害者,应果断积极地采取手术治疗,双侧可以同期手术。

3.做好术前准备,为手术创造条件

(1)做好病因的检查:尤其对于复杂的肾结石,除了了解有无肾脏本身的成石因素外,行生化、代谢方面的检查,这对术后预防结石复发尽可能避免再次手术均有重要意义。如当化验血钙增高,血磷降低时应进一步检查甲状腺功能;肾脏阴性结石时还应进一步行血、尿中的尿酸及胱氨酸测定,查明原因。

(2)术前影像学检查:影像学的发展为术前对患肾及对侧肾功能、形态及结石的情况如结石的大小、数量、形状、部位、肾盂形态等都能得到较为满意的显示,为制定手术方案提供了更科学的依据。除了传统的尿路X线平片,静脉尿路造影和逆行造影外,有选择的行CT、磁共振尿路水成像检查,对了解病因、制定手术方案有参考价值。

(3)肾功能检查:手术治疗肾结石,术前一定要对两个肾脏的功能状况做出评估,充分了解分肾功能的情况,这对术后患肾功能的恢复预测以及术后随访都有意义。通过同位素肾图检查,血尿素氮、肌酐及电解质等生化指标测定,了解全身情况,对术前检查有问题的可以通过治疗加以纠正,为手术创造条件。

(4)积极控制感染:尤其是复杂的肾结石,往往程度不同地存在感染,术前应选用有效的抗生素控制感染,常规行尿细菌学检查,术前应用敏感药物应至少在术前24～48h开始,使用在尿液和组织中浓度高且肾毒性小的抗生素,足量、足疗程应用,以减少术后感染并发症的发生。

(5)适当备血,应付术中的突发意外:由于肾脏血流丰富,意外损伤有时会对手术的顺利带来不必要的麻烦,所以术前应做好可能输血的准备,包括出凝血功能检查及血型等输血前的准备。

(6)术前复查X线片:尿路结石不同于其他的疾病,结石的位置可以发生变化,所以术前一定要复查结石的位置,以免术中造成被动,一般术日进手术室前复查X线片并减少体位变动。

(四)肾结石的手术入路

肾结石的手术治疗,切口的选择应遵循几个原则:有利于结石的取出,方便术中各种突发事件的处理,减少术中术后并发症以及术者的习惯;还要考虑到肾脏位置的高低、病变部位以及有无手术史等。切口选择合适能减少创伤,减少并发症,缩短手术时间,有利于患者的恢复。

1.经肋切口(第十二肋进路)　此切口对肾脏及肾蒂显露较为满意,尤其对于较肥胖的患者更适合,当需要扩大手术时,便于切口的延长,适用于复杂肾结石的手术。但术中需要切除部分第12肋骨,并有损伤胸膜的可能。

2.肋缘上切口(Turner-Warwick切口)　也称为第11肋间切口,此切口的优点在于能较满意的显露整个肾脏,能在直视下处理肾蒂,适用于肾实质切开取石,治疗复杂肾结石。目前多数人认为肋间切口从操作方面、对血管神经的损伤方面,整个肾脏的暴露方面以及切口的关闭等方面均优于经12肋切口;其缺点同样也是有损伤胸膜的可能性。

3.Foley肌肉分离切口　优点是切口短,创伤小,很少切断肌肉,不会削弱腹壁肌层,术后并发症少、恢复快。适用于肾盂及连接部嵌顿的结石取出,缺点是肾脏显露少,由于切口小,手不能进入触摸,应用较局限。

4.背侧腰切口　患者采取俯卧位,在骶棘肌和腰方肌前方通过腰背筋膜进路。可以应用于同期双侧肾盂或输尿管连接部结石的取石术,优点是没切开重要的肌肉与神经,术后恢复快,缺点是显露有限。

5.腰部斜切口　也称为肋缘下切口或第12肋下切口,适用于肾盂切开取石,操作简单,不损伤胸膜。缺点是有损伤肋下神经及皮神经的可能,切口大,但只能暴露部分肾脏,肾蒂显露不够满意。

肾脏的手术还有许多手术入路,例如经前方腹腔进路,有很好的视野暴露,但是对于肾结石的取石手术来说,尽可能在腹膜外操作,能减少术后并发症,因此不主张经腹进路行肾脏的取石手术。

(五)防治手术并发症

1.术中常见并发症及处理　肾结石手术较一般手术创伤大,加之肾周围组织器官较多,结石引起的肾周围炎或多次手术等因素,术中处理不当或不及时,会增加手术的难度,严重的可以危急脏器的功能,增加术后并发症,影响手术效果,所以作为手术医师应熟悉肾脏及周围的解剖结构,仔细操作,尽可能避免并发症。

(1)气胸:多发生于11肋间切口入路,有可能损伤胸膜发生气胸。预防胸膜损伤的方法是作切口时不要切的过高,一般情况下切至第十二肋骨的前1/3处即到胸膜的下缘,切开肋间肌,钝性从肋骨下面推开薄层胸膜外筋膜,用示指将胸膜从肋间肌和肋骨上向下推开,切断部分膈肌胸膜自然上退。发生胸膜损伤后应立即缝合裂口,可以采用连续缝合的方法,最后一针时应抽尽出胸腔内气体,立即打结关闭裂口。硬膜外麻醉时可以用尿管抽净气体;全身麻醉时和麻醉师配合,鼓肺关闭最后一针。注意关闭切口前一定要做灌洗试验,确定胸膜已经关闭,术后注意呼吸情况,必要时做胸穿抽吸胸腔内气体或行胸腔闭式引流术。

(2)下腔静脉损伤:行右肾结石取石术时,有时会损伤下腔静脉,多见于肾周围粘连严重或小儿手术时识别不清,造成静脉撕裂。发生下腔静脉损伤时切勿盲目钳夹止血,立即用手指压迫或用纱布垫压迫止血,在补充血容量的同时,用心耳钳夹注裂口,以无损伤线做连续外翻缝合止血。预防下腔静脉损伤注意:切勿粗暴分离,粘连严重时可先自远段寻找输尿管,提起输尿管后小心分离,或从肾脏后外测接近肾盂,术中备好心耳钳。

(3)十二指肠损伤:十二指肠损伤发生的原因多为右肾结石合并感染、肾周围炎至肾周围广泛粘连,强行分离右肾内侧上极时,撕破或剪破十二指肠,当术中视野中发现黄绿色胆汁样物时应考虑到十二指肠损伤。十二指肠损伤若处理不好是个较为严重的并发症,及时发现正确处理可以减少不良后果的发生。发现十二指肠损伤后应立即插入胃管行胃肠减压,改成气管内全麻醉,必要时扩大切口,充分暴露十二指肠破裂处,手术修复破裂口。手术修复的方法可根据裂口的大小及损伤的严重性选择。①单纯修补术:适用于裂口不大且无血供障碍的,破裂口应做两层横行间断内翻缝合,术后应行持续胃肠减压,禁食,加强营养的补充,必要时可行空肠造瘘以补充营养,一般可以愈合;②带蒂空肠片修补术:应用于缺口较大的裂口,方法是取附近一小段带系膜的空肠，于肠系膜的侧缘剖开肠管，直接缝合于十二指肠裂口的周边。一般十二指肠愈合的时间为5～7d，同时加强营养，引流管的拔除时间应根据引流量的多少而定，一般不少于5d。预防十二指肠损伤应注意分离肾脏右上极时，应紧贴肾脏包膜分离，必要时可以包膜下剥离。

(4)术中出血：肾脏血供丰富，在肾脏取石术中，损伤性出血是很常见的并发症。

术中出血的原因有：钝性游离肾脏上极或下极时，将肾脏的异位血管损伤；在需要阻断肾蒂的取石术中，分离肾血管时，肾静脉或其分支损伤出血；行肾盂切开取石或经肾窦切开取石术时，没有在肾窦脂肪包膜与肾盂外膜之间的肾盂外间隙内分离，误伤肾后段动脉或肾窦内血管；结石较大或铸型结石取石时，用力过猛可将肾盏或肾盂损伤，伤及血管时可造成出血；缝合肾盂切口时，缝合针刺破段血管。

止血措施：术中损伤可造成血管损伤出血，尤其是在肾取石过程中，有时会给手术带来很多麻烦，遇到此情况，术者应保持镇静，分析出血原因，快速采取果断措施，进行必要的止血，常用的止血措施有：持续压迫的方法，手握肾脏，压迫止血；若肾内出血，用冷盐水反复冲洗或用示指自肾盂切口内深入至出血处，压迫；在压迫后难以止血的时候，应仔细寻找出血部位，变换压迫位置，当找到压迫点后，可利用铆钉缝合的方法缝合止血；当取石时损伤肾盏大出血时，也可以于此肾盏作为肾造瘘的通道，放置有气囊的造瘘管，注水5ml，牵拉压迫出血部位。

预防肾取石术术中出血应注意以下几个方面：手术开始前应摄X线片，减少体位变动，正确选择手术切口，以快捷、方便、视野好的入路，接近结石所在部位。分离肾脏时，用钝性分离的方法，碰到可疑条索状物时，辨认是否是肾脏的迷走血管，可以以手指试阻断后观察肾脏颜色的变化，必要时可以结扎、切断。肾盂切开取石时，应正确寻找其平面，沿输尿管向近段在肾盂外间隙平面向肾窦分离，到达肾门后向肾下盏分离，可以避免损伤肾后段动脉。对有肾周围炎的右侧肾取石术，分离其内侧时，应高度警惕下腔静脉的损伤造成的大出血，也可以先找到输尿管向近侧分离。取鹿角状结石时，要根据结石的形状、部位决定先取出结石的一个极，肾窦、肾实质切口要足够大，从结石的一个极，不同方向用力，慢慢将结石取出。若结石过大，可以先将结石钳成几部分，分别取出，也可以利用气压弹道、超声碎石器等碎石器械将结实打碎、分解取出。有时当遇到肾盏颈狭窄、结石难以取出时，也可以以小指深进逐步扩张肾盏颈，不可暴力用取石钳强力牵拉，以免造成肾段血管损伤出血。

2.手术后常见的并发症及处理

(1)术后早期切口漏尿：尿路手术，常见的是尿液外渗或外漏，术后发生漏尿常见的原因有：①肾脏或肾盂切开后，缝合方法不当；②尿液的引流欠通畅，比如外引流位置不合适，术后继发出血堵塞引流管等；③术后感染造成缝合处炎性反应或残留结石造成阻塞使尿路近段压力生高，产生尿外渗。针对以上几种原因，术前及术中应引起注意，术前就选用有效抗生素控制感染；术中应缝合严密，必要时可做充水实验；术中止血要彻底，引流要通畅，利用双J管行内引流可以起到引流、支架的双重作用，目前已广泛被应用。再有就是术中应反复冲洗远、近段管腔，将残余结石碎渣冲出、冲净，以免术后残余结石造成梗阻，引发尿漏。

对术后早期的漏尿，一般不太严重时可以观察，延迟拔除伤口引流，保持其引流通畅，有时手术的创伤，术后组织水肿对尿路的远端功能有一定的影响，当输尿管蠕动功能恢复、炎性反应减轻，漏尿会自然停止；对于伤口大量的漏尿，应分析找原因，若尿路远段残留结石引起的应采取经膀胱镜逆行置管术，或镜下碎石恢复尿路的通畅，使尿瘘愈合；必要时可以手术取石，以免尿外渗形成尿液囊肿或脓肿。

(2)术后出血：肾脏的取石手术后的出血，也是比较常见的术后并发症。术后出血有时很严重，血块可以导致引流管堵塞。术后再出血，尤其是比较多量的出血，其原因多是术中止血不彻底，或是仅用电凝，暂时的凝血术后血管再开放引发出血，术后活动、血压升高、残留结石的损伤或是引流管阻塞、不恰当的冲洗及压力的变化也可以引发较为严重的出血。较晚期的出血多发生在术后一周以后，多是术后感染、肾组织坏死及缝合线软化脱落等原因造成。临床上可以见到肉眼血尿及血性引流物外，常伴有术侧肾区胀痛、高热及腹膜刺激症状、尿路刺激症状，一旦发生可疑再出血，应积极的诊断处理，对发生休克的，在抗休克同时，可以行影像学检查，了解肾内及肾周情况，有无残留结石、脓肿、血肿肾积水等。对继发性出血应立即采取对症治疗，如患者应绝对卧床，应用抗纤溶止血药，必要时可以通过肾造瘘管用冷盐水加血管收缩药物低温冲洗，同时选用有效抗生素控制感染，对出血不止导致休克的患者，必要时可考虑手术治疗。

(3)术后感染：肾结石尤其是复杂的肾结石，其成因大部分和感染有关，所以术后比较容易造成感染加重，原有的感染灶，加之术前准备不充分、术中创伤较大、手术对梗阻处理的欠缺等原因均可造成或加重感染；术后引流管的逆行感染、患者全身情况较差，低蛋白血症或伴有糖尿病时，也可以引发或加重感染。

术后感染的迹象主要表现为术后高热不退或从术后 4～5d 后体温再度上升，伴有寒战、肾区胀痛等症，引流物变混，血象增高，B 型超声可以显示有无肾周积液、积脓及有无残留结石。

防止术后感染，除认真的术前准备以外，还应注意患者术前行尿细菌学培养，有感染者术前应控制感染后再行手术；术中注意取石后对尿液流出道的成形矫正、解除梗阻；术后做好引流管的护理，注意观察引流液的量、色的变化，保持其通畅无菌，定时更换引流袋。一旦发现感染迹象，应及时处理，除了支持疗法之外，选用肾毒性小、疗效可靠的抗生素，及时行引流物的细菌培养及药物敏感实验，应用有效的抗生素。同时寻找感染源，发现脓肿及时引流，必要时可以局部低压冲洗。

(4)术后晚期切口漏尿及尿瘘：行肾取石手术后，早期常有漏尿现象，长时间的漏尿即可形成尿瘘。发生伤口漏尿的原因常见的有：①输尿管梗阻未解除，例如残余结石堵塞输尿管，手术矫正梗阻不理想或术后感染，炎症性或瘢痕性狭窄；②术后引流管拔除过早，一般情况下伤口引流管在术后引流物逐渐减少，当 24h 引流量少于 15min、一般 3～5d 时可以拔除，若有肾造瘘管时不可过早的拔除肾造瘘管，应该待输尿管的功能恢复后方可去除；③肾盂取石时损伤输尿管，尤其结石较大又是肾内性肾盂，取石时用力不当可将肾盂输尿管连接部撕断，缝合时较为困难，容易发生术后漏尿；④重复肾并结石，手术切除部分患肾时，肾组织切除不彻底也可以形成长时间的漏尿。

手术取石往往都是病情复杂的患者，术后容易出现漏尿等并发症，早期伤口引流不减少，有时患者出现肾区胀痛、发热。一般术后引流量 3～5d 应明显减少，当引流量不减少反而变成尿色时，诊断可以确立。有时尿液可以渗到腹膜后引起肾周围炎、感染形成窦道。

术后一旦发现漏尿，应及早进行处理。首先找到漏尿的原因，应用 B 型超声、X 线检查，除外残留结石梗阻，有结石的可行碎石术以解除梗阻。对漏尿量多的，拆除伤口 1～2 针缝线，置入引流管充分引流，同时可行膀胱镜下患侧输尿管逆行插管，若能成功对瘘管的愈合极为有利。对重复肾并结石行部分切除时残余肾创面造成的漏尿、术后发生严重的瘢痕性梗阻，以及严重的肾盂瘘非手术治疗无效的，可以再次手术。

防止术后漏尿的方法应从上述原因的预防着手，如术前准备工作充分，积极控制感染；术中对于大的结石，尽量用纵行或斜行切口，分次取出结石，避免肾盂肾窦部的撕裂，缝合时应对合、完整，缝合结束可以行冲水试验，检查有无漏口；注意残留结石的清理，术中常规置入双 J 管以保证尿液的充分引流还可以防止残留结石造成梗阻。对小儿或没有膀胱镜等设备时可以应用肾造瘘支架管，待输尿管恢复其功能后方可拔除，拔管前应行夹管试验，夹管观察无腰痛，尿量增多说明输尿管已恢复蠕动且通畅。

(5)结石残留：肾结石通过手术取石后结石残留的发生率较高。各家报道不一，为 10%～40%，多发生在多发或鹿角状结石，有的结石无法通过较狭窄的肾盏颈部加之数量多，术中较难探及到或者小结石太多，较易发生少数结石残留。残余结石对患者的危害极大，是术后早期急性梗阻和感染的重要原因，也是结石继续增大、再发和导致肾功能严重损害的重要因素。

发生残余结石的原因有:术前X线片未能准确确定结石的数目,取石时限于X线片上所数出的个数;未能对全部肾盏进行仔细的探查,尤其是肾盏颈狭小而其内又存在小结石,仅仅通过肾盂切口不易找到或取出,易发生遗漏;术中发生意外如肾内多量的出血,仅取出部分结石,被迫终止手术;质地松散的结石,术中钳夹时破碎,取出了大块的结石,未彻底的冲洗而残留部分小块的结石。

预防结石残留:手术取石时应高度重视,因为手术取石创伤较大,残留部分结石会给患者心理上和以后的治疗带来困难。常用的方法有:术前针对肾结石的数量、部位采取针对性的手术方案,力争一次手术取净,例如对多发散在的肾结石辅助凝块法取石时用自体血或冷沉淀素注入肾盂肾盏内,待7~8min后,这些物质形成凝块并将诸结石凝包于其中,再切开肾盂连同结石一并取出;可以用手指触摸的方法,手指可以剪除指套消毒后进入肾内,配合另一只手在相应的肾表面按压,往往皮质变薄处是结石所在的肾盏;应用针头刺探的方法,寻找可疑结石所在的肾盏,再根据结石所在的部位、大小采用不同的方法取石;术中应用B型超声、床旁X线定位、软肾盂镜等仪器,仔细寻找有无残留结石;缝合切口前应反复高压冲洗肾盂肾盏,以冲出细小的结石。经用上述方法处理残石率会大大降低。体外冲击波碎石的普及,目前对残留结石的处理较为简便,乃至术中不必强取肾盏内的个别小结石,以免术中肾内大出血,术后发现残留结石时,可待3周时行体外震波碎石,有肾造瘘管的术后也可以应用肾镜取石。

(6)结石复发:肾结石多是原发于肾脏,尽管有着不同的病因,手术取石术后,若是原发病因未能解除如流出道不全梗阻,或是感染、微小结石残留等因素,结石复发较为常见。结石复发是肾结石术后的一大难题,文献报道复发率各家不一,随着术后时间延长,结石复发率有不同的增加,有报道鹿角状结石手术取石术后,结石复发率为15%~70%。

为减少手术后结石复发,应注意术前通过化验、影像学检查,认真分析结石形成的原因,尤其是有无外科解剖上的因素,制订手术方案,在取石的同时,矫正这些成石因素;术中应尽量避免肾内结石的残留;对感染性结石应足量、足疗程应用敏感抗生素;例如:对下盏多发结石并囊性扩张积水的患者,最好行肾部分切除术;肾盂输尿管交界处狭窄时同时行肾盂成形术;术中反复冲洗肾内各盏;术后行结石成分分析等。由于结石成因影响因素众多,应采取不同措施预防复发。

(六)肾盂或经肾窦肾盂切开取石术

肾盂切开取石术是目前肾结石手术中最为常用的方法之一。其优点为手术方法较简单安全,手术损伤较小,并发症较少,出血少。适用于肾盂结石或者肾盏结石直径小于肾盏颈的宽度;也适用于肾内型肾盂结石、较小的鹿角状结石。此种方法已代替了大部分肾切开取石术。

1.术前准备 对感染性结石术前应行细菌培养,根据药敏试验术前应用敏感抗生素。对估计手术有困难的,尤其是肾内型肾盂伴鹿角状结石的,应备血300~600ml。

2.术中注意要点

(1)根据X线检查结果,正确的选择手术切口。如单纯的肾盂结石,可以选择腰背直切口,对组织损伤相对较小,操作简便;对多发结石同时肾脏位置较高的,可选用11肋间切口,暴露较好,一些意外情况容易处理。切开肾盂肾窦时,应根据结石的形状、大小,选择能向结石长轴延伸的切口,以免造成肾盂的撕裂。不少人认为:横行肾盂切开在解剖和生理上优于纵切口。必要时还可以行肾盏颈切开。

(2)寻找正确的肾盂外间隙平面:可以先从输尿管上段寻找正确的平面,在肾窦与肾盂外膜之间有一层无血管的间隙,在此平面向肾门方向分离,不易损伤肾窦旁血管,可以有效地分离出较大的平面,针对结石的大小而选择切开肾盂的长度。对大的鹿角状结石可以在此平面用手指分离到肾盏的水平,便于取石。

(3)有时肾盂背侧有肾动脉的小分支横过(肾盂后动脉),分离肾盂时注意尽量避免损伤,若影响到取石操作时,可以先闭夹血管,观察若影响肾脏血供不大,可以结扎切断。肾盂后静脉从肾盂后上方横过肾门,分离时注意,可以将其结扎。

(4)肾盂切开取石的切口不易过于靠近肾盂输尿管交界部,以免缝合后引起术后交界处狭窄。

(5)正确的取石方法:根据结石的大小、数量、部位及形状选用不同的手法,动作要轻柔,勿钳夹肾盏黏膜,尽量避免夹碎结石,以防止肾内创伤导致肾内大出血。必要时可配合机器碎石或应用凝块法取石。凝固法取石的方法是:肾盂内注入与肾盂容量略少的冷冻血液制品,再注入10%氯化钙1ml,注入前应吸净肾盂内尿液,注入后5～7min即可凝固成块,然后再切开肾盂,将粘有大小结石的血凝胶块完整的取出。

(6)多发性肾结石或咬碎后的结石:注意取石后仔细检查有无残余结石,尽量取净,然后反复冲洗。

3.术后处理

(1)应用有效抗生素,尤其对感染性结石,根据细菌培养及药物敏感试验,选用相对肾毒性小的抗生素,对创伤的愈合,防止结石复发均有意义。

(2)伤口引流注意应在引流量连续2d<15ml方可拔除,以观察有无漏尿。

(3)留有肾造瘘管的,应留置7～10d,待夹管后无不适便可拔除;目前术中留置内引流管(常用双J管)的优点已形成共识,有效地避免了引流带来的感染风险及护理上的不便,术后还可以对残留结石进一步处理,如体外冲击波碎石。双J管一般术后两周通过膀胱镜拔除。

(4)术后常见的并发症的防治:术后持续性漏尿,应考虑到肾盂切口裂开或是残留结石梗阻,应做相应的检查,以明确病因。远期肾盂输尿管交界处狭窄多是切口过长造成,术中应注意,必要时行成形术。其他方面的并发症同肾脏手术常见的并发症。

(七)肾实质切开取石术

肾脏的血供丰富,血管分布有成放射状排列的特点,根据肾血管走行特性不少学者进行了研究,为肾切开取石总结出不少经验,经实践也是行之有效的方法。肾实质切开手术适应证为:①鹿角状结石,尤其结石巨大的并且伸向下盏者,肾盏颈部狭小估计单纯行肾盂切开不能完全取出的结石;②肾盏结石,结石大于肾盏颈部不能经肾盂切开取石者。肾实质切开的基本原则是在明确的肾段动脉之间切开,遵循这一原则,可选择放射状、横行、三角形和其他不规则形切口。肾实质切开取石术创伤较大,对患者耐受手术的能力要求较高,术中、术后容易出现并发症,所以应从各方面充分做好准备。

1.术前准备

(1)评估患者的耐受大手术的能力,行影像学检查,充分了解结石的大小、数量、形状,了解梗阻情况、分肾功能情况,行尿细菌学检查,对无明显感染的也应术前48h开始应用抗生素。对于患肾有严重的感染或肾功能重度受损乃至无功能肾者,应放弃取石或行肾切除术。对对侧肾脏的功能情况、能否代偿应做到心中有数。

(2)备血300～600ml。

(3)术中备碎冰。

(4)手术前留置导尿管。

2.术中注意要点

(1)术中应根据结石的大小、分布行肾实质切开前,细心解剖肾动脉分支,夹闭后段动脉后标记出缺血段的边缘,以利寻找切口。

(2)肾脏对缺血耐受力较差,注意常温下一次阻断肾血流时间不宜超过15min,若估计肾实质切开取石不能在15min完成时,应行肾脏局部降温,以延长肾脏对缺血的耐受时间。

(3)对伴有肾下极鹿角状结石,需要切开肾实质时,在阻断肾血流的情况下,做肾盂纵行切口并向肾下极方向弧形延伸至肾下盏，此方向切口与血管平行，距结石较近，显露较好出血较少，易于操作。

(4)肾实质的缝合应用链扣样缝合，两针交界要有重叠；也可以加脂肪垫褥式缝合。

(5)单纯肾实质切开取石时，应首先确定结石的部位，根据肾后部动脉的分布规律选择切口，自肾动脉寻找肾后段动脉，解剖后夹闭后段动脉观察，找到肾血管段间线，在两段间线切开肾包膜，刀柄分开肾实质，遇到小血管时可牵开，再切开肾盏。

(6)切开的肾盏，用可吸收线缝合，再缝合肾实质，必要时应行肾盏颈切开成形术。

(7)术中应注意保护肾功能，当为了延长阻断肾血流的时间，可以联合应用碎冰降温并从静脉注射肌苷，解除肾蒂血管夹后，静脉注入20%甘露醇、呋塞米20～40mg，使肾脏及时利尿，这样可以延长肾缺血的耐受力，加快肾缺血缺氧后的恢复，减少并发症。

(8)术中应探查远端的尿路有无梗阻，有梗阻的及时行梗阻段成形术，以减少术后并发症的发生；术中置入双J管，以保持术后尿液流出道的通畅。对止血不太理想、术中损伤较大或可疑残留结石的建议行肾造口，术后还可以进一步行低压灌洗或溶解结石等治疗，较为安全。

3.术后处理

(1)肾切开取石术由于游离肾脏加之损伤较大，术后要求卧床7～10d，严密观察有无继发性出血。

(2)应用抗生素防治感染，尤其对感染性结石应足量、足疗程应用，以免短时间内结石复发。

(3)伤口引流管可于术后3d根据引流量减少的情况逐步拔除。

(4)留有肾造口管的，根据引流的颜色、量，无须冲洗时，术后7～10d拔除。对留有置双J管的，可早些拔除肾造口管。双J管可于两周后复查无残余结石后，经膀胱镜拔除。

(5)术后3个月，应行尿路造影或肾图，复查肾功能及形态。

4.术后常见的并发症　肾脏切开取石术后除了肾脏手术后常见的并发症外，还有以下并发症发生的可能：

(1)肾盂延迟性出血：可于术后1周左右再发出血，尤见于老年及肾功能差者，患者的活动可加重出血，继发性出血一般采取对症的方法处理，应用抗纤溶性止血药、卧床、补液等，一般能自行停止。对严重的迟发性出血，必要时可考虑行选择性栓塞止血。

(2)肾缺血：多由于术中长时间的阻断血供造成，可引起术后肾功能损伤、肾段梗塞、肾萎缩及继发性高血压。所以术中应积极的预防，比如应用局部降温、保护阻断血管、间断的恢复血供等防止肾缺血的发生。

(3)持续性感染：术后若是有感染迹象，应考虑到有残余结石。残余结石可引发众多并发症，如梗阻、漏尿、肾盂肾炎、结石再生长等。对有感染迹象者在抗感染的同时，应检查有无残余结石，结石成分明确的，应采用溶石的方法从造瘘管低压灌洗。如碳酸氢钠和氨基丁二醇加口服碱化剂适合于胱氨酸和尿酸结石，溶肾石酸素适合于磷酸镁铵结石。可于术后2～3d开始冲洗，压力低于25cmH_2O，先用生理盐水试冲1d，然后药物冲洗，速度不超过120ml/h。或通过内腔镜取石。对有感染迹象的，应及时行尿液、伤口引流液的细菌培养，根据药物敏感试验，及时调整抗生素的应用，保持尿流的引流通畅，必要时用机械碎石的方法治疗。

(八)肾切开取石及肾盏憩室切除或肾盏成形术

根据肾段血管的分布及其与肾盂肾盏的解剖概念而设计的手术方法。因为肾动脉前后两分支进入肾实质后很少相互吻合，在前支与后支血管的末梢分支供应的肾皮质区域有一相对无大血管区，在前后段动脉末梢形成的相对无血管区行肾实质切开，不会引起肾萎缩，故有人也称之于无萎缩性肾切开取石术。本术式适应于伴有肾盏颈部狭窄或伴有肾盏憩室的鹿角状结石、憩室内大结石；手术的目的一是去除所有的结石；二是纠正肾内解剖异常及改善引流；三是最大程度的保护肾脏功能。

1.术前准备

(1)术前行影像学检查了解肾内解剖异常或有无漏斗部狭窄，憩室所在的部位是在前组肾盏还是后组肾盏。

(2)行尿培养及药敏试验，术前 3d 既应常规应用抗生素。有感染的应延长用药时间。

(3)准备碎冰，备血 300～600ml。

(4)甘露醇和肌苷术中备用。

2.术中注意要点

(1)注意确定肾切口线：以夹闭后支动脉、注入亚甲蓝确定无血管区，或以针头确定憩室的部位，切口大小应预先设计再阻断肾血流，降温后记时操作。

(2)切开肾脏后，尽可能完整、全部取出结石。通过转动、先取小头、钝性分离的方法，取出结石后反复冲洗。

(3)对发现有肾盏颈部明显狭窄的，应行整形术，切开狭窄漏斗部，注意剪开肾盏漏斗部时，后组肾盏切开其前缘，前组肾盏切开其后缘，两极肾盏沿侧缘剪开，应用横切纵缝的方法，缝合时注意仅包括上皮及上皮下肌层，勿伤及叶间动脉。

(4)对较大的憩室内结石，切开取石后，可以将憩室切除：找到颈部，环行切开黏膜，内翻缝合关闭憩室颈。关闭憩室颈和敞开憩室是治疗憩室并发感染、结石的关键步骤。

(5)反复冲洗后，应置入双 J 管至膀胱以利引流。分别缝合肾盂、肾被膜，注意缝合肾被膜避免用褥式缝合，以免导致肾缺血。

3.术后处理

(1)术后卧床 1 周，以防出血和肾下垂。

(2)术后足量、足疗程应用抗生素，定期行尿液细菌培养，随时调整用药。

(3)伤口引流，在引流液 24h 少于 15ml 时，可以逐步拔除。

(4)输尿管支架管，一般情况好转，术后 7～10d，择期在膀胱镜下取管。

(5)术后应长期随访，术后 3 个月应行静脉尿路造影检查及肾图检查，观察肾脏功能及形态。

4.术后并发症　同肾实质切开取石术。

（九）肾盂切开取石、肾盂下盏吻合术

为了最大限度地保留有功能的肾实质，对于长入肾下盏的复杂铸形结石、合并有肾下盏扩张的患肾，采用肾盂与肾下盏成形吻合术可以有效地扩大尿液流出道，防止因引流不畅导致的结石复发的问题，对于肾功能欠佳或孤立肾并肾结石患者尤为适用。

1.术前准备

(1)行影像学检查，明确肾盂、肾盏的形态，结石的分布及肾积水的程度，结合同位素检查了解该肾功能情况，评估手术的可行性及预后。

(2)行尿细菌学培养，根据药敏试验，选用肾毒性小的有效抗生素，术前应用 1 周。

(3)备血 300～600ml。

2.术中注意要点

(1)先向肾下极自肾窦平面充分游离，直至肾下盏水平。

(2)切开肾脏实质前，应在欲切线旁缝扎后再切开，切线应与输尿管相对应位置。切口达肾下盏漏斗部水平以下，以免吻合下端受压成角。

(3)设计的切口应足够长,吻合后方可形成漏斗状。

(4)术中置双J管或肾造瘘支架管。

3.术后处理

(1)继续应用抗生素防治感染。因术后支架引流管放置时间较长,应加强引流管的护理,防止继发感染。

(2)伤口引流管可于术后3~5d无引流液后拔除。

(3)内支架引流管可于术后6~8周经膀胱镜拔除。

(4)对留有肾造瘘支架管的,应在术后4~6周夹管后无不适方可拔除。

(5)术后应长期随访,3个月行静脉肾盂造影观察肾功能情况及成形后肾盂形态。

肾脏手术取石在治疗尿路结石的历程中,不断的趋于成熟,一些术式,在应用过程中,不断的经过改良、创新,面对临床上各种各样的复杂情况,使手术治疗肾结石的并发症逐渐下降,得以广泛的应用,近来结合应用一些新技术也可以使手术的损伤减小、一些复杂的结石得以治疗,例如结合术中内腔镜技术可以准确地定位结石,术中还可以应用气压弹道、激光等机械手段碎石。在手术治疗的同时,能同时处理因解剖上的因素造成的成石因素,及时地保护了肾脏的功能,在当前腔内技术及一些新的取石手段突飞猛进的今天,开放手术仍具有一定的应用范围,尤其作为新技术的备用治疗方法,临床上是泌尿外科手术医师更应掌握的。

临床上对因肾结石造成患肾功能不同程度损害的、一些复杂的病例,有时可以考虑行肾部分切除或肾切除术,但是应该严格掌握手术适应证,例如肾部分切除术仅限于肾脏一极肾盏内结石同时有明显结石复发因素或者局部肾实质明显萎缩或者伴有重复肾肾内结石;对于因肾结石做肾切除术更应谨慎对待,对两侧肾结石患者,即使一侧功能很差,原则上不要轻易做肾切除术,因留下的肾脏功能负担加重,肾结石更易生长。对一侧肾结石并肾实质严重萎缩合并严重肾积脓,对侧肾脏无结石且功能良好的病例,方考虑切除患肾。

(十)经皮肾镜取石或碎石术

较大的肾盂结石及肾下盏结石可采用经皮肾镜取石术(PCNL)。经腰背部细针穿刺直达肾盏或肾盂,扩张并建立皮肤至肾内的通道,插放肾镜,直视下取石或通过机械、超声、液电、激光或气压弹道等方法碎石。凝血机制障碍、过于肥胖或脊柱畸形者不宜采用此法。此方法可造成肾实质撕裂或穿破、出血、漏尿、感染、动静脉瘘、损伤周围脏器等并发症。自ESWL广泛应用后,此项技术已较少应用或配合ESWL处理鹿角状结石。但由于近年来穿刺技术及碎石设备的不断改进,提高了PCNL治疗的无石率和临床效果,减少了经皮穿刺的通道,降低了手术的风险性。目前,以PCNL为基础的腔内泌尿外科技术已成为复杂肾结石(鹿角状结石)的主要治疗手段。近年来,我国学者更热衷于开展小通道的PCNL,利用输尿管镜进行碎石,即所谓的微创经皮肾镜取石术(MPCNL),MPCNL的经皮通道一般扩张至F14-16较传统的F24-34要小,因此MPCNL具有损伤小、出血少、建立通道成功率高而取石效果能够与传统PCNL相互媲美的特点。对于<1.5cm的单发肾结石,不推荐PCNL治疗。1985年Woodside成功应用PCNL治疗小儿肾结石以来,目前国外小儿PCNL应用已比较广泛,而在国内开展较少。因小儿肾脏小、活动度大、与成年人肾镜相比集合系统偏小操作较困难,MPCNL更适合治疗小儿肾结石。随着穿刺技术及碎石设备的不断改进PCNL会有更广阔的发展空间。

(十一)体外冲击波碎石(ESWL)

20世纪80年代初应用于临床,通过X线或B型超声对结石进行定位,利用高能冲击波聚焦后作用于结石,使结石裂解,是一种无痛、安全而有效的非侵入性治疗,优点是无须麻醉、无须手术,无须住院,在门诊即可接受治疗。缺点是对于体积较大,较复杂的结石效果不佳,多次治疗后肾脏有损伤。由于体外冲击波击碎结石的同时对肾组织也产生损害作用，所以两次 ESWL 治疗间隔时间应>1 周。<3 次治疗的肾组织损害可以完全修复，治疗的次数越多对肾组织的损伤越大。因此，总治疗次数最好掌握在 3 次以下。

尽管有适应证的范围，但目前体外冲击波碎石治疗肾结石仍是首选方法。

1.*单纯易治性肾结石* 单纯易治性肾结石，临床上没有严格的概念，一般是指结石直径<2cm 肾盂或部分肾盏结石。大部分可以通过一次性治疗而完全粉碎，并顺利排石。并发症少，临床统计一次碎石成功率达 98%以上，碎石过程中的能量和冲击波次数，部分取决于结石的成分，概括性统计的由易到难的顺序为：磷酸镁铵结石、草酸钙结石、尿酸结石、磷酸钙结石、一水草酸钙结石、胱氨酸结石。

(1)适应证

①单粒肾盂或肾盏(盏颈宽畅)结石，直径≤2cm。

②各种成分结石。

(2)禁忌证

①结石合并输尿管狭窄梗阻，会影响碎石的排出，甚至增加梗阻程度，加重病情。一般通过静脉肾盂造影即能判断肾盂积水输尿管狭窄程度，对部分肾功能异常，不能充分显影的患者，碎石前行逆行造影。

②明确合并恶性肿瘤，此类患者行体外冲击波碎石，不利于肿瘤的治疗，并有可能促进肿瘤的生长和转移。

③传染病活动期和明确的泌尿系感染，一般不主张此时期应用体外冲击波碎石治疗，应先行传染病和感染治疗。

④肾盂结石，已明确盏颈狭窄，基本不能排石。由于一些肾盏盏颈细小或近于完全闭塞，这种肾盏结石，碎石后，结石无法排出，反而会增加结石接触面，也可能会诱发其他损害。

(3)碎石前常规检查

①腹部 X 线平片检查，患者碎石前应行常规腹平片检查，明确诊断及结石大小、部位，数日前行腹部 X 线平片检查应再复查腹部 X 线平片。体积小、表面光滑的结石，发生肾绞痛或活动后，结石可能自行排出或脱落到输尿管等部位。因此碎石前复查腹部 X 线平片，有利于定位。

②有临床症状但 X 线不显影的阴性结石，必须通过 B 型超声检查来明确诊断，确定结石部位、大小，了解肾脏积水程度及其他病变。必要时应行肾脏 CT 检查，会对阴性结石的部位、大小提供更为确切的资料。一般情况下，阴性结石采用 B 型超声定位碎石机治疗最佳。

③泌尿系静脉肾盂造影，可以明确结石的诊断，进一步了解结石的部位、大小及患者的肾功能情况，了解肾脏是否积水及肾脏积水的程度、输尿管通畅程度，这些情况对排除非泌尿系结石有很重要的意义，避免错误诊断和过度碎石治疗。

④碎石前全身情况检查，包括血、尿常规，血小板计数及出、凝血时间，肝肾功能测定、血压测定、心电图检查等。排除体外冲击波碎石的禁忌证。

(4)碎石前常规准备

①结石合并尿路感染者，应用抗生素不少于 3d，复查尿常规基本正常，再行体外冲击波碎石和治疗。

②术前洗澡，清除皮肤表面的油脂等，减少冲击波的能量损耗。

③肠道准备，肾脏阳性结石一般无须特殊肠道准备，无须术前禁食或服用缓泻药。肾脏阴性结石和密度低、显影不良的结石，术前应避免进食产气食物，如牛奶、豆浆和糖类，必要时碎石前 1d 服用缓泻药，使体外冲击波碎石有较为清晰的定位条件。

④对少数精神过度紧张的患者，应详细介绍术中术后的注意事项，使患者了解冲击波碎石治疗的安全程度，解除患者顾虑，配合碎石治疗。

(5)体外冲击波碎石的方法和过程

①麻醉和用药:由于目前体外冲击波碎石机技术的完善,成年人无须碎石前麻醉。对于少数精神过度紧张,特殊冲击部位产生疼痛症状,可给予地西泮 10mg 肌内注射,疼痛症状较重者给予盐酸哌替啶等肌内注射。小儿往往不配合治疗,常规给予全身麻醉下碎石治疗。

②碎石体位:常规取仰卧位,患侧贴近反射体即水囊。如肾脏位置较高或肋骨较长,定位时肋骨与结石焦点重叠,可采取半坐卧位或垫高非治疗侧,使水囊与人体成一定角度,使冲击波避开肋骨,直接聚焦于结石,从而避免了骨质对冲击波能量的吸收及因此而产生的疼痛。

③定位方法和操作要点:所有碎石机的定位原理是基本一致的,但因 X 线、B 型超声和机型不同而产生区别。体外冲击波碎石中,要使患者感到舒适、安全;结石能清晰显示并准确定位焦点处;避免肋骨或组织影响使冲击波能量损耗。

不同的碎石机有不同的操作细节,基本的操作和定位方法如下:

a.熟悉患者的所有资料和检查结果,阅读腹部 X 线平片,确定结石位置,与肋骨、脊柱的距离关系,判断结石的大体体表位置,让患者仰卧或半坐卧于碎石床上,根据体表判断让结石区域与水囊接触,既结石处于冲击波中轴线上焦点附近,完成大致定位。

b.水囊充水并排净气体,水囊充水的程度要根据患者体型胖瘦进行调整,达到充分接触又不过度挤压为好。水囊表面涂抹适量耦合剂,在 X 线间断监视下,碎石机大 C 臂与水平垂直,左右移动治疗床,使结石定位在显示器焦点上,然后左或右摆动大 C 臂,监视下使结石中心定位于显示器焦点上,确定定位成功。

c.由于肾脏随呼吸上下移动,部分患者呼吸动度较大,使结石很难处于一个固定焦点上,因而可利用腹带或沙袋适当加压减小呼吸幅度,并把每次呼气终点或吸气开始时结石停留的位置做焦点定位。才能达到冲击波对结石有效冲击次数,减轻对肾脏的损害。

d.肾脏阴性结石一般采用 B 型超声定位碎石,结石显示明确,定位准确,碎石率高。如果只有 X 线定位系统的碎石机,应在碎石前静脉注射或逆行插管注射造影剂。在造影剂填充下,可以看到结石龛影,来完成结石定位。有人主张肾盂阴性结石采用逆行造影方法定位碎石,定位较准确,易于观察碎石效果。肾盏内结石由于相对固定,通过 CT 等确诊结石和位置后,术中静脉注射造影剂,根据肾盏显影的位置来定位即可。

e.选择合适的冲击波能量,也就是选择碎石的工作电压和冲击波次数,要以结石的大小、成分和部位来确定,没有统一的标准。原则是以低电压和少次数粉碎结石,并尽量减少肾脏损害。

临床上已经积累了大量的碎石经验,以多尼尔-小王子型碎石机为例,它的能级分配为 6 级,由小变大,一般肾结石单治疗冲击次数在 2500 次左右,碎石常规由 1 级开始,患者稍适应后,可逐渐升至 2、3 级。碎石前确定较坚硬的结石,可用 4、5 级冲击。由于肾盂结石有较充分的空间,在碎石过程中,可通过监视器图像来判断结石粉碎的程度,来决定单次治疗的冲击次数。部分肾盏结石所处的肾盏空间有限,碎石后不能充分散开,图像监视无法直观观察碎石程度,通常冲击次数 2500 次左右可达到良好的碎石效果。儿童肾结石的冲击波碎石治疗,在以往的高能量碎石机普遍应用时,多主张低电压、少次数的治疗方案,但目前的碎石机多数为低能量且稳定性好,采用常规治疗就可以。如果过度小心,碎石能量不足,会增加大碎石颗粒的形成,导致重复碎石或碎石在输尿管嵌顿梗阻,同样增加肾脏的损害。

(6)在碎石中需要注意的几个问题

①碎石要以最低能量、最低触发电压开始,逐渐调高能级,起始能级过高或能级升高过急、过快,会使患者疼痛加重,并增大冲击波源的损耗。

②碎石过程中监视结石的情况很重要,应及时发现由于患者体位移动,呼吸动度影响而导致的结石偏

离碎石焦点。X线定位碎石机过多次数的监视，会增加机器的损耗，增加X线对人体的损害程度。合理的监视次数应根据患者是否有体位移动、结石大小而定。如果患者无体位移动，一般冲击300次左右透视一次为佳。在碎石过程中，如果结石的核心随冲击波不同步振动，结石影像体积增大或在所处空间分散，提示结石已被粉碎。

③肾盂结石的碎石过程中，能级不宜过高，工作电压要平稳，使结石内外受到冲击力相同，碎石颗粒才会大小均匀、细小，易排出；如果工作电压过高，结石会崩裂或不均等粗大颗粒，在碎石过程中会脱落入肾盏或输尿管，增加碎石的困难，也会造成输尿管梗阻。如果出现此类情况，监视图像能清晰显示碎石在输尿管的位置，应立刻行输尿管结石碎石，然后再行肾盏和肾盂内结石冲击波碎石。

④当肾结石患者选择体外冲击波碎石治疗，有几种特殊情况应认真鉴别和进一步明确诊断，慎重选择治疗方案，甚至不应采取体外冲击波碎石治疗，否则既达不到治疗目的，也会造成不必要的损害和并发症发生。

a.肾髓质海绵肾结石：多数不主张采取体外冲击波碎石，但意见不一致。该病变在肾脏弥漫性存在，且有囊性梗阻，即便是结石被粉碎也难以排除。反复碎石会增加对肾脏的损害。肾髓质海绵肾是肾乳头和集合管的多囊性病变，在扩张的囊腔内可继发钙化物和小结石。通过B型超声、泌尿系平片、静脉肾盂造影、CT检查明确诊断。泌尿系平片和B型超声检查可显示双肾髓质乳头部排列成丛状或放射粟粒状细小结石影像。

b.肾盏憩室合并结石：憩室多位于肾髓质部，有狭长的通道与肾盏、肾盂连接，由于尿液引流不畅而继发结石。泌尿系平片显示结石位置在肾外侧。静脉肾盂造影更能明确诊断。碎石后结石很难排出，因此不主张体外冲击波碎石治疗。要根据患者临床症状和结石大小，必要时采用经皮肾镜碎石取石。

c.多囊肾合并结石：多囊肾为遗传性疾病，肾实质内大量密布的囊肿，逐渐使肾盂、肾盏受压、拉长、变形，导致肾盂、肾盏尿液引流不畅而继发结石。采取体外冲击波碎石容易造成囊肿内损伤和出血，且碎石不易排出。多数认为多囊肾合并结石不适合体外冲击波碎石。

d.肾钙质沉着症，肾乳头坏死，肾结核空洞都不适合体外冲击波碎石，在碎石治疗前要充分了解病史，明确诊断，避免不必要的损害。

(7)肾结石体外冲击波碎石后并发症及处理

①血尿：一般情况下较轻，碎石术后1～2d内可见肉眼血尿，常规不需止血药物及特殊处理。

②疼痛：多数患者只是轻微的皮肤不适，部分患者碎石排出过程中，刺激尿路发生疼痛，少数患者由于碎石颗粒大，造成输尿管梗阻，肾积水，发生肾绞痛。应给予镇痛、解痉药，顽固性肾绞痛通过泌尿系X线平片能明确诊断，急行输尿管体外冲击波碎石、解除梗阻。

③肾包膜下血肿：发生率低。发现有肾包膜下血肿，应卧床休息，应用止血药物及抗生素。血肿较大有连续出血倾向应行开放手术，清除血肿，修补肾脏。

④发热：部分患者碎石后会出现发热症状，给予抗生素治疗即可。

2.多发肾结石　肾内有2个或2个以上的结石称为多发肾结石，又称复杂肾结石。临床上有几种情况：①单侧多发肾结石；②一个肾内单发，另一个肾内多发肾结石；③双侧肾内多发肾结石。多发肾结石的碎石顺序非常重要，先后分次、分个碎石，才能达到碎石、排石的效果。多发性肾结石，不要强求肾脏各角落小结石彻底排尽，多次重复碎石会造成肾脏损害。

(1)适应证和禁忌证

①适应证：肾盂、肾盏内多个结石，各种成分结石。

②禁忌证：与单纯性肾结石相同。

(2)碎石前常规检查和准备:多发性肾结石,了解结石的部位和通道很重要,除了单纯性肾结石检查项目,强调碎石前必须行静脉肾盂造影。在全身检查中要测定甲状旁腺功能及血、尿生化,查找结石病因。碎石前准备与单纯性肾结石相同。

(3)多发肾结石的治疗原则和方法:多发肾结石,在治疗前要充分了解结石的部位、大小以决定碎石的顺序,并根据碎石过程中具体情况调整方案。逐个击碎,逐个排出,解除原梗阻,不造成新梗阻为原则。

①一侧多发肾结石,从大小上考虑,应先碎小结石,后碎大结石,以免大结石粉碎后影响小结石的定位。从结石所处的解剖位置考虑,应先碎近肾盂出口处结石,有利于尿液引流和结石排出。从肾盏考虑,应先碎下盏,再碎中、上盏结石。如果肾盂部有 2～3 个结石,关系密切,应选择一次性全部粉碎。肾盂内结石未发生完全梗阻,伴有肾盏内结石,可先行肾盏内碎石,再粉碎肾盂结石。

②双侧多发肾结石,要根据双侧结石的梗阻情况、肾积水程度、肾功能、结石的易碎性等决定治疗方案。先治疗有症状的一侧肾脏结石,先治疗梗阻、积水严重的一侧肾脏结石。根据结石成分先治疗易碎肾脏结石,如磷酸镁铵结石。如果一侧梗阻严重肾脏功能严重受损或近无功能,应先治疗肾功能好的一侧肾脏结石。临床上大多数学者不主张双侧肾结石同时治疗。

基本的治疗方法与单纯性肾结石相同,工作电压根据结石情况,一般不宜使用高电压工作状态。两次碎石的间隔不宜过短,一方面减少肾组织损害,另一方面可使结石碎粒充分排出,不至造成碎石堆积、梗阻。每次碎石间隔应在两周以上。在同侧多发结石,形状大小相似,造成某一块结石定位困难,在定位时,可让患者体位变化,如适当旋转,避免结石重叠,影响碎石效果;同侧肾盂内多发结石,如果考虑一次碎石后会有大量大小不等的结石排出,易形成"石街",碎石前应置入输尿管双"J"支架管,帮助引流,防止"石街"形成,直到结石全部粉碎排净后,拔除双"J"管。

(4)多发肾结石碎石后并发症及处理:常见并发症及处理原则同单纯性肾结石,但多发肾结石更易形成"石街",一旦"石街"形成,应及时处理,避免长时间梗阻积水,损害肾功能。碎石前置入输尿管双"J"支架管,是防止"石街"形成的有效方法。

3.*鹿角状肾结石* 肾盂、肾盏结石,逐渐沉积增大,使部分或全部肾盂被结石充填,一个以上的肾盏被结石充填,形成"鹿角"形而得名。大部分肾盂、肾盏被充填称为完全鹿角状结石;肾盂大部分被充填而只有 2 个以下肾盏被充填称为部分鹿角状结石;随着结石充填程度的增加,会造成部分肾盂、肾盏积水,一般发生积水较晚。通过静脉肾盂造影可以充分显示结石与肾盂、肾盏的关系,间隙大小或积水程度。体外冲击波碎石前我们应充分了解结石在肾盂、肾盏内的充填程度,积水程度,输尿管的引流程度,结石的组成成分,肾功能情况,从而确定鹿角状结石的治疗方案,采取单纯性体外冲击波碎石还是联合治疗。确定结石冲击部位的先后顺序,每次冲击波工作电压,冲击次数及所产生的碎石量。绝不能一概而论,要根据患者的病情,碎石机的情况制定相应的治疗方案。

(1)适应证:一般鹿角状肾结石均可以采用体外冲击波碎石治疗。

(2)禁忌证:除与单纯性肾结石治疗禁忌证相同以外。巨大鹿角状肾结石、肾功能严重受损、结石密度太低、阴性结石、鹿角状结石继发部分肾盏感染,均不适应体外冲击波碎石或单纯应用体外冲击波碎石。

(3)碎石前常规检查和准备

①碎石前检查与多发性肾结石相同。

②碎石前准备除与单纯性肾结石相同外,要慎重选择治疗方案,原则上在碎石前 1d 或碎石前 2h 行输尿管逆行插管,置入输尿管双"J"支架管。

(4)鹿角状结石的治疗方法和碎石要点:鹿角状结石的碎石方法:体位、定位方法与单纯性肾结石的体外冲击波治疗相同。部分鹿角状结石,碎石前未置入输尿管双"J"支架管。初次碎石,应选结石靠近输尿管肾盂连接部的面为冲击点，工作电压不宜过高，冲击次数要适当减少。以多尼尔-小王子型碎石机为例，能级一般选择2级，冲击次数在2000次左右，结石颗粒细小，避免大量结石堆积。可以减少输尿管"石街"的形成，并可了解结石的硬度和易碎程度，为二次碎石提供依据。初次碎石后，二次碎石应在不低于10d间隔进行。根据第一次碎石结果，确定治疗方案。在碎石的区域内，要尽量将结石碎成<3mm以下或粉末状，且确定上次碎石基本排净后再行下次冲击波碎石。当肾盂结石碎石并排净后，再按下盏、中盏、上盏的顺序依次治疗肾盏内结石。

碎石前放置输尿管双"J"支架管，可避免输尿管"石街"的形成，碎石点还应选择靠近肾盂输尿管连接部，碎石工作电压、能量可适当加大，冲击次数增加。但冲击点范围不易过大，以免一次碎石量过大造成结石堆积，不利于排石。如果一次碎石后有较大碎石块，因有支架管的存在，不影响尿液引流，可在碎石后不少于7d的间隔，将碎石后置留在肾盂内的碎石粉碎。

对于鹿角状肾结石，无论碎石前是否置入双"J"支架管，碎石非常重要的一点就是"循序渐进"，切忌"操之过急"，造成大量的碎石堆积或输尿管"石街"形成，增加下一步治疗的困难和并发症的出现。

近年随着腔内微创技术的开展，在有条件的医院，肾鹿角状结石多采取经皮肾镜碎石、取石(通过钬激光、超声、气压弹道等)加体外冲击波碎石联合治疗。先期行经皮肾镜钬激光碎石等，基本能使结石完全或大部分取出，残留在肾盏等肾脏的小结石，后期采用体外冲击波碎石排石，使结石全部排出。

(5)鹿角状肾结石体外冲击波碎石后并发症及处理

①最普遍的并发症：是结石堆积，输尿管内"石街"形成。"石街"形成后部分患者未形成完全性梗阻，无临床症状或有轻微腰部不适，可口服抗生素，加大饮水量，等待结石自行排除。如果出现严重肾绞痛，对症处理后缓解不明显，应选择输尿管体外冲击波碎石，首先冲击输尿管最低位置结石，使结石顺序排除。输尿管冲击波碎石后，无法解除"石街"，即应采取输尿管镜下钬激光、超声或气压弹道碎石。"石街"滞留一般不应超过一周，否则会加重感染和肾功能损害。防止"石街"形成，一是要术前放置输尿管双"J"支架管，防止碎石在输尿管大量拥聚和帮助尿液引流。二是一次碎石量不能过多，碎石颗粒应<3mm。三是碎石后宜卧床休息，减少活动量，不宜像单纯肾结石碎石后蹦跳和多活动等，让碎石逐渐分批、分次排出。

②发热：鹿角状肾结石碎石后，发热是常见症状之一，往往与碎石大量堆积、"石街"形成、尿液引流不畅有关。严重可出现高热，应及时给予抗生素治疗和解除梗阻。

③其他：碎石后并发症与多发性肾结石相同。

4.*巨大肾结石*　单个肾盂结石体积>3cm，称为巨大肾结石。其与鹿角状结石不同之处在于结石不向各个肾盏延伸。体外冲击波治疗较鹿角状结石相对容易。碎石适应证、禁忌证、碎石方法的选择与鹿角状结石相同。碎石后常见的并发症与鹿角状肾结石相同，"石街"形成是碎石后常见并发症。并发症处理与鹿角状结石相同。在有条件的医院，巨大肾结石经皮肾镜下钬激光、超声和气压弹道碎石，仍是首先考虑的治疗方法。部分患者经皮肾镜不能完全碎石排石，可以在后期采取体外冲击波碎石。

5.*特殊肾结石的体外冲击波碎石*

(1)孤立肾肾结石的体外冲击波碎石：孤立肾分两种情况发生，一是一侧肾脏先天性无发育，造成一侧肾脏缺如；二是因疾病或外伤使一侧肾功能完全丧失或被切除，造成后天性一侧肾缺如。如果孤立肾合并结石，治疗上要更加注意保护肾功能。结石梗阻、积水、冲击波损伤都是影响肾功能的因素，在确定治疗方案时要慎重。

孤立肾肾结石，体积较大、巨大肾结石、鹿角状肾结石，禁忌使用单独体外冲击波碎石；数目较多的肾结石要慎重使用体外冲击波碎石，应该在碎石前置入双"J"输尿管支架管。

孤立肾肾结石选择体外冲击波碎石，除常规检查外，术前要行静脉肾盂造影，肾功能检查，了解尿路通畅情况。碎石前应用肾毒性小的抗生素1～3d。

巨大孤立肾肾结石为鹿角状肾结石，应首选经皮肾镜下碎石的方法，如果有结石残留，在拔除双“J”管之前，行体外冲击波碎石，可将残余结石彻底排净。

孤立肾肾结石碎石体位与单纯性肾结石相同。但碎石工作电压要采用低能量，一次碎石治疗冲击波次数应<2500次。以多尼尔一小王子型碎石机为例，能级2～3级即可。每次治疗间隔应相对延长，一般不应少于两周以上。在尽可能减少肾功能损害的前提下，使结石得以治疗。

孤立肾结石碎石后，要严密观察患者的尿量和排石情况，一旦发现无尿等梗阻情况，应立刻采取措施，解除梗阻，必要时行经皮肾造瘘术引流，待碎石排净，解除梗阻后再拔除肾造瘘管。

(2)马蹄肾肾结石的体外冲击波碎石：马蹄肾是先天性发育不良，是两侧肾的下极或上极在脊柱及大血管之间相互融合而成，融合处称为峡部。由于两侧肾脏的融合部相互连接，使肾盂、肾盏旋转不良，尿液引流不畅，容易并发感染，合并结石。

马蹄肾合并肾结石，体外冲击波碎石无明显禁忌证，但结石太大应采取联合治疗方案。因两肾相连，靠近脊柱，结石定位常受脊柱影响，因此多采取俯卧位定位。碎石时能量及冲击波次数无特殊要求，结石应尽量碎成细小颗粒。由于引流不畅原因，碎石后应采取俯卧位排石。

(3)异位肾结石的体外冲击波治疗：异位肾有两种情况，一是先天性异位肾，由于先天因素使胚胎期肾脏上升障碍，停留在中下腹部，个别可致横过异位。二是后天肾移植于盆腔内。无论先天或后天异位肾，都存在尿液引流不畅，继而继发肾结石。

异位肾结石，多数采取俯卧位定位碎石。在工作电压、冲击波次数上无特殊要求，但移植肾结石，应采用低能级的碎石，避免肾损害。其他方面与一般肾结石相同处理。

（赵恒太）

第七节　输尿管结石

输尿管结石是泌尿系统结石中的常见疾病，发病年龄多为20～40岁，男性略高于女性。其发病率约占上尿路结石的65%。其中90%以上是继发性结石，即结石在肾内形成后降入输尿管。原发于输尿管的结石较少见，通常合并输尿管梗阻、憩室等其他病变。所以输尿管结石的病因与肾结石基本相同。从形态上看，由于输尿管的塑形作用，结石进入输尿管后常形成圆柱形或枣核形，亦可由于较多结石排入，形成结石串俗称“石街”。

解剖学上输尿管的三个狭窄部将其分为上、中、下三段：①肾盂输尿管连接部；②输尿管与髂血管交叉处；③输尿管的膀胱壁内段，此三处狭窄部常为结石停留的部位。除此之外，输尿管与男性输精管或女性子宫阔韧带底部交叉处以及输尿管与膀胱外侧缘交界处管径较狭窄，也容易造成结石停留或嵌顿。过去的观点认为，下段输尿管结石的发病率最高，上段次之，中段最少。但最新的临床研究发现，结石最易停留或嵌顿的部位是输尿管的上段，约占全部输尿管结石的58%，其中又以第3腰椎水平最多见；而下段输尿管结石仅占33%。在肾盂及肾盂输尿管连接部起搏细胞的影响下，输尿管有节奏的蠕动，推动尿流注入膀胱。因此，在结石下端无梗阻的情况下，直径≤0.4cm的结石约有90%可自行降至膀胱随尿流排出，其他情况则多需要进行医疗干预。

一、输尿管结石的临床表现

（一）症状

1.疼痛

（1）中、上段输尿管结石：当结石停留在一个特定区域而无移动时，常引起输尿管完全或不完全性的梗阻，尿液排出延迟引起肾脏积水，可出现腰部胀痛、压痛及叩痛。随着肾脏“安全阀”开放引起尿液静脉、淋巴管或肾周反流，肾内压力降低，疼痛可减轻，甚至完全消失。而当结石随输尿管蠕动和尿流影响，发生移动时，则表现为典型的输尿管绞痛。上段输尿管结石一般表现为腰区或胁腹部突发锐利的疼痛，并可放射到相应的皮肤区及脊神经支配区，如可向同侧下腹部、阴囊或大阴唇放射。值得注意的是，腰背部皮肤的带状疱疹经常以单侧腰胁部的疼痛出现，在疱疹出现前几乎无法确诊，因此常与肾脏或输尿管上段的结石相混淆，需要仔细询问病史以排除可能性。中段的输尿管结石表现为中、下腹部的剧烈疼痛。这种患者常以急腹症就诊，因此常需与腹部其他急症相鉴别。例如右侧需考虑急性阑尾炎、胃、十二指肠溃疡穿孔；左侧需考虑急性肠憩室炎、肠梗阻、肠扭转等疾病。在女性还需要注意排除异位妊娠导致输卵管破裂、卵巢扭转、卵巢破裂等疾病，以免造成误诊。

（2）下段输尿管结石：下段输尿管结石引起疼痛位于下腹部，并向同侧腹股沟放射。当结石位于输尿管膀胱连接处时，由于膀胱三角区的部分层次由双侧输尿管融合延续而来，因此可表现为耻骨上区的绞痛，伴有尿频、尿急、尿痛等膀胱刺激征，排尿困难。在男性还可放射至阴茎头。牵涉痛产生于髂腹股沟神经和生殖股神经的生殖支神经。因此在排除泌尿系统感染等疾病后，男性患者需要与睾丸扭转或睾丸炎相鉴别。在女性则需要与卵巢疾病相鉴别。

2.血尿　约90%的患者可出现血尿，而其中10%为肉眼血尿，还有一部分患者由于输尿管完全梗阻而无血尿。输尿管结石产生血尿的原因为：结石进入输尿管引起输尿管黏膜受损出血或引起感染。因此一般认为，先出现输尿管绞痛而后出现血尿的患者应首先考虑输尿管结石；而当先出现大量肉眼血尿，排出条索状或蚯蚓状血块，再表现为输尿管绞痛的患者则可能是由于梗阻上端来源的大量血液排入输尿管后未及时排出，凝固形成血块引起绞痛，因此需要首先排除肾脏出血性疾病，例如肾盂恶性肿瘤或者肾小球肾炎等肾脏内科疾病。

3.感染与发热　输尿管结石可引起梗阻导致继发感染引起发热，其热型以弛张热、间歇热或不规则发热为主。严重时还可引起中毒性休克症状，出现心动过速、低血压、意识障碍等症状。产脲酶的细菌感染（如变形杆菌、铜绿假单胞菌、枯草杆菌、产气肠杆菌等）还可形成感染性结石进一步加重梗阻。尽管抗生素治疗有时可以控制症状，但许多情况下，在解除梗阻以前，患者的发热不能得到有效的改善。

4.恶心、呕吐　输尿管与胃肠有共同的神经支配，因此输尿管结石引起的绞痛常引起剧烈的胃肠症状，表现出恶心、呕吐等症状。这一方面为其诊断提供了重要的线索，但更多情况下往往易与胃肠或胆囊疾病相混淆，造成误诊。当与血尿等症状同时出现时，有助于鉴别。

5.排石　部分患者以排尿过程中发现结石为主诉就诊，其中有部分患者已确诊患有结石，行碎石治疗后，结石排出；还有部分患者既往无结石病史。排石的表现不一，从肉眼可见的结石颗粒到浑浊的尿液，常与治疗方式及结石的成分有关。

6.其他　肾脏移植术后输尿管结石的患者，由于移植物在手术过程中神经、组织受到损伤，发生结石后一般无明显症状，多在移植术后随访过程中通过超声波探查发现。妊娠后子宫增大，压迫输尿管，导致尿液排出受阻可并发结石，其发病率<0.1%，其中又以妊娠中、晚期合并泌尿系结石较多见。临床表现主要

有腰腹部疼痛、恶心呕吐、膀胱刺激征、肉眼血尿和发热等，与非妊娠期症状相似，且多以急腹症就诊，但需要与妇产科急症相鉴别。尽管输尿管结石的患者多由于上述主诉而就医，但不可忽视少数患者可无任何临床症状，仅在体检或者治疗结石后随访中发现输尿管结石。

（二）体征

输尿管绞痛的患者，表情痛苦，卧位、辗转反复变换体位。输尿管上段结石常可表现为肾区、胁腹部的压痛和叩击痛。输尿管走行区域可有深压痛，但除非伴有尿液外渗，否则无腹膜刺激征，可与腹膜腔内的脏器穿孔、感染相鉴别。有时经直肠指诊可触及输尿管末端的结石，是较方便的鉴别手段。

二、输尿管结石的诊断

与肾结石一样，完整的输尿管结石诊断应包括：①结石自身的诊断，包括结石部位、体积、数目、形状、成分等；②结石并发症的诊断，包括感染、梗阻的程度、肾功能损害等；③结石病因的评价。对通过病史、症状和体检后发现，具有泌尿系统结石或者排石病史，出现肉眼或镜下血尿和（或）运动后输尿管绞痛的患者，应进入下述诊断过程。

（一）实验室检查

1.尿液检查 尿液常规检查可见镜下血尿，运动后血尿加重具有一定意义。伴感染时有脓尿。结晶尿多在肾绞痛时出现。尿液 pH 可为分析结石成分提供初步依据。尿液培养可指导尿路感染抗生素的使用。

2.血液常规检查 剧烈的输尿管绞痛可导致交感神经高度兴奋，机体发生应激反应，出现血白细胞升高；当其升到 $13\times10^{9}/L$ 以上则提示存在尿路感染。血电解质、尿素和肌酐水平是评价总肾功能的重要指标，当由于输尿管梗阻导致肾脏积水、肾功能损害时，常需要结合上述指标指导制订诊疗方案。

（二）影像学检查

影像学检查是确诊结石的主要方法。目的在于明确结石的位置、数目、大小、可能的成分、可能的原因、肾功能、是否合并肾积水、是否合并感染、是否合并尿路畸形、既往治疗情况等。所有具有泌尿系结石临床症状的患者都应该行影像学检查，其结果对于结石的进一步检查和治疗具有重要的参考价值。

1.B 超 超声波检查是一种简便、无创伤的检查，是使用最广泛的输尿管结石的筛查手段。它可以发现 2mm 以上非 X 线透光结石即通常所称“阳性”结石及 X 线透光结石即“阴性”结石。超声波检查还可以了解结石以上尿路的扩张程度，间接了解肾皮质、实质厚度和集合系统的情况。超声检查能同时观察膀胱和前列腺，寻找结石形成的诱因和并发症。但输尿管壁薄，缺乏一个良好的“声窗”衬托结石的背景，因此输尿管结石检出率低于肾结石。不过一旦输尿管结石引起上尿路积水，则可沿积水扩张的输尿管下行，扫查到输尿管上段的结石或提示梗阻的部位。由于受肠道及内容物的影响，超声波检查诊断输尿管中段结石较困难。而采用充盈尿液的膀胱作为“声窗”，则能发现输尿管末端的结石。此外，经直肠超声波检查（TRUS）也能发现输尿管末端的结石。尽管超声波检查存在一定的缺陷，但其仍是泌尿系结石的常规检查方法，尤其是在肾绞痛时可作为首选方法。

2.尿路平片（KUB 平片） 尿路平片可以发现 90%左右非 X 线透光结石，能够大致地确定结石的位置、形态、大小和数量，并且通过结石影的明暗初步提示结石的化学性质。因此，可以作为结石检查的常规方法。在尿路平片上，不同成分的结石显影程度依次为：草酸钙、磷酸钙和磷酸铵镁、胱氨酸、含尿酸盐结石。单纯性尿酸结石和黄嘌呤结石能够透过 X 线，胱氨酸结石的密度低，后者在尿路平片上的显影比较淡。最近还有研究者采用双重 X 线吸光度法检测结石矿物质含量（SMC）和密度（SMD）。并在依据两者数值评估结石脆性的基础上，为碎石方法的选择提供重要依据。他们认为当结石 SMC＞1.27gm 时，应采用

PCNL 或 URSL 等方法，而不宜选择 ESWL。

与肾或膀胱结石相比，输尿管结石一般体积较小，同时输尿管的走形区域有脊椎横突及骨盆组织重叠，因此即使质量优良的 KUB 平片，尽管沿输尿管走行区域仔细寻找可能增加结石检出的几率，但仍有约 50%急诊拍片的结石患者无法明确诊断。腹部侧位片有助于胆囊结石与输尿管结石的鉴别，前者结石影多位于脊柱的前侧；后者多位于脊柱的前缘之后。钙化的淋巴结、静脉石、骨岛等也可能被误认为结石，需仔细鉴别。可插入输尿管导管拍摄双曝光平片，如钙化影移动的距离和导管完全一致，则表明阴影在导管的同一平面。另外，由于输尿管的走行不完全位于一个冠状平面，因此 KUB 片上结石影存在不同的放大倍数，输尿管中段放大率最大，下段最小。因此，中段结石下移，结石影会缩小，此时不应认为结石溶解。

3.静脉尿路造影(IVU)　静脉尿路造影应该在尿路平片的基础上进行，其价值在于了解尿路的解剖，发现有无尿路的发育异常，如输尿管狭窄、输尿管瓣膜、输尿管膨出等。确定结石在尿路的位置，发现尿路平片上不能显示的 X 线透光结石，鉴别 KUB 平片上可疑的钙化灶。此外，还可以初步了解分侧肾脏的功能，确定肾积水程度。在一侧肾脏功能严重受损或者使用普通剂量造影剂而肾脏不显影的情况下，采用加大造影剂剂量或者延迟拍片的方法往往可以达到肾脏显影的目的。在肾绞痛发作时，由于急性尿路梗阻往往会导致肾脏排泄功能减退，尿路不显影或显影不良，进而轻易诊断为无肾功能。因此建议在肾绞痛发生 2 周后，梗阻导致的肾功能减退逐渐恢复时，再行 IVU 检查。

IVU 的禁忌证主要包括：①对碘剂过敏、总肾功能严重受损、妊娠早期(3 个月内)、全身状况衰竭者为 IVU 绝对禁忌证；②肝脏功能不全、心脏功能不全，活动性肺结核、甲状腺功能亢进、有哮喘史及其他药物过敏史者慎用；③总肾功能中度受损者、糖尿病、多发性骨髓瘤的患者肾功能不全时避免使用。如必须使用，应充分水化减少肾脏功能损害。

4.CT 扫描　随着 CT 技术的发展，越来越多复杂的泌尿系统结石需要做 CT 扫描以明确诊断。CT 扫描不受结石成分、肾功能和呼吸运动的影响，而且螺旋 CT 还能够同时对所获取的图像进行二维及三维重建，获得矢状或冠状位成像，因此，能够检出其他常规影像学检查中容易遗漏的微小结石(如 0.5mm 的微结石)。关于 CT 扫描的厚度，有研究者认为，采用 3mm 厚度扫描可能更易发现常规 5mm 扫描容易遗漏的微小的无伴随症状的结石，因而推荐这一标准。而通过 CT 扫描后重建得到的冠状位图像能更好地显示结石的大小，为结石的治疗提供更为充分的依据，但这也将增加患者的额外费用。CT 诊断结石的敏感性比尿路平片及静脉尿路造影高，尤其适用于急性肾绞痛患者的确诊，可以作为 B 超、X 线检查的重要补充。CT 片下，输尿管结石表现为结石高密度影及其周围水肿的输尿管壁形成的“框边”现象。近期研究发现，双侧肾脏 CT 值相差 5.0Hu 以上，CT 值较低一侧常伴随输尿管结石导致的梗阻。另外，结石的成分及脆性可以通过不同的 CT 值(Hu 单位)改变进行初步的评估，从而对治疗方法的选择提供参考。对于碘过敏或者存在其他 IVU 禁忌证的患者，增强 CT 能够显示肾脏积水的程度和肾实质的厚度，从而反映肾功能的改变情况。有的研究认为，增强 CT 扫描在评价总肾和分肾功能上，甚至可以替代放射性核素肾脏扫描。

5.逆行(RP)或经皮肾穿刺造影　属于有创性的检查方法，不作为常规检查手段，仅在静脉尿路造影不显影或显影不良以及怀疑是 X 线透光结石、需要作进一步的鉴别诊断时应用。逆行性尿路造影的适应证包括：①碘过敏无法施行 IVU；②IVU 检查显影效果不佳，影响结石诊断；③怀疑结石远端梗阻；④需经输尿管导管注入空气作为对比剂，通过提高影像反差显示 X 线透光结石。

6.磁共振水成像(MRU)　磁共振对尿路结石的诊断效果极差，因而一般不用于结石的检查。但是，磁共振水成像(MRU)能够了解上尿路梗阻的情况，而且不需要造影剂即可获得与静脉尿路造影同样的效果，不受肾功能改变的影响。因此，对于不适合做静脉尿路造影的患者(例如碘造影剂过敏、严重肾功能损害、儿童和妊娠妇女等)可考虑采用。

7.放射性核素显像　放射性核素检查不能直接显示泌尿系结石，但是，它可以显示泌尿系统的形态，提供肾脏血流灌注、肾功能及尿路梗阻情况等信息，因此对手术方案的选择以及手术疗效的评价具有一定价值。此外，肾动态显影还可以用于评估体外冲击波碎石对肾功能的影响情况。

8.膀胱镜、输尿管镜检查　输尿管结石一般不需要进行膀胱镜检查，其适应证主要有：①需要行 IVU 或输尿管插管拍双曝光片；②需要了解碎石后结石是否排入膀胱。

三、输尿管结石的治疗

（一）治疗方法的选择

目前治疗输尿管结石的主要方法有保守治疗（药物治疗和溶石治疗）、体外冲击波碎石（ESWL）、输尿管镜（URSL）、经皮肾镜碎石术（PCNL）、开放及腹腔镜手术。大部分输尿管结石通过微创治疗如体外冲击波碎石和（或）输尿管镜、经皮肾镜碎石术治疗均可取得满意的疗效。输尿管结石位于输尿管憩室内、狭窄段输尿管近端的结石以及需要同时手术处理先天畸形等结石病因导致微创治疗失败的患者往往需要开放或腹腔镜手术取石。

对于结石体积较小（一般认为直径＜0.6cm）可通过水化疗法，口服药物排石。较大的结石，除纯尿酸结石外，其他成分的结石，包括含尿酸铵或尿酸钠的结石，溶石治疗效果不佳，多不主张通过口服溶石药物溶石。对于 X 线下显示低密度影的结石，可以利用输尿管导管或双 J 管协助定位试行 ESWL。尿酸结石在行逆行输尿管插管进行诊断及引流治疗时，如导管成功到达结石上方，可在严密观察下行碱性药物局部灌注溶石，此方法较口服药物溶石速度更快。

关于 ESWL 和输尿管镜碎石两者在治疗输尿管结石上哪种更优的争论一直存在。相对于输尿管镜碎石术而言，ESWL 再次治疗的可能性较大，但其拥有微创、无须麻醉、不需住院、价格低廉等优点，即使加上各种辅助治疗措施，ESWL 仍然属于微创的治疗方法。另一方面，越来越多的文献认为，输尿管镜是一种在麻醉下进行的能够“一步到位”的治疗方法。有多篇文献报道了输尿管镜和 ESWL 之间的对照研究，对于直径≤1cm 的上段输尿管结石，意见较一致，推荐 ESWL 作为一线治疗方案；而争论焦点主要集中在中、下段输尿管结石的治疗上。对于泌尿外科医生而言，一位患者具体选择何种诊疗方法最合适，取决于经验及所拥有的设备等。

（二）保守治疗

1.药物治疗　临床上多数尿路结石需要通过微创的治疗方法将结石粉碎并排出体外，少数比较小的尿路结石可以选择药物排石。排石治疗的适应证包括：①结石直径＜0.6cm；②结石表面光滑；③结石以下无尿路梗阻；④结石未引起尿路完全梗阻，局部停留少于 2 周；⑤特殊成分（尿酸结石和胱氨酸结石）推荐采用排石疗法；⑥经皮肾镜、输尿管镜碎石及 ESWL 术后的辅助治疗。

排石方法主要包括：①每日饮水 2000～3000ml，保持昼夜均匀。②双氯芬酸钠栓剂肛塞：双氯芬酸钠能够减轻输尿管水肿，减少疼痛发作风险，促进结石排出，推荐应用于输尿管结石，但对于有哮喘及肝肾功能严重损害的患者应禁用或慎用。③口服 α-受体阻滞剂（如坦索罗辛）或钙离子通道拮抗剂。坦索罗辛是一种高选择性 α-肾上腺素能受体阻滞剂，使输尿管下段平滑肌松弛，尤其可促进输尿管下段结石的排出。此外，越来越多的研究表明口服 α-受体阻滞剂作为其他碎石术后的辅助治疗，有利于结石碎片，特别是位于输尿管下段的结石排出。④中医中药：治疗以清热利湿，通淋排石为主，佐以理气活血、软坚散结。常用的成药有尿石通等；常用的方剂如八正散、三金排石汤和四逆散等。针灸疗法无循证医学的证据，可以作为辅助疗法。包括体针、电针、穴位注射等。常用穴位有肾俞、中腕、京门、三阴交和足三里等。⑤适度运动：根据结石部位的不同选择体位排石。

2.*溶石治疗*　近年来，我国在溶石治疗方面处于领先地位。其主要应用于纯尿酸结石和胱氨酸结石。尿酸结石：口服别嘌醇，根据血、尿的尿酸值调整药量；口服枸橼酸氢钾钠或碳酸氢钠片，以碱化尿液维持尿液 pH 在 6.5～6.8。胱氨酸结石：口服枸橼酸氢钾钠或碳酸氢钠片，以碱化尿液，维持尿液 pH 在 7.0 以上。治疗无效者，应用青霉胺，但应注意药物副作用。

（三）体外冲击波碎石术

体外冲击波碎石术（ESWL）可使大多数输尿管结石行原位碎石治疗即可获得满意疗效，并发症发生率较低。但由于输尿管结石在尿路管腔内往往处于相对嵌顿的状态，其周围缺少一个有利于结石粉碎的液体环境，与同等大小的肾结石相比，粉碎的难度较大。因此，许多学者对 ESWL 治疗输尿管结石的冲击波能量和次数等治疗参数进行了有益的研究和探讨。以往的观点认为冲击波能量、次数越高治疗效果越好。但最近，有研究表明，当结石大小处于 1～2cm 之间时，低频率冲击波（SR 60～80 次/分钟）较高频率（FR 100～120 次/分钟）效果更好。这样一来，相同时间下冲击波对输尿管及周围组织的损伤总次数减少，因而出现并发症的几率随之降低。

ESWL 疗效与结石的大小、结石被组织包裹程度及结石成分有关，大而致密的结石再次治疗率比较高。大多数输尿管结石原位碎石治疗即可获得满意的疗效。有些输尿管结石需放置输尿管支架管通过结石或者留置于结石的下方进行原位碎石；也可以将输尿管结石逆行推入肾盂后再行 ESWL 治疗。但 ESWL 的总治疗次数应限制在 3 次以内。对直径≤1cm 的上段输尿管结石首选 ESWL，＞1cm 的结石可选择 ESWL、输尿管镜（URSL）和经皮肾镜碎石术（PCNL）；对中、下段输尿管结石可选用 ESWL 和 URSL。当结石嵌顿后刺激输尿管壁，引起炎症反应，导致纤维组织增生，常可引起结石下端输尿管的梗阻，影响 ESWL 术后结石排出。因此对于结石过大或纤维组织包裹严重，需联合应用 ESWL 和其他微创治疗方式（如输尿管支架或输尿管镜、经皮肾镜碎石术）。

随着计算机技术和医学统计学以及循证医学的发展，研究者在计算机软件对输尿管结石 ESWL 术预后的评估方面进行了有益的探索。Gomha 等人将结石部位、结石长度、宽度、术后是否留置双 J 管等数据纳入了人工神经网络（ANN）和 logistic 回归模型（LR）系统，对比两者在输尿管结石 ESWL 术后无结石生存情况方面的预测能力。结果显示，两者在 ESWL 有效患者的评估中均具有较高价值，两者无明显差别。但对于 ESWL 碎石失败的输尿管结石患者 ANN 的评估效果更好。

（四）输尿管镜

自 20 世纪 80 年代输尿管镜应用于临床以来，输尿管结石的治疗发生了根本性的变化。新型小口径硬性、半硬性和软性输尿管镜的应用，与新型碎石设备如超声碎石、液电碎石、气压弹道碎石和激光碎石的广泛结合，以及输尿管镜直视下套石篮取石等方法的应用，极大地提高了输尿管结石微创治疗的成功率。

1.*适应证及禁忌证*　输尿管镜取石术的适应证包括：①输尿管中、下段结石；②ESWL 失败后的输尿管上段结石；③ESWL 术后产生的“石街”；④结石并发可疑的尿路上皮肿瘤；⑤X 线透光的输尿管结石；⑥停留时间超过 2 周的嵌顿性结石。禁忌证：①不能控制的全身出血性疾病；②严重的心肺功能不全，手术耐受差；③未控制的泌尿道感染；④腔内手术后仍无法解决的严重尿道狭窄；⑤严重髋关节畸形，摆放截石位困难。

2.*操作方法*

（1）输尿管镜的选择：输尿管镜下取石或碎石方法的选择，应根据结石的部位、大小、成分、合并感染情况、可供使用的仪器设备、泌尿外科医生的技术水平和临床经验以及患者本身的情况和意愿等综合考虑。目前使用的输尿管镜有硬性、半硬性和软性三类。硬性和半硬性输尿管镜适用于输尿管中、下段输尿管结石的碎石取石，而软输尿管镜则多适用于肾脏、输尿管中、上段结石特别是上段的碎石及取石。

(2)手术步骤：患者取截石位，先用输尿管镜行膀胱检查，然后在安全导丝的引导下，置入输尿管镜。输尿管口是否需要扩张，取决于输尿管镜的粗细和输尿管腔的大小。输尿管硬镜或半硬性输尿管镜均可以在荧光屏监视下逆行插入上尿路。软输尿管镜需要借助一个10～13F的输尿管镜镜鞘或通过接头导入一根安全导丝，在其引导下插入输尿管。在入镜过程中，利用注射器或者液体灌注泵调节灌洗液体的压力和流量，保持手术视野清晰。经输尿管镜发现结石后，利用碎石设备(激光、气压弹道、超声、液电等)将结石粉碎成0.3cm以下的碎片。对于小结石以及直径≤0.5cm的碎片也可用套石篮或取石钳取出。目前较常用的设备有激光、气压弹道等，超声、液电碎石的使用已逐渐减少。钬激光为高能脉冲式激光，激光器工作介质是包含在钇铝石榴石(YAG)晶体中的钬，其激光波长2100nm，脉冲持续时间为0.25ms，瞬间功率可达10kW，具有以下特点：①功率强大，可粉碎各种成分的结石，包括坚硬的胱氨酸结石；②钬激光的组织穿透深度仅为0.4mm，很少发生输尿管穿孔，较其他设备安全；③钬激光经软光纤传输，与输尿管软、硬镜配合可减少输尿管创伤；④具有切割、气化及凝血等功能，对肉芽组织、息肉和输尿管狭窄的处理方便，出血少，笔者推荐使用。但在无该设备的条件下，气压弹道等碎石设备也具有同样的治疗效果。最近还有研究人员在体外低温环境中对移植肾脏进行输尿管镜检及碎石，从很大程度上减低了对移植肾脏的损伤。

(3)术后留置双J管：输尿管镜下碎石术后是否放置双J管，目前尚存在争议。有研究者认为，放置双J管会增加术后并发症，而且并不能通过引流而降低泌尿系统感染的发病率。但下列情况下，建议留置双J管：①较大的嵌顿性结石(>1cm)；②输尿管黏膜明显水肿或有出血；③术中发生输尿管损伤或穿孔；④伴有输尿管息肉形成；⑤术前诊断输尿管狭窄，有(无)同时行输尿管狭窄内切开术；⑥较大结石碎石后碎块负荷明显，需待术后排石；⑦碎石不完全或碎石失败，术后需行ESWL治疗；⑧伴有明显的上尿路感染，一般放置双J管1～2周。如同时行输尿管狭窄内切开术，则需放置4～6周。如果留置时间少于1周，还可放置输尿管导管，一方面降低患者费用，另一方面有利于观察管腔是否通畅。

留置双J管常见的并发症及其防治主要有以下几点：①血尿：留置双J管可因异物刺激，致输尿管、膀胱黏膜充血、水肿，导致血尿。就诊者多数为肉眼血尿。经卧床、增加饮水量、口服抗生素2～3天后，大部分患者血尿可减轻，少数患者可延迟至拔管后，无须特殊处理。②尿道刺激症状：患者常可出现不同程度的尿频、尿急、尿痛等尿路刺激征，还可能同时伴有下尿路感染。这可能与双J管膀胱端激惹膀胱三角区或后尿道有关，口服解痉药物后，少部分患者症状能暂时缓解，但大多患者只能在拔管后完全解除症状。③尿路感染：输尿管腔内碎石术可导致输尿管损伤，留置双J管后肾盂输尿管蠕动减弱，易引起膀胱尿液输尿管反流，引起逆行性上尿路感染。术后可给予抗感染对症处理。感染严重者在明确为置管导致的前提下可提前拔管。④膀胱输尿管反流：留置双J管后，膀胱输尿管抗反流机制消失，膀胱内尿液随着膀胱收缩产生与输尿管的压力差而发生反流，因此，建议置管后应持续导尿约7天，使膀胱处于空虚的低压状态，防止术后因反流导致上尿路感染或尿瘘等并发症。⑤双J管阻塞引流不畅：如术中出血较多，血凝块易阻塞管腔，导致引流不畅，引起尿路感染。患者常表现为发热、腰痛等症状，一旦怀疑双J管阻塞应及时予以更换。⑥双J管移位：双J管放置正确到位，很少发生移动。双J管上移者，多由于管末端圆环未放入膀胱内，可在预定拔管日期经输尿管镜拔管；管下移者，多由于上端圆环未放入肾盂，还可见到由于身材矮小的女性患者双J管长度不匹配而脱出尿道的病例，可拔管后重新置管，并酌情留置导尿管。⑦管周及管腔结石生成：由于双J管制作工艺差别很大，部分产品的质量欠佳，表面光洁度不够，使尿液中的盐溶质易于沉积。此外，随着置管时间的延长，输尿管蠕动功能受到的影响逐渐增大。因此，医生应于出院前反复、详细告知患者拔管时间，有条件的地区可做好随访工作，置普通双J管时间一般不宜超过6周，如需长期留置可在内镜下更换或选用质量高的可长期留置型号的双J管。术后适当给予抗感染，碱化尿液药物，嘱患者多饮水，预防结石生成。一旦结石产生，较轻者应果断拔管给予抗感染治疗；严重者可出现结石大量附着，双J管无法拔除。此时可沿双J管两端来回行ESWL粉碎附着结石后，膀胱镜下将其拔出。对于形成单发的较大结石可采用输尿管镜碎石术后拔管，还可考虑开放手术取管，但绝不可暴力强行拔管，以免造成输尿管黏膜撕脱等更严重的损伤。

(4)输尿管镜碎石术失败的原因及对策：与中、下段结石相比，输尿管镜碎石术治疗输尿管上段结石的清除率最低。手术失败的主要原因为：

1)输尿管结石或较大碎石块易随水流返回肾盂，落入肾下盏内，输尿管上段结石返回率可高达16.1%。一般认为直径≥0.5cm的结石碎块为碎石不彻底，术后需进一步治疗。对此应注意：①术前、术中预防为主：术前常规KUB定位片，确定结石位置。手术开始后头高臀低位，在保持视野清楚的前提下尽量减慢冲水速度及压力。对于中下段较大结石(直径≥1cm)可以采用较大功率和“钻孔法”碎石以提高效率，即从结石中间钻洞，贯穿洞孔，然后向四周蚕食，分次将结石击碎。然而对于上段结石或体积较小(直径<1cm)，表面光滑、质地硬、活动度大的结石宜采用小功率(<1.0J/8～10Hz，功率过大可能产生较大碎石块，不利于结石的粉碎，而且易于结石移位)、细光纤、“虫噬法”碎石，即用光纤抵住结石的侧面，从边缘开始，先产生一个小腔隙，再逐渐扩大碎石范围，使多数结石碎块<0.1cm。必要时用“三爪钳”或套石篮将结石固定防止结石移位。结石松动后较大碎块易冲回肾内，此时用光纤压在结石表面，从结石近端向远端逐渐击碎。②如果手术时看不到结石或发现结石已被冲回肾内，这时输尿管硬镜应置入肾盂内或换用软输尿管镜以寻找结石，找到后再采用“虫噬法”碎石，如肾积水严重或结石进入肾盏，可用注射器抽水，抬高肾脏，部分结石可能重新回到视野。

2)肾脏和上段输尿管具有一定的活动性，受积水肾脏和扩张输尿管的影响，结石上、下段输尿管容易扭曲、成角，肾积水越重，角度越大，输尿管镜进镜受阻。具体情况有：①输尿管开口角度过大，若导管能进入输尿管口，这时导管尖一般顶在壁内段的内侧壁，不要贸然入镜，可借助灌注泵的压力冲开输尿管口，缓慢将镜体转为中立位，常可在视野外侧方找到管腔，将导管后撤重新置入，再沿导管进镜；无法将导管插入输尿管口时，可用电钩切开输尿管口游离缘，再试行入镜。②输尿管开口、壁内段狭窄且导丝能通过的病例，先用镜体扩张，不成功再用金属橄榄头扩张器进行扩张，扩张后入镜若感觉镜体较紧，管壁随用力方向同向运动，不要强行进镜，可在膀胱镜下电切输尿管开口前壁0.5～1.0cm扩大开口，或者先留置输尿管导管1周后再行处理。③结石远端输尿管狭窄，在导丝引导下保持视野在输尿管腔内，适当增加注水压力，用输尿管硬镜扩张狭窄处，切忌暴力以防损伤输尿管壁。如狭窄较重，可用钬激光纵向切开输尿管壁至通过输尿管镜。④结石远端息肉或被息肉包裹，导致肾脏积水、肾功能较差，术后结石排净率相对较低。可绕过较小息肉碎石，如息肉阻挡影响碎石，需用钬激光先对息肉进行气化凝固。⑤输尿管扭曲，选用7F细输尿管和“泥鳅”导丝，试插导丝通过后扭曲可被纠正；如导丝不能通过，换用软输尿管镜，调整好角度再试插导丝，一旦导丝通过，注意不可轻易拔除导丝，若无法碎石可单纯留置双J管，这样既可改善肾积水，又能扩张狭窄和纠正扭曲，术后带双J管ESWL或1个月后再行输尿管镜检。中、上段迂曲成角的病例，可等待该处输尿管节段蠕动时或呼气末寻找管腔，并将体位转为头低位，使输尿管拉直便于镜体进入，必要时由助手用手托起肾区；若重度肾积水造成输尿管迂曲角度过大，导管与导丝均不能置入，可行肾穿刺造瘘或转为开放手术。

3.并发症及其处理　并发症的发生率与所用的设备、术者的技术水平和患者本身的条件等因素有关。目前文献报道并发症的发生率为5%～9%，较为严重的并发症发生率0.6%～1%。

(1)近期并发症及其处理

1)血尿：一般不严重，为输尿管黏膜挫伤造成，可自愈；

2)胁腹疼痛:多由术中灌注压力过高造成,仅需对症处理或不需处理;

3)发热:术后发热≥38℃者,原因有:①术前尿路感染或脓肾;②结石体积大、结石返回肾盂内等因素增加了手术时间,视野不清加大了冲水压力。体外研究表明压力大于35mmHg会引起持续的肾盂-静脉、淋巴管反流,当存在感染或冲洗温度较高时,更低的压力即可造成反流。处理方法:①针对术前尿培养、药敏结果应用抗生素,控制尿路感染。如术前怀疑脓肾,可先行肾造瘘术,二期处理输尿管结石以避免发生脓毒症;②术中如发现梗阻近端尿液呈浑浊,应回抽尿液,查看有无脓尿并送细菌培养和抗酸染色检查,呋喃西林或生理盐水冲洗,必要时加用抗生素。尽量缩短手术时间,减小冲水压力;

4)黏膜下损伤:放置双J支架管引流1~2周;

5)假道:放置双J支架管引流4~6周;

6)穿孔:为主要的急性并发症之一,小的穿孔可放置双J管引流2~4周,如穿孔严重,应进行输尿管端-端吻合术等进行输尿管修复;

7)输尿管黏膜撕脱:为最严重的急性并发症之一,应积极手术重建(如自体肾移植、输尿管膀胱吻合术或回肠代输尿管术等)。

(2)远期并发症及其处理:输尿管狭窄为主要的远期并发症之一,其发生率约为0.6%~1%,输尿管黏膜损伤、假道形成或者穿孔、输尿管结石嵌顿伴息肉形成、多次ESWL致输尿管黏膜破坏等是输尿管狭窄的主要危险因素。远期并发症及其处理如下:

1)输尿管狭窄:输尿管狭窄内(激光)切开或狭窄段切除端端吻合术;

2)输尿管闭塞:狭窄段切除端端吻合术,下段闭塞,应行输尿管膀胱再植术;

3)输尿管反流:轻度者随访每3~6个月行B超检查,了解是否存在肾脏积水和(或)输尿管扩张;重度者宜行输尿管膀胱再植术。

(五)经皮肾镜取石术

经皮肾镜取石术(PCNL)能快速去除结石,但术后康复时间较长以及手术并发症相对较高。其主要适应证有:①上段输尿管体积巨大的结石(第3腰椎水平以上);②远段输尿管狭窄;③行各种尿流改道手术的输尿管上段结石患者。

对于伴有肾积水的嵌顿性输尿管上段结石,PCNL具有明显的优势,理由如下:①对于伴有肾脏积水的输尿管上段结石,积水的肾脏行穿刺、扩张简单,不容易造成肾脏损伤,只要从肾脏中、上盏进针,即能进入输尿管上段进行碎石,部分肾重度积水患者,无须超声或X线引导,盲穿即可进行。术中处理完肾脏结石后将扩张鞘推入输尿管,使其紧靠结石,可避免碎石块随水流冲击返回肾盂,引起结石残留;②结石被息肉包裹的患者,逆行输尿管硬镜碎石须先处理息肉后才能发现结石,可能造成输尿管穿孔,导致碎石不完全或者需转为其他手术方式;PCNL在内镜进入输尿管后可直接窥见结石,碎石过程直接、安全;③结石取净率高,无须考虑肾功能以及输尿管息肉对术后排石的影响,短期内就可以达到较好的疗效;④对结石体积大的患者,与URSL相比PCNL手术时间较短;⑤可同时处理同侧肾结石。

(六)开放手术、腹腔镜手术

输尿管结石的开放手术仅用在需要同时进行输尿管自身疾病的手术治疗,如输尿管成形术或者ESWL和输尿管镜碎石、取石治疗失败的情况下。此外,开放手术还可应用于输尿管镜取石或ESWL存在着禁忌证的情况下。后腹腔镜下的输尿管切开取石可以作为开放手术的另一种选择。

(七)双侧上尿路结石的处理原则

双侧上尿路同时存在结石约占泌尿系结石患者的15%,传统的治疗方法一般是对两侧结石进行分期手术治疗,随着体外碎石、腔内碎石设备的更新与泌尿外科微创技术的进步,对于部分一般状况较好、结石清除相对容易的上尿路结石患者，可以同期微创手术治疗双侧上尿路结石。

双侧上尿路结石的治疗原则为：①双侧输尿管结石，如果总肾功能正常或处于肾功能不全代偿期，血肌酐值＜178.0μmol/L，先处理梗阻严重一侧的结石；如果总肾功能较差，处于氮质血症或尿毒症期，先治疗肾功能较好一侧的结石，条件允许，可同时行对侧经皮肾穿刺造瘘，或同时处理双侧结石；②双侧输尿管结石的客观情况相似，先处理主观症状较重或技术上容易处理的一侧结石；③一侧输尿管结石，另一侧肾结石，先处理输尿管结石，处理过程中建议参考总肾功能、分肾功能与患者一般情况；④双侧肾结石，一般先治疗容易处理且安全的一侧，如果肾功能处于氮质血症或尿毒症期，梗阻严重，建议先行经皮肾穿刺造瘘，待肾功能与患者一般情况改善后再处理结石；⑤孤立肾上尿路结石或双侧上尿路结石致急性梗阻性无尿，只要患者情况许可，应及时外科处理，如不能耐受手术，应积极试行输尿管逆行插管或经皮肾穿刺造瘘术，待患者一般情况好转后再选择适当治疗方法；⑥对于肾功能处于尿毒症期，并有水电解质和酸碱平衡紊乱的患者，建议先行血液透析，尽快纠正其内环境的紊乱，并同时行输尿管逆行插管或经皮肾穿刺造瘘术，引流肾脏，待病情稳定后再处理结石。

（八）“石街”的治疗

“石街”为大量碎石在输尿管与男性尿道内堆积没有及时排出，堆积形成“石街”，阻碍尿液排出，以输尿管“石街”为多见。输尿管“石街”形成的原因有：①一次粉碎结石过多；②结石未能粉碎为很小的碎片；③两次碎石间隔时间太短；④输尿管有炎症、息肉、狭窄和结石等梗阻；⑤碎石后患者过早大量活动；⑥ESWL引起肾功能损害，排出碎石块的动力减弱；⑦ESWL 术后综合治疗关注不够。如果“石街”形成 3 周后不及时处理，肾功能恢复将会受到影响；如果“石街”完全堵塞输尿管，6 周后肾功能将会完全丧失。

在对较大的肾结石进行 ESWL 之前常规放置双 J 管，“石街”的发生率明显降低。对于有感染迹象的患者，给予抗生素治疗，并尽早予以充分引流。通过经皮肾穿刺造瘘术放置造瘘管通常能使结石碎片排出。对于输尿管远端的“石街”，可以用输尿管镜碎石以便将其最前端的结石击碎。总之，URSL 治疗为主，联合 ESWL、PCNL 是治疗复杂性输尿管“石街”的好方法。

（九）妊娠合并输尿管结石的治疗

妊娠合并输尿管结石临床发病率不高，但由于妊娠期的病理、生理改变，增加了治疗难度。妊娠期间体内雌、孕激素的分泌大量增加，雌激素使输尿管等肌层肥厚，孕激素则使输尿管扩张及平滑肌张力降低导致蠕动减弱，尿流减慢。孕期膨大的子宫压迫盆腔内输尿管而形成机械性梗阻，影响尿流，并易发生尿路感染。

妊娠合并结石首选保守治疗，应根据结石的大小、梗阻的部位、是否存在着感染、有无肾实质损害以及临床症状来确定治疗方法。原则上对于结石较小、没有引起严重肾功能损害者，采用综合排石治疗，包括多饮水、补液、解痉、止痛和抗感染等措施促进排石。

对于妊娠的结石患者，保持尿流通畅是治疗的主要目的。通过局麻下经皮肾穿刺造瘘术、置入双 J 管或输尿管支架等方法引流尿液，可协助结石排出或为以后治疗结石争取时间。妊娠期间麻醉和手术的危险很难评估，妊娠前 3 个月（早期）全麻会导致畸胎的风险增加。提倡局麻下留置双 J 管，并且建议每 4 周更换 1 次，防止结石形成被覆于双 J 管。肾积水并感染积液者，妊娠 22 周前在局麻及 B 超引导下进行经皮肾造瘘术为最佳选择，引流的同时尚可进行细菌培养以指导治疗。与留置双 J 管一样，经皮肾穿刺造瘘也可避免在妊娠期进行对妊娠影响较大的碎石和取石治疗。还要强调的是，抗生素的使用应谨慎，即使有细菌培养、药敏作为证据，也必须注意各种药物对胎儿的致畸作用。

约 30％的患者因保守治疗失败或结石梗阻而并发严重感染、急性肾衰竭而最终需要手术治疗。妊娠合并结石不推荐进行 ESWL、PCNL 与 URSL 治疗。但也有报道对妊娠合并结石患者进行手术，包括经皮肾穿刺造瘘术、置入双J管或输尿管支架管、脓肾切除术、肾盂输尿管切开取石术、输尿管镜取石或碎石甚至经皮肾镜取石术。但是，如果术中一旦出现并发症则较难处理。

（蔡平昌）

第八节　膀胱结石

膀胱结石新中国成立前及新中国成立初期以小儿最多见，随着生活条件的改善，以前常见的小儿膀胱结石已经很少见，仅在贫困地区可以见到。随着人均寿命的延长，老年前列腺增生患者增多，合并的膀胱结石也随着增多，目前膀胱结石主要见于老年男性，幼儿少见，女性极罕见，多数见于下尿路梗阻性疾病，如前列腺增生症、尿道狭窄、膀胱憩室、异物和神经源性膀胱等，也可由于肾或输尿管结石降入膀胱形成膀胱结石。

一、临床表现

膀胱结石的临床表现与结石大小、活动度、有无伴发感染、梗阻等有关。临床表现多样，可无明显症状，也可引起剧烈疼痛。

1.疼痛　较大的膀胱结石可无明显临床症状，或仅表现为下腹部、会阴部钝痛胀痛不适，较小结石有时可引起剧烈疼痛。疼痛常放射至阴茎头部和远端尿道，为结石嵌顿于膀胱颈口痉挛所致。疼痛有时放射致背部和髋部。疼痛发作时常伴有膀胱刺激症状。

2.血尿　膀胱结石引起血尿多为镜下血尿，与结石损伤膀胱黏膜有关，有时也可见明显肉眼血尿，多见于膀胱结石损伤膀胱黏膜小血管或伴发感染、肿瘤、前列腺增生时。血尿可为全程血尿和终末血尿。

3.排尿困难　可表现为尿线细、排尿费力、排尿无力，排尿时间延长，尿后漓沥，也可表现为排尿时尿流中断，此时伴有剧烈疼痛，为结石嵌顿尿道所致，可引起急性尿潴留。伴有前列腺增生患者，原有排尿症状可明显加重。

4.膀胱刺激征　可有尿频、尿急、尿痛，多为终末尿痛，为结石刺激三角区膀胱黏膜及膀胱颈黏膜所致，若伴发感染时，症状更加明显。膀胱憩室内结石有时仅表现为膀胱刺激症状。

5.消化系统症状　较大结石还可引起腹胀、便秘、消化不良等症状。

膀胱结石典型症状为排尿时尿线突然中断，并伴剧烈疼痛，疼痛向阴茎头部和远端尿道放射，伴不能排尿和膀胱刺激症状，经跳跑及改变体位后症状能缓解并可继续排尿。小儿患者常疼痛难忍、哭闹、大汗、用手牵拉或揉搓阴茎或用手抓会阴部。此种情况为膀胱内结石随尿流移至膀胱颈口结石嵌顿所致。临床上典型症状表现并不常见。常见为尿频、尿急、尿痛及血尿，多为终末尿痛，血尿多不严重。膀胱刺激症状有时为膀胱结石唯一症状，易与泌尿系感染混淆。

6.体征　巨大的膀胱结石可看到下腹部、耻骨上区膨隆，触诊可有压痛并可触及坚硬结石，对较大的膀胱结石可结合直肠指检（男性）或经阴道（女性）双合诊触到坚硬的结石。

7.并发症

（1）发热：膀胱结石多不引起发热，单纯膀胱感染也多不引起发热。若并发急性肾盂肾炎或急性前列腺炎时可伴发热、畏寒等全身症状。

（2）肾衰竭：多引起慢性肾衰竭，为结石刺激膀胱三角区及双侧输尿管口引起输尿管口慢性炎症并逐渐形成瘢痕狭窄而引起双侧上尿路积水，长期引起肾衰竭。临床表现为无力、水肿、贫血、尿少、恶心厌食。临床也有报道巨大膀胱结石压迫双侧输尿管口同时伴发感染而引起急性肾衰竭者。

(3)与腹压增高有关并发症：较大的膀胱结石或伴有前列腺增生、尿道狭窄者，由于排尿时腹压增加，长期腹压增加可引起直肠脱垂、腹股沟疝等。

(4)膀胱肿瘤：膀胱结石对膀胱黏膜反复撞击摩擦刺激，造成局部黏膜损伤，加上炎性反应，长期刺激可致膀胱黏膜上皮增生而形成囊性腺性膀胱炎、乳头状瘤，继而可转成腺癌。也可促使膀胱黏膜上皮化生，发生鳞性化生引起鳞状细胞癌。膀胱结石伴发肿瘤中，鳞状细胞癌明显高于腺癌，伴发肿瘤后可引起明显肉眼血尿。大结石伴发膀胱肿瘤发病率明显高于小结石，结石引起的膀胱肿瘤中绝大多数是由大结石引起的。

(5)造成尿管造瘘管阻塞：留置有尿管造瘘管者当有结石存在时可造成尿管造瘘管阻塞而致尿潴留。

(6)膀胱破裂、膀胱瘘：当较大或巨大膀胱结石长期压迫膀胱壁组织及周围组织可造成缺血坏死，造成膀胱直肠瘘、膀胱阴道瘘，较大膀胱结石能嵌顿于膀胱颈部，当膀胱用力收缩时可造成膀胱破裂，尤其是膀胱原有病变时更易发生。膀胱腹腔内破裂可引起腹膜炎，引起全腹弥漫疼痛、压痛、肌紧张、移动性浊音，腹膜外破裂可引起下腹部会阴部疼痛、压痛及肌紧张。有直肠、阴道瘘可经肛门、阴道漏尿。妊娠合并膀胱结石，如结石较大时，由于妊娠子宫压迫膀胱及结石损伤膀胱易致膀胱组织缺血坏死发生膀胱穿孔、膀胱瘘。

另外，有报道妊娠后期较大膀胱结石对胎儿胎头入盆有阻碍作用，引起梗阻性难产。

二、诊断与鉴别诊断

(一)膀胱结石诊断

膀胱结石主要根据病史、体检、B型超声、X线辅助检查确诊，必要时做膀胱镜检查。诊断一般不困难。但有些膀胱结石临床表现不典型，症状轻微，临床应引起注意。

1.病史和体检　根据典型临床表现可做出膀胱结石的初步诊断。对较大的膀胱结石，可通过下腹部触到坚硬结石或结合直肠指检(男性)或经阴道(女性)双合诊触到坚硬的结石做出诊断。有时尿道置金属探条也可触到结石特殊感觉和声响，但阴性不能排除膀胱结石。

2.实验室检查　尿常规检查可在尿中发现红细胞、白细胞或脓细胞。当发现有大量脓细胞时应进行尿液细菌培养并加药敏试验，以明确病原菌并针对性用药。怀疑膀胱结石与代谢有关时应测定血及尿中的钙、磷、尿酸、草酸等。对伴有上尿路积水、水肿的患者应进行肾功能测定以判断肾功能情况。

3.影像学检查

(1)B型超声：B型超声可在膀胱液性暗区内发现强回声光团、后方伴明显声影，随体位改变。强回声光团移动明显，这是典型的膀胱结石B型超声表现。一些附壁结石(如肠线形成的异物附壁结石)随体位改变移动不明显。B型超声检查膀胱结石准确率高、检查方便，除可发现结石外还可发现增大的前列腺、膀胱憩室、膀胱肿瘤、上尿路积水等表现，可发现透X线结石。B型超声检查还适应于不宜用X线检查者，如孕妇。B型超声检查时膀胱需一定充盈(憋尿)，对不能憋尿者，B型超声检查效果不理想。

(2)X线平片：X线平片可清晰显示结石大小、数目、位置。最常用X线平片检查，至少95%以上的膀胱结石为阳性结石，可在X线上显影。形态表现为骨盆区高密度影。拍摄X线平片时应包括整个腹部，也应包括耻骨下区，避免遗漏上尿路结石及尿道结石。需与骨盆区其他高密度影鉴别，如盆腔静脉石、肠道粪石、输尿管膀胱壁段结石、膀胱肿瘤钙化等。

(3)膀胱造影：对于纯尿酸及胱氨酸结石在X线平片上不显影，可用较淡的造影剂行膀胱造影，显示为膀胱区可活动的充盈缺损影。对于有尿道狭窄的患者，膀胱造影结合尿道造影可明显判断尿道狭窄部位及长度。

(4)静脉肾盂造影：对伴有上尿路积水的患者还应进行静脉肾盂造影，必要时行逆行肾盂造影，除可发现膀胱结石外，可明确上尿路积水原因。

(5)CT 检查：一般膀胱结石不需行 CT 检查均可诊断，对于某些特殊类型膀胱结石，如膀胱憩室内结石，行 X 线平片可显示在异常位置高密度影，甚至膀胱镜检查也易忽略，可行 CT 明确诊断。膀胱壁内结石需靠 CT 明确诊断。

4.内镜检查

(1)膀胱镜检查：可肉眼直视发现膀胱内结石数目、大小、形态，也可初步判断结石质地硬度，并且同时可以发现膀胱内肿瘤、憩室及前列腺增生等病变，是诊断膀胱结石最可靠方法。对临床上单纯 X 线或 B 型超声检查诊断有困难者或有怀疑的病例应进行膀胱镜检查。对于较大结石，因易引起膀胱黏膜发生病变，应尽量行膀胱镜检查以排除继发病变。此检查不适应于小儿尿道狭窄患者。

(2)输尿管肾镜：对于较大儿童及部分尿道狭窄患者可用输尿管肾镜代替膀胱镜检查，但输尿管肾镜视野较小，检查时应仔细。

(二)膀胱结石鉴别诊断

膀胱结石经 B 型超声、X 线、膀胱镜等检查一般均可明确诊断，诊断较容易。有时需与下列疾病鉴别。

1.症状易误诊疾病

(1)泌尿系感染：部分膀胱结石以反复发作的尿频、尿急、尿痛为表现，尿常规检查可见红、白细胞，类似泌尿系感染。对这类疾病应重视进行 B 型超声检查，以排除膀胱结石、肿瘤等其他疾病。在基层医院中由于条件限制及技术水平限制，经常有将泌尿系结石以泌尿系感染长期治疗而形成巨大膀胱结石者。

(2)慢性前列腺炎：部分膀胱结石以尿频、下腹隐痛或憋胀痛，排尿无力、尿不尽为主要临床表现，与慢性前列腺炎临床症状相似。有些医师不进行详细检查根据经验直接诊断为慢性前列腺炎，尤以基层医师为多。

2.查体易混淆疾病　如子宫肌瘤、直肠肌瘤。进行检体时，较大子宫肌瘤，尤以浆膜下子宫肌瘤和较大直肠肌瘤，可经下腹壁或经直肠或经阴道双合诊触到较大质硬肿物，从而误诊为膀胱结石，进行 B 型超声检查或者必要 B 行 CT 检查可以明确诊断。

3.B 型超声检查易混淆疾病

(1)膀胱肿瘤：进行 B 型超声检查时，膀胱肿瘤回声中等，后方无声影且多不随体位改变活动明显。部分肿瘤伴钙化，后方伴有弱声影，极少数膀胱肿瘤如膀胱黏液瘤可有很长的细蒂可在膀胱内随体位改变活动明显。造成 B 型超声检查时易于与结石混淆，当 B 型超声发现可疑“结石”活动不明显或声影不明显时，应进行膀胱镜检查，以防止将膀胱肿瘤误诊为膀胱结石。还可进行彩色多普勒超声检查可于肿瘤内发现滋养动脉血流信号。

(2)膀胱内凝血块：膀胱内凝血块 B 型超声检查时体形常较松散，无声影，随体位改变飘动于膀胱内。当凝血块机化后可沉积于膀胱底部。随体位改变沿膀胱壁活动，有时易误诊为膀胱结石，鉴别要点为膀胱内凝血块声影不明显而结石有明显声影。

(3)少数病例：如子宫内膜异位症异位于膀胱三角区可有强回声光团，有的伴弱声影不移动，误诊为膀胱结石。膀胱葡萄状肉瘤阻塞后尿道 B 型超声上显示尿道内口处有强回声光团不活动，误诊为膀胱结石嵌顿与尿道内口。

4.易与 X 线片检查混淆疾病　X 线片显示高密度需与下列疾病鉴别：

(1)静脉石:高密度影、多光滑、圆形、多分布在骨盆腔周边位置。

(2)肠管内粪石:也可显示为高密度影,多位于肠气影范围内,经灌肠后高密度影可消失,一般做X线平片检查前最好行肠道准备,可排除肠管内粪石影响。

(3)尿管末端结石:尤其是输尿管口囊肿伴发结石,X线平片也可显示为膀胱区高密度影,鉴别较困难,可行B型超声、膀胱镜或CT检查。

(4)膀胱异物:金属性或不透X线异物,也可显示为高密度影,尤其圆形、卵圆形或多面体形异物易与膀胱结石混淆,同时B型超声也不易鉴别,应行膀胱镜检查。

(5)阴道异物:有些异物在X线片上也显示为高密度影。临床有报道阴道内留置含碘化钠棉球,摄X线片显示为高密度影而诊断为膀胱结石者。

(6)直肠异物:直肠内石块钢球等异物也可显示为膀胱区高密度影而误诊为膀胱结石。

膀胱、阴道、直肠内异物患者多见于青春期儿童及精神疾病患者,尤其精神疾病患者就诊时很难问清病史。当X线片显示骨盆区高密度影时应结合详细体检及其他辅助检查以明确诊断,避免误诊。

(7)阑尾结石:由于阑尾位置变化较多,部分阑尾结石在骨盆区可见高密度影,但阑尾结石多引起转移性右下腹疼痛,检查右下腹有压痛、反跳痛及肌紧张,一般可与膀胱结石鉴别。临床有报告阑尾尖端与膀胱相粘连,阑尾尾端有3cm×2.5cm大小结石,临床主要以尿频、尿急、肉眼血尿为主要表现者,极易与膀胱结石混淆,应全面检体,必要时行B型超声、膀胱镜检查。

(8)卵巢肿瘤:部分卵巢肿瘤可伴钙化,在X线上显示为高密度影而误诊为膀胱结石。

总之,膀胱结石诊断一般不困难,但在临床工作中应尽量避免靠单一B型超声或X线检查而将一些其他疾病诊断为膀胱结石。同时也应避免仅凭病史将膀胱结石诊断为慢性前列腺炎、膀胱炎等。

三、治疗原则

膀胱结石治疗原则一为除去结石,二为尽量去除引起结石的诱因。对于存在泌尿系感染者应进行尿细菌培养,根据药敏结果应用敏感抗生素。控制感染后再碎石取石。对于伴发尿液潴留者应留置尿管通畅引流,以利控制感染、待感染消失后再进一步碎石取石治疗。有心脑血管疾病、糖尿病、呼吸功能障碍等基础疾病者应同时积极治疗原基础疾病,以提高各种碎石取石操作及手术的耐受性。随着腔内技术的迅猛发展,95%以上的膀胱结石已无须再开放手术治疗,而单纯通过腔内技术即可达到除去结石的目的。

(一)药物治疗

对于较大成形的膀胱结石单纯药物治疗效果差,排石率低。有些患者经常有自尿道排出泥沙样、水垢样结石病史,而上尿路检查未见结石,这类患者多有下尿路梗阻、感染、代谢异常表现。应积极去除这些易成结石的因素,并可根据尿石的成分进行对症状药物治疗。尿酸结石是体内嘌呤代谢紊乱的产物,可采用少吃动物内脏,碱化尿液、口服别嘌呤醇治疗。感染性结石应控制感染酸化尿液、应用脲激酶抑制药。胱氨酸结石治疗需使尿pH>7.8,应用乙酰半胱氨酸等有溶石作用。调节尿pH可以增高结石的溶解度,口服枸橼酸钾、重碳酸钠,以碱化尿液有利于尿酸和胱氨酸结石的溶解和消失,口服氯化铵使尿酸化,有利于防止感染性结石生长。大量饮水以排尿有利于消除晶体沉积及感染发生。此外还可以采用中药治疗,所选用中药多以金钱草、海金沙、石韦、车前子等为主要药,具有清热、消炎、利尿排石的功效。

(二)体外冲击波碎石术

体外冲击波碎石术是通过X线或B型超声对结石进行定位,利用高能冲击波聚集后作用于结石,使结石崩解,根据产生高能冲击波方式的不同,体外冲击波又可分为液电式、压电式、电磁式。液电式的原理为在水中高压放电，电极附近的水迅速气化，压力和温度急剧升高，周围液体急剧膨胀而产生冲击波。压电式原理为某些晶体存在压电效应。某些各向异性晶体，在机械应力作用下，会相应产生电荷，在外电场的作用下，又相应产生几何应变，高压电激发压电陶瓷，每个压电陶瓷产生一束冲击波，冲击度可被聚集。电磁式的原理为，通过高压电容器对电磁线圈放电，产生脉冲电流形成一个很强的脉冲磁场，引起膜的机械振动，并在水介质中形成冲击波。

体外冲击波碎石术的适应证：适应于成年人，也可适应于儿童，2岁以上儿童均有体外碎石成功报道。儿童多需用氯胺酮麻醉，成年人一般无须麻醉，也无须应用镇痛药。应用体外冲击波碎石术治疗儿童或青年（未生育者）应避免应用X线定位，以免射线损伤生殖腺。禁忌应用于尿道狭窄或重度前列腺增生、妊娠、出血性疾病、严重心脑血管、呼吸系统疾病、急性尿路感染、盆腔骶髂关节畸形不能定位者，以及神经源性膀胱、膀胱憩室内结石，女性月经期体外碎石也应慎重。

根据结石大小、硬度及各种机型不同，碎石的能量以8～16kV冲击500～2500次为宜，儿童膀胱结石宜采用低能量冲击，次数应尽量小，儿童膀胱结石应将结石碎至直径0.2～0.3cm以下，成年人应碎至0.4cm以下，女性膀胱结石碎至0.5cm以下，对于较大的膀胱结石（4cm以上），若无其他碎石方法配合碎石时，应自结石一侧边缘渐渐碎石中心，碎石后留置尿管，间隔4～7d可再次对膀胱内较大石块进行碎石治疗，直至结石碎净。

膀胱结石碎石时可采用俯卧位、仰卧位、仰卧斜位、坐位。俯卧位碎石时，患者取俯卧于治疗床上，大腿用棉垫垫起，呈头低足高位。膀胱内保留尿量不宜过多，以100～150ml为宜，这样即可避免结石过度活动反复定位又在结石周围留有一定空间液体有利于结石粉碎。俯卧位缺点是：①有时难以避开肠气、肠内容物干扰；②有时难以避免耻骨联合对冲击波阻碍；③结石有时固定后易移位，治疗时需反复对位。

膀胱内有时因定位原因不能留存较多液体，不利于结石粉碎。仰卧位：膀胱半充盈200ml，患者取仰卧位先向左或右侧卧，使结石沉膀胱体外侧壁，然后慢慢转为仰卧位，探头在耻骨上方结石对侧探寻定位，将结石定位于膀胱侧壁。优点是视野清晰，结石活动小，定位准确。膀胱可充盈较多尿液，碎石较果好。仰卧倾斜位：膀胱内可留较多尿液，取仰卧位一侧垫高，使身体与床面倾斜30°～40°，臀部紧贴水囊，使冲击波入路通过坐骨大小孔达结石位置。优点是避免肠气干扰，提高了工作能量，减少电压及冲击波次数，减轻对组织损伤，避免对髋骨冲击，体位较俯卧位舒适。坐位：膀胱留较多尿液，取坐位双腿分开，会阴部紧贴水囊，对焦冲击，也具有可避开肠气和耻骨联合影响，提高工作能量，治愈率高，对位准确，命中率高，工作电压低、冲击次数少，减少对组织损伤，图像清晰，结石不易动的优点。但对于年老体弱、小儿、下肢残疾或髋关节疾病者不能采用坐位治疗。女性月经期不能行此治疗。

体外冲击波碎石治疗膀胱结石具有安全可靠，痛苦小，效率高的优点，常见并发症为肉眼血尿及碎石块嵌顿于尿道，少见发热，血便等并发症。血尿多不严重，一般不需应用止血药物均可自行缓解。对于明显肉眼血尿者，可应用止血药、膀胱冲洗治疗。为避免碎石后大量碎石块排出形成石街嵌顿于尿道，可采用卧床仰身排尿1d或留置尿管1～2d。对于有内腔镜条件者，可置入膀胱镜或膀胱电切镜用Ellik将膀胱内碎石冲洗干净。口服或静脉滴注抗生素预防感染。对于嵌顿于后尿道内结石，可将结石推入膀胱再次碎石或在尿道原位碎石。对于嵌顿于前尿道结石，可在尿道内注润滑剂将结石挤出或经器械取出。

（三）大力碎石钳碎石

将碎石钳经尿道置于膀胱内，通过碎石钳内镜通道置内镜，在直视下将结石夹碎。适应于成年人结石直径＜2.5cm，禁用于急性泌尿系感染、尿道狭窄、膀胱容量过小、严重骨盆畸形患者。取膀胱截石位，采用尿道黏膜表面麻醉，若结石过多，考虑操作时间较长者可采用骶麻、硬膜外麻等。膀胱憋尿或注水150～200ml使膀胱半充盈状态为佳，避免结石在膀胱内过度活动钳夹固定困难，应在直视下看清结石四周夹取结石避免钳夹损伤膀胱黏膜。将结石碎至0.3cm以下，带有后接Ellik冲洗器者用Ellik反复冲洗将结石冲净。大力碎石钳碎石常见并发症有血尿，多轻微，一般多饮水即可，无须用止血药治疗。其他并发症有膀胱黏膜损伤、膀胱空孔、尿道撕裂，多发生于初次操作不熟练者，膀胱内视野不清时，一旦发生后果严重，应尽力避免。碎石时必须看清结石四周，避免夹住膀胱黏膜。术后有发生尿道热的可能性，应给予抗生素预防。在手术操作开始前可经尿道注入3～5ml 0.1%苯扎溴铵或0.5%碘尔康。为避免碎石术后发生尿道水肿引起急性尿潴留，对于操作时间超过30min的男性患者应常规留置导尿管1～2d，同时操作中应尽量操作轻柔避免大幅度来回移动碎石钳。

（四）膀胱镜下套石篮取石

采用膀胱截石位，尿道黏膜表面麻醉，经尿道置入膀胱镜，经膀胱镜通道置入输尿管套石篮，调整套石篮使结石长径与套石篮纵轴一致，并使结石小头对向膀胱颈口。套石时缓慢收紧套石篮，同时缓慢减少膀胱容量，使结石随膀胱镜鞘一齐退出。由于此种取石法可能造成尿道损伤而致尿道狭窄，一般只适应于基础医院无其他碎石设备时应用。所取结石应较光滑，结石横径＜0.8cm。一次所取结石数量不宜过多。对于多发结石一般应先取小结石，对于尿道损伤轻，再取大结石时较宜置镜及取石。术后一般有血尿及尿痛，应多饮水及应用抗生素。对于横径＜0.6cm结石，也有报道经电切镜夹取结石取石报道。利用电切镜置镜用废旧铲状电极襻或刮刀从上而下勾住结石，远端前推镜鞘，将结石夹于电切襻或刮刀与镜鞘之间退镜取出结石，要点为动镜鞘不动结石并让结石以取小外径通过尿道。两种取石法均有将结石遗留于尿道的可能性，可再次置镜将后结石送入膀胱取石，前尿道结石可挤出或器械取出。

（五）超声碎石

是利用超声换能器的效应将电能转化成声能（机械能），再沿硬性探条传导至顶端振动。当探条顶端接触到结石，超声波的高频振动，在结石的表面产生反射波，结石表面会受压而破裂，当超声波完全穿过结石时，在界面被再次反射，这一反射产生张力波，能把结石研磨成粉末状小碎块或将结石震裂。超声碎石一般采用结石位，尿道表面麻醉或连续硬膜外麻醉、腰麻，经尿道置入膀胱镜或输尿管镜，经操作通道置入超声探针，直视下碎石。一般采用频率为24～26kHz，探针尖端振幅30～100μm。膀胱中等充盈，以利于固定结石。超声直视探头一般是中空的，在碎石过程中可以同时用负压将已粉碎的结石吸出来，操作更方便，效果更好。超声碎石不直接损伤膀胱壁，对膀胱损伤小、血尿轻，极少发生膀胱穿孔、尿道损伤等并发症，但探头不可直接接触膀胱壁，以减少淤血和水肿。超声碎石对较大的或多发结石有时碎石时间较长，效率欠佳；适用于较小的结石，并且对一些表面光滑的草酸结石，由于声波的反射，碎石效果欠佳。碎石后较大的碎块可用Ellik冲出。超声碎石禁用于尿道狭窄不能置镜者、急性泌尿系感染、严重出血性疾病及严重基础性疾病不能耐受手术者。

（六）液电碎石术

原理同液电型体外冲击波，利用同轴电极发生电火花产生腔泡，腔泡逐渐扩大崩溃形成冲击波而将结石击碎。考虑结石较易粉碎，手术时间短者采用尿道黏膜表面麻醉或骶管麻醉，结石较大或多发采用硬膜外麻醉。插入膀胱镜置入液电电极，膀胱充盈无菌蒸馏水150～200ml，将电极与膀胱镜透镜窗距离＞10mm以。免液电冲击波损坏透镜，将电极顶端距结石表面1～2mm，电极头距膀胱壁应1cm左右，采用连续或单次放电轰击结石，直至结石碎至3mm以下，用Ellik冲洗器冲洗膀胱，取净结石。液电碎石具有安全、疗效确切、并发症较少、经济的优点，对＜3cm结石碎石效果理想。对多发结石且结石较大者手术时间延长，易出现膀胱大的出血，膀胱穿孔等并发症。膀胱的液体充盈以150～200ml为宜，过多膀胱壁变薄过少电极头及结石与膀胱壁太近，易损伤膀胱壁，碎石位置以膀胱底为宜，在膀胱三角区碎石易损伤输尿管开口。主要并发症有血尿、发热、膀胱穿孔。血尿多不严重，偶有大量血尿者需应用止血药及膀胱冲洗。

液电碎石操作的膀胱内有电场，冲洗液应用无菌蒸馏水，但膀胱内不可避免有少量尿液电解质，有一定程度的放电损伤，不适应于安装心脏起搏器患者及严重心律失常患者。另外不能用于尿道狭窄不能置镜及出血疾病患者以及膀胱容量小者。

（七）气压弹道碎石

原理是将压缩气体产生的能量驱动碎石机手柄内的子弹体，子弹体运动撞击探针，探针冲击结石而将结石击碎。撞击探针一般有直径 1.0mm、1.6mm、2.0mm 等型号，气泵压力多采用 300～400kPa，压力越大，探针越粗，碎石力量越大，效率高。气压弹道碎石过程很少产热、不放电，对膀胱壁无电、热损伤。碎石杆振动幅度不超过 10mm，膀胱壁软组织有一定弹性，故对膀胱软组织机械损伤小。麻醉可采用骶管内、腰麻或硬膜外麻醉，小儿患者采用氯胺酮麻醉。一般取截石位，碎石时注意应将结石轻压在膀胱壁上，应直视下碎石。探针应超过内窥前端 10～20mm，碎石时探针接触结石即可，不可前推探针以免造成膀胱穿孔。膀胱内不宜过度充盈，有利于结石固定。对于直径较大＞3mm 结石应自结石边缘开始碎石，避免将大结石碎成多块中等大小结石而增强工作量。

气压弹道碎石可采用专用弹道碎石镜自尿道外口置入，从弹道碎石操作通道可置入直径 2.0mm 气压弹道碎石探针，碎石可采用连击或单发模式。碎石后以 Ellik 冲洗器冲洗膀胱内结石。具有视野大的优点，便于观察和碎石。还可用多种通路及器械粉碎膀胱结石，常用通路：①经尿道输尿管镜入路：尿道插入 8.0～9.8F 输尿管镜，自输尿管镜操作通道置入直径 1.0mm 或 1.6mm 碎石冲击杆碎石，优点是可对于尿道狭窄及小儿膀胱结石进行治疗。缺点是视野小且出水不畅，视野模糊，需反复进镜冲洗，可同时于耻骨上刺入 5cm 静脉穿刺针出水，可使视野清晰。②经尿道普通膀胱镜入路：自尿道插入膀胱镜或膀胱电切镜，从双通道操作孔置入 1.0mm 碎石冲击杆，冲击结石后用 Ellik 吸出。优点是视野大，冲洗液进出通畅；缺点是碎石杆尖不易位于视野正中，可旋转摄像头解决。结石固定后需放水缩小膀胱容量，减少结石滑动，且仅能通过直径 1.0mm 碎石冲击杆，减弱了碎石冲击力量。③经膀胱镜鞘输尿管镜入路：先插入普通膀胱镜，取出镜体，仅留镜鞘，安装好自制橡皮塞从橡皮塞中孔外插入 8.0～9.8F 输尿管镜，伸入 1.6mm 碎石冲击杆。碎石时可用膀胱镜鞘弧形开口卡住结石。自制橡皮塞可用玻璃输液瓶橡皮塞中间钻孔，能使输尿管镜通过即可。优点是通过膀胱镜鞘进水通畅，保证了视野清晰，用膀胱镜卡住结石以固定结石，留置膀胱镜镜鞘避免反复插镜对尿道损伤。另外，还有采用液压泵注入液体者即不用橡皮塞膀胱镜鞘内置输尿管镜，用输尿管镜液压泵注入液体也可保证视野清晰。④经肾镜入路：自尿道置入硬质旁视肾镜，自工作通道内置入 1.6mm 或 2.0mm 碎石冲击针冲击结石，碎石后膀胱内注水，拔出镜体使碎石自镜鞘自行排出。

气压弹道碎石常见并发症有血尿、膀胱穿孔、尿漏、尿道损伤、尿道狭窄、术后膀胱感染发热。多不严重，膀胱穿孔、尿道损伤多发生于最初操作者。应提高操作熟练度。术后应用抗生素预防感染。气压弹道碎石过程中由于无放电可应用于安装心脏起搏器患者及心律失常患者。应用尿道输尿管镜入路也可应用于尿道狭窄及小儿患者。不适用于尿道狭窄不能置镜者、严重出血疾病、急性泌尿感染、膀胱容量小者。由于结石过大后碎石时间将延长，各种并发症的发生率将大大增加。一般气压弹道碎石适合于 4cm 以下结石。

（八）激光碎石术

现最先进的是钬激光碎石：钬激光是利用氪闪烁光源激活嵌在钇—铝—石榴石晶体上的稀有元素钬而产生的脉冲式激光，波长 2140nm，脉宽 250μs，峰值可达上千瓦，可击碎各种成分结石。光纤末端与结石表面被气化，形成气泡，将能量传至结石而崩解结石。碎石主要机制是热效应，还有继发冲击波效应及成腔效应。钬激光在水中有很高吸收系数，钬激光对组织能量主要集中在表层，穿透深度不足 0.5mm，并有极好的切割及止血能力。采用截石位，尿道表面麻醉、硬膜外麻醉或腰麻。小儿氯胺酮麻醉。一般经尿道置入普通膀胱镜即可，自操作通道置入光导纤维，光导纤维接触结石表面，发射激光将结石粉碎，随时用生理盐水进行膀胱冲洗降温。碎石后用 Ellik 冲洗出结石，应用抗生素预防感染。钬激光可切割金属，不可对准导丝，光纤应伸出镜头 5mm，以免损伤镜头。术前要检查光纤，防止激光能量泄漏造成损害。碎石能量一般应自小逐渐增大。碎石时从结石边缘开始蚕食式碎石，即光导纤维的顶端应抵住结石侧面，通过碎石在边缘表面产生一个裂隙而后反复移动光纤顶端进行碎石，将腔隙扩大。对于小儿或尿道狭窄者也用硬 8.0～9.8F 输尿管镜自尿道口置镜后自操作通道置入光纤碎石。

钬激光碎石适应于各种成分结石，碎石效果良好，优于气压弹道及液电碎石，一般应用于 4cm 以下结石，结石过大则碎石时间长，光纤损耗大，并发症概率增加。但相比较而言，钬激光碎石并发症少，主要并发症为血尿，均较轻微，一般无须处理，极少见膀胱穿孔及尿道损伤。

另外，其他激光碎石还有双频激光，可发出两种波长的脉冲激光，绿光和红光，工作时绿光可在结石表面形成均匀的等离子体，接着等离子体能够充分吸收红外光的能量，使激光在瞬间转化为冲击波，而崩解结石，对坚硬结石穿透性差，效果不如钬激光。此外还有脉冲染料激光碎石，效果均不如钬激光。

（九）两种以上碎石结合治疗膀胱结石

两种以上碎石法结合碎石具有碎石时间短、并发症减少、碎石效率高，并可应用于较大结石的优点。若设备条件许可，多种碎石方法结合治疗大的膀胱结石及多发膀胱结石具有优越性。

1.*体外冲击波碎石加大力碎石钳治疗膀胱结石*　一般对于＞2.5cm 结石，碎石钳不能碎石，可先用体外冲击波将结石击碎至 2.5cm 以下，再用大力碎石钳将结石粉碎。若大力碎石钳可接 Ellik 冲洗器可将结石冲出，可以避免反复体外碎石对膀胱黏膜损伤以及大结石粉碎后排出尿道形成石街或反复尿道排石致尿道狭窄。若体外冲击波碎石后结石粉碎良好，也可直接经尿道置入膀胱镜外鞘或膀胱电切镜外鞘用 Ellik 冲洗器冲净膀胱内结石，可避免尿道“石街”形成及尿道狭窄发生。

2.*气压弹道碎石联合大力碎石钳治疗膀胱结石*　对于较大膀胱结石，可先用气压弹道碎石将结石击碎至 2.5cm 或 2cm 以下加用大力碎石钳将结石夹碎。气压弹道碎石选用 2mm 冲击探针置结石中心碎石。碎成极小结石后结石在膀胱内易活动不易定位，应用大力碎石钳粉碎较小结石定位较易，碎石速度较快。两者结合可明显缩短碎石时间，减少膀胱黏膜损伤等并发症。

3.*钬激光碎石联合大力碎石钳治疗膀胱结石*　钬激光对较大结石碎石时间明显延长，患者不适感及并发症均增加，耗能多，对光纤损耗较大，价格昂贵。若结合大力碎石钳碎石可大大缩短手术时间，先用钬激光从结石中心开始碎石，将其崩解成数块较小结石，再用碎石钳钳夹到直径＜5mm 碎块，后用 Ellik 冲洗器冲出。在钬激光光纤进入结石核心时，应持续膀胱灌注，保持视野清晰，应注意光导纤维进入结石的深度，避免光导纤维折断或穿透结石损伤对侧膀胱壁。

此外还有应用体外冲击波碎石与气压弹道碎石或钬激光联合治疗膀胱结石以及气压弹道联合钬激光碎石治疗膀胱大结石者。

（十）耻骨上膀胱切开取石

膀胱结石绝大多数为男性患者，以 10 岁以下儿童及 50 岁以上老年人多见。目前通过腔内技术，多数结石即可处理，如经尿道超声、液电或机械碎石；也可以通过体外冲击波碎石。但很多情况下，仍需要通过手术的方法解决问题，比如儿童受到器械的限制、老年人有成石因素需要手术处理、结石巨大或有尿道狭窄等。

1.*膀胱结石手术治疗的基本原则*

(1)膀胱结石的治疗必须遵循两个原则，一是取净结石，二是纠正形成结石的原因和因素。有在取石时可一并处理，如前列腺增生、膀胱异物、憩室。有时成石原因不能同时处理，需要先去除结石，再择期治疗原发病因，如尿道狭窄并发感染等。

(2)由于膀胱结石的特点是结石体积大、数量有时很多，常常伴有远段尿路的梗阻，因此在选择治疗方式时结合患者的年龄、身体状况及有无并发症等情况选择腔内治疗还是开放手术治疗，行开放手术治疗时应掌握其手术适应证：

①儿童患者，不易行内腔镜下处理结石。

②结石过大及坚硬者，一般认为直径>3cm的结石，应用器械较不易处理；而手术取石方法简单、方便有效。

③患者同时存在前列腺增生、膀胱颈纤维化或尿道梗阻者，如有尿道狭窄、尿道损伤手术后等，单纯取石并不能消除结石复发，需要在取石的同时，治疗原发病者。

④膀胱憩室内多发结石，单纯处理结石并不能消除结石的成因，故应手术治疗，手术同时切除憩室，消灭无效腔。

⑤膀胱异物被结石包裹，而且体积较大的结石。

⑥膀胱有严重的炎症、硬化使膀胱顺应性下降，或者膀胱容量过小，不利于内腔镜治疗者。

⑦膀胱结石并伴发膀胱肿瘤者。

⑧患者有严重的肾脏合并症：如双肾积水、输尿管反流、肾功能不全等。

⑨患者全身情况差，不宜行长时间手术者。

2.术前准备　对于膀胱结石术前应找出结石的形成原因，手术取石的同时可治疗原发病。通过选择X线、造影、B型超声、CT或膀胱镜等方法明确诊断。

①合并尿路感染者，应先使用抗生素控制感染，必要时留置导尿管持续引流。

②膀胱结石患者，多数年龄大，伴随着各个系统不同的疾病，术前给予相应的治疗。

③合并其他的梗阻性疾病，估计施行较复杂手术者，应备血300～600ml，以便在膀胱切开取石后，同时处理伴随的膀胱内其他病变。

④麻醉后插入导尿管，膀胱注入生理盐水300ml，使膀胱充盈。如因尿道狭窄等下尿路梗阻，导尿管不能放入时，应嘱患者晨起后不要排尿使膀胱充盈。

3.手术操作要点及注意事项

①术中应注意取石的同时探查清有无结石的残留，仔细探查膀胱部分，是否存在憩室、肿瘤、膀胱出口部位有无前列腺增大和狭窄等，以便做相应的处理。

②夹取结石时，尽可能勿将结石夹碎，以免结石碎渣遗留膀胱，导致结石复发。

③术中取出结石后，应反复冲洗膀胱，一般可放入双腔气囊尿管，以便术后持续引流；合并膀胱感染，尤其是小儿患者，可以放置耻骨上膀胱造瘘管，以防尿液引流不畅。

④缝合膀胱应用可吸收缝线，避免缝线形成结石，膀胱前间隙应放置引流管。

⑤术中遇到结石巨大而难于钳取时，可以结合指肛上顶结石或通过尿道插入金属探子协助撬起结石，以便取出。

⑥对于长时间结石刺激，引起膀胱黏膜发生可疑病变的，应多处取黏膜活检送病理检查，以防膀胱肿瘤漏诊。

⑦当结石位于膀胱憩室内时，取出结石后应处理膀胱憩室，将憩室翻入膀胱，行憩室切除，应注意避免损伤输尿管。膀胱憩室伴结石者，多同时存在尿路远段的梗阻性病变，结合患者的全身情况，同期或择期做进一步相应的处理。

⑧膀胱取石术在搞清病因的情况下，应该是治疗病因的同时附属的取石手术，如膀胱颈部梗阻应同时处理前列腺增生或膀胱颈纤维化。对尿道狭窄的患者，也应该同期或择期行手术治疗，对不适合行同期手术的患者，单纯取石手术后可行膀胱造瘘，以便以后进一步治疗原发病。

4.术后处理

①膀胱切开手术后，由于结石和尿液的原因，术后应常规应用抗生素，防治感染。

②膀胱前间隙引流管一般术后24～48h无渗液后可以拔除，当尿管引流不通畅或有出血时可以适当延长保留时间。留有膀胱造瘘管的，术后10～14d可以拔除。对于老年、全身情况较差、合并有下尿路梗阻、不适合同期手术的患者，应保留膀胱造瘘管。

③术后保持导尿管的引流通畅，遇到术后再出血堵塞导尿管时，应及时行膀胱冲洗，冲出血块，以免导致尿液潴留，导尿管可于术后7～10d拔除。

5.膀胱切开取石术后并发症　膀胱切开取石术方法简单，一般手术后并发症少见，较容易出现的有：

①术后出血：主要原因是术中锐性切开膀胱，缝合不严密；术后感染性继发出血，血块阻塞导尿管造成尿潴留，反过来可以加重出血，严重时可以造成膀胱填塞；取石的同时行前列腺或膀胱颈的手术，易发生出血。发生出血阻塞导尿管后，应及时处理，采用膀胱冲洗、冲洗液加入肾上腺素或巴曲酶（立止血）等药物，及时清理膀胱内血块，对严重的膀胱填塞大出血的患者，应果断行手术止血。

②尿瘘：尿瘘多是膀胱切开处漏尿形成，形成原因很多，如感染、术中缝合欠严密、术后继发出血、术中没解决尿路梗阻、术后尿潴留进而缝合处裂开等。尿瘘一旦发生，应置导尿管持续引流尿液，一般几周后小的瘘口可以愈合，对于长期不愈的尿瘘，应手术修补，对未解除梗阻的应同时处理。

③急性肾功能不全：这种情况比较少见，发生肾衰竭的原因常常是手术中的创伤造成两输尿管下段的术后炎性水肿，导致双肾引流障碍而发生。还有的是因为结石取出，梗阻解除，出现术后多尿性水电解质紊乱，随之发生少尿、酸中毒、肾功能不全。针对这两方面的原因，术中术后应提高警惕，注意引流，注意水电解质的平衡，可以减少肾功能不全的发生。

（十一）几种特殊情况膀胱结石治疗

1.前列腺增生伴膀胱结石　良性前列腺增生并发膀胱结石发生率为10%。下尿路梗阻致尿中晶体、细胞滞留于膀胱以及梗阻继发感染是结石形成的主要原因。既往多采用耻骨上膀胱切开取石术，同时行前列腺摘除术治疗，有创伤大、并发症多、恢复慢、痛苦大的缺点。目前多采用各种碎石后，Ⅰ期或Ⅱ期内腔镜前列腺切除治疗。①体外冲击波碎石后行前列腺电切或气化电切术。先用体外冲击波将结石击碎，待3～4d后肉眼血尿消失再行前列腺电切及气化电切；②先行大力碎石钳碎石、液电、气压弹道、激光碎石后同期行前列腺电切、气化电切、激光、等离子体切除等。治疗前列腺增生并膀胱结石采用碎石后内腔镜前列腺切除具有创伤小、恢复快、并发症少、患者易耐受优点；缺点是有可能价格较贵以及碎石有可能引起前列腺出血。治疗时应先碎石再行前列腺内腔镜治疗，并且碎石后应将结石冲洗清除干净。如果先行内腔镜切除前列腺，则前列腺窝创面出血或溶血，可严重影响膀胱内视野致碎石无法进行。结石渣残留不仅易黏附于前列腺窝创面致结石复发，还可能刺破导尿管气囊，引起前列腺窝创面出血及膀胱内血块形成。

2.儿童膀胱结石　小儿膀胱结石因患儿尿道周径小，不能行膀胱镜下碎石，既往多采用耻骨上膀胱切开取石术治疗，痛苦大、损伤大且并发症多。根据各自条件采用各种方式碎石：

（1）体外冲击波碎石：小儿采用体外冲击波碎石应采用低能量、低频率，尽量冲击次数少，将结石应碎至0.3cm以下，一般采用氯胺酮麻醉。多次行体外冲击波碎石有报道可引起精液质量下降，故多次行体外冲击波碎石有可能损伤睾丸及卵巢，应用泡沫板或铝板保护睾丸及卵巢。

（2）经输尿管镜气压弹道或钬激光碎石：也需采用氯胺酮麻醉，经尿道口置入8.0～9.8F输尿管镜从输尿管镜工作通道置入气压弹道冲击探针或光纤行气压弹道碎石或钬激光碎石，治疗效果可靠。

3.膀胱造瘘管结石 永久性留置膀胱造瘘管者应定期更换造瘘管，若更换不及时，可致造瘘管附壁结石形成并可与膀胱黏膜粘连，可造成拔管困难；若强行拔管可能引起膀胱黏膜撕裂而致大出血。治疗根据条件可采用体外冲击波碎石、液电、气压弹道、激光碎石等。结石多不坚硬、较易粉碎，各种碎石方法碎石成功率高。

4.肠膀胱原位重建术后膀胱结石 肠膀胱重建术后，由于原解剖关系及协调关系消失，且易引起感染和尿液潴留，可并发高氯性酸中毒，尿排钙和磷增加以及吻合口狭窄梗阻均易促使结石形成。术中注意手术技巧，肠袋与尿道吻合时，需注意对位准确、吻合口需平整，避免吻合口组织内翻过多。术后预防感染，定期冲洗新膀胱以及服用溶石药物，有一定预防作用。肠膀胱重建术后开放手术困难增大，应选择损伤小的方法，对于膀胱结石多采用大力碎石钳、气压弹道及钬激光碎石、钬激光碎石损伤小、效率高。肠膀胱重建术后常发生上尿路结石。对于合并上尿路结石，若无梗阻可行体外冲击波碎石或经皮肾镜术等治疗。

（刘 云）

第九节 尿道结石

尿道结石较少见，多数来源于其上方的泌尿系，在膀胱结石多发的地区，尿道结石也相对多见，常见于男性，结石容易嵌顿在前列腺尿道、尿道舟状窝或尿道外口，也可由于尿道狭窄、憩室、囊肿、异物等形成结石核心，而形成原发性尿道结石。

一、临床表现

尿道结石可发生于各个年龄阶段的人群。男性较女性多见，青壮年较儿童及老年人多见。

（一）症状

较大的尿道结石有时除排尿困难、排尿费力外可无其他症状。尿道结石不完全梗阻时，排尿可呈滴沥状，有时出现尿流中断及急、慢性尿潴留，排尿时有明显的疼痛，且放射至阴茎头部。后尿道结石所产生的疼痛向会阴部及阴囊部放射。

（二）体征

阴茎部结石在疼痛部位可摸到肿物。有时用力排尿可将结石排出。较大的结石则将尿道完全梗阻，即发生急性尿潴留。

尿道结石并发感染者，尿道可有脓性分泌物，严重者可合并高热、寒战等全身感染症状。性交痛为突出症状。有时尿道排脓，需与淋菌性尿道炎相鉴别。

男性尿道憩室中结石，除尿道有分泌物及尿痛外，在阴茎下方可出现一逐渐增大且较硬的肿物，有明显的压痛。但此类尿道结石可无明显的排尿梗阻症状。

二、诊断与鉴别诊断

（一）尿道结石的诊断

尿道结石的诊断包括尿道结石的确立、尿道结石的病因诊断及结石并发症的诊断三个方面，不可偏废。

1.尿道结石的确立　根据典型的病史、症状、体征，尿道结石不难确诊。男性前尿道结石在阴茎或会阴部可摸到结石；后尿道结石可经直肠摸到。女性患者经阴道可摸到结石及憩室。尿道金属探条通过结石部尿道时有特殊的感觉和声响。

B型超声或X线摄片均可较准确、清晰地显示出尿道结石的位置、大小、形状，且具有无创伤、价格低廉等优点，在临床工作中可作为泌尿外科医师首选的辅助检查。对难以确诊的复杂性尿道结石或尿道憩室结石、尿道假道结石，临床上应用尿道镜能直接观察到憩室、假道结石，如配合其他操作器械，则可一次性完成尿道结石的诊断和治疗。

2.尿道结石病因诊断　尿道结石多是由上尿路结石或膀胱结石排出过程中被阻或停留于尿道内的。故应注意有无其他部位结石，争取在病人住院期间一次解决。对于尿道憩室结石及尿道假道结石，除非尿道结石可窥见或尿道探条触及结石，一般在临床工作中都应行尿道顺行或逆行造影，以利于发现尿道憩室及假道，避免处理的盲目性。应用尿道镜或输尿管镜可发现尿道狭窄、尿道异物。

尤其要注意的是尿道下裂术后尿道内毛发过多或尿道狭窄所致的尿道结石。在临床工作中的体会是行尿道下裂手术时，应尽量不用阴囊皮瓣，尤其是阴囊两侧皮瓣成形尿道，防止日后成型的尿道内毛发长出后形成尿道结石。另外，吻合的尿道要宽敞，术后要定期尿道扩张，防止狭窄。对于尿道内毛发过多，已形成尿道结石者，要视病人情况间隔3～6个月定期行尿道内结石搔扒术和尿道内毛发剪除。

3.尿道结石并发症的诊断　尿道结石造成尿道损伤所致的尿外渗、尿道瘘等并发症，一般不难诊断。尿道探条将后尿道结石推入膀胱时，如暴力操作，则可形成尿道假道，尿道顺行或逆行造影可诊断。必要时行尿道镜检查，明确诊断。尿道结石致急性尿潴留者，可发生膀胱破裂，需特别注意。腹膜内型膀胱破裂查体可见腹部有压痛、反跳痛及肌紧张等急性腹膜炎体征。腹膜外型膀胱破裂则急性腹膜炎体征不明显。膀胱内注水实验及膀胱造影可明确诊断。

（二）尿道结石的鉴别诊断

1.良性前列腺增生　一般出现在50岁以上的老年男性患者。尿频是前列腺增生患者最初出现的症状，而进行性排尿困难是前列腺增生最重要的症状，病程发展非常缓慢。当前列腺增生产生梗阻达到一定程度，排尿时不能完全排尽膀胱内尿液，过多的残余尿可使膀胱失去收缩能力，可发生如尿道结石所表现的尿潴留，并可发生尿失禁。

良性前列腺增生合并感染时亦可有尿频、尿急、尿痛等膀胱炎现象，并可伴有血尿。前列腺增生因局部充血可以发生无痛血尿，晚期可出现肾积水和肾功能不全等病象。体检时，直肠指检可触到增大的前列腺，表面光滑，质韧，有弹性中间沟变浅或消失。若增生的腺体凸入膀胱，则前列腺增大可不明显。无尿道结石体征。应用B型超声或CT检查、测量前列腺体积和其内部结构。X线摄片及B型超声于尿道内无阳性结石发现。

2.神经源性膀胱功能障碍　临床表现有下尿路症候群（LUTS），有的排尿梗阻症状明显，并有尿潴留、肾积水或肾功能不全。神经源性膀胱功能障碍多有明显的神经损害的病史和体征，往往同时存在下肢感觉和（或）运动障碍并伴有肛门括约肌松弛和反射消失。

（1）不稳定膀胱：又称逼尿肌不稳定，是指在膀胱充盈过程中自发或被诱发、不能被主动抑制的逼尿肌不自主收缩。其临床表现不如尿道结石不完全梗阻所产生的尿频、尿急、夜尿增加和急迫性尿失禁等膀胱刺激症状明显，常有严重的排尿不尽感（实际上膀胱已排空）或有假性排尿困难症状。不稳定膀胱的病因：①良性前列腺增生，50%～80% BPH患者可测出不稳定膀胱；②正常老年人随年龄增长，随无膀胱出口梗阻，本病的发病率也不断增加；③神经系统疾病，如老年性痴呆、脑萎缩、脑血管疾病（脑梗死、脑出血、偏瘫等)、帕金森病等都可引起不稳定膀胱;④特发性,原因不明。确诊有赖于尿动力学检查。由于神经源性膀胱所致的逼尿肌反射亢进与不稳定膀胱有类似的临床表现和治疗原则,目前常将两者统称为膀胱过度活动症,但原则上膀胱过度活动症的诊断不包括下尿路梗阻和膀胱局部病变(如感染和结石等)所致的不稳定膀胱。

(2)逼尿肌/尿道括约肌协同失调:主要见于脊髓病变或损伤患者。本症系因逼尿肌反射性收缩时尿道与尿道周围的骨骼肌不协调,反而反射性增强收缩,以致尿的贮存和排出受到影响。患者排尿困难症状明显,剩余尿量多,早期出现无症状肾积水。直肠指检或B型超声、X线摄片检查无尿道结石阳性发现,常有肛门括约肌松弛和神经系统体征。尿动力学检查可辅助诊断,但仍难与非神经源性逼尿肌膀胱颈协同失调、非神经源性尿道内括约肌痉挛综合征和逼尿肌内括约肌协同失调等区别。

3.膀胱癌 是泌尿系最常见的肿瘤,早期表现为无痛性血尿,如肿瘤较大且位于膀胱颈或大量血尿的血块、脱落的肿瘤组织阻塞尿道内口可引起排尿困难或尿潴留。如肿瘤位于膀胱三角区并有浸润者也可如尿道结石所表现的LUTS。

4.膀胱颈挛缩 40～50岁最常发病。LUTS的梗阻症状比较明显,早期排尿迟缓,尿线无力,后期出现尿潴留。B型超声及X线摄片检查无阳性结石发现,尿道膀胱镜检查可见到膀胱颈后唇抬高或呈环状隆起。

5.小儿阴茎软组织阴影 对于小儿尿道结石,在X线摄片诊断上要与小儿的阴茎软组织阴影相区别。小儿阴茎短小,检查时因紧张、恐惧或寒冷刺激,阴茎常呈疲软状态。平卧排腹部X线片或骨盆X线片,阴茎组织影常位于后尿道部位上,恰好与后尿道重叠,故经验不足的放射科医师或泌尿外科医师常误诊为后尿道结石。如遇以上情况,应该用以下方法予以鉴别:

(1)插导尿管时是否遇到阻力:后尿道结石的患儿常在插导尿管时遇到阻力,如果插入顺利,可初步排除后尿道结石。

(2)留置导尿管充盈膀胱,行膀胱区B型超声检查:如提示膀胱结石,可考虑原后尿道结石推入膀胱。如B型超声未见到结石,可排除后尿道结石。

(3)重新行X线摄片检查:将阴茎牵向一侧,如原后尿道阴影消失或偏移,可排除结石而考虑阴茎软组织影重叠后尿道所致。

(4)化验尿常规:有较多的红细胞,考虑为结石。如果尿常规有较多白细胞,常为尿路感染所致排尿困难。

(5)仔细检查尿道:结石患儿常可通过尿道触诊触及痛性结石结节,后尿道结石可通过直肠指检检查得出明确诊断。

(6)尿道狭窄可与尿道结石同时存在:尿道狭窄常有尿道损伤史、尿道炎史、尿道内药物灌注史或尿道内器械治疗史。

三、治疗原则

尿道结石的治疗须根据结石的大小、形状、所在部位、尿道状态及并发症的情况而定。尿道结石处理方法的选择与愈后密切相关。在尿道结石的处理中,如何预防尿道狭窄的发生是泌尿外科医师应该首要考虑的问题。结石对局部尿道的压迫、炎症改变及尿道结石处理过程中对尿道的损伤,是尿道狭窄的主要原因。因此,如何在尿道结石的处理过程中预防尿道黏膜的进一步损伤及保持尿道的完整性,是尿道结石处理的关键。

(一)尿道结石的非手术治疗

较小的尿道结石可自行排出。对于男性前尿道结石可采用向尿道内注入2%利多卡因乳胶，待尿道充分润滑后，用手将结石推向尿道外口，再用钳子或镊子将结石夹出。此外，逆行注入利多卡因乳胶也有扩大尿道及结石间隙和镇痛等作用。也可将探针弯成钩状将结石勾出。男性后尿道结石可在注入2%利多卡因胶浆后，用尿道金属探条将尿道结石推入膀胱，此后按膀胱结石处理。女性尿道较男性尿道短且直，因此对于女性尿道结石的处理，可经阴道摸到结石及尿道内口后，用手指抵住尿道内口，防止结石滑入膀胱。再用钳子或镊子将结石经尿道外口夹出。

无论何种操作方法，都应注意操作尽量轻柔，避免损伤尿道，形成尿道出血、炎性反应，甚至脓肿、溃疡和尿瘘。对于严重损伤尿道的操作后，应留置导尿管4～7d，防止尿道狭窄。

(二)尿道结石的手术治疗

尿道结石临床上大多数发生在男性，多数是由膀胱结石或上尿路结石排出过程中经过尿道时被阻或停留于尿道前列腺部、球部、阴茎部以及舟状窝或尿道外口处，少数患者的尿道结石则在尿道狭窄部近端或在尿道憩室内形成。前者有人称之于继发性结石，后者称之于原发性结石。尿道结石是泌尿外科的急症，患者痛苦大，临床上一旦诊断明确，需要马上处理。目前多数尿道结石可以通过非手术的治疗方法取出结石。例如，位于舟状窝的结石可以直接用钳夹的方法取出；位于后尿道的结石可以临时将其推回膀胱后，再择期按膀胱结石处理；对因结石梗阻引起的急性尿潴留、尿外渗、会阴脓肿及尿道瘘时，应先做耻骨上膀胱穿刺造瘘引流尿液，待一般情况改善后和局部炎性反应消退后再根据具体情况处理。

1.尿道结石的处理原则　男性尿道结石视结石的大小、位置和有无尿道原发病变而采取不同的治疗方法。原则上前尿道结石可经尿道取石，后尿道结石嵌顿时间不长的尽量将结石送回膀胱，这样对膀胱结石相对更方便处理。对巨大结石、经多种方法取石失败者、伴有尿道原发病变的应及时采用手术治疗。阴茎部尿道结石尽量避免做尿道切开取石，以免术后形成尿瘘。目前对尿道结石的治疗有以下方法：

①舟状窝处结石可以用止血钳或镊子直接取出。

②尿道口狭窄时行尿道口切开取石。

③液状石蜡灌注，使结石排出。

④应用套石器具将结石取出。

⑤通过内腔镜，利用超声波、气压弹道、激光等经尿道碎石。

⑥开放手术取石。

2.经会阴尿道取石术

(1)手术适应证：结石位于膜部尿道之前、阴茎阴囊交界处之后，已有嵌顿或其他方法未能取出者；该处同时存在尿道憩室，需要同时手术切除憩室；结石远端有明显的尿道狭窄。

(2)术前准备：结石嵌顿伴有尿道感染者，术前应用抗生素控制感染，待感染控制后方可手术；对于有急性尿潴留患者应行膀胱穿刺造瘘，临时性尿流改道；每天清洁会阴皮肤，术前去除毛发。

(3)手术操作要点及注意事项

①手术前应冲洗尿道，可以用1‰的苯扎溴铵或对黏膜刺激小的消毒液冲洗。

②手术切口于会阴部，纵形或倒Y字形切口，正中线切开球海绵体肌，显露尿道。

③结石近端切开尿道，取出结石后，应用金属尿道探条探查有无尿道狭窄，对有尿道狭窄的应行狭窄段切除，端端吻合术。

④合并尿道憩室的应剥离多余的憩室壁，切除多余的憩室壁部分，不至于术后造成狭窄，置入尿管后缝合、关闭尿道。

⑤伤口应反复冲洗，缝合球海绵体肌后应放置伤口引流条。

(4)术后处理

①对于术后保留尿管的，应注意保持引流通畅，尿管宜选用小号的硅胶尿管，一般术后10d左右，拔除导尿管。也有人不主张留置导尿管，通过膀胱穿刺造瘘引流尿液，造瘘管可于术后10d左右，夹管试尿，排尿通畅后可以拔除。

②服用雌激素，防止阴茎勃起。

③术后继续应用抗生素，防止感染。

④伤口引流物可在术后24～48h拔除。

⑤术后流食或半流食3d，尽量延迟排便，以防伤口污染。

(5)手术后并发症：尿道切开取石术临床上应用的较少，适合于复杂的病例，术前并发症多，病史长，如患儿的尿道下裂手术，吻合口的病变可以造成尿道憩室，并发结石、感染、尿外渗、会阴部脓肿等，使尿道手术并非是单纯的手术取石，术后也易发生并发症，而且并发症的发生往往会造成更严重的后果。

①局部感染：这是尿道狭窄并发结石、尿道憩室并发结石的主要术后并发症。手术中止血不仔细、术后引流不彻底，以至伤口内积血，继发感染；术前准备不充分、没有很好的控制感染、术中污染也是术后感染的常见原因；术后单凭导尿管引流尿液，尿管、尿液对尿道切开处或吻合处的刺激，有人认为也是造成局部感染的原因之一。因此，充分的术前准备，术中仔细操作并做好伤口、尿液的引流，局部感染一般是可以避免的。

②尿道再狭窄及尿瘘形成：感染是再狭窄和尿瘘的重要原因，此外手术中尿道黏膜缝合不佳、原尿道狭窄瘢痕切除不彻底、吻合口张力过大、术后常因阴茎勃起导致出血等原因都会影响尿道伤口的愈合，所以控制、治疗感染是防止此类并发症的重要内容；术中不能单纯以取出结石为目的，保持尿道的通畅、充分的游离，可以减少尿道的张力，术前既开始应用雌激素，术后尿液引流通畅也是防止这类并发症的重要方面。

3.耻骨上尿道取石术

(1)手术适应证：耻骨上经膀胱切开取石适用于嵌顿于后尿道的结石，无法经尿道取出，使用尿道探子亦无法将结石推回膀胱的急性尿潴留的患者。结石长时间滞留于后尿道，部分在膀胱形状呈哑铃状的较大结石。

(2)术前准备：对急性尿潴留者可先行膀胱穿刺造瘘引流尿液，术前应用抗生素；行影像学检查明确尿道梗阻情况；术前充盈膀胱。

(3)手术操作要点及注意事项

①切开膀胱时切口应根据结石大小而定，应能伸进示指即可。

②必要时可自尿道外口放入金属尿道探子顶住结石，防止结石被推入前尿道。

③取出结石后，应检查是否有结石残留，将其取净。

④对于哑铃状结石，取石时要轻柔松动结石，避免损伤膀胱颈引发严重的出血。

⑤术中留置粗导尿管，以防术后血块堵塞，必要时还可轻度牵拉，起到压迫膀胱颈出血点的作用。

⑥膀胱前间隙放置引流管。

(4)术后处理

①术后注意保持导尿管通畅，有血块时，应及时冲出或清理，术后10d拔管。

②伤口引流管可于术后24～48h拔除。

③应用抗生素防止感染。

(5)术后并发症：耻骨上膀胱切开取石术手术创伤小，并发症少见，常见的是术后出血，取石时结石嵌顿严重，损伤前列腺及膀胱颈部有时出血较多，处理不当术后形成血块阻塞导尿管。术中轻柔取石、彻底止血、气囊尿管压迫颈部、及时清理血块都能防止并发症的发生或加重。

（三）尿道结石新技术的治疗

由于新科技、新技术的发展，现在临床上已很少用手术治疗尿道结石。我国自20世纪90年代以来，激光、ESWL、气压弹道碎石及各类腔镜等技术在泌尿外科领域的飞速发展与应用，具有创伤小、痛苦小、治疗效果好、费用低廉(不需住院)等优点，为患者带来福音。

1.*体外冲击波碎石术(ESWL)*　有尿道结石原位体外冲击波碎石，或将尿道结石推入膀胱，按膀胱结石行体外冲击波碎石两种方法。

对于尿道结石原位体外冲击波碎石，可采取俯卧位等特殊体位避开耻骨联合，完成碎石。此方法优点是避免将结石推入膀胱，减少了患者的痛苦。另外，原位体外冲击波碎石较膀胱结石位置距体表浅，冲击波传导距离短，能量衰减少，因此结石易于粉碎。同时，碎石后立即排尿，借尿液动力的作用易于排出体外。但有学者认为，冲击波在聚焦处产生脉冲性高压振荡和高热，若行原位体外冲击波碎石，可引起尿道及周围组织损伤和烧伤。且后尿道结石位于双侧睾丸之间，冲击波可对性腺产生不良影响。

而对于将尿道结石推入膀胱后行体外冲击波碎石，应在行操作之前留置导尿管，注入适量无菌生理盐水，使膀胱中度或高度充盈，B型超声以膀胱作为透声窗可清晰显示结石。患者留置导尿管可随时减少膀胱内尿量，避免患者起床小便，致重新定位困难。留置导尿管还可防止体外冲击波碎石术后沙粒积聚于尿道黏膜损伤处，堵塞尿道。碎石沙粒不能回纳膀胱内，是造成碎石沙粒不能排出的主要原因。

前列腺增生及尿道狭窄合并后尿道结石患者行体外冲击波碎石治疗时，要严格掌握适应证。有中度以上前列腺增生，尤其是前叶增生为主，压迫尿道者，合并后尿道结石时，不宜行体外冲击波碎石治疗。

2.*窥镜式碎石器碎石*　有以下情况者不宜行本术式：结石横径大于碎石器最大钳叶间距；结石过硬；膀胱内严重出血；膀胱容量过小；尿道狭窄；膀胱肿瘤；急性膀胱炎节及儿童病例。前列腺增生较大及全身情况较差者，选择碎石应慎重。

良好的麻醉，较大的膀胱充盈度，清晰的视野及悬空操作是避免损伤，顺利碎石的关键。

3.*尿道镜直视下取石*　此方法适用于后尿道结石，尤其适用于不能对尿道结石确诊，尿道憩室结石、尿道狭窄合并结石的病例。

4.*输尿管镜窥视下碎石*　输尿管镜较尿道镜纤细，尤其适用于尿道狭窄合并结石，但尿道镜无法置入的病例，效果良好。

(1)输尿管镜窥视下碎石治疗男性尿道结石有以下优点：①微创操作，患者痛苦小；②直视下碎石、取石，效果可靠；③操作简单，对单纯尿道结石者，勿需住院治疗；④只要操作得当，无严重并发症；⑤可同期观察尿道状态，了解有无并发症。

(2)应用输尿管镜窥视下碎石治疗男性尿道结石应注意以下几点：①直视下进镜，切忌盲目插镜。因结石嵌顿，局部尿道黏膜水肿，盲目插镜易造成尿道黏膜损伤，甚至假道形成或尿道穿孔。钳夹取石应在视野清晰的情况下进行，以免误夹黏膜，造成尿道黏膜撕脱。②碎石过程中部分碎石块可被冲回膀胱。故在完成尿道内碎石、取石后，应常规推镜进入膀胱，发现较大碎石块应一并处理，以免结石残留。③对合并尿潴留者，操作过程中灌注液体不宜过多过快，以能保持视野清晰，使碎石探头降温即可。若术中灌注液体过多过快，部分液体可逆行进入膀胱，加大膀胱内压，可能导致膀胱破裂而不得不开放手术。

5.*气压弹道碎石术*　气压弹道碎石技术是20世纪90年代初才应用于临床泌尿外科腔内碎石的新技术。探针通过尿道镜或输尿管镜操作通道达到结石表面，粉碎结石。它的原理是将压缩气体产生的能量驱动碎石机手柄的子弹体，子弹体运动撞击探针，探针冲击结石而将结石击碎。

此项技术工作过程中能量转换无热能及电能，且探针前后振动不超过1.0mm本身对软组织无损伤且无电场。因此，可用于严重心律失常及安装心脏起搏器患者的治疗。现已被广泛应用于泌尿系结石的治疗，具有很高的临床使用价值。

6.钬激光碎石技术　钬激光是一种脉冲式固体激光，激光波长2100nm，它是以脉冲形式发射，其发射时间短，作用距离短，组织穿透度浅仅0.4～0.5mm。钬激光碎石原理是激光产生的能量使光纤头至结石间水汽化，并传导至结石使结石粉碎。

应用钬激光治疗尿道结石有以下优点：光纤通过尿道镜或输尿管镜直视下操作，不易损伤尿道；其操作简单、疗效可靠、需时短、创伤小、患者恢复快、并发症少，而且门诊即可完成此手术。尤其适用于尿道局部有狭窄合并结石嵌顿者，是一种值得推广的方法。

然而目前钬激光碎石治疗费用较高，使其进一步推广应用受到一定限制。

（李宏军）

第十节　前列腺结石

前列腺结石是指在前列腺组织或腺泡中形成的结石，常伴有前列腺增生和慢性前列腺炎，其准确发病率不清楚，Joly报道占尿路结石的5.3%。近年来随着临床医学影像技术的不断发展，前列腺结石的检出率有增高的趋势，并不意味着发病率的增加。

一、病因与病理

真性前列腺结石是由前列腺的淀粉样体钙化形成。有报道其主要的化学成分是前列腺液中所含的钙盐（主要是磷酸钙）和磷酸镁沉积形成。以前列腺液及脱落的上皮细胞形成的淀粉样体构成结石的核心，无机盐沉积在淀粉样体表面形成结石。前列腺炎症可促进结石的形成。前列腺结石的大小数目差别很大，多为微小结石，大者可达数厘米，多为单发或数枚结石，多者可达几十甚至上百枚。结石周围伴有慢性炎症改变，炎性细胞浸润，腺泡内充满脱落的上皮细胞和碎片。较大的结石可导致前列腺腺泡及腺管的扩张，形成大小不一，形状各异的囊腔，直径可达1cm以上，腺泡间有炎性浸润及纤维化，结石多位于内外腺交界处，长期感染者可形成前列腺周围炎或囊肿。

二、临床表现

大多数单发小的前列腺结石无临床症状，多在体检时发现。其症状亦无临床特异性。可表现为慢性前列腺炎的症状，会阴部不适、疼痛，腹股沟区及肛周不适、隐痛及阴茎部疼痛。有些患者可出现性功能障碍。部分患者可有结石排出。感染严重形成前列腺脓肿者，可出现全身性症状如发热等，局部症状明显，出现会阴疼痛剧烈，大便时加重。肛诊前列腺触痛明显。

三、诊断

前列腺结石的诊断主要依靠临床影像学检查，如B超、X线及CT做出确定诊断。

肛诊检查：有时可无异常发现，有时可发现质地变硬，可呈结节状。

B超检查：可发现前列腺腺体内强回声，数目不一，大小可从点状至1cm，数目多、成簇状的前列腺结石多位于内外腺交界处，结石可伴有或不伴有声影。

X线检查：前列腺结石可有以下几种表现：①孤立性致密阴影；②前列腺内弥散性致密阴影；③以尿道为中心的环状阴影；④呈簇状集聚阴影。

CT检查：可表现为前列腺实质内数目不等的结石，有时可发现扩张的囊腔，结石可呈簇状。

膀胱镜检查：前列腺部尿道充血，精阜呈充血慢性炎症表现。

前列腺结石需与前列腺癌鉴别。后者血浆PSA升高，前列腺组织多点活检可确诊。

四、治疗

由于前列腺结石常可作为感染的核心并储存细菌，而抑制或杀灭细菌的抗生素却很难进入结石内发挥作用，因此前列腺结石特别容易引起尿路的反复感染，在治疗上十分麻烦。

1.*一般治疗措施*　对于多数患者的小而多且无明显临床症状的前列腺结石，常不需要治疗。对有症状而感染不严重的前列腺结石，可采用非手术治疗，如进行前列腺按摩以及其他对症治疗，并定期观察结石大小的变化。由于前列腺结石实际上多数是前列腺液浓缩所致，食物的改变或食物疗法可能不会对结石有任何效果。镁制剂常用于预防和分解肾结石，也可以用于前列腺结石的非手术治疗而每日服用，使部分患者可以不再发生前列腺结石。在服用镁制剂时要注意同时服用一定量的锌，因为镁可以使锌耗尽而使两者的比例失调。别嘌呤醇可以降低尿酸，也可以在预防和治疗前列腺结石中起一定的作用。

2.*根据病情治疗*　对结石合并慢性前列腺炎等并发症者，以处理并发症为主；如果仍然有病原体存在于精道或前列腺内，可以使临床症状反复发作，药物治疗可能只是起到暂时缓解作用；超声波碎石治疗似乎没有足够的力量来扩张精道并缓解梗阻，不容易将结石排出体外，粉碎的结石可能仍然停留在原地，并可能再次凝聚成新的结石，因而碎石治疗效果往往不好；对症状严重而需要手术治疗者，应该根据结石的数目、大小、位置、患者的年龄、全身一般状况以及并发症情况，选择适当的手术方法治疗。由于手术治疗可能使患者丧失射精能力，且也并不一定保证使患者的临床症状完全改善，因而手术应该是最后的万不得已的选择。前列腺结石手术方法最常用的是经尿道前列腺切除术，此方法创伤小，疗效好，技术日臻成熟，很少出现性功能障碍。也可以行前列腺摘除术或全前列腺切除。

（安旭方）

第十一节　精囊、包皮结石

一、精囊结石

发生在精囊内的结石称为精囊结石，临床上极罕见，常合并有精囊的慢性炎症改变及纤维化，精囊管可完全阻塞，由于精囊液的潴留，代谢紊乱等引起无机盐结晶沉淀在脱落细胞和炎性渗出物上面形成结石，结石常为多发，一般较小，表面光滑质硬呈棕色。

(一)临床表现

精囊结石多无临床症状,有症状者多表现为血精,阴茎勃起时及射精时疼痛、会阴部肛门部不适、性功能障碍等。疼痛有时向腹股沟、会阴部放射痛,或出现暂时性射精抑制。精神不振、性情烦躁等。也可有尿路刺激症状,间断性血尿。如伴有前列腺增生症则可出现尿频、排尿困难、尿潴留等。精囊结石致精囊的阻塞感染会引起局部囊肿或纤维化,造成射精管不同程度的梗阻,如果双侧输精管完全性阻塞可引起无精症。

(二)诊断与鉴别诊断

1.诊断

(1)症状:精囊结石多无临床症状,有症状者多表现为血精,阴茎勃起时及射精时疼痛、会阴部肛门部不适、性功能障碍等。

(2)体征直肠指检:扪及精囊中有表面光滑的硬结固定而有压痛,多发者有噼啪响声。精囊结石的诊断主要是经直肠摸到精囊中有表面光滑的硬节,固定而有压痛,多发者有劈啪声响,X线检查精囊区有斑点阴影,直肠超声检查对确诊很有用。

(3)实验室检查:精液检查可见红细胞。

(4)影像学检查

1)KUB显示膀胱区中线两侧或一侧有斑点状密度增高影。

2)IVU显示膀胱区中线两侧或一侧的密度增高影下段输尿管形成之外。

3)精囊造影:见精囊扩大,结石位于其内呈负影。精囊急性炎症和碘过敏试验阳性者,不做精囊造影。

4)直肠内超声检查:具有慢性精囊炎和结石的声像图。慢性精囊炎的声像可见明显异常,出现血精时,内部回声增强图像模糊,可有囊壁粗糙增厚。精囊结石声像图:在精囊腔内出现数毫米大小的强回声,伴声影,精囊大小和精囊壁回声如常。

5)CT对发现精囊结石可有帮助,对伴有前列腺增生症者B型超声、CT实属必要的检查项目。

2.鉴别诊断

(1)与前列腺结石的鉴别:本病有前列腺病史,如前列腺增生、炎症等。常出现尿急、排尿困难等泌尿系症状。亦可出现性功能紊乱的表现,如性欲减退、阳痿、早泄等。尿道镜检查:可见到结石自前列腺管口向尿道内突出火箭结石阻塞尿道。X线前列腺摄片,可观察到结石的数量、大小与存在部位等全部情况。有助于与精囊结石的鉴别。

(2)与急性前列腺炎的鉴别:临床多见发热,尿频、尿急、尿痛、排尿困难。前列腺肿大、压痛、灼热。会阴部坠胀不适,或伴尿道分泌物溢出。但X线摄片无结石发现。X线摄片可与精囊结石相鉴别。

(3)与慢性前列腺炎的鉴别:主要表现为会阴部、肛门、后尿道疼痛不适,尿频、尿急、尿痛,尿道有烧灼感,或排尿困难。排尿终末或大便时,尿道口常有乳白色分泌物。X线摄片可与精囊结石相鉴别。

(4)与前列腺-精囊结核的鉴别:前列腺-精囊结核的初期多无明显症状。当前列腺-精囊组织、黏膜受到破坏时可出现以下症状:①血精或射精疼痛,但精液量少(这与前列腺及精囊因结核破坏而分泌减少,或导致前列腺导管、射精管排泄不畅有关)。②泌尿系症状:前列腺及精囊因结核感染而肿大,可压迫前列腺道而出现排尿困难或尿潴留。若结核感染影响膀胱、尿道,可出现尿频、尿急、尿痛、尿浊、排尿痛或终末血尿。③窦道形成:前列腺结核形成寒性脓肿可向会阴部或阴囊溃破,形成结核性窦道,经久不愈者,可排出黄绿色脓液。④性功能障碍:前列腺-精囊结核可出现性欲减退、阳痿、早泄、痛性异常勃起等性功能障碍表现。X线摄片可做出明确诊断。

（三）治疗原则

1.对于无症状精囊结石，可不治疗。

2.如出现症状或梗阻加重，可对症治疗和抗感染治疗。目前尚无证据表明排石治疗有效。精囊结石合并前列腺增生症，直径在1.2cm以下者，经前列腺切除解除射精管梗阻因素之后，又自行排出之可能。如内科治疗无效，症状较重而无生育者，唯一药效的治疗方法是将精囊连同结石一并切除。

3.对未生育者，精囊结石致部分性输精管道梗阻的患者，由于其睾丸生精功能仍正常，根据炎性反应程度的不同，特别是感染初期，通过应用抗生素，或者配合少量的泼尼松治疗使炎性反应消退，可使精液质量得到改善。

4.输精管道梗阻较重者，可采用尿道镜下后尿道纵行切开或精阜切除。但术中要注意避免损伤直肠和尿道。精囊结石致输精管道梗阻严重引起不能生育者，可采用人工授精方法，也有人采用由硅胶制成的储精囊种植于皮下，将其连接于附睾管，然后穿刺储精囊内精液做人工授精。目前已有取得成功怀孕的报道，而且该项技术已在不断改进。

二、包皮结石

包皮结石是指包皮囊内的结石，多继发于包茎或包皮过长，包皮内包皮垢聚集，钙盐沉积，可形成棕褐色结石；包皮囊内尿液滞留导致尿盐沉淀，合并感染，可形成磷酸钙及磷酸镁铵结石；尿路结石经尿道排出，由于尿道外口狭窄，停留于包皮囊内的结石，可以是尿路的任何成分的结石，表面常有磷酸盐沉着。

（一）临床表现

包皮结石主要是由于包皮外口狭小所引起，根据结石的发生可分为两种类型：

1.*原发性包皮结石*

（1）包皮腔内的积垢被尿炎晶体沉淀而形成结石。这种结石常是质软、棕色、可能是一个或多个。

（2）包皮腔内尿液潴留，导致尿盐晶体沉淀而形成结石。这种结石可能是单个或多发，常是圆形并有小光面，其成分常是磷酸镁铵和磷酸钙。

2.*继发性包皮结石*　尿道、膀胱或上尿路结石经尿道外口排入包皮腔内或由尿道舟状窝溃烂入包皮腔内。这些结石可由任何尿盐晶体组成而其外表常沉积有灰色磷酸盐。

（二）诊断与鉴别诊断

1.*诊断*　包皮结石常有包皮过长或包茎病史，患者多长期无任何症状，但自觉包皮腔内有异物存在。经常的症状是由继发于结石的龟头包皮炎引起。如包皮外口有脓性分泌物流出、包皮水肿等，也可能有包皮溃烂，尤其是外口邻近处。腹股沟淋巴结常出现炎性反应。结石长期引起的刺激可导致恶性病变。叩诊包皮内有硬性肿物，局部检查发现沿龟头及冠状沟有污褐色黏附性斑块，呈分叶状，常可做出诊断。对于病史较长者，应做肿物病理活检。

2.鉴别诊断

（1）与阴茎癌的鉴别：初起时多为阴茎头部、包皮内板及冠状沟等部位的小硬结、斑块或乳头状病变，逐渐长大，最终突破覆盖的包皮，晚年呈菜花样，伴感染者有奇臭。必要时可进行活组织病检以明确诊断。

（2）与龟头包皮炎的鉴别：易在包皮结石的基础上诱发，但包皮囊内不能触及可活动的结石。

（3）与包皮垢的鉴别：包皮垢是指尿液积留在包皮腔内，其刺激性物经常刺激包皮和阴茎头，促使其产生分泌和表皮脱落积聚而成的呈乳白色的豆腐渣样物质。常发生在小儿。

（4）与尖锐湿疣的鉴别：尖锐湿疣大都有非婚性生活史，易出现在皮肤湿润处，如冠状沟、包皮内板、肛门周围，初起皮损为淡红色的小丘疹，以后逐渐增多增大，部分融合为乳头状、菜花状和鸡冠状，病理活检可明确诊断。

（三）治疗原则

主要方法是包皮环切并同时摘除结石。如并发有急性感染，则应先做包皮背侧切开术，摘除结石并引流，待急性感染消退后再行包皮环切术。

（蔡平昌）

第十五章　男性生殖器疾病

第一节　睾丸疾病

一、隐睾

一般情况下，随着胎儿的生长发育，睾丸自腹膜后腰部开始下降，于胎儿后期降入阴囊，如果在下降过程中受到阻碍，就会形成隐睾。研究结果显示，发生隐睾的概率是1%～7%，其中单侧隐睾患者多于双侧隐睾患者，尤以右侧隐睾多见，隐睾有25%位于腹腔内，70%停留在腹股沟，约5%停留于阴囊上方或其他部位。

【临床表现】

大多数患者没有症状。小儿或成年后发现一侧或双侧阴囊空虚，体检未发现睾丸，有时在腹股沟区可触及包块，压迫有酸痛感。B超可在腹股沟或盆腔内发现类似睾丸样包块，少数患者B超未能发现睾丸。

【诊断方法】

体检阴囊空虚，B超在腹股沟或盆腔内发现类睾丸样包块，基本可以诊断隐睾。

【鉴别诊断】

1.无睾症。

2.腹股沟斜疝。

3.睾丸萎缩。

4.性腺功能低下。

【治疗措施】

1.*药物治疗*　隐睾患者在1岁以内睾丸有可能自行下降进入阴囊，因此在这个时期可采用内分泌治疗。对于10个月的小儿可采用促黄体生成激素释放激素（LHRH）制剂Crgptocur喷鼻0.2ng，每天3次。若仍然不降，可用绒毛膜促性腺激素（HCG）每次1000U，每周肌内注射2次，共4～5周。

2.*手术治疗*　若2岁仍未下降，则要采取手术治疗，施行睾丸引降固定术。对于青春期隐睾患者，一经发现应及时行睾丸引降固定术，如果术中发现睾丸已萎缩或不能下降引入阴囊，必要时可施行睾丸切除术。

二、急性睾丸炎

急性睾丸炎常为血源性感染或经淋巴途经感染而成，可以与多种急性传染病伴发。如患流行性腮腺炎时,病毒可随尿排出而引起急性睾丸炎。急性发作,睾丸肿大疼痛,阴囊红肿,无尿路症状。体温可高达40℃。

【诊断方法】

1.病史及体征　有流行性腮腺炎或其他急性传染病表现。一侧或双侧睾丸肿大,明显压痛。与附睾界限不清。有时继发急性睾丸鞘膜积液。

2.化验检查　血白细胞计数增高,尿常规正常或偶有蛋白,或镜下血尿。流行性腮腺炎对肾功能有一定损害,尿中可查到病毒。

【鉴别诊断】

根据临床表现、体征及化验检查即可明确诊断。但临床上还需与急性附睾炎相鉴别。急性附睾炎早期可扪得发炎的附睾,但后期则与睾丸界限不清。尿道无分泌物、脓尿,没有全身性传染性疾病,可以帮助诊断。

【治疗措施】

1.一般处理:卧床休息,局部热敷及抬高阴囊等。

2.抗生素对病毒性睾丸炎无效,需采用中医辨证施治。口服诺氟沙星(氟哌酸),每次0.2g,每天3次;或泰利必妥,每次0.2g,每天2次,连用5～7d。静脉滴注青霉素640万U/d,分早晚2次点滴,连用3～5d。青霉素过敏者可用乳酸环丙沙星注射液静脉滴注,成人每次200mg,每12小时1次,疗程3～5d。也可肌内注射庆大霉素,每次8万U,每日2次,疗程3～5d。

三、睾丸损伤

阴囊软组织松弛,睾丸活动度较大,但阴囊内容物组织脆嫩,抗损伤能力较差。因此,阴囊及其内容物的损伤临床上并不少见。一般多发生于青壮年。往往同时出现睾丸、鞘膜、精索及阴囊壁的损伤,常见的致伤原因多为直接暴力。

【诊断方法】

1.有阴囊部外伤史。

2.局部剧痛:痛感可放射至下腹部、腰部或上腹部,甚至可发生痛性休克。疼痛时还可伴有恶心、呕吐症状。

3.检查可见阴囊肿胀、皮肤青紫淤血,患侧睾丸肿大质硬,有明显触痛。常伴有阴囊血肿、鞘膜积液或鞘膜积血等。后期睾丸缺血萎缩时,睾丸小而软。

4.睾丸破裂时,睾丸界限触不清;睾丸脱位时,阴囊空虚,常在下腹部、会阴部扪及睾丸状肿物;睾丸扭转时,睾丸升高呈横位或附睾位于睾丸前方,精索变粗,上抬阴囊和睾丸时,疼痛不减轻或反而加重。

5.B超及多普勒检查:可以判断睾丸有无损伤、损伤程度、范围及血供情况,为治疗选择提供依据。

【鉴别诊断】

1.急性附睾、睾丸炎　亦有睾丸疼痛及阴囊肿胀等症状,检查睾丸及附睾肿大、质硬、触痛明显。但本病多见于成年,发病较缓,阴囊虽有肿胀,却无皮肤青紫淤血等改变。常有尿道内使用器械和留置导尿的既往史,且伴有发冷、发热等全身症状。血常规检查示中性粒细胞明显增高。

2.嵌顿性斜疝　腹股沟斜疝嵌顿时,可有阴囊部剧烈疼痛症状,且触痛明显。但本病一般有可复性阴囊或腹股沟部肿物的病史,且有腹部胀痛、恶心、呕吐、无肛门排气排便等症状,检查腹部肠鸣音亢进、有气过水声;可扪及阴囊内椭圆形肿物,睾丸正常、无触痛,移动时疼痛症状无改变。

3.睾丸肿瘤　睾丸进行性肿大、质硬。但无外伤史，肿块有沉重感且无弹性，无明显触痛。甲胎蛋白(AFP)、人绒毛膜促性腺激素(HCG)等肿瘤标记物检查有时可呈现阳性。CT检查或淋巴造影检查有时可发现癌肿浸润的肿大淋巴结。必要时行手术探查和活体组织学检查可发现肿瘤细胞。

【治疗措施】

1.非手术治疗　睾丸损伤合并休克者，应积极抗休克治疗，同时镇痛、止血及抗感染治疗。对病情平稳者应卧床休息，抬高阴囊，局部冷敷，以减轻疼痛，促进损伤愈合。对早期睾丸脱位可以试行手法复位，若水肿明显手法复位难以成功，应尽早施行开放手术复位并固定。

2.手术治疗

(1)清创缝合术：对开放性睾丸损伤应彻底清创，清除异物，剪除失活的睾丸组织，止血后缝合睾丸白膜。合并精索动脉损伤者，若睾丸损伤不重可保留，采用显微外科技术修复。对睾丸肿胀严重者，应切开白膜减张后缝合，以免压力过高压迫睾丸组织致睾丸萎缩。还应于阴囊内置橡皮片引流，防止发生阴囊血肿和感染。

(2)睾丸切除术：睾丸切除的唯一适应证是睾丸血供完全停止。对睾丸损伤严重，睾丸组织完全损坏，必须行睾丸切除的病例，应争取保留一部分睾丸白膜，因为紧贴白膜的内面，有许多分泌雄激素的细胞。对睾丸扭转，如睾丸已经坏死，则行睾丸切除术。

四、睾丸扭转

睾丸定居在阴囊内，左右各通过一条叫作精索的组织与身体相连，精索内有为睾丸提供血液循环的血管，所以精索是睾丸的命脉。

【诊断方法】

1.有隐睾的病史，或平素提睾肌收缩活跃的青少年及儿童。

2.突然发生睾丸剧痛，睾丸迅速肿大并伴有严重的恶心、呕吐。

3.睾丸触痛明显，托高不能缓解。睾丸和附睾的位置异常或触诊不清楚。

4.^{99m}锝(^{99m}Tc)睾丸扫描，显示患睾血流灌注降低减少。

5.彩色多普勒超声检查：因精索自身扭转而致睾丸血液循环障碍。表现为患侧睾丸增大，回声减低，CDFI显示其内血流信号明显减少或消失。

【鉴别诊断】

1.急性附睾炎　患者往往有发热，尿检可见细胞或脓性细胞，主要是炎症表现。

2.阴囊血肿　这类病人主要有明显的外伤史。

3.鞘膜积液　这是一种慢性发展的疾病，一般情况下不会很痛。

【治疗措施】

手术是最可靠有效的治疗方法，不仅可以治疗发生扭转的睾丸，还可以预防健康一侧睾丸发病。手术中，应该视具体情况进行治疗。术中可见睾丸呈黑紫色，将精索松解后，观察血液循环恢复情况，半小时以内，如果血液运行逐渐恢复，黑紫的睾丸逐渐变红，表示病变时间较短，睾丸功能已经恢复，可以保留。如果手术中睾丸颜色没有恢复，则表示已经坏死，应该切除。否则，坏死的睾丸可以通过体内的血睾屏障(血生精小管屏障)，形成抗精子抗体，影响另外一侧睾丸的功能。一般手术中除了对扭转的睾丸进行治疗外，通常健康一侧的睾丸也要进行固定，以防止发生扭转。

五、睾丸鞘膜积液

睾丸鞘膜积液分为原发和继发两种。原发者病因不清，病程缓慢，病理学检查常见鞘膜慢性炎症反应。继发者则伴有原发疾病，如急性者见于睾丸炎、附睾炎、创伤或高热、心力衰竭等全身疾病。慢性者多无明显诱因，有时可见于阴囊慢性损伤或腹股沟区淋巴、静脉切除等局部手术以后，亦可并发于阴囊内某些疾病，如肿瘤、结核、梅毒等。在热带和我国南方，丝虫病、血吸虫病也可引起鞘膜积液。婴儿型鞘膜积液与其淋巴系统发育迟缓有关。

【临床表现】

1.症状　主要表现为阴囊内或腹股沟区有一囊性肿块。少量鞘膜积液，患者一般无不适症状，常在体检时被偶然发现；积液量较多者常感到阴囊下坠、发胀、精索牵引痛等。巨大睾丸鞘膜积液时，阴茎缩入包皮内，影响排尿与性生活，步行和劳动亦不方便。交通性鞘膜积液、站立时阴囊肿大，平卧后托起阴囊，积液逐渐流入腹腔，囊肿缩小或消失。

2.体征　睾丸鞘膜积液的肿物位于阴囊内，呈卵圆形或梨形，皮肤可呈蓝色；精索鞘膜积液位于腹股沟或睾丸上方，与睾丸有明显分界；交通性鞘膜积液时，卧位积液囊可缩小或消失。睾丸鞘膜积液质软，有弹性和囊性感，触不到睾丸和附睾。精索鞘膜积液，可移动，其下方可触到睾丸和附睾。交通性鞘膜积液挤压积液囊可缩小或消失。

【诊断方法】

1.临床表现及病史。

2.检查

(1)透光试验阳性，但在继发炎症出血时可为阴性。

(2)B超检查可进一步明确诊断，对疑为睾丸肿瘤等引起的继发性睾丸鞘膜积液有重要意义。

【治疗措施】

1.非手术治疗

(1)随访观察：适用于病程缓慢，积液少、张力小而长期不增长，且无明显症状者，2岁以前儿童鞘膜积液往往能自行吸收，不需手术。

(2)针对原发性疾病的治疗成功后，鞘膜积液往往能自行消退而无须手术。

2.手术治疗

(1)手术指征

①2岁以下婴儿的鞘膜积液一般可自行吸收，但当积液量大而无明显自行吸收者需手术治疗。

②2岁以上的患者有交通性鞘膜积液或较大的睾丸鞘膜积液，有临床症状且影响生活质量者应予手术治疗。但应排除附睾炎及睾丸扭转等引起的鞘膜积液。

(2)手术方法

①睾丸鞘膜翻转术：临床最常用的手术方式，手术简便，效果好。尤其是睾丸鞘膜积液量不大、鞘膜无明显增厚的患者。

②睾丸鞘膜折叠术：适用于鞘膜较薄、无并发症者。优点是操作简单，并发症少。

③鞘膜切除术：临床常用的手术方式，主要适用于鞘膜明显增厚者。因几乎切除全部鞘膜，手术复发机会少。

④交通性鞘膜积液：常采用腹股沟斜切口在内环处高位切断及缝扎鞘状突，同时将睾丸及鞘膜由切口

挤出，行鞘膜翻转术或鞘膜切除术。也可采用腹腔镜手术治疗，术后并发症少，疼痛轻，住院时间短，无明显瘢痕。

⑤精索鞘膜积液要将囊肿全部剥离切除。

(3)手术并发症：手术并发症主要是出血、感染、水肿、输精管损伤及由于损伤精索动脉所引起的睾丸萎缩、不育等。

六、睾丸肿瘤

睾丸肿瘤是少见肿瘤，占男性肿瘤的1%～1.5%，占泌尿系肿瘤的5%。其发病原因尚未十分清楚，其中，先天因素有隐睾或睾丸未降、家族遗传因素、克氏综合征、睾丸女性化、多乳症以及雌激素分泌过量等，后天因素一般认为与损伤、感染、职业和环境因素、营养因素，以及母亲在妊娠期应用外源性雌激素过多有关。

【临床表现】

1.症状　睾丸肿瘤好发于15～35岁，一般表现为患侧阴囊内无痛性肿块，也有30%～40%患者出现阴囊钝痛或者下腹坠胀不适。10%左右患者出现远处转移的相关表现：如颈部肿块，咳嗽或呼吸困难等呼吸系统症状，食欲缺乏、恶心、呕吐和消化道出血等胃肠功能异常，腰背痛和骨痛，外周神经系统异常以及单侧或双侧的下肢水肿等。7%的睾丸肿瘤患者还会出现男性女乳症，尤其是非精原细胞瘤。

2.体征　查体见患侧睾丸增大，质地中等，无触痛，托之有沉重感。

【诊断方法】

1.临床表现的相关内容。

2.辅助检查

(1)超声检查：是睾丸肿瘤首选检查。不仅可以确定肿块位于睾丸内还是睾丸外，明确睾丸肿块特点，还可以了解对侧睾丸情况及探测腹膜后有无转移肿块、肾蒂有无淋巴结转移或者腹腔脏器有无肿块等。

(2)胸部X线检查：是最基本的放射学检查，也是睾丸肿瘤的常规检查之一，可以发现1cm以上的肺部转移灶。

(3)腹部和盆腔CT及MRI：目前被认为是腹膜后淋巴结转移的最佳检查方法，可以检测到＜2cm的淋巴结。

(4)血清肿瘤标志物检查：对诊断、分期和预后有重要作用。主要包括：甲胎蛋白(AFP)、人绒毛膜促性腺激素(HCG)和乳酸脱氢酶(LDH)，其中LDH主要用于转移性睾丸肿瘤患者的检查。非精原细胞瘤出现一种或两种瘤标升高者可达90%，AFP升高者占50%～70%，HCG升高者占40%～60%。精原细胞瘤出现血清肿瘤标志物升高者为30%左右。

【治疗措施】

任何患者如果怀疑睾丸肿瘤均应进行经腹股沟途径探查，将睾丸及其周围筋膜完整拉出，确诊者在内环口处分离精索切除睾丸。如果诊断不能明确，可切取可疑部位睾丸组织冷冻活检。对于转移患者也可以在新辅助化疗病情稳定后进行上述根治性睾丸切除术。

1.Ⅰ期生殖细胞肿瘤的治疗

(1)Ⅰ期精原细胞瘤的治疗：按照最新睾丸肿瘤分期标准，有15%～20%Ⅰ期精原细胞瘤患者存在腹膜后亚临床转移性病灶，行根治性睾丸切除术后肿瘤仍有可能复发。复发中位数约为12个月，也有在术后5年以上出现复发者。

①Ⅰ期精原细胞瘤在行根治性睾丸切除术后推荐进行主动脉旁区域或联合同侧髂腹股沟区域的中等剂量(20～24Gy)辅助放疗,不推荐预防性纵隔照射。

②单周期卡铂辅助化疗(AUC=7)相比辅助放疗亦是合理的选择。

③对于随访依从性好、有相应经济能力的Ⅰ期精原细胞瘤患者,如果患者同意,可在根治性睾丸切除术后进行严密监测。

(2)Ⅰ期非精原细胞瘤的治疗:临床Ⅰ期非精原细胞瘤(NSGCT)的治疗主要是指对原发肿瘤行根治性睾丸切除术后根据患者具体情况进行腹膜后淋巴结清扫术、辅助化疗或监测。

①Ⅰ期 NSGCT 的患者首先进行根治性睾丸切除术,术后根据病理有无血管和淋巴管浸润,选择相应的风险适应性治疗方案。睾丸部分切除术的实施应慎重考虑并严格掌握适应证。

②推荐采用保留神经的腹膜后淋巴结清扫术。

③化疗方案目前仍推荐以顺铂为中心的联合化疗方案。首选 BEP 方案,复发或初次化疗失败的病例采用 VIP 方案。

2.转移性睾丸生殖细胞肿瘤的治疗

(1)ⅡA/ⅡB 期睾丸生殖细胞肿瘤的治疗

①ⅡA/ⅡB 期精原细胞瘤的治疗:ⅡA/ⅡB 期精原细胞瘤的标准治疗到目前为止仍然是放射治疗。ⅡA 期和ⅡB 期的放射剂量分别是 30Gy 和 36Gy。标准的放射野与Ⅰ期相比,从主动脉旁扩展到同侧的髂血管旁区域。ⅡB 期放射边界应包括转移淋巴结周围 1.0～1.5cm 范围。ⅡA 和ⅡB 期放疗后 6 年无瘤生存率可以达到 95%和 89%。对于不愿意接受放疗的ⅡB 期患者可以实施 3 个疗程 BEP 或 4 个疗程的 EP 化疗。

②ⅡA/ⅡB 期非精原细胞瘤的治疗:瘤标不升高的ⅡA/ⅡB 期非精原细胞瘤可以选择腹膜后淋巴结清扫术,但是瘤标不升高的非精原细胞瘤非常稀少,包括已分化畸胎瘤或纯胚胎癌。瘤标升高的ⅡA/ⅡB 期非精原细胞瘤治疗应在 3～4 个疗程的 BEP 化疗后实施残留肿瘤切除,大约 30%的患者在化疗后不能完全缓解,需要实施残留肿瘤切除;不愿实施基础化疗的患者也可以选择保留神经的腹膜后淋巴结清扫术,术后实施 2 个疗程的 BEP 辅助化疗。

(2)ⅡC/Ⅲ期睾丸生殖细胞肿瘤的治疗:ⅡC/Ⅲ期转移性生殖细胞肿瘤的基础治疗按照 IGCCCG 分类不同包括 3 个或 4 个疗程的 BEP 联合化疗,该方案已经证实优于 PVB 方案。资料显示 3d 给药方案与 5d 给药方案疗效相同,但毒性反应有所增加。

对于预后好的患者,标准治疗包括 3 个疗程的 BEP 或 4 个疗程的 EP(针对禁用博来霉素患者)方案。化疗剂量应充足,仅在粒细胞<1000/mm^3 而且发热或血小板<100000/mm^3 时考虑暂缓化疗。没有必要预防性给予 G-CSF 等造血生长因子,但如果化疗时出现感染则推荐在后续疗程中预防性应用。

对于预后中等的患者,5 年生存率大约是 80%,目前资料支持 4 个疗程 BEP 化疗方案为标准治疗方案。由于该组患者预后与预后好的患者相比普遍不够乐观,所以有的研究中心将这部分患者列为一些前瞻性的临床试验对象,例如 BEP 与 BEP+紫杉醇的对比研究(EORTC GU Group)。

预后好和预后中等的患者化疗后行胸部、腹部/盆腔 CT 扫描和瘤标检查,如未发现残余肿瘤且瘤标正常,后续随访即可;如瘤标正常,但影像学仍发现可疑肿瘤,进一步行 PET 检查,阴性者随访,阳性者则行活检或补救性化疗或放疗;如无条件行 PET 检查,以 CT 为标准,>3cm 可行随访或手术或放疗,≤3cm 单纯随访即可。

对于预后差的患者,标准治疗为 4 个疗程的 BEP 方案。4 个疗程的 PEI(顺铂、依托泊苷、异环磷酰胺)化疗也有同样的疗效.但毒性反应更大。5 年无进展生存率在 45%～50%。瘤标下降缓慢往往提示预后不佳。

(3)转移性睾丸生殖细胞肿瘤再评估及后续治疗

①肿瘤再评估:转移性睾丸生殖细胞肿瘤经过2个疗程化疗后需再次评估,包括影像学检查和肿瘤标志物检测。当肿瘤标志物水平下降且肿瘤稳定或缓解,则继续完成化疗方案,通常为3～4个疗程。如果肿瘤标志物浓度降低,而转移灶进一步生长,除非有手术禁忌证,则推荐在诱导化疗结束后行肿瘤切除术。

如果2个疗程化疗结束后,肿瘤标志物水平仍持续增高,则采用新的化疗方案。治疗后肿瘤标志物水平稳定,无论是否达到完全缓解均需随访观察。若发现肿瘤标志物浓度明显增高,则需再进行补救性化疗。

②残余肿瘤切除:残余的精原细胞瘤是否需要切除主要取决于影像学表现和肿瘤标志物水平。FDG-PET检查对判断是否存在残留精原细胞瘤和患者的预后有重要价值,肿瘤有进展者则需行补救性化疗,必要时可选择手术切除或放疗。

非精原细胞肿瘤有可见残余肿瘤时,即使肿瘤标志物正常,也推荐行外科手术切除,因为即使病灶＜1cm,残余癌或畸胎瘤的可能性也较高。主要转移灶应在化疗结束后4～6周切除,如果技术允许尽可能选择保留神经的手术方式。

③二次手术后的巩固化疗:如果二次手术切除的组织为坏死或成熟畸胎瘤则无须进一步治疗。对于未能完整切除有活性的肿瘤或切除组织中含有不成熟畸胎瘤的患者可考虑应用以顺铂为基础的2个疗程的辅助化疗。如果二线、三线化疗后切除的标本中仍存在活性肿瘤,则预后很差,也不再推荐化疗。

(4)复发病灶的挽救性治疗

①非手术治疗

a.精原细胞瘤

化学治疗:睾丸肿瘤复发病灶的挽救性化学治疗常采用顺铂或卡铂加用一线方案中未用过的药物。目前主要化疗方案有:VIP(顺铂、依托泊苷、异环磷酰胺)×4个疗程,TIP(紫杉醇、异环磷酰胺、顺铂)×4个疗程,VeIP(长春碱、异环磷酰胺、顺铂)×4个疗程。经一线化疗后复发的精原细胞瘤患者50%经上述联合挽救性化疗方案治疗可获得长期缓解。对于上述挽救性化疗方案治疗无效或者治疗后复发的患者,可以选择进行高剂量联合化疗＋自体造血干细胞移植治疗。整个治疗期间给予必要的对症支持和抗感染治疗。由于化疗药物均有一定的不良反应,应及时根据患者体质、化疗中的毒性反应等调整药物剂量,制订个性化的化疗和支持治疗方案。

放射治疗:由于精原细胞瘤对放射线高度敏感,因此对于睾丸原位或者＜3cm复发病灶直接予以35Gy照射4～5周,62.5%～85%能获得长期缓解;而对于＞3cm的复发病灶则以化学治疗为主,辅以放射治疗控制局部转移病灶。

b.非精原细胞瘤:一线化疗后,非精原细胞瘤复发病灶的标准挽救性化学治疗方案有:VIP(顺铂、依托泊苷、异环磷酰胺)×4个疗程,TIP(紫杉醇、异环磷酰胺、顺铂)×4个疗程,VeIP(长春碱、异环磷酰胺、顺铂)×4个疗程。15%～40%的非精原细胞瘤复发患者经上述联合挽救性化疗方案治疗可获得长期缓解。挽救性化疗疗效的影响因素主要包括:原发肿瘤的位置和组织学类型;一线化疗的疗效;缓解持续时间;复发时AFP和HCG水平。

②手术治疗:挽救性手术主要包括RPLND、保留神经的RPLND和远处残余灶切除术。根据睾丸淋巴引流途径,左侧睾丸的主要淋巴引流不越过腹主动脉,故左侧睾丸肿瘤从左向右转移的机会很小,左侧睾丸肿瘤可经左侧结肠旁沟入路行单侧RPLND。右侧睾丸肿瘤常常有对侧淋巴结受累,需经右侧结肠旁区进路行双侧RPLND。对于远处复发病灶,可以直接行手术切除或者放、化疗后再行手术切除。

精原细胞瘤患者经检查证实已有腹膜后淋巴结复发灶者，在放射治疗或化学治疗后仍有界限清楚的肿块时也可进行 RPLND。非精原细胞瘤经以顺铂为基础的联合化疗后，1/3 的≤2cm 的腹膜后残余病灶仍有肿瘤组织存活，因此，完整切除复发病灶或者放、化疗后的残余灶能有效降低再次复发率。如果肿瘤标志物进行性升高，上述各种化疗方案疗效不佳，并且能够完整切除影像学可见的肿瘤组织时，也可行手术切除残余肿瘤组织，术后约 25%患者能获得长期生存。

(5)睾丸肿瘤脑转移的治疗：睾丸肿瘤脑转移通常是全身转移的一部分，单纯脑转移者少见。初次诊断时已有脑转移者长期生存率较低，复发患者出现脑转移预后更差，5 年生存率仅 2%～5%。这类患者首选化疗，联合放疗对该类患者更有益，即使对化疗有完全反应的也推荐联合放疗。对持续存在的孤立性脑转移灶，综合全身情况、原发肿瘤的病理类型和转移灶的部位，也可考虑手术治疗。

（王 彦）

第二节 附睾疾病

一、急性附睾炎

急性附睾炎是泌尿外科急症之一，也是前列腺手术后及经尿道操作尤其是长期留置导尿后常见的并发症。引起附睾非特异性感染的致病菌以大肠埃希菌、葡萄球菌、链球菌为多见。近年来，性传播疾病增多，性传播的急性附睾炎相应增多。急性附睾炎处理不及时会导致脓肿形成、睾丸梗死及不育。

【诊断方法】

1.病史 包括不洁性交史、性病感染史，有无尿道狭窄、前列腺增生症等疾病，以及泌尿外科手术史、经尿道器械操作史等。

2.症状 起病突然，患侧阴囊坠胀不适，局部疼痛甚重，影响行动。疼痛可向同侧精索、腹股沟及下腹部放射。同时有周身不适及高热，可以有尿路刺激症状。

3.体征 检查时可见患侧附睾肿大，有明显触痛，有时睾丸与附睾界限不清。炎症较重时，阴囊皮肤红肿。同侧精索增粗且触痛较重。有时可伴有鞘膜积液和精索静脉曲张。

4.检查

(1)实验室检查：外周血白细胞可达$(2\sim3)\times10^9/L$。尿道分泌物可做染色或非染色检查。尿液分析也是一项重要的检查手段。

(2)超声波检查：超声检查在急性附睾炎诊断尤其是鉴别诊断上有重要价值。急性附睾炎时，B 超显示附睾弥漫性均匀肿大；也可局部肿大，多见于尾部，呈结节状，有球形感。内部回声不均匀，光点增粗，回声强度较睾丸低，境界模糊。部分可与阴囊壁粘连，阴囊壁增厚，常伴鞘膜积液。同侧精索增粗，精索静脉曲张。彩色多普勒血流成像(CDFI)显示血流信号明显增多，脉冲多普勒(PD)检测动脉血流速加快。

【治疗措施】

1.一般处理 卧床休息，应用阴囊托可减轻症状，自制较大的带棉花垫的阴囊托使用起来会更舒适。疼痛重者可用镇痛药，局部热疗可缓解症状，并可促进炎症消退。但过早使用热疗可加重疼痛并有促进感染扩散的危险，所以早期宜用冰袋局部冷敷。性生活和体力劳动可加重感染，故应避免。

2.抗菌药物 选择对细菌敏感的药物，通常静脉给药 1～2 周后，口服抗菌药物 2～4 周，预防转为慢性炎症。

3.手术治疗　若抗生素治疗无效，疑有睾丸缺血时，应行附睾切开减压，纵行或横行多处切开附睾脏层鞘膜，但要避免伤及附睾管。

【并发症】

急性附睾炎最严重的并发症是脓肿形成和睾丸梗死。前者往往是由于治疗不及时或治疗不当所致；后者则是精索血管血栓形成或因精索血管受压所致的睾丸缺血性坏死。另一个并发症就是不育，多见于双侧附睾炎，淋病性附睾炎不育发生率更高。此外，约27%的附睾炎患者血清中发现有抗精子抗体，这也可能是不育的原因。

二、慢性附睾炎

慢性附睾炎可由急性附睾炎迁延不愈而成，但多数患者并无急性发作史。

【临床表现】

该病临床表现变异较大，患者可有局部不适、坠胀感或阴囊疼痛，也可放射到下腹部和同侧大腿内侧。有时可有急性发作症状。可发生于单侧或双侧，也可表现为从轻微性、间歇性不适到剧烈性、持续性疼痛等程度不同的症状。

【诊断方法】

1.病史及表现

2.体征　查体可见上文临床表现相应内容。触及患侧附睾肿大、变硬，或仅能触及附睾上有一硬块，无压痛或有轻压痛。

3.检查

(1)尿常规和中段尿培养应作为基本的检查。如有尿道分泌物，尿路刺激症状或阴茎疼痛，可使用尿道拭子做细菌培养或衣原体检查。如果患者伴有前列腺炎样症状(如会阴疼痛或不适)，应当考虑进一步做下尿路病原体定位检查，如Meares-Stamey四杯法或前列腺按摩前后尿液检验(PPMT)。

(2)超声检查：在慢性附睾炎的诊断及鉴别诊断中，有重要的临床价值。彩色多普勒血流显像(CDFI)检测，可提供充分的附睾及精索静脉形态、结构变化和血流信息。

【治疗措施】

1.一般性治疗　对于症状轻、持续时间短的患者，可观察性等待。必要时，抬高阴囊、局部热敷，同时注意避免诱发和加重的因素，如房事过度、长时间坐骑等。

2.非手术治疗　抗生素和抗炎药是最常用的治疗药物，但目前并无明确的治疗方案，亦无疗效评估方面的可靠文献。

3.手术治疗　经过各种经验性的长期治疗和抗生素、抗炎药的反复使用，仍然无效的患者，附睾切除可作为缓解症状的最后手段。这可作为慢性或复发性附睾炎、附睾痛的手术指征。

三、附睾结核

附睾结核的致病菌为结核杆菌，主要是经前列腺、输精管逆行感染所致，血行播散的可能性也很大。血行播散时，病变先位于附睾间质内，可见多个粟粒样微小的肉芽肿，然后侵犯附睾管。附睾内的干酪样变很快蔓延到附睾之外，与阴囊粘连，形成冷脓肿，经久不愈。

【诊断方法】

1.多见于青壮年。常与泌尿系结核同时存在或伴有其他器官结核病灶。

2.多数为慢性病程。常在附睾尾部有较大的结节，质硬，表面不平，压痛不明显。

3.重者可累及全附睾，并可侵及睾丸。甚至形成寒性脓肿，穿破后遗有长期不愈的窦道。

4.输精管可有多数结节，呈串珠状。前列腺和精囊可触及结节。

5.少数有急性发作史。附睾、睾丸肿痛明显，可伴有发热。难与非特异性的附睾、睾丸炎鉴别。

6.前列腺液PCR检查结核杆菌DNA阳性。

7.实验室检查：血中白细胞总数及中性粒细胞正常，淋巴细胞增高，红细胞沉降率加速，尿液镜检常见有细胞。结核菌素试验阳性。

【鉴别诊断】

早期和急性发作的附睾结核易误诊，需与以下疾病相鉴别。

1.慢性附睾炎　慢性附睾炎疼痛较明显，常有急性发作及反复发作史，附睾肿块不如结核硬、大，很少形成局限性硬结，不形成窦道，也无皮肤粘连及输精管串珠样改变。

2.淋菌性附睾炎　有淋球菌感染史，发病较急，局部红、肿、热、痛，尿道内有脓性分泌物，可查到革兰阴性双球菌，尿道分泌物通过多聚酶链反应(聚合酶链反应)可查到淋球菌特有的氨基酸序列。衣原体所致附睾炎也可引起类似淋菌性。

3.急性附睾炎　患者有非淋病性尿道炎史，尿道内分泌物多较稀薄呈白色。

4.阴囊内丝虫病　丝虫病所引起的浸润和硬结在附睾附近的精索内，与附睾可分开。丝虫病硬结往往在短期内有较大的改变，而结核病则改变很慢，丝虫病有地区性，患者可同时有象皮肿及乳糜性鞘膜积液。

【治疗措施】

1.一般治疗　治疗时应注意休息、营养和避免劳累。

2.药物治疗　药物治疗是附睾结核的基本治疗手段，其他包括手术在内的任何治疗方法必须在药物治疗的基础上进行。

(1)原则：与肺结核相同，即早期、联用、适量、规律、全程使用敏感药物。

(2)单纯药物治疗：常用一线药物，异烟肼、利福平、吡嗪酰胺、链霉素、乙胺丁醇。

(3)围术期用药：为了防止手术促成结核菌播散，术前必须应用抗结核药物，一般用药2～4周，术后继续用抗结核药物短程治疗。

3.手术治疗　早期附睾结核行药物治疗即可治愈。如果局部干酪样坏死严重，累及睾丸，病变较大并有脓肿形成或药物治疗效果不明显，则可行附睾切除。若睾丸有病变，病变靠近附睾，则可连同附睾将睾丸部分切除。术中应尽量保留睾丸。附睾切除后，精囊和前列腺结核多能逐渐痊愈。

4.附睾结核的外治疗法　患部用冲和膏(炒紫荆皮150g，独活90g，赤芍60g，白芷20g，石菖蒲45g。研成细末，用葱汁、陈酒调膏)外敷。瘘管形成者，可插置红丹药线，提脓祛腐。窦道不断渗出脓水者，要注意清洁，经常换药。

四、附睾肿瘤

为发生于附睾之各类肿瘤的总称，罕见。多为原发性，亦有继发于精索肿瘤和睾丸及其鞘膜肿瘤的直接浸润；前列腺癌的逆行性转移；恶性淋巴瘤、肝癌、肺癌、肾癌等的全身扩散。包括良性肿瘤及恶性肿瘤两大类。

原发性附睾肿瘤可以有下列特征。①80%为良性肿瘤,以腺样瘤为最多,其次为平滑肌瘤及良性囊腺瘤。恶性肿瘤约20%,主要见于肉瘤和癌。②肿瘤可发生于任何年龄组,但以20～50岁性功能活跃的青壮年多见。③临床主要症状为阴囊内肿块,部分伴有阴囊隐痛或下坠感。良性肿瘤病变发展缓慢,恶性肿瘤生长迅速,往往侵及睾丸精索。④多数为单侧病变,左侧多于右侧。肿瘤多发生于附睾尾部,头部次之。恶性肿瘤因往往已浸润整个附睾,故原发部位常难以辨认。⑤附睾良性肿瘤一般呈圆形或卵圆形,表面光滑,界限清楚,与周围组织无粘连,实质感,质地坚硬,一般无压痛或压痛不明显。肿瘤直径一般在0.5～3.0cm。恶性肿瘤生长迅速,表面不光滑呈结节状,界限不清,质硬,往往侵及周围组织。

【诊断方法】

1.肿瘤过大时可引起阴囊坠胀疼痛。

2.检查附睾肿块多发生于附睾尾部,良性肿瘤表面光滑,界限清楚,呈球形或卵圆形,较小,有弹性感。恶性肿瘤表面不光滑,结节状,界限不清,质地硬韧。

3.附睾肿块病理组织学检查可以见到肿瘤细胞。

4.B型超声检查可显示睾丸上端或下端有与睾丸分界明显的回声区,有的边界整齐,中等回声,分布均匀。有的出现低回声区,有的界限不清,不均匀回声。

5.淋巴造影可见腹膜后淋巴结有充盈缺损征象。

【鉴别诊断】

1.*附睾结核* 附睾肿胀结节无疼痛。但结核结节局部不规则,质硬,有触痛,输精管增厚变硬成串珠样,阴囊部亦可有窦道形成。

2.*慢性附睾炎* 附睾增大,有硬结伴输精管增粗,常并发慢性前列腺炎。尿常规及前列腺液常规检查可发现较多白细胞或脓细胞。触诊附睾尾部轻度肿大呈正常形态。病理检查见小管上皮肿胀管腔内有渗出物,间质内有炎细胞浸润。

3.*精液囊肿* 附睾处无痛性结节,为位于附睾头部的球形肿块,表面光滑,波动感明显。B超检查附睾头部有圆形透声区,其大小一般在1～2cm。诊断性穿刺可抽出乳白色的液体,镜检可见精子。

【治疗措施】

1.*原发病灶切除* 附睾良性肿瘤可行单纯肿瘤切除或患侧附睾切除术。如怀疑为恶性肿瘤,术中可行组织冷冻切片检查,一旦确诊为恶性肿瘤,则应行精索高位切断的睾丸附睾切除术。

2.*腹膜后淋巴结清扫术* 附睾恶性肿瘤转移途径同睾丸肿瘤,可向腹膜后淋巴结、肺、肝、骨等转移。故怀疑有淋巴结转移者应进行腹膜后淋巴结清扫。

3.*放、化疗* 对提高存活率或可有益。

五、精液囊肿

精液囊肿疾病常发病于青壮年。睾丸或附睾部发生囊肿,囊肿液内含精子。精液囊肿是囊性的,无痛或轻微疼痛、有时伴有下坠感的阴囊肿块,内含精子和液体。

附睾头部单个的囊肿或个别多发性囊肿可能有以下3个来源:①睾丸输出小管扩张;②附睾管扩张;③来自附睾浆膜下或睾丸鞘膜下。本病易发生于母亲妊娠期用过己烯雌酚的小儿。据报道正常男性中,有5%有附睾囊肿,曾暴露于己烯雌酚的男性中,附睾囊肿发生率可达21%。

多见于附睾头附近,邻近或位于睾丸上极的背面。其大小变异范围很大,有的较小,直径只有几毫米;有的像玻璃球那么大或像睾丸那么大,大者直径可超过10cm。

【诊断方法】

1.一般无症状，有时有阴囊部不适或下坠感。

2.睾丸或附睾部触及圆形肿物，质软，境界清，有波动感，挤压不缩小。

3.透光试验阳性。囊肿穿刺液乳白色，不透明，镜检见有不活动精子、脂肪小体等。在室温下放置短时间后，液体中原先不活动精子会变得活动起来。

4.B超可在睾丸或附睾部发现液性暗区。

【鉴别诊断】

1.慢性附睾炎　一般整个附睾增大或仅尾部有小结节，质硬，有时可触及增粗的输精管。

2.精索鞘膜积液　为阴囊内囊性肿块，呈卵圆形或梭形，位于精索内。

3.Yong综合征　双附睾头增大或呈囊性，多局限附睾头近端1～1.5cm，体尾部及输精管无异常，但本病是与慢性呼吸道感染有关的合并双侧附睾渐进性梗阻所致的无精子症。

【治疗措施】

精液囊肿的治疗并不困难。如果体积不大，是自己或体检时偶然发现的，平时毫无症状，则无须治疗。如果精液囊肿造成并发症或成为患者焦虑的根源时，就应予以手术切除。过去采取的单纯抽液并注入硬化剂使囊肿缩小的措施并不可靠，常可复发或造成感染，给将来的手术带来困难，故现在多主张手术切除。

术中应注意避免压迫和破坏睾丸的血液供应或破坏附睾与输精管的连贯性，防止发生睾丸萎缩或不育。

（于明明）

第三节　精索、输精管疾病

一、精索静脉曲张

精索静脉曲张是指精索内蔓状静脉丛的异常伸长、扩张和迂曲。发生率占男性人群的10%～15%，多见于青壮年。该病多发生于左侧，近年来发现发生于双侧的可达40%。

【诊断方法】

1.症状　多数患者无不适，体检时发现，或因不育症就诊时查出。有症状者多表现为阴囊坠胀不适或坠痛，疼痛可向腹股沟区、下腹部放射，站立行走时加重，平卧休息后减轻。

2.体征　患侧阴囊内精索增粗，可扪及纡曲扩张的血管，严重者纡曲成团，可在站立时看到。

3.辅助检查

(1)实验室检查：①精液分析；②精子抗体检查。

(2)B超：可发现精索内静脉扩张、血液反流。

【治疗措施】

1.药物治疗

(1)复合肉碱：口服，2袋，每天2次，4～6个月。促进精子成熟和运动，提高精子数量。

(2)氯米芬：口服，25mg，每天1次，25d，停5d，共3个月。促进睾酮分泌，调节、促进生精。与HCG联合应用效果更好。

(3)迈之灵:提高静脉张力和弹性,促进精索静脉回流,降低血管通透性,抗氧化,改善生精环境。

2.手术治疗

(1)精索静脉高位结扎术。

(2)精索内静脉结扎术。

(3)腹腔镜手术。

(4)显微镜下精索静脉高位结扎术。

二、精索肿瘤

精索肿瘤是指男性生殖系之精索上发生的肿瘤,精索肿瘤罕见,临床上分为良性和恶性两大类。良性肿瘤是指精索部位发生的无痛性肿块,占精索肿瘤的70%,常见的有脂肪瘤、纤维瘤和平滑肌瘤,血管瘤少见。良性肿瘤可呈球形或分叶形,质软有弹性,易于扪及。本病预后良好。

恶性肿瘤是精索部位发生无痛性包块,发病率较低,恶性肿瘤几乎均为原发性,继发性多同时伴有睾丸、附睾等转移病灶,常由前列腺、肾、胃、肺等部位的恶性肿瘤经输精管、淋巴管或血行转移而来。

精索恶性肿瘤多单侧单发,少数双侧发病多为转移瘤。精索恶性肿瘤可发生于任何年龄,多数发生在40～50岁,但横纹肌瘤主要发生在婴幼儿和青少年,病因至今不明。肿瘤部位多发生于阴囊内精索末端,肿块质地坚硬,表面不平,边界不清,生长发展迅速,可侵犯内环及阴囊,常有髂窝和腹股沟淋巴结转移。

【诊断方法】

1.阴囊部位坠胀不适或钝痛,疼痛可放射到腹股沟部,下腹部及腰部等。肿瘤转移时可出现腹痛,腹胀、恶心、呕吐等症状。

2.精索部位扪及与睾丸分界清楚的肿块:腹股沟内环之下精索处触及质地柔软、生长缓慢、体积大小不等的肿瘤,常为脂肪瘤。于精索近附睾处触及结节状、增长缓慢、质地硬韧、体积较小肿瘤,多为纤维瘤。

3.阴囊内长期缓慢生长的肿物迅速发展,淋巴造影、B型超声及CT检查证实腹膜后淋巴结转移时,常提示为恶性肿瘤。

4.必要时活组织检查可以发现肿瘤细胞。

【鉴别诊断】

1.腹股沟疝　阴囊内或腹股沟部扪及肿块,但为可复性,站立时出现,平卧时消失,腹股沟皮下环增大,咳嗽时有冲击感,叩诊为鼓音,听诊可以闻及肠鸣音。

2.睾丸鞘膜积液　阴囊内肿块,呈梨形,有波动感,透光试验阳性。诊断性穿刺后,睾丸、精索触诊正常。

3.睾丸肿瘤　阴囊实质性肿块,触诊时睾丸沉重感明显,质硬,无弹性,而精索肿瘤则睾丸触诊正常。

4.精索鞘膜积液　沿精索走行的肿块,体积较小,为囊性,透光试验阳性,B超检查精索部位出现圆形或椭圆形的透声区。

5.精液囊肿　为阴囊内肿块,与精索内体积较小的肿瘤相似。但附睾头部囊性肿物,界限清楚,体积较小,呈圆形,超声图在附睾头部有圆形透声区,其大小一般在1～2cm。诊断性穿刺可抽出乳白色内含精子的液体。

【治疗措施】

一旦发现并确诊,应行手术切除。良性肿瘤单纯行肿瘤切除即可;恶性肿瘤治疗原则同附睾肿瘤治疗;转移性肿瘤行精索高位切断的睾丸附睾切除术,后续治疗按原发病处理。

(陈保春)

第四节　精囊疾病

一、精囊炎

精囊炎是男性常见感染性疾病之一,发病年龄多在20～40岁,以血精为主要临床表现,个体差异大。精囊炎可分为急性和慢性两类。

精囊炎多与前列腺炎一起发生,要严格区分前列腺炎或精囊炎有时比较困难,精囊炎常累及两侧,炎症多由细菌经后尿道沿射精管逆行感染或因附睾炎的细菌沿输精管侵入精囊腺所致。感染的细菌以大肠埃希菌多见,其次是葡萄球菌、链球菌、类白喉杆菌等。精囊发炎时精囊黏膜充血和水肿,腺腔可因炎症闭塞而形成脓肿,精囊脓肿还会向邻近组织扩散穿破精囊后侵入周围组织。

【临床表现】

1.症状

(1)疼痛:急性者可见下腹疼痛,并牵涉到会阴和两侧腹股沟。慢性者则可出现耻骨上区隐痛,并伴会阴部不适。疼痛症状在射精时明显加剧。

(2)尿频、尿急、尿痛:急性者尿急、尿痛症状明显,并可见排尿困难。慢性者以尿频、尿急,并伴排尿不适、有灼热感为明显。

(3)血精:表现为射精时排出血精,精液呈粉红色或红色或带血块。急性者血精现象更明显。

(4)其他症状:可有发热恶寒、寒战,此为急性精囊炎所见的全身症状。血尿,也是急性精囊炎的表现之一。而射精疼痛,性欲低下、遗精、早泄为慢性者所见。

2.体征　医师将手指插入患者肛门时可以摸到肿大的精囊,触摸时患者感觉疼痛,下腹部、会阴部及耻骨上的部位有轻度压痛。

【辅助检查】

1.精液常规检查　可发现精液中有大量红细胞、白细胞,死精增多,精子的活动力差,精液细菌培养为阳性。

2.血常规检查　急性者可见血中白细胞明显增多。

3.精囊造影　可以发现精囊增大,但对输精管损伤大,不能反复使用,有造成不育的可能,故难以广泛应用。随着腔内技术和设备的发展,现可通过尿道镜经射精管口逆行插管行精路造影,它不但需特殊设备且成功率低,有逆行感染的可能,且近睾端精路显影不满意。

4.超声波检查　经直肠超声检查可以发现患侧精囊增大,内部回声不均匀,血流增多。

5.CT和MRI扫描　发现患侧精囊增大,密度不均,对精囊肿瘤的鉴别有重要意义。

【治疗措施】

1.一般治疗　忌食辛辣食物,避免久坐和骑车,以防盆腔充血。

2.局部治疗　温水坐浴(水温42℃)及会阴部热敷或深部热疗,以改善局部血供,助炎症消退。也可行经直肠或会阴行中药离子导入治疗,促进炎症吸收。

3.抗生素治疗 应根据精液细菌培养结果选择敏感抗生素。急性精囊炎治疗到症状完全消失后，再继续用药1～2周；慢性精囊炎则需继续用药4周以上，以巩固疗效。

4.对于血精治疗 可用己烯雌酚1mg加泼尼松5mg口服，每日3次，连服2～3周，多能使血精停止。

二、精囊肿瘤

精囊肿瘤是指精囊上发生的肿瘤，甚为罕见。由于精囊解剖部位深，症状变化较大，易误诊。精囊肿瘤多见于青壮年，可能与性旺盛期有关。肿瘤组织侵犯精囊的包膜血管或形成癌性溃疡时，精囊收缩则引起出血而产生血精。肿瘤增大，压迫膀胱或直肠，或肿瘤侵犯邻近的器官，压迫直肠或尿道，可引起排便困难或下尿路梗阻。肿瘤侵犯神经时，则可发生持续性会阴部严重疼痛或胀满疼痛。精囊囊肿大多为先天性，少数为后天因素所致。先天性囊肿可伴或不伴有输尿管口异位和同侧肾不发育或发育不全，以及精囊发育不良。后天性囊肿大多为炎症或经尿道电切术后致射精管开口阻塞所致，亦称为滞留型囊肿。治疗上多采用引流的方法，若有炎症，则需要进行抗感染治疗。

【临床表现】

尿路梗阻和血精。由于肿瘤生长而压迫膀胱颈部或后尿道，造成排尿异常，血精是因精囊肿瘤出血所致，不同于精囊炎的血精，症状严重而且顽固存在。此外，精囊肿瘤压迫可引起会阴部疼痛、睾丸疼痛、贫血、消瘦等症状，并且也会类似前列腺癌般发生远处转移。

【诊断方法】

通过肛指检查、膀胱镜检查、输精管与精囊造影等方法可做诊断。

1.精囊囊肿诊断依据 属原发性精囊肿瘤，临床极为罕见。部分因胚胎发育异常所致，此种类型常合并有尿道下裂及两性畸形等先天性异常。另外，由于射精管因炎症因素所致梗阻而引起，多发生于20～30岁性生活旺盛的时期。

(1)症状：下腹部或腰部疼痛，会阴、睾丸或直肠等部位不适，尿频、脓尿、排尿困难、血精及血尿等。

(2)直肠指检：可在前列腺侧上方扪及单发的、大小不等的囊性肿物，其边缘光滑完整，质韧有弹性。

(3)囊肿液检查：精囊本身的囊肿其囊液内含有精子。

(4)精囊造影：经同侧输精管逆行造影或经会阴直接穿刺造影可见精囊受压充盈缺损及囊肿圆形阴影。

(5)静脉尿路造影：检查肾、输尿管是否有先天性发育异常。

2.精囊恶性肿瘤诊断依据

(1)病史：可有邻近部位组织肿瘤或其他原发性肿瘤的病史。

(2)症状：早期有血精，亦可出现尿频，尿急、血尿、排尿困难及盆腔深部或腹股沟处疼痛、可牵涉到睾丸等处。后期有消瘦、乏力，排便困难等症状。

(3)直肠指检：可以触到精囊部不规则的硬结，甚至累及整个精囊。

(4)膀胱镜检查：可发现膀胱颈部及底部隆起，严重时可见膀胱壁和输尿管下端有肿瘤浸润。

(5)精囊造影：可见精囊轮廓不规则扩张，有破坏征象，与周围组织关系不清楚。

(6)经会阴穿刺活组织学检查可以发现癌细胞。

【鉴别诊断】

需与前列腺癌相鉴别。前列腺癌晚期可以侵及精囊，可有排尿困难。但直肠指检检查前列腺有坚硬肿块，表面不平。血清酸性磷酸酶、碱性磷酸酶升高；B型超声检查见前列腺腺体增大，边界回声不整齐或有缺损，内部光点不均匀，癌肿侵及精囊时，所在部位有较亮光点或光团。前列腺活组织检查可以发现癌细胞。

【治疗措施】

精囊肿瘤比较积极有效的治疗方案应该采用手术、放疗和药物（主要是雌激素，包括中医、中药）三结合的综合法治疗。特别是肿瘤中晚期，上述方法可能是控制病情恶化的一种治疗措施。晚期有远处转移的病例，仅能采用放射或抗癌药物治疗，一般预后都很差。

1.*手术疗法*　临床医师可以根据不同的临床分期及肿瘤恶性程度进行选择。原发性精囊恶性肿瘤手术方式可以分为单纯性精囊切除、根治性切除和全盆腔切除3种手术方式。

（1）对于特殊组织起源的精囊肿瘤，可以根据肿瘤的特性选择试用对应的化疗方案。

（2）对于年老体弱不能耐受手术或肿瘤无法切除者可以行放疗，以减轻临床症状并延长生存时间。

（3）根治性切除和全盆腔切除后需要进行尿路重建或尿流改道，全盆腔切除主要见于精囊肿瘤同时向后面侵犯直肠，此时将膀胱、前列腺、直肠及精囊等盆腔脏器全部切除，同时进行盆腔淋巴结清扫。

（4）根治性切除是精囊肿瘤侵犯前列腺和（或）膀胱后，根据其侵犯的程度在切除双侧精囊和肿物的基础上，进行前列腺和膀胱部分切除或者膀胱前列腺全切除术，同时进行盆腔淋巴结清扫。

（5）纯精囊切除适用于局限于精囊内的、小的、高分化肿瘤，但由于原发性精囊肿瘤的隐蔽性，患者就诊时肿瘤多数已经侵犯周围组织器官，临床很少见到这种情况。

2.*放射疗法*

（1）已手术者照射量可为25Gy/3～5周。

（2）未行手术者局部照射量为30～50Gy/3～5周。

3.*药物治疗*

（1）雌激素对精囊癌有治疗作用：雌激素的剂量选择、用法和有无不良反应等，要根据病情性质、患者的年龄、体质的差异来决定。有学者主张精囊癌的治疗应采用手术、放疗及雌激素联合治疗，可大大提高疗效，此法使精囊癌患者存活率达到15年以上。

（2）精囊肿瘤的化疗：本病晚期患者或有某种手术禁忌者可采用药物化疗，但预后不佳，因为精囊肿瘤大部分是腺癌，药物化疗对腺癌效果特别差，可选用环磷酰胺、甲氨蝶呤、更生霉素（放线菌素D）、多柔比星（阿霉素）、博来霉素、长春新碱类、放线菌素等，但只是姑息疗法。

手术治疗要放在此病治疗的首位。手术、放疗、药物疗法三者结合，既有独特性又有协同性功效。如果为肿瘤早期，首先采用手术根治术，或中晚期用手术清扫术，术后再配合局部放疗加中医中药、雌激素辅助治疗，效果也是很满意的。

（安旭方）

第五节　阴茎疾病

一、包皮过长和包茎

包皮过长是指男子成年后，阴茎皮肤包裹龟头，使龟头不能完全外露。其中又可分为真性包皮过长和假性包皮过长。真性包皮过长是阴茎勃起后龟头也不能完全外露；假性包皮过长是指平时龟头不能完全外露，但在阴茎勃起后龟头则可以完全外露。包茎是指包皮完全包裹龟头，龟头任何时候都不能外露。

包茎多数为先天性。有一部分是在包皮过长的基础上反复感染，造成粘连不能翻起所致。包茎比起包皮过长来说对人体的危害要大得多。有些严重的包茎，包皮口窄如针孔，排尿时包皮鼓起如球，排尿不畅。由于包茎、尿道口狭窄，排尿时膀胱括约肌收缩，膀胱内压在克服尿道阻力之前或同时也超过了膀胱毛氏鞘所能承受的压力，尿液沿输尿管反流，输尿管、肾盂扩张，引起上尿路细菌感染，瘢痕形成，而导致继发性反流性肾病甚至肾功能损害。

患包皮过长、包茎后因长期的尿液、包皮垢的慢性刺激，可使包皮龟头黏膜水肿、充血、糜烂、反复交叉感染，甚至发生包皮嵌顿，导致包皮龟头坏死等严重后果。同时还可通过夫妻性生活将病菌带入女性体内。

目前最有效的改善包皮包茎的方法就是手术。常用手术方法有激光、微波及包皮环切器（中国商环、韩式环）。

传统手术，患者术中痛苦较大，术后需口服或静脉滴注抗生素，且手术需缝合，会留下瘢痕。费用较高。

包皮环切器手术，采用环切器切除多余包皮，较传统手术痛苦小，根据个体差异可不服或静脉滴注抗生素，且不需缝合（韩式环需绕线），术后不留瘢痕。费用较低。

二、包皮龟头炎

包皮龟头炎是指包皮内板与阴茎头的炎症。正常包皮腔内分泌的一种类脂物质，在包皮过长或包茎时，此类物质可积聚成包皮垢刺激包皮和阴茎头引起包皮龟头炎。

【分类】

1.急性浅表性包皮龟头炎　初起时局部潮红，阴茎的皮肤发红、肿胀，自觉龟头有灼热和瘙痒的感觉。翻开包皮，可见包皮内面及龟头充血糜烂，有渗液，甚至于出血。

继发感染后可见小溃疡，有恶臭的乳白色脓性分泌物。如与内裤摩擦即感疼痛，患者常常活动不便。可伴有腹股沟淋巴结的肿大和压痛。

2.白色念珠菌性包皮龟头炎　包皮和龟头可见红斑，表面光滑，并有小疱疹，红斑的边缘较清楚，急性发作时有糜烂、渗液。

3.滴虫性包皮龟头炎　龟头起丘疹和红斑，逐渐扩大，边缘清楚，红斑上可见针头大小的小水疱，最后形成糜烂面。

4.环状溃烂性包皮龟头炎　在龟头和包皮上，可见红斑，逐渐扩大，呈环状，可形成浅表性溃疡面。

【临床表现】

药物过敏所引起的包皮龟头炎是一种延迟型变态反应，临床上颇为常见，一般在用药后 24～72h 发病。

1.急性浅表性龟头炎　多因内裤摩擦、创伤或肥皂、清洁剂局部刺激引起。表现为水肿、红斑、渗出、糜烂，继发感染有脓性分泌物，易形成溃疡，自觉疼痛。

2.环状糜烂性龟头炎　龟头及包皮炎症损害呈环状，或环状有乳酪状包皮垢，日久易破溃成浅溃疡，若失去环状特征则不易与浅表性龟头炎区别。本病可单独存在，也可作为 Reiter 综合征的黏膜症状。

3.浆细胞性龟头炎　中年多见，为单个或多个经久不退的慢性炎症，损害呈斑块状，表面光滑或脱屑或湿润，浸润较明显。界清而不易破溃，表面可见似辣椒粉样细小斑点。外形难与龟头增殖性红斑区别。如类似损害发生于女阴，则称为浆细胞性外阴炎。组织病理有特异性，真皮内大量浆细胞浸润，毛细血管扩张，含铁血黄素沉着。

4.云母状和角化性假上皮瘤性龟头炎　龟头损害浸润肥厚，角化过度并有云母状痂皮，患处失去正常弹性，日久萎缩。组织病理见角化过度，棘层肥厚，表皮突延长呈假性上皮瘤样增生。

【诊断方法】

根据病史及临床表现，一般不难诊断。包皮龟头炎初起潮红、糜烂，但很少出现水疱。可有渗液，包皮水肿不能上翻，有时有脓性分泌物。依据不同的病因可分为外伤性龟头炎、接触性龟头炎、感染性龟头炎、念珠菌性龟头炎、阿米巴性龟头炎、滴虫性龟头炎、浆细胞性龟头炎等。念珠菌性龟头炎（包皮炎）可在病变的龟头、包皮上取材镜检或培养可找到念珠菌。滴虫性龟头炎可在分泌物上找到滴虫。

【鉴别诊断】

1.硬下疳　为硬性溃疡，边缘整齐。

2.淋病　也可发生包皮龟头炎，但主要表现为急性化脓性尿道炎。

3.固定红斑性药疹　常常由于口服磺胺类药物或止痛类药物引起，发生于阴部，有红肿，常破溃，糜烂，也有复发，要仔细地询问病史。

4.其他　如接触性皮炎、带状疱疹以及脓疱病等。

【治疗措施】

1.保持局部清洁，防止继发感染。局部可有 1∶5000 高锰酸钾液浸洗并敷以消炎软膏。过敏性包皮龟头炎需口服抗过敏药物及外用可的松类软膏。

2.渗液糜烂可选用 3%硼酸水或 0.1%雷夫奴尔湿敷。

3.非感染性亚急性期者可用皮质类固醇霜。

4.慢性期或干燥脱屑可用四环素可的松软膏。

5.感染明显，发热和淋巴结肿大，可全身应用抗生素，如头孢氨苄 0.5g，口服，每日 3～4 次，或氧氟沙星 0.2g，每日 2 次。

6.包皮环切术：如因包茎或包皮水肿不能翻转浸洗、引流不畅，经一般治疗炎症仍不能消退时，可行包皮背切开术，以利引流。待炎症完全消退后再行包皮环切术。

三、阴茎结核

阴茎结核的发生率占泌尿生殖道结核发生率的 4%，发病可以在阴茎皮肤表面，也可以在阴茎海绵体内，或者在阴茎段尿道内。结核杆菌可由泌尿道结核传播而来，也可通过性交或接触污染的衣裤传染，是否因血源传播尚有争论。发病后，阴茎头、阴茎系带或尿道外口处出现略带红色的结核小结节，以后结节中央溃烂凹陷成为溃疡，周围组织发硬，溃疡底部出现干酪样坏死组织，随着溃疡的不断增大，腹股沟淋巴结肿大。当结核侵犯到海绵体时，阴茎会因瘢痕形成而弯曲。经久不愈的溃疡以后演变成结核瘘管，如伴有结核性尿道炎时会发生尿道狭窄。阴茎结核有时会与阴茎癌、性病下疳混淆，需通过活体检查，或溃疡面分泌物细菌培养查出结核杆菌，才能确诊，采用有效的抗结核治疗，可以保全阴茎。

【感染途径】

1.直接接触：如性交时阴茎接触有结核性病变的阴道、宫颈。主要发生在阴茎头部、尿道外口附近。

2.多数是继发于肺结核，经血流传播到阴茎海绵体发病。

3.患有严重的尿道结核，溃破直接蔓延而累及阴茎，可形成瘘管。

【临床表现】

临床表现有继发于泌尿生殖系结核的尿频、血尿病史。病变开始于阴茎头、系带、冠状沟等处。初期为绿豆大小的硬结，周围肿胀变硬，无疼痛，逐渐形成溃疡，形状不规则，边缘呈潜入性，溃疡表面有脓苔，不易剥除，无触痛。红细胞沉降率快。华康反应阴性。

【诊断方法】

病灶行病理检查即可确诊，但应与软性下疳、硬性下疳、糜烂或坏疽性阴茎头炎、早期阴茎癌等鉴别。

【鉴别诊断】

1.软性下疳　也表现为阴茎头部的浅表性溃疡。患者常有不洁性交史，且溃疡边缘不整齐，周围软，分泌物涂片可见革兰阴性棒状杆菌，而无抗酸杆菌。

2.硬性下疳　也表现为阴茎头和包皮处的浅表性溃疡。但溃疡的基底部肉芽组织呈紫红色，多有腹股沟淋巴结肿大。分泌物暗视野检查可发现梅素螺旋体，同时有全身的梅素改变。

3.阴茎癌　也表现为阴茎头溃疡。通常可见有肿块，局部坏死，呈菜花样改变，溃疡位于肿块上，边缘不整齐，活组织检查可见癌细胞。

【治疗措施】

应用抗结核药物，溃疡局部用链霉素溶液换药，必要时行病灶清除或阴茎部分切除术(进入阴茎部分切除临床路径)。

四、阴茎损伤

阴茎损伤有闭合性损伤和开放性损伤两种。闭合性阴茎损伤包括挫伤、海绵体断裂和阴茎脱位。开放性阴茎损伤包括皮肤撕脱伤、切割伤(部分或完全)及绞轧伤等。

闭合性阴茎损伤中，如严重的挫伤、海绵体断裂和脱位等，均有血肿形成，需施行血肿清除术及白膜缝合术。开放性阴茎损伤中，如皮肤撕脱伤、阴茎切割伤及枪弹伤等，轻者均需行清创缝合术，重者行阴囊皮肤阴茎修复术、植皮术或阴茎再植术。阴茎损伤的初期外科处理极为重要，如处理不当，给后期治疗造成困难。阴茎损伤的治疗原则与一般软组织伤相同。但阴茎由于血液循环丰富，愈合力强，因此在伤后初期外科处理时，应尽可能保留一切尚有生机的组织，以保持其生理功能和进行必要的成形手术。

【诊断方法】

1.有外伤史。

2.阴茎肿胀、淤血、变形。开放性损伤可见伤口、阴茎皮肤及阴茎体缺损情况。

3.彩超可发现阴茎海绵体裂口及皮下血肿。

【治疗措施】

一般性挫伤可以采取非手术治疗，包括局部降温及加压包扎。严重损伤均需积极的行外科处理。

1.阴茎皮肤缺损修补术　阴茎皮肤缺损的范围可因其创伤大小而有不同，可有背侧、腹侧及环状等部分缺损，也可完全缺损。范围较小的缺损，可利用阴茎自身皮肤或包皮修补。如阴茎皮肤缺损较大，而阴囊皮肤完整，可利用阴囊皮肤进行修补。也可用中厚皮片修复。

2.阴茎再植术　阴茎不完全性或完全性离断，若仅清创后缝合残端，不但影响外观，还可引起排尿不便和妨碍正常性生活，给患者带来痛苦和精神创伤。阴茎再植术，尤其应用显微外科技术再植，不仅可以吻合阴茎背动脉、静脉和神经，使之迅速恢复血液循环，而且还能使尿道连续性得以恢复，保持了正常的排尿功能，性功能亦有可能恢复正常。

五、阴茎硬结症

阴茎硬结症(Peyronie 病)最早报道在 1742 年,常在中老年男性中发病。尽管目前对 Peyronie 疾病的认识还不清楚,但病理变化与严重的血管炎是一致的,此症与 Dupuyter 手掌肌腱挛缩的病理变化相似。

【临床表现】

1.临床症状与体征:疾病的始发期和活动期有所不同,包括勃起疼痛、可触摸到的阴茎结节、阴茎弯曲及勃起功能障碍。大约 1/3 的患者表现为无痛性弯曲。无论始发期还是活动期,逐渐发生还是突然发生,疼痛往往可以忍受。病程一般在 12～18 个月稳定后接着是一个相对静止的第二期,此期的特征是阴茎无痛性持续变形,而病理学特征为成熟瘢痕形成。勃起疼痛几乎总是随时间而可以缓解;而阴茎变形常常不能缓解。

2.检查阴茎体部可触及局限于阴茎海绵体白膜的、不同大小的纤维性硬结或索状硬块,无压痛,硬结常好发于阴茎体部的远端。有些患者可触及多个硬结,严重的患者在 X 线摄片可见钙化和骨化。

【诊断方法】

1.用手淫或注射血管活性药物使阴茎勃起,客观判断阴茎勃起弯曲的方向和程度。

2.海绵体测压和高分辨浅层彩色超声多普勒检查可以客观地判断斑块或钙化的大小、病变数量,以及评估疗效。

3.海绵体低浓度造影了解硬结大小和纤维组织延伸生长情况、阴茎静脉关闭功能。

4.B 超检查帮助了解硬结情况和作为非手术治疗的随诊。

5.海绵体灌注动力学测定和海绵体造影。阴茎海绵体注射血管活性药之后,灌注生理盐水,测量静脉溢漏的速度,海绵体内注入稀释的造影剂,拍摄 X 线平片,可观察静脉血漏出的部位。有报道约 36%勃起功能障碍合并阴茎纤维性海绵体炎的患者有阴茎动脉血流异常,59%则存在静脉闭合功能异常。由此可见,阴茎纤维性海绵体炎患者合并勃起功能障碍的一个重要原因是存在阴茎血管功能不全。

【治疗措施】

1.*非手术治疗* 有对照试验证实局部注射胶原酶对轻微症状者起作用,可使弯曲度减少 10%～15%。硬斑内局部注射维拉帕米也可能有效,有报道称 60%患者弯曲度可改善,但目前尚未有对照试验。

(1)维生素 E 大剂量口服,每次 200mg,每日 2 次,连用 6 个月。口服己烯雌酚、碘化钾可作为辅助治疗。

(2)抗纤维化的药物,对氨基苯甲酸钾,剂量为 9～12g/d,分次口服,疗程 9 个月。醋酸可的松 25mg 加普鲁卡因 1ml,隔日肌内注射 1 次,15～20 次为 1 个疗程,透明质酸酶 50～100U/d 肌内注射。

(3)抑制结缔组织增生的药物,醋酸氢可的松混悬液 25mg 硬结内注射,每周 1～2 次,4 次为 1 个疗程,地塞米松 6mg 和 1%普鲁卡因 1ml 局部注射,每周 1～2 次,共 12 次,对早期病变疗效明显。

(4)组织胺离子透入疗法,1%组胺混悬胶冻涂于阴茎硬结表面,通入低伏直流电 1 次/天,每次 10～15min,20 次为 1 个疗程。

(5)超声波治疗,115W 的功率,每次 5min,隔日 1 次,12 次为 1 个疗程,透热疗法或紫外线照射可作为辅助治疗,改善症状。

(6)音频理疗,每次 20～80min,每周 1～2 次,10 次为 1 个疗程。

(7)局部放射治疗,每次剂量 150rad,每周 2 次,2 周为 1 个疗程,可使硬结软化吸收。

2.*手术治疗* 手术治疗的目的主要是使阴茎勃起时不弯曲,剥除硬结。目前常用的手术方法包括手术硬结切除及假体置入两种，但手术效果不是很理想，且术后易复发。

六、尖锐湿疣

尖锐湿疣，又称尖圭湿疣、生殖器疣（阴部疣）、性病疣。本病的病原体是人类乳头瘤病毒（HPV），属DNA病毒。人体皮肤及黏膜的复层鳞状上皮是HPV的唯一宿主，尚未在体外培养成功。HPV在温暖潮湿的环境中易生存增殖，故男女的外生殖器是最易感染的部位。此病被公认为性传播疾病，也是现代社会最常见的性传播疾病之一。HPV可通过自行接种、性器官摩擦、母婴传播、夫妻相互感染、接触传播等方式传播，潜伏期为3周到8个月，平均2.8个月。

【临床表现】

尖锐湿疣的典型症状：病初为淡红或污红色粟状大小赘生物，形态如丘疹状、乳头状、菜花状、鸡冠状，性质细嫩、顶端稍尖，无痛痒感，渐渐长大或增多。赘生物基底稍宽或有蒂，表面有颗粒，表面湿润或有出血，在颗粒间常集中有脓液，散发腐臭气味，搔抓后可继发化脓。位于湿度较低干燥部位的生殖器疣，损害常小而呈扁平疣状。位于湿热湿润部位的疣常表现为丝状或乳头瘤状，易融合成大的团块。男性好发于冠状沟、龟头、包皮、系带、尿道口，少数见于阴茎体部，同性恋者可发生于肛周及直肠。但很少见于阴囊。

【诊断方法】

1.醋酸白试验　用3%～5%醋酸外涂疣体2～5min，病灶部位变白稍隆起，肛门病损可能需要15min。本试验的原理是蛋白质与酸凝固变白的结果，HPV感染细胞产生的角蛋白与正常的未感染上皮细胞产生的不同，只有前者才能被醋酸脱色。醋酸白试验检测HPV的敏感性很高，它比常规检测观察组织学变化还好。但偶尔在上皮增厚或外伤擦破病例中出现假阳性，假阳性变白迹象显得界限不清和不规则。美国CDC提示，醋酸白试验并不是特异试验，且假阳性较常见。

2.免疫组织学检查　常用过氧化物酶-抗过氧化物酶方法（即PAP），显示湿疣内的病毒蛋白，以证明疣损害中有病毒抗原。HPV蛋白阳性时，尖锐湿疣的浅表上皮细胞内可出现淡红色的弱阳性反应。

3.组织化学检查　取少量病损组织制成涂片，用特异抗人类乳头瘤病毒的抗体作染色。如病损中有病毒抗原，则抗原抗体结合。在过氧化物酶-抗过氧化物酶（PAP）方法中，核可被染成红色。此法特异性强且较迅速，对诊断有帮助。

4.病理检查　主要为角化不全，棘层高度肥厚，乳头瘤样增生，表皮突增厚，延长，其增生程度可似假性上皮瘤样。棘细胞和基底细胞并有相当数量的核分裂，颇似AI-G变。但细胞排列规则，且增生上皮和真皮之间界限清楚。其特点为粒层和棘层上部细胞有明显的空泡形成。此种空泡细胞较正常大，胞质着色淡，中央有大而圆、深嗜碱性的核。通常真皮水肿、毛细血管扩张，以及周围较致密的慢性炎性浸润。Bushke-loewenstein巨大型尖锐湿疣，表皮极度向下生长，代替了其下面的组织、易与鳞状细胞相混，故需多次活检。若有缓慢发展之倾向，则为一种低度恶变的过程，即所谓疣状AI-G。

5.基因诊断　迄今，HPV难于用传统的病毒培养及血清学技术检测，主要试验诊断技术是核酸杂交。近年来发展的PCR方法具有特异、敏感、简便、快速等优点，为HPV检测开辟了新途径。

【治疗措施】

尖锐湿疣治疗的目的是清除疣体，预防复发。

1.清除疣体治疗

（1）手术疗法：对于单发、面积小的湿疣，可手术切除；对巨大尖锐湿疣，可用Mohs手术切除，手术时用冷冻切片检查损害是否切除干净，单一手术复发概率很高。

(2)冷冻疗法:利用－196℃低温的液体氮,采用压冻法治疗尖锐湿疣,促进疣组织坏死脱落,本法适用于数量少、面积小的湿疣,可行1～2次治疗,间隔时间为1周,这种方法一般可以清除疣体,容易复发。

(3)激光治疗:通常用CO_2激光,采用烧灼法治疗尖锐湿疣,本疗法最适用女阴、阴茎或肛周的湿疣。对单发或少量多发湿疣可行一次性治疗,对多发或面积大的湿疣可行2～3次治疗,一般复发周期在20天至3个月。

(4)电灼治疗:采用高频电针或电刀切除湿疣。方法:局部麻醉,然后电灼,本疗法适应数量少,面积小的湿疣,这种方法只是清除疣体。

(5)微波治疗:采用微波手术治疗机,利多卡因局麻,将杆状辐射探头尖端插入、直达疣体基底,当看到疣体变小、颜色变暗、由软变硬时,则热辐射凝固完成,即可抽出探头。凝固的病灶可以用镊子夹除。为防止复发,可对残存的基底部重复凝固一次。

(6)β射线治疗:我们应用β射线治疗尖锐湿疣取得了较为满意的效果,该方法疗效高,无痛苦、无损伤、不良反应少,治愈率在80%以上,在临床上有一定推广价值。

2.抗病毒,预防复发

(1)干扰素治疗:干扰素有较强的抗病毒作用。目前常用α-干扰素300万U肌内注射,每天1次,共行10～15次。

(2)抗病毒药物治疗:泛昔洛韦250mg,口服,每天3次。疗程半个月。局部可采用喷昔洛韦乳膏外涂,每天2次。

七、阴茎癌

阴茎癌是一种比较少见的恶性肿瘤。由于国家、民族、宗教信仰及卫生习惯的不同,阴茎癌的发病率有明显的差异。

阴茎癌的病因目前仍不明确。阴茎癌多数发生于包茎或包皮过长的患者,新生儿行包皮环切术能有效防止此病。人类乳头瘤病毒(HPV)感染与阴茎癌发病密切相关。除此之外,吸烟、外生殖器疣、阴茎皮疹、阴茎裂伤、性伴侣数量与阴茎癌的发病可能也有一定的关系。

【分期】

阴茎癌的准确分期与治疗决策和判断预后有直接关系。目前存在多种分期系统,如Jackson分期(1966)、Murrel及Williama分期、TNM分期。建议采用2009UICC阴茎癌TNM分期系统。

【诊断方法】

1.早期检测与症状　阴茎癌多见于40～60岁有包茎或包皮过长者。阴茎癌可发生于阴茎的任何部位,但常见于阴茎头(48%)、包皮(21%)或二者均侵犯(9%)、冠状沟(6%)、阴茎体(少于2%)。临床表现多为阴茎头部丘疹、溃疡、疣状物或菜花样肿块。继而糜烂、出血、有恶臭分泌物等。包茎的存在经常掩盖阴茎癌的发生、发展。隔包皮触诊时,可有肿块及结节感。晚期患者原发灶及腹股沟淋巴结转移灶可出现溃疡、化脓、出血等,出现远处转移时可出现相应部位的症状及消瘦、贫血、恶病质等全身表现。

2.体格检查　临床上大部分阴茎癌局限在阴茎。查体时应记录肿瘤大小、位置、活动度、是否侵犯海绵体,同时应注意阴茎根部及阴囊有无肿瘤侵犯。直肠指检和双合诊能帮助提供会阴体侵犯和盆腔肿块的信息。双侧腹股沟淋巴结触诊十分重要。

3.活体组织检查　在采取初始治疗之前,需要对原发肿瘤及可触及的淋巴结进行活检,除获取病理诊断外,尚可明确肿瘤浸润深度、有无侵犯血管、组织学分级等信息。活检可单独进行,目前没有由活检引起肿瘤播散的报道。

4.影像学检查

(1)超声检查:超声在评估原发肿瘤方面有一定价值,能够判断有无阴茎海绵体侵犯,但常低估肿瘤的浸润深度,对阴茎头部肿瘤侵犯皮下结缔组织或尿道海绵体难以鉴别。阴茎超声检查有时对显微浸润难以判定。

(2)MRI 检查:超声检查不能明确时,可选用 MRI 检查。特别是在肿瘤侵犯阴茎海绵体时,可以判别浸润深度,有助于肿瘤分期。对临床 T_1 期肿瘤,MRI 价值不大。应用增强剂或人工勃起后行 MRI 检查可能更有利于肿瘤的局部分期。对于阴茎头部较小的肿瘤,影像学检查在评估原发肿瘤方面意义不大,但疑有海绵体侵犯时,超声或 MRI 有相当价值,特别是考虑行保留阴茎手术时。

(3)CT 检查:CT 由于其软组织分辨率低,在评估原发肿瘤方面价值不大。主要应用于扫描腹股沟区、盆腔及鉴别有无远处器官转移。

阴茎癌最常见的转移部位为肺、肝、骨。疑有远处转移时,可相应选择腹盆部 CT、放射性核素骨扫描、X 线胸片检查。

阴茎癌诊断起始及随访阶段均应从原发灶、区域淋巴结和远处转移 3 方面考虑。

【诊断指南】

1.原发肿瘤

(1)体格检查是常规检查,记录病变的形态及特征。

(2)细胞学或组织学检查同样是常规检查。

(3)影像学:阴茎超声明确有无海绵体侵犯。出现不确定情况时可选用 MRI 检查。

2.区域淋巴结

(1)体格检查是常规检查。

(2)如果体检不能触及肿大淋巴结,可行超声检查。

对于中危及高危患者建议行动态前哨淋巴结活检。。

(3)如果可触及肿大淋巴结,应常规记录其形态及特征并行组织学诊断。

3.远处转移(伴有腹股沟淋巴结转移时)

(1)建议行盆腔 CT 扫描或腹腔 CT 扫描(盆腔淋巴结阳性)。

(2)建议行 X 线胸片检查。

(3)在特定情况下可选择性行常规实验室检查。

(4)骨扫描仅适用于有相应症状者。

【治疗措施】

1.原发病灶的治疗 阴茎癌治疗前必须做出准确的肿瘤分期及分级,明确肿瘤的浸润范围和所属淋巴结是否转移,然后选择适宜的治疗方法。

(1)保留阴茎的治疗:原发灶为局限于包皮早期小肿瘤,深部没有浸润,无淋巴结转移的 T_1 期以前的肿瘤,可选择保留阴茎的手术治疗。分化良好且无淋巴、血管侵犯的 T_1 期肿瘤、患者能够做到密切随访的 T_1G_3 期肿瘤,也可选择保留阴茎的手术治疗。治疗的方法包括包皮环切术、局部病变切除、激光治疗、放疗等。复发的肿瘤如果没有侵犯海绵体可以再次选择保留阴茎的治疗。

(2)阴茎部分切除术:分化差的 T_1 期肿瘤、T_2 期肿瘤,推荐阴茎部分切除术。病灶局限于龟头时可切除部分和全部龟头。切缘距肿瘤 1cm 以上(G_1、G_2 级肿瘤切缘距肿瘤 1cm,G_3 级肿瘤切缘距肿瘤 1.5cm)。阴茎癌局部切除术后肿瘤局部复发率 0～8%,5 年生存率在 90%以上。

(3)阴茎全切除术:T_2 期以上的阴茎癌推荐阴茎全切除术和会阴尿道造口术。T_2 期阴茎癌行部分切除术后不能保留有功能的残端时也应行阴茎全切除和会阴尿道重建。当病灶未侵犯阴囊时,不建议切除阴囊和睾丸,保留阴囊和睾丸对维持男性化的特征和以后行阴茎重建有帮助。当阴囊受累及时(T_4 期),阴茎全切术和阴囊、睾丸切除术同时进行。

2.淋巴结的处理　区域淋巴结有无转移、能否根治切除是影响生存率的决定因素。有研究显示无区域淋巴结转移的患者术后 5 年生存率可达到 95%～100%,当出现单个腹股沟淋巴结转移时,5 年生存率降低到 80%,出现多个腹股沟淋巴结转移时,5 年生存率降低到 50%,出现盆腔及周围淋巴结转移则为 0。

阴茎癌原发灶切除后,确定区域淋巴结清除术的手术指征是关键性的问题。50%的阴茎癌患者就诊时可触及腹股沟区肿大的淋巴结。其中 25%的患者肿大的淋巴结与病灶所引起的溃疡和炎症有关,经过 4～6 周的抗生素治疗,肿大的淋巴结可消失。在腹股沟可触及肿大淋巴结的患者当中只有 50%有淋巴结转移。此外,在未触及区域淋巴结肿大的患者当中,有 20%伴有淋巴结转移。

推荐对于下列情况之一者:①阴茎癌为低分化;②阴茎癌 G_3 级及以上;③T_2 期及以上;④肿瘤伴有血管及淋巴管浸润,需进行预防性的腹股沟淋巴结清扫,根据阴茎淋巴交叉引流的特点,需行双侧清扫。

切除原发灶后经过 4～6 周的抗生素治疗后腹股沟区可触及肿大的淋巴结肿瘤为 N_1～N_2 期,需进行区域淋巴结清扫术。冷冻切片显示腹股沟单个淋巴结阳性且无转移播散,进行双侧的髂腹股沟淋巴结清扫。如果腹股沟转移淋巴结大于 2 个或有淋巴结外累及,还需加行盆腔淋巴结清扫。

术后放疗对有多个腹股沟淋巴结转移或囊膜破裂的患者可降低局部肿瘤复发。术前放疗适用于淋巴结≥4cm,或淋巴结固定患者。对有多个腹股沟淋巴结转移,盆腔淋巴结阳性或淋巴结固定患者术后进行辅助化疗。

在有腹股沟淋巴结肿大的患者中,20%～30%伴有股深部淋巴结或盆腔淋巴结肿大转移。这些患者为 N_3 期。本期患者的治疗以减轻症状为目的,姑息手术用于控制浸润性或溃疡性原发肿瘤所致的疼痛和出血。根据患者全身情况、年龄等因素进一步选择放疗及化疗。

3.远处转移灶的手术治疗　阴茎癌的远处转移并不常见,发生率在 1%～10%。通常发生在疾病晚期,原发灶切除之后。通常转移的部位包括肺、肝、骨、脑、转移至纵隔也有报道。通常采用手术治疗远处转移灶,同时可结合放疗。

4.阴茎癌化疗

(1)辅助化疗:辅助化疗应用范围较广,常用的药物有:顺铂、氟尿嘧啶、长春新碱、甲氨蝶呤、博来霉素。目前多强调联合用药,如顺铂+氟尿嘧啶,长春新碱+甲氨蝶呤+博来霉素。

(2)伴有腹股沟淋巴结转移的新辅助化疗:联合应用顺铂和氟尿嘧啶 3～4 个疗程的化疗有效率达 68.5%,5 年生存率为 23%,化疗后有 42.8%的患者可行根治性切除术。

(3)晚期阴茎癌的化疗:晚期阴茎癌的化疗多采用联合用药,常用顺铂+氟尿嘧啶,顺铂+甲氨蝶呤+博来霉素。研究表明,对晚期阴茎癌患者采用联合化疗,有效率为 32%,但 12%出现治疗相关性死亡。

5.阴茎癌放疗　阴茎癌的放射治疗是保存器官和功能的重要治疗途径。放疗的方法包括兆伏 X 线外照射,铱贴敷治疗,用铱进行的组织间插植治疗,^{60}Co 外照射,加速器的 β 射线等。阴茎癌患者大多伴有局部感染,感染可使肿瘤对放射性的耐受性降低,因此需采取有效措施控制感染。

(1)原位肿瘤外放射治疗及近距离放射治疗:原位肿瘤外放射治疗及近距离放射治疗有效率分别达到 56%及 70%。虽然局部控制失败率分别为 40%及 16%,但随后进行的根治性切除术也可以达到局部控制的目的。

(2)根治性放射治疗:对于一般情况良好,局部病灶直径在 2cm 左右,表浅、外生型,无浸润或轻度浸润，无淋巴结转移或无远处转移者，可选择根治性放射治疗。

(3)姑息性放射治疗：原发灶直径＞5cm，肿瘤已达阴茎根部，有深层浸润及邻近组织受累，双侧腹股沟淋巴结转移且已固定、皮肤红肿，但尚未溃烂，可行姑息性放射治疗。

(4)预防性放疗：对于没有淋巴结转移的阴茎癌患者不推荐预防性放疗，因为这并不能阻止淋巴结的转移。而且，患者会出现各种放疗并发症，随之而来的放疗相关性纤维质炎会使体检变得不可靠，预防性放疗并不能作为首选的治疗方法。

(5)术前放疗：术前放疗可以使一些肿块固定的阴茎癌患者能够实施手术。但并不清楚肿块固定是炎症反应还是肿瘤浸润生长。也有学者建议以化疗取而代之。

(6)辅助放疗：辅助放疗多用于有淋巴结转移的患者，以降低术后局部复发率。

（何　涛）

第六节　男性尿道肿瘤

男性尿道癌分为原发性和继发性，继发性多由上尿路如膀胱癌、肾盂癌种植于尿道者，后尿道常见，而原发尿道癌好发于球部尿道，或球膜部尿道，其次为阴茎部尿道，国内病例报道多属晚期，预后不佳。

【病理类型】

1.鳞状上皮癌最多见。

2.移行上皮癌次之。

3.腺癌少见，发生于尿道周围腺体。

4.混合癌，好发于尿道球部，未分化很少见。

【分期】

根据癌浸润深度及扩散范围，采用 Levine 分期，临床上将其分为 5 期。

0 期：局限于黏膜称原位癌。

A 期：黏膜下(不超过黏膜固有层)。

B 期：浸及海绵体或前列腺，但未穿透。

C 期：浸及海绵体外组织(阴茎海绵体，肌肉、脂肪、筋膜、皮肤、骨骼等)。

D 期：癌转移(腹肌沟淋巴结、盆腔淋巴结，主动脉分叉以下、以上淋巴结及远处转移)。

【临床表现】

1.尿道分泌物，常为早期表现，可呈浆液性、血性，亦可出现尿道滴血，并发感染时，分泌物可呈脓性。

2.排尿障碍、尿痛、排尿困难，尿线变细、分叉或成滴沥状，可引起尿潴留。

3.尿道肿块。

4.阴茎异常勃起，药物及减压治疗无效。

5.并发症状，如感染可出现尿道周围脓肿，破溃后形成尿瘘，肿瘤可以从瘘口翻出，形成菜花样癌性溃疡。

【诊断方法】

1.病史　以往无尿道外伤史而出现尿道出血、梗阻的症状，尿道狭窄治疗无效，症状加重，出现尿道周围脓肿或尿道瘘的老年男性，应行除外尿道癌的检查。

2.辅助检查

(1)尿道分泌物检查:可从尿道冲洗液中查找癌细胞。

(2)尿道镜检查:可以直接观察病变,同时取病变组织进行活检;但有时因癌肿造成尿道管腔过窄,不易插入。

(3)尿道造影,可发现占位性病变、尿瘘等。

(4)癌组织活检。

(5)疑有淋巴结或远处转移者行CT或MRI检查。

【鉴别诊断】

尿道癌应与尖锐湿疣、尿道狭窄、尿道周围脓肿、结核、阴茎海绵体硬结症相鉴别。活体组织检查准确,尿道分泌物或尿道冲洗液找癌细胞可以确定诊断。

【治疗措施】

手术为主,放射治疗可以作为术前、术后辅助治疗和已有转移无法行手术治疗的患者。

(吴朝阳)

第十六章　男性性功能障碍与不育

第一节　阴茎勃起功能障碍

【定义】

阴茎勃起功能障碍(ED),指男子在性刺激下,持续的或反复的不能达到或维持足够硬度阴茎勃起以完成满意性交。需要特别指出的是病程至少应在 6 个月左右方能诊断勃起功能障碍。但对创伤或手术引发的勃起功能障碍的诊断,病程可少于 6 个月。

【阴茎勃起的生理机制】

阴茎勃起是神经-内分泌调节下阴茎海绵体血流动力学变化过程。当受到性刺激后,非肾上腺素非胆碱能神经元分泌一氧化氮(NO)等神经递质。一氧化氮进入阴茎海绵体平滑肌细胞内,激活鸟苷酸环化酶,使三磷酸鸟苷转化为第二信使——环磷酸鸟苷(cGMP)。细胞内 cGMP 浓度增加,导致海绵体平滑肌松弛,阴茎海绵体窦膨胀,动脉血流增加。阴茎海绵体容积增大,围绕阴茎海绵体的白膜被动延伸拉长,使引流海绵体血液的白膜下导静脉受压延伸变窄,静脉回流阻力增加,阴茎胀大硬度增加,导致阴茎勃起。随着 cGMP 被平滑肌细胞内磷酸二酯酶 V 型(PDE5)降解,丧失其活性以及射精后交感神经恢复紧张性,阴茎转入疲软状态。

【病因及分类】

阴茎的正常勃起功能需要血管、神经、心理、激素及海绵体等因素的配合。其中任一因素的异常均可导致勃起功能障碍。通常根据病因将勃起功能障碍分为 3 类:器质性 ED(动脉性、静脉性、神经性和内分泌性等)、心理性 ED 及混合性 ED(器质性病因和心理因素同时存在)。既往人们多认为 ED 主要由心理因素引起,20 世纪 80 年代以后越来越多的资料显示,>50%的 ED 是器质性因素而起。我国由于受传统观念的影响,ED 患者多混杂着心理因素。

【临床表现】

ED 的诊断主要依靠患者的主诉。尽管 ED 的诊断还依靠物理检查或者配偶病情陈述的支持,但是在 ED 的疾病诊断和分类中,这些都不能替代患者自身对病情的描述。由于在 ED 的诊断过程中必须依赖患者的主诉,因此医师注重文化因素的影响以及与患者充分交流对于诊断和鉴别诊断都是非常重要的。注意症状的连贯出现对于 ED 的诊断也非常重要。确定诊断 ED 的患者必须持续或者反复存在勃起困难。症状持续时间最低要达到 3 个月才能确定诊断。但在某些外伤或者手术后(例如前列腺癌根治术)造成 ED 病例中,确诊 ED 时病史也可以少于 3 个月。

ED 可以发生在青春期后的任何时间。ED 也存在很多病因学特征,但值得注意的是,ED 可能不是最主要的主诉症状,也许和其他性功能障碍伴随出现。

【病史】

1.*性生活史* 勃起功能障碍的诊断主要基于患者的主诉，但多数患者难于启齿。选择一个宽松而且能保护患者隐私的就诊环境告知患者，ED是一常见疾病，说明ED常和心血管疾病有很多共同的危险因素，如高血压、血脂异常和吸烟等，诊治ED可能发现临床尚无症状但正在进展的疾病（如冠心病等）线索，并强调目前有许多治疗ED有效、简便方法可供选择。使患者能坦然地讨论勃起功能障碍。也可给有一定文化程度（初中以上）的患者一张性功能问卷（IIEF-5），使患者在与医生交谈前有时间单独出面回答有关问题，便于医生进一步了解患者的性生活史。通过与患者接触，了解患者的需求、期望及对各种治疗方法的喜好。同时，应尽可能让患者的配偶参与到ED患者的诊断、评估和治疗中来。

性生活史应着重了解：①ED起病情况、病程、进展及严重程度、来自配偶对其ED的客观反映、夜间或晨起勃起状况、自我刺激及视听觉性性刺激诱导勃起状况等。②性欲如何。③勃起硬度及勃起维持时间。④射精是否太快或太慢。⑤有无性高潮。⑥性交引起的生殖器疼痛。⑦配偶的性功能状况。

2.*既往病史、用药史及不良生活方式* 新近研究表明，多数ED与一些常见系统疾病、药物及生活方式密切相关，有些病例可同时存在几种病因或危险因素。①系统疾病：全身性疾病包括心血管病、高血压、糖尿病、肝肾功能障碍等。神经系统疾病包括多发性硬化症、脑萎缩等。阴茎疾病、痛性阴茎硬结症等。心理性疾病包括抑郁、紧张及焦虑等。②内分泌异常：甲状腺功能异常、性腺功能低下、高泌乳素血症等。③手术和创伤：神经系统损伤包括脊髓损伤。骨盆损伤包括损伤、手术、盆腔放疗。会阴部损伤包括前列腺根治切除术、TURP等。④药物及不良生活方式：处方药包括抗高血压药、心脏病药、中枢神经系统药物、降糖药、三环类抗抑郁药、非甾体类抗炎药等。

不良生活方式包括吸烟、酗酒、滥用药物等。

【体格检查】

对每位ED患者均需做全面体格检查。查体应结合病史，重点检查应包括一般情况，体型及第二性征；外生殖器及泌尿生殖系统重点是阴茎、阴囊、睾丸及肛门直肠指检。心血管系统应检查心血管功能（包括血压和心率等），以及下肢血供，如足背动脉搏动等；神经系统检查中尤其应注意腰骶部、下肢、肛周及会阴等部位的感觉等内容。

【实验室检查】

血常规、尿液分析及镜检及血生化（包括血糖、肝肾功能及血脂）为必需检查项目。此外，根据患者病史提示的危险因素并结合患者的具体情况和当地的医疗条件选择以下有关检查：下丘脑-垂体-性腺轴功能检查、血睾酮、泌乳素、卵泡刺激素及黄体生成素；糖耐量检测；甲状腺功能测定。

【特殊检查】

医生必须同时考虑自己所在的医疗单位是否能够提供并支持特殊的内分泌、血管、神经和心理学检查。这些必需条件包括具有一定水平的性心理和性关系教育、精神学评价、夜间阴茎肿胀和硬度监测（NPTR）；血管功能诊断，包括阴茎内药物注射试验、阴茎多普勒超声检查、药物注射后阴茎海绵体造影、阴茎动脉造影、用来评价感染或者创伤程度的CT和MRI影像学检查、核素造影；神经生理检查包括阴茎震动感觉测定、球海绵体肌反射、体感诱发电位、海绵体肌电图检测、阴部和括约肌肌电图检测。

夜间阴茎肿胀和硬度监测（NPTR）：应至少检测两夜，若阴茎头部记录到持续10min以上的、超过60%以上的勃起硬度，ED的病因可能为功能性的。

海绵体注射显示的阴茎血管信息是有限的，其阳性试验定义为：注射药物10min内出现坚硬勃起（阴茎不弯曲），且勃起持续30min以上。勃起试验阳性可表明阴茎血流动力学包括动脉与静脉关闭机制正常。

阴茎多普勒超声检查显示动脉收缩期最大血流流率(PSV)＞30cm/s，或阻力指数(RI)＞0.8表示阴茎血管功能正常。假如多普勒超声结果正常，不必采取进一步的检查评价血管功能。当结果异常时，若病人希望进行血管重建手术，可进一步进行阴茎动脉血管造影、海绵体造影或灌注。

【诊断】

在ED患者的诊断中，通过主述及患者的病史该疾病的定性诊断一般难度不大。由于病因学诊断对患者下一步治疗方案的选择具有重要意义，所以应综合病史、实验室检查结果及特殊检查结果尽量做出准确的病因学诊断。

【治疗】

ED的治疗原则是安全、有效、简便及经济。选择ED的治疗方法时要考虑到个人、文化、伦理、宗教及经济承受能力等因素。治疗的第一步是让患者及其配偶了解ED及检查结果，确定患者及其配偶的需求、喜好等。着重了解有无与ED有关的器质性病因及心理因素。此外，开始治疗前还应考虑到配偶的性功能。有条件者应尽可能告知患者及其配偶适合他们的所有治疗方法及各自的优缺点和费用，让患者及其配偶积极参与治疗方法的选择。各种治疗方法的选择依据应该是是否方便、是否可逆、创伤性以及费用。所有治疗方法均应长期随访，确定其有效性和安全性。此外，新的治疗方法出现后，应比较它与已有治疗方法在有效性和安全性以及价格比方面的差别。

1.*矫正危险因素、加强原发病治疗*　通常在采取直接的治疗方法前，首先矫正可改变的危险因素和原发病(糖尿病、高血压、血脂异常等)，这对某些患者有较大作用。

(1)可改变的危险因素有生活方式和心理社会因素：生活方式如吸烟、酗酒、药物依赖等需要做相应的处理。社会心理因素包括两性方面的问题，如关系不和，性知识缺乏、缺乏性经验及抑郁、焦虑等。性技巧和性医学知识。处方药和非处方药：某些抗高血压药、抗心律失常药及精神病治疗药物如抗抑郁药、抗雄激素及类固醇等可能会影响勃起功能。改变药物的剂量或种类对某些患者可能有很大的帮助，但需要与原发病经治医师协商解决。

(2)激素替代治疗：激素替代治疗适用于已确认的激素缺乏，如雄激素缺乏及性腺功能低下等。

治疗风险及防范：补充激素并不一定能改善勃起。老年人雄激素替代治疗前应通过直肠指检、超声波、血PSA检测等方法全面筛查前列腺癌的迹象，并定期随访。

2.*性咨询和性教育*　对存在可能影响性功能的心理因素的患者可采用性咨询和性教育，如性心理疗法或夫妇间治疗等。

3.*口服药物*　口服药物的优点是：无创、使用方便、疗效确切且易被多数患者接受，目前作为治疗勃起功能障碍的第一线疗法。但应注意某些特定禁忌证，如西地那非禁忌与硝酸酯类药物合用。

(1)PDE5抑制药：磷酸二酯酶V型(PDE5)是主要分布在阴茎海绵体平滑肌中的磷酸二酯酶亚型，它具有降解细胞内NO的第二信使——环磷酸鸟苷(cGMP)而降低其浓度，使阴茎转入疲软状态。因此，抑制PDE5的活性可以提高cGMP浓度而增强阴茎勃起功能。由于性刺激促使阴茎海绵体释放N促进cGMP的生物合成，因此在有性刺激状况下PDE5抑制药才会起效。

治疗风险及防范：西地那非禁忌和硝酸酯类药物合用，否则会发生严重低血压而发生不良事件。不良反应包括短暂性头痛、面部潮红、消化不良、鼻塞及一过性视觉异常(抑制磷酸二酯酶Ⅵ型所致)等，各种不良反应属于一过性，发生率不超过10%。

(2)盐酸阿朴吗啡含片：阿朴吗啡是中枢神经系统的多巴胺受体激动药，增强阴茎勃起功能。性交前UPRIMA 2～3mg舌下含服，起效时间通常为20min，有报道对勃起功能障碍有效率为50%～60%。

治疗风险及防范：主要不良反应是恶心，但低剂量时(2mg和4mg)较轻。其他不良反应有头晕、出汗、嗜睡、打哈欠等，其发生率在10%左右。极少数情况下发生晕厥。

(3)酚妥拉明：酚妥拉明是一种α-肾上腺素能受体阻滞药，对中枢和外周均有作用，适合轻、中度ED治疗，报道有效率为50%左右。

治疗风险及防范：不良反应包括：头晕、鼻塞及心动过速，40mg剂量时可以耐受。

口服药物联合应用可能起相加或协同作用，不良反应亦可能加重，因此需进一步临床观察，全面考虑其疗效和安全性。其他药物。目前国内市场上有多种中药制剂用于治疗ED，但这类药物确切的药理机制目前还不清楚，临床上缺乏大样本随机、双盲、安慰剂对照的多中心临床研究资料。

4.外用药物　目前国内已上市的外用药物商品名为比法尔，含前列腺素E_1 1mg加特制透皮剂混合制成的乳膏剂，药物经尿道吸收转入阴茎海绵体内，通过提高阴茎海绵体平滑肌cAMP浓度而诱发阴茎勃起。临床研究证明，性交前10～20min经尿道滴入比法尔乳膏0.3～1.0mg，临床有效率为70%左右。

治疗风险及防范：不良反应包括阴茎胀痛、尿道烧灼感等，无全身性不良反应。

5.真空负压勃起装置与缩窄环　真空负压缩窄环装置适用于不想采用药物治疗及禁忌药物治疗的患者。使用时将空心圆柱体套于阴茎根部通过负压将血液吸入阴茎海绵体内，然后用橡皮圈束于阴茎根部阻断静脉回流来维持阴茎勃起。

治疗风险及防范：不良反应有阴茎疼痛、麻木、青紫及射精困难等。

6.阴茎海绵体药物注射疗法　1种或多种一线疗法失败、疗效不佳及不良反应大的患者，也可因患者喜好而采用阴茎海绵体药物注射疗法作为第二线治疗方法。主要方法包括海绵体内注射血管活性药物诱发勃起完成性生活的方法，过去使用较广泛，但疗效差异较大，不良反应较大，费用较高，治疗中断率高。

血管活性药物，直接松弛阴茎海绵体平滑肌而使阴茎勃起，常用药物有前列腺素E_1(上市药物有Caverject、凯时等)、罂粟碱及酚妥拉明等，最近多采用前列腺素E_1，可单一给药，也可联合用药，对多数患者疗效确切且安全可靠，但中断率较高。治疗风险及防范：不良反应有：注射部位疼痛(30%左右)、异常勃起及长期使用后可能引起海绵体纤维化。异常勃起是最严重的合并症。因此，该疗法必须在有经验的医师指导下使用，该疗法禁用于镰状细胞贫血及其他易发生阴茎异常勃起的患者，一旦发生异常勃起应紧急处置。

7.阴茎勃起功能障碍的手术治疗

(1)血管手术：包括阴茎动脉重建术及静脉结扎手术，适用部分年轻人血管性ED的治疗，但需要严格掌握手术适应证。

治疗风险及防范：目前报道的血管手术近期成功率为40%～70%，但远期效果不佳。

(2)阴茎假体置入：阴茎假体置入手术通过阴茎海绵体内手术置入勃起装置，来辅助阴茎勃起完成性生活的半永久性治疗方法，适用于各种方法治疗无效的重度ED患者。

治疗风险及防范：该种创伤性治疗方法，为不可逆性最终治疗选择，术前除了要考虑到手术并发症(感染、糜烂及副损伤等)和机械性并发症外，还要考虑到患者对价格的承受能力，并发症发生率为5%～10%。

(陈保春)

第二节　阴茎异常勃起

阴茎异常勃起是指阴茎疲软机制障碍引起持续性、疼痛性勃起超过4h，与性刺激或性欲无关，在射精后不消退，常由于过度释放血管松弛性神经传递物质使疲软功能失调、静脉回流受阻或阴茎海绵体动脉损伤引起。阴茎异常勃起可分为静脉性(低流量也称缺血性)和动脉性(高流量也称非缺血性)两类,后者少见。中医有阳强、阳强不倒、阳举不倒、茎强不痿、玉茎长硬不痿、阴茎挺长、阴纵、阴纵不收、阳物挺长不收、阴挺、肾漏、筋疝等称谓,但不能明确界定持续勃起精确的时间多长才考虑阴茎异常勃起。一般认为阴茎勃起超过4h以上为阴茎异常勃起。因为在4h后,血气研究表明有局部缺血和酸中毒证据,引而潜在的损伤可能发生,如阴茎异常勃起时间>12～24h可导致阴茎海绵体缺血坏死等不可逆改变。

阴茎异常勃起可发生在任何年龄,包括新生儿,多见于5～50岁。大多数老年人阴茎异常勃起为特发性,青年人多伴有镰状细胞疾病和肿瘤。病理改变主要涉及阴茎海绵体,也有涉及尿道海绵体的报道。急性静脉阻滞超过6h,异常勃起常表现为疼痛和继发局部缺血,而动脉性异常勃起者疼痛少见。异常勃起被认为是男科急诊,如果不治疗,可能出现阳痿,持续勃起6h发生局部缺血,24～48h发生不同程度纤维化。

【病因】

1.动脉性阴茎异常勃起　发病率在60%以上,包括不明原因的病例,有报道该病与家族有特发性阴茎异常勃起和性兴奋有关。

(1)海绵体动脉撕裂:绝大多数患者有会阴、阴茎外伤史,尤其与骑自行车导致的骑跨伤有关。

(2)药物:阴茎海绵体内注射血管活性药物,引起长时间的动脉平滑肌舒张。海绵窦血液持续增加,超过一定时间可转化成静脉阻滞性异常勃起。

(3)手术:治疗动脉性阳痿的一些手术,动脉血通过异常通道直接进入海绵窦。

(4)造影:阴部内动脉造影。

2.静脉性阴茎异常勃起　静脉性阴茎异常勃起临床更为常见,后果也严重。

(1)血管内白膜下小静脉阻塞:一些因素可引起海绵体平滑肌持续舒张,导致血管外小静脉持续性阻塞。

(2)药物:只要有某些全身应用的抗精神病药、镇静药、抗高血压药、中枢兴奋药(氯丙嗪、氟哌啶醇)、乙醇、大麻、特布他林、肝素和海绵体内注射血管活性药物(罂粟碱、前列腺素E1、酚妥拉明、联合用药),促性腺激素释放激素雄甾二酮、促红素。

(3)神经性中枢神经性疾病:损伤性截瘫、脊髓核损伤、脊髓核肿瘤、多发性硬结病、脊髓瘫痪等。

(4)血管内白膜下小静脉阻滞:主要为血液黏稠度增高引起。

(5)血液学异常:镰状细胞性疾病、珠蛋白生成障碍性贫血(地中海贫血)、红细胞增多症、白血病、肠外高营养、长期静脉输入脂肪乳剂,其他如盆腔、阴茎的损伤引起的微循环栓塞等。

(6)恶性肿瘤:膀胱癌、前列腺癌、肾细胞癌、恶性黑色素瘤等压迫静脉回流。

(7)创伤:会阴、阴茎等处的创伤常引起动脉性阴茎异常勃起,但继发的阴茎出血或水肿可引起静脉回流障碍,继而发生静脉性阴茎异常勃起。另外高位脊髓损伤也易发生。

(8)特发性:20%～30%的阴茎异常勃起临床上未能发现任何原因。

【病理生理】

1.动脉性阴茎异常勃起　高流性(非缺血性)阴茎异常勃起常为各种因素引起的海绵体动脉持续性扩张或海绵体动脉血液经异常通道(未经阻力血管)直接注入海绵窦,使两者压力极度下降或消失,海绵体窦过度充盈。

2.静脉性阴茎异常勃起　阴茎异常勃起主要由持续血管内白膜下小静脉(导静脉)阻塞,海绵体血液不正常流人体循环,引起海绵体内淤血,组织缺氧,甚至海绵体纤维化。

【发病机制】

1.静脉性(低流量性)阴茎异常勃起　其实质是许多因素导致阴茎充血消退机制的衰竭。这些机制包括副交感神经递质的过量释放、回流静脉的受阻、阴茎本身充血消退机制麻痹和海绵体内平滑肌细胞持续松弛，使阴茎海绵体内压升高，局部缺血逐渐加重，血液淤积在阴茎海绵体内，导致海绵体完全强直；疼痛多在6～8h后出现，与海绵体组织缺氧和酸中毒有关。一氧化氮（NO）通过促使血小板聚集、白细胞黏附，造成血栓形成和组织损害，导致低流量阴茎异常勃起的发生。

2.动脉性（高流量性）阴茎异常勃起　可能的发生机制如下。

（1）阴茎海绵体动脉分支破裂后，动脉血从裂口不经螺旋动脉直接流入海绵体窦状隙，造成海绵体充血扩张。

（2）窦状隙内皮细胞受到充盈压力及高氧分压的刺激，释放一氧化氮，使平滑肌松弛，动脉扩张，并抑制血小板凝聚，致使阴茎长期处于勃起状态。

（3）因无诱发勃起的神经刺激，平滑肌松弛不完全，故勃起硬度不够。

（4）延迟发病可能为海绵体动脉破裂后，初期血管痉挛或凝血块阻止了血流短路，凝血块脱落或性交、夜间勃起可促使动脉瘘口形成。也可能因初期血管损伤导致迟发性血管壁缺血坏死，从而形成动脉瘘。

【临床表现】

持续性伴有疼痛的阴茎勃起，于性高潮后仍不能转入疲软状态，持续时间超过4h，体格检查（直肠、腹部和神经等）发现有坚硬阴茎海绵体，伴有软的龟头及尿道海绵体，可诊断为阴茎异常勃起。后期可合并感染，并可出现全身中毒症状，如发热、局部淋巴结肿大等。检查阴茎异常勃起时，首先要详细了解病史包括使用药物和阴茎外伤史等情况，常规物理检查也很重要，包括腹部肿物、肿大的淋巴结以及外伤体征等。其明显临床特点：①常有明显的会阴及阴茎外伤史；②阴茎勃起多为延迟性发作；③勃起时间较长且不伴疼痛；④勃起硬度不坚，性刺激时硬度可以增强；⑤皮肤色泽、温度正常，无明显触痛。而低血流量阴茎异常勃起常表现为阴茎局部疼痛明显，皮肤温度较低，阴茎勃起强直。

【诊断依据】

高流量阴茎异常勃起首先要与低流量阴茎异常勃起鉴别，除病史和体征外，海绵体内的血气分析、彩色多普勒超声和阴部内动脉造影是最有价值的诊断手段。

1.血气分析

（1）慢性阴茎异常勃起和急性间断性阴茎异常勃起诊断困难，海绵体血气分析可帮助确定诊断。血气分析与静脉血水平相似为静脉性阴茎异常勃起，动脉血相似为动脉性阴茎异常勃起。根据定义，阴茎异常勃起开始为高血流量，因此，早期海绵体血气测定可误导。CT扫描可区分高流性阴茎异常勃起和低流性阴茎异常勃起，海绵体造影也是区分的一种手段，证明为动脉性海绵体快速储存和静脉阻滞性静脉淤血。一旦高流量阴茎异常勃起确诊，可使用选择性动脉造影明确动脉病理（常为损伤），常用于动脉栓塞治疗。

（2）高流量阴茎异常勃起患者海绵体内的血气分析正常，低血流量阴茎异常勃起时海绵体内血气值近似或低于静脉血，血气分析结果如$PO_2<30mmHg$，$PCO_2>60mmHg$，$pH<7.25$可考虑为低流量阴茎异常勃起。

2.彩色多普勒　对于探测海绵体内破损的动脉处所致的海绵体动脉窦状隙漏，即动脉晕，具有很高的灵敏度，而且还可以用来评价高流量阴茎异常勃起的治疗效果，甚至有人认为其准确性优于阴部内动脉造影。对于静脉性勃起功能障碍常显示在舒张期出现血流动力学异常，前向血流为一特征性表现。高流量阴茎异常勃起B超显示海绵体动、静脉血流均加速，血管阻力指数降低，海绵窦内呈血池影像。低流量阴茎异常勃起B超显示海绵体动脉、静脉血流速度均减慢，血管阻力指数增高，血流曲线低平。

3.阴部内动脉造影　为有创检查，在破损的动脉处可见造影剂外渗所致的海绵体动脉窦状隙漏存在，从而明确诊断，并可同时进行介入治疗。

【治疗】

1.一般治疗　各种治疗方法的目的，一是尽快消除勃起，防止持续海绵体损害，导致阳痿；二是减轻疼痛。大量数据表明，随着时间的延长，纤维化和阳痿的危险性增加，大量临床经验显示6h以内的异常勃起易于处理，超过24h的异常勃起则难以处理。总之，如果勃起在24h内消失，阳痿发病率减少。治疗包括非手术治疗和手术治疗两类，应先试用非手术治疗。

(1)镇静止痛药：酌情给予，如疼痛甚剧者可用哌替啶50～100mg，肌内注射。

(2)抗凝药：大量输液，静脉滴注250～500ml/d右旋糖酐-40，或采用肝素、纤溶酶、链激酶、尿激酶、双香豆素等，能够帮助阴茎局部血栓溶解。

(3)扩血管药：妥拉唑啉25mg，每天3次，口服。

(4)雌激素：己烯雌酚3～5mg，每天3次，口服。

(5)一次性硬膜外阻滞麻醉：通常可在胸8水平做硬膜外麻醉，若是神经功能障碍引起的异常勃起，阴茎将很快痿软，若勃起消退，神经阻滞应保持若干小时，阴茎定时用小儿血压计袖带压迫，每15～20min充气1min，压力应超过收缩压，若麻醉消失后异常勃起仍然存在，则可能不宜通过麻醉来解决，应改用穿刺抽吸和冲洗法。

(6)阴茎上置以冰袋：冰袋包裹会引起动脉血管痉挛，减少阴茎动脉血供，缓解异常的阴茎勃起。

(7)其他：体位对本病也有一些作用，常用反复下蹲10～20次或者胸膝位保持20min左右。

2.静脉性阴茎异常勃起的药物治疗

(1)阴茎海绵体内抽血、灌洗：有效率约为50%，对伴有心脑血管疾病的病人是一种最安全的治疗方法。1%利多卡因阴茎根部阻滞麻醉，先用14号针头穿刺海绵体背侧，抽吸出淤积于海绵窦内的血液，以降低海绵体内压，改善动脉血供状态，同时也能改善阴茎海绵体内异常的内环境，这一步骤有时非常重要。然后将肝素盐水(浓度为5000U/L)20～30ml注入海绵体内，再抽出，同时阴茎加压，如此重复进行，直至抽出液颜色变红，海绵体变软。

(2)阴茎海绵体内注射α受体激动药：治疗效果取决于阴茎勃起持续的时间及药物应用史。一般而言，若无药物禁忌证，持续勃起在24h以内，海绵体组织氧合状态良好，均能取得较好的疗效。具体方法：首先抽吸20～100ml海绵体内积血，将10～20μg肾上腺素或100～200μg去甲肾上腺素用生理盐水稀释成1ml注入海绵体，每5分钟重复1次，直至阴茎萎软。同时监测血压、脉搏变化。少数病人可出现短暂的心悸和一过性高血压。

对阴茎海绵体内注射复方罂粟碱等药物后，阴茎勃起达90°，并持续3h以上无疲软趋势者，采用间羟胺阴茎海绵体内注射，此剂量是4mg。如果1h内不缓解，再加注间羟胺6mg。若第2次注射间羟胺后1h无效，则改用阴茎海绵体抽吸。如抽吸仍无效，则需行分流术。

3.动脉性阴茎异常勃起的药物治疗　高血流量性阴茎异常勃起的药物治疗包括α受体激动药(如去氧肾上腺素、间羟胺等)和亚甲蓝。α受体激动药的作用原理是使血管上的平滑肌收缩、血管腔变小、血流量减少。然而，由于动脉性阴茎异常勃起，海绵体窦状间隙内呈现高血流状态，血液流速增快，海绵体内注射药物不易停留和吸收。尽管在注射药物前在阴茎根部应用止血带企图阻止血流，但是局部给药仍可导致全身性的不良反应。亚甲蓝是一种腺苷酸环化酶抑制药，可阻止环化鸟嘌呤-磷酸盐的形成，从而使平滑肌收缩，减少动脉内血流，达到消肿。一般用亚甲蓝10mg/ml阴茎海绵体内注射，均可达到阴茎暂时消肿，持续几小时后再出现异常勃起，因此不能达到彻底治愈。

4.药物外治

(1)芒硝120g，两手捧住，任其流水，阳自缩。

(2)缩阳丹:水蛭、麝香、紫苏叶三味各等份,研细末,蜜和为饼,用少许擦足心。

(3)鲜丝瓜汁,或西瓜汁适量,调五味子末30g,如意金黄散120g,成糊状,涂敷阴茎及阴囊,用纱布包裹,1~2次。

(4)生石膏、芒硝各100g,用大黄汁适量调和,外敷阴茎、少腹、会阴部。

(5)黄连、黄柏、栀子、青皮、白芷各10g,川楝子20g,丁香6g。上药共压细粉,取药粉适量,以水调成糊,填入脐中,盖纱布,胶布固定。

(6)玄明粉适量,冲水,浸阴茎,每晚1次。

(7)芒硝、冰片各等量,研粉,装瓶备用。水调面粉成面团,搓条围于脐周,面卷内放芒硝、冰片末5g,渐滴冷水于药上,令药溶。

5.手术治疗 高血流量阴茎异常勃起,如果保守和局部栓塞治疗失败,手术探查和结扎损伤动脉十分必要。低血流量性阴茎异常勃起治疗的目的是增加从阴茎海绵体静脉回流在两个系统之间,在局麻下行远端或近端分流术。因为容易操作和在局麻下完成,远端分流应先选择。①术中监测:在完成切开术后,阴茎海绵体压力应持续监测,如果阴茎海绵体压力10min以上仍然在40mmHg以下,表明手术已有效,不可能复发。②术后管理:适当抗菌包扎治疗,以免发生阴茎感染。压迫并包裹阴茎会减少阴茎海绵体内静脉储存,有的病人用手压迫可帮助减少静脉淤血。在外科手术后,阴茎临时处于高血流量阴茎异常勃起状态。另外,海绵体水肿,阴茎皮肤表现为坚硬阴茎。但海绵体血气分析表明在高血流量阴茎异常勃起和低血流量阴茎异常勃起有区别。③并发症:未治疗的低血流量阴茎异常勃起,将导致海绵体纤维化和阳痿。阴茎将持续性半硬状态,治疗并发症分早期和晚期,早期并发症为出血、感染、尿道损伤和龟头出血,穿刺点出血较容易控制,在海绵体冲洗或抽血后出血最常见,冰块包裹对减少这些问题有一定作用。为防止感染发生,有必要应用抗生素。在抽血时远端操作会发生尿道损失导致尿道狭窄发生。最重要的远期并发症为阳痿,发病率与阴茎异常勃起时间和如何治疗有关。阴茎异常勃起阳痿发病率达59%。阳痿既可以继发于阴茎海绵体纤维化,又可以继发于外科手术治疗。持续性远端或近端手术将导致静脉瘘性阳痿。如果可疑,海绵体造影可诊断,高血流量阴茎异常勃起,报道阳痿发病率为20%。

(1)静脉性阴茎异常勃起:1964年,Grayhack报道了采用大隐静脉阴茎海绵体分流术缓解阴茎异常勃起,效果良好。此后相继报道阴茎背深静脉背浅静脉海绵体分流术,将静脉远端结扎,近端与海绵体吻合。Guackles根据阴茎勃起时尿道海绵体不受侵犯的事实,提出了阴茎海绵体尿道海绵体分流术。1987年Winten创用活检针行阴茎头、阴茎海绵体内瘘分流术。此后又有学者对Winten法进行改进,改用戳切法完成此种内瘘分流术获得较好疗效。按照Winten原理,近年来推荐应用AL-Ghorad法,即直视下切开阴茎海绵体内瘘分流术,较Winten法可靠,较静脉分流术更加符合生理,不易引起阳痿,是该病的首选方法。

术前应用镇静药、静脉滴注右旋糖酐-40、准备会阴皮肤、仔细检查神经系统及血液系统以明确病因。

①阴茎海绵体尿道海绵体分流术

a.近端分流术:经会阴部阴茎阴囊交界正中纵切口或阴茎侧切口,长约5cm,切开皮肤、皮下组织和球海绵体肌,显露阴茎海绵体肌尿道海绵体。自尿道海绵体一侧阴茎海绵体自中线汇合处,切除阴茎海绵体1.0~1.5cm的椭圆形的膜。轻压海绵体,排出淤血,待出现新鲜血液,用肝素生理盐水冲洗阴茎松软后,在相应的尿道海绵体上做近似切口。用5-0尼龙线间断或连续吻合两切口的后壁和前壁。仔细止血,皮下放置橡皮引流条缝合切口、包扎。

b.远端分流术:可采用粗的活检穿刺针或刀片于阴茎冠状沟远侧正中处,用手术刀垂直戳切入阴茎头,并将刀刃向一侧海绵体,戳切韧硬的白膜,戳切深度4~5cm,待阻力突减并流出黑色半胶状血液后,再将刀刃旋转90°,再一次割切白膜呈“⊢”形或“+”形,以达到充分分流。挤压阴茎,排出积血。另外可在阴茎根部向阴茎海绵体刺入18号针头，注入肝素生理盐水进行灌注冲洗，待戳切口流出鲜红血液后，用细丝线缝合阴茎头戳切口，包扎。穿刺时注意勿损伤尿道。

c.AL-Ghorad法：于阴茎头背侧离冠状沟1cm处做一长2cm横切口，切开阴茎头组织，直达阴茎海绵体末端，将左右海绵体末端各剜去直径0.5cm大小白膜1块，挤出阴茎海绵体内暗红色黏稠血液，并用肝素生理盐水反复冲洗，直到有新鲜血液流出，缝合阴茎头切口，包扎。术后处理：术后卧床7d，应用抗菌药物，预防感染，应用雌激素，防止阴茎勃起。

d.术后并发症：一是尿道损伤，若见尿道内流出血液，表明已损伤尿道，术中可先经尿道外口置入导尿管，便于分离，并可避免损伤尿道。二是尿道海绵体漏，尿道海绵体吻合时，应仅缝合白膜，切勿伤及尿道壁。术后注意尿道口有无血液或脓液流出，若出现，可行尿道造影。一旦证实尿道海绵体漏存在，应行耻骨上膀胱穿刺造口术。

②大隐静脉阴茎海绵体分流术：于大腿根部卵圆窝处向内下做一长约5cm长斜切口。显露大隐静脉，仔细游离，其分支逐一结扎。于距股静脉10cm处切断大隐静脉，远端结扎，所游离的大隐静脉不应短于10cm，以免过短吻合有张力。在阴茎根部游离大隐静脉一侧切开皮肤3cm两切口间建立皮下隧道，大隐静脉远端夹哈巴狗钳，经皮下隧道于精索前方将游离的大隐静脉引至阴茎根部切口。在阴茎根部外侧做皮肤切口，切开阴茎海绵体白膜，做成长约1cm的椭圆形窗口。轻压海绵体挤出黏稠积血，并用肝素生理盐水反复冲洗至流出新鲜血液。待阴茎松软后，将大隐静脉端剪成斜面，用6-0无损伤缝线连续吻合阴茎海绵体窗口，松开大隐静脉远端的哈巴狗钳，仔细止血，缝合切口，阴茎稍加压包扎。术后处理基本同阴茎一尿道海绵体分流术，可酌情应用抗凝药，防止吻合口血栓形成。术后并发症主要为阳痿，多为吻合口过大，静脉血液过多所致。一旦发生，可将吻合的大隐静脉结扎，可望恢复阴茎的勃起功能。

③阴茎背静脉阴茎海绵体分流术：在阴茎根部背侧正中做一长约4cm的纵切口，切开皮肤、皮下组织和阴茎筋膜，显露阴茎背浅静脉，选择较粗的一条，若阴茎背浅静脉较细，则选择阴茎背深静脉，将其游离2cm，牵开阴茎背神经、背动脉，切断并结扎阴茎背深静脉远心端，近心端剪成斜面。在拟行吻合的位置，切开一侧阴茎海绵体白膜0.5cm。挤出黏稠的积血，以肝素生理盐水彻底冲洗海绵体。待阴茎松软后，用6-0无损伤缝线将阴茎背深静脉与海绵体切口间断或连续吻合。仔细止血，缝合切口，阴茎稍加压包扎。术后处理同大隐静脉阴茎海绵体分流术。

(2)动脉性阴茎异常勃起：治疗包括海绵体动脉-窦状隙瘘切除、阴部内动脉结扎或海绵体动脉结扎术，可使受损伤的动脉达到永久性闭塞，效果可靠，特别对于那些持续勃起数年者。但是此方法有一定的损伤性，可使血管完全闭塞、海绵体勃起组织发生一系列的病理改变，而导致永久性阳痿的并发症。

6.*介入治疗*　是一种能达到暂时阻断血流、促使损伤的血管愈合、保存勃起组织生存力和正常勃起功能的方法，主要用于高血流性异常勃起。可在选择性会阴部内动脉造影或海绵体动脉造影时同时施行，常用的栓塞物质为自体血凝块、可吸收的吸收性明胶海绵，有的需要重复2次或3次栓塞才能治愈。对动脉损伤瘘口较大者，用以上物质栓塞不能达到满意效果时，可应用bucrylate(氰丙烯酸异丁酯)来进行栓塞，注射后快速诱发组织黏附作用，是一种永久性的栓塞物，常用于精索静脉曲张的栓塞治疗。大多数人的观点认为：用可吸收材料进行超选择性动脉栓塞术治疗高流量阴茎异常勃起可获得最好的疗效，并发症少，且大多数患者的勃起功能可以保留。

（安旭方）

第三节　早泄

早泄(PE)是最常见的射精异常之一,但与阳痿相比,它过去很少被视为一种疾病。随着社会的开放,性知识的普及,近年来就诊者日益增多,约有1/3已婚男性存在不同程度的早泄,曾经或一直为此而烦恼。

【基本概念】

1.对早泄的认识过程　在19世纪以前,有关男性性功能的定义是能够把勃起的阴茎维持到插入阴道之内。一旦这一象征性的屏障得以突破,男人就已经尽到自己的义务了。即使到了20世纪中期,金西也把早泄看作是男性生理优越的象征,认为正是这种快速射精的倾向,才使人类能够处于达尔文进化阶梯的最顶层。动物只有快速射精,交配时间才尽可能短一些,这样才能减少天敌的伤害,按照优胜劣汰的原则使自己在残酷的生存竞争中得以保存下来。这种特征也逐渐在漫长的进化过程中得以保存并编入一定的遗传密码。这一推论在一定程度上反映出传统的大男子主义,认为性享乐只是男性独有的权力,而排除了女性的性权力。进入20世纪70年代,亨特主持的性调查表明,从阴茎插入到射精的时间有了明显的提高。与人们所想象的情况相反,前来寻求治疗早泄的男子并没有表现出性欲增强的迹象,而那些不易控制射精的男子往往对女性具有畏惧感,将不得不忍受对预期失败的焦虑,因而形成长时间的不能有效控制射精。

早泄在我国的中医著作中早有论述,《辨证录·种嗣门》中就有"男子有精滑之极,一到妇女之门,即便泄精,欲勉强图欢不得,且泄精甚薄,人以为天分之弱也,谁知心肾两虚乎"的记载,强调了遗精日久是造成早泄的病因,心肾两虚是其病机所在。《清官秘方大全》说:"一遇交感,数合之后,即望门而流。人以为偏阴之人也,谁知是命门之火太衰乎",强调命门火衰是本病的基本病机。沈金鳌在《沈氏尊生书》中谓"未充即泄,或乍交即泄",并在《杂病源流犀烛·遗泄病源》中说:"遗泄,肾虚有火病也。肾无虚,虚火流行,以致精每滑脱",提出了阴虚火旺是早泄的病机。《秘本种子金丹》中说:"男子玉茎包皮柔嫩,少一挨,痒不可当,故每次交合阳精已泄,阴精未流,名日鸡精",指出早泄与男子阴茎包皮有关,并提出了鸡精之名。

2.早泄的定义　一般地说,早泄是一种比较明确、不容易被误解的射精功能障碍,但要给早泄下一个完整的、确切的定义颇为困难。何为早泄,各家认识不一,当然对严重的早泄诊断是一致的,就是尚未进入阴道就射精。诊断早泄需考虑三点:①阴道内射精潜伏期;②控制射精能力;③早泄引起的苦恼及人际关系困难等。一般情况下早泄的定义有许多种,常见的有以下几点。

(1)以时间为标准:从阴茎插入阴道至射精的时间短于2min即为早泄。

(2)以抽动次数为标准:阴茎插入阴道内连续抽动次数少于20次为早泄。

(3)以性伴侣的反应为标准:认为在性活动中,如果有50%以上的性交机会中不能使女方达到性高潮可称为早泄。

(4)以控制射精反射能力为标准:有学者认为,射精是可以通过学习训练之后进行控制的,如果长期不能控制射精,就是早泄。

3.早泄与性高潮　新婚的男性射精大多较快,但经过一段生活之后,大多能找到共同达到性高潮或比较和谐的性生活方式。因而,1980年美国精神病学会认为,早泄是性交期间,射精和高潮不能随意控制而发生在个人期望之前,对此标准仍有许多异议。目前较新的观点认为,早泄指持续地、反复地在最低限度的性刺激之下,在插入之前,插入之中或刚刚插入之后射精,这也违背自己的主观意愿。这一诊断必须考虑到如年龄、性活动频率、新环境或新伴侣等多种因素。所以我们不应单纯地、机械地,去运用这一定义,而要在一个整体的临床背景下做出综合判断。不应片面地强调抽动次数或时间,不应以女性能否在射精之前达到性高潮为标准。多数早泄患者会因为长期的性挫折而认为自己是性能力低下的人，并对此深感内疚。这些颇具主观色彩的标准意味着早泄不止一种临床类型。通过询问以下两个问题便会看出他们是否丧失了对射精的有意控制。首先，患者对即将到来的射精是否有一种清晰的、明确的预感，其次，不论患者采取什么方法他能否有意推迟射精的发生。

有些研究指出，健康男性一般在性交 2～6min 发生射精，有些人甚至更短些。某院校调查 2709 人次发现，性交持续 5～10min 为多，短者仅 1～2min，长者竟达 50～60min，个体差异很大。同一个人在不同时间和环境也可以有很大变化。另一方面，女性达到性高潮的时间差别也很大，女性性反应也不全受男方射精时间长短的影响，因此，早泄的实质是过快射精发生在男性的愿望之前，他们在性活动中经常缺乏对射精和性高潮的合理而随意的控制力，使男性在性反应周期中迅速由兴奋期进入了高潮期，没有性活动周期中不断增进性紧张度的平台期，或平台期太短，致使双方未能获得性满足。

4.早泄的临床特征　实际上，早泄患者都有典型的临床特征。

(1)患者会把自己描述为兴奋性很强的人，可能对自己的问题特别警惕，怀有成见，于是常采取两种对策：限制和尽可能减少事前爱抚的时间，或为延迟射精在性活动中利用非性念头转移注意力。他们很容易受到对方的责难，对任何实际发生的事或预想的来自对方的批评十分敏感，害怕因此而失去对方的爱情或婚姻。总之，早泄是一个涉及双方的问题，早泄可以成为女性性欲淡漠的原因。同时，女性的性欲低下亦可成为早泄的原因。

(2)射精速度的快慢和性交体位、阴茎抽动幅度和速度，以及女性的反应都有关系。如果阴茎抽动过程中女性突然有意收缩引导，加强对阴茎的紧握作用，对阴茎刺激明显加剧，从而导致射精大大提前。

(3)男子对射精控制和女性满意的关注程度，与他们受教育的程度呈直接平行增加的趋势。在教育和文化层次较低的人群中极少主诉早泄问题。在这一社会文化阶层中，通常为男子主宰性行为模式。一般来说，他们只关心自己的满足，很少把过早射精看作是一种问题，而文化层次较高人群中，他们十分关心女方的满意程度，所以这类人群提出早泄问题较多。

5.研究进展　近年来，对于早泄的定义及分类也有一些新的看法，2008 年国际性医学学会(ISSM)第一次采用循证医学定义早泄，早泄是射精造成的性功能障碍，指总是或几乎总是发生在插入阴道以前或插入阴道的 1min 以内，完全或几乎完全缺乏控制射精的能力，并造成自身的不良后果，如苦恼、忧虑、挫折和(或)回避性亲热。

早泄研究领域的权威专家之一，荷兰的瓦丁格(Marcel Waldinger)教授(2008)提出了新观点，他指出应该从病理生理学和病因学角度探讨早泄的治疗，在早泄的分类也该以此为基础，把早泄分为四大类，原发性早泄、继发性早泄、自然变异的早泄及具有早射精——类射精功能障碍，根据这个新的分类，只有一小部分主诉为早泄的患者有神经生物学决定的早泄困扰。

【病因病理】

早泄发生的原因，目前还不是很清楚。由于射精是受大脑中枢调节的一种反射，所以病因多半出在神经中枢，可以是中枢兴奋性过高，射精中枢太敏感，也可以是上级射精中枢抑制过程的减弱，而骶髓内射精中枢的兴奋性过高。因此，即使在没有性交时，只要这些中枢兴奋抑制不平衡或受到过度刺激时，也可以射精。当然，除了神经反射外，内分泌的调节、心理因素的影响也是重要的。

1.器质性因素

(1)慢性前列腺炎和精囊炎：曾被认为是造成早泄常见的器质性原因，但经过近年来大量的调查，认为它与继发性早泄更加密切。在发生充血，前列腺和精囊的代谢和分泌发生紊乱的情况下，局部的刺激可能会对部分人引起暂时的早泄，因为对刺激的反应处于敏感的临界状态，就会很快发生射精。所以精阜炎和精阜增生常可发生早泄，因而电灼精阜也是治疗早泄的一种手段。

(2)包茎和包皮过长：由于阴茎头及系带平时都处于包蔽的情况下，性交时一旦翻转，对性交和摩擦极其敏感，容易造成早泄。同样的原因，包皮口过紧、系带太短者，也易发生早泄。

(3)前列腺增生、后尿道炎、附睾炎：因泌尿生殖器官局部炎性病变刺激，对射精中枢造成过度兴奋，也容易发生早泄。

(4)神经系统的疾病：如多发性硬化症、脊髓肿瘤、癫痫、颅内肿瘤、脑血管意外等，由于对皮质及射精中枢的刺激，均可造成射精失控而发生早泄。

2.精神心理因素　在精神心理因素中，其主要表现形式是焦虑，它几乎是所有性功能障碍的共同特征。至于造成焦虑的原因则是多种多样的。焦虑可以掩盖或妨碍患者对射精即将来临感知的警觉。医生的治疗目标之一应该是帮助早泄患者清楚地把射精的先兆感鉴别出来，并把它从本质上与射精本身区别开来。由于潜在焦虑常常导致早泄患者对时间概念具有一种主观上的扭曲，这自然会影响到他们的性表现能力。患者似乎被卷入一个时间的旋涡，它否定了射精之前的先兆感受和这两种感受的先后顺序。对这一关键时刻的感知错位和焦虑使他们不可能把欲望和满足感正确地区分开来。

这些患者往往具有对女性的病态畏惧，他们很可能是在女性处于主导地位的环境中成长起来的，他们在女性的专制下变得十分压抑或战战兢兢的，所以他们会对女性持有一种特别强烈的敌意和侵犯性。然而，他们缺乏插入所必需的那种侵犯能力。

【常见诱因】

总的来说，早泄发生的原因，大多数是精神、心理、中枢神经系统功能紊乱，导致过度兴奋和紧张而发生早泄，其常见的情况有以下几种。

1.新婚或久别重逢　性交时，如过分兴奋与紧张，容易发生射精过快。性交次数少，性欲呈现高张力状态，前列腺、精囊腺大量分泌导致过度充盈，男性对性交兴奋的反应处于“一触即发”的状态，很容易发生早泄。这些情况对大多数人来说经过一段性生活的体验，性伴侣双方可以互相调节而克服早泄的现象。

2.中断性交　特别是用体外排精避孕者，性交时双方均较紧张，把注意力集中在何时及时撤出阴茎上，因而对于男性来说会因过度紧张而提前射精发生早泄。

3.手淫　并不直接引起早泄，但手淫时由于在家中或宿舍、卫生间内，怕被父母或同伴知道，总是尽快结束，久而久之就会养成性生活匆忙的习惯而发生早泄。

4.非法性交或婚前性行为　在害怕别人发现的环境中进行，如办公室、野外、公园、汽车内、父母外出时、借用他人住宅等。由于条件有限，环境不够理想，性伴侣均匆忙地进行性交，只能“草草了事”。久之，便会形成这种不正确的习惯，以后即使在轻松合法的环境中进行性活动，也很难改变已经建立的这种匆忙的射精方式。

5.性观念偏差　有部分人的思想观念中以男性为性主导，把个人性满足放在第一位，甚至完全不考虑女方的感受与需要，因此对性行为模式曲解，认为个人宣泄结束即完事属正常情况，不知道性活动应男女双方配合，更不考虑需要训练、纠正或治疗。当夫妻关系不融洽、夫妻关系不配合时，有的男方只顾发泄性欲或怒气冲冲而匆匆完事。

6.性伴侣间的紧张状态　性伴侣关系的紧张往往引起早泄，早泄现象是双方公共冲突的直接结果。它可能是敌意、拒绝、不信任，甚至是报复心理的表达。在复杂的两性关系中，它可能是一种施虐性惩罚的形式，目的在于向女性证实她在性吸引力方面是低下的，是不会令人感兴趣的。作为医生必须耐心细致地分析夫妻间公开或隐蔽的各种形式的冲突。同时还应考虑到女性的性反应状况，这也可能促成早泄的发生。这些问题的发生，包括阴道分泌的不足，阴道痉挛或心理性性交疼痛。女性出现这些问题，多数情况与色情刺激引起儿童时期性伤害或乱伦念头的回忆有关，也可能是对遭抛弃的焦虑。

7.经学习获得的反应　早泄常常是由于不正确的或不适当的性学习而造成的。与曾经长期占统治地位的心理分析理论相反，早泄并非总是由心理冲突或精神疾病所致。就这一点而言，把早泄说成是一种性功能障碍可能是不正确的。排除掉由于前列腺或膀胱感染及性伴侣内在关系紧张引起的早泄，剩下的大多数早泄似乎与在性学习的关键时期和特定环境背景下不适当的习惯反应有关，只不过现在变成了某种时代的错误。临床上成千上万的案例使马斯特斯和约翰逊深信，当早泄刚刚起步时，它是在当时环境下产生的一个恰如其分的反应，就像在以下这些背景条件下，它常常会成为一个排除焦虑的途径。例如，有一种形式的早泄是为性伴侣双方和环境所适应的，这就是当女性不能接受性要求和对性关系丝毫不感兴趣时。一般来说这些夫妻还是在很多方面具有共同点而且也是相互依恋的，唯独性是个例外。他们可以大谈性爱，但对性交有明显的保留，早泄对他们而言几乎是不可避免的。通过对女性给予过分的关注和钟爱，男子将有可能在有限的而且很短的时间内满足自己的性要求。他要小心翼翼地发现妻子发出的有可能接受性要求的信号。而妻子则毫不掩饰自己的心理，即性交对她来说是一个不能够接受的行为，而且作为一个结果她也知道男子不可能从这一行为中获得任何快乐。即使她避免用语言来表达她对性活动的那种厌倦，她的身体语言也无疑会显示她的消极感受。男子对这一语言之外的交流的反应是尽快结束射精，再加上缺乏性爱的爱抚和性生活间隔时间太长更使这一问题复杂化和进一步加重。对性缺乏兴趣的女性既不愿意磨炼性的接受性，也不渴望发展性高潮的能力。早泄既不是一个简单的习惯的自然反应，以使男子得到立即满意，它也不能证实他的男性化的程度和生育力。在当今的社会文化环境中，它对夫妻双方和个人来讲都是灾难性的。

【临床表现】

早泄尚无一个完全统一的标准，临床表现也因人而异。根据患者性生活满意程度判断是否为“早泄”及是否需要治疗，以下几种临床现象可作为早泄的典型表现。

1.只要看到裸体，甚至书刊、影视中有性色彩的画面，就情不自禁地出现射精。

2.性伴侣双方只要身体一接触，尚未进行性器官的接触，就出现射精，即所谓“一触即发”。

3.性伴侣双方生殖器官刚一接触，即出现射精，传统中医谓之“见花射”。

4.以往性生活时可达较长时间，而近来性交时间比以前明显减少，而女方在大多数情况下得不到性满足。

5.生殖器进入阴道抽动数次即发生不可控制的射精（射精潜伏期 2min 以内），大多数情况下女方无法达到性高潮。

【诊断依据】

1.评价标准　性行为没有一定的模式，满意与否取决于双方的融洽与沟通。由于性交是性伴侣之间的感情和肉体的交融，其进行时间的长短，唯一标准就是能使双方达到最佳满足。换句话说，性交一般没有时间标准，因为性行为的过程包括调情、勃起、插入、射精等阶段，最重要的是双方的满意程度。如果女方感到很满意，男方也就觉得没什么不妥。因而对于轻度早泄和新婚夫妻应以心理安慰、技术指导为主，待其有一定的性经历并取得一定性爱经验后，早泄会自然消失。对早泄程度较重者，一定要给予充分的重视，排除器质性病变，缓解精神压力。另外，有一种对“早泄”的误解而求医的情况，那就是在性生活中过分强调女方的性满足，在女方达到性高潮前男方已射精就认定是早泄。这种看法对男性的要求过高，由于女性达到满足的时间因人而异，即使同一个人，在不同时期也不相同，况且有部分女性本身就患有性高潮障碍，因此，以此认定是否早泄是错误的。

2.鉴别诊断　早泄应与阳痿、遗精相鉴别。

(1)阳痿:指阴茎不能勃起,或勃起不坚,而不能进行性交;早泄则是性交时阴茎能勃起,但因过早射精,以致影响正常性交。早泄经药物和心理治疗后预后较好,阳痿属功能性的预后较好,而器质性的药物和心理治疗效果较差,甚则无效。

(2)遗精:是在无性交状态下,频繁出现精液遗泄,当进行性交时,可以是完全正常的。早泄则是在进行性交时,阴茎刚插入阴道或尚未插入阴道即射精,以致不能正常进行性交。早泄为有性交准备,遗精为意念妄动无性交准备而精自遗。

【治疗】

早泄的发病是一个多因素的影响结果,早泄的治疗也应该是一个系统工程,包括心理治疗、行为治疗、药物治疗等。早泄从根本上说是射精所需的刺激阈太低,如何提高射精的刺激阈是克服早泄的关键。何谓刺激阈?它反映了机体兴奋性的高低,它就像门槛一样,太低时无论什么样的刺激,哪怕是很低很短的刺激,都能轻易越过而引起组织反应,说明机体的兴奋性很高。治疗早泄就是要尽力提高这个门槛,提高刺激阈,也就是中医所说的"精关不固"。

1.*治疗原则* 美国泌尿外科学会(2004)早泄药物治疗指南推荐的治疗原则如下。

推荐原则1:同时患有ED和早泄,应先治疗ED(会议一致意见)。应首先判断ED是否同时发生。很多ED患者常继发早泄,可能源于他们需要强烈刺激得到并维持勃起,或者由于得到和维持勃起困难而焦虑。ED有效治疗后,此类患者早泄常能改善。

推荐原则2:治疗前要与患者讨论各种治法的利弊。患者及性伴侣的满意度是治疗早泄的根本目的(会议一致意见)。

推荐原则3:某些5-羟色胺再摄取抑制药(SSRIs)和局部麻醉可以治疗早泄。理想的治疗基于医生的判断和患者的偏爱。

2.*心理治疗* 需要夫妻双方的合作,要使妻子理解,只要双方配合好,疗效是满意的。要使双方了解重建射精条件反射的必要性及可能性,消除患者焦虑心理,建立信心。

笔者对以往早泄治疗的方法进行分析之后发现,心理因素在早泄中的作用往往被忽略,如忽视了与早泄相伴随的焦虑,性伴侣因屡屡发生的性挫折而具有攻击性,使得家庭性治疗化成泡影,早泄者根本不能控制自己的性唤起强度。患者既然要尽力把对性唤起保持在一种低水平的状态,这就排除了患者去实际体验性感受的机会,并且不能纵情驰骋于性幻想中。然而性治疗的训练或再学习必须在性唤起阶段才能真正实现。早泄者对他的动情想象存在着知觉上的错误。好像他的所有的性敏感性全部集中到生殖器上,这就使他错误地认为自己身体的其他部位统统是没有用的。因此,处理好焦虑、承认和正确面对性伴侣的挫折感,这对于早泄有效治疗是有帮助的。良好的性行为需处于安宁、温馨的感情氛围中,这样夫妻才能纵情享受性爱带来的美好体验。性伴侣双方一往情深,女方乐意配合治疗,往往事半功倍。性伴侣双方应一起参与治疗,交流彼此对性生活的感受与要求,建立双方亲切和谐的关系。对男女双方进行有关性知识、性心理的教育,解除思想中的各种疑虑、紧张和忧愁,树立信心,让他们感到重建正常的射精反应是可能的。

3.*行为疗法* 是教育患者注意体验性高潮前的感觉,在尚未到不能控制之前,降低或停止阴茎抽动,使性感觉减退后重新活动。改变性交体位也可使射精时间延长。

(1)增加射精的次数:对于一些性交次数少,频率较低的患者,应鼓励他们增加每周性交的次数,也可连续性交。如晚上性交后次晨再次性交,或连续两晚性交,休息2～3天后再连续两天。这样第二次性交时,由于男性性欲已降低,兴奋性得到释放,因此刺激阈值有所提高,第二次性交时射精常可延长。所以,有的人在长期的禁欲后,先手淫一次再行性交,可使女方更满意。

(2)改变性交体位:女上位做强烈的性器官插入与摩擦,可使女性性高潮提前到来,得到性满足。而男方处于被动地位,肌肉松弛,兴奋性降低,有时还可因深呼吸或分散注意力来延缓高潮的到来,最终与女方共同到达高潮。

(3)外生殖器冷敷法:延长男性性交时间,缩短女方达到高潮所需时间,有利于双方性和谐。但欲刺激女方尽快达到高潮,而男方又能心平气和是很难办到的。因此,冷敷阴茎和阴囊使血管收缩,血供减少,同时还可能起到转移男方的注意力,消除紧张情绪,待女方进入兴奋时再徐徐进入性反应状态,可延缓早泄。

(4)避孕套法:性交时可戴避孕套,必要时可戴双层避孕套,以降低阴茎对阴道摩擦的触觉,也降低对阴道温度、分泌物及女方阴道收缩时的感觉,降低了整个性刺激的强度,也可延长射精时间。

(5)中断排尿法:又称耻骨肌训练法。具体方法在排尿时,先排出一部分,停顿一下,再排,再憋住,分几次把尿排完。平时可有意识地收缩精索以抬高睾丸,或将浴巾覆盖在勃起阴茎上做抬起运动。在其他情况下,只有当性欲高潮时才有机会锻炼耻骨肌。经过几周骨盆底肌肉的锻炼后,常可有意识地阻止射精,而且当快要射精时,压迫耻骨肌,可以使性交时间随意延长,而且可多次出现性欲高潮。

(6)阴囊牵拉法:在男性性高潮时,性兴奋很强烈,出现阴囊收缩、睾丸上提现象,此前用手向下牵拉阴囊及睾丸即可以降低兴奋性,以达到延缓射精,防止早泄的效果。

(7)挤捏技术:此法的目的是加强丈夫的自控射精能力,并提高妻子的性快感,由女方实施此法效果较好。充分刺激阴茎,当男方阴茎勃起快要射精之前,女方将自己的拇指放在阴茎系带部位,示指与中指放在阴茎的另一面正好在冠状缘上方,稳捏压迫 4s,然后突然放松,施加压力的方向是从前向后,绝不能从一侧向另一侧。女方要用指头的腹侧,避免用指甲捏夹或搔刮阴茎。挤捏所用力的大小与阴茎勃起的坚硬度成正比。此法可以缓解射精的紧迫感,坚持隔几分钟就使用一次此法,可以改善抑制功能,重建合适的射精反射。通过挤捏可以使阴茎硬度暂时减退 10%～25%。当男方信心已增强,则可转入性交再训练,要采用女上位的性交方式进行挤捏 3～6 次。在阴茎插入阴道之前进行挤捏,进入阴道后先静止,不主动摩擦,双方把注意力集中到全身性感上。阴茎在阴道内搁置短时间后,女方把阴茎拔出,再次挤捏,当在阴道内搁置 4～5min 时,可以改用阴茎根部挤捏法,这样就无须因挤捏而中断性交。经过 2 周的上述治疗后,多数男性在控制射精方面的能力会有很大的改善,一般需要继续使用挤捏 3～6 个月,才能达到巩固和持久的效果。

此外,在应用上面的方法时,应避免不良刺激,生活规律化,注意劳逸结合,保证充足的睡眠,均有利于早泄的康复。

4.*药物治疗*

(1)自主神经作用药:通过一些对自主神经系统有作用的药物,可起到控制射精的作用,如抗抑郁类药和吩噻嗪类药物。镇静药和单脂氢化酶抑制药型抗抑郁的药物,有提高情绪、抗焦虑、延长射精时间并起到镇静和安静的作用。这些药物有谷维素、普鲁苯辛、苯巴比妥、氯氮卓,一般每次 1～2 片,每天 3 次。

抗抑郁药治疗早泄的作用是从治疗抑郁症的过程中发现的,1973 年 Beaumont 就报道了氯米帕明引起射精延迟和射精不能,Eaton(1973)就公开发现了氯米帕明治疗早泄的小样本的研究,证明了确实的疗效。Rosen 等认为,目前对 SSRIs 类的抗抑郁药所引起的性功能障碍的比例最高可以达到 80%,而其中最主要的是射精延迟,性高潮延迟和性高潮缺失。其延迟射精的不良反应反过来也证明了抗抑郁药具有治疗早泄的潜力。Waldinger 做了一项双盲、有安慰药对照的研究,发现帕罗西汀(赛洛特)引起的射精潜伏期的延长与射精潜伏期的基线水平没有什么关系,也就是说帕罗西汀不但能够延长有早泄者的射精潜伏期,也同样能够延长没有早泄者的射精潜伏期。虽然许多抗抑郁药都具有延迟射精的功能,但考虑到药物不良反应较小和延迟射精作用突出两方面,只有氯米帕明和 SSRIs 类的帕罗西汀、氟西汀和舍曲林(左洛复)较为合适,也是经常被使用或者进行过详细研究的药物。MarcelD做了一项对比不同的SSRIs治疗早泄的随机、双盲、有安慰药对照的为期8周的研究,样本数为51例,分为帕罗西汀、氟西汀、舍曲林、氟伏沙明(氟伏革胺)和空白对照剂5组,结果帕罗西汀、氟西汀和舍曲林组射精潜伏期增加平均在110s,而氟伏革胺在40s,空白对照剂组没有明显改变,根据基线水平对比延长射精的作用依次为帕罗西汀、氟西汀、舍曲林、氟伏革胺。SSRIs类抗抑郁药治疗抑郁和治疗早泄的药量几乎是一样的,所以不良反应与抗抑郁治疗时是一样的。常见的副作用有出汗、头晕、恶心、震颤、嗜睡、腹泻、口干、便秘、失眠、性欲减退及性高潮和射精延迟等。有些报道说抗抑郁药治疗早泄停止用药后疗效继续保持,但也有很多患者停药后射精潜伏期又回到原来的基线水平。关于用药的时间长短没有一致的意见。以焦虑为主的、新婚性经验不足的早泄者可能通过治疗达到痊愈,但仍然有很多患者需要长期服药来维持,否则就会恢复到治疗前的水平。总之,抗抑郁药治疗早泄是比较有前途的治疗方法,在西方已经广泛应用,它主要的特点是疗效明确,起效时间短,不需要配偶的治疗合作,节省医疗费用。

对于因早泄引起严重焦虑、抑制等不适的患者,可以尝试服用同时抑制5-HT及去甲肾上腺素的度洛西汀(欣百达)双管齐下,不仅可以改善情绪症状,而且据国外文献报道,可以延缓射精。

(2)α-受体拮抗药:如酚苄明有治疗早泄、延长射精的作用。类似的药物,如酚苄明等也有抑制射精中枢兴奋的作用,产生很好的治疗效果。目前面临的问题是这些药物的作用都是暂时的,停药后常常又会失去射精的控制力。酚苄明常用的剂量10~30mg/d,酚苄明用量5mg,每晚1次。用酚妥拉明、罂粟碱或前列腺素E_1,作ICI,也能起到延迟射精的作用。

(3)外用药:阴茎头及阴茎涂抹麻醉药、乳剂、软膏等均可降低阴茎头、系带处的神经敏感性。如内含1%丁卡因,或1%的达克罗宁油膏,或3%氨基苯甲酸乙酯涂霜等均属于此类药物。外用的涂抹药物要适量,于性交前10~30min使用,最好外套阴茎套,既可充分保持药效,也可避免用量过大、过多造成女方阴道吸收而引起副作用。

5.*手术治疗* 阴茎背神经远端选择性切断术。目前临床上对早泄、尤其是原发性早泄缺乏有效的治疗方法,长期困扰着泌尿外科、男科医师。既往对早泄的病因认为是精神心理因素所致,但是近年来研究结果表明,早泄是阴茎头感觉过敏或阴茎头感觉神经兴奋性过高,导致射精功能障碍而引起。针对此病因,有学者在国内首先开展了TulliiRE阴茎背神经切断术,以期通过降低阴茎头敏感性,提高射精阈值,达到延长性生活时间来治疗原发性早泄,但在临床应用后疗效不稳定。为了进一步探究,他们对38例成人男性尸体阴茎背神经的局部解剖学进行了研究,结果发现阴茎背神经平均为3.55支,这样更改了以往认为与阴茎背动脉相伴行的2支阴茎背神经的学术观点。他们把新的学术观点应用于临床,设计了具有国内独创性的阴茎背神经远端选择性切断术,通过这种新的手术方法治疗原发性早泄128例,有效率87.5%,且疗效稳定,安全性好,夫妻双方满意,为原发性早泄治疗开辟了一条崭新的途径。

(1)适应证:①自首次性生活开始射精潜伏期一直少于2min;②阴茎在阴道内连续抽动次数少于20次;③性伙伴满意率低于50%;④通过控制射精训练后,仍无法控制射精。符合以上两条即可人选原发性早泄。

(2)手术方法:麻醉后,包皮过长先行包皮环切术,如已经做过包皮环切术,沿原切口边缘环行切开,在布氏筋膜与白膜间分离显露阴茎背神经。128例病人阴茎背神经5支37例、6支28例、7支19例、8支11例、9支15例、10支11例、11支7例。在完全显露阴茎背神经后选择性保留3支,其余的阴茎背神经切除3~5cm。如果保留的阴茎背神经仍较粗,继续向远端分离至阴茎头处,阴茎背神经分出3~4支细小分支,保留主干,其余予以切断。

(安旭方)

第四节　不射精

不射精，或称不射精症，是男性生殖生理过程中的一种病理表现，指男子在性交过程中虽然具有正常的性兴奋和阴茎勃起，阴茎插入阴道并做抽动，但始终不能达到性高潮，且不能产生节律的射精动作，也没有精液射出尿道外口的异常现象。不射精是射精障碍中的一种，它可起源于一种或多种病理过程。

不射精还被称为“射精不全”、“射精不能”等。患者大多数可有遗精，部分人在手淫的状态下可以射精；多数病人以男性不育症前来就诊，发病无明显季节性和区域性，是发病率仅次于ED、早泄的第三大常见的男性性功能障碍症。其发生率各家报道差异较大，国外一组报道显示，该病在男性性功能障碍中仅占4%，而国内的一组报道显示，该病在男性性功能障碍中占12%；多数报道认为国内发生率远高于国外，可能与国人性知识贫乏，性生活技巧缺少有关。另外中国传统的性观念中有“一滴精液十滴血”、“惜精如命”等错误观念，潜意识中有珍惜精液、抑制射精的倾向。近年来由于性教育知识的普及，发病率有逐渐减少的趋势。

不射精发生在性活动的射精阶段，而ED发生在阴茎的勃起阶段，早泄也发生在射精阶段，但其表现和机制均与不射精恰恰相反。所以，不射精者很容易勃起，而ED患者即使阴茎在疲软的状态，只要受到足够的刺激，仍然可以发生射精。从射精的阈值看，不射精患者恰与早泄者相反，是射精阈值太高而不是太低。因此，在给予一般人已经足够而有效的性刺激时，他们仍不能达到射精，有时甚至施加超强和过量的刺激，仍无法射精。

【分类】

1.根据病史分类　可分为原发性和继发性两种。

(1)原发性不射精症是指初次性交即不能射精者。如果他们在非睡眠状态下从未射过精，又称为原发性绝对不射精，但是此类患者可以有遗精，大多由性无知或性抑制引起。另一些人在阴道内性交时不射精，在手淫或女方用手或口进行刺激时可射精，称为原发性选择性不射精。这是对阴道内射精有错误的观点而无意识的抵触，或性交技巧缺乏性交时刺激神经兴奋程度不够，没有引起射精反射弧的反应。选择性不射精也是一种境遇性性功能障碍的表现，在不同的环境、不同的性交对象时又往往可以射精。

临床上大多为原发性绝对(或严重)不射精。在每次性活动中，他们虽然做了各种努力，如延长阴茎勃起时间、进行富于刺激的性幻想、使用一些辅助的保健品或药物，甚至喝酒精饮料等，但阴茎持续勃起至体力耗竭仍未能射精。虽然性伴侣可满足，但自己往往需靠抽出阴茎后手淫才能达到高潮、快感和射精。

(2)继发性不射精者：是在出现不射精前曾有正常的射精功能，在经历了特殊的精神创伤，如未婚或非法性交时被人发现而突然中断，未婚性生活受到谴责，与妻子情感失和甚至怀有敌意等，均可导致阴道内射精功能的丧失。

2.根据病因分类　可分为功能性和器质性不射精。

(1)功能性不射精：主要特点是性交时不能射精，但在睡梦中可出现遗精，或者在清醒状态下采用较强烈的手淫刺激能诱发射精。这是由于在清醒状态下精神因素使大脑皮质对脊髓射精中枢产生抑制，或者由于脊髓射精中枢反应阈值较高，而性交时性刺激达不到射精反射所需的阈值所引起。睡眠状态下大脑皮质对皮质下中枢产生的抑制作用减少，射精中枢活动增强而出现梦交、梦遗。

(2)器质性不射精：常由于垂体肿瘤、脊神经损伤、先天性输精管及附属性腺器官发育不良及手术、外伤等造成腹膜后交感神经损伤等器质性病变或医源性损伤所引起，这类患者无论在性交中还是睡梦中均无射精现象。

【病因病理】

1.心理因素 心理状态的不稳定及焦虑的精神状态所引起的不射精多为功能性不射精，是射精障碍中最多的一型，约占90%。其常见原因如下。

(1)缺乏性知识，性兴奋的强度不够：性伴侣双方没有进行性交前的语言交流和抚摸、性行为接触等调情活动，所感受到的性兴奋较低，阴茎进入阴道后抽送频率、时间不够，不能使射精中枢兴奋，是不射精的一个原因。另外，长期的手淫史，阴茎长期受到手淫的强刺激，使射精中枢的兴奋阈值过高，也会导致不射精。一部分男性出现不射精与其过频的性生活有关。一般来说每周性生活以2～3次，且身体不感到疲倦为宜；而有些性伴侣每周4～6次的性生活，且性生活后疲倦，表明其性交次数过多，使射精中枢经常处于兴奋状态，可造成性神经调节紊乱，以致使射精中枢因过度兴奋而趋于抑制状态，所以出现性交过程中不能射精。射精时间的快慢与两次性生活间隔时间的长短存在如下关系：如果两次性生活间隔时间越长，射精出现的时间则越短；两次性生活间隔时间越短，射精出现的时间则越长，甚至不能射精。更有甚者，有些性伴侣双方缺乏性生活知识，不知道性交是怎么回事；不知道性交的部位，长期进行肛门或尿道的性交，也有不知道性交时阴茎放入阴道内要抽动，而且应有一定的幅度与频率；甚至从来不知道性交的高潮来时要有射精动作等，这些严重的性知识缺乏状况，降低了性生活的质量，很容易导致不射精。

(2)精神及感情因素：家庭、父母、社会、不恰当的教育和暗示，错误的道听途说等，尤其是宗教、伦理道德的说教、潜意识的把性活动看作是下流、肮脏、淫秽的，对性生活怀有畏惧犯罪的心理。对配偶的不满，感情失和甚至敌视，怀疑妻子不贞、有外遇。性生活遭女方冷遇、反对或斥责。其他精神思想上的压力，如工作紧张、债务拖累等，均致性交不能达到高潮而不射精，久之可使性欲由受抑制变为完全丧失。

(3)女方因素：女方害怕性交疼痛，尤其是第1次性交中，由于男方的动作粗鲁，引起女方阴道剧痛，而产生持久的惧怕心理，怕阴茎插入阴道过深，抽动频率过快而损伤阴道和其他内脏器官，害怕引起感染，因而限制男方性交中阴茎抽动和摩擦，拒绝可使男方达到高潮的姿势和体位。有的女方体弱多病，厌倦性活动，而使男方的性冲动屡屡受挫。另外一些女性担心受孕，而使男方对射精高度恐惧，久之在性活动中会产生强烈的焦虑状态，而抑制性交中的射精活动。

(4)环境及孕育等因素：双方工作作息时间不同，性生活不协调，居住环境差，数代同居一室，周围环境繁杂，缺乏安全感，造成性干扰，分散了注意力，均可形成对性的抑制，导致射精的功能障碍。

以上各种心理及性行为的不利因素，都可能破坏双方的性行为模式，影响性功能，导致不射精。

2.器质性因素 在任何情况下均未曾射过精者，很有可能是器质性原因造成的，约占不射精总发生率的10%。这些器质性原因有生殖器局部的，也有神经性和药物性的。局部的异常可能影响射精的各阶段，而神经性问题大多影响射精过程的第1阶段，即精囊及附属性腺收缩的功能障碍。药物性的更多影响射精过程的第2阶段，即膀胱的关闭，也可造成逆行射精。

(1)局部病变：常见的局部病变包括膀胱颈松弛、严重尿道下裂、尿道上裂、前列腺钙化及阴茎的外伤、硬结、瘢痕、严重弯曲等。射精管的梗阻可造成没有精液或很少有精液射出。包皮异常包括包茎、包皮过长、性交时翻转疼痛、嵌顿等，造成阴茎头感觉异常，严重精阜炎、重度精索静脉曲张和睾丸发育不良等均可影响精子的生成、精液的传输和贮存、影响性欲及性交的过程，从而导致不射精。某些全身性疾病，如垂体功能低下、肢端肥大症、甲状腺功能亢进、甲状腺功能低下和黏液性水肿等均能导致内分泌功能的紊乱。垂体分泌的促性腺激素降低，在幼年期会影响睾丸发育，在成年期会降低性欲，最终均会造成性功能低下，引起不射精。原发性睾丸发育不全所致雄激素缺乏，精囊或前列腺缺乏，均可造成精液生成障碍引起不射精。先天性精囊缺乏通常伴有先天性输精管缺如，据统计，在5112例不育者中这种病占2%，在168例

FSH 水平正常的无精子症者中有 29 例患此病者，其特征为射精量不足 0.5ml，且不含果糖。因促性腺激素分泌不足引起的雄激素缺乏多见于下丘脑与垂体功能障碍，如 Kallmann 综合征，单纯的青春期发育延迟，雄激素缺乏使精囊完全不产生精液。睾丸水平的雄激素缺乏见于先天性无睾症，Klineflter 综合征及双侧睾丸病变后，均可导致生精功能障碍，在此基础上伴发精囊腺病变，易导致精液生成障碍。

(2)神经性因素

①中枢性因素：人类射精活动是受中枢神经支配的，大脑功能异常或外界性刺激传入的障碍，如脊髓空洞症、帕金森病等，因未能激发射精中枢，或性兴奋和射精兴奋被抑制，患者无性高潮和射精动作。一些后腹膜、椎骨、腹腔的肿瘤、结核及相应的手术均可造成骶脊髓内射精中枢胸$_{12}$～腰$_{2}$、骶$_{2\sim4}$的功能紊乱或损伤，也会延迟射精至完全不能射精。当盆神经、马尾、脊髓下段受损伤时，向射精中枢传递的兴奋将显著减少或完全消失而不能射精。

②外周神经病变：大多数外伤和外科手术造成的周围神经的损害，也可是神经本身的病变或药物对神经末梢的影响。国外的一份研究报道显示：116 例高血压病患者切除胸$_{8}$～腰$_{1}$ 双侧交感神经节后，24 例发生不射精。在胸$_{2\sim11}$切除交感神经节 19 例，均留有射精功能。另外一组研究报道显示：30 例切除腰$_{1\sim3}$神经节，仅 3 例不射精。而切除胸$_{9}$～腰$_{1}$ 神经节 8 例中，5 例丧失射精功能。因睾丸非精原细胞瘤行腹膜后淋巴清扫 52 例中，49 例丧失射精功能(94.2%)，但如果将非肿瘤侧淋巴清扫范围局限在髂总动脉，仅有 54.5%患者术后影响射精功能。但有些患者可在术后 3 个月至 3 年(平均 1 年)射精功能得以恢复，这主要与节前有髓的神经再生有关。主动脉、髂血管手术常可发生射精障碍，但髂动脉内切除术却不会影响射精功能。盆腔手术根据对其侧壁清扫范围及盆神经损伤程度不同，影响射精的功能也不同，例如溃疡性结肠炎切除直肠和结肠，发生射精障碍比直肠癌手术要少得多，膀胱颈的手术和经尿道前列腺电切术，均可引起射精功能的紊乱，发生逆行射精或不射精。

(3)药物影响：许多药物，如精神性药物、抗高血压药物、镇静药、抗雄激素药(醋酸环丙氯地黄体酮、雌激素)。肾上腺素能阻滞药(酚苄明)等都可造成不射精。药物影响射精功能的程度与药物的剂量及用药的时间长短有关，但这些药物的不良反应即使在长期用药的情况下仍能逆转。

(4)毒物影响：慢性酒精中毒，以及可卡因、尼古丁中毒，吗啡成瘾等也都会抑制射精。

(5)射精管梗阻：射精管梗阻较少见，可为先天性闭锁呈双侧附睾扩张，输精管增粗，有时合并有精囊缺如。后天性病变如骨盆骨折，手术损伤精阜、射精管及炎症等。非特异性炎症往往为暂时性梗阻，结核常合并前列腺钙化。泌尿生殖系统其他部位结核，梗阻为永久性。

【诊断依据】

不射精是指在正常性刺激下不能射精，也无性高潮，但有时可出现梦遗及滑精，是临床上常见的性功能障碍，也是男性不育的原因之一。不射精可由多种原因引起，但以功能性为主。从发病的顺序上看有原发性和继发性两种，原发性不射精是指从未能在阴道内射精；继发性不射精是指以往有正常的性交射精，以后丧失了射精能力。

1.诊断标准　不射精的诊断主要依靠患者的阐述，当符合以下条件即可确认为不射精。

(1)在正常性刺激下不能射精。

(2)性交时无性高潮及射精动作。

(3)功能性不射精有遗精，器质性不射精无遗精。

对不射精患者，医师详细询问病史外，还要进行有关检查，这对不射精的诊断很有必要。医生应仔细检查阴茎发育状况，睾丸的大小、硬度，附睾、输精管的情况，并做直肠指检了解前列腺及精囊的大小、质地和有无触痛等。为排除泌尿生殖系统疾病、内分泌病症、精神病、神经系统及手术等原因引起的不射精，应进行相应检查，如前列腺液、尿液的常规检查或细菌培养，以排除前列腺及生殖道炎症。对原发性不射精者，还应检查双侧睾丸、附睾、输精管及精囊，进行排泄性尿路造影和输精管、精囊造影，甚至CT或螺旋CT检查，明确是否有先天性畸形存在。

诊断时应注意鉴别逆行射精与精液生成障碍。注意询问在性交时是否出现射精快感与性高潮。性交后查尿液，如尿中查到精子应考虑为逆行射精。如尿中未查到精子或者尿中果糖定性为阴性，应考虑为内分泌功能紊乱，先天性射精管闭锁及后天性的炎症与狭窄导致的射精管梗阻。

2.鉴别诊断　应与逆行射精、不排精症、无精子症、阴茎异常勃起症，以及射精障碍中射精迟缓、射精无力、射精不完全等相鉴别。

(1)逆行射精：有性高潮，有射精动作，无精液排出，但尿液检查可见精子和果糖。

(2)不排精症：性交时间正常，有性高潮，有射精动作，但无精液排出，也无梦遗。

(3)无精子症：性活动过程完全正常，有精液排出，但精液中无精子。

(4)阴茎异常勃起症：中医称为阳强，指阴茎勃起时间持续＞4h、数天或更长，性交时能射精，但射精后阴茎仍不痿软，多伴有阴茎疼痛，多为血管病变所致。

(5)射精迟缓：即性交时间明显延长(不包括人为控制)，但最终均能达到性高潮而出现射精。其病变也多由脊髓射精中枢兴奋性减弱，功能衰竭而致，但长时间强刺激后，尚能诱发其兴奋而出现射精，其病变较不射精为轻。

(6)射精无力：即射精时精液似流出而非射出，缺乏欣快感，此症多发生于精囊腺炎、前列腺炎、尿道炎、疲劳及其他慢性疾病。射精无力的原因系射精时精囊腺、前列腺、尿道处未能积储较高的压力或射精时肌肉收缩无力而致。

(7)射精不完全：即每次性交射精时，进入后尿道的精液未能完全排出，而致射精不完全，其病变多与精神心理因素有关，故多为功能性。

(8)性交姿势不当使阴茎没有插入阴道所引起的不射精。

【治疗】

1.性教育　在不射精患者，90％左右是功能性的，因而预防比治疗更重要。这就要求全社会大力开展婚前性教育，普及性知识，消除神秘感，破除各种清规戒律，扭转一些人对正常性生活的种种不正常认识，这样做会有效地防止在已婚青年中出现各种不应有的精神性性功能障碍。对性交知识缺乏者应进行性知识指导，消除对过去遗精、手淫的错误观点，也要消除各种对性交的错误认识，如视性活动为“淫秽”“不洁”“下流”等。驱散对性交或不射精的恐惧、担心、焦虑，让病人集中精力于享受性快感之中。在谈及性知识、消除各种顾虑后，要帮助病人跨过刺激阈太高的“门槛”，增强对中枢和神经末梢性刺激的强度。另外医师应对患者双方进行性生活调查、性知识教育，包括性解剖、射精生理及性交方式等。根据实际情况，结合患者的知识状况，深入浅出进行性心理咨询，消除各种紧张或消极因素，解除焦虑、恐惧和各种精神压力，有助于恢复正常射精。

2.心理治疗　对于功能性因素占大多数情况的不射精患者，解除心理压力、克服焦虑的情绪，对于疾病的康复是十分重要的，但必须有一套合理的心理治疗方式，常用的暗示疗法如下。

(1)他人暗示法：是指将某种观点给予患者，使患者的情绪、意志发挥作用。该法由医生做，亦可由他人做。权威是一种重要的暗示手段。在治疗时医师必须取得患者的高度信任，医师通过了解病史和做必要的检查，如认为该病治愈的可能性大，那么说话时应当果断，充分发挥语言的暗示作用，用一种有很大把握、有信心的态度去感染患者，使患者消除疑虑，树立战胜疾病的决心和信念。

(2)自我暗示法：是指患者把某种观念暗示自己，发挥情感与意志的作用。比如说：“我的病一定能治好”,“精液一定能射出来”等,在性生活时,亦可用默念的方式,随着性交频率的增快,可默念“射-精-射-精”或“0,1,2,3,4……”,以简单,精练有意义的言语,促使精液排出。

3.协调夫妻关系　大多数不射精的原因是功能性的,如女方能主动地成为丈夫的有效性伴侣,即可达到治愈目的。有的性伴侣对丈夫不能射精十分反感,而这种反感心理往往会逐渐演变为敌意或不信任感。因此,在消除不能射精中要让女方起主要作用,这是治疗中所必需的。

在性生活中,妻子不要向丈夫提出射精要求。或者妻子利用房事提出丈夫一度曾反对的事情,避免性交时思想不集中,扰乱心情,造成性兴奋下降。性交时为增加刺激,女方可对其阴茎进行强烈的刺激,亦可采用手托男方的阴囊睾丸,并压向耻骨联合,可以促使男性性高潮的到来。性生活之前,妻子需主动应用“性感集中方法”,以温柔、爱抚丈夫来让丈夫知道自己身体的感觉,改善非语言交往的方式和解除性交压力,使在性兴奋中冲动达到极为强烈的情况下,再进行生殖器接触。丈夫要告诉妻子性活动时间、自己的心理压力、能使自己性兴奋刺激活动的类型。同时,妻子要有意识地、按需要的方式刺激阴茎。开始时可用手刺激阴茎以引起射精,一旦成功,就用女上位姿势进行房事活动。妻子通过刺激使丈夫达到高度兴奋。当男方快要射精时,由男方快速将阴茎插入阴道,同时继续刺激。若男方在短期摩擦不能射精,女方仍然用手刺激阴茎,当男方有射精紧迫感时,再将阴茎插入阴道。

丈夫往往在妻子阴道内有过一次射精后,可永久消除功能障碍,如几次获得成功后,夫妇双方都牢固地树立了信心。有的患者尽管按医生建议反复尝试都未能产生阴道内射精,此时妻子应以手法刺激丈夫射精,让射出的精液射到妻子的生殖器上,当丈夫看到自己的精液与妻子生殖器接触而感到欣快时,就容易引起阴道内射精了。

不射精治疗的关键是协调夫妻关系,要积极做好女方的工作,鼓励女方迁就男方,主动配合协助男方治疗。特别是在性交时可采取一些措施使摩擦阶段能加强性刺激,为了使男方进一步提高性兴奋,女方应紧紧拥抱男方,并有意识地收缩阴道括约肌,加强对阴茎的刺激。

中枢神经系统过分抑制的病人,除详细了解性知识外,可以暂时与妻子分居一段时间,使大脑皮质得到充分的休息和调整,“久别胜新婚”,再度相逢时的新鲜感有助于冲破已有的抑制状态。

4.性感集中训练法　在建立良好的、协调的夫妻关系基础上,辅以科学的训练方法,将大大提高不射精治愈的概率。性感集中训练过程中以女方的动作为主,男方应尽量体会性生活的快感,具体步骤如下。

第一步:非性器官的性感集中训练。双方裸体拥抱,并抚摸除性器官以外的身体各个部位,以提高身体的感受性和兴奋性,减轻或消除性焦虑。有学者认为,皮肤是最大的性器官,而黏膜又是对性刺激最敏感的部位,通过女方对男方全身皮肤的抚摸、亲吻,有助于提高男性整体的性兴奋水平,进而促进性活动的完成。

第二步:手淫技术及性器官性感集中训练。男方先自己手淫,在手淫时可以借助有关性幻想和性刺激的书刊图片,促进性兴奋,并把注意力集中到性快感上,通过手淫而达到射精。此后,男方仰卧,让女方坐在男方两腿之间,轻轻刺激男方的阴茎,其刺激强度和频率近似于男方自我手淫,当男方射精时,女方应将阴茎放在自己的大腿内侧及阴道口射精。

第三步:治疗性交方法。此时采用女上位,仍由女方对男方的阴茎进行刺激,男方的注意力不要放在射精上,而是体验各种性快感。当男方迫近射精时,女方迅速把阴茎放入阴道,并进行臀部的上下动作,继续刺激阴茎,直到在阴道内射精成功为止。如果射精前阴茎变软,可抽出阴茎再次进行手法刺激。一般说来只要在阴道内有过一次成功的射精后,以后的阴道内性交只要增强刺激都能够射精成功。

5.震荡按摩器理疗　如采用性感集中训练和手淫技术未获成功,可以试用电动震荡按摩器。医生(也可以指导患者自用)一手持起阴茎,一手将按摩器治疗头置于富有终末感受器的阴茎头、尿道口、冠状沟等处，有节律地由前向后移动，对其敏感区加以压力按摩，经验是涂抹少许液状石蜡可以增加效果。由于振动的机械刺激产生的性交更为强烈的快感，故可诱发射精。据报道有一半左右的患者在首次治疗即可恢复正常，而其余的人通过10余次治疗也能痊愈。开始时要刺激10～15min，以后只要5min即可达到射精目的。

6.电刺激诱导射精

(1)原理：用电刺激前列腺、精囊，精管膨大部位的神经而诱导泄精或射精，以便用来人工授精(AIH)，并非生理射精。在电刺激诱导射精的期间由于自主神经反射失调而诱导高血压，必要时检查前20min舌下含化硝苯地平10～20mg以防血压突然升高。并且，术前适量口服抗生素，限制水分摄取量，碱化尿液，禁烟酒、咖啡、浓茶等饮料。

(2)方法：使患者取侧卧位，直肠指诊确认直肠黏膜无损伤。选择适当的直肠探子涂润滑剂，插入直肠到前列腺与精囊邻近处。电刺激强度为0～30V，0～75mA，逐渐增加强度，密切观察精液射出，每次手术平均刺激强度为15.6V，315mA。通常开始15回的刺激强度为5～15V，后期15回的刺激强度为5～20V。术中注意观察直肠温度变化，如高于40℃即停止操作。

7.电磁刺激及振动按摩　是电磁波刺激配合局部振动按摩的方法。患者取仰卧位，室温25℃，光线稍暗，将超长电磁刺激仪探头置于腰骶椎体交界处皮肤上，将刺激电极引线负极端垫有湿沙垫的铅板置尾椎皮肤上，正极端垫有湿沙垫的铅板置大腿内侧提睾肌反射敏感处的皮肤上。选择脉冲式刺激波形，以36V电压(超过36V患者感觉不适)强度予以电磁刺激。同时将阴茎插入振动按摩取精仪的阴茎套筒内，每5min交替往复调节快慢二挡振幅予以振动按摩，直至精液射出为止。但每周只允许射精1次。

8.药物治疗

(1)目前临床治疗不射精症最常用的药物是麻黄碱和左旋多巴。性交前1.5h口服盐酸麻黄碱50～70mg，可使肌肉张力增加，且中枢神经系统兴奋性增高，能增强输精道平滑肌收缩，促进射精作用，但高血压、冠心病患者禁用；左旋多巴0.25g，口服，每天3次，能抑制泌乳素水平并增加血液循环中的生长激素和肾上腺素水平，增加肾上腺素能神经末梢的儿茶酚胺，从而达到兴奋大脑皮质的作用，同时还能兴奋交感神经和体神经，增加药物的疗效。

应用麻黄碱及左旋多巴的依据是：下丘脑前叶多巴胺系统激活射精，而5-羟色胺系统则抑制射精，如两个系统失去协调与统一，就可能导致射精障碍。通过动物实验，证明射精通过α-肾上腺素受体所引起，麻黄碱是肾上腺素受体兴奋药，可使交感神经节后纤维释放儿茶酚胺以增强精道平滑肌的收缩，对射精有促进作用。左旋多巴能抑制催乳素水平和增加循环中肾上腺素水平，从而达到兴奋大脑皮质的作用，左旋多巴可以单独使用或与溴隐亭合用以加强作用。

(2)既往曾有人用新斯的明于神经鞘内注射，刺激脊髓损伤的患者勃起和射精。新斯的明能够增强乙酰胆碱的作用，提高副性器官平滑肌并增强会阴部球海绵体肌、尿道括约肌、坐骨海绵体肌的收缩功能，达到协同射精的目的。近来有人采用扁豆碱皮下注射刺激法代替新斯的明，后者使用更为简便。

(3)丙酸睾酮作为一种外用的男性激素，能增加体内雄激素的总量，从而增强性功能，激发和提高不射精者的性欲。此药物适用于年龄较大，或精神抑郁性性功能减退者。用法为每次肌内注射25～50mg，每周2次，连用2周。

另外还可用0.5%普鲁卡因10ml，加士的宁1mg，生理盐水稀释至20ml，从肛门与尾骨中间进针7～9cm达骶骨，稍退针后将药液注入；同时盐酸士的宁1mg可于性交前6h、3h、1h口服，用于治疗不射精总有效率达90%。

9.手术治疗　对于阴茎本身病变导致对阴茎的刺激不足而引起的不射精，如阴茎短小、包皮过长、严重的包茎包皮狭窄引起的不射精,可采用包皮手术,切除过长包皮、修复包皮狭窄,使阴茎头外露;或者施行阴茎延长手术,以使阴茎正常感受性刺激。女性处女膜伞形成或增厚坚韧使阴茎不能完全插入阴道从而导致不射精者,患者妻子行处女膜伞成形术。而对于重度精索静脉曲张造成睾丸坠痛明显而影响射精者可手术治疗。对于精路梗阻造成的不射精,可采用输精管狭窄段切除再吻合术,使梗阻的精路变通畅。伴有尿道狭窄而不射精的患者可使用尿道扩张器 1 周,用 F18～F26 探子扩张尿道,连续 3 个月为 1 个疗程。射精管梗阻囊肿形成者,可行膀胱镜电切手术。

10.针灸治疗

(1)体针:肝郁气滞者选足三里、阴陵泉、肝俞、肾俞等穴,用平补平泻法。湿热蕴结者选三阴交、阴陵泉、丰隆、中极等穴,用泻法。瘀血阻滞者选大椎、膈俞、中极、八髎等穴,用泻法。肾精亏虚者选肾俞、八髎、三阴交、曲骨、关元、中极等穴,针刺行强刺激或平补平泻,并可配合电针治疗。阳虚者可用以上穴位配合灸法。

(2)耳穴疗法:可选内分泌、皮质下、神门、肾、肝等穴位,进行按压或针刺,每天 2 次,每次 15～20min。

(安旭方)

第五节 逆行射精

逆行射精是指阴茎能正常勃起,性交时有性高潮和射精感觉,但精液未从尿道外口排出体外,而是从后尿道逆向射入膀胱的一种病症,该病又称逆射精或后向性射精。正常情况下,性交射精过程中膀胱颈部内括约肌处于痉挛收缩状态,外括约肌松弛,输精管和膀胱之间形成一压力差,迫使精液从压力较低的尿道外口射出。如果膀胱颈没有完全关闭,精液从射精管排入前列腺部尿道时就会全部或大部分自后尿道逆向流入膀胱,而不从尿道口射出,但患者仍有射精感及性高潮。导致膀胱颈部括约肌功能失常的原因多是神经损伤、膀胱括约肌局部的损伤、内分泌疾病(如糖尿病)及一些药物的影响。

逆行射精从临床症状上看与不射精十分相近,即性生活时无精液自阴茎排出作为一个有经验的医生在问诊时应注意询问患者在性交中是否有射精感,是否有性高潮的体验,就能初步判断患者是不射精还是逆行射精。

中医文献对本病无完整的论述,也未见有关病名的记载。一般归属于"不射精""精不射出"等范畴。逆行射精的类似记载可上溯到隋朝,巢元方《诸病源候论》首先提出"精不射出,但聚于阴头"及"流而不精"等就是对逆行射精的描述。但其论过简,与不射精症无法区别。自隋以后,诸家关于此论不复多见,但现代中医对逆行射精的治疗报道不断增多,对其病因病机及治疗规律有了不少新的认识。中医认为该病主要为肾气亏虚,推动无力,膀胱失约,以致精液逆行入里。或为气滞血瘀,精道闭阻,致使精液不循常道,逆而向上,或湿热下注,扰动精关,开阖失灵而致精液逆走而成。其病变主要在下焦,主要涉及肝肾二脏,病机有虚实两端,其中肾气亏虚者为虚,治当补益肾气为主;气滞、血瘀及湿热下注者为实,治当以通利为主,予行气、活血、利湿等;也可出现虚实夹杂,又当注意扶正祛邪。

【病因】

1.动力学因素

(1)神经损伤:双侧腰部交感神经切除术后,腹主动脉瘤切除术后,直肠癌做腹会阴联合切除术后,腹膜后广泛性淋巴结清扫术后都可阻断膀胱颈部的交感神经供应造成逆行射精。一般来说,局限性的交感神经切断并不一定会导致不射精,只有中等或较大的交感神经切除才能造成逆行射精。

后尿道、膀胱颈手术多会造成逆行射精，主要也是由于膀胱颈的神经操作损伤所致。常见的手术有尿道内腔镜手术、开放性膀胱颈手术、膀胱颈 Y-V 成形术、耻骨后手术、耻骨后膀胱和尿道手术等。据统计耻骨后手术造成逆行射精占 64.5%，经尿道手术占 59.5%，耻骨上经膀胱前列腺切除占 71%。对 200 例行切开膀胱颈手术进行调查，射精量减者占 10%，其中完全丧失射精功能者占 5%。目前，最常见的是膀胱颈及前列腺的手术，行 TURP(经尿道前列腺电切术)后约 75%病人发生逆向射精，而行膀胱颈切开术者发生率为 30%，因而对行前列腺及膀胱颈手术者应向其介绍此并发症。

(2)先天性因素：先天性宽膀胱颈，膀胱颈挛缩，隐性脊柱裂，膀胱憩室均会引起膀胱颈口神经支配异常，导致关闭功能失常，产生逆行射精。先天性膀胱颈增宽，在儿童时期可能就有轻度的压力性尿失禁，未引起足够的重视，青春期后即可发生典型的逆行射精。尽管大多数患者通过膀胱造影与内镜可以确诊，但仍有部分患者检查时不能证实有膀胱颈功能异常。尿道测压显示从膀胱颈部开始压力下降。

(3)糖尿病：据统计在糖尿病患者中，发生逆行射精者占 1%～2%。究其原因，糖尿病可使周围神经末梢脱髓鞘样改变，当这些改变发生于交感神经时，尿道内、外括约肌功能发生共济失调；当累及膀胱颈神经时，膀胱内括约肌不能有效地关闭，这样性高潮时尿道壁压力增高，导致膀胱颈部压力相对较尿道远端低，于是精液会逆向进入膀胱。

(4)药物影响：α-肾上腺素能受体阻滞药，如利血平、胍乙啶、盐酸硫利达嗪、溴苯苄胺及苯甲胍等药物具有阻滞 α-肾上腺素能受体的作用，使射精生理反射中生殖道部位的协调性遭到破坏，导致逆行射精。

2.梗阻性因素　先天性后尿道瓣膜、后尿道狭窄，尿道撕裂、骨盆骨折等导致后尿道外伤性狭窄，使黏稠度较高的精液难以通过，阴茎勃起时狭窄显得更为严重；或膀胱颈部附近手术损伤膀胱内括约肌，及各种原因导致长期持续用力排尿，引起内括约肌无张力或扩张，射精时膀胱颈部不能关闭。以上均可使精液排出阻力绝对或相对增大，最终导致精液逆流进入膀胱。

【发病机制】

尿道内口的内纵、外环两层平滑肌由膀胱的内纵和外纵两层平滑肌延伸交错而成，起着内括约肌的作用。该处有丰富的 α-肾上腺素能受体，受交感神经所支配。正常的射精包括泄精、尿道内口关闭和射精 3 个步骤。当人体在适当的刺激下诱发性兴奋，通过阴茎背神经、阴部内神经传至骶髓，沿脊髓上传至高级射精中枢，大脑射精中枢被激活达到一定程度后，释放冲动经脊髓前侧索至腰交感神经节(胸$_{9\sim12}$)和腹下神经、盆神经丛，末梢终止在附睾、精囊、输精管平滑肌的 α-肾上腺素受体，引起前列腺、附睾和输精管的节律性收缩将精液排入后尿道，形成泄精。同时，作用于膀胱颈及前列腺 α-受体使膀胱颈收缩关闭，使精液只能向尿道口方向推进而不能向后逆入膀胱。因此，任何使尿道内括约肌和尿道外括约肌松弛，协调功能发生障碍的病因，都可使精液逆流入膀胱，而不是从尿道外口排出，形成逆行射精。主要原因是由于膀胱颈的正常解剖完整性受到破坏，阻断了下泌尿道的交感神经传导，造成膀胱颈部和尿道外括约肌功能失调，射精时不能紧密关闭之故。逆行射精发生的基本因素有二：一是膀胱颈麻痹无力(动力因素)；二是尿道膜部有异常的阻力(梗阻因素)。临床分为医源性和非医源性两种。医源性的是由于在医疗某些疾病时，造成膀胱颈部神经支配的损伤，或者造成膀胱颈部及后尿道部位肌肉的功能失调，如施行某些手术，常见有经尿道前列腺切除术、根治性前列腺切除术、双侧性腰交感神经切除术、直肠癌做腹会阴联合切除术、腹膜后广泛性淋巴结清扫术、腹主动脉瘤切除术等。另外某些药物，如胍乙啶、利血平、硫利达嗪、溴苄胺、苯甲胍等，也难免会引起逆行射精。非医源性的包括有先天性的疾病，如尿道瓣膜、膀胱颈部挛缩、膀胱憩室、脊柱裂等；也包括出生后患的疾病，如膀胱颈部或后尿道部位炎性增生与肿胀、尿道狭窄、膀胱结石、尿道结石、脊髓损伤、糖尿病等。

【诊断依据】

患者表现为阴茎正常勃起，性交或手淫时有高潮和射精动作与快感，但无精液从尿道外口流出，性交后第一次尿液检查可见尿液浑浊，有大量精子和果糖，据此可诊断逆行射精。

1.病史 大多数患者有泌尿生殖器病史、糖尿病史、会阴部及尿道外伤史、泌尿生殖器及下腹部、盆腔其他部位手术史及服用 α-肾上腺素受体阻滞药史。

2.临床表现 在性交或手淫过程中能体会到性高潮且有强烈的射精感，但未见有精液自尿道射出，性交后在尿中可见絮状精液，这类人群很多是因为婚后多年不育而就诊。

3.实验室检查

(1)性交后的新鲜尿液离心沉淀后涂薄片镜检可查到大量的精子，也可测到一定量的果糖。

(2)膀胱造影检查可以观察膀胱收缩时膀胱颈部的功能。排尿时用手捏住尿道口，阻滞造影剂流出，摄取前后位及左右斜位的 X 线片，可更好地显示后尿道。逆行尿道造影适用于前尿道有狭窄病变者。一些逆行射精患者行尿道造影，可发现其尿道内口增大、松弛、边缘不整齐或变形，精阜与膀胱颈的距离缩短。

(3)尿动力学检查以明确或排除功能性逆行射精。

4.鉴别诊断 由于逆行射精临床发病率较低，症状较隐蔽，患者又往往以不育前来就诊，会造成临床诊断和鉴别诊断上的一些误区；一些医师会把射精无力和逆行射精混为一种疾病，射精无力症病理主要是性兴奋达到高潮时，协助射精的输精管、精囊、前列腺、尿道等的肌群及提睾肌等收缩无力，不能把精液射出体外。其临床特点是性交时阴茎勃起均正常，性生活时有性高潮和排精动作，但精液不能射出，而是缓缓流出，在性交后排尿时，尿液出现以前有精液流出，实验室镜检尿液和精液分界清楚，中段尿和全程尿均不能发现精子。

另外，逆行射精还应该与不射精症相鉴别。逆行射精与不射精症均为性交时无精液射出体外，逆行射精多有性欲高潮的快感和射精感觉，其病理主要为性交射精时，膀胱内括约肌关闭不全，导致精液逆行射入膀胱，为器质性病变。不射精症虽然性交时亦无精液射出，但同时既无性高潮快感，亦无射精动作。多属精神因素所为，对性生活的不正确认识，害怕怀孕等原因，在性生活中，阴茎可长时间持续勃起，性交时间很长，一直无性欲高潮出现，也无射精的感觉，但有人可能在夜里会出现梦遗的现象。其病理主要为射精中枢处于抑制状态，精液不能射出。逆行射精和不射精的实验室诊断要点是性交后留取尿液，离心沉淀后涂薄片，在显微镜下观察，有精子存在，同时果糖定性为阳性者为逆行射精，无精子存在，同时果糖定性为阴性者为不射精症。

【治疗】

逆行射精患者就诊的主要原因是不育症，因此对于不育症患者重点要解决的是生育问题，在男方治疗的同时，应检查女方的生育能力，做一些妇科的检查，如宫颈黏液测定，子宫输卵管造影，基础体温测定，甚至定期行子宫内膜活检以证明黄体功能良好。如果夫妻两人无生育要求，逆行射精也可以暂不处理。对于必须服用降压药和前列腺摘除术后引起的逆行射精，由于多数发病年龄较高，多半无生育要求，因此只要不是因不射精而合并严重的性功能障碍，都可暂不做特殊治疗。对于需要治疗的逆行性射精患者，有以下几种方式。

1.药物治疗

(1)拟肾上腺素药：能够用药物治疗的逆行射精患者，必须具备有完整的膀胱颈结构，膀胱颈受交感神经支配，α-肾上腺素受体激动药物能有效地作用于膀胱颈的 α-受体，刺激受体兴奋，增加膀胱颈部平滑肌的收缩能力，从而纠正逆行射精，有一部分逆行射精患者使用后，恢复了正常射精。这些药物都是通过刺激

膀胱颈部 α-肾上腺素受体，增加膀胱颈部的收缩关闭能力，来达到防止精液逆向射入膀胱，一般适用于非梗阻因素的神经、肌肉控制失灵的病例，包括因糖尿病引起逆行射精的病例。

①麻黄碱 50～70mg，性交前 30～60min 口服。

②丙米嗪 25～50mg，每天 3 次口服。Ochsenkuhn 等报道，于女方排卵前 7 天开始，每日口服丙米嗪从 25mg 增加到 50mg，治疗 11 例腹膜后手术引起的逆行射精患者，均恢复顺行射精，2 例配偶自然妊娠，无严重不良反应。

③去甲丙米嗪：性交前 1～2h 服用去甲丙米嗪 75～150mg 可治疗逆行射精。

④去甲肾上腺素 2mg 或血管加压素 2.5mg，经导管注入后尿道，部分患者可顺行射精。

⑤伪麻黄碱 60mg，每天 4 次，共服 2 周，有报道 40%有效。

⑥左旋多巴在体内可合成去甲肾上腺素、多巴胺，能透过血-脑屏障进入脑中，可提高射精中枢的兴奋性，又可兴奋交感神经，故治疗本病有一定的疗效，用法为每次 0.25～0.5g，每天 3～4 次，3～4d 后逐渐增加剂量，维持量为每天 3g。

⑦盐酸米多君 2.5mg，每天 3 次，连服 4 周。

⑧抗低血压药物甲硫阿美铵（氨甲氧苯嗪）10mg，每天 1 次，治疗 3 例逆行射精患者，均恢复顺行射精，6 个月内 2 例配偶妊娠，无不良反应。

(2)抗胆碱能药物：能阻断乙酰胆碱对效应器发生作用，能降低副交感活动及相对增加膀胱颈张力，从而阻断精液逆行入膀胱。①溴苯那敏（溴苯吡丙胺）每次 8mg，每天 2 次；②尼非拉敏（苯吡丙胺）胶囊每次 1 粒，每天 3 次；③辛内弗林 60mg，性交前 1h 口服。

(3)芬尼拉明：对于长期的糖尿病患者，应用芬尼拉明 8mg，每天 2 次，此药为抗组胺及抗胆碱能类制剂。

2.*心理治疗* 逆行射精主要影响生育，但不同的病人对性心理影响差别较大，一些患者有潜在的病理改变，即可在逆行射精的同时出现勃起功能障碍。但是大多数病人阴茎勃起的功能是正常的，性欲也不受影响，对生育极为重视者，可出现性冷淡和阳痿等。故应做好解释工作，进行心理治疗，消除其心理压力。对出现性冷淡和阳痿者进行相应的治疗。

3.*行为治疗* 逆行射精患者无论是手淫或是性交，均不能把精液从尿道口射出。可采用立位性交技术治疗。对逆行射精者，当膀胱充盈取立位时，膀胱颈张力大于仰卧位；但取立位性交不易射精，此时加手淫，有时可以顺利射精。其方法是：性生活时，男方自我手淫或女方协助手淫，当手淫至有射精紧迫感时，女方立即把阴茎纳入阴道，一次不成功时可连续操作。

另外，也可定期进行前列腺按摩治疗，帮助前列腺液经常性地顺行从尿道排出体外，对克服逆行射精有帮助。

4.*手术治疗* 如果膀胱颈部关闭功能严重失调，特别是由于医源性损伤引起者，这就要依靠手术处理，进行膀胱颈部肌肉重建手术，加强该处肌肉的关闭收缩能力。轻者可用硝酸银烧灼膀胱颈和后尿道，重者行膀胱颈内括约肌成形术。手术治疗适用于逆行射精经药物治疗无效，既往曾有膀胱颈或后尿道外伤或手术治疗史，特别是曾行膀胱颈 Y-V 成形术者，均可行膀胱颈重建术，增加膀胱颈阻力，使精液从尿道口排出。此手术方式不适用于糖尿病神经病变及后尿道狭窄。另外一些尿道病变（如尿道膜部梗阻），狭窄，尿道瓣膜等可在尿道镜下行内切开或切除术，恢复尿道的通畅性，以利于精液排出。有报道显示，对轻度膀胱颈部病变患者可采用 2%～3%硝酸银灼烧尿道和后尿道。

5.*促育治疗* 由于逆行射精患者就诊的主要目的是解决不生育问题，因此取精液进行人工授精，即可满足一部分人的需要。从膀胱收集精液作人工授精是治疗逆行射精中应用最广泛，受孕成功率最高的方式。实验证实低渗压及低 pH 的尿液对精子的活动力和活动率有损害作用，而且随时间延长而加重。与尿液接触 5min 内的精子其活动力降低 50%左右，若时间延长可使精子致死。因此在操作过程中要防止或减少精液与尿液的接触时间，并提高尿液的 pH 及渗透压。目前有一套提取和保存逆行射入膀胱内精子的技术，再通过人工授精或合并使用肾上腺素能药物的治疗，成功地解决了许多逆行射精引起的不育问题。

收集精液的方式如下：每天服用碳酸氢钠每次 0.3～1.0g，每天 3 次，使尿液碱化，pH 可达 7.5 以上，防止酸性尿液影响精子活力。收集精液前，禁欲 3d，收集时经尿道插入导尿管排空膀胱，用 5%葡萄糖盐水冲淡膀胱后并保留 5ml 于膀胱内，拔除导尿管后患者手淫排精，立即用尿管将全部膀胱内尿液吸出，离心沉淀后获取精液。

另一种收集精液作人工授精的方式是用营养性碱性溶液洗涤液（碱性营养液）。一般按下列比例配制：甘油 44%，蛋黄 20%，5%的葡萄糖占 26%，2.9%的枸橼酸钠占 40%，然后用 1.3%碳酸氢钠将 pH 调整到 7.3。溶液中的蛋黄可防止细胞损害，并可诱发获能。这种溶液也是精液冷冻的保护剂。于手淫或性交后立即将精液排人盛有 50ml 碱性营养液的容器内，离心沉淀后取精液行人工授精。

（于洪刚）

第六节　射精疼痛

【基本概念】

射精疼痛是指在射精过程中发生的以阴茎、尿道、睾丸、会阴部或下腹部的疼痛，可明显影响男性性行为及性心理，导致性恐慌或性畏惧，甚至导致性功能障碍。严格讲，勃起疼痛和射精疼痛均属于性交疼痛，但一般将勃起疼痛归于射精疼痛范围，因此，下面介绍的射精疼痛又可泛指男性性交疼痛。

射精疼痛既是一种疾病名称，又是一种现象。射精是男性性活动的高潮阶段，在神经支配下，它由于内生殖器官，包括附睾、精囊、输精管、前列腺和尿道等的肌肉收缩所致。这些支配收缩的神经会释放出去甲肾上腺素刺激这些脏器的肌肉产生收缩活动，使人产生快感。射精疼痛是指射精时，发生阴茎、尿道，会阴部或下腹部阴囊等任何一个部位的，阵发性酸痛或隐痛。射精疼痛是常见的临床表现。一般说，它本身并不是一种独立的疾病，而是许多疾病的共有的临床表现。由于射精动作，是由中枢神经发起、周围神经参与，调动全身肌肉并由性器官、性腺活动而完成的一个整体活动，参与性交过程的任何生殖器病症及其他疾病，都可能通过释放痛性介质引起痛性反应。痛觉作为人体的一种保护性反射活动，可引起患者的注意，有助于早期发现潜在的疾病。因此，临床上往往以射精疼痛发现生殖道、尿道及会阴部疾病。另外，性交疼痛会使男性产生严重的恐惧心理，以至于对性交产生惧怕、焦虑情绪。假如长时期性交疼痛的症状不能缓解，会发生精神因素性性功能障碍。因此，门诊医师对性交疼痛应足够地重视，积极探索病因，解除患者的疾苦。

【病因】

正常男性在性高潮期会产生射精反应。射精过程可分为两个阶段：第一阶段，当性刺激引起的性兴奋达到性高潮值时，在脊髓内射精中枢神经的支配下，附睾、输精管、精囊腺、前列腺等器官发生节律性收缩，精液被排至后尿道前列腺段；第二阶段，在会阴部肌群及球海绵体肌产生的节律性收缩下，精液被强大的压力挤压，射出尿道口。在这两个阶段，男性个体因局部组织器官的节律性收缩而产生主观的欣快感，不会出现射精疼痛。出现射精疼痛主要原因有以下几个方面。

1.*行为因素*　有多种情况，如性生活时动作过于激烈，或性行为粗暴；因长时间禁欲而在发生性行为时性兴奋过于强烈；或者短时间内性交次数过频或性交时间过长，造成生殖系统过度工作等，均可导致射精疼痛。由行为因素引起的射精疼痛，经适当休息或处理后，其病情可很快控制并消失，一般不会持续。

2.心理因素　因精神或心理异常，或因环境、性伴侣等方面的影响，出现过度紧张或焦虑等，诱发会阴部肌群痉挛性收缩，而发生性交或射精疼痛；或出现射精后阴茎头部感觉过度敏感，继续性行为时阴茎头出现不适感或疼痛，或出现躯体不适感，不定处的疼痛等，均属心因性射精疼痛。

3.损伤因素　包括外伤和手术损伤两方面。如骑跨伤所致会阴部损伤、尿道损伤、球海绵体肌损伤等未完全恢复或恢复后局部有瘢痕组织形成，在性交时可出现不适或射精疼痛；包皮环切术或包皮系带手术后，因术中小血管结扎处残留线结或皮肤缝合部位瘢痕形成等，均可导致性交及射精时疼痛；男性输精管结扎术后，残留痛性结节者，也易出现射精疼痛。除外，其他生殖系统手术或通过尿道内镜检查、治疗之后，如膀胱镜检查、尿道扩张、前列腺增生组织电切术等，也可引发射精疼痛。

4.生殖系统畸形和疾病　生殖系统的畸形和疾病是本病临床上的常见病因。其中，又以生殖系统的感染为主。

(1)包茎、包皮过长、包皮系带过短等：在性交时，特别是阴茎完全勃起及射精时，可导致明显不适感和疼痛。包皮龟头炎也可引起性交和射精疼痛。阴茎硬结症，又称阴茎结节性海绵体炎，多见于中老年男性，主要特征为阴茎背侧局限性纤维硬结，少数可位于阴茎侧面，勃起时会出现不同程度的阴茎弯曲及疼痛，性交及射精时疼痛明显。

(2)睾丸炎：特别是急性期，因炎症导致睾丸张力增高，有明显胀痛特征。性交及射精时，因性兴奋使睾丸充血及输出小管收缩、提睾肌收缩，可导致疼痛加重；睾丸肿瘤可引起不适感或较为缓和的射精疼痛；鞘膜积液量较大时，也可引发本病。

(3)附睾炎：特别是急性期，因充血肿胀，有明显疼痛，射精时因附睾收缩而疼痛加剧；附睾结核、输精管结扎术后引起的附睾郁积症等，在射精时可有不同程度的不适感和疼痛。

(4)精索炎：单纯由精索炎引起的少见，多为生殖系统其他部位感染蔓延所致，可见精索呈纺锤形或条索状增粗，局部疼痛明显，并可沿精索放射至腹股沟甚至耻骨上或下腹部，射精时疼痛加剧；有射精疼痛，伴输精管增粗且有串珠样结节者，多可考虑输精管结核。

(5)前列腺炎：慢性前列腺炎引起射精疼痛者不多见。急性前列腺炎和慢性前列腺炎急性发作时疼痛较为明显，其特征为性交过程中、射精时及射精结束后的短时间内会阴部、下腹部有隐痛及灼痛或胀痛感。前列腺结石多伴有炎症，主要在前列腺收缩时出现会阴部疼痛加剧。前列腺增生和前列腺肿瘤在射精时也可能会出现不适感，但疼痛少见。

(6)精囊炎：常与前列腺炎并发，急性期有明显会阴、下腹胀痛，射精时疼痛加剧。直肠指诊可能会发现精囊肿大，若有波动感、压痛等特征，揭示有精液潴留。慢性期，射精时有轻微疼痛或不适，且常伴有血精现象。

5.泌尿道畸形和疾病

(1)尿道炎和精阜炎：精阜炎可由尿道炎引起，也可由前列腺炎和精囊炎引起。射精时，因机械性刺激，尿道收缩，引发疼痛。尿道结石本身就是一种对尿道的机械刺激，在性交和射精时因其对尿道黏膜的挤压而造成疼痛加剧。尿道狭窄则因其狭窄部位影响排精通畅，也可能会引起射精不适或疼痛。尿道先天异常如尿道上裂或尿道下裂，同样可能引起射精不适或疼痛。

(2)膀胱炎：膀胱三角区炎症不多见，炎症时局部充血、水肿，炎症刺激症状明显，射精时，膀胱颈部收缩，可造成射精疼痛。膀胱结石，当其位于膀胱颈及附近，或结石嵌顿于膀胱颈时，射精疼痛尤为突出。

6.性传播疾病及其他　部分性传播疾病，如淋菌性尿道炎、阴茎疱疹、软下疳等，因其生殖器或尿道症状，多有明显的射精疼痛；而非淋菌性尿道炎部分患者可有射精不适感或轻微疼痛；其他常见性传播疾病如梅毒、尖锐湿疣等，一般无射精疼痛或症状不明显。此外，其他可能引起射精疼痛的疾病尚有精索静脉曲张、膀胱或尿道异物、阴囊感染、阴茎肿瘤等。也有包皮环切术后，裸露的阴茎头过度敏感，或因阴茎皮肤对避孕套或避孕膏过敏出现过敏性皮炎引发性交及射精疼痛者；以及因阴道内环境发生病理性改变，如炎症所致的酸度改变、白带增多，性交时男性生殖器皮肤受刺激而产生灼痛、瘙痒等；这类疼痛一般主要见于阴茎头部。

【诊断依据】

1.*病史*　查询病史，首先应在与患者交谈中理解患者对私生活难以启齿的心理，应以亲切而诚恳的态度获得患者的信任，并严守职业道德。询问中应注意了解患者性生活习惯、频率、性兴奋程度、避孕措施、夫妻感情及是否存在性交压力或紧张、焦虑等心理状况，以排除较为明确的行为和心理因素病因。此外，应详细了解患者性交或射精时疼痛的部位、性质、特征及程度和与之相关的症状、体征，以及既往有无泌尿生殖系统的损伤和手术史等。

2.*体格检查*　初步排除行为或心理因素所致射精疼痛后，应根据患者的病史陈述对其生殖器官进行详细检查。通过此项检查并结合病史，常见疾病如包茎、包皮过长、包皮系带过短、包皮龟头炎、附睾炎、附睾及输精管结核、睾丸炎、精索炎、精索静脉曲张、输精管痛性结节、阴茎硬结症、尿道先天异常等，可初步明确。肛门指诊也是一个重要检查手段，既能了解肛门直肠部可能引起本病的疾病或症状，又可了解前列腺情况，如了解前列腺是否增生、有无压痛、有无可疑结节等；偶可扪及精囊，了解精囊情况；同时，可行前列腺按摩收集前列腺液（急性前列腺炎禁忌），进行实验室检查。

3.*辅助检查*

（1）实验室检查：尿液化验可协助尿道膀胱炎诊断，尿道分泌物细菌学检查可帮助诊断淋菌性尿道炎，尿道分泌物支原体、衣原体检查可帮助诊断非淋菌性尿道炎，前列腺液检查可协助诊断前列腺炎综合征，前列腺液菌落计数定量培养法有助于诊断是否属于细菌性前列腺炎，并能指导治疗；血液酸性磷酸酶及PSA等测定有助于前列腺肿瘤的诊断。

（2）X线检查：腹部平片、尿路造影可明确诊断尿道狭窄、尿道结石、膀胱结石、输尿管结石及前列腺结石等疾病。

（3）超声检查：可协助诊断前列腺增生、前列腺癌、前列腺结石、附睾炎、附睾结核、睾丸炎、精索静脉曲张、鞘膜积液等疾病。

（4）内镜检查：协助或明确诊断尿道狭窄、尿道结石、膀胱结石、膀胱炎及前列腺增生等疾病。除外，还可根据需要选择相应检查手段，如阴茎癌、前列腺癌可考虑活组织检查，前列腺、精囊、睾丸等器官的CT检查等。

【治疗】

1.*一般处理*　根据病情及治疗需要，停止性生活直到病情缓解或痊愈，注意调节情绪，增强治病信心。饮食上禁忌酒类、辣椒等刺激性食物。急性期宜卧床休息，并根据病情对症处理。

2.*行为疗法*　由于性行为不当而引起的射精疼痛，一般在去除不当性行为后，症状会随之消失，无须特殊处理。如增强性生活的和谐，避免干燥或粗暴性交，或性交时使用润滑剂；调整性交频率，避免性交时间过长，或禁欲数天。

3.*心理治疗*　由心理因素引起的射精疼痛，以心理治疗为主，也可以结合行为疗法。医生通过对患者精神心理的了解，进行相关的性生理、性心理乃至性适应的辅导和答疑，以改变或改善其情绪，消除不良心理、树立治病信心转移其集中在性问题上的注意力，缓解紧张、焦虑、不安等心情，也可根据需要夫妻双方同时进行心理辅导。必要时，也可酌情服用抗焦虑药物。

4.手术治疗 如包茎、包皮过长、包皮系带过短、尿道先天异常、尿道狭窄、输精管结扎术后痛性结节、精索静脉曲张、鞘膜积液、前列腺增生、泌尿系结石、生殖器肿瘤、阴茎硬结症等引起的射精疼痛，可考虑手术治疗。

5.药物治疗 如泌尿生殖系结核可采用抗结核治疗。部分泌尿系结石、前列腺增生、阴茎硬结症等疾病也可采用药物治疗。生殖系肿瘤可放疗、化疗。泌尿生殖系炎症是射精疼痛最常见的病因之一，可采用抗菌药物治疗。在药物选择方面，磺胺类药物不良反应大，过敏反应多，已较少被采用；而男性泌尿系统感染和生殖系统感染往往并存，广谱青霉素类和氨基糖苷类抗生素对部分泌尿系统感染有效，由于其耐药菌株不断增加且此两类抗生素均为水溶性，对生殖系统组织穿透力差，故亦较少采用；目前，可供选择的主要有喹诺酮类药物如环丙沙星、氧氟沙星、左氧氟沙星、司帕沙星等，红霉素类药物如罗红霉素、阿奇霉素等，头孢菌素药物如头孢噻肟、头孢曲松等。

射精疼痛是以症状命名的疾病名称，临床多种泌尿生殖系统疾病均可导致性交、射精疼痛，所以，在诊断和治疗方面，不能将其视为一个单纯的疾病，应注意综合考虑，并根据疾病需要选择有价值的诊断和治疗方法，以求获得满意疗效。

（蔡 恂）

第七节 男性不育

世界卫生组织（WHO）规定，夫妇同居 1 年以上，未采用任何避孕措施，由于男方因素造成女方不孕者，称为男性不育。男性不育症可分为绝对不育和相对不育两种。前者指完全没有生育能力，如无精子症患者就属这一类。后者指有一定的生育能力，但生育力低于妊娠所需要的临界值，如少精子患者、精子活力低下症患者等。根据不育症的发病过程，又可分为原发不育和继发不育，前者指夫妇双方婚后从未受孕者，后者是指男方或女方有过生育史（包括妊娠和流产史），但以后由于疾病或某种因素干扰了男性生殖的某环节而致连续 3 年以上未用避孕措施而不孕者。

【诊断方法】

根据 WHO 男性不育诊断程序表，男性不育病因诊断可分为 16 类。

1.性功能障碍 包括勃起功能障碍、性交过频和过少、不射精、早泄（包括因解剖异常，如尿道下裂而使精液不能排入阴道）、逆行射精（精液不排出体外而逆行进入膀胱，这些患者收集性交后的尿液检查可发现精子）。

2.根据精子和精浆检查来确定诊断

（1）男性免疫性不育：50％活动精子有抗精子抗体包裹，这类患者须做其他辅助检查。

（2）不明原因不育：性功能正常，精子和精浆检查正常。

（3）单纯精浆异常：这类患者未发现有附属性腺感染或其他疾病，单纯精浆异常引起不育的意义不清楚。

3.具有肯定病因的男性不育病因分类 具有影响男性生殖的肯定病因而精液检查又属无精子症或精子和（或）精浆异常者。

（1）医源性因素：由于药物或手术等医疗的原因造成精子异常。

（2）全身性原因：具有全身性疾病、酗酒、吸毒、环境因素，近期高热或纤毛不动综合征（精子活力差，伴有慢性上呼吸道疾病等病史)。

(3)先天性异常:包括隐睾或细胞核型异常引起精子异常,以及由于先天性精囊和(或)输精管道发育不全引起的无精子症,以及其他影响生育能力的先天性疾病。

(4)后天性睾丸损害:腮腺炎引起睾丸炎或其他引起睾丸损害因素造成睾丸萎缩、睾丸体积<15ml,同时出现精子异常者。

(5)精索静脉曲张,同时伴有精子和(或)精浆异常造成不育,如有精索静脉曲张而精液分析正常者则应按不明原因不育分类。

(6)男性附属性腺感染不育:如果患者有少精子症、弱精子症或畸形精子增多症且具备下列标准时,可诊断。①病史和体征:尿路感染的病史;和(或)附睾炎病史;和(或)附睾检查发现增厚或触痛;和(或)输精管增粗;和(或)肛门检查异常。②前列腺液检查:前列腺按摩液异常;和(或)前列腺按摩后尿液异常。③精液检查表现为:白细胞$>1\times10^6$/ml;和(或)精液培养出现致病菌显著生长;和(或)精液检查出现外观异常;和(或)黏度、和(或)PH、和(或)生化检查异常。

具备以上各项检查,且存在下列任何组合,可诊断为男性附属性腺感染不育:前列腺炎的病史或体征;或精液检查异常的病史或体征;或前列腺炎表现伴随射精精液异常;或在每份精液检查中至少两种异常。也就是:①和②中之一;或①和③中之一;或②和③中之一;或在每次射精时存在③中之二。

(7)内分泌原因:可能有性腺功能低下的体征,血性激素测定 FSH 正常,而睾酮低或 PRL 测定反复增高。这些病变须进一步检查以明确诊断,如视野、蝶鞍扫描、LHRH、TRH 等。

4.其他　没有查出肯定的病因而仅仅出现精液检查异常的,如少精子症、弱精子症、畸形精子增多症或无精子症,按下列标准诊断。

(1)特发性少精子症:有精子而精子密度$<20\times10^6$/ml。

(2)特发性弱精子症:精子密度正常而快速前向运动的精子<25%。

(3)特发性畸形精子症:精子密度和活力正常,但精子头部正常形态<30%。

(4)梗阻性无精子症:精液检查无精子,而睾丸活检证明曲细精管有精子发生,若不做睾丸活检可凭睾丸体积正常(总体积≥30mf)而 FSH 也正常来做出初步诊断。

(5)特发性无精子症:没有查明原因而精液中无精子,同时伴有睾丸体积缩小(睾丸总体积<30ml)、FSH 增高,或做睾丸活检证实曲细精管无精子发生。

检查包括体格检查(分为全身检查及生殖器官检查)和精液检查、精液的生化检查、男性生殖系统细菌学和脱落细胞学检查、内分泌检查、免疫学检查、染色体检查及 X 线检查(输精管精囊造影,尿道造影,头颅摄片)、阴囊探查术和睾丸组织病理检查。

【治疗措施】

1.共同治疗　不育夫妇双方共同治疗。

2.预防性治疗　为了防止以后引起男性不育应着重注意以下几点:①预防性传播性疾病;②睾丸下降不完全者,应在儿童期做相应处理;③安全的环境,避免对睾丸有害因子及化学物品的接触;④如采用有损睾丸的治疗,包括某些药物如肿瘤化疗等,在用药前将患者的精液冷藏。

3.非手术治疗

(1)特异性治疗

①促性腺激素治疗。

②脉冲式 GnRH 治疗——“人工下丘脑”。

③促进内源性促性腺激素分泌。

④胰激肽释放酶。

⑤睾酮反跳治疗。

⑥其他内分泌治疗。

(2)半特异性治疗

①免疫性不育治疗:采取避孕套,洗涤精子行人工授精,肾上腺糖皮质激素。

②对男性附属性腺炎症与不育之间的关系尚存争议。

(3)非特异性治疗。

4.手术治疗

(1)提高睾丸精子发生的手术。

(2)解除输精管的梗阻。

(3)解除其他致使精液不能正常进入女性生殖道因素的手术。

(4)其他全身性疾病而致男性不育的手术。

5.医疗辅助受孕技术

(1)丈夫精液人工授精(AIH)。

(2)体外受精胚胎移植术(IVF-ET)。

(3)显微操作辅助受精技术(ICSI)。

(4)供者精液人工授精。

6.其他治疗　阴囊低温疗法。

(陈保春)

第十七章　泌尿系统其他疾病

第一节　梅干腹综合征

梅干腹综合征主要包括:先天性腹壁肌肉的缺陷或缺如、巨大无张力的膀胱与扩张、迂曲的输尿管、双侧隐睾。由于该综合征涉及腹壁肌肉、泌尿系和睾丸,常称为三联征,也称 Eagle-Barret 综合征。发生率为成活婴儿的 1/35000～1/50000,95%发生于男性,孪生、黑人和年轻母亲的危险性更高。

出生即存在典型表现的婴儿长期生存率差,绝大部分死于泌尿系脓毒血症、肾功能衰竭或两者兼而有之。尽管目前这种患儿的预后有所改善,但仍然存在争议。有研究认为,积极的泌尿系重建手术可能提高这些患儿的生存和生活质量,另一些则主张有限的手术甚至不做手术。

女孩腹壁肌肉缺陷极为罕见,同时发现特征性泌尿系畸形更属少见。事实上,完全性综合征几乎都发生于男孩。梅干腹综合征的婴儿可在正常的妊娠后出生。梅干腹综合征的临床表现具有以下特征:皮下组织稀少,腹壁薄而松弛,使腹壁形成皱痕,似枯萎的梅干,从腹壁可清晰地看到肝下缘、脾脏、小肠和膨胀的膀胱。

梅干腹综合征的原因至今不明。有学者认为原发性中胚层的发育不良可解释腹壁缺陷和泌尿生殖系的畸形。

一、病理生理学

1.泌尿生殖系异常

(1)肾脏:肾脏可能正常,但与梅干腹综合征有关的两种异常是肾脏发育异常和肾积水。50%以上的患者存在发育异常,但可有变异,也可无症状,如一侧肾可为完全发育异常的多发性囊肿,而对侧肾可完全正常。这一特点是决定预后的重要因素,在伴有尿道狭窄、巨尿道或先天性肛门闭锁者中更严重。

多数梅干腹综合征患者存在不同程度的肾积水,积水的严重程度与腹壁缺陷程度似乎无关。肾盏的扩张是随机或普遍的,肾盂可为正常大小或有扩张。肾积水的严重程度常常较输尿管扩张程度轻。肾实质较厚,虽然这些发现对预后有一定的意义,肾积水的机制与其他梗阻性尿路病变的特点存在差异。偶尔可见肾盂输尿管连接部梗阻。对于已经存在肾发育异常而受损的肾实质来说,反复感染往往是最大的威胁。

(2)输尿管:输尿管异常表现为输尿管迂曲、节段性、巨大扩张,也可见正常大小或狭窄的节段。近端输尿管常具备比较正常的外观。镜检时,输尿管平滑肌细胞数量减少,并由纤维结缔组织替代。输尿管近端的平滑肌细胞可见正常结构。

梅干腹输尿管存在多种机械性不良因素，输尿管的严重扩张妨碍了有效推动尿液所必需的管腔的连接。正常输尿管通过细胞内连接，将传导波从一个平滑肌细胞向另一个平滑肌细胞传播。而在梅干腹综合征的输尿管，当兴奋波到达数量减少的平滑肌细胞群时被胶原网分隔，由于肌丝成分异常而不能形成有效的收缩。在透视下观察证实，这些输尿管蠕动的节律有明显的抑制，甚至无蠕动功能。上尿路尿液的滞留增加了感染的机会。

(3)膀胱及脐尿管：输尿管从后外侧进入膀胱。若能辨别输尿管嵴，则输尿管口间距增大，且常常不对称。因此，膀胱输尿管反流发生率高达85%也不足为奇。如膀胱平滑肌被结缔组织替代，则膀胱壁严重增厚。但肉眼未见与梗阻相一致的小梁形成，神经无异常。大容量的膀胱常常拉长，有宽大的脐尿管憩室，形态如沙漏。脐尿管未闭最常见于尿道闭锁的患儿，但也可在无明显的尿道梗阻的患儿中发生，

膀胱压力测定常显示逼尿肌顺应性良好，终末充盈压正常，膀胱功能甚佳。但充盈过程中首次排尿感延迟，膀胱容量为正常人的2倍以上。排尿期的结果更不一致，由于常存在膀胱输尿管反流和逼尿肌收缩力的下降，逼尿肌收缩能力减低。尽管如此，约50%的患者仍可自行排尿，少数排尿压正常，尿流率正常，排尿后剩余尿极少。在大多数排尿后有明显剩余尿量者，常无出口梗阻的解剖学或动力学依据，排尿压也不升高。剩余尿的产生是逼尿肌收缩和尿道正常出口阻力之间不均衡造成的“排尿不平衡”，可做尿道内切开以降低尿道阻力，改善排尿效率。

(4)尿道：大多数梅干腹综合征患者的前尿道和阴茎正常，但有尿道下裂、阴茎扭转、阴茎弯曲、阴茎不发育的病例报告。其中，先天性巨尿道(特征为前尿道扩张而无远端梗阻)发生率增多。舟状窝变异提示海绵体发育不良，导致尿道扩张，阴茎海绵体和龟头正常。较严重的梭形巨尿道涉及尿道海绵体和阴茎海绵体的发育不良，排尿时整个阴茎呈梭形扩张。

梅干腹综合征伴尿道闭锁常预示预后不良。在子宫内膀胱经开放的脐尿管减压，可使患儿存活，但对肾和肺功能有不同程度的损害。有研究发现，部分患儿在宫内发生自发性膀胱经皮破裂、瘘管形成，以利于肺和肾的发育。

(5)睾丸：双侧隐睾是梅干腹综合征的典型特征之一，多数患者双侧睾丸位于腹腔内，在输尿管前的盆腔近骶髂关节水平处。有研究发现梅干腹综合征的男性患者可罹患睾丸生殖细胞肿瘤。

2.泌尿生殖系统外异常 梅干腹综合征常伴有泌尿生殖系统以外的异常，除腹壁缺损为本症的特点外，75%的患者存在其他临床表现。

(1)腹壁缺损：尽管大多数患儿有相似的外观，但腹壁缺损的严重性并不一致，常呈不对称分布。腹壁肌肉多表现为腹部下缘和内侧部分缺失，而上部腹直肌和腹外斜肌发育正常，肌肉的缺陷可从轻度发育不全至完全缺失。此外，尽管肌肉层比较薄，但排列正常，有时会融合形成单一的纤维层，神经分布完整。组织学和超微结构观察到明确的非特异的肌病理变化，如肌纤维粗细变异伴萎缩及增生纤维的排列紊乱，肌纤维周围纤维组织增多、脂肪浸润；超微结构水平的持续紊乱，如肌原纤维杂乱、线粒体增殖等。

上述变化在临床表现为松弛而累赘的腹壁，腰部膨出，肋下缘继发性外翻。由于下胸壁支持较差，影响了有效的咳嗽机制，患儿易发生呼吸道感染，且难以进行仰卧起坐。婴儿具有典型的皱褶腹壁外观，但大年龄的患儿则“大腹便便”。缺损腹壁的修复手术难度不大，虽然缺乏缝合层次，但愈合满意，罕有伤口裂开和其他并发症。

(2)肺部：梅干腹综合征婴儿的肺部状况特别重要，各种肺部并发症均可威胁生命。胎儿肺发育不全伴羊水不足则更为严重。纵隔气肿或气胸常发生于肺发育不全患儿，这类新生儿常死于肺衰竭。患儿若能安然度过新生儿期则肺可继续生长，最终达到充足的容量。随着患儿年龄的增大，由于腹壁肌肉的缺陷，仍将存在呼吸隐患。

其他主要肺部并发症包括发生肺不张和肺炎的可能。由于腹部是呼气强有力的支持结构，而梅干腹综合征患儿有效咳嗽的能力降低，故在黏稠脓痰时易发生并发症。已有相关麻醉并发症的报道，须谨慎应用镇静剂和止痛药物，以免抑制呼吸。窒息监护仪对这些新生儿的监测十分重要。

(3)心脏：梅干腹综合征患儿房间隔缺损、室间隔缺损和法洛四联征的发生率增高，其心脏异常的发生率约为10%。

(4)胃肠道异常：大多数梅干腹综合征患儿存在肠旋转不良，肛门闭锁少见，曾有裂腹畸形和结肠肥大的报道。便秘继发于腹壁肌肉结构缺陷，可引起获得性巨结肠。

(5)骨骼畸形：骨骼畸形的发生率为30%～45%。马蹄内翻足发生率26%，髋关节发育不良占5%，脊柱侧弯占5%。鸡胸和漏斗胸也相当常见。羊水过少胎儿受压被认为是导致各种肢体畸形的原因。较严重的畸形包括下肢发育异常，甚至罕见的无肢畸形。由于仅下肢受累，提示发病机理为膨胀的膀胱压迫了髂血管从而影响下肢血供所致。

二、临床表现与进展

1.产前诊断　超声在妊娠14周时即能成功做出梅干腹综合征的产前诊断，特征为输尿管扩张、膀胱膨胀、腹周不规则扩增，在30周时显示得更清楚。在临床实践中，将梅干腹综合征胎儿与原发性膀胱输尿管反流或后尿道瓣膜进行鉴别是困难的。诊断的不确定已导致至少26例梅干腹综合征应用了宫内引流手术，但出生后的肾功能并无明显改善，值得注意的是胎儿的肾功能在发现前已开始损害。

2.新生儿期　尽管所有病例均应由儿科医师或新生儿医师在常规产后检查中发现，但在病变的严重性与寻求泌尿外科意见的迫切性之间存在很大的差异。梅干腹综合征的轻重程度不一。

Ⅰ型包括严重的肺发育异常或明显肾发育异常的新生儿，任何一种异常均不能存活超过1天。有的婴儿伴脐尿管未闭和尿道完全梗阻，严重者是死胎。重度羊水过少的胎儿具有肾脏不发育的特征，如Potter面容，出生时血清肌酐正常，以后持续上升。若这些婴儿能安然渡过肺发育不良难关，稍后亦会死于肾功能衰竭。引流术仅能引流出非常少的稀释尿液，患者成活机会极少，因此可进行膀胱造瘘等简单的引流手术。

Ⅱ型在新生儿期有成活的可能。患儿具有典型的尿路病变，伴尿路的弥漫性扩张和肾积水，可能存在肾发育异常，但为一侧性或比第1型病变中所见的程度轻。大多数患儿能从膀胱排尿且不费力。有些患儿因腹部过度膨胀而不能正常生长。所有这些婴儿在任何检查前应转院至具备小儿泌尿外科医师、小儿肾脏病医师和其他新生儿专家的医学中心。

Ⅲ型包括确定存在本症但相对程度较轻或特征不完全的婴儿。存在某些尿路病变，但肾实质、肾功能正常，尿滞留不明显。对这类患儿公认的做法是可能不需要任何泌尿系重建手术，但今后可能出现上尿路进行性恶化的体征，尤其是常发生尿路感染。这些患儿也有隐睾治疗的指征，所有成活的婴儿需长期随访。

3.婴儿、幼儿和青春期　现已证明婴儿期的最低点肌酐值是预测长期肾功能的有效指标。如果肌酐最低值在7mg/L以下，除非肾盂肾炎进一步损害肾功能，肾功能在儿童期比较稳定。应反复强调定期监测尿培养和及时治疗尿路感染的重要性，但在尿路扩张和尿液滞留的情形下，感染的机会始终存在。对尿液反流未作纠正的患儿，应建议行包皮环切术和预防性使用抗生素。

尽管做了各种努力，高达30%的患儿在开始检查前即存在肾功能损害，他们在儿童期或青春期会出现慢性肾功能衰竭。为了这些患儿的正常生长和发育，有必要做肾移植，成功率与其他的配对年龄组相似。

大多数肾功能正常者生长如常，但也有未观察到肾功能损害的病例组中1/3的患儿第二性征发育正常，但生长延迟。

4.成人期　虽然在新生儿期和婴儿期即可早期诊断梅干腹综合征，但偶尔有病例在成人才出现相应表现。肾功能衰竭伴高血压是其主要症状。已有患者仅稍作治疗或未治疗而成活多年但最终死于脓毒血症的报道。

5.女性综合征　从严格意义上说，只有男性才包含完全的梅干腹综合征，但有报道约3%的病例发生于女性。缺损累及腹壁、膀胱和上尿路，迄今病例报道还不到20例，多数女性患者存在不完全综合征，上尿路正常。处理原则上同男性患者。

6.不完全综合征　虽然典型的男性腹壁缺损患者具有正常泌尿系统极其罕见，反之却不少见。有些"假性"梅干腹综合征患者具有正常或相对正常的腹壁，但存在泌尿系统的部分或所有的缺陷，包括肾脏发育异常或形态异常、输尿管扩张和迂曲。这些患儿仍易发生肾功能恶化。

7.遗传　不协调的性别比例、偶尔发生于男性同胞兄弟或堂表兄以及极少数患者具有染色体核型异常等均提示梅干腹综合征存在遗传基础的可能性。门德尔遗传类型包括常染色体异常、X染色体异常和多基因传递，但大多数病例为散发，染色体核型正常。在所有证实为单卵双生的孪生兄弟中观察到的绝对不一致是反对遗传学说的最强有力证据。有文献报道染色体与Turner综合征相关。

三、诊断

这类新生儿患者鲜为真正的泌尿科急症，最紧急的情形是心肺功能受损。必须排除肺部并发症包括肺发育不全、纵隔气肿、气胸和心脏畸形。待病情稳定后，可行泌尿科体格检查和超声检查。通过菲薄的腹壁可扪及肾脏大小和扩张的上尿路，应观察婴儿排尿情况以及是否存在脐尿管未闭。超声检查可进一步提供肾实质、集合系统、输尿管和膀胱的状况。完成早期的泌尿科检查如连续的血电解质、血清肌酐和常规尿培养测定，也可进行初步的骨科检查。如可自行排尿且肾功能稳定，则可延缓其他检查。除非急需临床结果，应避免需插管和潜在细菌感染的影像学检查。然而，如排尿功能受损或肾功能不全，偶尔发生的尿道梗阻可使用排尿性膀胱尿道造影检查来评估。进行侵袭性检查时，无菌操作至关重要。

新生儿期分型评估很明确，目前的共识为Ⅰ型患儿预后极差，Ⅲ型患儿除处理隐睾外，无须治疗。Ⅱ型病变的严重性存在梯度，需个体化处理。病情稳定的婴儿可观察，连续测定电解质、肌酐、尿培养和超声检查。4～6周时可完成肾功能评估和引流手术，使过渡期的肾实质成熟。应用^{99m}TcDMSA肾扫描可评估肾实质的完整性，应用^{99m}TcDTPA或^{99m}TcMAG3评估肾脏的清除和引流能力。当肾功能减退或严重扩张影响了放射核素的检查结果时，可做Whitaker试验。在顽固性感染或肾功能恶化时，必须早期施行尿流改道术。

四、梅干腹综合征的治疗

积极手术干预的动机开始是来自于Ⅱ型婴儿预后不良的观察。20%为死胎或在新生儿期死亡，另外的30%在2岁以内死亡。有学者汇总了1950—1970年文献报告的病例，在56例定期追踪做或不做手术干预的患儿中，86%死亡，表明较积极的方法对改善梅干腹综合征患儿的预后是必要的。随着对感染和进行性肾功能不全的认识，提倡手术重建以矫正泌尿生殖道的解剖和功能。早期裁剪修正泌尿系统以减少滞留，消除反流或梗阻，包括缩短输尿管、裁剪形成锥形和输尿管膀胱再植术、膀胱减缩成形术等。婴儿3

个月时进行重建手术最佳,此时肺比较成熟。这一方案在解剖和功能改善方面均获得了成功,肌酐值和放射学表现稳定,感染发生次数减少。

目前主张采用改良的有限的手术干预方案。提倡者主张菌尿患者进行药物处理并密切随访,仅在证实存在梗阻或顽固性感染时才采用手术干预。对梅干腹综合征患儿膀胱输尿管反流的处理仍存在不同的意见和观点。有研究认为,纠正重度反流是明智的,但也有文献发现,应用保守方法处理的梅干腹综合征患儿,11 例从婴儿期随访,最长达 24 年,期间 9 例情况良好,仅数次尿路感染,他们均具有正常的排尿和正常的肾功能。Ⅲ型患者非常适于这一方法。

1.非手术治疗　在排除了梗阻和膀胱输尿管反流后,对上尿路和下尿路有明显扩张但肾功能正常者,可采用非手术治疗,但需密切随访可能发生的尿路感染,持续监测肾功能以及常规放射学检查。通常可应用预防性抗生素,每个月一次尿常规,必要时做尿培养。对上尿路进行监测,了解尿路扩张有无加重,以放射核素检查了解有无梗阻。怀疑梗阻而不能应用常规检查明确时,应采用 Whitaker 试验进一步评估。

2.梅干腹综合征的手术处理　梅干腹综合征的手术矫治包括 3 个方面:尿路重建、腹壁重建以及睾丸固定术。尿路重建的指征为进行性或严重肾积水、反复上尿路感染、尿路梗阻或进行性肾功能衰竭。对于新生儿和病情严重的患儿,可考虑暂时性尿流改道。

(1)膀胱输尿管功能障碍

A.暂时性尿流改道:改善梅干腹综合征婴儿预后的较早期措施为对肾功能稳定的婴儿常规进行尿流改道,随后做广泛的尿路重建术。当存在顽固性感染或肾功能恶化时,必须考虑暂时性尿流改道手术。此时应首先做膀胱皮肤造瘘术。膀胱造瘘术相对简单,但十分有效,若今后有指征行广泛重建术也不会产生很大影响。手术经脐与耻骨联合之间做小横切口,皮肤和腹直肌鞘切开一小的椭圆形,游离膀胱顶部后,将其从切口牵出。膀胱与腹直肌鞘和皮肤缝合固定,形成小的膀胱造口。尿液自由地引流至尿布垫上,不必使用集尿装置或导管。在今后进行较广泛的重建手术前,膀胱造瘘也是十分实用的初步的引流手术。肾盂皮肤造瘘术作为一种近端引流的形式,可应用于肾盂输尿管连接部梗阻或输尿管膀胱连接部梗阻的患者和持续感染的患者,虽然不如膀胱造瘘术简单,但仍较方便,对每个肾脏均有良好的引流作用,且在手术时可同时进行肾脏的检查和活检,以后还可用于评估分肾功能,有助于重建手术。应避免近端输尿管造口,以免损伤以后重建手术中将会应用的输尿管节段。

B.输尿管重建术:对于梅干腹综合征患者进行广泛的泌尿道重建手术的作用目前还存在争议,因为有些患者未做广泛的重建手术也能很好生存,而另一些在不成功的手术后反而产生不良影响。重建手术的成功与否,很大程度上依赖上端数厘米的输尿管,这些输尿管的扩张和迂曲程度轻,形态学上比远端输尿管更佳。精细的手术技术和输尿管裁剪及再植术均是必需的原则,如做隧道时将膀胱提升较困难,可采用膀胱肌瓣法,以提供适当长度的黏膜下隧道。尽管存在困难,经验丰富的医师也可提高这种手术的成功率。重建手术在新生儿一期完成,年龄稍大的婴儿或儿童可一期或分期完成。

(2)膀胱尿道功能障碍

A.膀胱缩减成形术:通过膀胱重新塑形,膀胱缩减成形术的目的是使收缩力差的逼尿肌发挥最佳作用。积极的手术方法不仅须切除宽大的脐尿管憩室,还须进一步切除膀胱顶部或折叠多余的逼尿肌,使膀胱形态呈圆形。手术的益处在于切除排空差的管样膀胱顶部可缓解脐尿管牵拉引起的逼尿肌非同心圆收缩。膀胱呈圆形后,逼尿肌收缩可造成最大的膀胱内压。积极的膀胱成形术可达到排尿动力学的初步改善,但长期随访中还未有证据表明这种改善可持久,膀胱容量过大者会复发。目前膀胱缩减成形术应限于单纯将巨大脐尿管憩室切除,

B.尿道内切开术:对极少数确实存在尿道解剖上梗阻,以及压力流量测定提示尿动力学上尿道梗阻的

患者，有指征进行尿道内切开术。此手术已扩大至包括由于膀胱尿道功能不平衡造成的大量残余尿的患儿。通过降低尿道阻力可提高尿流率，改善膀胱排空功能。对残余尿量进行性增加、有膀胱输尿管反流或输尿管扩张日趋严重的患儿可考虑进行该项手术。已有报告显示术后可降低尿道静止压、提高尿流率并减少残余尿、降低感染率，甚至可在放射学上观察到上尿路的改善。

C.巨尿道的修补：极少数的患儿前尿道巨大扩张，需做手术将其缩小至正常口径。通常病变仅累及阴茎段尿道，尿道外口和龟头部正常。沿冠状沟做环形切口将阴茎包皮脱套，以提供最佳暴露，将多余的尿道壁切除，围绕导尿管重建尿道，然后将阴茎皮肤回复缝合。对较严重的病例，有必要根据尿道下裂修补的原则，从尿道口开始将多余的皮肤和尿道切除，再进行重建手术。

(3)隐睾的处理：为了维持生殖细胞群和保护生精功能，目前所有患者的睾丸固定术常在婴儿期进行。梅干腹综合征患者潜在的生育力有明显损害，但睾丸中存在生精功能，早期睾丸固定术后可产生成熟精子，睾丸激素功能可使患儿正常发育。因此，大多数患儿应争取做睾丸固定术。

(4)腹壁重建手术：应当认识到矫正腹壁缺损是梅干腹综合征患儿治疗的重要部分。这种重建术不仅可明显改善自身形象，还可改善膀胱、肠道和肺的功能。外用支持装置作为非侵袭性矫正腹壁的方法仍然可使用。但多数家长和患儿更明确地希望矫正腹壁缺损。目前有三种腹壁重建手术方法：

A.Randolph 技术：Randolph 等采用的手术涉及全层切除异常区域。采用横切口从 12 肋尖向下达耻骨联合，再向上回至对侧 12 肋尖。将多余的皮肤和缺陷的筋膜作标记并切除，较健康的筋膜缝合至髂前上棘、耻骨结节和筋膜。这种手术对减小腹部突出相当成功，保留了腹前肌肉和神经供应，但并不增加腹壁的厚度。侧面膨出仍未矫正。

B.Ehrlich 技术：Ehrlich 技术和 Monfort 技术采用垂直折叠腹部筋膜，消除膨出，增加腹壁厚度，形成正常的体格。Ehrlich 技术作中线切口，随后从纤薄的肌肉和筋膜层上提起皮肤和皮下组织，向对侧缝合形成双侧重叠。保留脐孔需游离带腹壁血管的血管蒂，在关闭皮肤时恰当定位。

C.Monfort 技术：Monfort 腹部成形术采用垂直椭圆形的切口，从剑突至耻骨游离多余的皮肤，将其下的筋膜提起一并切除。脐孔用第二个环形切口留在原位不移动。从腹直肌侧面进入腹腔，注意在切口上端和下端勿损伤腹壁下血管，两侧筋膜向中心重叠，使腹壁的厚度增加。

（邵长山）

第二节 盆腔脂肪增多症

盆腔脂肪增多症是一种少见的良性疾病，以盆腔内直肠、膀胱周围间隙中成熟的脂肪组织大量增生为特征。1959 年 Engels 第一次描述了该病。盆腔脂肪增多症患者的平均年龄为 48 岁，男女比例为 18∶1。

一、病因

盆腔脂肪增多症的病因不明。在盆腔脂肪增多症患者中，有超过 50%的患者属肥胖患者。所以肥胖可能在盆腔脂肪增多症中起一定作用。盆腔脂肪增多症可能有潜在的遗传学倾向。

二、临床表现

盆腔脂肪增多症病变部位和范围不同，表现出的临床症状也不同。约 50%的盆腔脂肪增多症患者有下尿路症状，这可能与病变所致膀胱出口梗阻和其他膀胱动力学改变等因素有关。25%患者有以便秘为主的肠道症状。耻骨上区、肾区及侧腹部不适（可能是上尿路积水所致）亦可以是最初的症状。合并腺性膀胱炎时可出现下尿路症状和血尿。这些非特异性症状往往导致诊断的延误。查体可能发现耻骨上区包块、前列腺位置抬高及边界不清的盆腔包块。三分之一的患者同时合并高血压。

临床上可将盆腔脂肪增多症分为两类。第一类为体型矮胖的年轻男性，有下尿路刺激症状和盆腔不适、高血压或增殖性膀胱炎。这一类患者更易出现进行性加重的输尿管梗阻。第二类患者为偶然发现盆腔脂肪增多症的老年男性，这类患者病情进展缓慢。然而，由于输尿管梗阻可能进展，所以需要长期随访。39%的患者最终需要处理尿路梗阻。

三、诊断

盆腔脂肪增多症诊断主要依靠体检和影像学检查，其中X线、CT及MRI为主要的诊断方法。

影像学检查可因病变范围和部位不同有各种表现。腹平片可能见到盆腔透亮度增高。IVP见到膀胱呈特征性"倒梨形""泪滴形"或"葫芦形"外压性拉长改变，膀胱底部抬高；同时可表现为上尿路积水。CT可以很清晰地显示盆腔脂肪增多的范围和部位，亦可观察脂肪压迫膀胱、直肠、输尿管的程度，故能很好地诊断该病。但如果病变区域的密度不均、CT值出现正值、增强或边界不清，应怀疑是否有盆腔肉瘤的可能。MRI也可用于该病诊断，特别适合于因上尿路积水所致肾功能不全而无法使用造影剂的患者。

由于盆腔脂肪增多症患者上尿路积水可以由脂肪压迫直接导致，亦可合并或继发于下尿路梗阻，而对于这两种上尿路积水的治疗原则不同，所以对于合并上尿路积水，特别是同时或先后发生的双侧上尿路积水的患者，应行尿动力学检查，了解膀胱出口梗阻情况、膀胱感觉和顺应性，并进行加利尿剂的肾放射性核素动态扫描，了解上尿路梗阻为动力性或机械性、梗阻程度及分肾功能。

因75%的盆腔脂肪增多症患者可以发现增殖性膀胱炎，其中40%为腺性膀胱炎，所以对盆腔脂肪增多症的评价还应包括膀胱镜检查。如果伴有腺性膀胱炎，应坚持定期膀胱镜检查。由于患者可能有前列腺部尿道延长、膀胱颈抬高及盆腔固定，操作时可能造成膀胱镜插入困难。据统计，盆腔脂肪增多症患者行膀胱镜检查时，有24%的患者膀胱镜插入困难，18%的患者检查时膀胱镜无法进入膀胱。因此，如条件允许，可试用软膀胱镜检查。

本症主要与腹膜后纤维化、腹膜后脂肪瘤及脂肪肉瘤等鉴别。腹膜后纤维化为腹膜后广泛病变，为非脂肪密度或信号；腹膜后脂肪瘤多较局限，边界较清楚；腹膜后脂肪肉瘤则好发于肾周围。MRI及CT鉴别不甚困难。

四、治疗

应用保守治疗（如减肥治疗、药物治疗等）的患者应密切随访，如发现病情进展，应尽早外科治疗。

针对上尿路梗阻的外科治疗应综合考虑梗阻原因、程度、预后及患者的要求。对于上尿路梗阻同时合并下尿路梗阻或继发于下尿路梗阻的情况，首先应排除前列腺增生、尿道狭窄、膀胱颈挛缩及腺性膀胱炎等原因所致梗阻，明确为盆腔脂肪增多症所致下尿路梗阻后，原则上应尽早进行尿流改道（如回肠膀胱术），尽可能避免肾功能恶化。

对于未发现下尿路梗阻证据的患者，可根据上尿路梗阻程度选择留置输尿管支架管、肾造瘘等相对保守的治疗，但须密切随诊，一旦发现上尿路积水加重或出现膀胱出口梗阻，应重新评价并制定相应的治疗方案。

盆腔脂肪清除、输尿管膀胱再植术是治疗本病的有效方法。对于输尿管膀胱再植手术的选择应特别慎重，原因是盆腔脂肪增多症患者的盆腔被大量异常脂肪占据，脂肪致密质硬、脂肪与膀胱及输尿管粘连紧密、界限不清、分离困难，而且脂肪组织中富含血管，如手术中试图做不必要的切除、分离和探查，会大大增加损伤、出血的机会，延长手术时间，患者恢复延迟；更重要的是，再植术后的输尿管极易发生再次梗阻，如这时行尿流改道手术，难度极大，往往已失去了保护肾功能的最佳时机。

（邵长山）

第三节　乳糜尿

我国是丝虫性乳糜尿发病最高的地区，其次是印度、日本和东南亚国家。在我国，山东、重庆等地为高发地区。由于丝虫性乳糜尿多发病于中青年，且作为丝虫病的后遗症可长期存在，所以严重危害健康，甚至使劳动能力丧失。对于该病的治疗一直是医学上公认的难题。

一、病因与分类

乳糜液或淋巴液出现在尿液，尿液呈现乳白色，称之为乳糜尿。乳糜尿内含有脂肪、蛋白质、红细胞、白细胞等。乳糜尿混有血液，尿呈现红褐色谓之乳糜血尿。

食物中的脂肪在小肠内被水解后，与磷脂、胆固醇和载脂蛋白结合形成乳糜微粒，乳糜微粒经过淋巴系统和乳糜管最后由胸导管进入血液循环。正常情况下每小时生成120ml淋巴液，其中的蛋白质约占血浆蛋白质总量的二分之一。因此，维持淋巴系统的正常循环非常重要。

传统观点认为乳糜尿的主要原因是胸导管或大淋巴管阻塞，而新的观点则认为乳糜尿的发病机制是整个淋巴系统动力学的改变。当各种原因破坏了乳糜池、腰、肠总干附近中心部位的淋巴管壁及瓣膜，较粗的淋巴管弹性及淋巴液流速受到影响，使淋巴引流迟缓、潴留，管内压力增加，反流聚积，最终导致淋巴管曲张、破裂。如淋巴管破裂部位与泌尿系统相通，即产生肾盂淋巴瘘，乳糜即进入尿液形成乳糜尿。常见的淋巴管破裂部位在肾盂穹隆，因该处最薄弱，如伴有毛细血管破裂则出现血尿。

根据病因乳糜尿分为寄生虫性及非寄生虫性两大类，以前者为主。寄生虫性乳糜尿又以丝虫病引起的乳糜尿最常见。班氏丝虫成虫寄生在腹膜后淋巴系统，对淋巴组织长期的机械性和炎性刺激、损伤，以及淋巴管中心病灶坏死或成虫死亡阻塞淋巴管，使淋巴回流受阻，淋巴液逆流形成淋巴泌尿道通路而引起乳糜尿的发生。其他寄生虫如滴虫、钩虫、疟原虫、包虫等也会导致淋巴管病变，造成乳糜尿。肿瘤压迫、结核、创伤、先天性淋巴管淋巴管瓣膜功能异常等非寄生虫因素较少见。

二、临床表现

乳糜尿外观可以呈典型的乳白色，亦可以呈白色混浊、黄色混浊、红色混浊或洗肉水样，其中可混有乳糜尿凝块。凝块可以导致肾绞痛、下尿路刺激症状和梗阻症状，甚至尿潴留。乳糜尿混浊度可分为轻中重三度。在患者进食高脂、高蛋白饮食后或过度疲劳后，乳糜尿程度会明显加重。部分丝虫病性乳糜尿可伴有象皮肿。

淋巴液的漏出可以造成体内蛋白不同程度的流失，造成患者贫血和低蛋白血症，严重时可造成重度营养不良，甚至危及生命。

三、诊断

（一）定性诊断

乳糜尿在体外容器静置后分三层：顶层为白色脂质、中层为乳糜块、底层为红细胞和白细胞。如将乳糜层混入乙醚，乳糜溶于乙醚，再加入苏丹Ⅲ染色为红色，应用此法可以诊断乳糜尿，也可与脓尿、结晶尿相鉴别。

另外，尿蛋白测定、血浆蛋白测定等有助于疾病程度的判断。

（二）定位诊断

淋巴管造影可清楚显示淋巴管形态变化和肾逆流影像，但其操作相对复杂，技术要求高。此外，造影剂需加压注入淋巴管，为非生理状态，有可能引起淋巴感染、肺栓塞等并发症。

泛影葡胺逆行肾盂造影可见肾盂、肾盏淋巴瘘管和肾周淋巴管显影，扩张的淋巴管增粗、纡曲、交错而呈网状，瘘管多、粗者可使肾门及腰丛淋巴管及淋巴结显影，呈簇条状。该方法在定位诊断乳糜尿的同时，对部分病例可起到治疗作用。

膀胱镜检查以见到输尿管口喷射乳白色尿为阳性标准，诊断为一侧或双侧乳糜尿。但在乳糜尿较轻时，镜下难以判明，尚需其他检查明确。

近十多年来，开始采用放射性核素淋巴显像技术研究淋巴系统病变。该检查是利用淋巴系统对标记化合物大分子颗粒的渗透吸收，随淋巴液转运回流，从而显示出淋巴通路的结构形态与引流功能。核素淋巴显像技术是一种生理性无创性检查，可作为定位诊断乳糜尿的新的选择方法，也可用于监测疗效或预后。检查前 2～4 小时进食高脂肪餐，诱发乳糜尿，提高诊断阳性率。

四、治疗

（一）保守治疗

早期轻度乳糜尿可以采用保守治疗。通过限制脂肪、蛋白的摄取量，加以适当减轻体力劳动，一般可使症状缓解。

临床实践证明，中链甘油三酯作为乳糜尿患者的营养物质替代普通油类，可用于乳糜尿的辅助治疗。

中医对乳糜尿早有论述，隶属淋证范畴。中药治疗乳糜尿可能是通过促进肾血流量，使尿量增加，有助于淋巴侧支循环的建立，从而代偿受阻的淋巴管功能，使乳糜尿得以缓解。

（二）肾盂内灌注治疗

肾盂灌注的原理是通过灌注刺激性药物引起肾乳头化学性反应，促使乳糜瘘闭合从而达到治疗的目的。灌注用药物包括 1％硝酸银、红霉素、四环素、35％复方泛影葡胺、20％碘化钠等。肾盂灌注疗法具有可重复治疗、创伤较小等优点。其缺点是易复发，远期疗效不确切；其次，部分患者局部反应剧烈，甚至出现休克。有文献报道，硝酸银灌注可导致乳头坏死和急性肾衰竭。

（三）手术治疗

保守治疗无效且肾盂灌注治疗无效时，必须进行外科手术干预。手术方法包括断流术和分流术两大类。

1.断流手术以肾蒂淋巴管结扎术或剥离术近远期疗效确切。肾脏的淋巴回流可分为三组：肾周脂肪、肾包膜和肾实质。三组淋巴在肾门处会合成数支主干后经腰干回流。手术方法就是在肾门处结扎淋巴管，阻断上述三组通道。手术要点是仔细小心剥离肾门处及输尿管上段的淋巴管，尽量将该处脂肪组织及淋巴管剥离干净，使肾动、静脉“骨骼化”，并使输尿管上段完全裸露。

传统的开放肾蒂淋巴管结扎术需要经腰部长切口，并广泛分离腹膜后间隙，手术视野小，不易清楚观察细小淋巴管，容易遗漏。双侧乳糜尿患者还需双侧腰部切口，甚至分期手术，损伤更为明显，因此开放手术将被腹腔镜肾蒂淋巴管结扎术所取代，后者创伤小、出血少、恢复快，近期效果好。

2.分流术采用显微外科技术将浅表淋巴管或淋巴结与静脉吻合治疗乳糜尿，可分流淋巴液，降低淋巴管内压，从而促进瘘口的闭合。手术方式包括腰淋巴干与精索内静脉或者卵巢静脉吻合术，腹股沟淋巴管与大隐静脉吻合术等。

（邵长山）

第四节　遗尿症

遗尿症俗称尿床，指 5 岁以上小儿入睡后仍有不自主排尿，遗尿频率≥1～3 次/月。本病多见于男孩，男孩与女孩的比例约为 2∶1，6～7 岁的孩子发病率最高。

大部分遗尿症患者长大后可以自愈。据统计，遗尿者在 5 岁时发病率为 15.0%～20.0%，7 岁时发病率为 10.0%，虽然每年以 15.0%的比例自然消失，但仍有 1.0%～2.0%患儿其症状持续到成人。

遗尿症可分为原发性和继发性、单纯性和复杂性。自幼遗尿并持续存在者，且没有明显尿路或神经系统器质性病变，称为原发性遗尿，约占 70%～80%。继发于下尿路梗阻、膀胱炎、神经源性膀胱等疾患者称为继发性遗尿，表现为除了遗尿，白天常有尿频、尿急、排尿困难、尿流细等症状。单纯性是指仅有夜间尿床，白天无症状，不伴泌尿系统和神经系统解剖或功能异常；复杂性是指除夜间尿床外，白天伴有下泌尿系统症状，常为继发于泌尿系统或神经系统病症。儿童最常见的仍为原发性单纯性遗尿症。

一、病因

原发性遗尿的主要病因有下列几种：①大脑皮质发育延迟，不能抑制脊髓排尿中枢，睡眠后逼尿肌出现无抑制性收缩将尿液排出；②睡眠过深：这类患儿夜间睡眠很深，不易唤醒，唤醒之后，往往还是半醒不醒，不能接受来自膀胱的尿意而觉醒发生反射性排尿；③心理因素：本病儿童精神疾病患病率高于正常儿童，且遗尿常在精神刺激后开始或恶化，如亲人的突然死伤、父母吵闹离异、黑夜恐惧受惊等，而且患儿脾气常较古怪、怕羞、孤独、胆小、不合群；④遗传因素：74%的男孩和 58%的女孩，其父母双方或单方有遗尿症的历史，而且单卵双胎同时发生遗尿者较双卵双胎者为多。⑤教育训练因素：因父母排尿习惯训练不良，教育不当，未能养成正常排尿习惯，或儿童生活不规律，白天体能活动过度或功课负担过重，均可造成夜间不能适时排尿而出现遗尿。

继发性遗尿多见于器质性疾病，如泌尿系感染、尿崩症、癫痫发作、智力发育障碍、神经系统病变等。有些是由于泌尿生殖器官的局部刺激，如包茎、包皮过长、外阴炎、先天性尿道畸形、尿路感染等引起，其次与脊柱裂、癫痫、糖尿病等全身疾病有关。多见于成人。

不过，绝大多数儿童遗尿的出现与疾病无关，是出于心理因素或其他各种因素造成的。

二、临床表现

遗尿症发生在各年龄阶段。大约2/3的夜间遗尿患者是在夜间最初1/3～1/2时间段内发生，次数不一，可每晚1次，或数晚1次，一晚数次者少见。部分遗尿患儿，如未经治疗，症状会持续到成年以后。多数患者为单症状性夜间遗尿，少数患者伴有白天尿频、尿急，严重者有急迫性尿失禁。

成人中的遗尿症一般都来自器质性因素，如疾病、伤残、药物不良反应、衰老等。

三、诊断

原发性遗尿症的诊断原则主要是排除继发性遗尿的各种病因。原发性遗尿症诊断标准为：①年龄在5岁或5岁以上；②5岁儿童每月至少2次遗尿，6岁以上儿童每月至少1次遗尿；③排除有明显原因引起的遗尿。

询问病史时，注意遗尿是否从婴儿时期开始，如果是后来才出现者及日间有排尿症状者则可能继发性遗尿，同时有便秘或神经系统疾患者可能继发于神经源性膀胱。应进行全身详细体检，特别注意肛门括约肌张力是否正常，有无脊柱裂，会阴部感觉有无减退及下肢活动是否正常。

实验室检查包括尿常规和尿细菌培养，主要目的是排除泌尿系统感染和糖尿病等。血抗利尿激素水平的检查可以了解有无分泌不足疾病。

X线检查：脊柱X线片了解有无各种畸形，如脊柱裂；膀胱尿道造影观察有无膀胱出口梗阻。

尿流动力学检查：尿流率检查观察有无下尿路梗阻，膀胱内压测定观察有无抑制性收缩。

在诊断功能性遗尿时，必须排除各种躯体疾病，如泌尿系统感染和畸形（尿道口狭窄，尿道下裂）、隐性脊柱裂、神经系统疾病、精神发育迟滞等。

鉴别诊断：①尿失禁：其尿液自遗而不分寐寤，不论昼夜，出而不禁，在小儿多为先天发育不全或脑病后遗症的患儿。②神经性尿频：其特点是患儿在白昼尿频尿急，入睡后尿频消失，与遗尿迥然有别。

四、治疗

治疗夜尿症首先应查明病因，如果是由器质性疾病造成的，只要治好原发疾病，夜尿也会相应纠正。若是精神因素造成的，则父母不要责难或打骂患儿，给予高度关心和爱护，多鼓励，使患儿有治好遗尿的决心。安慰及鼓励是治疗成败的先决条件。

（一）一般治疗

安排好孩子白天的活动，使孩子的生活、饮食起居有规律，避免过度疲劳及精神紧张。晚餐以干食为主，下午4点以后少饮水，睡前3～5小时适当控制饮水量；睡前排尿，夜间唤醒患儿起床排尿1～2次。

1.设置日程表　从治疗第一天起，要求家长为患儿设置日程表，以便每天进行记录（可使用日历）。当尿床时，努力寻找可能导致尿床的因素，并记录在日程表上，如未按时睡眠，睡前过于兴奋，白天过于激动，傍晚液体摄入量太多等。当患儿无尿床时，予以口头表扬或物质奖励。

2.膀胱功能训练　儿童在日间尽量延长排尿间隔时间，逐渐由每1/2～1小时1次延长至3～4小时1次，以扩大膀胱容量；另外，患儿在白天排尿时，排尿过程尽量做到排尿中断-再排尿-再中断，最后将尿排尽，以提高膀胱括约肌的控制能力，达到夜间控制遗尿的目的。

3.条件反射训练/唤醒治疗　同时使用尿湿报警器或闹钟，训练患儿在遗尿前惊醒。在患儿身下放一电子垫和一电铃相连接，一旦电子垫被尿湿时，接通电路而使电铃发现声响，惊醒患儿起床排尿；如效果不佳，可加用丙米嗪以减轻睡眠深度。或使用闹钟，家长每天在患儿夜晚经常发生尿床的时间前0.5～1小时用闹钟将患儿唤醒排尿，使唤醒患儿的铃声与膀胱充盈的刺激同时呈现，达到自行控制排尿的目的。

此方法一般经1～2个月的训练可使70％～80％原发性遗尿获得治愈。遗尿警报是药物治疗有部分效应与无效应之间的遗尿患儿的最佳第二线治疗选择。

（二）药物治疗

药物治疗有助于控制遗尿症状，但复发率高，通常不能治愈，因此推荐行为治疗联合药物治疗以提高其有效率，减少复发。

1.人工合成抗利尿激素　多数遗尿儿童抗利尿激素夜间分泌高峰缺乏，导致夜尿产生相对增多，超过膀胱容量，从而引起遗尿。人工合成抗利尿激素弥凝片（醋酸去氨加压素片，DDAVP）除有抗利尿作用外，还有改善睡眠障碍、促进觉醒的作用。抗利尿激素能够浓缩尿液，从而减少尿液量和血管内压力，使膀胱颈下降，逼尿肌收缩减少，遗尿症得到改善。首量为200μg，睡前服用，若疗效不显著可增至400μg。连续服用3个月后停用至少1周，以便评估是否需要继续治疗。有效率70％～90％。该治疗方法短期内疗效明显，但停药后复发率较高，用药时须限水以防水中毒、高血压等不良反应。

人工合成DDAVP（1-脱氨-8-右旋-精氨酸血管加压素）增加了抗利尿作用，适用于夜间抗利尿激素不足、夜尿多遗尿症患者。用法：1～4μg皮下注射或鼻内给药10～20μg，大多数患者具有12～24小时的抗利尿作用。最常见的不良反应是鼻部刺激、鼻出血，偶有低钠血症及水中毒等症状。

2.抗胆碱能药物　部分遗尿患儿有功能性膀胱小容量和膀胱逼尿肌过度活跃。抗胆碱能药物，如奥昔布宁、托特罗定，解除膀胱平滑肌痉挛，松弛逼尿肌，减少其收缩频率，从而起到治疗作用，是合并有不稳定膀胱的遗尿症的首选药物。奥昔布宁，15mg/d，连续用药1个月，其有效率为88.2％。托特罗定25mg/次，一日2次，药效与奥昔布宁相同，但口干等不良反应发生率及严重程度要低。托特罗定治疗80％完全有效、17％部分有效，特别是对奥昔布宁依从性差的患儿。

3.三环类抗抑郁药　丙米嗪为中枢兴奋剂，作用机制是对膀胱具有抗胆碱能作用，使膀胱容量扩大，并可刺激大脑皮质，使患儿容易惊醒而起床排尿。

丙米嗪用法：4～7岁患儿每天12.5mg，8～11岁25mg，11岁以上37.5mg，晚饭后服用，产生效果后再持续服药2～3个月；然后逐渐减量，用同样的剂量每2天睡前服药一次，持续一个半月。再以每3天服药一次，持续一个半月，若无复发停药。总疗程6个月。丙米嗪的远期成功率约25％，与遗尿的每年自我缓解率接近。

丙米嗪在使用过程中发现个别患儿在治疗开始时，可出现睡眠不安、胃口下降、容易兴奋的现象，一般未经处理约1～2周可自行消失。

4.其他药物

(1)甲氯芬酯：为中枢兴奋剂，可兴奋，有利于唤醒。近年的研究认为，其有促进脑代谢、改善记忆的作用。用法：每次10mg，每天2～3次。

(2)麻黄碱：可增加膀胱颈部和后尿道的收缩力。12.5～25mg，每天睡觉前一次口服。

目前主张联合用药治疗遗尿症。Lee等联用DDAVP与奥昔布宁治疗遗尿症患儿结果显示，联合治疗组比单用DDAVP组及单用丙米嗪组起效快，疗效最好，而且优于单独用药。

（三）针灸治疗

针灸对遗尿有较好疗效，临床上是替代药物治疗的方法之一。①补肾培元法：主穴关元、中极、肾腧、三阴交，配膀胱腧、足三里、气海、列缺。②单穴法：箕门穴或长强穴单穴刺激治疗，直刺1寸(2.54cm)，留针20～30分钟，7天为1个疗程。

（四）手术治疗

对于严重尿频、尿急或急迫性尿失禁、药物治疗无效的年长儿童及成人遗尿症患者，可选择手术治疗，方法包括膀胱横断术或膀胱膨胀疗法，目的是使膀胱敏感性和收缩性下降，有一定作用。手术治疗为遗尿症治疗的最后选择。

总之，行为治疗疗效相对稳定，但需家长及患儿具有良好的依从性；药物治疗起效快，但易复发。任何单一的治疗方法效果均欠佳，文献报道有效率60%～70%，治愈率20%～60%。因此，联合治疗遗尿症是当前国内外临床研究的主流方向，很有必要对遗尿症采取联合治疗的手段。

（邵长山）

手术篇

第十八章　泌尿外科常见手术

第一节　肾上腺手术

一、肾上腺手术概述

外科手术是肾上腺疾病的重要治疗手段。自1889年Thornton完成首例开放性肾上腺切除术，到1991年Gagner成功实施首台腹腔镜下肾上腺切除术(LA)，再到2001年Horgan等应用daVinci机器人手术系统实施首例机器人辅助腹腔镜肾上腺切除术(RALA)。一个多世纪以来，肾上腺外科手术技术发生了许多革命性的变化，但一些基本的外科治疗原则是基本没变的。

1.肾上腺解剖　肾上腺左右各一，位于腹膜后腔肾周筋膜的脂肪囊中，右侧肾上腺比左侧稍高，左侧肾上腺比右侧更靠近中线。右侧肾上腺呈三角形，其前为肝脏，内为下腔静脉，外侧和下方为右肾，上方和后面为膈；左侧肾上腺呈半月形，其内侧与主动脉相邻，前方为胰体和胃，下方为肾，上方为脾，后方为膈。在进行手术解剖时，需特别注意这些毗邻关系。

肾上腺血供精细并且丰富，每侧有上、中、下3支动脉供应：肾上腺上动脉为膈下动脉的分支，肾上腺中动脉为腹主动脉的直接分支，肾上腺下动脉为肾动脉的分支。肾上腺的静脉不与动脉伴行，每侧肾上腺静脉只有一支，但左右各异。右侧肾上腺静脉起自肾上腺顶端，进入下腔静脉的后侧，该静脉短并且脆，是右侧肾上腺切除术中最易发生出血的部位，并且出血较难处理。左侧肾上腺静脉起自肾上腺底部，直接注入左肾静脉，止于肾静脉的部位常与左侧精索内静脉相对应。左肾上腺静脉与左膈下静脉常有侧支循环且跨越左肾上腺内侧，故在分离左侧肾上腺内侧缘时有可能损伤该静脉。肾上腺淋巴回流由主动脉旁淋巴结链组成，由膈延伸至同侧肾动脉。

2.手术适应证　肾上腺切除术是各种肾上腺肿瘤的首选治疗方法。包括原发性醛固酮增多症(孤立腺瘤及双侧肾上腺增生)、皮质醇症、嗜铬细胞瘤、肾上腺腺瘤、肾上腺髓样脂肪瘤、肾上腺囊肿、转移性肿瘤、肾上腺皮质癌、神经母细胞瘤、肾上腺偶发瘤等。对于双侧多发性肾上腺肿瘤及少见的孤立肾上腺患者，为保留部分肾上腺功能，可进行肾上腺部分切除术。对于一侧肾上腺较大的肿瘤或恶性倾向的肿瘤行肾上腺切除术，而另一侧较小的肿瘤或良性肿瘤行部分肾上腺切除术。确实有证据表明，在肾上腺部分切除后，残余肾上腺有代偿性增生作用。肾上腺部分切除术应注意肾上腺血供特点，彻底止血。

3.术前准备　肾上腺是人体内具有多种内分泌功能的重要器官之一，其外科疾病一般分为两类，一类是具有内分泌功能的疾病，包括肿瘤和增生性病变，术前应根据肾上腺不同疾病所分泌的各种激素的特点及其病理生理变化，对患者所造成的危害，加以调整和纠正。另一类为无内分泌功能的疾病(主要是无功能性肿瘤)，如非功能性肾上腺皮质腺瘤、非功能性肾上腺皮质癌、非功能性嗜铬细胞瘤、神经母细胞瘤、节细胞神经瘤、肾上腺转移癌、肾上腺髓样脂肪瘤、肾上腺囊肿等，其术前准备与一般的腹部手术或肾脏手术相同，但需注意部分静止期嗜铬细胞瘤术前可无任何症状，在麻醉或手术的刺激下可能突发高血压或其他心血管系统症状，因此，肾上腺非功能性腺瘤的术前准备应按嗜铬细胞瘤进行，以保证患者术中、术后的生命安全。

另外，需详细了解患者的心、肝、肺、肾、脑等主要器官的功能，充分估计手术的危险性，及时调整全身状况。对所有患者术前都应使用一定量的抗生素，预防感染。系统的肠道准备也是必需的，特别是对于经腹腔的手术更为重要。放置导尿管对计数尿量和膀胱减压是必要的。

4.手术径路　肾上腺手术的径路很多，合适的手术方式取决于肾上腺肿瘤性质、大小、病变部位，患者的体型以及手术医生的经验和习惯等。通常对于同一患者可使用多种手术方式，在做出最佳选择之前，对所有手术方式和各种变量都应该仔细的研究。即使既定的疾病有其各自首选的手术方式，但在应用到具体每例患者身上时也都应当被独立的考虑。总之，合适的手术路径要求暴露良好，有足够的操作空间，能够在直视下进行分离切除，既不对肿瘤施以较重的挤压，又能及时钳夹结扎血管，保证手术安全完成。开放性和腹腔镜肾上腺手术都可分为经腹腔入路和经腹膜后入路两种方式，选择经腹腔还是经腹膜后入路，应根据患者的具体情况，病变大小及术者的经验综合考虑，具体讨论见后。

5.术后处理　术后常规给予禁食、输液及抗生素，术后当晚及此后每天上午检查电解质，对原醛症和皮质醇症患者尤为重要。如果患者可以走动，通常可以在术后第 1 天拔除尿管。如果开放手术放置了经鼻胃管，则应在肠鸣音恢复后拔除。腹腔镜手术后第 1 天可恢复饮食，开放手术患者则需等到肠鸣音恢复。嗜铬细胞瘤患者应加强监护，必要时使用升压或降压药物，补充血容量，吸氧，降温，短期使用皮质激素等。应仔细评估血压状况以判断是否存在高血压或低血压。不明原因的低血压、意识模糊、嗜睡、恶心、呕吐，或发热可能表明肾上腺病危象的发生，肾上腺功能低下最常见于库欣综合征患者术后，这是对侧皮质醇分泌抑制的结果。可能需要给予应激剂量的类固醇。皮质醇和盐皮质激素(氟氢可的松)替代治疗可能需要较长时间，逐渐减量，至代偿良好时停药。由于需要调整抗高血压药物和类固醇，住院时间可能延长。

6.手术并发症　无论是腹腔镜还是开放性肾上腺手术，手术中都可以发生邻近器官的损伤，如右侧肾上腺手术可能伤及肝、左侧肾上腺手术可能伤及脾、左右肾上腺手术都可能损伤胰腺、胃肠等。出血是另一个重要问题，可能会导致肾上腺手术中的灾难性后果，出血源于肾上腺静脉、下腔静脉、腰静脉或肾静脉损伤，也可由于直接损伤肾上腺、肾被膜撕裂或手术夹脱落造成。出血对于腹腔镜手术更为重要，也较难处理，出血既是腹腔镜下肾上腺切除术最常见的并发症(4.7％)，也是腹腔镜肾上腺切除术改为开放手术的最常见原因(30％)。在嗜铬细胞瘤切除术中，高血压的发生率最高。常见的术后并发症，如原醛症患者既可发生低钾血症，也可发生高钾血症；皮质醇症患者可能发生肾上腺危象；嗜铬细胞瘤由于术前应用 α 肾上腺受体阻滞剂可能继发低血压。其他非特异性并发症如伤口感染、气胸、胰腺炎、肺炎、呃逆等。

二、开放性肾上腺手术

1.手术地位　目前肾上腺手术的主角是腹腔镜，但开放性手术仍有其不可替代的作用，在侵袭性肾上腺皮质癌、下腔静脉血栓形成等严重疾病的治疗中，开放性肾上腺手术扮演着逐渐减弱但仍重要的角色。另外，对于经济欠发达的地区，可能缺乏腹腔镜资源，开放手术也成为必然选择。因此，所有泌尿外科医生均应熟悉开放手术，以便应付必须转换为开放手术的紧急状况。

2.手术径路　开放性肾上腺切除术可选择经腹腔和腹膜后入路。经腹腔入路包括经腹中线、肋缘下及胸腹联合切口。腹膜后入路包括侧腰部和后腰背部入路。其中最常使用是郑崇达等提出的侧腰部经第11肋间路径。经腹腔入路优点是:术野暴露好,操作空间大,可以对腹腔内大血管和腹腔脏器进行探查,适用于体积较大的肿瘤、多发性肿瘤、恶性肿瘤疑有转移及下腔静脉血栓形成者,比如多发性嗜铬细胞瘤、恶性嗜铬细胞瘤、巨大的肾上腺癌等多采用经腹腔入路;经腹腔入路的缺点是:创伤相对较大,手术操作复杂,对腹腔脏器有一定的影响,术后恢复较慢,肥胖患者术野暴露困难。经腹膜后入路的优点是:暴露肾上腺迅速,对腹腔脏器干扰小,操作简单,术后恢复快,适用于肿瘤定位较明确,体积较小的大部分肾上腺疾病;经腹膜后入路的缺点是:解剖标准不明显,术野较小,对大型肿瘤及累及周围器官的恶性肿瘤的操作可能较困难,对于既往有肾周炎症或肾上腺受伤史的患者也不宜采用此径路。①侧腰部腹膜后经路:最常使用的是经第11肋间入路,患者取侧卧位,此径路在腹膜外进行,显露好、操作简便、创伤小、患者负担轻、术后恢复快,适用于大部分肾上腺手术;②腰背部腹膜后经路:患者取俯卧位,此径路的主要优点是在行双侧手术时可较容易地达到两侧肾上腺;其缺点包括术野局限,呼吸受限,需要切断两根肋骨,且进入胸腔,如果出血严重,在这种体位下也较难控制;③肋缘下经腹腔径路:患者取仰卧位,在肋缘下做人字形切口,切口两端达左右腋前线,此切口较其他腹部切口常用。这一径路能同时显露双侧肾上腺进行必要的探查和手术,适用于双侧肾上腺切除或单侧巨大肿瘤切除以及需要探察腹部多发性嗜铬细胞瘤和肾上腺转移病灶时;④胸腹联合切口:患者仰卧,上半身与手术台呈45°角,下半身平放在手术台上。该径路能最好的显露腹腔、腹膜后区域,但其创伤性亦最大,仅限于大型或侵袭性肾上腺癌等。

三、腹腔镜肾上腺手术

1.手术地位　由于腹腔镜手术借助腹腔镜的放大作用和清晰的摄像监视系统,对于深部手术视野的显露比常规开放手术更清晰,非常适合肾上腺手术。国外,自1991年腹腔镜首次应用于肾上腺外科以来,经过不到20年的发展,腹腔镜肾上腺切除术已成为泌尿外科领域开展最为广泛的腹腔镜手术之一,并且在许多医疗中心已基本取代了开放手术,成为肾上腺良性肿瘤的首选治疗方法。国内,腹腔镜肾上腺手术发展也非常迅速,1993年,某医院泌尿外科在国内率先成功开展了腹腔镜肾上腺切除术。目前,某医院泌尿外科每年开展200多例腹腔镜肾上腺手术,包括嗜铬细胞瘤、皮质醇症、原发性醛固酮增多症、肾上腺皮质癌等,手术数量和手术质量均居全国首列。学者通过对486例肾上腺疾病外科治疗的回顾性分析表明,与开放手术相比,腹腔镜肾上腺切除术具有手术时间短、术中出血少、术后疼痛轻、并发症少、住院时间短、恢复快以及切口美观等优点,被公认为大部分肾上腺疾病手术治疗的"金标准"。学者对腹腔镜肾上腺手术的手术效果、手术技巧、手术并发症、中转开放手术的因素、"肾上腺微小病变"的腹腔镜手术技巧等进行了一系列的深入分析研究,这些结果发表在著名的杂志上,得到国内外同道的一致好评。

2.适应证和禁忌证　目前大部分肾上腺疾病,特别是良性的肿瘤都可以首选腹腔镜手术来治疗,腹腔镜肾上腺手术适应证如下:①原醛症:特别适用于原醛症之肾上腺皮质腺瘤或增生,手术方式为患侧肾上腺切除术或肿瘤切除术;②皮质醇症:皮质醇症之肾上腺皮质腺瘤或增生,也是腹腔镜肾上腺切除的适应证,但多数患者较胖,腹膜后脂肪多,腹腔镜肾上腺手术难度较大,宜在取得一定的腹腔镜手术经验后再开展;③儿茶酚胺增多症:包括肾上腺嗜铬细胞瘤和肾上腺髓质增生症都可以使用腹腔镜手术,但注意嗜铬细胞瘤因血运丰富,腹腔镜手术操作难度较大,可能会增加术中刺激嗜铬细胞瘤引起血压剧烈波动的危险,目前多数学者认为腹腔镜手术切除嗜铬细胞瘤宜选择直径<6cm的病例,因嗜铬细胞瘤直径>6cm者恶性概率相应增加,而且瘤体较大时血运通常很丰富,手术难度加大,大的嗜铬细胞瘤选择腹腔镜手术时需慎重;④肾上腺无功能性肿瘤:无功能性肿瘤直径>5cm或肿瘤<5cm,但经过随访观察逐渐增大者是明

确的手术适应证;⑤肾上腺囊肿:对于直径>5cm,有临床症状的肾上腺囊肿,考虑手术治疗时,可首选腹腔镜手术;⑥肾上腺性征异常症:由肾上腺皮质腺瘤引起的可行腹腔镜下患侧肾上腺切除术。

腹腔镜肾上腺手术的禁忌证主要包括以下几点:①严重呼吸循环系统疾病,不能耐受全身麻醉和二氧化碳气腹者;②伴有未纠正的严重全身疾病,如肝、肾、脑功能损害或代谢紊乱;③严重凝血功能障碍未纠正者为绝对禁忌证;④肿瘤巨大、血运丰富、与周围脏器粘连者,手术难度大,需慎重;⑤浸润性肾上腺皮质癌需要整块切除肾上腺、肾脏及肾周脂肪、脾脏、胰尾、膈肌以及局部淋巴结者为绝对禁忌证;⑥嗜铬细胞瘤呈现恶性生物学行为伴有多处病变和淋巴结转移者;⑦病变累及肾上腺静脉或下腔静脉瘤栓形成者为绝对禁忌证;⑧既往有上腹部手术史,经腹腔径路肾上腺手术属于禁忌,但可行腹膜后径路;既往有肾周炎症或肾上腺受伤史的患者,腹膜后肾上腺手术则属于禁忌;⑨过度肥胖者;有人认为开展腹腔镜手术初期,患者体重超过标准体重10kg以上者应放弃此术式;⑩妊娠,属于腹腔镜手术的相对禁忌证。有报道认为妊娠20周内行腹腔镜肾上腺手术是安全的。

随着腹腔镜技术在泌尿外科的普及和推广以及术者经验的不断积累和丰富,该技术在世界各地的临床应用逐年增加,适应证也不断扩大。一些过去被视为腹腔镜肾上腺手术禁忌证的病例如过度肥胖、既往肾上腺手术史、较大的肿瘤以及肾上腺恶性肿瘤,皆已有了手术成功的报道。但这些难度较大的手术,要求术者具有丰富的腹腔镜肾上腺手术经验。目前腹腔镜对于肿瘤大小的限制并没有统一的标准,尽管有人提出<5~6cm的良性肿瘤是腹腔镜肾上腺手术的适应证,但也有不少学者成功地切除了>15cm的肿瘤,肿瘤大小的限制并非绝对,而与术者腹腔镜手术经验有关,总而言之肿瘤体积越大、手术难度越大、危险越大、肿瘤恶性的机会越大、肿瘤经腹腔镜切口种植播散的机会越大。多数学者认为>6cm的肿瘤应对每个患者具体分析,对手术难度、手术时间、术野暴露情况、后腹腔可能的血管变异以及肿瘤浸润等多项因素进行综合分析判断是否适合于腹腔镜手术治疗。总之,在开展腹腔镜肾上腺手术初期,应选择的适应证主要是较小的肾上腺良性肿瘤,手术安全,疗效肯定;而嗜铬细胞瘤、过于肥胖的皮质醇症以及较大的肿瘤、恶性肿瘤等手术难度大,应在取得一定的腹腔镜手术经验后再开展,由易到难,循序渐进。

3.手术径路　肾上腺在腹膜后腔独特的解剖位置使得其有条件选择不同腹腔镜手术径路,主要包括经腹腔径路和经腹膜后径路两类,前者又分为仰卧位经腹腔(前入路经腹腔)与侧卧位经腹腔(侧入路经腹腔);后者也分为侧卧位经腰(侧入路经腹膜后)与俯卧位经腰(后入路经腹膜后)。这些径路均存在各自的优点和缺点,应根据患者的具体情况、病变大小及术者的经验综合考虑。比如既往有上腹部手术史,经腹腔径路肾上腺手术属于禁忌,但可行经腹膜后入路;既往有肾周炎症或肾上腺受伤史的患者,腹膜后肾上腺手术则属于禁忌,而考虑经腹腔径路。对于直径<5cm的肾上腺肿瘤,特别是右侧肾上腺肿瘤,多采用经腹膜后途径;而直径>5cm的肾上腺肿瘤以及嗜铬细胞瘤术中需要辨认和控制下腔静脉者,采用经腹膜途径更合适。临床上以侧入路经腹腔和侧入路经腹膜后径路应用较多。无论选择什么样的腹腔镜入路,其手术原则都相同:对肾上腺进行精细分离以获得对肾上腺组织的最轻微操作,这种无接触操作技术确保了肾上腺的完整切除并且防止了嗜铬细胞瘤病例中的儿茶酚胺释放。肾上腺血管于腺体周围进入腺体,而非从前方或后方进入。以一种系统性方式进行肾上腺血管的操作和分离可以确保良好止血以及清楚的手术视野。

(1)侧入路经腹腔径路:此径路临床常用。其优点为:①大部分腹腔镜手术医生都具有识别、分离以及保护腹内脏器的丰富经验,腹腔内许多易于识别的解剖标志也有助于分离;②进行该径路操作时患者被固定于完全侧卧位,重力作用有利于肝或脾向腹腔中部移位,从而更广泛的暴露肾上腺,充分暴露便于进行较大肾上腺肿瘤的切除操作,特别是大的嗜铬细胞瘤的切除;③该径路可以触及邻近器官,某些附加择期手术可一并完成,如进行右侧肾上腺切除术时,对于有胆囊结石、慢性胆囊炎的患者可同时行胆囊切除术;

④该术式较腹膜后进路技术更容易掌握。该径路的缺点包括：对于腹腔内有粘连的患者分离操作困难；双侧肾上腺切除术要求对患者重置体位和重新铺单。

(2)前入路经腹腔径路：此术式临床应用较少，其优点为：解剖标志清晰，可以满足双侧肾上腺切除术要求而无须重新为患者摆体位。其缺点为：①肾上腺显露困难，操作空间小，术者操作时需要对抗重力作用，被迫对临近器官进行牵引；②与侧入路经腹腔和经腹膜后进路相比，该手术进路需要增加套管针以置入多个牵引器；③肾上腺床为仰卧位的最低点，这使得血液、淋巴液以及冲洗液易于聚集于此，使手术视野模糊并延长手术时间。

(3)经腹膜后径路：其优点是无须进行腹内脏器的分离和游离，减少了腹腔内脏器损伤的风险，并且既往腹腔手术带来的腹腔内粘连并不会妨碍腹膜后的分离操作。在腹膜后进路中，由于避免进行腹腔内脏器游离以及粘连松解，从而潜在减少了手术时间和降低术后肠道并发症发生率。其缺点为：①操作空间较小，从而限制了所能安全切除的肾上腺体积。较小的空间同样限制了器械的置入，并容易发生器械交叉；②后腹腔解剖标志较少，操作技术较难掌握，对于存在大量腹膜后脂肪的肥胖患者，分离操作可能非常困难；③采用气囊扩张法增大腹膜后空间时，可能会在无意中对肾上腺产生直接压迫，在嗜铬细胞瘤的病例中能够导致儿茶酚胺的急剧释放；④CO_2 吸收增加所导致的高碳酸血症的风险增加。

四、机器人辅助肾上腺手术

机器人手术系统融合了诸多新兴学科，实现了外科手术微创化、功能化、智能化和数字化程度，它的出现进一步完善了微创外科手术(MIS)的概念。同传统的腹腔镜技术相比较，daVinci机器人(第3代机器人手术系统)采用双通道光源、高清晰度三维立体成像系统，使图像更加清晰，能更好地辨认和保护神经血管束；机器人手由多关节组成，灵活自如，可以提供几乎可与人手相媲美的旋转、弯曲等动作，还可以进行动作的1∶1、3∶1、5∶1比例精细化，提高了重要脏器和血管、神经的分离处理时的精确性和灵敏度；人机合一，减轻术者疲劳，通过机器手操作，滤除生理震动，避免了人的呼吸和生理颤抖对操作的影响，增强了手术的稳定性、安全性；机器人手术系统还有利于缩短腹腔镜手术的学习曲线。2001年，Horgan等应用daVinci机器人手术系统成功实施了首例机器人辅助腹腔镜肾上腺切除术(RALA)，机器人肾上腺手术开展虽早，但发展相对较慢，目前，RALA的应用还不像机器人辅助腹腔镜前列腺癌根治术(RLRP)那样普遍。在中国，机器人手术也已处于起步阶段。自2007年起，中国人民解放军总医院、上海交通大学医学院附属瑞金医院、复旦大学附属中山医院、复旦大学附属华东医院等在中国大陆率先开展了机器人手术。2010年3月起，上海交通大学医学院附属瑞金医院泌尿外科沈周俊教授为主刀的团队，开展了多例daVinci机器人辅助的高难度手术，包括保留勃起神经的根治性前列腺切除术、高龄高危前列腺癌根治术(82周岁)、根治性膀胱前列腺切除术+原位双U回肠代膀胱术(大陆首例)、根治性肾脏切除术、肾盂输尿管整形术、肾上腺切除术等daVinci机器人辅助微创手术。其中2010年7月份开展的机器人辅助腹腔镜肾上腺切除术标志着肾上腺微创外科的手术治疗达到一个新到高度。有理由相信，随着机器人手术系统的进一步改进和术者经验的逐步积累，机器人手术在肾上腺疾病的外科治疗中将获得更广泛的应用。

(李　刚)

第二节　肾脏手术

一、肾脏手术的切口与体位

肾脏手术可选择外侧胁腹切口、背侧腰切口或前方经腹切口等。

外侧切口能很好地显露肾脏，特别是在肥胖病人，因肾脏在外侧靠近体表。不管是经肋下、经肋或肋缘上的外侧切口都能直接接近肾脏，当需扩大手术时，可通过胸腹联合切口或做一背侧肋瓣来延长。这类切口的缺点是需切断大的肌肉、有损伤神经的危险、所需的切口也较长、肾脏的血管蒂位于显露方向的对侧等。尽管有这些不足，外侧或前外侧腹膜后进路仍是成人肾手术最常用的切口。

通过背侧腰切口的后方进路可避免切断肌肉与神经，愈合快，疼痛轻；缺点是显露有限，最适于肾活检和单纯肾盂切开取石。此切口对小儿为最佳选择，因可直接接近输尿管肾盂连接部，不必切断肌肉与神经。但注意在小儿应使皮肤切口顺 Langer 皮纹线呈斜行走向。

前方肋下腹膜外切口适合于肾盂成形和其他简单的肾脏手术。

前方经腹进路，不管是经前方肋下切口、横切口（人字形切口）或正中切口，都能提供开阔的术野。虽然肋缘确实限制了直接接近肾脏，但这些切口可同时探查腹内脏器，能良好地显露肾血管，若万一损伤血管，能满意地控制。缺点是在肥胖病人显露欠佳及有引起肠粘连的可能。

【操作要点】

（一）前方肋下切口

腹膜外进路

1.体位：斜仰卧位，臀部平放，肩旋转 30°～40°。伸展手术床，在骶髂关节下方放一砂袋。

2.切口：在中线剑突至 Penrose 开始做切口；终点为第 11 肋尖端左侧，接近腋前线。切口成弧形，以避开肋缘。

3.切开同侧部分腹直肌前鞘，顺切口方向切开腹外斜肌。如切断了腹直肌，则钳夹、切断其下的腹壁上动脉。

4.切开或钝性分开腹内斜肌，分开腹横肌纤维。尽量从后方开始，因腹膜在后方附着疏松。将腹膜从腹前壁向上、下两个方向钝性剥离，然后切开腹横筋膜在腹直肌外侧缘的致密处。如需扩大显露，可切开部分对侧腹直肌鞘。

5.用一手在腹膜外间隙向后游离至腰肌外侧缘，然后从腹前壁肌肉上钝性游离腹膜，腹膜在此粘连较紧，避免撕裂。必要时可用剪刀锐性分离。向切口上下方游离腹膜 6～8cm，这样便可向前方推开腹膜，以显露肾周筋膜。

6.在肾脏侧面打开肾周筋膜并向前翻开。

7.将肾周筋膜连同腹膜一起拉向前方，便可分离肾周脂肪和显露肾脏前后面。

8.分层关闭切口，放置 Penrose 引流管，另戳口引出。

注意事项：如肾上极很大或粘连，会增加手术困难，早期控制肾蒂可减少危险性。副肾血管的出血可能需向对侧延长切口。牵开器对第 11 和第 12 肋间神经的压迫可能引起暂时性感觉减退。

经腹进路

9.如前述分开腹横肌，显露腹膜。顺切口线切开腹膜。

10.右侧肾门的显露：采用 Kocher 手法可直接显露肾门。在十二指肠第二部外侧做一切口，起自门静脉后方，止于肾静脉前方，显露下腔静脉前面。辨认在前外侧汇入腔静脉的性腺静脉及可能存在的副肾极静脉，还有在肾静脉上方 4～6cm 处从后外侧进入腔静脉的肾上腺静脉。

11.左侧肾门的显露：在十二指肠第四部旁 Treiz 韧带的下方纵行切开后腹膜，显露主动脉前面。找到横过的左肾静脉、位于前方的性腺动脉、肠系膜下静脉和上动脉。

12.另外，可切开胃结肠韧带，进入胃后与胰腺前的间隙，通过小网膜囊，显露肾上腺。

13.向下牵开结肠，在胰腺下方切开后腹膜，继续切断脾结肠与肾结肠韧带，显露左肾门。

14.引流管在关闭切口前戳口从腹膜外引出。不必重新固定结肠后的腹膜。腹膜边缘和腹直肌后鞘用 3-0 SAS 连续缝合，用 2-0 SAS 间断缝合腹横肌和腹内斜肌。同法关闭腹外斜肌筋膜和腹直肌前鞘，继续关闭皮下和皮肤。

（二）前方横（人字形）切口

前方横（人字形）切口适用于双侧高位腹膜后显露。

1.体位：过伸仰卧位。切口：从第 11 肋尖部开始向内上方沿肋缘下两横指走行至剑突下，然后向外下方到达对侧第 11 肋尖部。

2.切开皮下组织及两侧腹直肌前鞘，插入两指至腹直肌下，用电刀切断腹直肌，遇到腹壁上动脉予以结扎。

3.切开腹外、内斜肌，分开腹横肌，在腹直肌后鞘外侧进入腹腔。

4.在插入腹腔的两指间用电刀或剪刀继续切开，完成切口。切断肝圆韧带，结扎两断端。

5.关闭：摇平手术床，两头抬起。缝合肝圆韧带。在人字形切口尖部从皮肤穿过白线缝 3 针 2-0 SAS 使白线对合，完成其余缝合后再打结。用 0 号 CCG 一层连续关闭腹膜、横筋膜、后鞘及白线。0 号 CCG 间断缝合内外斜肌和腹直肌前鞘。或用 2 号普罗伦线连续缝合关闭所有筋膜肌肉层。缝合皮下组织及皮肤，中线处的三针缝线加垫打结。

（三）肋下切口

肋下切口适用于显露肾脏做肾造瘘、肾脓肿引流、上段输尿管切开取石，但不是特别适合于直接显露肾蒂。所用器械已列在相应的手术项下。

1.体位：标准胁腹切口体位。

2.切口：从第 12 肋下缘 1cm 处骶棘肌的外侧开始做切口，沿第 12 肋下缘向前，到达前腹壁时弯向下，以避开肋下神经，切口止于腹直肌外侧缘。如第 12 肋发育不全，切口可做在第 11 肋下。

3.从前向后切开背阔肌、下后锯肌。用电刀切割可减少失血和多处钳夹对组织的创伤。

4.从后向前切开外、内斜肌和下后锯肌。注意位于内外斜肌与腹横肌之间的第 12 肋神经；游离此神经，并牵向下方。切断和结扎伴随神经的肋间小血管。

5.辨认白色的腰背筋膜，锐性切开至切口后端，然后插入两指向前切至与腹前壁肌肉融合处。切开或钝性分开腹横肌，显露腹膜，钝性游离后推向前方。

6.从骶棘肌前缘向前切开腰背筋膜后层及小部分下后锯肌纤维。用电刀切断骶棘肌显露肋横突韧带。

7.在抬起肋骨的同时，用部分张开的长弯剪，弯弧向下，剪断肋横突韧带。勿损伤肋间动脉或胸膜，因胸膜的位置在此超过了横突。进一步游离第 12 肋肋间神经，牵向下方。安放自动牵开器，打开肾周筋膜。

8.关闭：放下腰桥，摇平手术床。另戳口插入 Penrose 引流管。用 2-0 SAS 从前方开始一层缝合腹横肌和内斜肌，或先缝合菲薄的腹横肌。继续缝向后方，缝合腹横肌腱与腰背筋膜后层以闭合腰背筋膜。用2-0 SAS从前向后缝合外斜肌，从后向前缝合下后锯肌、背阔肌，最后缝合皮肤。

注意事项：显露肾脏后如发现手术野不够开阔或肾脏及周围病变的位置比预料的要高，可向肋部延长切口，以便控制血管。在肋角处掀起肋间肌的深缘，提起附着于第12肋下缘的下后锯肌纤维，钝性或锐性显露肋骨骨膜并切开；剥离一小段骨膜，并切除2cm长的肋骨。然后用剪刀贴近体壁剪开膈肌，将第12肋前段翻转于第11肋上，用Sheldon牵开器固定。

（四）经肋切口

经肋切口，采用第12肋进路适合于单纯或部分肾切除、简单的肾上腺切除。同样可经第11肋切口。更好的替代方法是肋缘上切口。

器械：准备肋骨切除器械（Snyder和Alexander骨膜起子、Matson和Doyen肋骨剥离器、肋骨剪、咬骨钳和骨蜡）、Sheldon椎板牵开器或Finochietto牵开器。

1.体位：胁腹位。从骶棘肌边缘开始切开皮肤，沿第12肋斜行切开至腹直肌外侧缘。如体壁很厚，摸不到肋骨，则切开皮下脂肪直至能摸清肋骨。切开外斜肌和背阔肌，显露第12肋，可用电刀直接切至肋骨中线，然后切开骨膜。

2.从肋颈与肋骨扁平部连接处开始用骨膜起子的骨凿端从肋骨上剥除骨膜。先剥离肋骨的平坦面，然后剥离上、下缘。用Alexander起子另一端的弯刃剥离肋骨上、下缘。也可用干纱布推开肌肉和骨膜，最后用剥离器剥离上、下缘。用肋骨剥离器向前游离肋骨上缘，向后游离下缘。

3.小心将肋骨剥离器从骨膜内插进肋骨下，提起柄端，沿肋骨下面向后拉至肋角，然后向下压剥离器柄向前推至肋骨尖部，这样可有效地利用剥离器尖部的两个切缘。

4.用Kocher钳固定肋骨，插入肋骨剪，刃朝向内侧，尽量靠后方剪断肋骨。如需要，可用咬骨钳再咬除一段肋骨并将切缘咬光滑。如出血，在切缘涂上骨蜡。提起肋骨后端，用剪刀剪断前端纤维附着，取出肋骨。

5.在前端原肋骨尖下方切开骨膜进入腹膜后间隙。插入一手指推开胸膜和腹膜，然后用剪刀向两端剪开。

6.用电刀切开内斜肌，再切开腹横肌上的薄层筋膜，然后用手指分开腹直肌至切口前端。

7.靠后方辨认胸膜，让麻醉师充气将肺张开有助于辨认。小心将胸膜从第11肋下的胸内筋膜上分开，同时用剪刀剪开膈肌在体壁的附着，将膈肌与腹膜后结缔组织分开，使膈肌上移。

8.插入自动牵开器，钝性向后分离，显露肾周筋膜，根据病变进行手术。

9.放下腰桥，摇平手术床，关闭切口。从后向前缝合切开的骨膜。然后用2-0 SAS从前向后缝合腹横肌和内斜肌。同法近同下后锯肌一起缝合外斜肌，再缝合背阔肌，打结不要过紧。缝合皮下组织。对准原皮肤划痕缝合皮肤，将引流管缝于皮肤上，穿上安全别针。

（五）肋缘上切口

该切口需切断肋间韧带和膈肌的外侧附着，但不切除肋骨，通过肋间隙进入，可良好显露肾和肾上腺。

1.体位：标准胁腹体位。

2.切口：阅KUB片了解第11肋和第12肋的长度，以决定在哪一肋间做肋缘上切口。摸清所选肋骨的走行，做垂直划痕，以便切口关闭时正确对合。在所选肋骨上做皮肤切口，向前延长7～8cm至肋骨尖部，向后延长至骶棘肌外缘，显露外斜肌和背阔肌。

3.用电刀直接切至肋骨，切开腹外和腹内斜肌、背阔肌、下后锯肌，一直切至骨膜。切开腹壁各层在肋尖的融合层。

4.调小切割电流，沿肋骨上缘从肋骨尖部(因此处远离胸膜)开始切开肋间外肌，切开 2～3cm。轻巧地插入食指，对着指尖逐步将肋间内肌从肋缘上切开，从而显露胸膜外筋膜。

5.用手指从肋骨下面推开薄层胸膜外筋膜。该筋膜在此处分为两层，形成包绕肋间神经的隧道。小心分开外层，在接近切口后部时，可用食指将胸膜从肋间肌和肋骨上向下推开。

6.贴着肋骨上缘锐性剪开韧带。注意避开上一肋下面的肋间神经血管束。置入自动牵开器向下牵开第 12 肋。切开外、内斜肌，分开腹横肌，完成切口的前部。

7.从肋骨下面分开膈肌，从腰方肌上推开外侧弓状韧带。

8.用剪刀贴近膈肌起始处剪开，应远离胸膜，特别是开始时。电凝出血点。剪开膈肌后胸膜会随膈肌一起上移。

9.放置椎板牵开器，打开肾周筋膜，显露肾脏。

关闭：关闭之前，先部分摇平手术床，使切口合拢。

10.用 2-0 SAS“8”字缝合第 12 肋尖部的致密组织和第 11 肋下面的相似组织，打结，使第 12 肋恢复原位。

11.从后方开始，从肋间隙拉出切断的膈肌和肋间肌用 0 号 SAS 逐步将它们间断缝合于第 12 肋外的肌肉切缘上。

12.将切开的背阔肌上缘缝于锯肌的外面，然后再缝于背阔肌下缘。在第 12 肋下戳口放置 Penrose 引流管，引出空气和渗出液。关闭皮下组织和皮肤。

(六)胸腹联合切口

术前要点：手术前夜输注乳酸林格液。对于老年病人，考虑预防性使用洋地黄。在年轻病人，为减少失血，使用硝普钠诱导的低压麻醉。

经胸进路

经胸进路适用于根治性肾切除术、回肠代输尿管术和腹膜后肿瘤及淋巴结切除术。如尚不知有无手术可能性，先完成切口的前段。

1.体位：病人靠近患侧床边，骨盆几乎平放于手术床屈折处稍下方。上身转动 40°，用砂袋或卷巾垫起。摸到第 10 肋，用针划痕或用标记笔在其上面标记皮肤切口线。对于大的肾脏肿瘤，将切口选在第 9 肋处。在肋骨上切开皮肤及皮下组织，切口向前延伸达腹直肌，终止于离脐较高的上腹部。切口可一直延伸过中线至对侧肋骨软骨连接部。对于腹膜后淋巴结清扫，可采用正中或旁正中切口作为主切口的延伸。

2.用电刀切开背阔肌、下后锯肌和外斜肌，然后对着第 10 肋凸面切开内斜肌。切口向后延伸直至能断开肋脊韧带。

3.紧贴第 10 肋上缘锐性切开肋间肌，或切除第 10 肋。在吸气时看见肺后，在肋窦上方用弯剪剪开胸膜，在拉钩下放置棉垫、保护肺脏。

4.从后方向前切开膈肌，避开膈神经。在肋骨软骨连接部插入弯剪剪断肋软骨，继续向前切开内斜肌、腹横肌、腹直肌鞘和腹直肌。

5.打开腹膜，在第 10 肋尖部插入 Finochietto 牵开器，牵开肋软骨。再用拉钩向上拉开肝脏(左侧为脾脏)，显露后腹膜。在膈肌附近提起侧腹膜外侧缘，在肾周筋膜和腹膜之间的无血管平面分离。继续向内侧分离找到肠系膜上动脉，借此可找到右肾静脉。接着进行根治性肾切除或肾上腺切除。如需更大显露，可将切口向对侧延伸。对于腹膜后淋巴结清扫，切口可向下延伸成为正中或旁正中切口。对于肾上腺切除，可在膈肌上做两个切口。其一为在腰肋弓与中心腱左叶之间的外侧，即可达肾上腺区域。在关闭之前，2cm 腱左叶与膈肌的肋软骨附着处，与肌纤维平行做第二个更靠前方的切口，在其下切开腹膜并探查腹腔。另一做法是从膈肌外缘向内做单一切口。

胸外进路

如不能肯定有无手术可能性,可采用胸外进路,先控查腹腔。在有些病例,病变比预计的要容易显露,则不必进入胸腔。

6.在第 11 肋处从肋角至前方中线标记和切开皮肤,用电刀切开腹直肌前鞘和外斜肌、背阔肌、下后锯肌,横断腹直肌,然后切开内斜肌、腹横肌直至第 10 肋尖。打开腹膜,探查腹腔。

7.用左手手指保护肝脏,在第 9 和第 10 肋之间切断肋软骨弓。

8.贴近第 10 肋上缘用剪刀或电刀小心切开背阔肌,先后显露膈肌和胸膜。请麻醉师吹张肺脏,小心从第 10 肋内面将胸膜游离开来,随膈肌一起向上反折。先断开膈肌附着,然后向上推开胸膜可方便这一操作。也可按前面讲述的方法进入胸膜腔。断开肋脊韧带,将第 10 肋牵向下方。

9.在肋骨后胸膜反折下方 2cm 切开膈肌,避开膈神经。将膈肌上缘缝于下后锯肌和背阔肌上,以保护胸膜。

10.完全打开腹膜,切开腹直肌后鞘。插入自动牵开器张开肋骨,同时放置腹腔拉钩,进行根治性肾切除或其他手术。

11.关闭:用 3-0 SAS 连续缝合后腹膜。戳口放置腹膜后引流(酌情)。用 2-0 丝线水平褥式缝合膈肌。在肋弓切缘缝 1-0 单丝尼龙线,暂不打结,胸膜腔内插入 18F 导尿管,用细 SAS 连续缝合关闭胸膜和肋间肌。预先在膈肋窦附近间断缝几针,打紧肋弓处的缝线,再打膈肋窦处的线结。

12.先关闭切口的胸壁部分:用 0 号 SAS“8”字缝合胸壁各层肌肉,最后几针应缝住前胸膜缘和膈肌,从后向前顺序打结。用 3-0 PCG 连续缝合腹膜;用 1-0 SAS 缝合腹直肌及前后鞘。关闭皮下组织及皮肤。

二、单纯肾切除术

单纯肾切除术是指仅做一侧肾切除,术前必须肯定对侧肾脏功能确实良好,并足以维持生命。

【适应证】

一侧肾脏因外伤、梗阻、感染等原因引起不可逆性损害,功能丧失。或患有上述疾病,肾尚有功能,但因年龄较大或一般情况较差不能耐受肾脏重建修复手术,而对侧肾脏功能正常者,也可行患肾切除术。

【禁忌证】

1.对侧肾功能不全者。

2.严重贫血,身体营养状况极差者。

3.心、肝、肺、脑及循环系统患有严重疾病者。

4.有严重出血倾向者。

5.合并泌尿生殖系以外活动性结核者。

【术前准备】

因病因而异。严重损伤者应积极抗休克及防治感染:脓肾可考虑经皮穿刺引流控制感染后再切除患肾;切除结核肾前应用抗结核药物 2～3 周。

【操作要点】

1.*麻醉、体位与切口*　连续硬脊膜外麻醉或全麻。侧卧位,酌情选用经肋缘下切口、经第 12 肋切口或 11 肋间切口。或取平卧位,经腹切口。

2.*游离肾脏*　进入肾周间隙后,打开 Cerota 筋膜,并应防止坝伤其上面被覆的腹膜,紧贴肾包膜表面钝性分离。遇到较软的纤维条索时，可用手指捏断。如条索较硬、基底较广或不易捏断时，用血管钳钳夹、剪断、结扎。尤其是肾脏的上极、下极、腹侧面和肾蒂的上、下方的条索组织内可能有血管，应注意结扎止血。左侧手术时应小心向内侧推移胰腺、十二指肠和腹膜，输尿管在肾下极内侧或沿肾盂寻找，找到后用F8导尿管提起。

3.肾蒂处理　肾蒂充分游离后，可将肾动、静脉解剖清楚，在直视下先结扎肾动脉而后静脉。另外，也可用食指、中指夹住肾蒂，稍稍提起肾脏，并引导肾蒂钳，于手指内侧夹住肾蒂血管。于远侧再上一把肾蒂钳，如肾血管蒂较长，于紧靠肾脏处再上一把血管钳，在两把肾蒂钳远侧剪断肾血管，取出肾脏。用7号丝线结扎及贯穿缝扎肾蒂。仔细检查肾血管断端，必要时可将肾动、静脉再用4号丝线分别结扎。

4.输尿管处理　在切口允许范围内将输尿管向下游离，取最大长度予以切除。残端予以丝线双重结扎。肾结核及输尿管结核，应尽可能切除全部输尿管。

5.关闭切口　肾床留置引流管，关闭腹膜，依次缝合切口。

【难点及注意事项】

1.游离肾脏时宜紧贴肾包膜表面钝性分离，应注意结扎止血。注意勿撕破肾脏、肾盂及损伤邻近的下腔静脉，十二指肠或结肠。

2.肾蒂处理应小心，谨防滑脱引起大出血，特别是右侧肾蒂较短，应特别注意。

3.钳夹右侧肾蒂时，要避免损伤十二指肠。

【并发症及处理】

1.出血　下腔静脉损伤、肾蒂血管滑脱或损伤，可出现严重出血。此时切忌慌张，应用手指或纱布压迫止血，做好各种抢救准备后，充分显露术野，吸尽创面血液。如系下腔静脉损伤，可在直视下用无损伤血管钳钳夹下腔静脉出血处，并用无损伤缝线修补下腔静脉裂口；如系肾蒂血管出血，则在直视下用血管钳钳夹血管断端，结扎加贯穿缝扎止血。

2.气胸　损伤胸膜时，可于术中用导尿管抽出胸腔气体，或全麻时正压吹肺排出胸腔内空气后予以修补。必要时行胸腔闭式引流。

3.结肠或十二指肠损伤　一旦发生，小裂口可立即修补，并充分引流、抗感染治疗及加强支持疗法。较大裂口则需胃肠外科协助处理。

4.周围其他脏器损伤　肝、脾、胰尾等组织脆嫩，与肾脏毗邻，如粘连紧密，分离或牵拉时也会损伤，可予缝合修补。

【术后处理】

1.术后禁食1～2日，肛门排气后即可进食。

2.记出入量。

3.伤口引流物于术后2～3天拔除，术后7天拆线。

4.使用抗生素预防感染。肾结核者，尚需使用抗结核药物治疗。

三、包膜下肾切除术

包膜下肾切除术是根据肾包膜和肾皮质间易于钝性分离的特点而设计的一种肾切除术，主要适用于无法行单纯肾切除术的患者。

【适应证】

肾周围组织因感染（如肾结核或脓肾等）或既往手术引起广泛而紧密的粘连，无法分离肾与周围组织。

【禁忌证】

同单纯肾切除术。

【术前准备】

与单纯肾切除术相同,但需备血充足,以备术中发生广范围渗血或肾蒂血管发生意外出血时使用。

【操作要点】

1.麻醉及体位同单纯肾切除术。经腰部径路进入腹膜后间隙。

2.显露肾脏背侧,辨认肾包膜,用尖刀小心从肾上极至下极纵行切开瘢痕化的肾周脂肪和炎性增厚的肾包膜,于肾包膜和肾皮质间用手指做钝性分离,将整个肾脏从包膜下游离直至肾门处。

3.用肾蒂钳将肾门周围的肾包膜连同肾蒂血管一并钳夹。

4.用 8 号丝线绕肾蒂钳做连续缝合,如肾门组织较宽,可分两段缝合。

5.取出肾蒂钳,同时抽紧缝合线,妥为结扎。如有出血,须立即加缝数针止血。

6.残留的肾包膜和肾周脂肪尽量切除,创面仔细止血。

7.在切口允许范围内将输尿管向下游离,取最大长度予以切除。残端予以丝线双重结扎。肾结核及输尿管结核,应尽可能切除全部输尿管。

8.肾窝留置引流管,逐层关闭切口。

【难点及注意事项】

1.切开并游离肾包膜时可能有较多渗血,可用热盐水纱布边剥离边压迫止血,并快速向肾蒂剥离。如肾表面有脓肿破溃,应及时吸尽。

2.肾蒂处理应特别小心,最好在肾蒂钳旁保留少许包膜组织,以防止肾蒂滑脱。肾门组织处理完毕后,残留的肾包膜和肾周脂肪应尽量切除。

【并发症】

同单纯肾切除术。

【术后处理】

同单纯肾切除术。

四、根治性肾切除术

根治性肾切除术要求在 Gerota 筋膜外游离肾脏,切除的范围包括肾脏、同侧肾上腺、肾周脂肪囊、局部淋巴结和尽可能多的输尿管,同时还可能进行从膈肌角至腹主动脉分叉处的区域性淋巴结清扫术、下腔静脉内癌栓取出术。如为肾盂癌,还应切除全长输尿管及输尿管口周围的部分膀胱壁。

【适应证】

恶性肾肿瘤未发生远处转移或仅伴有肾静脉及下腔静脉内癌栓形成者。

【禁忌证】

1.同单纯肾切除术。

2.肿瘤为晚期,有广泛转移和恶病质者。

【术前准备】

1.通过 CT、MRI 等影像学检查明确肿瘤侵犯的部位、范围和转移情况,以及肾静脉或下腔静脉癌栓的位置、长短。

2.充分备血。

3.肿瘤巨大,估计切除困难时,可于术前24小时行肾动脉栓塞或放置下腔静脉滤器防止癌栓脱落。

【操作要点】

1.麻醉、体位与切口　麻醉及体位同单纯肾切除术。经第11肋间切口。或取平卧位,经腹L形切口或上腹部横行切口。肿瘤巨大较固定或腔静脉癌栓位置较高,可采用胸腹联合切口。

2.肾蒂处理　尽量在未游离肾脏前仔细分离肾蒂血管,将肾动、静脉解剖清楚,在直视下先结扎肾动脉而后静脉。于靠近肾盂处结扎输尿管,暂不切断。

3.切除肾脏、脂肪囊及输尿管　在肾周筋膜后层与腰肌间进行游离,于肾下极下方切断肾脂肪囊,然后将肾脏轻轻向下牵引,分离肾上极。如系肾上极肿瘤,应将肾上腺一并切除。分离时遇到较硬条索时,须血管钳钳夹、结扎和剪断。将输尿管向下游离,取最大长度予以切除。

4.清除淋巴结　左侧清除腹主动脉旁淋巴脂肪组织,右侧清除腔静脉周围淋巴脂肪组织。范围从肾蒂上缘向下至肠系膜下动脉水平。

5.肾静脉、下腔静脉癌栓切除　如肿瘤仅长入肾静脉远端,则只要在肾静脉癌栓近端结扎肾静脉即可。如癌栓长入下腔静脉,则根据不同类型进行处理。

6.关闭切口　肾床留置引流管,关闭腹膜,依次缝合切口。

【难点及注意事项】

1.同单纯肾切除术。

2.剥离肿瘤应轻柔,防止肿瘤扩散。

3.处理下腔静脉癌栓时操作要轻柔,应取尽癌栓,谨防其脱落。

【并发症】

同单纯肾切除术。

【术后处理】

1.一般项目同单纯肾切除术。

2.下腔静脉切开缝合者,平卧7～10天。

3.施行肾输尿管全切、膀胱部分切除者,留置导尿管1周。

4.伤口拆线后可酌情进行化疗、放疗及免疫治疗。

五、肾部分切除术

肾部分切除术亦称保留肾组织的病灶切除,在泌尿外科中应用越来越多,最佳适应证是孤独肾伴局限性恶性肿瘤或有肾功能不全的局限性恶性肿瘤。

【适应证】

1.双侧肿瘤、孤独肾肾肿瘤或有肾功能不全的局限性恶性肿瘤。

2.单侧肿瘤,但对侧肾由于结石、慢性肾盂肾炎等原因可能会使其功能逐渐变差。

【禁忌证】

1.孤独肾癌已有局部或远处转移者。

2.双肾或孤独肾癌肾实质侵犯太广泛,部分切除后存留的肾组织又不能维持生命者。

3.同单纯肾切除术。

【术前准备】

1.肾肿瘤患者术前应行 CT、MRI 或动脉造影，以准确估计肿瘤累及范围。

2.肾结核、肾结石患者术前应行尿路造影，以确定需切除的范围。

3.术前应用抗生素，肾结核患者术前抗结核治疗至少应用 4 周。

4.备血充足。

【操作要点】

1.麻醉、体位与切口　麻醉及体位同单纯肾切除术。以经第 11 肋间切口为宜，但需充分暴露。如可能需行自体肾移植，则采用前方进路。

2.血管的处理　切开侧面肾周筋膜，游离整个肾脏，但保留肿瘤周围的肾周脂肪层。充分游离愣蒂血管，并在肾动脉上绕一根血管索带，同时便于上血管钳。如有可能，辨认供应病变部分的血管，结扎、切断直接供应拟切除节段的肾脏血管，切除平面必须与肾节段方向一致。

3.肾部分切除

(1)肾极部肾部分切除术：冷却肾脏(缺血时间短于 30 分钟则不必冷却)。在拟切开部位远侧 1～2cm 处切开肾包膜，用刀柄剥离肾包膜，此时静脉注射呋塞米 20～40mg。用套橡皮的哈巴狗钳或用手指控制肾动脉，用刀柄或拇指钝性分离肾实质，在肿瘤侧需留 1cm 左右的正常组织，应行横切，而不要做楔形切除。剪断弓状血管并结扎断端。用手术刀或剪刀切断肾盏漏斗部。缝扎所有弓状血管，特别注意肾门附近的大静脉。不宜电凝止血。缝扎叶间血管。松开肾动脉控制片刻，识别和结扎漏扎的血管。必要时可留置输尿管内支架引流管。用 4-0 肠线严密连续缝合肾盏漏斗部。取肾周脂肪做褥垫式缝合，尽可能缝合肾脏创面，或只缝合肾包膜。如肾包膜不够，可用游离的腹膜片代替，或用网膜包裹肾创面。松开肾动脉，压迫缝合处数分钟。

(2)外周肿瘤楔形切除术：距肿瘤边缘 2cm 切开肾包膜。可考虑阻断肾动脉。楔形切除肿瘤，包括部分正常的肾实质。如前述细心缝扎出血点。留置一内支架管，缝合肾集尿系统。再在脂肪垫上褥式缝合肾缺损。如缺损较大，可用腹膜后或网膜脂肪填塞，或用止血纱布或游离腹膜片覆盖肾缺损并加以缝合。

(3)肿瘤剜除术：可用于直径小于 2cm 的肿瘤。不必阻断肾血管。于肿瘤周边切开肾包膜，在肾组织受压所形成的假包膜层面钝性剜除肿瘤，此层面相对无血管，勿穿破肾盏。然后电灼假包膜腔，必要时用可吸收止血纱布或网膜填塞。如前述缝合肾包膜。

4.肾固定和关闭切口　行肾固定术，使肾下极远离肾盂输尿管连接处和输尿管。于肾修补处置引流管一根。逐层关闭切口。

【难点及注意事项】

1.肾蒂血管阻断不应超过 30 分钟，否则应间隙开放。术中肾脏可用无菌碎冰局部降温，并用肌苷 2g 静脉滴注，以保护肾功能。术毕时应检查肾脏有无血液循环障碍。

2.肾脏断面应止血彻底，缝合严密以防尿瘘发生。

3.肿瘤力争一次切尽，同时应考虑保留有功能的肾实质。

【并发症及处理】

1.出血　原发性出血多为手术时止血不完全所致。小渗血常可自行停止，大出血则需再次手术止血。

2.漏尿　可能远端有梗阻，可形成尿性囊肿和尿瘘。术中应严密缝合肾盏。术后逆行造影并放置双 J 管。

3.肾切口感染　常见于感染性结石术后，应加强抗感染药物治疗。

4.肾动脉栓塞和内膜损伤　罕见，必要时需再次手术处理。

5.短暂性肾功能不全　可见于孤独肾行肾部分切除术后，应予利尿、控制水分，必要时行血液透析治疗。

【术后处理】

1.每小时测血压和脉搏至稳定。

2.绝对卧床休息 1～2 周。

3.注意尿量和色泽的变化。

4.其他同单纯肾切除术。

六、肾盂切开取石术

肾盂切开取石术是过去摘除肾结石最常用的方法，手术操作简便、安全。随着体外冲击波碎石和腔内技术的进展，肾盂切开取石术应用大为减少，目前常用于肾盂结石合并解剖异常，如 UPJO 等。

【适应证】

肾外型肾盂结石或易从肾盂切口钳取的肾盂肾盏结石。肾盂结石合并 UPJO。

【术前准备】

1.应用抗生素控制尿路感染。

2.排泄性尿路造影了解双肾功能、结石的数目、大小、位置及梗阻情况。

3.术前摄 KUB 定位片。

【操作要点】

1.麻醉及体位同单纯肾切除术。经第 11 肋间切口。

2.切开肾周筋膜，游离肾背侧及肾下极，显露输尿管上段并用 F8 橡皮导尿管提起，沿输尿管上段向上分离显露肾盂，游离肾盂周围脂肪。

3.在肾盂背侧正中沿肾盂及输尿管的弧度，根据结石大小做一切口。

4.用血管钳经肾盂切口取出结石。如结石位于肾盏，则根据结石位置，选用不同弯度的取石钳小心完整地取出结石。

5.用 F8 导尿管注水冲洗肾盂，再用 F5 输尿管导管从肾盂切口处向下插入输尿管并进入膀胱，证实通畅。

6.如有结石残留、出血或感染存在时，可行肾盂造口术或置双 J 管行肾盂输尿管内支架引流。用 4-0 肠线间断缝合肾盂切口。

7.肾盂旁留置橡皮引流管 1 根。逐层关闭切口。

【难点及注意事项】

1.无须广泛游离肾脏，充分显露肾盂背侧即可。

2.显露肾盂背侧时，应注意勿损伤横跨其上的肾动脉后支和静脉小属支。

3.取较大结石时，应注意勿撕裂或撕断输尿管。

【并发症及处理】

1.切口漏尿　常为残余结石或血块堵塞输尿管、原发性梗阻病变未矫治以及感染等原因所致。应根据不同原因进行处理。

2.出血　轻微血尿无须处理。术中见肾内出血较多时，应行肾盂造口术。严重出血时，可行肾盂冲洗及止血药物治疗。必要时行超选择性肾动脉栓塞或肾切除。

3.*残余结石*　可行药物排石或 ESWL 等治疗。

4.*持续性尿路感染*　加强抗感染治疗。如有残余结石及尿路梗阻，应积极处理。

【术后处理】

1.术后禁食 1～2 日，肛门排气后即可进食。

2.应用抗生素防治感染。

3.如无漏尿，肾周引流管可于术后 4～5 天拔除。

4.肾盂造瘘管或肾盂输尿管内双 J 管可于术后 2 周左右拔除，如残余结石较大，则需行 ESWL 等治疗后方可拔除。

七、肾窦内肾盂切开取石术

肾盂与肾实质之间的间隙为肾窦，有一层脂肪组织相隔，名肾窦脂肪垫。肾窦脂肪垫无血管，可于肾盂表面经脂肪垫进入肾窦，甚至显露出肾大盏，并不引起出血。在肾窦内切开肾盂取出结石，称为肾窦内肾盂切开取石术。随着经皮肾镜碎石取石技术的成熟，此术式已较少使用。

【适应证】

较大的肾盂结石、中或小的铸型结石、肾内型肾盂和肾大盏结石。

【禁忌证】

伸入多盏的铸型结石和既往有肾窦内肾盂切开取石术史者。

【术前准备】

同肾盂切开取石术。

【操作要点】

1.基本上同肾盂切开取石术。显露肾脏，估计取石难度较大时应游离整个肾脏。找到输尿管上段，沿输尿管向上游离至肾门。

2.仔细分离肾门处脂肪组织，露出肾盂表面。

3.紧贴肾盂外膜，用血管钳或手指向肾门方向分离，扩大肾窦内间隙。需要时可分离至肾大盏。

4.用静脉拉钩或睑板拉钩牵开肾门处肾实质，根据结石位置、大小和形态，做纵行、弧形或 Y 形切口切开肾盂。

5.用取石钳或血管钳取出结石，注意勿撕裂肾盂和输尿管。如结石太大难于取出时，可用气压弹道碎石机击碎结石，分块取出。

6.肾盂缝合，放置引流管及关闭切口同肾盂切开取石术。

【难点及注意事项】

1.注意避开肾盂后动脉，它从肾盂上缘附近由肾主干动脉发出，经过肾盂后方。有时在肾门之外，有时在肾门内，若损伤此动脉止血困难，且影响所属肾实质的血供。

2.应贴近肾盂外膜分离出无血管平面，即使肾盂周围脂肪组织有明显炎性反应，此平面仍存在。

3.如取石不彻底，需行肾盂造口术、肾下极肾造瘘或置双 J 管行肾盂输尿管内支架引流。

【并发症】

同肾盂切开取石术。

【术后处理】

同肾盂切开取石术。

八、肾实质切开取石术

肾实质切开取石术可单独施行，也可与肾盂切开取石配合进行，甚至进行离体肾切开取石术。随着经皮肾镜碎石取石技术的成熟，此术式已较少使用。

【适应证】

1.不能经肾盂切口取出的肾盂大结石或铸型结石。

2.难于经肾盂切口取出的多发性肾盏结石。

【术前准备】

1.同肾盂切开取石术。

2.备血。

3.备无菌 2g 生理盐水及碎冰。

4.备肌苷 2g，20％甘露醇 250ml。

5.预约术中摄片或 B 超。

【操作要点】

1.*麻醉、体位和切口*　麻醉及体位同单纯肾切除术。经第 11 肋间切口。

2.*游离肾脏及阻断肾脏血流*　切开肾周筋膜，游离肾脏及输尿管上段，并游离出肾蒂。触摸动脉搏动，显露肾动脉，然后用直角钳游离动脉并套入悬吊带提起。在动脉上试夹哈巴狗夹。术中根据情况需要，从外周血中注入 20％甘露醇 250ml，10％葡萄糖 40ml 加肌苷 2g，阻断肾蒂，将肾脏置于无菌碎冰中 10～15 分钟。

3.*肾实质切开取石*

(1)单纯肾实质切开取石：根据术前 X 线照片的结石位置，先用一穿刺针头在肾实质表面相当于结石处穿刺探查，触及结石后将穿刺针保持原位不动，用尖刀沿穿刺针切开肾实质，取出结石。

(2)肾盂及肾实质联合切开取石：纵行或横行切开肾盂，探查结石位置及大小。对不能通过盏颈的结石，可用钳或手指将结石推向肾外侧，通过肾皮质触摸确定位置。在结石上做放射状切口切开肾包膜，长度与结石直径相等。继续用钳或手指抵住结石的同时，朝结石方向钝性分离肾实质，用钳插入肾切口内取出结石

(3)肾下极肾盂肾盏切开取石：对于较大的肾盂结石，不能经肾盂或肾窦内肾盂切口取出时，先同肾窦内肾盂切开取石术操作，做肾盂纵行切口并沿此切口向肾下极肾实质延伸(相当于肾后唇中下 1/3 处放射状切口)，切开肾实质，直至切开肾下盏。3-0 肠线间断缝合肾实质切口止血。牵开切口，轻柔地完整取出结石。

(4)无萎缩性肾切开取石：肾盂铸型结石或多发性肾盏结石而肾盂较小者可采用。显露肾动脉主干、后支及其他分支，分别绕以血管索带。钳夹后支，观察肾脏缺血情况，在肾包膜上用电凝器电凝标出缺血段的边缘(即前、后肾段的段间线，为相对无血管的平面线)。注射 10～20ml 亚甲蓝，有助于分辨边缘。如边缘不规则，不一定要求做直切口。控制肾动脉主干，行肾脏局部降温。沿标记的段间线锐性切开肾包膜和皮质，注意勿切开肾上、下极。用刀柄钝性分离肾实质至肾盂肾盏，切开肾盂肾盏，松动并取出结石。检查各个肾盏，取尽结石。

(5)离体肾切开取石术:包括肾切除术、无萎缩性肾切开取石术和自体肾移植术 3 个手术。

4.缝合切口 冲洗肾盂肾盏,清除结石碎块及凝血块,止血。若肾内渗血较多或有结石残留,应做肾盂造口、肾造口术或置双 J 管行肾盂输尿管内支架引流。肾盂切口用 4-0 肠线间断缝合。肾实质切口用 2-0 肠线间断对合缝合或褥式缝合,打结时局部可用肾周脂肪块作垫底覆盖于肾切口表面。开放肾蒂血管夹,如肾实质切口有出血,应补加缝合。肾周留置橡皮引流管 1 根。逐层关闭切口。

【难点及注意事项】

1.肾蒂血管阻断不应超过 30 分钟,否则应间隙开放。术中肾脏可用无菌碎冰局部降温,并静脉滴注肌苷等药物以保护肾功能。

2.肾实质切开部应止血彻底,缝合严密以防尿漏发生。

3.取石动作应轻柔,肾实质切口的大小应适应结石顺利取出,避免发生肾盂肾盏黏膜撕裂导致难以控制的肾内出血。

【并发症】

同肾盂切开取石术和肾部分切除术。约 10%的病例,术后肠线吸收松开,有可能出现继发性出血。出血较轻者,经保守治疗可自行止血。出血严重者,应行选择性肾动脉栓塞,危及生命者须切除病肾。

【术后处理】

同肾盂切开取石术和肾部分切除术。

九、肾盂输尿管成形术

近年来,随着对肾盂输尿管交界部(UPJ)梗阻性病变的进一步了解,多主张去除有病变的 UPJ,采取离断式的肾盂成形术,非离断式的肾盂成形术已较少被采用。此处介绍开放的离断式的肾盂成形术。

【适应证】

凡肾盂输尿管连接部严重狭窄,该部神经、肌肉组织发育不良,肾盂扩张明显,输尿管狭窄段不过长者,均可采用此术式。

【禁忌证】

巨大肾积水,分肾功能完全丧失者宜行肾切除术。

【术前准备】

同一般肾脏手术。

【操作要点】

1.肾盂及输尿管上段的显露多采用腰部切口,经第 11 肋间或第 12 肋下径路手术。

2.显露肾脏后首先细致处理肾盂输尿管交界部,将其于原位分离,显露梗阻节段,弄清梗阻原因。

3.切除病变段后切开肾盂,根据其形态和扩张程度设计剪裁部位并用缝线在上、下、前、后标志其切除范围。切除不足会致吻合口成角、狭窄,切除过多则致吻合口跨过肾下极处因张力过高而屈曲。

4.于输尿管断端外侧壁剪开 1.0~1.5cm,并置入 F8~12 号硅胶管,准备与肾盂瓣吻合。

5.先将肾盂瓣的下角与输尿管劈开处的下角全层缝一针,肌层断面对准后打结。逐针间断吻合,先吻合后壁,再吻合前壁。吻合完毕后继续缝合肾盂创缘。

6.如吻合满意可不留支架管,亦不行肾造瘘。如放置肾盂输尿管支架管者应行肾造瘘。

【难点及注意事项】

1.手术应完全去除病变节段。

2.去除过多的肾盂。

3.建成漏斗状肾盂与输尿管连接,吻合口要成斜行,为防止蠕动波的冲击使吻合口扭曲,输尿管的斜行吻合口应正对肾盂内侧。

4.为恢复肌源性传导,肌层断端应对准缝合,内翻或外翻缝合均会使蠕动波的传导中断。

5.支架管一般于术后 2 周拔除,仍保留肾造瘘。如引流逐渐减少则试行夹管,无不适可于 2～3 天后拔除肾造瘘管。

【并发症及处理】

最常见的并发症为吻合口漏尿,此时应在积极控制感染的情况下持续引流,多可自行痊愈。

十、肾、肾盂造瘘术

肾、肾盂造瘘术是一种高位尿流改道保护患肾功能的方法。既可以作为单独的手术,又可用于某些肾、输尿管手术中,以保证尿液引流通畅和手术部位愈合,或防止狭窄。肾造瘘术因其牢固而适用于需长期保留造瘘管者,但易引起出血及肾功能损害;肾盂造瘘术相对安全,但活动度大易脱出和不易换管,因而仅用于暂时性造瘘。目前,由于腔镜技术的广泛开展以及内支架管材料的改进,单独进行开放肾、肾盂造瘘术的情况已越来越少,且绝大部分被经皮肾穿刺造瘘取代。

【适应证】

1.某些复杂肾结石取石术中,出现肾盂或肾盏损伤,出血较多,或考虑有结石残留留置造瘘二期取石者。

2.孤立肾有梗阻性病变,需手术治疗者。

3.某些小儿肾盂成形手术。

4.肿瘤压迫或侵犯输尿管引起上尿路梗阻而又无法根治时,可行永久肾造瘘做姑息治疗。

5.输尿管损伤或术后出现尿瘘和(或)上尿路梗阻,考虑输尿管周围炎症明显,暂无法手术的病例。

6.需要做内引流,却不具备或无合适双 J 管的手术。

7.严重肾积脓伴明显中毒症状者。

【禁忌证】

对有出血倾向及疑有凝血功能障碍者应慎用。

【术前准备】

1.行 CT、CTU 或 IVP 检查了解肾积水情况、肾皮质厚度以及肾盂肾盏形态,以选择合适造瘘方法。

2.加强支持疗法,改善患者全身情况。

3.应用抗生素预防及控制感染。

【操作要点】

1.切口　做经第 11 肋间或第 12 肋下切口,切开皮肤、皮下组织及各肌层。

2.显露肾脏　切开腰背筋膜及肾周筋膜,显露肾脏。

3.放置造瘘管　①最好选择蕈状造瘘管,适当修剪蕈状头,以方便日后拔除,用长空针于肾下极背侧肾实质最薄处做肾脏穿刺,抽出尿液后,退出穿刺针,在穿刺部位切开肾包膜,用长弯钳沿穿刺针方向戳穿肾实质达肾盏,沿此孔放置蕈状造瘘管达肾盂。吸出积液,冲洗肾盂,证实造瘘管通畅后,用 3-0 肠线于包膜下做荷包缝合，固定造瘘管。②若穿刺发现肾实质较厚，为安全计，可游离肾脏，且显露肾盂，由肾盂做小切口，以长弯血管钳探入，在肾皮质最薄处(最好在肾下极)顶向肾皮质，在拟穿出部位以尖刀戳一小口，弯钳自戳口引出，将造瘘管拖入肾盂内，再固定造瘘管，并间断缝合肾盂切口。③若行肾盂造瘘，则显露肾盂后，纵行切开肾盂，置入蕈状管后，用4-0肠线间断缝合肾盂。若选择有侧孔造瘘管时，必须妥善固定，以防止管壁侧孔移至肾外，发生尿外渗。

4.肾实质出血的处理 术中发现肾实质切口处渗血，可暂时压迫止血，若出血不止，可用2-0肠线在戳口处做横行褥式缝合止血，必要时可在缝合部位填入脂肪块或明胶海绵。

5.缝合切口 肾周放橡皮管引流，逐层关闭切口，皮肤处用丝线固定好造瘘管。

【术后注意事项】

1.保护好造瘘管，防止造瘘管脱出或扭曲。

2.引流不畅时，在无菌操作下用生理盐水做肾盂冲洗，可同时注入抗菌药物。

3.橡皮引流管可在术后4～5天拔出。

4.每3～4周更换造瘘管。

【并发症及处理】

1.出血 应定期冲洗造瘘管，防止血块堵管。出血多可在1周内自行消失。对长时间出血或间断大出血，应考虑有无动静脉瘘形成，可做动脉造影确诊并治疗。

2.造瘘管脱出 若在术后早期脱出，再置管入肾内将非常困难，必要时需再手术，若术后两周后脱出，也应及时在无菌条件下重新置管，以防窦道收缩。

3.尿瘘 保持引流通畅，术后尿外渗多可自愈。拔管后出现经窦道的持续尿外渗，则说明尿路有梗阻，应做相应处理。

4.结石形成 与感染及置管时间较长有关。有时会引起拔管困难。反复冲洗、酸化尿液、防治感染是必要的，并嘱咐患者定期换管。

十一、肾周脓肿切开引流术

肾周脓肿是指各种原因引起的肾周脂肪、结缔组织之间发生的脓肿。患者骤起寒战高热，剧烈腰背痛。体检可见肾区饱满，有压痛及叩痛。KUB平片显示肾轮廓不清，腰大肌影消失，脊柱侧弯；B超示肾周液性暗区；有必要时还可做CT检查。诊断性穿刺抽得脓液可确诊。明确诊断后应立即切开引流。对于比较局限的脓肿也可直接穿刺置管引流。

【适应证】

只要诊断明确，经抗感染治疗无好转，即可行脓肿切开引流术。

【禁忌证】

可能存在肾周血肿、肿瘤等情况不能确诊的病例。

【术前准备】

1.根据B超或穿刺确定脓肿部位，并在皮表作现定位记号。

2.全身应用抗生素，控制感染。

3.通过IVP、B超或CT检查了解有无肾脏病变。

4.加强支持疗法,提高手术耐受力。

【操作要点】

1.切口 在体表定位部做经第12肋下切口,长度6cm在右,切开皮肤、皮下组织及肌肉达肾周筋膜。

2.切开脓腔 用盐水纱布保护好周围切口,以空针向脓腔穿刺,抽得脓液后,切开筋膜达脓腔,吸去脓液。

3.探查脓腔 若为多房性脓腔,应用手指将纤维粘连分开,沟通脓腔,彻底清除脓块及坏死组织,并用生理盐水冲洗脓腔吸尽脓液。

4.放置引流管 脓腔内放置带多侧孔的橡胶引流管,引流管应放置脓腔最低位,以利引流。若脓腔小,可不缝合切合,用纱布做疏松填塞,开放引流。

【术后注意事项】

1.根据细菌培养和药敏试验,选用抗生素控制感染,并加强支持疗法。

2.保持引流通畅,及时更换敷料,防止切口过早闭合,残留脓腔。引流管可根据引流量多少、脓腔大小及肉芽生长情况酌情拔除。

十二、肾固定术

肾固定术主要用于肾下垂的治疗,目的是松解肾盂和输尿管上段,矫治引起尿路梗阻的病变,将肾脏固定于正常解剖位置,保持尿流通畅。肾固定术式有100余种,主要分三类:①应用肾周纤维脂肪囊及肾包膜固定肾脏;②应用肾周筋膜瓣或带蒂肌肉束翻转悬吊固定肾脏;③应用其他材料固定肾脏。

【适应证】

1.肾下垂伴有肾积水,明显血尿、结石,长期尿路感染。

2.腰背酸痛、绞痛,伴腹胀、反酸、消化不良,平卧后症状缓解,经保守治疗仍无法改善者。

3.严重肾下垂,引起肾血管蒂和输尿管扭曲,出现绞痛症状者。

【禁忌证】

1.轻度肾下垂,经检查肾脏无明显病理改变者。

2.肾下垂伴有神经官能症者。

3.平卧后症状不缓解或有全内脏下垂者。

【术前准备】

1.了解患肾有无结石、积水,以便术中处理。

2.应用支持疗法并控制尿路感染。

【操作要点】

1.切口 常选用经第12肋下切口。

2.游离肾脏及输尿管上段 切开肾筋膜,显露肾脏后,沿肾包膜钝性游离肾脏,避开肾迷走血管,并游离出输尿管上段,使肾脏和输尿管游离后能无张力地回复到正常解剖部位,纠正梗阻等病变。

3.固定肾脏 现介绍前述一类中常用的术式,即肾包膜、腰肌缝合固定术(Kelly法):在肾后外侧中、下1/3交界处用7号丝线做荷包缝合肾包膜(注意不损伤肾实质),上口开放,两线头在同侧第12肋上缘穿出打结,肾下极包膜上再缝一针,并将缝线固定于腰方肌上。肾悬吊后,依次将下极处的前侧肾筋膜缝合于腰方肌上,形成肾托。重叠缝合肾筋膜,紧缩肾囊。

4.逐层关闭腰部切口。

【注意事项】

1.游离肾及输尿管上段时应注意勿损伤供应血管,谨防肾及输尿管缺血坏死。

2.在肾包膜上做缝合时,不宜过深,以免损伤肾实质。

3.固定肾脏要求肾脏下极略向外倾斜,并不得旋转,输尿管无张力,不成角,以利于尿液引流。

4.术后体位很重要,一般取患侧卧位 3 天,随后平卧 10 天,头低脚高,共卧床 2～3 周。

十三、肾囊肿去顶术

肾囊肿去顶术主要用于有症状的较大的单纯性肾囊肿以及孤立性多房性肾囊肿的治疗。通过切除部分囊壁,开放囊腔,解除囊肿对肾实质的压迫或由它引起的尿路梗阻。疗效优于经皮囊肿穿刺术。腹腔镜的开展使肾囊肿去顶术具有与开放手术相同的效果而更微创,已成为治疗肾囊肿的金标准,逐步取代开放肾囊肿去顶术。现在对于多囊肾也往往采取腹腔镜肾囊肿去顶术来延缓肾功能的破坏而取代了以前的观察等待。

【适应证】

1.较大单纯性肾囊肿,囊肿直径大于 5cm,已压迫肾实质,将可能影响分肾功能者。

2.肾盂旁囊肿引起尿路梗阻、感染或引起高血压者。

3.孤立性多房性肾囊肿有压迫症状者。

【禁忌证】

1.肾包虫病囊肿。

2.癌性囊肿。

3.严重出血倾向患者。

【术前准备】

1.增强 CT 或 IVP 检查以鉴别囊肿与肾积水,并明确囊肿部位及其解剖关系、与集尿系统有无交通;有时重复肾患者肾脏积水致皮质变薄,与上极的肾囊肿不易区分,应做好行探查术的思想准备。

2.对肾盂旁囊肿,术前要了解与周围血管、肾盂输尿管的毗邻关系,有时应与 UPJO 伴肾旋转不良导致肾盂积水相鉴别,术前谈话时应说明存在仅手术探查之可能。

3.厚壁囊肿可能为恶性,应向患者及家属说明可能行肾切除,并做好术中快速切片准备,并告知家属可能二次手术。对合并感染者使用抗生素。

【操作要点】

1.切口　选用第 11 肋间(肾上极囊肿)或 12 肋下切口(中、下极囊肿)。

2.显露囊肿　打开肾周筋膜后,以手指游离肾脏,暴露囊肿部位。

3.切除顶部囊壁　在囊肿和肾实质交界上方约 0.5cm 处,用电刀切除囊肿顶部囊壁,吸去积液。此时可静脉注射靛胭脂 1 支,仔细观察有无蓝色尿液溢漏,发现瘘道应及时修补。残留囊壁用活力碘或苯酚、酒精涂抹处理,并填入带蒂肾周脂肪组织。肾盂旁囊肿往往外露较少,薄的囊壁显露少,毗邻关系复杂易损伤,术中暴露也较困难,往往去顶开口小,为防止残腔封闭复发可填塞明胶海绵及带蒂脂肪块。

4.缝合囊肿边缘　用 3-0 肠线连续锁边缝合囊肿边缘,以达到止血并可防止去顶开口闭合导致术后复发。

5.关闭切口　将肾脏放置于原位，放或不放引流管，逐层缝合切口。

【注意事项】

1.对不能确定的囊肿，应先探查，不要盲目切开。

2.囊壁与肾盏间非常薄，术中应小心操作，切忌损伤肾盏。

3.较大或壁厚囊肿切除时，可使用电刀，减少渗血。

4.引流管于术后2～3天拔除。

【并发症及处理】

1.肾周感染　因肾周积血、积液所致。保证引流通畅，加强抗感染治疗。

2.囊肿复发　术中处理不当，囊壁闭合又可形成囊肿。必要时再手术。

（王　彦）

第三节　输尿管手术

一、切口与体位

输尿管是位于腹膜后间隙的细长形器官，左右各一，上起肾盂，下终于膀胱三角，器官略呈"S"形走向。输尿管全长在男性为27～30cm，女性为25～28cm，临床上按解剖位置将输尿管全长分为三段。腰段，自肾盂输尿管连接处至跨越髂动脉处，长10cm；盆段，自跨越髂动脉处至膀胱壁，长14～16cm；壁内段，斜行于膀胱壁内，长1.5～2cm。X线片上，输尿管亦可分为三部，即肾盂输尿管交界处至第5腰椎横突处为腰部，向下至骶髂关节交界处为髂部，余下部分为盆部。

输尿管手术适用于输尿管结石、肿瘤、畸形及修补外伤等。不同部位病变，常根据医生个人的经验和病变情况而定。

腰部输尿管显露常采用腰部进路切口，如经第12肋切口、肋下切口等。由于经第12肋切口需部分截除第12肋，手术创伤大，操作过程复杂，现少用。肋下切口手术时不进腹腔，对腹腔内脏器干扰少，术后肠蠕动恢复快，手术视野清楚，而广泛用于肾盂输尿管交界部及腰段输尿管结石手术。

手术时患者采用全侧卧位，手术侧朝上，健侧垫薄海绵垫，腰部置于腰桥上方，摇起腰桥使健侧腰部抬高，头及下肢适当放低，以扩大手术侧肋骨与髂嵴间的距离。患侧下肢伸直，健侧髋关节和膝关节屈曲，两下肢间垫以软枕，骨盆用帆布带或宽胶布固定，保持侧卧体位。在第12肋下缘，自肋脊角开始做切口，与第12肋平行，继续向前向下长15～20cm，注意避免损伤肋间血管和神经丛，切断部分背阔肌、腹外及腹内斜肌，妥善处理出血点，即可见腹横筋膜、腹横肌及腰背筋膜，予以切开分离，抵达腹后腔。打开肾周包膜(Gerota包膜)即达肾下极。根据病情决定上述切口的大小及有否必要切开部分腰肋韧带。将腹膜向前推开，在后腹膜之后、腰大肌之前或肾不极部位可见被脂肪组织包绕或附着的输尿管。一旦发现输尿管即用纱布条穿过提起，便于向上、向下游离至病变部位。

髂部及骨盆部输尿管手术，病人仰卧，略向病变对侧倾斜，取中等头低脚高位。切口自第12肋尖附近或髂前上棘内侧3cm处皮肤开始，向前、向下斜行，与腹股沟平行。切开皮肤、皮下组织、腹外斜肌及腱膜，下面的腹内斜肌切开少许则暴露较好。切开腹横筋膜可见腹膜后脂肪。扩大创口后将腹膜向前推移，以手指触及髂动脉，稍加分离即可见输尿管纵跨血管，如未见输尿管，可在紧贴腹膜后面寻找，一般不难找见。

下腹部正中切口显露输尿管下段。取平卧位，臀部垫枕。切口起自耻骨联合与脐连线正中纵行切开。先切开皮肤、皮下组织，显露腹白线，剪开腹白线，显露膀胱前壁，根据病变部位的侧别，推开膀胱侧壁及腹膜，显露输尿管下段。

比较明确的腰部输尿管结石，可采用腰背部直切口。病人取俯卧位，腹部稍垫起，在脊柱棘突外侧四横指外做垂直切口，上达第12肋，下至髂骨上缘。切开皮肤及皮下组织，从腰下三角先将腹外斜肌、背阔肌分别向前后牵开，切开腰背筋膜，手指伸入引导朝上方纵行剪开腰背筋膜单层结构，即进入腹膜后手术区。这种进路的优点是损伤少，术后恢复迅速，且可以一次同时进行两侧手术，但切口不易延伸，回旋余地小。

二、输尿管切开取石术

输尿管结石是常见的泌尿系统疾病。输尿管结石大多来自肾脏。根据输尿管的解剖特点，结石容易停留在以下几个部位：①肾盂输尿管交界处；②输尿管髂动脉交界处；③女性阔韧带，男性输精管横跨交界处；④输尿管膀胱壁层间段；⑤输尿管膀胱开口处。手术是治疗输尿管结石的常用方法。

【适应证】

1.结石较大(直径大于0.8cm)经药物排石治疗无效者，结石位置无改变或有积水者，肾功能受损者。

2.输尿管结石合并有输尿管梗阻，如输尿管狭窄、输尿管息肉、先天性输尿管囊肿，需手术矫正者。

3.输尿管结石梗阻致肾内感染，难以用药物控制者。

4.同时有双侧输尿管结石或一侧输尿管结石一侧肾结石引起无尿者。

【术前准备】

手术前行普通灌肠，摄KUB平片结石定位。如为透X线的结石，应做逆行造影定位。

【操作要点】

1.根据结石所在部位，选择适当的切口及体位，切开腰部或腹部各层组织，于腹膜后进行游离，达到输尿管部位。游离输尿管，尽量少损伤输尿管外层筋膜组织，以免影响其血供，找到结石部位后，用8号导尿管于结石的近端固定输尿管，防止结石向上移位。

2.在结石部位的输尿管管壁缝两针牵引丝线，于其间纵行切开输尿管壁，长度以刚能取出结石为准，结石随即露出切缘、

3.取出结石，仔细检查结石是否完整、形状和数目是否与X线片一致。用弯钳从输尿管切口探查远侧管腔，注意有无残余结石、息肉或其他病变存在。用8号导尿管插入输尿管腔加压冲洗，再用输尿管导管插入切口下端探查输尿管是否通畅。

4.输尿管切口用4-0无损伤铬制羊肠线间断缝合，用细丝线缝合脂肪组织覆盖于输尿管切口。

5.术中视情况决定是否内置支架引流管，支架管可选用双J管、T形管或8号导尿管。在输尿管切口旁放置引流管。

【术后处理】

靠近膀胱的输尿管下段结石术后需经尿道留置导尿管3～5天。若输尿管内置双J支架管，则导尿管留置10天左右，双J支架管则于术后1～2个月左右经膀胱镜拔除；若为T形管或8号导尿管，术后2周拔除。

【并发症及处理】

1.输尿管狭窄　狭窄段较短者，可切除狭窄段，上下段端端吻合。较长段狭窄，可行肾造瘘术或输尿管

皮肤造口术,下段输尿管狭窄可切除狭窄段后行管状膀胱输尿管吻合术。

2.尿瘘　尿瘘如为梗阻因素引起,首先解决原瘘以下部位的输尿管梗阻。也可将一条多孔橡皮管从引流伤口插至输尿管旁做持续引流,再经皮肾穿刺造瘘,在肾镜直视下经肾盂顺行插入输尿管导管或双J管以及用输尿管镜逆行插入输尿管导管或双J管至肾盂,有助于尿瘘愈合。

三、输尿管吻合术

(一)输尿管端端吻合术

输尿管上段或中段狭窄或缺损应尽可能施行吻合术。缺损段较短,可将输尿管缺损段的两端游离,行端-端吻合术;缺损段较长者,则需将肾脏游离和下降,右侧甚至需将右肾静脉移至低位与下腔静脉吻合,再行输尿管端端吻合。

【适应证】

输尿管损伤(断裂、切断、部分切除或压榨伤),输尿管损伤性、先天性或炎性狭窄。

【禁忌证】

恶性肿瘤,长段输尿管损伤、缺如及狭窄,局部及全身性炎症尚未得到控制等。

【麻醉】

硬脊膜外麻醉或全麻。

【术前准备】

有肾功能损害者,应先行肾盂造瘘引流1～3个月。术前抗炎及做肠道准备。

【操作要点】

1.圆形吻合法　游离输尿管两断端并剪除坏死组织,用4-0可吸收线间断缝合断端,缝线不穿透黏膜层。

2.斜行吻合法　将输尿管两断端各做相应的45°角斜行修剪,斜面长度应超过1cm,用4-0可吸收线间断缝合两断端,缝线不穿透黏膜层。

3.匙形吻合法　在斜行吻合法的基础上,再于两斜面的下角各做1.5cm长的纵行切口,以形成匙状管口。用4-0可吸收线间断缝合两断端,缝线不穿透黏膜层。

采用斜行或匙形吻合的目的是使输尿管吻合口增宽。

【难点及注意事项】

输尿管端端吻合技术无太大困难,但术中应注意须彻底清除输尿管两断端坏死及血供较差的组织,吻合口必须无张力,常规留置内支架管引流。

【并发症及处理】

主要的并发症为尿漏,多由于吻合不严密或局部组织坏死脱落。一般保留固定支架管,充分引流,可望自愈,必要时应再次手术。

(二)输尿管对侧端侧吻合术

输尿管长段损伤、缺如无法行端端吻合,也无法行与膀胱或膀胱瓣吻合时,可与对侧输尿管做端侧吻合。

【适应证】

长段输尿管损伤、良性狭窄或良性肿瘤;一侧肾切除,输尿管正常,而对侧输尿管损伤、长段狭窄或良性肿瘤;异位输尿管扩张。

【禁忌证】

晚期恶性肿瘤、结核、结石，对侧输尿管存在病变。

【麻醉】

硬脊膜外麻醉或全麻。

【术前准备】

同输尿管端端吻合。

【操作要点】

1.切开患侧后腹膜，游离出输尿管，切除病灶，结扎远端输尿管。

2.切开对侧后腹膜，于乙状结肠系膜后分离出一隧道通向对侧输尿管。

3.做输尿管端侧吻合，放置引流管。

【难点及注意事项】

手术难度不大，但应注意患侧输尿管有足够的长度，吻合口无张力。

【并发症及处理】

主要并发症是尿漏，多由吻合不严密造成，一旦尿漏形成，应充分引流，必要时应再次手术。

四、输尿管膀胱吻合术

【适应证】

1.输尿管下段外伤(盆腔手术所致损伤)。

2.输尿管下段或管口狭窄。

3.膀胱肿瘤病变累及输尿管口。

4.少数先天性畸形(如输尿管异位开口)。

【麻醉】

硬脊膜外麻醉或全麻。

【术前准备】

1.排空膀胱留置导尿管。

2.控制尿路感染。

【手术要点】

1.输尿管直接植入法　下腹正中切口进入盆腔，在腹膜后，膀胱外侧髂总动脉分叉处找到输尿管，在病变上方切断输尿管，近端插入 F10 号导尿管至肾盂，远端做贯穿结扎，在膀胱基底做 1.5cm 切口，将输尿管断端平均剪成两瓣长 0.5～1.0cm，在输尿管每一瓣上用 3-0 丝线褥式缝合，拖入输尿管瓣置入膀胱，将输尿管瓣两线端在膀胱吻合口处分别穿出膀胱壁，在膀胱外结扎固定，使输尿管开口固定在膀胱内，在输尿管与膀胱外膜固定 4～6 针，盆腔置烟卷引流，缝合腹壁切口，膀胱放置导尿管引流，留置输尿管支架管可在 7～10 天拔出。

2.黏膜下隧道法　切开膀胱前壁沿输尿管口周围切开膀胱黏膜，将输尿管从膀胱肌层中，分离出来，保留输尿管外膜，分离附着输尿管外膜周围组织。用直角钳在原输尿管口上方 2cm 处直视下做穿通膀胱全层的小切口，重建成新膀胱裂孔，将已游离的输尿管末端拉入膀胱内，并避免输尿管扭曲成角，在新裂孔和原输尿管口间分离黏膜下隧道，将输尿管经黏膜下隧道向远侧拉出，用 4-0 肠线将输尿管和膀胱黏膜创缘缝合，以固定输尿管口，形成黏膜下隧道长 1.8～2.8cm。

3.膀胱外途径输尿管吻合术 在膀胱后外侧壁切开膀胱浆肌层约3cm，分离至膀胱黏膜，在膀胱切口远端切开膀胱黏膜，将膀胱黏膜与输尿管全层间断缝合6～8针，用丝线间断缝合膀胱肌层，将输尿管下端埋藏于膀胱黏膜下(膀胱壁段)，预防膀胱尿液反流。

【术中注意事项】

1.吻合口必须紧密、无张力、无狭窄。

2.输尿管末端血运必须充足。

3.移植时避免输尿管扭曲，不要与膀胱形成不良角度。

4.输尿管移植的位置和方法必须取决于输尿管的长度及膀胱切除的多少。

【术后处理】

1.使用抗生素预防感染。

2.留置输尿管支架管保持引流通畅。

3.3～5天后拔出伤口引流管。

4.2～3周拔出内支架引流管。

五、肾盂瓣输尿管成形术

肾盂瓣输尿管成形术分非离断式及离断式肾盂瓣输尿管成形术，前者为手术时切除有病变的肾盂输尿管交界部，后者为保留有病变的肾盂输尿管交界部。成形术的设计取决于肾外肾盂及输尿管狭窄段的解剖情况。

【适应证】

输尿管上段损伤或良性狭窄。

【禁忌证】

恶性肿瘤、结核，严重肝、肾功能损害及严重心血管疾病。

【麻醉】

硬脊膜外麻醉或全麻。

【术前准备】

抗感染、肾功能损害者应先行肾盂造瘘1～3个月，再行成形术。

【操作要点】

1.做第11肋间切口。

2.显露肾脏-输尿管上段，切除病变段输尿管(或保留)，清除肾盂表面脂肪及粘连组织。

3.取基底部宽2.5～3cm，顶宽1.5～2.0cm的肾盂瓣，向下翻转。

4.用4-0可吸收线间断缝合肾盂瓣成管状并与输尿管做端-端吻合。

5.若肾盂与输尿管成直角连接，可用Scordino法取肾盂瓣。

6.若肾盂与输尿管成钝角连接，可用Culp法取肾盂瓣。

【难点及注意事项】

肾盂瓣输尿管成形术一般难度不大，但必须注意肾盂瓣取材必须充足，尤其是输尿管狭窄长度超过3～4cm者。吻合时必须细致，新管腔的形成必须有足够的宽度。另外，无论选用何种取瓣法，都必须置入内支架管，其远心端应在吻合口下方10cm处，吻合口必须无张力。

【并发症及处理】

较为严重的并发症为尿漏形成。其原因有，吻合口缝合不严密及局部组织坏死。一般应留置支架管，充分引流可自愈。严重者需再次手术。

六、膀胱瓣输尿管成形术

输尿管下段缺损或狭窄段较长，不能做输尿管膀胱吻合，或曾多次行输尿管膀胱吻合术失败者，应考虑行膀胱瓣输尿管成形术。

【适应证】

输尿管下段损伤、狭窄、良性肿瘤或先天性疾病，病理段切除后，输尿管断端不能抵达膀胱。

【禁忌证】

恶性肿瘤、膀胱结核或其他原因引起膀胱容量不足。

【麻醉】

硬脊膜外麻醉或全麻。

【术前准备】

抗感染，肾功能受损者需造瘘1～3个月后再行成形术。

【操作要点】

1.取下腹正中或下腹斜行经腹膜外切口。

2.显露膀胱，从膀胱侧壁至膀胱颈切取膀胱瓣，基底靠近膀胱底部，其宽及长之比为1∶2，并应超出输尿管缺损段1～1.5cm。

3.留置双J管作吻合支架管，用4-0号可吸收线间断缝合膀胱瓣成管状。

4.将膀胱瓣管与输尿管行端-端吻合术。

5.缝合膀胱，支架管从膀胱另戳孔引出腹壁。置入引流物，关闭切口。

膀胱瓣输尿管吻合的难点在于取材必须精确，其长度及管径必须足够，吻合时不能有张力。

【并发症及处理】

主要并发症为尿瘘形成。多由膀胱瓣或瓣的基底部裂开所致，与膀胱瓣太窄，缝合后张力太大有关。尿瘘形成后，应留置导尿管、支架管，瘘孔可望自愈，必要时再次手术。

七、输尿管皮肤造口术

【适应证】

根据患者病情，可行临时性或永久性输尿管皮肤造口术。

临时性输尿管造口的适应证为：

1.婴儿先天性尿道瓣膜。

2.严重的膀胱出口梗阻。

3.巨膀胱综合征，腹壁肌肉萎缩。

4.严重反流性巨大输尿管。

永久性输尿管造口的适应证为：

1.无法纠正的膀胱尿流梗阻。

2.神经源性膀胱,特别是与脊髓脊膜膨出有关的神经源性膀胱病变。

3.膀胱肿瘤伴有输尿管扩张积水。

【术前准备】

手术前需纠正水、电解质平衡失调,贫血等,补充维生素,控制感染及改善肾功能。术前留置导尿管排空膀胱内尿液。

【操作要点】

1.腹壁皮肤造口取平卧位,一侧高位输尿管皮肤造口取45°斜卧位。

2.临时性输尿管皮肤造口法有襻形输尿管造口、Y形输尿管造口及环形输尿管造口等。其中环形输尿管造口术能在上段尿流减压后肾功能恢复,部分尿液可经环形吻合口引流至下段进入膀胱。在梗阻因素去除后,造口切除、关闭简便,因而最为常用。

3.手术取平卧体位,腹壁皮肤在选定部位做V形切口,切口的大小根据年龄及腹壁厚度,如儿童皮瓣的大小约5cm已足够。将全层V形皮瓣揭开后即钝性分离肌肉层,直达腹膜。在腹膜外将腹膜向后推即可见扩张的输尿管,保护其周围的血运循环,并将输尿管拉出创口。用5-0铬制羊肠线连续侧-侧吻合上下段输尿管,随即将三角皮瓣从侧侧吻合口与拉出输尿管之间穿过,缝合皮瓣之顶部后,被拉出的输尿管段即固定于腹壁皮肤外,输尿管不会回缩。将拉出之输尿管做一纵行切开。翻开边缘用3-0铬制羊肠线间断缝合于皮肤,即可形成环形输尿管造口。

4.临时性尿流改道也可采用输尿管原位造口,输尿管不改变其原来位置,亦不中断其连续性,而是利用导管引流尿液。在梗阻段输尿管上部,用较粗针头做穿刺口,将导管经穿刺口向上插至肾盂。将导管用细肠线固定在穿刺口下方输尿管管壁上(不穿透管壁),以防止导管滑脱。在导管引出体外处再与皮肤或皮下筋膜固定一针。此导管可留置数周以上。

5.永久性输尿管皮肤造口有双管形输尿管皮肤造口及输尿管-输尿管吻合造口术,其中以前者最为常用。造口的位置与两输尿管的长度有关,必须精心用量尺测量最适合放置集尿袋装置的位置和角度,以便减少术后使用集尿袋的麻烦。估计在造口位置之对侧做腹部正中旁切口,进入做腹膜外分离两侧输尿管直至近膀胱切断,一侧输尿管在腹膜外绕过至另一侧两断端,用5-0铬制羊肠线间断缝合并成一个管口拉出。预先精心设计之皮肤圆切口外2cm深部周围用0号丝线间断固定缝合在腹直肌鞘或腹外斜肌腱膜上。造口袖套式翻转1cm切缘,缝合于皮肤周围,造口完成后突出于皮肤1cm,以便佩戴集尿袋收集尿液。

【难点及注意事项】

1.输尿管分离不宜剥得太光,应带有一部分周围脂肪组织,否则会影响断端的血液供应,造成坏死,最后会形成尿瘘或造口狭窄。

2.输尿管造口在穿过腹壁层时(特别是肥胖者),必须是平坦潜行的弯度,没有任何扭曲。

3.输尿管造口处皮肤必须没有张力,否则易在术后引起造口内陷及输尿管端血运障碍。

4.皮肤造口部位的选择要视能利用的输尿管长度而度,一般选择在距离髂前上棘上内方4～5cm水平,如两侧造口,必须尽可能对称,便于安置双侧集尿袋。

【术后处理】

手术后密切观察造口的色泽,防止造口坏死和回缩。造口内插入粗细合适的导管引流尿液,保持造口周围干燥,并记录24小时尿量。双管型输尿管皮肤造口须两输尿管作导管引流,分别观察术后尿量。

【并发症及处理】

1.输尿管末端坏死　在输尿管近端再做一新的造口,或行肾造口术,甚至于切除该侧肾脏。

2.皮瓣坏死、裂开或回缩　待炎症消退后，重新整形。

3.尿瘘　术后尿瘘多见于皮管与腹壁交接处或输尿管输尿管端侧吻合处。尿瘘形成后难以愈合，再次手术也非常困难，应尽量避免尿瘘的发生。

4.输尿管造口狭窄　如拔除引流管后发现管口排尿不够通畅，可延长引流管留置时间，换管时逐渐增大引流管管径，直至16号。待3～6个月后瘢痕组织软化，一般可解除管口狭窄，如管口仍不够大，可将管口切开或切除狭窄环再与皮肤缝合，并留置引流管。

5.输尿管炎和输尿管周围炎　抗感染治疗，保持引流通畅。

八、输尿管囊肿的手术

输尿管囊肿是输尿管末端呈球形囊状膨出的病变，分单纯输尿管囊肿(又称原位输尿管囊肿)和异位输尿管囊肿两类。前者多见于成年人，后者常见于儿童期，几乎都伴有重复输尿管畸形。囊肿出现在异位输尿管开口处，多位于尿道内口远侧，易造成下尿道梗阻。

【适应证】

1.单纯输尿管囊肿如较小，无明显症状和上尿路梗阻者，无须手术，定期复查。

2.如囊肿较大，囊肿内合并结石、继发感染或患侧上尿路明显扩张时，可经尿道电切或经膀胱切除囊肿。

3.由于单纯切除囊肿后膀胱输尿管逆流发生率较高，一般主张开放手术，行输尿管膀胱移植或修补输尿管裂隙的手术。

4.异位输尿管囊肿需开放手术，除切除囊肿外，还需同时或分期矫正其他病变。

【操作要点】

(一)单纯性输尿管囊肿开放性手术

1.切开膀胱，在其基底部做一环形黏膜切口。

2.在输尿管和膀胱肌层间的无血管平面游离出输尿管下段，切除囊肿。在对侧输尿管口上方剪一黏膜口，由此向患侧输尿管口处裂隙做横行黏膜下隧道，夹住牵引线将输尿管自隧道引出。

3.缝合游离输尿管后的裂隙，将输尿管末端与膀胱固定形成新管口，留置导尿，引流膀胱。

(二)异位输尿管囊肿

1.多需行上极肾及髂血管以上扩张输尿管切除，一般可留下输尿管下段及囊肿。必要时完全切除扩张的重复输尿管及囊肿，然后行下极肾的输尿管膀胱再植。

2.在膀胱内围绕囊肿及下极肾的输尿管口做黏膜切开，切断下极肾的输尿管并插入导管。自三角区游离囊肿并从膀胱颈部切下膀胱内部分。经膀胱外充分游离膀胱及扩张的输尿管，向深部向下剥离囊肿，有助于完整切除。

3.囊肿下端紧邻膀胱及尿道时，手术较为困难，注意勿损伤外括约肌。

4.重建三角区及膀胱后壁，可参照Cohen手术做一黏膜下隧道，再植下极肾的输尿管，固定管口并插入支架导管、

5.缝合膀胱后壁黏膜口，关闭和引流膀胱。

【术后处理】

1.输尿管支架管一般放置7～10天拔除。

2.应用抗生素防止感染，充分引流膀胱。

3.异位输尿管囊肿仅行上部重肾及部分输尿管切除时，其后 3 个月应行超声检查，观察残留囊肿及下端输尿管情况，必要时可行排尿期膀胱造影，以确定是否需要二期手术。

【并发症及处理】

1.吻合口水肿　保持引流管通畅及限制液体摄入。

2.梗阻　早期吻合口水肿，采用保守治疗，待其自行恢复。发现吻合口已有器质性梗阻，行输尿管再植术。

3.逆流　程度较轻者可不做处理，严重者，需行输尿管再植术。植术。

4.尿路感染　手术去除逆流及消灭细菌尿的存在，是防止和控制尿路感染的根本措施。

九、巨输尿管修剪术

巨输尿管症概括了许多解剖病变不同，而病理生理后果相似的输尿管扩张，按病因不同可分为：①原发性巨输尿管（先天性病变所致的输尿管扩张）；②梗阻性巨输尿管；③逆流性巨输尿管（反流性）。对轻度原发性巨输尿管管腔扩大不明显，肾盂无积水，肾功能尚好者，可采用非手术治疗，需定期复查，观察病变有无加重。

【适应证】

1.原发性、梗阻性、逆行性巨输尿管扩张，反压造成肾功能损害。

2.巨输尿管引起持续发作性尿路感染。

【麻醉】

全麻或硬脊膜外麻醉。

【术前准备】

了解分侧肾功能及输尿管扩张程度，有无膀胱输尿管反流，手术应根据小儿、成人病因不同采用不同方法治疗。

【操作要点】

1.下腹弧形切口或下腹正中切口，暴露扩大输尿管。

2.切开膀胱，经患侧输尿管插入导管，游离输尿管，注意保存其血运。精心设计切除修剪多余输尿管壁（亦可将扩大输尿管折叠缝合缩小其管径）。缝合管壁形成新的管道，将输尿管引入膀胱内，剔除过长部分，做黏膜下隧道吻合于膀胱内，输尿管支架管引流，盆腔置橡皮管引流，依次缝合各层组织。

【术后处理】

1.留置输尿管支架管 2～3 周。

2.抗生素预防感染。

3.保持引流管、膀胱造瘘管通畅。

4.若有肾盂、输尿管上段明显扭曲或扩张，需择期施行肾盂输尿管整形术。

十、输尿管全切术

单纯的输尿管全切术很少碰到，临床上常见的多为肾输尿管全切除手术。

【适应证】

1.一侧肾盂癌。

2.原发的输尿管肿瘤。

3.上尿路多源性肿瘤。

【禁忌证】

1.晚期癌肿，全身广泛转移者。

2.孤独肾或对侧肾功能不良的输尿管肿瘤，可考虑行输尿管节段切除或单纯的输尿管全切。

3.心、肺、脑及循环系统有严重疾患或严重出血倾血者。

【术前准备】

同其他肾、输尿管手术，准备足够鲜血。

【操作要点】

1.经第11肋间切口显露肾脏及上段输尿管，切除肾脏后将输尿管结扎，并沿输尿管尽量向下游离，然后可关闭腰部切口。

2.病人平卧，取下腹部切口。推开腹膜，沿输尿管向上游离，将上段输尿管断端拉入下部切口内。

3.继续向下游离输尿管至膀胱入口处，锐性及钝性分离膀胱肌层，游离壁段输尿管，直至将输尿管口周围部分膀胱黏膜拉出膀胱。在管口周围2cm环形切除部分黏膜，切除全段输尿管。修补膀胱裂口。

4.切口内置橡皮引流物，术后留置导尿管。

【难点及注意事项】

1.术中游离肾脏时勿过分挤压，宜先处理肾蒂，以防肿瘤扩张。

2.肾盂癌多通过淋巴转移，术中应彻底清扫肾门淋巴结。

【并发症及处理】

术后常见并发症为出血及感染。此外，还应按膀胱肿瘤治疗方案分次用化学药物膀胱灌注，并定期复查。

（何　涛）

第四节　膀胱手术

一、膀胱造瘘和膀胱造口术

膀胱造瘘术常用来做暂时性或永久性的尿流改道，方法有开放性耻骨上膀胱造瘘术和耻骨上膀胱穿刺造瘘术。暂时性改道尽可能采用穿刺造瘘术，具有操作简单，创伤小等优点。开放性耻骨上膀胱造瘘术则具有缝合止血好，漏尿和尿外渗发生率低等优点。

【适应证】

1.下尿路梗阻所致的尿潴留。

2.阴茎和尿道损伤。

3.泌尿道手术后。

4.妇产科和外科手术后。

5.尿道和前列腺的化脓性感染。

6.神经源性膀胱功能障碍。

【术前准备】

1.膀胱内有感染时应全身使用抗生素,并用抗生素液灌注膀胱。

2.术前尽可能使膀胱充盈。

【麻醉和体位】

可采用椎管内麻醉或局部麻醉,体位为仰卧位。

(一)耻骨上膀胱造瘘术

【操作要点】

1.切口:下腹部中线切口,显露膀胱前壁和膀胱顶部。

2.在膀胱顶部用两把组织钳夹住并提起膀胱前壁,或缝两针牵引线提起,先用注射器做膀胱穿刺抽出尿液证实为膀胱,在组织钳或牵引线间用血管钳戳穿膀胱,再钝性撑开创口。

3.用吸引器吸净尿液,用血管钳持蕈状造瘘管经切口插入膀胱内。

4.2-0 肠线做膀胱壁肌肉全层缝合,造瘘管上下各缝数针,也可做荷包缝合。外用 1 号丝线间断缝合膀胱浆肌层加固。

5.将造瘘管稍稍向外牵拉,使管子的膨大部分恰位于膀胱切口之下。

6.逐层缝合腹壁切口,并用皮肤缝线固定造瘘管。

【难点及注意事项】

1.手术时应使膀胱处于充盈状态。

2.正确辨认膀胱:根据膀胱壁肌纤维的特殊外观和膀胱前静脉的走行方向辨认膀胱后,行膀胱穿刺,以进一步证实。对于膀胱做过手术的患者,膀胱的暴露和辨认都很困难,应尽量从原切口瘢痕的下端开始寻找膀胱,或从尿道插入尿道探子,则不致发生困难。

3.暴露膀胱后向上钝性推开腹膜反折,避免误入腹腔。一旦发现腹膜损伤,应立即修补。

4.膀胱切口位置应较高,而不必很大。造瘘管要上提,以免其下端刺激三角区。对需长期改道的患者,这种高位造瘘尤其重要。

【并发症及处理】

1.术后膀胱痉挛和三角区激惹:给予解痉剂,低压冲洗膀胱,必要时调整造瘘管的位置。

2.引流不畅或漏尿:首先检查造瘘管是否堵塞,再调整造瘘管的位置,严重时可行负压吸引。

3.需长期造瘘者,每 1 个月更换一次造瘘管,以免形成结石,影响尿液引流和并发感染,以及造成拔管困难。

(二)耻骨上膀胱穿刺造瘘术

【操作要点】

1.于耻骨联合上方一横指处用注射器做膀胱穿刺,抽到尿液后于此处用刀片切开皮肤至腹白线,长 1cm。

2.用套管穿刺针经此切口向膀胱腔穿刺,有落空感后拔出针芯,可见有尿液流出,用适当管径的导尿管由套管插入膀胱,退出套管,调整导尿管深度,用丝线将导尿管固定于皮肤。

【难点及注意事项】

1.要在膀胱充盈状态下做穿刺,以免插入腹腔。

2.穿刺时要对准膀胱腔的方向,偏下可能刺伤前列腺,偏上可刺入腹腔。

3.穿刺时用力要平稳，避免用力过猛而穿过膀胱后壁损伤直肠。

（三）耻骨上膀胱造口术

【操作要点】

1.取脐与耻骨联合间的下腹部横切口，钝性分开腹直肌分离达膀胱前间隙。

2.游离膀胱前壁和顶部，然后将膀胱顶部拉出切口外，在距离预定膀胱造口位置 2cm 处，用 4 号丝线将膀胱壁浆肌层与腹直肌前鞘间断缝合，以固定膀胱。

3.在膀胱顶部作切口，用 1 号丝线将膀胱黏膜与皮肤做对应缝合，然后再间断缝合造口两侧的皮肤。

二、膀胱切开取石术

膀胱结石的手术治疗应遵循两条原则：一要取净结石；二要纠正形成结石的病因。如有前列腺增生、膀胱异物或憩室、尿道狭窄等，应在取石时一并处理。合并感染、代谢紊乱和营养失调等应在术后进一步治疗。成年患者如无局部的合并症，结石直径小于 3cm，可考虑做经尿道膀胱镜碎石钳碎石、液电碎石或气压弹道碎石。

【适应证】

1.儿童膀胱结石。

2.巨大膀胱结石不宜采用经尿道膀胱碎石者。

3.异物形成的膀胱结石。

4.膀胱结石合并前列腺增生、尿道狭窄、膀胱颈挛缩、膀胱息室等。

【术前准备】

1.合并感染者，首先使用抗生素控制感染。

2.如有合并症，估计手术复杂者，备血 300～600ml。

3.手术野消毒后插入导尿管，用 300ml 水充盈膀胱、

【麻醉和体位】

一般采用椎管内麻醉或连续硬膜外麻醉，儿童用全麻或低位椎管内麻醉，一般情况差者用局部麻醉，体位为仰卧位。

【操作要点】

1.下腹部正中切口或弧形切口，向上推开腹膜反折部，暴露膀胱前壁。

2.两把组织钳夹膀胱顶部并提起，用弯血管钳于其间戳穿膀胱壁，用手指撕开扩大切口，也可用剪刀扩大切口。

3.在手指引导下用取石钳将结石夹出。

4.探查膀胱腔看结石是否取干净，以及有无其他合并症需要处理。

5.用 2-0 肠线间断缝合膀胱壁浆肌层，关闭膀胱切口，再用细丝线做膀胱肌层和周围筋膜的间断褥式缝合加固。从导尿管注入生理盐水 200ml，检查缝合口有无漏水。一般不必放膀胱造瘘管。

【难点及注意事项】

1.巨大膀胱结石难以钳取时，可用左手食指在肛门内将结石向上顶起，配合右手将结石取出。

2.膀胱憩室内的结石可能因憩室口水肿粘连和狭窄而不易发现，此时要用探针仔细探查。

【术后处理】

1.注意保持引流管通畅。

2.耻骨后引流物于术后 24～48 小时后拔除。

3.使用抗菌药物控制感染。

4.术后 7 天拆线,7～10 天拔除导尿管。

【并发症及处理】

1.出血　反复冲洗膀胱将血块吸出,然后持续冲洗膀胱至出血完全停止。如出血很多,应施行手术探查膀胱,清除血块,缝扎膀胱切口的出血点,膀胱黏膜的广泛渗血可用热盐水纱布压迫止血。并应留置导尿管和放膀胱造瘘管,术后持续引流膀胱,使用两种抗生素控制感染。

2.尿瘘　术后膀胱切口裂开形成尿瘘的原因有:①膀胱颈或尿道的梗阻性病变未解除,导尿管拔除后发生排尿困难。②膀胱壁做连锁缝合影响其血运,致膀胱壁愈合不良。③术后导尿管引流不畅,膀胱内尿液潴留致裂开成瘘。发生漏尿后应留置导尿管持续引流膀胱,瘘孔一般于 2～4 周后闭合。如尿瘘长期不愈,可做手术修补。

三、膀胱破裂修补术

膀胱是一个空腔脏器,其损伤多发生在膀胱充盈时。根据损伤程度可分为四类:①膀胱挫伤:损伤仅限于黏膜和部分肌层,无尿外渗。②腹膜内膀胱破裂:损伤多在顶部,血和尿液渗入腹腔,引起腹膜炎症状,手术探查是必要的。③腹膜外膀胱破裂:损伤多在顶部或前壁,常伴骨盆骨折及失血性休克。④开放性膀胱破裂:膀胱裂口与附近脏器相通,形成膀胱皮肤瘘、膀胱直肠瘘、膀胱阴道瘘等。

【适应证】

1.下腹部外伤后出现尿外渗症状,膀胱内注入生理盐水 200ml,停留片刻后抽出量明显少于或多于注入量者。

2.膀胱造影显示造影剂外溢,有膀胱破裂。

3.下腹部开放伤口有漏尿。

【术前准备】

1.有休克存在者先抗休克治疗。

2.应用抗生素防治感染。

3.留置导尿管引流尿液,减少尿外渗。

【麻醉和体位】

采用连续硬膜外麻醉或低位腰麻。体位为仰卧位。

【操作要点】

1.下腹部正中切口,于膀胱周围钝性分离,吸干外渗的尿液,清除血肿。切开腹膜探查有无腹腔内的脏器损伤,并做妥善处理。

2.于膀胱顶部打开膀胱,探查破裂位置。

3.修补裂口:腹膜外膀胱破裂时先修剪裂口周围的挫伤组织,用 2-0 可吸收线间断缝合全层膀胱壁,再将浆肌层做间断褥式缝合。腹膜内膀胱破裂时,需将裂口处腹膜与膀胱稍做游离后如上法修补膀胱裂口,腹膜用 1 号丝线连续缝合。膀胱颈部裂伤时由于位置深,不易暴露,可在膀胱内修补。

4.膀胱造瘘:完成膀胱修补后在膀胱内放置造瘘管,然后膀胱内注水 200ml,检查修补之裂口有无漏尿,如有,则加针缝合至不漏为止。

5.放置伤口引流管:先彻底冲洗伤口,于裂口修补处放置引流。

【难点及注意事项】

1.膀胱颈部破裂常不易或无法修补,此时应留置导尿管,做膀胱造瘘,并于膀胱周围放多孔橡皮引流管,膀胱颈的裂伤一般可自行愈合。

2.膀胱直肠贯通伤,需做乙状结肠造瘘,加强抗感染治疗,膀胱和直肠的裂口常可自行愈合。

3.裂口修补和膀胱缝合后要通过导尿管注入200ml生理盐水,观察有无漏尿及是否有遗漏的裂口未修补。

【术后处理】

1.保持各引流管通畅。

2.应用抗生素预防感染。

3.伤口引流于无渗出物后24小时拔除。

4.耻骨上膀胱造瘘管和尿道内留置的导尿管于术后7~10天拔除。

四、膀胱颈楔形切除术

【适应证】

膀胱颈挛缩合并膀胱结石、膀胱憩室或膀胱输尿管反流,在处理上述病变时,同时做膀胱颈楔形切除。单纯膀胱颈挛缩一般可经尿道做膀胱颈切开,而不必行开放手术。

【术前准备】

1.合并泌尿系感染者应留置导尿管引流尿液,并使用抗生素治疗感染。

2.有肾功能不全者应留置导尿管引流尿液,待肾功能恢复后再行手术。

3.消毒后留置导尿管,用200ml生理盐水充盈膀胱。

【麻醉和体位】

采用连续硬膜外麻醉或低位腰麻。体位为仰卧位。

【操作要点】

1.下腹正中切口,打开膀胱,吸净尿液,用手指探查膀胱颈挛缩的程度。先处理并发的膀胱病变,拔除导尿管。

2.在膀胱颈5、7点各缝一针10号丝线做牵引,将膀胱颈后唇提起,以利显露膀胱颈。

3.在膀胱颈后唇将黏膜做弧形切开,于黏膜下潜行剥离,露出肥厚的肌层,用组织钳将其夹住提起,用长弯剪于6点处做楔形切除,中部应达膀胱颈肌层全层。可用小圆刀小心切断肌束,直至显露精囊前方的筋膜。切除程度以切除后食指伸入膀胱颈部无紧缩感为止。仔细止血。

4.用2-0铬制肠线将膀胱颈后唇黏膜及其深部组织做横行间断缝合。

5.膀胱内留置导尿管,耻骨后间隙放置引流管。逐层关闭切口。

【难点及注意事项】

1.膀胱颈后唇的切除必须充分,切除后用食指伸入尿道内口检查,以证实颈部缩窄已彻底松解。但也不要切得过深,损伤阴道或直肠而成瘘。

2.膀胱颈缝合时要将黏膜与其深部组织横行缝合,以可靠止血。

3.手术结束后留置气囊导尿管并做适当牵引。

【术后处理】

1.将气囊导尿管牵引5～7天。

2.保持引流管通畅。

3.用抗生素预防感染。

4.未后48小时拔除耻骨后引流。

【并发症及处理】

1.出血　术中止血不完善或缝合不够深所致,处理方法是先用力牵引气囊导尿管,并加强膀胱冲洗。必要时用电切镜电凝止血。

2.膀胱颈梗阻解除不彻底　膀胱颈后唇切除深度不够,处理方法为再行经尿道膀胱颈电切术。

五、膀胱颈Y-V成形术

【适应证】

严重的膀胱颈梗阻用经尿道膀胱颈电切术治疗无效,常与膀胱颈楔形切除术并用。

【术前准备】

同耻骨上膀胱颈楔形切除术。

【麻醉和体位】

采用连续硬膜外麻醉或低位腰麻。体位为仰卧位。

【操作要点】

1.下腹部正中切口。

2.游离耻骨后间隙,充分显露膀胱颈部。

3.切开膀胱颈:于膀胱颈远侧约1cm处的前列腺(男性)或尿道(女性)前壁用4号丝线缝1针作标志,在标志点近侧至膀胱颈偏膀胱前壁做倒Y形切口,各臂长2～3cm,三臂交点恰位于膀胱颈上方。显露膀胱腔及颈部,如后唇隆起,则做楔形切除。如膀胱颈口仅为环状缩窄,则做纵切横缝。

4.膀胱颈缝合:用2-0肠线将倒V形膀胱瓣尖端与切口远端创缘缝合,然后依次将膀胱颈做倒V形缝合,再用1号丝线加固缝合一层。

5.放置膀胱造瘘管和留置导尿管,膀胱内充水150ml,检查膀胱颈部有无渗漏。

6.耻骨后放引流管,逐层关切口。

【难点及注意事项】

1.膀胱颈Y-V成形术要与膀胱颈后唇切除术并用方可收到良好的效果。

2.膀胱颈缝合一定要严密,膀胱内注水不漏后方可关腹壁切口。

【术后处理】

术后10天左右夹膀胱造瘘管,让病人试排尿,如排尿通畅可拔除造瘘管。

六、膀胱部分切除术

【适应证】

宽基底的局限性浅表膀胱癌或远离膀胱颈和三角区的孤立性浸润癌。

【术前准备】

1.纠正贫血,备血 300ml。

2.手术野消毒后,留置导尿管,将含有 10～20mg 噻替哌的 100ml 生理盐水注入膀胱内。

【麻醉和体位】

采用连续硬膜外麻醉。体位为仰卧位。

【操作要点】

1.下腹部正中切口。于腹膜外显露膀胱,用纱布保护伤口,于靠近肿瘤的一侧切开膀胱,将切口延长至肿瘤附近。

2.于膀胱外分离肿瘤部位的膀胱壁,用血管钳夹起膀胱壁,将肿瘤周围 2cm 的正常膀胱壁与肿瘤一起切除。如果切除范围包括一侧的输尿管开口,应做输尿管膀胱再植术。

3.膀胱部分切除后 2-0 止血,并用抗癌药或蒸馏水彻底冲洗手术野,术者洗手或更换手套,清洗器械,更换布巾。

4.放置膀胱造瘘管,2-0 可吸收线全层连续或间断缝合膀胱壁,外用 2-0 可吸收线加固一层。

5.膀胱前间隙放置伤口引流管,逐层关闭切口。

【难点及注意事项】

1.膀胱收缩状态距肿瘤边缘 1cm 即相当于膀胱伸展时 2cm 的范围。切除应包括膀胱全层和膀胱周围脂肪。

2.膀胱壁的两层缝合均应使用可吸收缝线,避免术后放疗致膀胱内丝线暴露,继发感染和结石。

【术后处理】

1.保持各引流管通畅,如尿内血色较浓,应倒持续膀胱冲洗,以防血块堵塞。

2.应用抗生素预防感染。

3.耻骨后引流管于术后 48 小时无渗出物时拔除。

4.术后 10～14 天可拔除膀胱造瘘管。

5.伤口愈合后开始行抗癌药膀胱灌注,每周 1 次,6 次后改每月 1 次,持续 2 年。

6.术后定期每 3 个月做一次膀胱镜检查,以便及时发现肿瘤复发。

七、膀胱全切除术

【适应证】

1.广泛的膀胱原位癌。

2.多发性浅表膀胱癌,经 TURBT 或激光治疗

3.宽基底,高分级,T_2 期以上的膀胱移行细胞癌。

4.膀胱鳞状细胞癌、腺癌及边界不清的浸润性移行细胞癌。

【禁忌证】

已有远处转移的膀胱癌和心、肺、肝、肾、脑等重要脏器功能严重障碍,不能耐受手术者。

【术前准备】

1.纠正贫血。

2.改善心、肺、肝、肾功能。

3.备血 1200～1600ml。

4.肠道准备：术前 3 天口服抗菌药物准备肠道，术前 2 天进半流质饮食，术前 1 天进流质饮食，并从静脉补充营养。术前晚及术晨清洁灌肠。

【麻醉和体位】

采用连续硬膜外麻醉或全身麻醉。体位为仰卧位。

【操作要点】

1.下腹部正中切口。

2.剖腹探查：切开腹膜，先用手探查肝脏有无肿瘤转移。再探查膀胱后面及侧面，了解肿瘤与直肠和盆壁的关系，以确定肿瘤能否被切除。探查髂血管周围的淋巴结有无肿大，肿瘤与血管有无粘连，以决定肿瘤能否切除。

3.结扎髂内动脉分支：在髂内外动脉分叉处切开后腹膜，游离一侧髂内动脉，在分离出臀上动脉之后于其远端切断，予以双重结扎。同法处理对侧髂内动脉。然后，在其前面找到输尿管，将其向下游离至近膀胱处。

4.切断输尿管：游离两侧输尿管至近膀胱入口处，远端结扎、切断后，两侧输尿管近端引出切口外，分别接入橡皮手套内，以免尿液污染伤口。也可将两侧输尿管末端暂时结扎使其扩张，方便随后的输尿管皮肤造口或输尿管新膀胱种植。

5.游离腹膜：可在膀胱壁上保留一块舌状腹膜，切断脐中及脐侧韧带，充分游离腹膜。结扎、切断两侧的输精管。

6.处理侧后韧带：提起膀胱顶，右手伸入膀胱后面做钝性游离至精囊与直肠之间，然后右手移向两侧，分别游离两侧侧后韧带，并分次切断，用 7 号丝线贯穿结扎。再将膀胱向上翻起，游离精囊、前列腺与直肠分离。

7.切断耻骨前列腺韧带：将膀胱颈部向下压，显露前列腺与耻骨后间隙，先游离前列腺两侧韧带，并结扎、切断，最后结扎并切断前列腺耻骨韧带。

8.切除膀胱：用两把大弯血管钳夹住后尿道，切断后拿走膀胱标本。后尿道用 7 号丝线贯穿结扎。彻底止血后用蒸馏水冲洗伤口，盆底放置负压吸引引流管，由腹壁另戳孔引出。逐层关闭切口。

【难点及注意事项】

1.妥善止血：在处理膀胱侧后韧带、前列腺两侧韧带和耻骨前列腺韧带时要分次贯穿结扎止血，以防滑脱出血。

2.游离膀胱时勿打开膀胱，以防尿液污染导致盆腔感染和癌细胞种植。

3.游离前列腺和精囊时应在 Denonvillier 筋膜之前分离，以免损伤直肠和增加出血。如发现直肠损伤，应立即彻底冲洗伤口，用 2-0 肠线横行全层和浆肌层两层缝合裂口，已做肠道准备者不需做结肠造瘘，术后加强抗生素治疗，并延迟进食时间。

4.尿流改道时，两侧输尿管内应放支架引流管，以防梗阻。

【术后处理】

1.保持各引流管的通畅。

2.禁食。待肠蠕动恢复后再开始进食。

3.使用抗生素预防感染。

4.注意营养，适当给予静脉高营养疗法。并注意水、电解质平衡。

5.盆腔负压引流管至术后 3 天，无引流物时拔除。

【并发症及处理】

1.出血　术中止血不完善所致。轻者输血、输液，加强引流。重者需再次手术止血。

2.盆腔感染　加强引流和抗生素治疗。

八、膀胱阴道瘘修补术

膀胱阴道瘘修补术就是用手术方法，关闭瘘口，恢复膀胱及阴道的正常生理结构，以解除病人的巨大心理压力和病痛。

【适应证】

大部分膀胱阴道瘘可经阴道修补。经膀胱途径适用于膀胱底部（阴道后部）或靠近输尿管开口的瘘管。高位尿瘘如膀胱宫颈阴道瘘或高位膀胱阴道瘘宫颈固定者可考虑经腹修补。复杂瘘需经腹和经阴道联合修补。

【禁忌证】

诊断不明确。急、慢性炎症未得到控制，或炎症虽已控制但局部组织水肿、瘢痕粘连尚需时间恢复者。贫血、低蛋白血症者。

【术前准备】

充分有效的术前准备是手术成功的保证，首次手术成功率最高。二次手术不但需间隔 2～3 个月，且难度增大。除手术损伤、外伤、子宫破裂引起的膀胱损伤需立即处理外。其他原因如难产压迫、炎症感染、放疗等引起的膀胱阴道瘘，主张在瘘发生 3 个月，原发病引起的炎症、瘢痕、水肿坏死得到有效控制，瘘口周围组织基本恢复正常后进行修补。其他术前准备包括：①术前 3 天用 1∶2000 苯扎溴铵（新洁尔灭）冲洗阴道或 1∶5000 高锰酸钾溶液坐浴，每天 2 次。②外阴湿疹、膀胱外翻或结石者，术前 3 天开始用抗生素。③术前晚进半流质饮食，术日晨灌肠。④膀胱镜检查，了解瘘口与输尿管开口的关系。⑤纠正营养不良。

【操作要点】

1.经阴道膀胱阴道瘘修补术　可用全麻或椎管内麻醉。截石位，垫高臀部。常规手术区消毒铺巾，经尿道插入 18F 气囊导尿管引流尿液。阴唇缝于股内侧，安放阴道拉钩，用组织钳夹住阴道口边缘向外牵引也有助于暴露手术区。宫颈缝两根粗线或用宫颈钳牵引。如可能，则向瘘孔插入细的气囊导尿管牵引瘘口周围组织，一则有助于暴露，二则有助于切除瘢痛组织和分离新鲜组织平面。围绕瘘口在其瘢痕范围以外做环行切开，瘘口巨大者可于中线向上下切开。提起阴道黏膜，在膀胱阴道筋膜间隙平面做潜行游离膀胱壁≥1.5cm，最后修剪整齐瘘口边缘。膀胱黏膜用 3-0 可吸收线纵行间断内翻缝合，肌层用 2-0 可吸收线间断或“8”字缝合，确保缝合口严密而无张力。此时可在膀胱内注水测试缝合严密程度。横行缝合阴道黏膜。一般应当缝合 3 层以上。阴道内填塞碘仿纱布条帮助止血。术毕留置导尿管 2～3 周。

2.经膀胱修补术　平卧位，下腹正中切口，切开膀胱，显露瘘口。若瘘口靠近输尿管开口则插入输尿管导管。沿瘘口边缘切削瘘口的膀胱壁，找到膀胱与阴道或子宫间的分离平面，小心做潜行分离，达瘘口周围 1.5～2cm，修剪瘘口周围瘢痕组织，2-0 可吸收线纵行间断全层缝合阴道壁。丝线横行缝合膀胱壁肌层，3-0 可吸收线缝合膀胱黏膜及浅肌层。放膀胱造瘘管。

【难点及注意事项】

仔细游离膀胱及阴道壁，使之有足够的组织进行修补缝合，确保缝合的每一针都无张力。术中除瘢痕边缘外，尽量保留正常组织，以免造成更大损伤。

【并发症及处理】

并发症主要是感染、瘘口愈合差或复发。处理及术后预防包括:①保持膀胱引流通畅,放置导尿管1～2周。②每天用1∶2000苯扎溴铵涂拭外阴1～2次,清除分泌物。阴道分泌物多时可插入8号导尿管用1∶2000呋喃西林液冲洗。③应用抗生素预防感染。④2个月内禁止性交。

九、压力性尿失禁手术

压力性尿失禁的手术治疗历史悠久,方法很多。过去常用的有阴道前壁修补术、膀胱阴道悬吊术(包括针刺悬吊术)、成形术等,尿道中段吊带术的成功应用为压力性尿失禁的手术治疗带来了革命性的变革,现已成为主流术式。人工括约肌植入术适合于重度和顽固性的压力性尿失禁患者。不同手术适用于不同类型的尿失禁患者。因此,应在病因明确、术前检查充分的前提下,选择合适的术式。这里扼要介绍阴道悬吊术、自体筋膜阴道吊带术和中段尿道吊带术。

【适应证】

症状不严重者可选用最简单的阴道前壁修补术,但该术式的远期效果不理想。伴有膀胱膨出者可同时进行盆底重建加抗尿失禁手术。人工括约肌植入或尿道重建作为最后选择。

【禁忌证】

逼尿肌不稳定引起的尿失禁、充盈性尿失禁、尿潴留及反射性膀胱功能障碍者禁忌手术。

【术前准备】

不同术式要求不同内容的术前准备。需行阴道悬吊术的病人,应行膀胱造影,在腹压增加和松弛情况下分别拍侧位片,了解膀胱底下移的程度。做诱发及抑制尿漏试验(MMK试验),以估计疗效。行尿流动力学检查了解逼尿肌功能并排除神经源性膀胱的存在。术前可以行高锰酸钾溶液坐浴、阴道冲洗有尿路感染者应用抗生素先控制感染。

【操作要点】

1.阴道悬吊术　低截石位,消毒会阴、阴道,插气囊导尿管。下腹正中切口,小心分离耻骨后,游离膀胱及膀胱颈,使其与阴道前壁分离。伸入阴道中的手指可帮助确定膀胱恢复正常位置所需游离的距离。用1-0可吸收线于阴道前壁尽量靠外侧深缝阴道壁(勿穿透阴道黏膜)。在同侧膀胱尿道连接部外侧缝第2针。于对侧相应部位缝另外两针。各缝线穿针后缝于耻骨梳韧带。从下向上依次打结,张力不要太大,阴道与韧带间的间隙可因粘连及纤维化而闭合。缝线处放引流管。

2.自体筋膜阴道吊带术　低截石位,消毒下腹、会阴及阴道,上气囊导尿管。耻骨后手术者做下腹横切口,于耻骨联合上方5cm处2cm开腹直肌前鞘12～15cm,做成1cm×12cm、中间宽1.5～2cm的游离筋膜瓣备用。于耻骨后游离膀胱颈及尿道(同阴道悬吊术)。会阴部手术者做阴道直切口,游离尿道两侧至耻骨后间隙,由下腹切口一侧插入长弯钳,在阴道切口内手指引导下,从尿道一侧引出阴道切口,将筋膜片一端拉出腹部切口。同法于尿道另一侧拉出筋膜片另一端。展平筋膜片中部,固定于尿道旁组织及会阴筋膜上。2-0肠线将筋膜两端缝于腹直肌鞘上。先缝一端,拉紧另一端使尿道内压力达6～7cmH_2O(用内镜或测压计测出),剪除多余筋膜片,固定该端。缝合耻骨上及阴道切口,耻骨后放引流管,阴道切口内放引流条,第2天拔除。持续导尿1周。

3.无张力阴道吊带术(TVT术)　低截石位,下腹、会阴及阴道消毒铺巾,留置18F气囊导尿管。用尖刀于耻骨上2cm中线旁左右各2cm交界处分别做一1cm的皮肤切口,备之后的吊带穿刺针由此传出。用两把组织钳分别夹起尿道口下方两侧旁开1cm的阴道口边缘,由助手将两把组织钳拉住向外牵引暴露尿道中段下方的阴道壁，用尖刀于相当于尿道中段的阴道壁上做一长度为1.5～2.0cm的中线切口，用弯剪马在阴道壁和尿道壁之间向两侧稍做分离，以能容纳手术者的食指尖为好。用一不锈钢探杆套上气囊导尿管经尿道伸入膀胱，先身左侧拨开尿道，将吊带的穿刺针由尿道右侧旁的通道向先前在耻骨上做好的右侧皮肤切口方向穿刺，并进而将穿刺针的尖端传出该切口，先不要完全拔出穿刺针，而应做膀胱镜检查，确认该穿刺针没有损伤膀胱或尿道后，再将穿刺针连同其相连的吊带拔出切口。同样程序，将左侧的穿刺针经左侧通道由耻内上方左侧的切口穿出，再次膀胱镜检查确认膀胱和尿道无损伤之后，将左侧的穿刺针连同吊带一起拔出。用弯剪刀头插入吊带和尿道壁之间调整吊带的位置为无张力，即该剪刀可在吊带与尿道之间自由轻松地摆动。剪掉吊带两端相连的穿刺针，在剪刀的对抗下将吊带外的塑料鞘抽去。将吊带的上缘固定1～2针到尿道旁组织，防止吊带移位。分2层缝合阴道壁切口。将耻骨联合上方多余的吊带在皮肤下方剪去，缝合皮肤切口。留置18F导尿管1天后拔除。

4.经闭孔无张力阴道吊带术(TVTO术)　低截石位，下腹、会阴及阴道消毒铺巾，留置18F气囊导尿管。尿道外口下缘水平线上2cm与左右两侧大腿根部皮肤皱褶线外2cm的交点为两侧吊带穿出皮肤的位置，用尖刀在这两个点上各做一0.5cm的切口，备之后的吊带穿刺针由此传出。用两把组织钳分别夹起尿道口下方两侧旁开1cm的阴道口边缘，由助手将两把组织钳拉住向外牵引暴露尿道中段下方的阴道壁，用尖刀于相当于尿道中段的阴道壁上做一长度为1.5～2.0cm的中线切口，用弯剪刀在阴道壁和尿道壁之间向两侧稍做分离，以能容纳手术者的食指尖为好。将吊带的螺旋形穿刺针由尿道右侧旁的通道紧贴耻骨内支旋转向外向先前在该侧大腿根部皮肤上做好的切口方向穿刺，并进而将穿刺针的尖端穿出该切口，将塑料穿刺针并连同与之相连的吊带一起拔出，同时后退拔出带柄的螺旋形不锈钢穿刺针。同样程序，将左侧的穿刺针经左侧通道由左侧大腿根部的皮肤切口穿出，将左侧的穿刺针连同吊带一起拔出，退出带柄的螺旋形不锈钢穿刺针。用弯剪刀头插入吊带和尿道壁之间调整吊带的位置为无张力，即该剪刀可在吊带与尿道之间自由轻松地摆动。剪掉吊带两端相连的塑料穿刺针，在剪刀的对抗下将吊带外的塑料鞘抽去。将吊带的上缘固定1～2针到尿道旁组织，防止吊带移位。分2层缝合阴道壁切口。将两侧大腿根部皮肤切口外多余的吊带在皮肤下方剪去，缝合皮肤切口。留置18F导尿管1天后拔除。

【难点及注意事项】

阴道悬吊术应充分游离膀胱颈及膀胱，使其有足够的上移范围。切勿伤及尿道，悬吊线不能穿透阴道壁，且张力不能太大。自体筋膜吊带术所用筋膜片大小事先应设计好，膀胱颈及尿道应充分游离，吊带应展平且张力不宜太大。

【并发症及处理】

1.感染　术前及术后应用抗生素，保持引流管通畅，持续导尿1周。

2.尿潴留　持续导尿1周后排尿不畅，可间断导尿，多可逐渐恢复。用力排尿只会使悬吊线或悬吊带拉紧，使病人膀胱尿道连接部张力增大，从而加重尿潴留。病人应学会放松会阴，使协同的逼尿肌收缩而排尿。自体筋膜吊带术病人预计1/3术后7天可排尿，1/3需3个月，其余需一段较长时间的间断导尿。

如果术中悬吊线或悬吊带张力太大，可致吊线撕脱或切割尿道，甚至形成尿道阴道瘘，使手术失败。

（何　涛）

第五节　尿道手术

一、尿道外口切开术

1.尿道外口狭窄。

2.尿道结石嵌顿于舟状窝内不能排出者。

【术前准备】

术前清洁阴茎，有尿道外口炎性病变者，治愈后才能手术。

【操作要点】

1.手术取平卧位，局部浸润麻醉。

2.剪开法：用眼科剪刀的一翼插入狭窄的尿道外口内，于腹侧纵行剪开狭窄的尿道外口，达正常尿道0.5～1.0cm，尿道黏膜与皮肤创缘用4-0肠线或细丝线U形间断缝合。

3.切开法：用一有槽探针插入狭窄的尿道外口内，槽对准尿道腹侧，用尖刀顺槽将尿道外口切开至正常尿道0.5～1.0cm处，以上法缝合切开的尿道外口。

【术后处理】

1.伤口外露，不用留置导尿管。

2.每次排尿后，尿道外口用1%苯扎溴铵或5%活力碘棉球清洁消毒。

3.口服抗菌药物，预防感染。

4.待伤口愈合后，有尿道狭窄倾向者，须尿道外口扩张。

二、后尿道损伤会师术

【适应证】

骨盆骨折合并后尿道损伤，导尿管不能插入膀胱。

【术前准备】

术前备血，合并有休克，须抗休克治疗。

【操作要点】

手术取平卧位或截石位，硬膜外麻醉，伤情严重者宜用全身麻醉。取下腹部正中切口，逐层进入膀胱，经尿道外口与尿道内口各插入尿道探子，会合于尿道手术部，可感触到两根探子相碰击。在膀胱探子的引导下，尿道内探子进入膀胱，在探子尖套入直径相适应的普通导尿管，并用丝线结扎牢靠。将导尿管拖出尿道，并与Foly导尿管相连接。将Foly导尿管拖入膀胱，膀胱内放置造瘘管。用胶布将导尿管固定在股内侧，稍加牵引，使尿道断端靠拢。

【难点及注意事项】

1.后尿道损伤病人合并休克，应立即输血，疑有盆腔血管出血者，仅做膀胱穿刺造瘘术。

2.下腹部、阴囊及会阴部有广泛血肿或尿外渗，应做多处切开，用长弯血管钳在切口间潜行分离，带进橡皮引流片或多孔引流管，使血肿和外渗尿液充分引流。

3.后尿道损伤常引起前列腺移位，可在前列腺尖部两侧，各穿过铬制肠线一针，分别与耻骨联合后筋膜缝合固定，或将肠线两端经尿生殖膈穿出会阴皮肤，牵引或置纱布块结扎同定。

【术后处理】

1.妥善固定导尿管，保持尿液通畅。

2.使用抗生素，防止感染。

3.应用雌激素，防止阴茎勃起，防止吻合口撕裂。

4.伤口引流管于术后24～48小时拔除。

5.术后2～4周拔导尿管。

6.保持排便通畅，防止污染切口。

7.拔导尿管后排尿通畅者，一般尿道扩张1～2次后无须反复进行，不畅者则需定期尿道扩张。

【并发症及处理】

1.尿道狭窄　经尿道扩张无效者，需择期施行尿道修补术。

2.尿瘘　待尿瘘瘢痕软化后，再酌情做尿瘘修补术，必要时采用显微外科技术。

3.尿失禁　因损伤多位于尿生殖膈以上，发生尿失禁者很少。一旦发生，可用针刺治疗和肛提肌锻炼。

4.阳痿　应对症药物治疗。

三、尿道球部吻合术

【适应证】

尿道球部狭窄或闭锁。

【禁忌证】

尿道狭窄并发急性或亚急性尿道炎，或有瘘道者，禁忌球部尿道吻合术，宜先行耻骨上膀胱造口术，待炎症或瘘道治愈后3个月再行尿道手术。否则，不仅手术成功机会极小，且有引起感染扩散甚至发生败血症的危险。

【术前准备】

术前会阴部有尿瘘者，需行尿液转流。会阴部有化脓性感染者，应使抗菌药物予以控制。术前灌肠。

【操作要点】

手术取截石位，硬脊膜外阻滞麻醉。会阴部做到Y形切口。沿中线纵行切开球海绵体肌，显露尿道海绵体的狭窄部位。从尿道插入尿道探子，确定狭窄部位，切除狭窄段。将尿道两端在无张力的情况下，用3-0号铬制肠线全层间断缝合，尿道留置18～20号Foly导尿管。切口置橡皮引流片。

【术后处理】

同后尿道损伤会师术。

【并发症及处理】

1.局部感染　术后应使用抗生素防治吻合部位感染。

2.吻合口瘘或再狭窄形成　防治局部感染，保持导尿管引流通畅是防止吻合口瘘的主要方法。一旦发生尿瘘，须待瘘口愈合和瘢痕软化后，再施行尿瘘修补术。尿道球部狭窄切除吻合术后必须定时进行尿道扩张，预防再次发生尿道狭窄。

四、后尿道吻合术

【适应证】

1.尿道膜部以上后尿道狭窄,经尿道内切开或尿道扩张失败者。

2.有假道形成者。

【术前准备】

术前准备同尿道球部吻合术。

【操作要点】

手术取截石位,硬脊膜外阻滞麻醉。会阴部做倒 Y 形切口。纵行切开球海绵体肌,将尿道海绵体从阴茎海绵体及三角韧带表面游离,将狭窄段全部游离出来。下腹正中切口切开膀胱,探查膀胱及后尿道情况,用尿道探子插入尿道狭窄部位,切开狭窄段。用 0 号铬制肠线全层间断缝合后壁。将 22～24 号 Foly 导尿管从尿道插入膀胱后,再缝合侧壁和前壁。用 0 号丝线表面固定数针。伤口内置橡皮引流条。

【难点及注意事项】

1.尿道狭窄段较长,或邻近有骨折端形成的骨痂,需将瘢痕或骨痂切除,形成可容食指尖通过的隧道。

2.前列腺的位置较高,瘢痕切除后部位纵深,难以进行尿道两断端吻合,可施行套入法尿道吻合术,将近端的球部尿道游离一段,断端用粗丝线缝合 4～6 针,丝线经尿道内口引出,拉紧和固定于腹壁皮肤。

3.切除瘢痕过程,应防止直肠损伤,必要时助手的手指伸入直肠腔.随时了解切除部位和直肠壁的关系。

4.金属探子经膀胱从尿道内口插入前,应先用手指摸准尿道内口的位置,避免形成假道。若病人原已有假道,更应仔细探查,避免尿道与假道吻合。

【术后处理】

同后尿道损伤会师术。

【并发症及处理】

1.出血与感染　本术式部位纵深,创面较大,术中应仔细止血,术后使用大量抗生素预防感染。

2.瘘管形成　多系局部感染或吻合口不通畅所致,应查明原因进行处理。

3.再狭窄　术后应定期进行尿道扩张,防止狭窄形成。若术中瘢痕切除不够,或套入法的尿道撕脱,再次形成的狭窄较难处理,必要时须再次手术治疗。

五、尿道下裂手术

(一)阴茎下曲矫正术

【适应证】

阴茎头型以外的各型先天性尿道下裂。

【术前准备】

术前灌肠。

【操作要点】

腰麻,小儿加基础麻醉。贯穿阴茎头缝一针丝线作牵引,环绕尿道外口做两平行切口,直达冠状沟处,沿冠状沟做包皮内外板间环形切口，直达阴茎筋膜。在阴茎筋膜与阴茎白膜之间分离。分离和挑起阴茎腹侧中间的条索状或片状纤维组织。切除纤维组织直至尿道口附近。在尿道口末端两侧，分离挛缩的阴茎筋膜，将尿道末端游离1～2cm。背侧正中切开，形成左右两个包皮瓣。将包皮瓣移向阴茎腹侧覆盖创面，皮肤创缘用1-0号丝线做褥式缝合，留置导尿管并用丝线固定。

【术后处理】

1.使用抗生素预防感染。

2.术后应用雌激素，防止阴茎勃起。

3.术后3～4天更换敷料，术后7天暴露伤口，拆除缝线。

4.术后7天拔除导尿管。

（二）阴茎皮管尿道成形术

【适应证】

阴茎型或阴茎阴囊型尿道下裂，阴茎下曲矫正术后3个月以上再行尿道成形术。若阴茎背侧的包皮宽松，也可与阴茎下曲矫正术一期完成。

术前准备、麻醉及术后处理同阴茎下曲矫正术。

【操作要点】

阴茎下曲矫正术后，在阴茎的一侧切取阴茎皮肤作为尿道皮瓣，宽度与长度依阴茎大小而定，约1～1.8cm。在浅筋膜表面游离，形成带血循环的尿道皮瓣，用5-0号肠线将尿道皮瓣围绕8～12号导尿管间断缝合，形成与尿道口连续的皮肤尿道。用5-0号丝线做皮内缝合。拔除尿道支架导尿管，将皮肤形成的尿道用丝线固定于阴茎海绵体中线的白膜上。在包皮选择适当部位做背侧切开。将包皮移向腹侧，覆盖阴茎及尿道创面。缝合皮肤切口。耻骨上膀胱造瘘。阴茎下曲矫正术后进行的二期尿道成形术，也可用“U”形切口；阴茎形成的尿道皮瓣不游离。即切开阴茎腹侧冠状沟皮肤，切口向下环绕下裂的尿道外口，形成宽约1.5cm的尿道皮条。切口两侧的包皮瓣充分游离。尿道皮瓣下面两侧各做适度游离，使其能拉拢形成尿道，用4-0肠线间断缝合。尿道皮瓣中间不分离，以保存血液供应。阴茎筋膜和皮下组织做无张力间断缝合。膀胱造瘘。

（三）阴囊皮管尿道成形术

【适应证】

阴茎阴囊型尿道下裂，若阴囊发育良好，可与阴茎下曲矫正术一期完成。

术前准备、麻醉及术后处理同阴茎下曲矫正术。

【操作要点】

阴茎下曲矫正术后，在阴囊中线切取宽1.5～2.0cm的尿道皮瓣。用5-0肠线将皮瓣围绕10～12号导尿管间断缝合，形成与尿道口相连的皮肤尿道。在阴茎背侧做“T”形切口。切口达到阴茎筋膜，纵切口的顶端与横切口中点（阴茎头侧缘），用1-0号丝线缝合。皮瓣转移至腹侧覆盖阴茎创面。纵行缝合阴囊切口，膀胱造瘘引流尿液。

（四）膀胱黏膜尿道成形术

【适应证】

各种类型的尿道下裂。

术前准备、麻醉同阴茎下曲矫正术。

【禁忌证】

1.有膀胱造瘘者。

2.膀胱黏膜严重病变,如炎症。

【操作要点】

阴茎下曲矫正术完成后,在膀胱前壁肌层与黏膜之间分离,按尿道缺损程度切取合适的膀胱黏膜瓣。将游离的膀胱黏膜瓣用 4-0 号铬制肠线间断缝合成管状,黏膜面朝里形成新的尿道,其近端与下裂尿道外口进行吻合。

【术后处理】

术后导尿管宜用多孔硅胶管。于术后 2～3 周夹膀胱造瘘管,排尿通畅 2～3 天后拔膀胱造瘘管。

【难点及注意事项】

1.阴茎皮管法在切取阴茎皮瓣时,应于阴茎筋膜和白膜之间分离,防止筋膜中的血管损伤过多,使皮瓣的血液供应不足,术后发生皮管尿道坏死。

2.阴茎、阴囊皮管或皮管黏膜法术后发生创口裂开或尿瘘,主要由于皮瓣组织分离太薄,血液供应不足,或两侧包皮游离不够,阴茎腹侧的缝合张力过大,必要时须做包皮背侧减张切口。

3.各种术式缝制成的皮肤、黏膜管状尿道,在与原尿道外口吻合时,须保持吻合口有足够宽度,避免术后尿道局部狭窄,引起排尿不畅而发生尿瘘。

4.各种术式形成的尿道外口,应尽量使其接近阴茎头正常尿道外口的部位。必要时可在阴茎头腹侧或贯穿阴茎头做尿道外口矫正术。

5.两侧包皮瓣游离广泛,术中应仔细止血,并在阴茎根部两侧阴囊各置一橡皮片,或在新形成的尿道内放置引流片或多孔引流管。术后 2～3 天内阴茎加压包扎。

6.各种术式尿道成形术须做耻骨上膀胱造瘘,并保持尿液引流通畅,防止术后早期导尿管扭曲或受压,尿流受阻而被迫从新形成的尿道溢出,引起感染。

7.尿道皮瓣部位如有阴毛,可电灼毛囊,待痂皮脱落后再行手术。

【并发症及处理】

1.尿道瘘　这是尿道下裂尿道成形术后最常见的并发症,须待瘘口瘢痕软化后,再行尿瘘修补术,必要时采用显微外科技术。

2.尿道狭窄　多系吻合口缝合太紧或局部感染所致,应行尿道扩张治疗。若狭窄严重须再次手术治疗。

3.皮肤坏死及裂开　由于皮瓣分离过薄或太广,局部坏死或裂开可能自行愈合,缺损范围太大可能需植皮术。

4.阴茎弯曲畸形矫正不全　阴茎腹侧的纤维束带未清除干净,将造成尿道下裂矫正的效果不理想,术后尿道仍呈向下弯曲畸形。

5.尿道憩室　因吻合口过宽,使排尿时局部积液,须用手挤压排尽尿液,一般无须处理。

六、男性尿道上裂成形术

单独尿道上裂罕见。男性尿道上裂依尿道口的开口部位和尿道缺损范围分为阴茎头型、阴茎体型和完全性尿道上裂。阴茎头型常不伴尿失禁,阴茎体型常有部分尿失禁,而完全性尿道上裂则伴有完全性尿失禁。

【适应证】

先天性尿道上裂。手术年龄以 4～5 岁为宜,年龄过小,阴茎发育差而影响手术效果。如存在尿失禁,应同时或者先行抗失禁手术。

【术前准备】

1.常规术前检查。

2.术前3天每天用高锰酸钾或洁尔阴溶液洗浴外生殖器。如局部皮肤有尿性皮炎或者感染应先行治疗。

3.术前备皮灌肠。

【操作要点】

1.采用硬膜外麻醉或全身麻醉。平卧位。

2.修复膀胱括约肌和后尿道整形术

(1)做耻骨上膀胱切开并延长至后尿道。

(2)在膀胱颈切口外游离至肌层处,将膀胱颈和后尿道薄弱的前壁做"V"形切除。

(3)用2-0可吸收肠线间断缝合,以缩小膀胱颈和后尿道,并形成膀胱括约肌。

(4)做膀胱造瘘后,关闭膀胱切口和腹壁切口。

3.修复尿道括约肌和前尿道整形术

(1)从阴茎头端起,环绕尿道沟切开皮肤,左侧的切口达海绵体白膜表面,右侧的切口在两海绵体之间分离,直达阴茎腹侧的皮下。

(2)尿道瓣右侧完全游离,左侧仅做部分游离。阴茎皮瓣需在白膜表面做潜行游离,并将近端向两侧剪开阴茎筋膜,以松解被牵引的阴茎海绵体。

(3)游离的右侧尿道瓣向左翻转,包绕导尿管,用3-0可吸收肠线缝合形成新尿道。并将尿道前端从阴茎头中部穿出,用4.0可吸收肠线缝合成尿道外口。

(4)在尿道的近端两旁用2-0肠线深缝两针,将括约肌缝合。

(5)左侧阴茎海绵体向右旋转,使尿道移至阴茎腹侧的皮下。

(6)用2-0铬制肠线将两侧阴茎海绵体的白膜做连续缝合。再用细钢丝或丝线穿过皮肤及两侧阴茎海绵体的白膜做"U"形缝合。

(7)丝线关闭皮肤切口。拔除导尿管。做膀胱造瘘,引流尿液。

【术后处理】

1.使用抗生素预防感染。

2.使用镇静剂和雌激素防止阴茎勃起。

3.服用阿片酊类药物,抑制过早排便污染伤口。

4.术后7～8天拆除皮肤缝线。10～12天拔除钢丝缝线。

七、尿道切除术

【适应证】

多发性肌层浸润的膀胱肿瘤,同时合并原位癌或肿瘤侵犯膀胱颈和后尿道,在膀胱切除后可考虑行尿道切除术。此手术小适合于高龄高危或晚期膀胱肿瘤(T_4)病人。

【术前准备】

与膀胱切除术相同。

【麻醉和体位】

采用连续硬膜外麻醉或全身麻醉。体位为截石位，垫高臀部。

【操作要点】

1.从阴囊基底部开始，在会阴中线做切口，越过可触及的尿道球部，至距肛门3cm止。

2.逐层切开、暴露球海绵体肌。在中线上切开球海绵体肌和会阴浅横肌，牵开切口，显露尿道海绵体部尿道，提起尿道海绵体，在两侧找出供应球部的动脉并牢靠结扎后切断。

3.从阴茎海绵体向远侧分离尿道海绵体及尿道，逐渐牵拉翻转将阴茎套入阴茎皮肤直至阴茎头基底部。在此过程中，阴茎海绵体可能充血勃起，阴茎脱出后即可缓解。

4.直视下于尿道进入阴茎头处的近侧分离尿道，然后将阴茎恢复到解剖位。

5.在阴茎头的腹侧楔形切除分离远端尿道(舟状窝)和阴茎头。

6.继续用电刀向近侧游离尿道，切开球海绵体肌至尿生殖膈。此时贴近尿道分离，扩大尿道穿过尿生殖膈的裂孔，找到来自阴部内动脉的尿道分支，于4点和8点处该动脉进入尿道球的部位将其结扎、切断。

7.从上方切断耻骨前列腺韧带，再从上、下两方向将尿道残留的附着锐性切断，标本便可从腹部切口中拉出。

如尿道切除是单独进行的，则扩大尿道穿过尿生殖膈的裂孔，在盆腔与小肠粘连处极小心地分离尿道，从下面取出标本。

8.在尿道床内放置引流管，于系带处引出。

9.在女性患者，尿道应与阴道壁一起切除。

八、尿道直肠瘘修复术

尿道直肠瘘分先天性和后天性两大类。临床上常见由外伤或后尿道前列腺并发症所致。手术方法有经会阴途径修补、改良Young-Stone术式、经肛门直肠修补、后位矢状面进路修补。

【适应证】

各种类型尿道直肠瘘。

【术前准备】

术前做腹部平片及超声检查，了解有无其他泌尿系畸形。行尿道镜检查，输尿管插管或做排尿期膀胱尿道造影。行肠道准备，使用抗生素。做膀胱造瘘，必要时做结肠造口术。

【麻醉】

椎管内麻醉或全身麻醉。

【手术步骤】

(一)经会阴途径

1.病人置抬高截石位，充分显露会阴部。暴露方法同经会阴前列腺切除术。用前列腺牵引器将瘘道牵至手术野，并将手指插入直肠作导引，分离瘘道并切除所有周围的瘢痕组织。在直肠和尿道瘘口处不对称地切除一块椭圆形组织。

2.用20F 30ml气囊管取代牵引器，并充大气囊。助手向上牵拉气囊管，继续钝性或锐性在直肠和前列腺壁之间分离至瘘口上部的正常组织。用气囊管将前列腺向上牵开后，先闭合直肠瘘口，用4-0合成可吸收缝线先连续缝合黏膜及黏膜下层，再间断缝合肌层。

3.用4-0合成可吸收缝线分两层缝合尿道缺口。向下牵拉直肠使两缝合线错开。将邻近软组织向中线牵拉缝合，若有瘢痕组织不易缝合，可游离肛提肌在中线缝合，但注意不要缝得过深和产生张力。用抗生素溶液冲洗伤口。缝合皮下组织，放置烟卷引流。用合成可吸收缝线间断缝合皮下及皮肤。

4.术后继续用抗生素，进少渣饮食。术后第 3 天剪短烟卷管，次日拔除。8 天后拔除导尿管或膀胱造瘘管。

（二）改良 Young-Stone 术式

1.在齿状线下环形切开皮肤黏膜交界处，在后侧直肠壁和括约肌间分离出平面，此处的肌纤维较少。用组织钳提起黏膜边缘，直肠内插入一手指，在白色的固有膜水平钝性分离直肠后壁及侧壁。分离直肠前壁，切过瘘管区，瘘管一般距肛门边缘 2cm。继续向上分离超过瘘口 2cm 至正常组织。

2.修整尿道缺口边缘后用 4-0 肠线缝合 2～3 针，打结不要过紧，缝合肛提肌边缘做第二层。

3.在伤口两侧戳洞放入 2 个小烟卷引流管，在瘘口上方开始横行切开直肠前壁。边切边用 3-0 肠线缝线全层缝合直肠切缘与皮肤。

（三）经肛门直肠修补

1.取截石位，耻骨上膀胱造瘘，如果瘘管较复杂，几周前先做结肠造口术。

2.在肛门前做直切口，在直切口上端做横行延长切开，不超过坐骨结节。在中线分开两侧直肠括约肌，并纵行切开直肠。用柱状纱布垫塞入直肠。继续向上切开直肠至瘘口处，横断瘘管，并切除尿道及直肠壁上的瘘口瘢痕。

3.用 4-0 合成可吸收缝线连续缝合尿道切口，再间断缝合一层。用 4-0 合成可吸收缝线连续缝合直肠黏膜及黏膜下，再间断缝合肌层。

4.将近邻软组织牵向中线，游离肛提肌向中线牵拉并缝合。

5.放置烟卷引流管，3 天后拔除。持续耻骨上引流 14 天以上，拔管前做排尿期膀胱尿道造影。

（四）后位矢状面进路

1.体位及切口：插入气囊导尿管入膀胱，将病人翻转成刀背状俯卧位，会阴部做中线直切口，从骶中部跨过肛门至会阴，对于闭锁肛门采用电刺激来识别盆腔及括约肌组织，使切口正好在中线上。

2.将深层外括约肌分成两半，劈开尾骨，分开外括约肌纤维。继续向下切开至肛提肌及其肌束，切开肛提肌，直肠会从此隆起膨出。继续在中线垂直切开达到末段肠管纵肌层的外膜。

3.缝合牵引线，锐性游离直肠与肛提肌的粘连，保护耻骨直肠纤维和邻近的神经及神经节。在瘘口处切开直肠，环形切除瘘口组织，在前列腺后侧分离，用 1 号丝线缝合黏膜作牵引。切除瘘道至尿道、膀胱或尿生殖窦。在瘘口上方游离全层直肠壁，尽可能高达腹膜反折，以便直肠容易下拉。

4.用 4-0 或 5-0 合成可吸收缝线缝合尿道黏膜缺口，再缝合尿道肌层，同法缝合直肠缺口。缝合直肠，若有扩张，需做裁剪。将已分开的横纹括约肌靠近尿道，在中线用 5-0 合成可吸收缝线缝合深达直肠，使其位于肌束之内。

5.同法缝合肛提肌，再缝合直肠外括约肌后侧、肛提肌的耻骨直肠部和尾骨。将直肠肌层的外膜与外括约肌束做环形缝合。裁剪黏膜后与皮肤缝合，完成肛门成形术。

6.放置小烟卷管，用 5-0 尼龙线缝合皮下及皮肤。3 天后拔除烟卷引流管，8 天后拔除导尿管，2 个月后关闭结肠造瘘口。

【难点及注意事项】

如瘘道最初未关闭，可发生泌尿道污染，在婴儿更危险，因反流更常见。由于结肠尿液潴留会产生高氯性酸中毒，可口服碳酸氢盐治疗，同时注意有无尿道梗阻。复发性附睾炎并不少见，预防性应用抗生素后已大大减少。

（詹　扬）

第六节　腔内泌尿外科手术

一、经尿道膀胱肿瘤电切术

对于膀胱肿瘤，既往多采用开放手术治疗。随着腔内泌尿外科的进展，我国许多医院已开展了经尿道膀胱肿瘤电切术（TUR-Bt）。与开放性手术比较，这一手术具有手术时间短，痛苦少，术后恢复快，无肿瘤腹壁种植危险，可反复施行等优点。

【适应证】

1.诊断性经尿道电切术获取病理标本明确病理诊断。

2.非肌层浸润性膀胱癌（Ta、Tis、T_1）。

3.不能耐受根治性膀胱切除术的肌层浸润性膀胱癌患者的综合治疗。

【禁忌证】

1.严重的心血管疾患。

2.凝血机制明显异常。

3.急性膀胱炎。

4.脊柱或骨盆畸形不能平卧。

5.尿道狭窄未治者。

6.膀胱挛缩无法充盈。

【术前准备】

1.了解患者的全身情况，对其同时伴有的心脑血管疾病、慢性肺部疾病、肾功能不全、糖尿病等做妥善治疗。

2.凝血功能须基本正常，根据肿瘤的多少和大小备血。

3.术前5天停用抗凝剂和血管扩张剂。

【设备】

设备主要包括电切镜和高频电发生器。根据患者尿道口径而选择不同类型和型号的切除镜。电切环使用后要更换，以保证能迅速切割和止血。冲洗液一般应用等渗的非电解质溶液如3%甘露醇液。如肿瘤不大，估计冲洗液应用不多，也可应用蒸馏水进行冲洗。

【操作要点】

1.一般应用腰麻或硬膜外麻醉。个别单发的小肿瘤也可使用尿道黏膜麻醉。TUR-Bt时采用膀胱截石位，两下肢尽量分开。下肢应妥善固定，以免在发生闭孔神经反射时下肢突然收缩摆动发生意外。

2.患者取截石位，皮肤、尿道消毒后置入电切镜，仔细观察膀胱肿瘤的大小、部位、活动度、有无瘤蒂。小的肿瘤（直径<2cm）一般基底部容易暴露，切除时应从基底部开始。一般采用顺行切除法（回拉式），即将电切环越过肿瘤，从远处向近处切割。对于基底较宽的膀胱肿瘤，为切除彻底，有时需将肿瘤连同其下方的一部分肌肉组织同时切除。

3.由于肿瘤遮盖，有时基底部暴露困难。此时可以借助电极环将肿瘤推起，采用逆行切除法，即将电切环置于肿瘤前方，以近方向远方切除。

4.对于肿瘤较大(直径＞2cm)不能充分暴露其基底部时,此时只能从肿瘤表面开始切除。一般应用顺行切除法,分块将肿瘤切除。对于多发肿瘤,应尽量一次全部切除。如一次切除困难,也可分次分区切除。切除的范围应至少在肿瘤基底部周围2cm之内,深度至少要达肌层。

5.术中行膀胱循环灌注,保持视野清晰。

6.电凝出血点,对肿瘤基底周围的异常黏膜下血管可同时电凝。

7.除了将冲洗器冲洗出的肿瘤碎片和膀胱组织送病理检查外,如果术中发现可疑黏膜,可再次活检,行冷冻切片明确诊断,如确为肿瘤,应继续电切。

【术后处理】

术后尿道留置双腔或三腔尿管,如止血彻底,一般不用冲洗。如有少量渗血,可缓慢持续冲洗。尿道留置时间为1～3天。术后常规应用抗生素,鼓励患者多饮水,以保持一定的尿量。一般术后7日内开始行规则膀胱内灌注化疗。

【并发症及处理】

1.膀胱穿孔　好发于膀胱后壁和顶部。当电切过程中突然发现组织向两旁分开,电切器沿此裂隙进入腹腔,肠襻清晰可见,此即为腹膜内穿孔。一经发现,应立即中止电切,改行开放手术,行膀胱裂口修补术。腹膜外穿孔常由闭孔神经受到刺激,大腿剧烈收缩,使电切器穿破膀胱。如术前行闭孔神经阻滞,可避免此种并发症发生。对于大的腹膜外穿孔,应行紧急手术探查,修补破口,引流膀胱间隙;对于小的穿孔,可采用非手术疗法,即长期留置导尿管,以待创口愈合。

2.出血　术中出血一般由于肿瘤较大、盲目追求在肿瘤表面止血所致。只有在肿瘤彻底切除后,出血才会减少。术后出血一般是由于肿瘤切除不完全或术中止血不充分所致。术后轻度出血,通过留置导尿可自发缓解,必要时膀胱冲洗解决,出血较多应尽快通过内腔镜止血或改行开放手术。迟发性出血一般术后数天或数周出现,应持续性膀胱冲洗,必要时行内镜止血。总之,将肿瘤尽快彻底切除和术中仔细止血是预防TUR-Bt出血的关键。

3.气体爆炸　电切过程中,由于电热分解作用可产生一定量的氢气、氧气。在一定条件下,气体有可能爆炸造成膀胱穿孔。由于气体重量轻,向上移位,往往聚集于膀胱顶部,所以在电切膀胱顶部时,应注意排空气泡,以防爆炸。

二、经尿道膀胱颈切开术

经尿道膀胱颈切开术多用于膀胱颈硬化症(或称Marion症),目前已成为该病的首选手术方法,其治愈率已达91.1%。

【适应证】

保守治疗后无效的膀胱颈硬化症。

【禁忌证】

肝、肾功能严重损害,严重泌尿系感染,恶性肿瘤。

【麻醉】

连续硬脊膜外麻醉、腰麻。

【术前准备】

残余尿量多、尿潴留、肾功能损害者,应留置导管或经耻骨上膀胱造瘘;术前常规使用抗生素。

【操作要点】

1.取截石位,消毒后经尿道置入电切镜。

2.观察膀胱颈梗阻情况,以选择电切方式。

(1)切沟术:用刀钩状电刀于膀胱颈部做沟形切割,使切割处呈V形敞开。切开部位在膀胱颈12点处或5、7点处。

(2)颈口狭窄处组织电切除术:于膀胱颈口6点处或膀胱颈下半圈,用环状电切刀做半环形切割。

【难点及注意事项】

该手术的难点在于切割的范围及深度的估计及术中止血方法。切割深度应以挛缩组织被完全切断为度,男性病人刚刚见到前列腺包膜,女性刚刚见到浆膜脂肪组织为度。采用混合电流边切边止血。

【并发症及处理】

主要并发症为出血、穿孔、尿失禁等。出血及穿孔往往需再次手术,尿失禁可试用药物及针灸治疗,严重者治疗十分困难。

三、尿道内切开治疗尿道狭窄

尿道狭窄多由外伤及炎症引起,狭窄形成后,排尿受阻。传统的治疗方法为尿道扩张、尿道外切开、尿道分解术、尿道瘢痕切除端端吻合术、尿道套入术等。经尿道内切开术为用冷刀器械,直视下经尿道内凿通狭窄或闭锁段,达到恢复尿道的连续性,使排尿通畅。该项技术要求较高,易发生意外。

【适应证】

由外伤或炎症引起的机械性尿道狭窄。凡能将输尿管导管通过尿道狭窄段进入膀胱,尿道严重狭窄或闭锁,能将靛胭脂(或亚甲蓝)通过静脉滴注或耻骨上穿刺入膀胱,再按压膀胱使蓝色液体从尿道外溢,以显示尿道的部位者,均可采用经尿道内切开术。

【禁忌证】

尿道肿瘤、广泛性长段或多段尿道狭窄并假道、瘘道形成。

【麻醉】

连续硬脊膜外麻醉、腰麻。

【术前准备】

抗炎、肾功能不良者先行耻骨上膀胱造瘘,待肾功能恢复,炎症得以控制后再择期手术。

【操作要点】

(一)未闭锁的尿道狭窄内切开术

1.取截石位,消毒后置入冷刀镜鞘直至狭窄环处。

2.持续滴入生理盐水,直视下插入F3～5号输尿管导管,力争通过“孔穴”进入膀胱。

3.选择12点处切开,逐步向前推移和切割,使狭窄环呈倒“V”形切开。

4.于10点及3点处做辅助切开,或做放射状切开。

5.狭窄环扩大后,将切开器推进膀胱,检查膀胱内有无病变,同时检查狭窄环段情况。若瘢痕多而深,则需更换用电切镜切除瘢痕。

6.拔出引导管及切开器,置入F18～20号气囊导尿管。

(二)严重尿道狭窄及尿道闭锁内切开术

1.体位及置镜方法同上。

2.持续滴入生理盐水,直视下寻找到狭窄环“孔穴”处或闭锁隔膜最薄弱处。

3.选用以下三种方法引导内切开术:①静脉滴注或经耻骨上膀胱造瘘管注入靛胭脂(或亚甲蓝液),见有蓝色液体从“孔穴”内溢出,即用冷力切开蓝孔处,并随时试插 F3～5 号输尿管导管,成功后即可按常规切开狭窄段。②经耻骨上造瘘管置入 F24～26 号金属弧形尿道探,插入后尿道,触碰闭锁隔膜。同时用冷刀直视下纵向切开闭锁隔膜的探杆顶起处,即可碰及探子尖。再在 12 点处扩大切口,使探子尖露出。此时可插入 F3～5 号输尿管导管作为引导,逐步切开狭窄环段。③经耻骨上膀胱造瘘管置入耻骨上膀胱镜或带有冷光源的弧形吸引器杆,插入后尿道。经尿道用冷刀内切开器观察闭锁隔膜,于透光区做纵向刺切,并随时试插 F3～5 号输尿管导管,一旦缝隙形成,则可逐步切开狭窄环段。

【难点及注意事项】

该项技术难度较大,尤其是长段狭窄、多段狭窄、尿道闭锁或合并有假道及瘘管病人。操作时应轻柔,不可用暴力。切割时必须有明显的引导标志,不可盲目操作。切割深度应严格把握,避免切穿正常尿道壁造成液体外渗、外漏或其他器官的损伤。需更换电切镜时,避免广泛电灼电凝,以减少术后瘢痕再次形成。

【并发症及处理】

并发症形成的主要原因为术中正常组织被切开,冲洗液外渗及出血所致。

1.*尿道穿孔*　可发生在置入金属尿道探时、切割过程中及上导尿管时。要求动作轻柔,一旦发生穿孔,发生冲洗液大量渗入阴茎、阴囊,应终止手术,保持膀胱造瘘通畅,择期再次手术。

2.*出血*　出血是最常见的并发症,又是瘢痕被彻底切开的标志,若出血量不大,可不终止手术,在加压冲洗下继续手术。若尿道海绵体被切破,则出血量较大,应立即停止手术,可经阴茎、会阴或直肠压迫止血,保持膀胱造瘘管持续冲洗,择期再次手术。

四、尿失禁注射疗法

自从 Murless 于 1938 年首次报道应用注射疗法治疗尿失禁以来注射疗法已经被认为是一种有效治疗尿失禁的方法,特别适用于内括约肌缺陷所致的压力性尿失禁并具备正常逼尿肌功能的患者。

【适应证】

1.*男性尿失禁*　TUR 和前列腺摘除手术损伤外括约肌所致之尿失禁、神经源性膀胱、外伤导致尿失禁。

2.*女性尿失禁*　压力性尿失禁、神经源性膀胱或手术损伤导致尿失禁等。

3.*儿童尿失禁*　具有足够大膀胱容量、没有逼尿肌功能障碍和解剖异常的儿童尿失禁患者。

【可注射的材料】

1.*自身脂肪*　相容性好,但是降解迅速加之有潜在的迁移风险导致血管栓塞,目前不鼓励。

2.*聚四氟乙烯(泰福隆)*　可有效治疗尿失禁且方法简单,但是存在颗粒移位,目前已停止该产品的临床应用。

3.*戊二醛交联牛胶原(GAX-胶原)*　目前世界范围内应用最广泛的注射材料,生物相容性好,偶有过敏反应。

4.*硅颗粒*　硅聚合物,最近被美国 FDA 批准用于尿道注射。

【术前准备】

1.签署手术知情同意书，告知患者术后有尿潴留风险，可能需要导尿，此外有需要再次或多次注射的可能。

2.术前行尿培养，手术当前查尿常规，如有菌尿则推迟手术。

【注射方法及步骤】

1.男性患者　男性患者取半截石位，手术区常规消毒。应用2%利多卡因浸润麻醉尿道黏膜，必要时给予镇静剂。取0°或30°镜片的20F或21F膀胱镜鞘，在膀胱镜直视下经尿道进行操作。在近段尿道适当水平能够选1/4圆周的四个点作为注射点，进针至尿道黏膜下，针尖斜面朝向尿道腔，以便于注射剂层次化。然后注射，在黏膜下层形成一个凸向尿道腔的隆起。注射完四个点后，尿道黏膜完全隆起，从而使尿道阻塞。注射后30秒再撤针或者注射后用生理盐水冲洗针头可减少注射剂外渗损失。如果四个注射点在注射中都有外渗，4周后重新进行注射。前列腺切除后的尿道一般比较坚硬，且常有瘢痕形成。注射时需要比正常尿道使用更多药物才能达到效果。由于上述方式定位注射点有一定困难，如果注射方法和效果不满意，可以选用耻骨上顺行入路进行注射。

2.女性患者　女性可以经尿道入路或尿道周围入路。患者取截石位，常规消毒。尿道口用20%苯佐卡因局麻，尿道用2%利多卡因麻醉，注射部位即尿道3点和9点方向用2%利多卡因浸润麻醉。

经尿道入路：选用0°、12°、30°内镜，内镜置于中尿道，针进至4点钟方向。在经过中尿道后进针至黏膜下，然后进针至临近膀胱颈水平开始注射药物，可以看到尿道黏膜逐渐向中线靠近。注射时速度要慢，以使组织充分适应压力。当黏膜产生的隆起到达中线之后，逐渐撤回针头，在回撤的过程中，持续缓慢地注射药物。然后将针头置于8点钟方向同样注射。最终使得尿道腔闭合，酷似男性尿道前列腺部。

尿道周围入路：尿道黏膜浸润麻醉后，一手操作膀胱镜一手进针，4点钟方向插入尿道周围组织，轻柔摆动针头，使针保持适当的位置和深度。注射针尖应置于抵抗力最小的固有层，且位于膀胱颈水平。一旦确定适当的进针深度和位置后就进行注射，同经尿道入路一样，分别在4点和8点方向注射，最终使尿道两侧隆起呈现闭合状态。

3.儿童患者　注射技术同成人，但需要选用适当型号器材。

【术后处理】

在围手术期可使用2～3天抗生素。应尽量避免留置导尿，以免使尿道内注射物形状改变。一旦发生尿潴留，可进行间歇性清洁导尿。如果确实需要留置尿管，可行耻骨上膀胱造瘘。如需重复注射，可于4周后再进行。

【并发症及处理】

1.尿道炎症状　包括尿道灼热、排尿不适，偶有会阴不适感，这些症状可通过解痉、抗生素治疗或卧床休息、热水坐浴得以缓解。

2.发热　常在38℃左右。这可能是注射剂产生的致热反应，通常无须特殊处理。

3.尿潴留　间歇性清洁导尿处理即可，一般待炎性水肿消退后便可恢复自行排尿。

五、经尿道高温射频治疗前列腺增生症

根据实验研究证实，生物体对不同温度可产生不同的热效应。在温度低于50℃时，组织有暂时性水肿、充血现象，数周后仅形成少量纤维组织，前列腺组织基本恢复正常，因此，低于50℃的热疗应属于理疗范围。温度升至60℃以上时，组织内的蛋白受高温作用将发生变性、凝固，局部的前列腺组织有坏死，以后

组织脱落，前列腺尿道段的管腔增宽，可改善排尿梗阻情况。经尿道高温射频热疗仪包括三个主要部件：①主机：由输出功率 0～60W 的射频产热系统及计算机控制系统组成。②电极导尿管：F16～18 号三腔气囊导尿管的气囊下方管壁缠绕金属丝，构成长度为 10～20mm 的加热电极及测温电极。③直肠测温器：铝制圆柱形直肠探头，前壁正中安装长约 4mm 的测温电极。

【适应证】

1.以侧叶为主的中度前列腺增生症。

2.有主要器官疾病，年老体衰，不能耐受前列腺手术的病人。

【禁忌证】

1.症状严重，中叶增生为主，难以插入电极导尿管者。

2.有下尿路感染、尿道狭窄、膀胱结石、神经源性膀胱功能紊乱等并发症。

【术前准备】

1.向病人解释热疗的原理、操作步骤及可能发生的不适感觉，争取病人配合完成热疗全程。

2.治疗前半小时口服地西泮 5mg。

【操作要点】

1.尿道内注入润滑止痛膏。

2.经尿道插入带有加热电极和测温电极的三腔气囊管，气囊内注入 10ml 消毒盐水，轻拉导管使气囊贴于膀胱颈。同时经肛门插入直肠测温管。

3.分别观察记录前列腺区、外括约肌区及直肠前壁（相当于前列腺区）的温度。

4.用 10～20℃无菌清水通过气囊导尿管进行冷循环，流速为 50～80 滴/分，3～5 分钟后使尿道内的温度降至 30℃以下。

5.开启主机，输出功率 20～30W 射频电磁波，使前列腺区加热电极在 1 分钟左右上升至 60℃，并由计算机控制温度，维持 1 小时。

6.治疗过程若发现外括约肌区温度接近 45℃，应加快导管腔内的冷循环速度，使局部温度下降。若直肠前壁温度接近 42℃，可经直肠测温器注入适量冷水，降低直肠内的温度。

7.治疗结束取出尿道内的电极和直肠内的测温器，留置 F16 号双腔气囊导尿管引流尿液。

【难点及注意事项】

1.高温热疗后，尿道的水肿消退及坏死组织脱落，约需 1 周以上。因此须留置导尿管至少 10 天，个别病人需置管长达 1 个月。

2.高温引起组织凝固坏死，须使用抗生素预防和控制感染。

【并发症及处理】

1.治疗期间及治疗后，病人有会阴部灼热、胀感不适及阴茎体部刺激感，一般病人可耐受，必要时需对症治疗及会阴部热敷。

2.导管损伤及坏死组织脱落，可能出现血性分泌物或轻度肉眼性血尿，应酌情使用止血剂。

3.在观察治疗后的远期病例，如果有尿道狭窄，应行尿道扩张。

六、泌尿系腔内激光技术

近年来，激光在泌尿外科的应用已日益广泛。除用于经尿道膀胱和输尿管碎石外，尚可用于治疗膀胱肿瘤和良性前列腺增生症。

【激光治疗膀胱肿瘤】

激光治疗膀胱肿瘤有止血迅速、安全、出血少，可安全应用于使用抗凝药物的患者、需要进行术后膀胱治疗的患者以及不能耐受常规麻醉的患者。但是不能应用于初诊的膀胱肿瘤患者，因为肿瘤的分期和分级必须通过标准的电切手术进行评估。

（一）适应证

适于小而多发的表浅膀胱肿瘤（T_1～T_2 期无转移的肿瘤）。浸润型膀胱癌患者不能耐受外科手术时的微创姑息治疗。

（二）操作步骤

1.*Nd：YAG 非接触法*　患者取截石位，尿道黏膜麻醉。用水作为光的传导介质，使视野保持清晰。为避免膀胱壁过度膨胀变薄而引起穿孔，灌水量应控制在 150ml 左右。石英光纤经膀胱镜活检孔进入膀胱，石英光纤顶端不直接接触瘤体，应距瘤体 2～5mm。以 50W 5 秒为一单位，照射 5～50 单位。光照射瘤体表面先凝固成白色，继续照射则如雪花样脱落。

2.*接触式 Nd：YAG 激光治疗*　体位与麻醉同上，激光光纤维进入膀胱后，使用蓝宝石刀头，使刀头接触肿瘤正面或侧面，做均匀扫描照射。每光斑照射 0.5～2 秒，反复照射，使肿瘤凝固发白。如有出血，则以刀头直接接触出血点使之凝固止血。

3.*血卟啉加激光治疗*　当膀胱肿瘤为多发的表浅肿瘤，用激光直接照射有一定困难，可向静脉内注射血卟啉，24 小时后再用激光治疗。由于肿瘤细胞内吸收较多的血卟啉，利用对光敏感的作用，用激光照射使癌细胞丧失活力，从而达到治疗目的。

（三）并发症及处理

1.*血尿*　部分病人创面脱痂时发生血尿，一般以止血剂治疗即可。

2.*膀胱刺激症状*　可嘱病人多饮水，用泌尿灵 200mg，每日 3 次。

3.*感染*　激光照射后膀胱黏膜有一创面，易发生感染，故术后应常规应用抗生素治疗。

4.*膀胱穿孔*　一旦发现膀胱穿孔，应立即留置导尿管持续引流。

5.*过敏*　注射血卟啉后，人体有光敏反应，故术后病人应避光 1 个月。如发生过敏反应，可用抗组胺药或地塞米松治疗。

【激光治疗前列腺增生症】

激光作用于前列腺组织可产生高强度的热效应，通过汽化作用消融前列腺组织。目前激光前列腺切除术已经成为治疗症状性膀胱流出道梗阻的主要措施之一。与标准的经尿道前列腺电切术相比，激光前列腺切除术的并发症发生率较低。Nd：YAg 激光、KTP 激光和 Ho：YAG 激光是最常用于前列腺消融治疗的激光。

（一）适应证

主要适用于良性前列腺增生或同时伴有膀胱结石和肿瘤者。有尿道口或尿道狭窄和急性尿道炎者属禁忌。

（二）操作要点

采用腰麻或硬膜外麻醉，取膀胱截石位，常规心电监护。采用 F24 肾盂镜经尿道插入膀胱，充盈膀胱后行耻骨上穿刺造瘘，从而在低压下行汽化切割。SLT 接触式激光能量定于 40W。Ho：YAG 激光切除前列腺的功率为 80～100W。一般由前列腺中叶开始切割，中叶和尖部切除后侧叶有明显阻挡时，可更换非接触式探头部分汽化侧叶。如前列腺体积过大，可在侧叶取多个放射状汽化沟，再用 TURP 协助消除影响深沟之间的前列腺组织。此时由于激光已将部分血管凝固，故出血量也不多，必要时再用激光止血。术毕置 F20 Foley 管。6～48 小时内酌情拔除。

(三)并发症及处理

早期有时出现排尿困难,可通过尿道扩张或用 α-肾上腺能受体阻滞剂解除这种症状。少数病人术后两周内继发出血,但出血量不多,通常插管用气囊压迫止血即可。如操作技术不熟,切割不当时偶可引起尿失禁。

七、球囊扩张术

【适应证】

输尿管良性狭窄长度小于 2cm 或输尿管膜状闭锁。

【术前准备】

术前行逆行输尿管造影,了解输尿管狭窄部位、程度及长度。

【操作要点】

1.在斑马导丝或输尿管导管引导下将输尿管镜推进到狭窄部位,观察狭窄段情况。

2.沿斑马导丝将不透 X 线标记的气囊导管放置于狭窄部位,往气囊内注入造影剂,X 线定位下使狭窄段位于气囊中部,加压使狭窄段完全扩张。压力控制在 2～5 个大气压,持续时间约 3 分钟,抽空气囊,再用输尿管镜观察。

3.如仍觉阻力大,可重复以上扩张过程,直至输尿管镜可通过狭窄段。

【难点及注意事项】

术中注意固定气囊导管,防止扩张过程中气囊移位,缓慢增加气囊内压,气囊内压力不宜过高,扩张时间不宜过长。另外,还要注意适应证,气囊扩张适用于狭窄长度较短的膜状狭窄,狭窄长度较长时极易回缩,效果不理想。

八、输尿管镜技术

输尿管镜技术目前已经普遍运用于临床,与膀胱镜一样,为泌尿外科临床常规诊疗手段,为泌尿外科医师基本功之一。

【适应证】

(一)诊断

1.影像学发现上尿路充盈缺损或梗阻。

2.经各种影像学检查无法明确诊断的输尿管、肾盂病变。

3.上尿路非肾性血尿。

4.上尿路尿路上皮细胞癌腔内治疗后随访。

(二)治疗

1.上尿路结石(特别是输尿管中、下段结石)的治疗。

2.输尿管插管(逆行造影或引流梗阻、上尿路尿漏等)。

3.上尿路异物的取出。

4.上尿路肿瘤行腔内治疗。

5.上尿路狭窄扩张或内切开。

【禁忌证】

除出血性疾病或不能耐受手术、麻醉者外，无绝对禁忌证。尿道狭窄者可先做扩展或内切开；骨盆和髋关节疾病不能摆截石位者，不便行输尿管镜手术。患有泌尿系统急性感染性疾病，须先行控制。

【操作要点】

1.可选择全麻或硬脊膜外麻醉。

2.体位：病人置于截石位。Trendelenburg 体位是一种头低臀高位的截石位，这种截石位可使肾脏向头端移动，输尿管伸直。Motola 等报道采用健侧下肢抬高，患侧下肢下垂的截石位便于操作。这种体位可使输尿管镜进入输尿管口的角度由锐角变为钝角，输尿管与镜体能成为一条直线。同时，在抬高的下肢下方操作者的操作空间大为增加，使输尿管镜的调整更加容易，减少镜体进入时的阻力。但在髋关节活动受限的疾病时不能采用。

3.手术步骤

（1）扩张输尿管口及输尿管壁段：输尿管口和输尿管壁段是输尿管全程最窄处，9F 口径以上的输尿管镜须行输尿管口及壁段扩张后才能进镜。扩张方法根据选用不同扩张器而不同，各种中央有空心的扩张方法相类似，一般是先插入 21F 或更粗的膀胱镜鞘，扩张器中空腔置一导丝，先将导丝插入输尿管，扩张器沿导丝插入，依次扩张，根据输尿管镜操作大小扩张到适当的宽度。若需要进行套石，须扩张至结石能通过的宽度。导管扩张从 8F 开始至 14F。金属橄榄头或串珠式金属扩张器可扩大到更宽直径，当扩张器头端较粗不能通过镜鞘工作通道时，先将扩张器尖端插入膀胱镜，尾端从工作通道倒插出外，扩张后导丝留在输尿管腔内及引出体外，退出膀胱镜鞘，一般选用在 5°膀胱镜窥视下操作，如选用 25°或 75°膀胱镜，须加有导向器控制插管方向。气囊导管扩张法先通过膀胱镜及导丝将输尿管导管置于输尿管壁段，在 X 线荧光和压力监测仪监视下向气囊内注入造影剂，扩张输尿管口及壁段。

（2）置入输尿管肾镜：输尿管肾镜直视下经尿道插入膀胱，借导丝引导窥见已经扩张的输尿管口，保持镜体和输尿管壁段处于一条直线上，旋转镜体 180°，使其斜面向上与输尿管口上唇相对，用镜端挑起导丝，从而输尿管口上唇也随之抬起，暴露输尿管腔。保持输尿管肾镜在此角度上就能沿着输尿管腔进入。一旦输尿管镜进入输尿管内，最好先进入 1～2cm 后，将输尿管镜转回，使其斜面向下，使输尿管腔位于视野中央，顺着管腔小心地推进。镜体位于壁段时可见管腔较小、管壁较厚，此时应均匀用力地进镜。穿过壁段后即感觉阻力变小，可见到较宽的黏膜光滑的管腔，这时应将镜体先向后侧方再向前内侧方推进。镜体的推入必须在生理盐水灌注液连续冲洗直视下进行。

（3）进行取石、碎石、镜检以及活组织检查等。

【难点及注意事项】

输尿管口狭窄或转角时较难进入。此时可以先置入导管或斑马导丝作引导，加大冲水流量直视下逐步扩张进入。进出输尿管时应动作轻柔，万不可用暴力，以免损伤输尿管，甚至导致输尿管脱套而致全断输尿管损伤。

术中发现输尿管梗阻以上明显积脓、感染时，应尽快通畅输尿管、放置双 J 管后结束手术，以免感染逆行进入血液循环引起严重败血症。

【术后处理】

持续导尿 2～3 天，预防性应用抗生素 5～7 天。一般输尿管内都要求放置双 J 管，视情况 1～3 个月拔除。

九、精囊镜技术

精囊镜是今年来发展的一种内镜技术，兼有检查诊断和治疗的作用。国内目前只有少数医院开展，在临床尚未广泛运用。但因其微创、疗效较满意，今后有望在临床逐步拓展应用。

【适应证】

1.顽固性血精，保守治疗无好转。

2.怀疑精囊或射精管占位。

3.梗阻性无精怀疑射精管梗阻。

【操作要点】

1.采用全身麻醉或椎管内麻醉，截石位，消毒铺巾。

2.采用 4.5F 硬性输尿管镜，经尿道和膀胱，先观察膀胱、双侧输尿管及前列腺情况，输尿管镜后退于后尿道找到精阜位置，直视下寻找精阜的开口，置入斑马导丝，在导管引导下进入前列腺小囊，检查前列腺小囊情况。

3.后退输尿管镜至陷窝开口处，保持冲水灌注，于其外侧 4～5 点钟、7～8 点钟方向探寻双侧射精管开口，导丝引导后插入输尿管镜进入精囊。镜下精囊呈现多房多腔结构，镜下观察精囊壁有无黏膜水肿、充血、活动性出血情况，精囊腔内有无囊肿、结石、新生物等解剖异常，对怀疑可疑病变取病理活检。小结石或泥沙样结石可采用助手用注射器推注加压用水冲出，较大结石采用异物钳钳夹碎石；顽固性血精患者往往在精囊里发现血块或者紫红色果冻样的凝血块，采用生理盐水反复冲洗，务必将精囊每个腔内血性液体、脓性分泌物及结石完全冲洗干净；精囊囊肿患者可采用内镜下钬激光去顶并冲洗。采用相同的方法处理双侧精囊。必要时双侧精囊内留置 5F 输尿管导管，以便每日生理盐水冲洗精囊。

【难点及注意事项】

射精管开口的寻找是精囊镜检查的难点，一般在精阜开口 4、8 点位置或者开口于精阜内。必要时电切或者输精管注射亚甲蓝试验确定。操作轻柔，慎勿损伤周围脏器尤其是直肠。

【术后处理】

术后常规留置导尿并预防性静脉应用抗感染治疗 3 天，必要时精囊内留置输尿管导管每日冲洗。

（安旭方）

第七节 输尿管结石气压弹道碎石术

对于输尿管结石，目前仍认为 ESWL 为首选治疗方法，但结石的部位、大小及停留时间长短等因素均对 ESWL 治疗效果产生一定影响。相比之下，URL 对 X 线阴性结石、>1cm 且在输尿管内停留时间长的结石、双侧输尿管结石及单侧多发性结石的疗效明显优于 ESWL。尤其在输尿管中下段结石的处理上，因操作相对容易、成功率高，而并发症发生率低，其优越性表现得十分突出。目前，URL 已与 ESWL 同为输尿管中下段结石的一线治疗方法，许多医院还把 URL 作为治疗首选。至于 ESWL 失败病例及 ESWL 后输尿管"石街"，URL 更是具有不可替代的作用。此外，对于结石梗阻性急性肾衰竭、妊娠合并输尿管结石、移植肾输尿管结石等特殊病例，URL 也具有独特的应用优势。

输尿管镜碎石术的主要器械输尿管镜有硬镜和软镜两大类。目前广泛使用的硬性输尿管镜为半硬性输尿管镜，它具有更小的外径，更大的工作通道，更容易到达输尿管上段；软镜可以较硬镜更容易顺利到达输尿管上段以及肾脏集合系统。但是软镜也会因为其的柔软性而总是易于退回膀胱内，故而并不推荐治疗输尿管下段结石。近来新改良的Storz半硬式输尿管镜，增强了最大偏向性，使其在输尿管手术中体现出明显的优势。

目前常用的腔内碎石术有超声碎石术（USL）、液电碎石术（EHL）、气压弹道碎石术（PL）和钬激光碎石术（HLL）等。相对而言，USL的效率较低，而EHL的并发症发生率较高，临床应用最多的是PL和HLL。PL是20世纪90年代开展的新型高效腔内碎石技术，该方法能击碎各种结石，操作安全简便，且不产生热效应，从而对输尿管壁不产生热损伤。HLL以其高效的碎石能力及很小的组织穿透性成为目前公认最好的能量源，而且它也是唯一可以适用于软镜的碎石设备，尤其是对并发狭窄或息肉致尿路梗阻者，可用激光行狭窄段切开或息肉电灼，这是其他能量源所不具备的。此外，它还便于治疗小儿、孕妇泌尿系结石。采用HLL治疗输尿管结石，成功率可达90%以上。HLL已给泌尿系结石的治疗带来又一革命性变化。

【适应证】

1.输尿管中段、下段结石。

2.ESWL后的石街。

3.结石并发可疑的尿路上皮肿瘤。

【禁忌证】

1.不能控制的全身出血性疾病。

2.严重的心肺功能不全，无法耐受手术。

3.未控制的泌尿系感染。

4.严重尿道狭窄，腔内无法手术解决。

5.无法摆截石位者，如髋关节畸形。

【术前准备】

1.术前常规检查同开放手术，了解病人一般情况。

2.术前控制尿路感染。

3.手术当天术前定位片，了解术前结石位置。

【操作器械】

除输尿管镜外尚需要下列器械。

1.气压弹道碎石装置并调试。

2.取石钳、取石篮。

3.输尿管扩张套装。

4.斑马导丝，双“J”管。

5.部分病人息肉增生明显，可能需要输尿管镜电切器械。

【操作步骤】

1.*麻醉选择*　持续硬膜外麻醉或全麻。

2.*体位*　截石位。

3.*输尿管镜进镜*　输尿管镜进入膀胱观察膀胱情况后，斑马导丝置入术侧输尿管，输尿管镜沿导丝进入术侧输尿管。在上行过程中，了解结石以下输尿管情况和结石处输尿管有无狭窄，有无炎性息肉，若炎性息肉遮盖结石导致无法看到时可用电切电极切除息肉，直到看到结石。

4.*气压弹道碎石*

（1）输尿管镜看到结石后，略升高灌洗液压力，使包裹结石的黏膜从结石上能分离，然后调低水压。

(2)气压弹道探针进入输尿管镜,直视下进行碎石,结石击碎后水压要调小防止结石冲回肾脏。

(3)取石钳或取石篮取出较大的结石,放入膀胱让病人自行排出。

5.*碎石结束后*　常规放置双"J"管作内引流,防止术后感染和影响肾功能。

6.*术后留置导尿管*

【术后处理】

1.术后常规使用抗生素5～7d。

2.观察尿液颜色变化、尿中有否结石排出,有条件的可做结石成分分析。

3.观察体温变化及腰部体征,鼓励病人多饮水,防止上尿路感染。

4.留置双"J"管,一般2～4周拔除,留置导尿管若无尿路感染1～2d拔除,有尿路感染尿检阴性后拔除。

【风险防范】

1.注水压力勿过大,以注水压力要求刚好看清结石即可。

2.术中如发生出血或视野不清,可间歇开放出水管,降低肾盂内压力,可留置F8号导尿管防止膀胱过度充盈。

3.注意勿专注于碎石而将输尿管镜随结石不自主地上移。

4.上行移位的处理。结石上移到肾盂、肾盏内是输尿管镜治疗上段结石不成功的主要原因。防止结石上移的方法是:内镜到达上段减小灌注液体量,或停止进水在导丝引导下推镜;尽量钳夹取石;碎石时探针不宜直接对准结石下端,而是对准侧面碎石;侧摆输尿管镜,将结石抵于输尿管壁再碎石;碎石时冲击数次见结石上移后,用取石钳夹住拖下再碎石,使用气压弹道碎石机,冲击数十次可使结石裂开;气囊导管超过结石,气囊注水防结石上移;或用套石篮固定结石;结石移位不在视野内,注射器接镜回抽,结石随肾盂内灌注液流出而下移。

5.结石紧靠在狭窄上方的处理。结石紧靠在狭窄上方会使术者操作不便,可依下列步骤逐步处理。先试插斑马导丝,受阻后一边推,一边旋转导丝,设法跨过结石;用输尿管导管或取石钳上顶结石;球囊导管扩张狭窄;如果导管被结石所阻,无法扩张,可使用长锷钳,均匀用力扩开钳顶端,扩张狭窄;用碎石机盲打,先用探针前顶,感到撞击到结石,再踏开关,单发碎石。结石打碎,通道建立,为狭窄扩张提供了途径,狭窄扩张后又为取尽结石提供了通道。

6.输尿管结石合并息肉的处理。如息肉小、结石不固定,输尿管镜可穿过息肉,先用弹道碎石冲击杆将结石击碎取出,再用输尿管钳处理息肉;如息肉大,占据视野,且输尿管镜不易穿过,可在输尿管镜下先用输尿管钳或电切设备处理息肉组织,暴露结石后将结石击碎取出。但有时息肉及肉芽组织包裹结石紧密,输尿管钳先处理息肉亦较困难,此时可将碎石冲击杆贴近结石及息肉,凭握冲击杆手的手感顶住结石部位,采用短暂单击盲打方法部分击碎结石,配合间断灌注冲水,多可看见结石,再采用上述方法处理结石及息肉,但不可长时间连击盲打。如采用钬激光碎石,则步骤相对简便,利用钬激光既可碎石,也可切割息肉。

7.输尿管镜下套石篮的应用。套石篮可单用于取石或配合碎石应用,先用其套住结石使结石不上移,再用冲击杆碎石。单用套石篮取石仅在下列情况下应用:①结石未嵌顿在息肉及黏膜中;②结石未完全占据输尿管腔;③结石无锐角;④套住结石后下拉无明显阻力。单用套石篮取石不慎可造成较严重的输尿管断裂及黏膜剥脱伤。

(**李宏军**)

第十九章 腹腔镜手术

第一节 肾脏腹腔镜手术入路

肾脏为腹膜后器官，国外开展腹腔镜肾脏手术一般通过经腹腔途径。经腹腔途径优点是操作空间大，解剖标志清楚，比较符合术者人体工程学要求，长时间不易疲劳。缺点是对胃肠道干扰较大，腹部有手术史时相对禁忌。国内进行上尿路腹腔镜手术受传统开放手术影响多数通过腹膜后途径。腹膜后没有现成的空间，为潜在腔隙，通过各种方式进行人工扩张后再进行手术。腹膜后途径相对经腹腔途径解剖标志不清，空间也较狭小，对术者要求较高，而且长时间手术容易造成术者疲劳和腰、肩等关节功能紊乱，但腹膜后途径对胃肠道干扰小，而且不受腹部手术史的影响。

【腹膜后途径】

1.麻醉和病人体位　麻醉为气管内插管全麻，体位同开放手术，健侧卧位，腰部垫腋下垫，升高腰桥充分延伸肋弓与髂嵴之间的距离。术者一般站在病人背侧，助手站在术者的对侧，监视器位于术者斜前上方。器械护士和器械台位于病人足侧。

2.穿刺器位置　一般选 3 个穿刺点，第 1 个穿刺点位于腋后线 12 肋缘下，切开皮肤和皮下 1.5～2.0cm，血管钳钝性分开腰部肌肉和腰背筋膜，手指进入腹膜后疏松间隙进行适当钝性分离，手指进入正确间隙的标志是可以摸到肋骨内侧光滑面，气囊或水囊扩张完成后置入直径 12mm 穿刺器。第 2 个穿刺点选腋中线髂嵴上，放置腹腔镜用，选用 10mm 穿刺器。第 3 个穿刺点位于腋前线肋缘下，一般选用 5mm 穿刺器。扩张满意空间较大时第 2 和第 3 穿刺器可在手指引导下盲穿进入，扩张不满意时最好置入腹腔镜后在直视下置入更为安全，特别是腋前线肋缘下穿刺点，避免穿通腹膜反折。

3.扩张腹膜后腔　目前扩张腹膜后腔方式有多种方法，体型较瘦者可以直接用手指扩张一般能够满足需要。但多数需借助器械扩张，目前多数使用水囊或气囊扩张法。笔者开始时是使用手套中指剪下套在尿管上，一般可以打 300～400ml 空气，过多容易破裂，且有可能残留橡胶碎片，注水者指套破裂后盐水流入腹膜后间隙容易影响视野和操作。后改用无菌手套的手腕部分丝线扎紧后系在尿管上，可以注气 800～1000ml，鲜有破裂者，扩张效果更好。现在国内有国产的商品化的可以腹腔镜直视的扩张器，价格相对进口的比较低廉。此外还有使用卵圆钳扩张，腹腔镜直接扩张(IUPU)法等，具体方法应依个人习惯而定。

进行扩张前应确认进入了正确的腹膜后间隙，扩张后腰部应该为均匀性膨胀，如果穿刺点局部膨隆明显，则有可能进入了两层肌肉之间，应重新放置气囊。肾积水造成的“皮囊样肾”切除时扩张时间不宜过长，因有可能将积水排空后给后续的肾脏分离造成困难。肾下极囊肿时扩张也不易注水或注气过多，否则将囊肿压破后给手术造成困难。

4.清理腹膜外脂肪　辨认重要解剖标志扩张完成后首先看到的是腹膜外脂肪(肾旁脂肪)，清理腹膜外脂肪可提供更好的视野和解剖定位。清理腹膜外脂肪时常可看到小的滋养脂肪的血管，可用超声刀切断。脂肪清理完毕后可看到肾周筋膜(Gerota 筋膜)，镜下呈暗灰色，肾周筋膜向腹侧可见腹膜返折线和腹膜，腹膜的颜色偏蓝，区别于肾周筋膜。打开肾周筋膜后层(肾后筋膜)则进入肾周脂肪囊看到金黄色的肾周脂肪。继续扩大该间隙后面可看到重要的解剖标志腰大肌，向上可达肾上极和膈下，向下左侧可先看到输尿管，右侧可先显露下腔静脉。在肾上极和肾下极中间位置根据肾动脉波动明显处容易找到肾动脉。肾脏背侧显露比较容易，脂肪囊和肾后筋膜之间为相对无血管区，可以较大范围地钝性剥离。笔者建议在背侧完全游离和寻找控制肾动脉前先在肾脏腹侧根据不同手术要求分出相应间隙，避免背侧完全游离后因为气腹压力作用使肾脏和腹膜紧贴容易误伤腹膜。

【腹腔途径】

1.体位　肾脏手术时常选择患侧抬高的 45°～70°的斜卧位，有利于腹腔内肠管等脏器向健侧推移，更好地暴露结肠旁沟和手术野。

2.建立气腹和放置套管

(1)Veress 气腹针技术：通过 Veress 气腹针在第一个穿刺器之前建立人工气腹，肾脏手术第一个穿刺点通常选在脐缘，也有选择腹直肌外侧缘平脐水平。穿刺前检查气腹针是否通畅，安全保护装置是否完好。以脐部作为穿刺点为例，沿脐下缘切开皮肤 1.5cm，用两把巾钳抓住脐部皮肤向上提起，使腹壁远离网膜和肠管。术者手持 Veress 气腹针，垂直穿入腹壁，一般会有两次比较明显的突破感。通常气腹针穿过筋膜与腹膜后，即可向前伸出钝性的针芯。为进一步确认气腹针是否进入腹腔，还可进行“抽吸试验”来检验。将一只 10ml 注射器(含有 5ml 生理盐水)与其相通，Veress 气腹针一旦引入腹腔，注射器内的液体会被吸入腹腔内，这是气腹针达到正确位置的一个重要标志。或者回抽注射器，应该不能抽出盐水，若有血液或肠内容物引出，则提示穿刺针可能误入血管或肠管。

(2)充气和放置套管：先低流量充气，充气时腹部应该对称性膨隆，若不对称或出现局部膨隆，说明气腹针可能在腹腔外，应重新检查确诊。一般情况下，腹腔内压力设定值在 12～15mmHg。建立气腹后，在穿刺点放置初始套管，仍用两把巾钳提起腹壁，术者紧握装好内芯的套管，垂直于腹壁均匀用力，稍做旋转缓慢穿入腹腔，进入腹腔时会有明显突破感，打开气阀会有气体排出。退出内芯，置入腹腔镜，维持气腹压力观察有无脏器损伤。腹腔镜监视下放入其他工作套管，具体位置依术者习惯和手术方式而异。在腹部有手术史或腹膜炎病史可能存在腹腔粘连患者，或者术者不熟练，为安全起见可采用 Hasson 技术(即小切口切开法)放置第一个穿刺套管。以脐缘为例切开 1.5～2.0cm 小口，血管钳分开脂肪，看到腹直肌前鞘，弧形切开，纵向分开肌层，提起并切开腹直肌后鞘和腹膜，伸入手指探查，分离腹壁与网膜或肠管的粘连，直视下置入穿刺套管。观察确认腹腔脏器无损伤，在腹腔镜监视下放置工作套管。

(3)经腹入路时腹腔镜下解剖特征：患者健侧卧位，经脐部或平脐部腹直肌外侧缘入镜，左侧可见小肠、大网膜、降结肠和结肠脾曲，结肠外侧缘有腹膜返折线(Toldt 线)，沿该返折线直至脾脏外上方切开后，可将脾脏、结肠脾曲和降结肠推向内侧，然后根据不同手术方式选择合适层面进行手术。右侧可见小肠、大网膜、升结肠和结肠肝曲、肝脏右叶及结肠外侧的反折线，沿该反折线切开，将结肠肝曲推向内侧，可见肾筋膜的前面及内侧的十二指肠降段，推开十二指肠可显露至下腔静脉前面，如切开肾筋膜及脂肪囊可见肾脏表面、肾门区。

(安旭方)

第二节　经腹途经腹腔镜肾癌根治切除术

1990 年 Clayman 等首次经腹腔成功实施腹腔镜肾切除术(LRN)。腹腔镜肾癌根治切除术与传统肾癌开放手术相比,能明显减少术中出血,缩短住院时间,减轻术后痛苦,促进病人恢复。

腹腔镜肾癌根治术有经腹腔和经腹膜后两种途径,选择何种入路主要需综合考虑瘤体大小、标本的取出方式、有无腹腔手术史和手术者的经验。经腹膜后途径尽管操作空间相对较小、周围脂肪多、缺乏清晰的解剖标志、对技术要求高,但这种途径解剖结构泌尿外科医师较熟悉,可直接、迅速进入手术野,分离组织少,损伤轻,可缩短手术时间,因其不需切开后腹膜,因此受腹腔内脏器干扰及发生肠道并发症的可能性小,符合泌尿外科的手术原则,并且避免腹腔污染,尤其是引流物(血液、尿液)局限于后腹腔是其特有的优势。经腹腔途径具有手术野大、解剖标志明显等优点,但对腹腔有一定的干扰,有致肠损伤、肠麻痹和腹膜炎的危险,且腹腔有手术、外伤史或粘连时限制了腹腔镜的应用。当切除 7～8cm 的肿瘤时,采用经腹途径要优于腹膜后途径,手术更容易、更安全。

【适应证】

局限性肾肿瘤(分期为 T_1～$T_2N_0M_0$)而对侧肾功能可以代偿是本术式的最佳适应证。

【禁忌证】

1.有腹部手术史者:由于可导致腹腔粘连及局部解剖不清,不宜选择经腹途径。

2.既往有过肾脏手术史:如肾部分切除、肾实质切开取石等,应列为相对禁忌。

3.过度肥胖:近期患肾严重感染的患者,腹主动脉瘤,黄色肉芽肿型肾盂肾炎,即使是经验丰富的泌尿外科腹腔镜医师,也要尽量避免对其实施腹腔镜肾切除术。

4.肿瘤已侵犯肾静脉和下腔静脉或巨大肾肿瘤为手术禁忌证。

【术前准备】

术前需对肾癌患者进行评估,以决定是采用腹腔镜手术还是开放手术治疗。

1.B 超、CT 了解局部及远处肿瘤转移情况,明确临床分期。

2.肿瘤已经侵犯肾周的患者需行胸部 X 线片和腹部 CT 或头颅 CT 检查,以排除胸、腹部或其他器官被侵犯。

3.CT 提示有肾静脉或下腔静脉癌栓者行 MRI、血管造影或彩超检查,CTA 可以明确是多支还是单支肾动脉。

4.对有骨痛症状的肾癌患者检查血碱性磷酸酶和血钙水平,必要时行骨扫描检查。

5.通过增强 CT、IVU 和 ECT 认真评估对侧肾功能。对侧肾功能不全或存在潜在性肾损害的患者,考虑行肾部分切除术。

【麻醉与体位】

1.气管内插管全身麻醉。

2.患者取 70°健侧斜卧位,背部靠一软垫,固定患者患侧向上,调整手术床,使患者腰部以下与身体轴线呈 30°。

3.腰部放置棉垫用以支撑背部,腋窝放置腋垫支撑以防止术中身体侧倾。用宽胶布将病人髋部缠绕固定于手术台上以支撑髋部下肢。

【trocar 位置设计】

根据操作者习惯和患者体型设计，以下为常用的 Trocar 位置设计。Trocar A(10～12mm)：腹直肌外侧缘，脐水平上 1～2cm，相当于肾蒂体表投影下方 2cm 左右，放置腹腔镜。置入此 Trocar 后，连接气腹机，保持气腹压力 1.73～2.0kPa(13～15mmHg)。直视下探查腹腔脏器无损伤，再置入其他 Trocar。充分建立气腹有利于准确放置 Trocar。Trocar B(5mm)：放置在腹直肌外缘肋缘下 4cm 处。Trocar C(12mm)：腋前线肋缘下 2cm 处。Trocar D(5mm)：放置在肋弓下缘与腋中线交点，用于放置扇形拉钩。一般 3 个 Trocar 可满足手术需求，右侧手术可以放置 Trocar D，用于牵拉肝脏、胰腺或取肾脏肿瘤标本。

【手术步骤】

1.*游离升降结肠*　用超声刀或电钩沿 Toldt 线切开侧腹膜，上至肝结肠韧带或脾结肠韧带，下至髂血管水平。推开或切除腹膜外脂肪层，切开融合筋膜，在肾筋膜前叶和融合筋膜之间向内游离，将结肠肝区或结肠脾区翻向内侧。

2.*游离肾动静脉*　于肾门处切开肾周筋膜，上下至肾上下极，用吸引器钝性游离，小的血管或淋巴管用超声刀或电钩切断，逐渐暴露肾静脉和肾动脉。右侧先于肝脏下方游离下腔静脉近端右侧缘，显露右肾静脉的腔静脉汇入点，充分游离肾静脉周围，性腺血管在肾静脉下方直接汇入腔静脉，可以用超声刀慢档切断，或用钛夹或 Hem-o-lok 钳夹闭切断。左侧可沿性腺血管向近端游离，找到肾静脉。如果肾门附近存在较少的结缔组织，肾静脉比较容易辨认。游离肾静脉前后方，在接近肾静脉处结扎、切断性腺静脉。在性腺静脉汇入肾静脉端的上缘可找到肾上腺静脉。如需切除肾上腺，则在此结扎并切断肾上腺静脉。在肾静脉后方找到 L_2 升静脉，将其保留在游离平面以下。

3.*切断肾动脉*　右肾动脉在进入肾蒂前经过下腔静脉后方，在充分游离汇入腔静脉处的肾静脉主干后，在肾静脉后方可找到肾动脉主干。游离肾动脉，在其近心端置 2 个、远端置 1 个 Hem-o-lock，切断肾动脉。左侧通常在肾静脉下方游离肾动脉，有时需要也可在肾静脉上方游离肾动脉。分离肾静脉后方，找到肾动脉主干，用超声刀小心地分离肾静脉和肾动脉之间的淋巴组织，游离肾动脉至足够长度，切断同右侧。

4.*切断肾静脉*　肾动脉完全结扎后，肾静脉会塌陷，这时肾静脉周围已有空间足够使用 Hem-o-lok 钳。在其近心端置 2 个、远端置 1 个 Hem-o-lok 夹，切断肾静脉。

5.*游离腰大肌*　处理完肾蒂血管后，沿腰大肌表面腰肌前间隙分离肾脏背侧。

6.*处理肾上腺血管*　肿瘤位于上极的患者：右侧沿下腔静脉右侧继续向上游离，分离肾上腺静脉，结扎切断。使右肾上腺与下腔静脉分离，显露肾上腺下极，用 2 个钛夹夹闭肾上腺下极的血管并在两钛夹之间切断，或用超声刀游离。同法处理肾上腺中部和上极，结扎切断肾上腺上极和中部的血管。左侧沿腹主动脉旁向上分离，在肾上腺静脉汇入肾静脉的近心端结扎并切断肾静脉，再用超声刀或钛夹处理肾上腺动脉，游离肾上腺后和肾脏一同切除。

肿瘤位于肾下极，肾上腺未被侵犯的病例可保留肾上腺。在肾上极切开肾周脂肪，在肾脏与肾上腺之间的层面游离，结扎肾上腺下方的血管带。

7.*切断输尿管*　沿腰大肌表面向下游离，找到输尿管，在髂血管水平用 2 个钛夹夹闭并于中间切断。

8.*取出标本*　通过操作 Trocar 放入标本袋，无折叠打开标本袋，将整个手术标本，包括肾脂肪囊、输尿管，放入标本袋。将切口扩大 5～6cm，将标本袋经此口取出。亦可取腹股沟斜切口取出标本。

9.*关腹*　降低气腹压力至 0.67kPa，检查手术野是否还有出血点，在腹腔镜监视下拔除 Trocar，留置负压引流管，分层缝合各切口。

（安旭方）

第三节 后腹腔镜肾癌根治切除术

适应证、禁忌证、术前准备同经腹腹腔镜肾癌根治切除术。

【麻醉及体位】

1.气管内插管全身麻醉。

2.健侧卧位 90°。

【Trocar 位置设计】

于左腋后线肋脊角下 2cm 处水平切开皮肤 2～3cm(A 点),用大血管钳钝性分开腰背筋膜进入后腹腔间隙,用示指伸入间隙由后向前推开腹膜,分离腹膜后间隙,经此切口放入自制气囊扩张器,通过导尿管用 50ml 注射器注入空气至少 800ml 扩张腹膜后间隙,保留气体 5min 完成后腹腔操作空间建立。从 A 点伸入示指,在示指的引导和保护下分别于腋中线髂前上棘(B 点)和腋前线肋缘下(C 点)做切口,A、B、C 三点分别置入 12mm、10mm 和 5mm 直径的 Trocar,A 点为超声刀、钛夹钳或 Hem-o-lok 钳的操作孔,B 点放置 30。自动对焦电子镜,C 点为分离钳、无损伤抓钳或吸引器的操作孔。

后腹腔内以气腹机持续充入二氧化碳气体,压力维持在 10～14mmHg。

【手术步骤】

1.清理腹膜外脂肪。后腹腔内大量的肾旁脂肪填充了扩张后的空间,并常在术中下垂坠入手术野,妨碍手术操作。为了使手术得以顺利进行,需要对初始状态的后腹腔进行扩大和整理。识别腰大肌,充分剥除肾周筋膜外脂肪和腹膜外脂肪,仔细识别腹膜和肾周筋膜的分界,即腹膜反折线。按照从上到下,从里到外的顺序进行清理,遇到小血管用超声刀或电勾电凝。

2.切开肾周筋膜。判断肾脏位置,于腹膜返折线后方切开肾周筋膜,以无损伤抓钳抓起腹膜,轻压肾脏,寻找腹膜和肾周筋膜之间的间隙,用超声刀在肾周筋膜和腹膜间由上而下锐性加钝性分离,注意保护腹膜勿穿孔(如果肿瘤位于右肾,此处侧推开腹膜后可见十二指肠和下腔静脉,注意重点保护,可使用超声刀背钝性推开分离,分离时尽量动作轻柔,缓慢进行),直至显露肾门和肾脏上下极。

3.腹膜面处理满意后,靠近腰大肌切开侧椎筋膜进入腰大肌腰方肌前间隙,沿腰大肌与肾周筋膜之间用超声刀锐性分离,尽可能将肾脏推向腹侧,充分暴露肾脏背侧,直至显露肾门和肾脏上下极。

4.将肾脏向上掀起,沿输尿管和腰大肌间分离直达肾动、静脉。打开血管鞘充分游离肾动、静脉,Hem-o-lok 钳结扎锁近肾端 1 枚、远肾端 2 枚夹闭先后夹闭并剪断肾动、静脉。

5.沿肾脏背侧于肾上极上方切开肾周筋膜,探查肾上腺下缘,如肾上腺无异常,应予以保留。沿肾上腺下缘下 0.5cm 处以超声刀锐性切断肾周脂肪,此处小血管较多,尽量使用超声刀的凝切功能(左侧肾上腺底部有肾上腺中央静脉汇入左肾静脉,应仔细分离后以钛夹夹闭并切断),完全游离肾脏上极后使肾脏腹侧和背侧分离会合。于肾下极下方充分分离后,肾周筋膜会合成条索状,于此处打开可见内含的输尿管和性腺静脉,分别游离后以钛夹夹闭并切断。

6.经 12mm 直径 Trocar 置入标本袋,将标本置入袋中暂放在髂窝处。检查创面和肾蒂区无活动性出血(降低气腹压力,确保在常压下也无活动性出血)后,由 A 点向 C 点方向扩大切口长 5～7cm,将标本袋取出,再次检查创面无活动性出血,于 B 点放置引流管至肾窝,缝合关闭切口。

【风险防范】

1.建立腹膜后腔是后腹膜腔手术的关键,第 1 根套管针穿刺一定要进入后腹膜间隙,切勿进入腹腔或者肌肉组织内，以后的套管针穿刺要在腹腔镜的监视下进行。用腹腔镜本身在腹膜后间隙内进行的分离时，要注意辨别血管及辨明方向。

2.术中处理肾蒂血管一定要谨慎，应充分游离肾门附近结缔组织和血管鞘后再置 Hem-o-lok 钳，避免夹闭不确切引起的大出血。

3.分离处理异位血管时，不宜过于暴力并应仔细止血，才能确保手术视野清晰。

4.为防止肿瘤细胞播散种植转移，术中必须遵守肿瘤外科基本操作规范，尽量少直接接触肿瘤组织，更不能切开肿瘤组织，保证肿瘤切除周围足够多的组织，取出标本需使用标本袋。

5.气（水）囊扩张法置 Trocar 时，如患者矮胖，肋下缘距髂嵴较近，监视镜与操作钳过近，易相互干扰而影响操作，常将髂嵴上的操作孔（B 点）移至髂前上棘上 1.0～2.0cm 处，使得操作方便。

6.后腹腔分离时多使用吸引器，用吸引器代替剥离棒在各间隙内分离，达到钝性分离的同时能吸引出创面渗出，保持术野清晰。

7.在肾蒂血管的处理上，手术开始即要从腰大肌筋膜与 Gerota 筋膜后层间隙向中线分离，肾门处很容易发现或触及肾动脉搏动，分离肾动脉起始部，随即以钛夹夹闭肾动脉，然后充分分离肾静脉予以结扎。肾动脉和静脉结扎有一段时间间隔，这样既可以减少术中出血，又可使肾脏体积缩小，使得后腹腔操作空间相对增大，同时可使标本取出时的辅助切口减小。

8.肾周筋膜与周围组织之间都有一定间隙，寻找并保证在此间隙内钝性分离，可达到无出血或少出血；如有粘连可用超声刀或电刀处理，可减少术中出血和术后渗出。

9.术中若出现腹膜裂口，小的裂口可用 Hem-o-lok 夹夹闭或不处理；如果裂口过大至肠管进入腹膜后，可以缝合或直接结肠外侧大范围切开，也可于内侧腹壁置气腹针，减轻气腹高压对后腹腔的压力。

10.最后在标本的取出时，采用超薄质、表面光滑、有一定弹性和高强度的不具有渗透性的材料制成三角形的标本袋。由于标本袋为三角形，当标本袋口收紧自扩大的辅助切口取出时，肾脏能自然呈纵形位置，使标本取出方便快捷，辅助切口减小，标本完整，同时因标本袋无渗透性，肿瘤组织与穿刺通道完全隔离，减少肿瘤局部复发与种植性转移。

（安旭方）

第四节　腹腔镜肾部分切除术

1992 年 Winfield 等于首次在临床上完成了腹腔镜下肾部分切除术（LNSS）。随着影像学技术的进步，偶发小肾癌的诊断率不断提高，同时研究发现局限的肾脏小肿瘤（<4cm）接受肾部分切除术和根治性肾切除术后，两者的肿瘤复发率没有明显区别，因而对小肾癌患者行腹腔镜保留肾单位手术已成为新的趋向。近年来，腹腔镜手术操作技术的日渐熟练，肾血管阻断技术和创面止血技术的不断发展，使 LNSS 的应用日趋广泛并有代替传统开放手术的趋势。

【适应证】

1.肾脏良性肿瘤，如错构瘤、髓质脂肪瘤等。

2.功能性孤立肾肾癌以及双侧肾癌（肿瘤位于肾脏上、下极，肿瘤直径<4cm）。

3.局限于肾包膜内的恶性肿瘤（直径<4cm）。

4.单侧肾肿瘤，对侧肾脏将来可能出现肾功能的损害，如患者有肾动脉狭窄、肾积水、肾结石、肾盂肾炎、慢性先天性或后天性上尿路梗阻，有系统性疾病如高血压、糖尿病等。

5.重复肾合并输尿管异位开口，合并部分肾功能丧失。

6.局限在肾某极的多发结石或肾盏扩张。

【禁忌证】

1.全身出血性疾病。

2.难以耐受麻醉者或全身情况难以耐受手术者。

3.有肾脏手术史者。

4.肾周围感染、脓肾、肾脏与周围组织粘连较重者。

5.静脉内癌栓、多部位肿瘤以及浸润性肿瘤。

【术前准备】

1.与常规开放性肾部分切除术术前准备相同：①血、尿常规、血生化以及凝血功能的测定；②心、肺功能的评估及纠正；③双肾 CT 平扫和增强，评估肿瘤分期；④恶性肿瘤者需行 ECT 骨扫描排除骨转移，行腔静脉、肾静脉彩超排除静脉瘤栓。

2.同位素肾扫描可判断肾功能，若患肾功能低于 10%，则改行全肾切除术。

3.选择性肾动脉造影或 CTA 可以清楚地显示肾血管分布的情况，了解术侧肾脏的血管解剖情况及主干血管与病变部位的关系。肾动脉的变异较为常见，如副肾动脉、肾动脉的提前分支等。游离肾脏时，容易损伤细小的动脉分支，导致肾单位的损失。

4.根据术前 CT 或相关检查，确定肿瘤位置，部分病人术前需逆行患侧放置输尿管导管，术中推注亚甲蓝检查肾集合系统是否切开，并且术后可减少尿漏。

5.术前备血。

6.合并感染时术前应用抗菌药物治疗。

【麻醉与体位】

1.麻醉　采用气管插管全身麻醉。

2.体位　经腹腔途径手术采用侧卧位，患侧斜向上使背侧与床面呈 70°。经腹膜后途径采用健侧卧位，患侧向上与床面呈 90°。

【手术步骤】

1.经腹腔途径肾脏部分切除术

(1)穿刺点的设立和 Trocar 置入，基本同经腹腹腔镜肾癌根治术。

(2)在升(降)结肠外打开侧腹膜，将结肠向中线推移，游离整个肾脏，打开肾周筋膜，暴露肾脂肪囊。用超声刀或电钩切开肾周筋膜及脂肪囊，分离至肾上下极及肾门处。分离右侧肾蒂时，首先游离出下腔静脉，沿下腔静脉寻找到肾脏动、静脉；分离左侧时则沿腹主动脉寻找到肾脏动、静脉或沿生殖静脉寻找。钝性分离显露肾动脉。根据肿瘤部位剪开肾周筋膜和肾脂肪囊，寻找到肾脏病变部位，周围脂肪需充分游离，以保证视野显露清楚。利用血管夹或心耳钳夹住肾动脉阻断肾血流，此时静脉推注肌苷 1.0g，开始计时，记录肾热缺血时间。将病变部位肾脏组织用超声刀或剪刀切除，恶性肿瘤者需沿肿瘤边缘 0.5cm 切除，标本放入自制的标本袋内术毕取出。用 2-0 可吸收缝线自 Trocar 内置入，缝针全层贯穿肾皮质与肾盂黏膜，做“8”字缝合，打结时需力度适宜。将肾实质切口创面缝合完毕后，松开控制肾蒂血管的血管夹或心耳钳，检查创面有无渗血或出血，酌情再行缝合、止血。吸引器吸尽肾周血液、尿液及凝血块，仔细检查确认创面有无渗血或出血，输尿管排尿蠕动是否正常。固定肾脏。肾周置引流管，取出标本。

2.经腹膜后途径肾部分切除术

(1)穿刺点的设立和 Trocar 置入，基本同后腹腔镜肾癌根治术。

(2)沿腰大肌分离肾周脂肪组织，剪开肾脏背侧肾门处肾周筋膜，沿着搏动的腹主动脉分离，在肾门上缘完全游离出肾动脉。根据病变部位剪开肾周筋膜和肾脂肪囊，在肾实质表面用超声刀分离肾实质与肾周脂肪间隙，充分显露病变部位肾实质。余步骤基本同经腹腔途径肾部分切除术。

【风险防范】

1.经腹与经腹膜后这 2 种手术途径的选择除了取决于术者对手术途径的熟悉程度外，还取决于病灶所在的位置。前者主要用于肾脏前侧、外侧、上极以及体积较大、浸润较深的肿瘤，同时也可用于肾后侧的肿瘤；后者主要用于肾脏后部以及后侧部的肿瘤。

2.单纯阻断肾动脉，肾静脉血液回流充分，肾脏存血少，术中切除病变部位时出血少，视野清楚，同时肾脏变小有利于缝合。当肾门处有粘连、分离较困难、肾蒂暴露不充分情况时，要观察动脉搏动位置，游离其周围组织相对充分些，并不一定需要完全游离肾动脉，然后钳夹观察肾脏颜色变化，直至确定钳夹牢靠后再切除病变部位。

3.腹腔镜肾部分切除术手术中应注意切除范围，范围过小容易造成切缘阳性，范围过大则造成不必要的损伤。一般地，良性肿瘤均有明显的包膜，应紧贴包膜分离，行肿瘤剜除术。这样不仅避免大出血，而且减少侵入集合系统的机会。对于恶性肿瘤，目前认为应距肿瘤包膜外 1cm 实质处切除，这样既能够遵循肿瘤原则，又能最大限度保护正常肾实质，术中应对切缘常规送快速病理，若切缘阳性则应行根治术。

4.对于小的、单发外生的肾脏肿瘤切割创面可采用双极电凝、超声刀处理后，再覆以纤维蛋白胶进行止血，具有良好的止血效果。对于大部分病例来说，体内缝合法关闭集合系统、重建肾实质缺损，是最及时有效、安全可靠的止血方法。肾实质和或集合系统的重建，关键在于术者需有熟练的镜下缝合技术，控制热缺血时间在 30min 左右。研究表明，缝合肾实质及集合系统虽然延长热缺血时间，但对病人术后肾功能却没有明显损害。缝合可采用“8”字缝合或连续缝合方式。近来 Orvieto 等发明了“免去打结”的体内缝合法，他们用不吸收缝线缝合集合系统及肾实质，当缝线穿过后，其末端用可吸收夹夹住，从而免去打结，减少热缺血时间。

（詹　扬）

第五节　腹腔镜肾输尿管及膀胱袖状切除术

肾盂和输尿管移行细胞癌的标准术式是经腹（或经腰）、下腹部双切口行肾脏输尿管全切加膀胱输尿管口袖套状切除，该术式能成功切除病变肾脏，彻底切除下段输尿管及部分膀胱壁，有效地预防输尿管残端癌及膀胱癌的发生，在临床上应用广泛，但其手术创伤大、时间长、并发症较多。1952 年，McDonald 等率先报道使用电切镜经尿道切除输尿管的膀胱壁内段，再经腰部切口做肾输尿管全切，整块取出标本，减少一个手术切口，相应来说减少了手术创伤。随着腹腔镜技术广泛应用于临床，Clayman 于 1991 年首次报道采用腹腔镜技术切除肾、输尿管，其后多个中心采用多种方式腹腔镜下行肾盂输尿管全切术，结果证明均可达到根治目的，且具有并发症少、损失小、康复快的优点，而在切缘阳性率及无瘤生存率方面无明显差异。并且随着手术技巧的提高、相关器械的完善，腹腔镜肾盂癌根治手术时间逐渐减少，将成为治疗肾盂癌的标准术式。

腹腔镜肾输尿管膀胱袖状切除术大体包括三种。

1.下腹部小切口辅助的腹腔镜手术　经腹或腹膜后入路行腹腔镜肾脏切除术，处理完肾脏及上段输尿管后，取下腹部切口处理输尿管下段。通常行输尿管全切膀胱壁内段袖套状切除。切口位置选择依手术医生的经验和习惯有所不同,可有腹直肌旁切口、平行腹股沟韧带上方切口等方式,但为保证彻底处理膀胱壁内段,原则上手术切口尽量靠近膀胱入口处。切除的肾脏和上段输尿管都可以通过该切口拖出体外。

2.电切镜+腹腔镜法　一种是先电切,再行腹腔镜手术。先取膀胱截石位,首先用电切镜经尿道用环状电极(或钩形电极)沿患侧输尿管口周围环形电切开膀胱壁,直至显露膀胱周围脂肪,创缘彻底电凝止血,观察输尿管口周围完全游离,均可看到周围脂肪组织。留置三腔导尿管,然后摆体位行腔镜肾切除术,术中先行夹闭输尿管下段,待切除肾脏后,提起输尿管并向下游离至膀胱入口处,将输尿管向上拖出。术后持续保留导尿。

另一种方法是先行腹腔镜肾切除术,完整切除肾脏及上段输尿管,经输尿管断端插入输尿管导管至膀胱,丝线缝过输尿管断端并牢靠地固定在输尿管导管上,然后改截石位,经尿道插入电切镜,将输尿管膀胱入口全周用电切环充分烧切,直至看到脂肪,并彻底止血。电切镜内插入异物钳,钳夹住输尿管导管末端通过外鞘拉出体外。输尿管从膀胱内离断时有落空感,其后阻力消失,可判断输尿管已经完全离断,再次插入电切镜彻底止血。保留导尿,务必保持导尿管通畅。

该方法避免了下腹部切口,直视下行输尿管膀胱入口处电切可保证治疗效果,但也存在尿外渗、肿瘤种植转移等问题。该方法均常规保留导尿至少 7d,来保证患者膀胱切口完全愈合。

3.完全腹腔镜法　目前尚无完全腹膜后处理下段输尿管的手术报道,本节所指的是经腹腹腔镜肾盂癌根治术,在完全切除肾脏及上段输尿管后,下腹部正中脐下 5cm 偏健侧 1cm 增加 1 个 Trocar,脐部 Trocar 作为观察镜,腹直肌旁切口作为一个操作孔,充分游离下段到膀胱壁内段,提起输尿管,绕输尿管根部 2cm 切除输尿管及部分膀胱壁,腹腔镜下缝合膀胱切口。完整取出标本。

一、经腹途径

【适应证】

无明显周围组织或脏器浸润,无远处器官或广泛淋巴结转移的各期肾盂及输尿管上皮肿瘤。

【禁忌证】

1.严重的心肺功能不全患者。

2.未控制的重度凝血功能障碍。

3.未控制的重度感染。

4.已经明确的广泛转移的肾盂恶性肿瘤。

5.孤立肾或对侧肾功能不良,不能完全代偿。

6.患侧肾脏曾有手术史,如肾部分切除、肾实质切开取石等。

7.既往有腹部手术史,术后可导致腹腔粘连及局部解剖不清,易导致肾周粘连、肠管与腹壁粘连,增加手术难度及手术并发症发生率。

8.过度肥胖患者,尽量避免对其实施腹腔镜肾切除术。

9.慢阻肺患者,尽量待其肺功能改善后实施手术。

6、7、8、9 为相对禁忌证。

【术前准备】

1.常规检查　术前行血常规、尿常规、生化全套、乙肝五项、胸部 X 线片、心电图等常规检查,明确患者基本情况。其中胸片可作为有无肺部转移的筛查手段,如胸部 X 线片提示异常可进一步行 CT 检查,明确诊断。

2.特殊检查

(1)尿脱落细胞检查:行尿脱落细胞检查以希望获得病理确诊。尿脱落细胞检查为无创、方便的检查手段。但尿脱落细胞检查的阳性率偏低限制了它的临床应用。据研究尿脱落细胞阳性率与细胞的分化程度有关,肾盂肿瘤低分化肿瘤细胞易呈阳性结果,而高分化的肿瘤脱落细胞学检查多为阴性。行输尿管导管逆行插管,收集肾盂尿或者用等渗盐水冲洗患侧肾盂,甚至刷取活检可提高诊断的阳性率。

(2)肾、输尿管、膀胱B超:为临床上采用最多的筛选方式,具有方便、无创的优点,可发现肾盂内1cm大小的肿瘤,并且可明确肾盂内的占位性病变是否实性、回声的强弱、肿瘤的血供情况等。其缺点是对于＜1cm的肿瘤检出率偏低,与血块、肾乳头肥大等情况鉴别困难。

(3)CT、增强CT检查:可发现＞0.5cm的肿瘤,对于体积较小的早期肾盂癌尤其适用。该检查可表现出肿瘤的部位、大小、形态、边缘及密度、肿瘤对肾实质侵犯程度以及对肾门、肾周及邻近器官的浸润、有无淋巴结转移等。为检查肾盂肿瘤的重要方法,对确定疾病性质和鉴别诊断均有重要意义。

(4)KUB+IVP:静脉尿路造影在肾盂癌的诊断中具有重要意义,观察患者上尿路及膀胱有无充盈缺损情况,来诊断肾盂病变,排除膀胱内转移病灶,但其仍有假阳性率高的缺点。

(5)CT泌尿系成像(CTU):兼顾CT平扫加增强和KUB加IVP的优点,CT平扫可发现肾盂内可疑占位,增强CT扫描可将可疑占位与肾乳头肥大、肾盂内血块等相鉴别,泌尿系成像可对整个泌尿系情况有明确了解。CTU对于肾盂癌的诊断准确性大大提高,在部分医院已逐渐成为检查诊断肾盂癌的首选方法。

(6)输尿管镜检查:影像检查只是作为肾盂癌的基本确诊方法,明确诊断输尿管癌需行输尿管镜检查,可获得病理标本,了解分期、分级等情况,但相对费用较高,并且属于有创检查,部分需确诊患者可考虑行该项检查。

术前控制病人血压基本正常,糖尿病患者控制空腹血糖在10mmol/L以下。由于腔镜下肾脏手术有时需时较长,术前对老年人可行肺通气功能检查。术前常规禁食水,灌肠、备皮及镇静,对于感染性疾病患者术前应应用抗生素。

【麻醉】

气管内插管全身麻醉。

【手术步骤】

1.体位:经尿道膀胱、输尿管口电切常规采用截石位,经腹腔入路切除肾脏及输尿管常采用70°侧卧位。患者健侧卧位,腋窝放置垫肩以保护臂丛,抬高腰桥使肋缘和髂骨之间的距离增大,以便手术部位充分暴露。术者和助手立于患者的腹侧,消毒铺巾范围包括从脐到脊椎,及从乳头到髂骨顶部。电视监视器放置于术者对侧。

2.Trocar位置设计。依术者习惯不同有两种放置方法。

(1)第一种:放置第1个Trocar于患侧锁骨中线脐水平下4cm处,作为观察镜通道。充分气腹,维持二氧化碳气腹压力在12～14mmHg,在腹腔镜的直视下于患侧锁骨中线外侧2cm、肋缘下2cm及腋前线肋缘下穿刺置入2个Trocar作为腹腔镜操作套管。Trocar置入时应避开上腹部的血管。放置的Trocar之间必须分开一段距离以方便操作。第4个Trocar的位置可选在肋缘下2、3穿刺点间用于牵拉肝、脾。

(2)第二种:放置第1个套管于脐,作为观察镜通道。充分气腹,维持二氧化碳气腹压力在12～14mmHg,在腹腔镜的直视下于腹正中线下2cm及患侧腹直肌旁平脐水平穿刺置入2个Trocar作为腹腔镜操作套管。第4个Trocar的位置可选在肋缘下腹直肌旁用于牵拉肝、脾。

3.打开结肠旁沟,右肾脏切除切开结肠肝曲、升结肠旁沟,将结肠推向中线。将后腹膜沿肝脏下方一直切开至腔静脉水平,并予钝性分离,向内侧推开十二指肠,清楚显露出下腔静脉。左肾Gerota筋膜前方覆盖着脾、胰腺和结肠脾曲。术中沿 Toldt 线的切口要尽量长一些，范围从髂血管至结肠脾曲，将横结肠从 Gerota 筋膜前推开，必要时切断脾肾韧带，完全游离脾脏外缘，将整个脾脏向外上牵起。

4.打开 Gerota 筋膜，于肾下极内侧寻找输尿管。输尿管常位于性腺静脉深面，在肾下极内侧稍加分离即可显露，进而可小心地将输尿管游离出来尽量向下游离输尿管，使用钛夹或丝线将输尿管在低位结扎，暂不切断，备游离下段输尿管及部分膀胱壁时用。再向上游离输尿管，一直到暴露出肾盂输尿管的连接部位。游离肾脏下极及后侧，直到暴露肾蒂血管。

5.处理肾脏的动静脉。经腹腹腔镜手术时通常先显露肾静脉，后显露肾动脉，将肾动脉完全游离后，近端用 2 个 Hem-o-lok 夹，远端用 1 个 Hem-o-lok 夹，然后剪断肾动脉。如果肾静脉较细，可直接应用 Hem-o-lok 夹处理，对于肾静脉较粗者，可先用粗丝线结扎，再用 Hem-o-lok 夹处理。部分患者肾门附近粘连紧密，当分别游离肾动静脉困难时，可用直线切割吻合器将肾动静脉一起离断。

6.将肾下极提起，游离肾中上极和背侧，遇异位血管时应超声刀切断，保证创面干净，术野清晰。最后将肾脏完全游离。

7.检查有无活动性出血，保证肾蒂血管结扎彻底，根据术者的习惯，采用各自的方式处理下段输尿管及部分膀胱壁。

【风险防范】

1.采用经腹路径手术，5mm 以下操作孔不需缝合筋膜，对于 10mm 以上的操作孔需缝合筋膜，避免术后切口疝的发生。

2.肾蒂周围可有较多淋巴管，应予以确实的电凝闭合，防止术后淋巴漏的发生。

3.术前充分灌肠、禁食，甚至术前保留胃管可避免肠道对于手术野的干扰。

4.对于既往曾有肾周感染病史或肾手术史患者，肾周往往存在严重的粘连，镜下游离肾脏往往较为困难，且容易损伤周围组织。因此，在牢靠的处理肾蒂后，采用小切口手助分离是缩短手术时间、避免损伤的有效方法。

5.电切输尿管管口时，先沿管口的下方和两侧平行输尿管电切，电切至脂肪层后；翻转电切环，利用镜身下压管口，平行输尿管电切至脂肪层。避免切除范围过大、不彻底以及周围组织损伤。

6.打开侧腹膜手术操作过程中，可沿位于 Gerota 筋膜前方与降结肠系膜后方之间相对无血管分界区域进行，该区域在腹腔镜下呈网状结构，无血管可用电钩或超声刀分离，可保持术野清晰。术中能够准确进入是手术成功的一个关键点。

7.右侧精索或卵巢血管通常从输尿管上跨过，术中应注意避免误伤以引起出血，而左侧精索或卵巢血管则由输尿管内侧经过，术中常需结扎离断。

8.游离肾蒂血管时通常先显露出来的是静脉，最好等待动脉结扎后再处理静脉，如未先行结扎动脉，则静脉充血明显，增加手术难度。

9.肾动脉通常位于静脉的后上方或正后方，从静脉上方游离、结扎肾动脉难度较大，因腹腔镜通常是斜向头侧，故右侧充分游离肾静脉与下腔静脉间间隙，左侧充分游离腹主动脉与肾静脉之间间隙，将肾静脉拉向内上方，通常可以看到肾动脉，便于处理。

二、后腹腔途径

适应证基本同“经腹途径”，既往有腹部手术史引起肠粘连的患者尤其适合后腹腔途径。

禁忌证、术前准备、麻醉均同“经腹途径”。

【手术步骤】

1.体位及 Trocar 位置设计同后腹腔肾癌根治术。

2.输尿管的显露及游离。腹腔镜进入腹后腔后，清理腹膜后脂肪组织，可清楚地看到腰大肌、肾周筋膜，打开肾周筋膜，通过肾周筋膜后叶与侧椎筋膜之间无血管平面向腰大肌内侧稍深处分离，即可显露输尿管，钝性分离输尿管周围组织，将输尿管向上游离。

3.游离肾蒂、处理肾动静脉。沿肾筋膜后层向内侧游离，可到达肾蒂背侧。清理肾门处肾周脂肪组织，根据动脉搏动可于脂肪内找到肾动脉。首先游离暴露出肾动脉并以 Hem-o-Iok 夹夹闭或结扎。肾静脉常位于肾动脉下方，以 Hem-o-lok 夹结扎、离断肾动脉后可从容游离肾静脉，分别游离切断肾上腺静脉、腰静脉等其他小分支。观察暴露肾静脉距离足够长后，肾静脉可经结扎后或以直线切割器离断。

4.肾脏的游离。消除血供的肾脏将变软、变小，所以在 Gerota 筋膜下将整个肾脏游离。

5.处理下段输尿管及入口处膀胱壁，用 9mm 钛夹夹闭或丝线结扎输尿管，完成肾脏的切除。

【风险防范】

1.避免腋前线 Trocar 进入时损伤腹膜及腹腔脏器，损伤腹膜后可观察到腹膜后腔隙明显变小，无法正常手术操作。

2.建立完腹膜后腔后，首先处理腹膜后腔附着于 Gerota 筋膜上的脂肪组织，尤其对于肥胖的患者，相对来说腹膜后腔较小，脂肪较多，彻底清除脂肪有利于下一步的处理。

3.打开 Gerota 筋膜后，可发现 Gerota 筋膜和肾脂肪囊之间的网状结构层，该层无血管分布，沿该层面分离是手术顺利的关键。经腹膜后途径行右肾切除时首先分离出下腔静脉，沿静脉表面上行，可找到肾静脉分支，稍上方可找到肾动脉，易于处理。

（詹　扬）

第六节　腹腔镜肾囊肿去顶减压术

单纯性肾囊肿是最常见的肾脏囊性疾病，任何年龄均可发病，但主要见于成人，50 岁以上更为多见，发病机制尚未完全阐明。常表现为一侧或两侧肾脏有一个或少数几个囊肿，一般呈孤立的球形或卵圆形，表面光滑，轮廓清楚，多位于肾皮质表浅部位，也可位于深层皮质或髓质，与肾盂肾盏不相通，并能改变肾脏外形。

体积较小、无肾实质或肾盂肾盏明显受压而且没有症状的肾囊肿无须治疗；较大的囊肿可改变肾脏外形并压迫邻近正常组织，严重者造成输尿管梗阻、积液、感染等；当出现严重压迫症状，或有出血、感染、高血压、肿瘤或囊肿与肾盂肾盏相通等并发症时则需积极治疗。

肾囊肿治疗方法主要有：①B 超或 CT 介入穿刺抽液并注入硬化剂治疗，优点是费用少、治疗简便、创伤小，缺点是复发率较高。适合于囊肿直径＞4cm 且有症状者，尤其是老年、体弱、不愿手术或手术禁忌者。②开放手术，适用于肾脏各部位囊肿，效果可靠，缺点是创伤大、并发症多、住院时间长。③腹腔镜肾囊肿去顶减压术，具有安全、创伤小、效果可靠、并发症少、复发率低等优点，目前已成为单纯性肾囊肿治疗的金标准。学者通过开放手术与腹腔镜手术治疗肾囊肿的对比，认为腹腔镜肾囊肿去顶减压术是肾囊肿治疗的最佳选择。

【适应证】

1.单纯性肾囊肿直径＞4cm，对肾实质或肾盂肾盏造成压迫，损害肾功能者。

2.肾囊肿合并有高血压、血尿或伴有发热、腰痛者。

【禁忌证】

1.合并出血性疾病的患者。

2.心肺功能不全难以耐受手术的患者。

3.合并肠粘连、腹腔内感染或既往曾行腹腔手术的患者,不宜行经腹途径手术。

4.严重感染性肾囊肿。

5.疑有恶变倾向、或囊肿与肾盂相通的肾囊肿。

【术前准备】

1.B超可以了解囊肿数目、大小、囊壁厚度及囊肿位置等,并可与肾实质性肿块相鉴别。

2.静脉肾盂造影(IVP)能显示囊肿压迫肾实质的程度,并可与肾积水相鉴别。

3.CT对囊肿大小、囊壁厚度及囊肿位置测定方面比B超更加精细,CTU能够进一步鉴别肾积水。

【麻醉】

一般选择气管内插管全身麻醉。

【手术步骤】

1.经腹腔途径肾囊肿去顶术(以左侧为例)

(1)体位及Trocar位置设计:患者取健侧70°斜卧位,于平脐腹直肌外侧缘做一1cm切口,此切口可根据囊肿位置适当上下调整。Veress针进至肌层,两把巾钳于切口两侧提起腹壁,Veress针继续进入腹腔(有落空感),注水试验证实穿刺成功。接通气腹机,注入CO_2,使腹内压力增至2.0kPa,置入10mm Trocar,置入腹腔镜,在直视下分别于腋前线肋缘5～10cm下、锁骨中线肋缘下2～5cm置入10mm和5mm Trocar。

(2)显露肾囊肿:将结肠拉向内侧,沿降结肠旁沟切开侧腹膜及脾结肠韧带,显露肾脏部位,根据囊肿位置选择合适部位切开肾周筋膜及脂肪囊,游离显露肾囊肿。

(3)囊肿去顶:提起囊壁,剪开囊肿,吸尽囊液,观察囊壁无异常后距肾实质约0.5cm处环形剪除大部分囊壁,并用电凝钩电凝切缘防止出血。检查无活动性出血,肾周放置引流管,缝合关闭侧腹膜切口。排除腹腔内气体,关闭Trocar孔。

2.后腹膜途径肾囊肿去顶术

(1)建立后腹腔:患者取健侧卧位,于腰大肌旁平行第12肋肋缘下做一1.5cm切口,用长弯钳及示指钝性分离肌层及腰背筋膜至后腹腔间隙内,用手指钝性分离腹膜后腔,形成一个可置入一个气或水囊的间隙。在此腔隙放入自制气或水囊管(以橡胶手套掌面部分粗丝线结扎固定于16F导尿管上),注入无菌空气或水约500ml,扩张腹膜后间隙,保留约5min,排空气或水囊并取出。伸入手指在其引导下分别于腋前线肋缘下及腋前线髂嵴上1cm分别穿刺置入5mm与10mm Trocar;原切口置入10mm Trocar,并缝合筋膜及皮肤。连接气腹机注入CO_2气体,置入腹腔镜。

(2)显露肾囊肿:于腰大肌表面切开Gerota筋膜及肾脂肪囊,根据囊肿部位选择向肾背侧或腹侧游离肾脏,显露囊肿。

(3)囊肿去顶:同经腹途径方法处理囊肿,放置引流管,关闭切口。

【风险防范】

1.尽量去除游离的囊壁,以防囊肿复发;去除囊壁时应距肾实质至少0.5cm以上,防止损伤肾实质导致出血,发现出血时应采用电凝、钛夹或缝扎等方法妥善处理,必要时中转开放手术。

2.单发肾囊肿囊液为血性时注意囊性肾癌的可能,术中应仔细观察囊液的性质、剩余的囊壁是否光滑,必要时取可疑组织术中快速活检，以避免误诊。

3.不能盲目电灼基底部囊壁，以免将肾盂灼伤，引起漏尿；术中可静脉注射亚甲蓝，观察囊腔有无排蓝以排除集合系统损伤，若有损伤应缝合修补。

4.及时止血，防止术野观察不清，影响手术操作。

（赵恒太）

第七节　腹腔镜多囊肾去顶减压术

多囊肾(PKD)是肾囊性疾病中常见的一种，属于遗传性疾病。多囊肾分为常染色体显性遗传性多囊肾(ADPKD)和常染色体隐性遗传性多囊肾(ARPKD)两类。后者又称婴儿型多囊肾，并不多见，多数在生后不久死亡，极少数较轻类型的患儿可存活至儿童期或成年。ADPKD是常见的多囊肾病，属于单基因遗传性肾病，本病的特点具有明显的家族聚集性，其发病年龄多在30～50岁，故过去常称其为“成人型多囊肾”。

以往多囊肾的外科治疗方法主要依靠经皮囊肿穿刺抽液、硬化治疗，单次治疗囊肿个数太少，治疗效果常常不理想。1911年，Rovsing首先报道了3例多囊肾开放去顶减压术，但人们对多囊肾去顶减压术颇有争议。反对者认为手术本身会加重肾脏损伤进一步导致肾功能恶化；支持者认为去顶减压可以减轻不断增大的囊肿对肾脏造成的压迫，从而减轻相应的临床症状，同时防止健存肾单位的进一步损伤，延缓肾功能恶化，延长患者寿命。目前多数学者认为合并疼痛、高血压的早中期患者，如果药物治疗无效，施行囊肿减压术可降低血压、减轻疼痛、改善肾功能、延长生存期。随着腹腔镜技术的成熟和发展，腹腔镜肾囊肿去顶减压术由于其微创的特点正在成为治疗ADPKD的重要术式。

【适应证】

1.临床诊断为多囊肾，且其中一个囊肿直径≥5cm，合并腰腹部胀痛或高血压或肉眼血尿比较严重。

2.对于曾行开放手术或腹腔镜手术后症状复发的患者，可以再行LCD，身体情况较好的患者可同时行双侧LCD术。

【禁忌证】

1.严重的心、肺、脑、肝等重要脏器功能障碍者，不能耐受气管插管和全身麻醉患者应避免手术。

2.肾功能严重损伤者应尽量避免手术，患者术前肌酐尽量控制在442μmol/L以下。

3.凝血功能障碍者。

4.腹腔内有严重的感染以及腹膜炎者。

5.既往有重大腹部手术史，严重腹腔粘连的，特别要避免经腹腔途径。

6.怀疑囊肿有恶变者。

【术前准备】

1.术前完成各项常规手术化验检查，对心、肺、肝、脑等重要脏器功能进行评估。

2.常规腹部CT、B超等检查，如肾功能良好者还有必要行增强CT扫描或IVP检查，以排除较大或深部的囊肿以及肾盂旁的囊肿与肾盂相通的可能，预防术后尿外渗。

3.术前患者一般情况的改善包括控制血压、抗感染、镇痛、纠正贫血，肾功能差者必要时透析治疗等。

【麻醉】

一般选择气管内插管全身麻醉。

【手术步骤】

经腹左侧多囊肾去顶术。

1.体位及 Trocar 位置设计　患者取右侧 70°斜卧位，抬高腰部。一种方法是在平脐腹直肌外侧缘处建立气腹，做一 1cm 纵行切口，应用 Veress 气腹针穿刺进腹腔，确定气腹针进入腹腔后，接气腹机并注入 CO_2 气体(设定腹腔压力 12～15mmHg)。于气腹建立处进入 10mm Trocar，置入腹腔镜，直视下分别于腋前线肋缘下 5～10cm、锁骨中线肋缘下 2～5cm 置入 10mm 和 5mm Trocar。另一种方法是在锁骨中线肋缘 2～5cm 建立气腹，肋缘下 2cm 与左侧锁骨中线交接处先用尖刀片切一 0.5cm 的切口，应用 Veress 气腹针穿刺进腹腔，确定气腹针入腹腔后，接气腹机并注入 CO_2 入 10mm Trocar，直视下于腋前线肋缘下 5～10cm、平脐腹直肌外侧缘置入 10mm 和 5mm Trocar。在保证穿刺安全和有利于操作的原则下，常需根据患肾的大小、腹部有无手术史等适当变换穿刺位置。

2.手术操作　操作件置入腹腔后应先仔细观察、辨认各脏器位置，分离粘连带。可沿右侧结肠旁沟打开侧腹膜，于肾周筋膜外充分游离暴露整个肾脏，注意时刻观察保护肠道。处理囊肿时可应用超声刀或电凝钩去除囊肿壁，排出吸尽囊液并电凝囊壁边缘止血。较大的囊壁应尽量完整去除并送病理，以排除肿瘤的可能，同时还应注意其囊腔内面是否有肿瘤、结石等赘生物或深面的隐藏囊肿；直径＜1cm 而且囊壁较厚的囊肿可仅穿刺开口引流。术中根据情况如囊肿较小时，可以应用少量冰盐水冲洗，以减轻操作时的高温对正常肾组织的损害。手术结束前应仔细检查有无活动性出血，因为在气腹压力下一些小的渗血可能在气腹消失后渗血加重，术后还要尽量吸尽残留囊液和冲洗液，以防止感染和粘连。

术中如果游离广泛、肾脏活动度较大、肾蒂长，为了避免术后肾脏扭转可以加行肾脏固定术，应用 1-0 Dexon 可吸收线将肾脏被膜缝合固定于其周围组织上 3～4 针。术后常规在肾窝处放置负压引流管，如果渗液较多可再放置 1 根腹腔引流管。

双侧 LCD 术，可以先行一侧手术后，重新摆体位、消毒、铺巾再行另一侧 LCD 术。对于体形较瘦患者也可以采用“5 孔法”，术中只需稍微变换体位，一次消毒、铺巾完成。具体步骤：(以先做左侧为例)患者先取右侧卧位，抬高腰部。在左肋缘下与锁骨中线交接处建立气腹，在脐部置入第 1 个 Trocar 放入腹腔镜，观察下分别于建立气腹处和左肋缘下与左侧腋前线交接处置入第 2、第 3 个 Trocar，置入操作件行左侧 LCD 术。左侧手术完毕后，拔出第 2、第 3 个 Trocar，放置左侧引流管并封闭穿刺孔。保持原置入腹腔镜的操作孔不变，将手术床倾向左侧，稍抬高对侧腰部，在右侧对称部置入右侧的第 2、第 3 个 Trocar 并放入操作件进行右侧的 LCD 手术。

手术要求术前消毒面积要大，术中变换体位时要轻微，不要污染术区。一侧手术完成后放置引流管，在行对侧手术时注意夹闭引流管。该方式可以减少术中重新消毒、铺巾的时间并减少一个操作孔，但显露效果不如常规 LCD 术。

【风险防范】

1.可以先处理位置较低的囊肿，这样肾脏减压后活动度增加，便于游离暴露肾脏背侧以及后面的囊肿，还可以保持手术视野清晰。

2.肾脏游离完毕，由易到难地先选择肾脏的一侧逐个处理囊肿，先尽可能处理完一侧的囊肿再处理别处的囊肿，这样可以尽量减少翻动肾脏的次数，减少术中、术后的渗血。

3.处理囊壁时，操作要轻柔，尽量用电钩或超声刀凝断破损囊壁，不要用机械暴力，以减少出血。不要电灼囊壁基底部，避免集合系统损伤而导致术后尿漏。

4.术中尽可能多的处理囊肿，对一些小的和深部的大囊肿，凡是肉眼可见的囊肿均应处理，同时注意术中反复仔细对比 CT 图片谨防漏掉较大的囊肿。处理靠近肾盂的囊肿时要注意鉴别，防止误伤肾盂。对于深部囊肿的处理，为了防止肾脏集合系统损伤，可以先在其囊壁上打开一小口观察其囊液的压力和性质。如果压力较大，囊液污浊则其为囊肿的可能性较大，此时可进一步去除囊壁，彻底减压；如果压力小，囊液清亮，则有可能为肾脏集合系统，此时不要再扩大开口，原开口往往能自行愈合。另外可以挤压肾盂，肾盂会变空虚，囊肿则无变化。

5.在处理肾被膜时如果囊肿较小，而正常肾实质较多时，我们主张可尽量将肾被膜剥脱，这样可以使新增大生成的囊肿向外膨出，从而减轻不断增大的囊肿对肾实质的压迫损害。

6.肾脏固定术不作为常规，而根据情况而定，如减压完后肾脏体积较小、肾蒂较长、肾脏活动度大，可加行肾脏固定术。

7.腹腔内操作完成后，要在腹腔镜监视下先退出各操作孔的器械和套管，最后退出腹腔镜，以免在退出操作器械时损伤腹腔内脏器或将大网膜带入戳孔，引起术后不适。

8.要正确认识和对待中转手术。在腹腔镜手术中由于病变本身、解剖变异或技术因素必须改行开放手术者称中转手术。术者必须认识到，中转开腹手术不是腹腔镜手术的失败，而是确保病人安全、减少手术失误、减少并发症和保证手术质量的重要措施和明智之举。

（蔡平昌）

第八节　腹腔镜活体供肾切取术

1995 年 Ratner 等完成了首例腹腔镜活体取肾手术，此后 10 余年，关于腹腔镜活体取肾的手术器械、手术途径和操作技术取得极大的丰富和发展。目前美国每年的活体供肾移植数量占肾移植总数的 50%以上，而在美国的几个主要器官移植中心，每年腹腔镜活体取肾手术数量占活体取肾手术总数的 50%以上。

【适应证】

1.精神心理健康，具有完全行为能力。

2.无全身特异性或非特异性感染，无尿路感染。

3.无不能耐受手术的心、肺、脑疾病。

4.无凝血机制障碍。

5.无恶性肿瘤。

6.无糖尿病及高血压病。

7.双侧分肾功能均正常。

8.无蛋白尿、血尿。

9.供者泌尿系统无可能影响肾功能的畸形或结石等病变。

10.供肾血管解剖无严重变异，不影响植肾手术操作。

11.与受者 HLA 配型良好，淋巴毒试验阴性。

12.供者年龄一般不超过 50 岁。

【术前准备】

术前常规灌肠，留置导尿管；采用经腹途径术前留置胃管；静脉预防性应用广谱抗菌药物。

【器械准备】

0°或 30°腹腔镜及配套设施，2 个 10mm 或 12mm Trocar（根据施夹器大小而定），一个 10mm Trocar，2 个 5mm Trocar，Hem-o-lok 施夹器及可吸收夹，超声刀，吸引器，电钩，抓钳。手辅助腹腔镜应准备手辅助装置。

【麻醉】

气管内插管全身麻醉。

【手术方法】

1.经腹腹腔镜活体供肾切取术

(1)体位:斜卧位,背部与手术床面呈 70°,腰部垫高。

(2)放置 Trocar:在脐与髂前上棘连线中点(A 点)放置 10mm Trocar,置入腹腔镜,建立人工二氧化碳气腹,压力不超过 2kPa,在腹腔镜监视下置入后续 Trocar。第 2 个 Trocar 选择在锁骨中线肋缘下(B 点,5mm),第 3 个 Trocar 选择在 A 点与 B 点连线中点(C 点,10mm 或 12mm),必要时于腋前线肋缘下放置第 4 个 Trocar(D 点,5mm),术中协助显露。

(3)手术步骤

①显露肾脏腹侧:打开结肠旁沟腹膜,将结肠充分剥离,使其自然垂下,完全显露肾脏腹侧。

②显露肾静脉:取左肾时应于腹主动脉左侧切开 Toldt 筋膜,显露跨过腹主动脉的左肾静脉,向足侧分离显露性腺静脉并以超声刀离断,此时注意避免损伤汇入肾静脉的腰静脉引起出血。也可首先显露性腺静脉,然后沿其向头侧追踪分离显露肾静脉。向头侧分离显露肾上腺静脉并以超声刀离断。游离肾静脉至腹主动脉前方。取右肾时首先游离十二指肠降段,显露其后方的下腔静脉,于下腔静脉的右侧找到肾静脉,右肾静脉较短,小心分离其头侧缘和足侧缘,注意避免损伤汇入肾静脉与下腔静脉交角处的性腺静脉和肾上腺静脉。

③显露肾动脉:取左肾时根据左肾静脉后方的动脉搏动辨认左肾动脉,小心分离,注意避免损伤左肾静脉。左肾动脉较短,尽量将其分离至腹主动脉起始处。取右肾时于右肾静脉后方分离右肾动脉,右肾动脉较长,一般分离至下腔静脉右侧即可。

④游离输尿管:于肾下极水平找到输尿管,注意保留输尿管的血供,尽量向远端游离至近髂血管处。

⑤游离肾脏:打开肾周脂肪囊,以超声刀子肾包膜外游离肾脏,注意保留肾门处脂肪组织。

⑥切断输尿管:于髂血管前方以钛夹夹闭输尿管,在钛夹近端剪断输尿管。

⑦做下腹部取肾切口:在下腹部沿皮纹做 8cm 斜切口,切开皮肤、皮下组织和腹外斜肌腱膜,顺腹内斜肌纤维走行拉开肌肉,不打开腹横筋膜和腹膜,保持气腹。此时应做好肾脏灌注的一切准备工作。

⑧切断肾动脉:将肾脏下极背侧向头侧掀起有利于显露肾动脉,2 枚 Hem-o-lok 夹阻断肾动脉近端,于远端剪断肾动脉。施夹过程中注意避免损伤肾静脉。

⑨切断肾静脉:肾动脉离断后,以 2 枚 Hem-o-lok 夹阻断肾静脉近端,于夹远端剪断肾静脉。

⑩取出肾脏:肾静脉离断后迅速打开下腹部切口,以手将肾脏取出体外低温灌注备移植。

⑪缝合切口:查术野无活动性出血,肾门处放置引流管自 D 点 Trocar 戳口引出体外。逐层关闭切口。

2.经腹膜后腹腔镜活体供肾切取术

(1)体位:侧卧位,腰部垫高。

(2)放置 Trocar:于腋中线髂嵴上一横指处(A 点)切开皮肤 1.5cm,钝性分离皮下组织、肌肉和腰背筋膜达腹膜后,以手指简单分离出一个较小的空间,放入自制气囊,充气 500ml 扩张腹膜后腔,然后在手指引导下于腋前线肋缘下(B 点)置入 5mm Trocar,于腋后线肋缘下(C 点)置入 10mm 或 12mm Trocar,必要时于腋中线肋缘下置入 5mm Trocar,术中协助显露。A 点放入 10mm Trocar,缝合切口,自该 Trocar 置入腹腔镜。建立人工二氧化碳气腹,压力不超过 2kPa。取右侧肾脏时,B 点与 C 点 Trocar 大小相反。

(3)手术步骤

①显露肾动脉:于肾周筋膜外沿腰大肌游离肾脏背侧。根据动脉搏动辨认肾动脉,小心分离,左肾动

脉短，尽量将其分离至腹主动脉起始处。右肾动脉较长，分离至下腔静脉后方即可。

②显露肾静脉：取左肾时一般于左肾动脉的前下方寻找左肾静脉，分离时避免损伤其属支，以超声刀离断性腺静脉、腰静脉和肾上腺静脉。取右肾时一般先于肾下极水平分离出下腔静脉，向头侧追踪找到肾静脉。右肾静脉短，其与下腔静脉交角处常有小的静脉属支，注意避免损伤。

③游离输尿管：于肾下极水平找到输尿管，注意保留输尿管的血供，尽量向远端游离至近髂血管处。

④游离肾脏：打开肾周脂肪囊，以超声刀于肾包膜外游离肾脏，注意保留肾门处脂肪组织。

⑤切断输尿管：于髂血管前方以钛夹夹闭输尿管，在钛夹近端剪断输尿管。

⑥做取肾切口：于 A、D、2 个 Trocar 连线间做切口长 8～10cm，钝性分离肌肉，暂不切开腰背筋膜，维持气腹。此时应做好肾脏灌注的一切准备工作。

⑦切断肾动脉 2 枚 Hem-o-lok 可吸收夹阻断肾动脉近端，于可吸收夹远端剪断肾动脉。施夹过程中注意避免损伤肾静脉。

⑧切断肾静脉：肾动脉离断后，以 2 枚 Hem-o-lok 夹阻断肾静脉近端，于远端剪断肾静脉。右肾静脉短，尽量靠近其起始部位阻断并离断。施夹过程中注意避免损伤下腔静脉。

⑨取出肾脏：肾静脉离断后迅速打开取肾切口，以手将肾脏取出体外低温灌注备移植。

⑩缝合切口：查术野无活动性出血，肾门处放置引流管自 C 点 Trocar 戳口引出体外。逐层关闭切口。

3.手辅助腹腔镜活体供肾切取术　与完全腹腔镜技术相比手辅助腹腔镜技术有其独特的优势：①同开放手术一样，可以发挥手的触觉作用，尤其便于术中寻找动脉血管；②手指协助显露手术部位具有其他操作器械无可比拟的灵活性；③术中用手指做钝性分离安全性更高；④术中出血，可马上用手指压迫止血，并可方便地显露出血部位，有利于快速止血；⑤对于处理粘连较重的部位，手指协助暴露、分离和止血的优势更为突出。手辅助腹腔镜可以减少手术并发症的发生率，并能够节省手术时间。因此，不少术者将其应用于活体供肾切取术。

手辅助装置通常采用强生公司生产的“工”字形双面一体化装置，俗称“蓝碟”。一面置于体外，一面置入腹腔内。将手自“蓝碟”的通道放入腹腔内，顺时针转动“蓝碟”的体外部分能够关闭通道，维持气腹。

在手辅助腹腔镜活体供肾切取术中，手辅助装置切口通常位于腹正中线，切口长度 6～8cm。由于手的帮助，使得腹腔镜下显露肾蒂血管、游离肾脏和离断肾动、静脉更为方便。离断肾蒂血管后，逆时针旋转“蓝碟”的体外部分，打开通道，以手迅速将供肾取出体外低温灌注备移植。

【风险防范】

1.Trocar 的位置应根据供者的高矮体型进行适当调整，以方便术者操作为原则。

2.腹腔压力增高影响肾脏血流，术中气腹压力不应超过 2kPa，以气腹空间不妨碍操作为度。

3.术中应充分补液，维持血压略高于基础水平，保证肾血流灌注。

4.离断肾蒂前快速静滴 20％甘露醇 250ml＋呋塞米 40mg。

5.左肾静脉属支较多，如性腺静脉、腰静脉和肾上腺静脉。分离时切忌以吸引器做幅度较大的剥离，以防撕裂损伤左肾静脉属支造成出血。

6.常有肾上腺静脉汇入右肾静脉与下腔静脉交角处，分离右肾静脉头侧缘时应加以注意。

7.经腹途径肾动脉位于肾静脉后方，不便于腹腔镜下游离，可先游离肾脏，然后将肾脏下极背侧向头侧掀起，即可方便地游离肾动脉。

8.游离输尿管时应注意保留血供，提拉时应夹持输尿管外膜周围组织，避免用抓钳直接夹持输尿管，以防对其造成不必要的损伤。

9.左肾动脉与右肾静脉较短，尽量于血管起始处阻断，使供肾血管留有足够的长度，便于植肾时血管吻合。

10.Hem-o-lok阻断肾动、静脉时应注意其头端越过血管边缘,以免夹闭过程中损伤血管引起出血。

11.不建议在离断肾蒂血管前将供肾装入标本袋,因这一步骤额外增加手术和气腹维持时间。通过下腹部切口用手可以迅速取出供肾。

(蔡平昌)

第九节 腹腔镜盆腔淋巴结切除术

近年来,本术式广泛用于进行膀胱癌、前列腺癌、睾丸癌及阴茎癌的分期诊断。与开放手术相比,腹腔镜盆腔淋巴结切除手术更安全,对病人打击更小。由于内窥图像的放大作用,使手术视野更清晰,解剖关系更明确,因而保证了对小血管和淋巴管的处理。术后出现的淋巴瘘合并症明显减少。

【适应证】

1.主要适用于A、B、C期前列腺癌。需要时也可应用于膀胱癌、睾丸肿瘤、阴茎癌的分期诊断。

2.经会阴根治性前列腺切除术后,经腹腔镜行淋巴结清扫。

【禁忌证】

1.已发现远处转移或经一般检查发现盆腔淋巴结转移的上述癌肿。

2.全身出血性疾患,腹部急性炎症。

3.既往有盆腔手术史者。

【术前准备】

1.肠道准备:术前1天流质饮食,术前晚清洁洗肠等措施。

2.留置尿管。

【操作要点】

1.气管插管全身麻醉。取头低脚高的平卧位,臀部垫高10cm左右。

2.完成人工气腹后,分别经脐下0.5～1.0cm处、下腹正中及双侧髂前上棘内上方2～3cm处,置入套管及相应器械。

3.在膀胱和髂血管之间切开后腹膜,分离髂外动脉,在分离过程中可见输精管,将其游离后切断。

4.分离髂外动脉表面及其内侧的脂肪组织,在髂外动脉近端分离髂内动脉,并游离之。将髂内、髂外动脉间的脂肪及淋巴组织彻底切除。

5.继续沿髂内动脉向闭孔附近分离,解剖出闭孔神经,将其周围脂肪组织和淋巴组织一并切除。在切除脂肪组织和淋巴组织过程中要注意结扎较粗大淋巴管,以免术后发生淋巴瘘。

6.取出淋巴结组织。排出腹腔内二氧化碳,拔除诸套管。缝合或黏合皮肤小切口。

【术后处理】

卧床12～24小时即可离床活动。术后12小时即可进食。避免体力劳动1周,根据组织病检决定下一步治疗方案。

【并发症及处理】

1.术中并发症

(1)血管损伤:在分离淋巴组织时损伤大血管。一旦发生,腹腔镜下止血不应勉强进行,可行开腹探查。

(2)肠管、输尿管、膀胱及闭孔神经损伤,可试行经腹腔镜修补,否则立即开腹手术。

2.术后并发症

(1)继发出血及肠穿孔:出血可能为血管夹松脱,应开腹探查。肠穿孔表现为肠麻痹、恶心、呕吐、厌食等,多为术中电灼所致,可置胃肠减压引流,并拍腹部X线片,观察不见好转,应开腹探查。

(2)淋巴囊肿:为手术广泛损伤淋巴系统,造成淋巴回流障碍所致。小的囊肿可观察治疗,大的囊肿可经腹腔镜或开腹行切除手术。

(安旭方)

第十节 腹腔镜肾盂癌根治术

肾盂癌属于上尿路尿路上皮肿瘤,肾盂癌根治范围包括同侧肾、输尿管全切除及膀胱袖套状切除。

【适应证】

1.肾盂癌或输尿管癌。

2.同侧上尿路多源性肿瘤,包括多发性乳头状瘤。

【术前准备】

1.静脉肾盂造影或者CT增强等了解病变位置及同侧上尿路情况,并了解对侧肾功能情况。

2.尿脱落细胞学检查,或者FISH检查。

3.CT及B超检查了解肿瘤向周围的浸润情况。

4.其他术前常规检查。

5.膀胱镜检查及逆行尿路造影,必要时行输尿管镜检查,了解多灶性病变的存在;诊断不明确时,可行输尿管镜及活检。

【操作要点】

1.*后腹腔镜联合下腹部斜切口法* 全麻后,取健侧卧位。气囊扩张建立后腹腔腔隙,再建立腔镜通道,置入腔镜及手术器械,清除腹膜外脂肪,类似肾切除手术。打开肾周脂肪囊并向上下延长切口,外用超声刀游离患肾背侧,肾门处分离出肾动、静脉,每根血管向心端均上2～3枚锁扣夹,剪断肾动、静脉。游离肾下极及输尿管,锁扣夹1枚阻断输尿管,不切断。继续游离肾周脂肪囊腹侧及其上极。直至其完全游离。游离全段输尿管,将肾周脂肪囊包裹的患肾送入髂窝,观察术野无活动性出血,肾窝留置橡皮引流管,缝闭腹腔镜通道切口。更换仰卧位,取右下腹弧形切口约8cm,进入髂窝,直接提出患肾。沿输尿管周围切开膀胱浆膜和肌层,剥离黏膜,切除膀胱壁瓣,无尿液溢出。完整切除患肾、输尿管及其管口周围膀胱壁。2-0可吸收缝线连续缝合黏膜层及浆肌层。观察术野无活动性出血及漏尿,右髂窝留置橡皮引流管,逐层缝合切口。

2.*全腹腔镜法* 全麻,70°～90°健侧卧位,留置导尿。在平脐患侧腹直肌外缘建立人工气腹,腹腔内压力15mmHg(1mmHg=0.133kPa),该点置入10mm Trocar及30°腹腔镜,探查腹腔脏器有无损伤。分别在锁骨中线肋缘下、平脐腋前线及腋后线肋缘下置入5、12.5mm Trocar,并置入相应的腔内操作器械。超声刀切开升(降)结肠旁沟的侧腹膜,左侧切开范围下至乙状结肠外侧,上至脾脏外上方,将脾脏、结肠脾曲及降结肠推向内侧,显露其后方的肾周筋膜;右侧切开范围下至回盲部,上至结肠肝曲,将结肠推向内侧后暴露十二指肠降段,将其一起推向内侧,暴露腔静脉前面。在肾筋膜内侧剪开,左侧沿腹主动脉表面找到肾静脉,右侧沿下腔静脉找到肾静脉,将肾动静脉周围的脂肪和淋巴组织清除干净后,将肾动、静脉结扎、离断:处理完肾蒂血管后,沿腰大肌将输尿管和生殖血管挑起,生殖血管用Hem-o-lock夹闭后离断。输尿管尽量向下游离不离断，用钛夹夹闭输尿管，防止肿瘤转移。将腹腔镜转向盆腔处理输尿管下端和膀胱，在下腹部脐下 8～10cm 处再置入一 5mm Trocar，提起游离的上段输尿管向其下端游离，女性应注意子宫动脉，超声刀离断或 Hem-o-lock 夹闭后离断。沿输尿管游离至输尿管膀胱入口时，打开膀胱，吸净膀胱内尿液后，绕输尿管膀胱出口处 2cm 将膀胱做袖状切除，3-0 可吸收线连续缝合膀胱切口，2-0 可吸收线间断加固肌肉层。再将腹腔镜转向上腹部，将已经离断肾蒂的肾脏连同肾周筋膜一并切除。标本均装入自制的标本袋中，沿平脐腋前线点扩大切口将标本取出。留置肾窝和盆腔引流管各 1 根，缝合腹壁切口。

3.*单孔腹腔镜发或机器人腹腔镜法* 单孔腹腔镜一般经脐周围切口进入，通过一个通道置入腹腔镜及操作器械，具体步骤同上述。机器人仅通过机器人辅助手术，具体操作大同小异，此不赘述。

【难点及注意事项】

1.肾动脉结扎后，应及时游离肾下极及输尿管上段，Hem-o-lock 夹闭但不切断输尿管，既可以防癌细胞向远端种植，又有利于下面的手术牵引取出肾脏。

2.以最简捷的途径暴露肾蒂，切勿对肾脏造成过多不必要的挤压，以防肿瘤通过血流扩散。

【术后处理】

1.抗生素治疗 5～7 天预防感染。

2.留置导尿管 7～14 天后拔除。

3.术后需定期行膀胱灌注化疗预防肿瘤复发，定期膀胱镜检查及对侧尿路造影检查，以便早期发现复发之肿瘤。

（李 刚）

第十一节 腹腔镜膀胱手术

【适应证】

腹腔镜根治性膀胱切除术适用于有肌层浸润的局限性膀胱移行细胞癌、复发性膀胱移行细胞癌、原位癌及膀胱非移行细胞癌等。正位回肠膀胱术还应满足以下条件：

1.尿道残端 2cm 内无肿瘤侵犯，即男性膀胱颈以下、女性膀胱三角区以下无肿瘤。

2.无前尿道狭窄，尿道括约肌及盆底肌功能正常。

3.无肠道切除史。

4.术中快速冷冻病理切片证实尿道残端无肿瘤。

【禁忌证】

1.高危患者有严重的心血管疾病，术前 ASA 评分达到Ⅳ级或Ⅴ级，不能耐受手术、预期寿命 10 年以下者。

2.腹部皮肤或腹部组织的感染，活动性的腹腔，内感染，腹膜炎，肠梗阻以及未纠正的凝血机制异常。

3.膀胱癌侵犯周围脏器或远处脏器转移。

【术前准备】

1.术前进行全身和泌尿系统的检查评估，了解各重要脏器的功能状况及肿瘤的临床分期，有无全身或局部的转移。

2.术前 2～3 天行肠道准备，从低渣饮食、半流质饮食过渡到全流质饮食，口服肠道抗生素，静脉补充营养。术前晚及次日晨清洁灌肠。术前常规备血。留置胃肠减压管及尿管。

3.术前 2 小时预防性应用抗生素。

【操作要点】

1.气管插管全麻。

2.仰卧位，髋关节稍外展，膝关节稍屈曲，便于术中同时行会阴部及直肠内操作。气腹制备和放置套管：一般采用五孔操作，首先在脐下缘做半环形切口至腹直肌鞘，气腹针穿刺入腹腔，充入 CO_2 至压力 12～15mmHg，置入 10mm 穿刺套管，放入腹腔镜，在腹腔镜监视下再分别于左右腹直肌旁脐下两指及左右髂前上棘靠中线两指处穿刺置入套管。

3.双侧盆腔淋巴结清扫。

4.游离双侧输尿管：于右侧髂总动脉分叉处找到右输尿管，提起并游离至膀胱壁外，暂不离断，同法游离左侧输尿管。

5.游离输精管、精囊及前列腺后壁：①游离输精管及精囊：将体位改为 30°～45°头低脚高位，牵开膀胱，显露膀胱直肠陷凹，切开腹膜反折，游离输精管及精囊，切断输精管。②切开 Denonvillier 筋膜：在前列腺和精囊汇合处上方横行切开 Denonvillier 筋膜，分离至前列腺尖部，使前列腺与直肠前壁分离。

6.游离膀胱前壁，显露耻骨后间隙：于脐正中襞及两侧脐内侧襞做倒 U 形腹膜高位切口，沿膀胱周围脂肪分离膀胱前间隙，显露并离断耻骨前列腺韧带和阴茎背深静脉浅支。缝扎阴茎背深静脉复合体。分离前列腺两侧，显露盆内筋膜并切开，显露肛提肌，再向中线分离显露前列腺尖部。用 2-0 Dexon 线由右向左缝扎背深静脉复合体。

7.离断尿道：超声刀切断背深静脉复合体，向下分离至前列腺尖部，紧贴尖部剪开尿道前壁，拉起导尿管并用丝线扎紧，于远端离断导尿管，将尿管拉入盆腔内。牵引尿管残端，显露并剪断尿道后壁。将前列腺尖部向头侧翻起，显露后方的尿道直肠肌，紧贴前列腺切断尿道直肠肌。

8.离断膀胱侧血管蒂及前列腺侧血管蒂：提起右输尿管下段，在膀胱壁外切断。沿髂内动脉分离出膀胱上动脉，Hem-o-lock 夹闭切断。提起膀胱顶部，游离并切断膀胱侧血管蒂至前列腺基底部，紧贴前列腺包膜切断血管蒂直至前列腺尖部，根据实际情况决定是否保留性神经血管束。

9.尿流改道

(1)回肠正位新膀胱：①体外缝制回肠新膀胱：下腹正中做 5cm 切口，取出标本。拉出回肠，距回盲部 15cm 处截取约 40cm 回肠段，恢复肠道连续性，关闭肠系膜裂孔并还纳入腹腔。W 形折叠回肠，沿对系膜缘纵行剖开回肠，连续内翻缝合形成新膀胱。②输尿管再植：在新膀胱后顶部两侧戳孔，将输尿管拖入 1.5cm后 4～6 针固定，关闭新膀胱前壁。③新膀胱与尿道吻合：腹腔镜下将新膀胱牵至尿道残端附近，置入尿管以辨认尿道残端后壁，单针连续缝合尿道与新膀胱颈。检查无渗漏后，留置三腔气囊尿管和盆腔引流管。

(2)直肠代膀胱：游离乙状结肠及系膜，在其与直肠交界处用直线切割器离断肠管，腹腔镜下在直肠储尿囊两侧超声刀戳孔切开小口，将输尿管内置双 J 管拖入 1.5cm 后以 4-0 可吸收线缝合输尿管浆膜及肠壁切口 4～6 针以固定。拉出乙状结肠近端，于左下腹穿刺孔引出做皮肤造口。

【术后处理】

1.饮食与体位　麻醉清醒后，生命体征稳定，取头高脚低位，以利引流。肛门排气后即可进食。术后膀胱低压冲洗，4～5 次/天，防止肠黏液堵塞尿管。

2.腹腔引流管的拔除　术后持续负压吸引，待引流液基本消失后即可拔除。若术中有直肠损伤则延迟拔管。术后若有持续的吻合口漏尿，则应待漏口愈合后再拔管。

3.尿管及双 J 管的拔除　术后 2 周拔除尿管，4 周拔除双 J 管。短期内常有轻度尿失禁，可进行盆底肌收缩锻炼。

【并发症及防治】

1.阴茎背血管复合体出血　术中一定要结扎可靠,必要时行开放手术止血。

2.腹壁下动脉损伤　通常由于穿刺所致,大量出血需要输血,甚至开放手术止血。手术结束取出套管后,应检查穿刺孔,若有明显出血,应缝合止血。

3.直肠损伤　一旦损伤,应先清除伤口边缘的污染组织,分两层缝合破损处,并用大量抗生素溶液冲洗,保持术后引流的通常,术后坚持应用广谱抗生素,手术结束时适当扩张肛门括约肌,一般不需做近端结肠造口。术后适当延迟进食及导尿管拔除时间,保持尿液的通畅引流。

4.肠瘘、内疝形成　发生肠瘘应引流腹腔及盆腔,必要时需手术修补,发生内疝需手术复位。

5.新膀胱并发症　可出现漏尿、尿失禁、排尿困难、尿潴留等并发症。术后早期新膀胱渗漏,应适当延长导尿管留置时间,保持尿液引流通畅,直到膀胱造影显示尿漏停止。尿失禁患者进行盆底肌训练,一般数月后可以自主控尿。排尿困难可以行膀胱尿道造影及膀胱镜检查,如吻合口狭窄可行内切开术。

6.输尿管梗阻、吻合口漏及反流　轻度尿漏可延长双J管留置时间,如时间较长不能自愈,需再次手术。轻度梗阻和反流一般不需处理。如梗阻和反流较重导致尿路感染,可再次行抗反流输尿管新膀胱再植术。

（蔡平昌）

第十二节　后腹腔镜肾蒂淋巴管结扎术

1.概述　乳糜尿主要表现为尿液呈乳白色或米汤样外观,是淋巴系统和集合系统之间发生病理性交通乳糜进入尿液中导致,大多由丝虫病引起。两侧同时发病多见,单侧发病时好发于左侧,也可同时伴有肉眼血尿,称为乳糜血尿。目前乳糜尿的主要外科治疗方法为肾蒂淋巴管结扎术,而随着腹腔镜技术的发展和进步,近年来腹腔镜下肾蒂淋巴管结扎术越来越被广大学者所接受,借助腹腔镜的放大作用,术中可较清楚地辨认肾蒂周围细小淋巴管,漏扎概率小,手术效果佳。

2.适应证

(1)乳糜尿长期反复发作,经保守治疗或硬化剂疗法无效者。

(2)乳糜尿引发贫血、体重下降、腰腹痛、尿潴留等并发症者。

3.禁忌证　有严重心、肺疾患,出血性疾患,不能耐受麻醉和手术的患者;有肾周严重感染或腹膜后手术史患者。

4.术前准备

(1)常规术前准备,包括必要的实验室检查,影像学检查应包括胸片、B超等。

(2)术前应常规行膀胱镜检,患者高脂饮食后检查,必要时可行双侧输尿管插管,收集尿液行分侧乳糜实验,以明确乳糜尿来源。有条件的还可行淋巴造影检查。

5.麻醉和体位　气管内插管全身麻醉。取健侧卧位,腰部抬高。

6.手术步骤

(1)制备气腹放置穿刺套管。

(2)清除腹膜外脂肪,充分暴露肾周筋膜。纵行切开肾周筋膜,打开脂肪囊。

(3)沿肾脏表面将肾脏与脂肪囊完全分离,遇有条索状组织或疑含有淋巴管的组织应仔细电凝结扎。

(4)游离肾盂及输尿管上段,结扎离断其周围的淋巴管。术中应注意不宜过度游离输尿管,注意保护其血供。

(5)仔细分离肾蒂,完全结扎离断肾脏动、静脉周围的淋巴管。

(6)用 2-0 可吸收缝线将肾脏上极包膜与腰大肌筋膜缝合固定,以防术后发生肾下垂。

(7)冲洗腹膜后腔,仔细检查无出血,由其中一个套管置入引流管后,缝合各切口。

7.术后处理　术后患者应卧床休息 3 天,不宜活动太早。预防性应用抗生素,注意观察负压引流量及颜色。术后第 3 天复查尿乳糜实验,出院后门诊随访应每 3 个月复查一次尿乳糜实验。

8.并发症及防治

(1)淋巴漏:术中淋巴管破裂未结扎或处理粗大淋巴管时仅采用电凝均可导致术后淋巴漏,术中操作应确切,遇较粗大、压力高的淋巴管应用钛夹结扎。

(2)出血:处理肾蒂周围淋巴管时容易损伤血管及其小的属支,要求术者有较丰富的经验,术中仔细操作。

(3)血尿:通常与术中过多翻动、挤压肾脏及输尿管有关,术后一般可自行消失。

9.注意要点

(1)术前务必完善膀胱镜检查、乳糜实验、淋巴造影等检查,明确诊断及乳糜尿来源,避免发生误诊、漏诊。

(2)剥脱结扎肾蒂血管周围淋巴管应彻底,如结扎不完全可导致手术失败或术后复发。

(3)术中操作应十分小心,避免损伤肾蒂血管及其属支,导致严重出血。

(4)术中应尽量减少对肾脏过度挤压或翻动,以避免发生肾蒂血管扭曲或痉挛。

(蔡平昌)

第十三节　腹腔镜下膀胱全切术+原位回肠膀胱术

1.概述　1992 年,Perra 报道了首例腹腔镜单纯膀胱切除术,该术式早期由于手术时间较长,并不为大家所接受。但腹腔镜下手术比开放性手术更能保护身体的免疫机制,可减少术后感染并发症。随着器械的改进,技术的熟练,手术时间逐渐缩短,做一小切口取出膀胱前列腺,并将肠管拉出体外形成贮尿囊,可大大缩减手术时间,且具有视野清晰、出血少、创伤小等优点。

2.适应证　腹腔镜下膀胱全切除原位新膀胱手术的适应证与开放性手术基本相同,符合以下条件者才能选择原位新膀胱手术:

(1)尿道断端 2cm 内无肿瘤,即男性膀胱颈以下无肿瘤,女性膀胱三角区以下无肿瘤。

(2)术前腹内压测定大于 $60cmH_2O$,无膈肌裂孔疝、腹壁疝、腹壁肌松弛、盆底肌松弛等影响腹压的病变。

(3)无前尿道狭窄。

(4)尿道括约肌功能良好。

(5)无明显肠道病变,无肠切除史。

(6)肾代偿功能良好。

(7)术中做病理冰冻切片检查,证实尿道远侧断端无肿瘤。

3.禁忌证

(1)高危患者有严重心脑血管疾病、凝血机制异常,不能耐受手术者。

(2)腹部皮肤或腹壁组织感染,腹腔内感染,肠梗阻患者。

(3)膀胱癌侵犯周围脏器或有远处转移的患者。

4.术前准备

(1)肠道准备:术前2~3天作肠道准备,从低渣半流到全流,口服肠道抗生素,如新霉素、链霉素等,补充维生素K,术前晚及术日早晨清洁灌肠。

(2)术前留置胃管及导尿管:术前1小时静脉使用抗生素。

(3)女性患者术前3天开始用碘伏擦洗阴道,每日2次。

5.麻醉与体位 气管内麻醉,患者仰卧位,臀部垫高10cm,呈少许反弓张状,于大腿部及肩部固定,头部降低15°。

6.手术步骤

(1)套管穿刺:采用五点穿刺法:第一穿刺点,脐下或脐上边缘,切开进入腹腔,插入直径12mm套管,充入CO_2,放置30°腹腔镜,在直视下放置其他4个套管。第二、三穿刺点分别在左右腹直肌旁、脐下2~3cm位置,第四、五穿刺点在左右髂前上棘上内2~3cm处。第二穿刺点插入12mm套管,其余的为5mm套管。手术者经左侧第二、四套管操作。第一助手经第三、五套管操作,第二助手扶镜。

(2)双侧盆腔淋巴结清扫:插入腹腔镜后先探查腹腔,检查有无损伤,有无腹腔内转移。沿右侧髂血管表面剪开腹膜及髂血管鞘,用超声刀分离髂内外血管周围淋巴脂肪组织并找到闭孔神经后分离其周围淋巴脂肪组织。左侧需先分离乙状结肠及系膜与侧腹壁的粘连,将乙状结肠推向内侧,再进行淋巴结清扫。

(3)游离输尿管:在髂总动脉分叉处找到输尿管,将其提起并向下游离至膀胱壁外,暂不切断以减少尿路梗阻时间。

(4)游离输精管、精囊及前列腺后面:将肠管推向头侧,第二助手用抓钳将直肠向上牵引,显露膀胱直肠陷窝,此时可见膀胱后面有上下两道弓状隆起。第二道弓状隆起为输精管壶腹部及精囊位置标志,用电凝钩横行打开弓状隆起处腹膜,使腹膜开口与两侧已切开的腹膜相连。游离输精管后切断,在输精管外下方分离找到精囊,紧贴精囊外下方游离至前列腺基底部外侧,精囊底部外侧有精囊动脉,需电凝或超声凝固后切断。将左右输精管、精囊向前牵引,在其下方2~3cm处横行切开狄氏筋膜,钝性分离前列腺后方至直肠尿道肌。

(5)游离膀胱前壁:切断脐正中韧带、旁正中韧带及腹膜反折,与两侧已切开的腹膜会合。向下钝性分离膀胱前间隙,显露耻骨前列腺韧带及盆筋膜反折。

(6)结扎阴茎背深静脉复合体:用剪刀切开两侧盆筋膜反折和耻骨前列腺韧带,暴露前列腺尖部两侧,由右向左缝扎阴茎背深静脉复合体。

(7)游离膀胱侧韧带及前列腺侧韧带:将输尿管下段提起,在膀胱壁外位置上钛夹后切断或用Ligasure电凝后切断。提起膀胱顶部,用超声刀或Ligasure分离膀胱侧血管蒂,到达前列腺基底部时将精囊提起帮助定位,紧贴前列腺外侧分离前列腺侧血管蒂。

(8)离断尿道,切除膀胱前列腺:在缝扎线的近端切断阴茎背深静脉复合体,向下分离至前列腺尖部。紧贴前列腺尖部剪开尿道前壁,将导尿管拉起,用抓钳夹紧导尿管,在抓钳的远端剪断后向上牵引,剪断尿道后壁,将前列腺尖部翻起,显露其后方的尿道直肠肌,紧贴前列腺将其剪断,将膀胱前列腺完全游离。创面彻底止血,经尿道重新插入导尿管,气囊注水20ml,用纱布压迫创面,牵拉导尿管,以减少创面渗血。

(9)形成贮尿囊:在下腹正中线上做5~6cm切口,取出标本。将左右输尿管下段从切口引出。将回肠拉至切口外,在距回盲部15cm的近侧隔离50cm回肠段,纵行剖开后M形或U形折叠,连续内翻缝合形成贮尿囊。

(10)输尿管再植：在贮尿囊后顶部两侧各戳一小口，将输尿管断端修剪成斜口，末端插入贮尿囊内1cm，缝和5～6针固定输尿管外膜肌层及贮尿囊开口全层。输尿管支架管引流由贮尿囊前壁穿出。

(11)贮尿囊-尿道吻合：于贮尿囊底部切开约0.8cm的小孔，将导尿管拉出切口，将其尖端与贮尿囊开口处下方缝一条牵引线，牵拉导尿管将贮尿囊放入腹腔，缝合腹壁切口。再次气腹，腹腔镜下缝合贮尿囊-尿道6针，逐针结扎。检查无渗漏后放置盆腔引流，经第四、第五套管口引出。

7.术后处理

(1)一般术后3～4天肠蠕动开始恢复，肛门排气排便后开始进食。

(2)注意保持引流管通畅，定期作新膀胱冲洗，避免黏液堵塞。

(3)如新膀胱尿道吻合口有张力或缝合不够理想，可于术后1～2天作导尿管牵引，但牵引力不能过大，一般用300～500g重物即可。

(4)导尿管及输尿管支架管在术后2周左右拔除。如有尿失禁，嘱患者行盆底肌锻炼，一般在1～2个月可恢复。

(5)术后1个月左右做B超或IVU及新膀胱造影，检查了解双肾有无积液，有无输尿管反流及新膀胱尿瘘等。

8.并发症及防治

(1)肠道并发症：由于术中隔离肠管后，重新进行肠吻合，可能发生肠瘘、吻合口狭窄、粘连性肠梗阻等并发症，同时应注意回肠穿过输尿管与新膀胱之间的间隙所引起的内疝。

防治：如发生肠瘘应引流盆腔及腹腔，3～4周不能自行愈合者，应再次手术修补；不完全性肠梗阻可先作胃肠减压的保守性治疗，如不能缓解则需手术松解；内疝可同时引起肠梗阻及输尿管梗阻，应及时进行再次手术复位。

(2)新膀胱并发症：新膀胱可发生尿瘘、尿失禁、排尿困难、尿潴留等并发症。

防治：术后早期如发生新膀胱渗漏，盆腔引流液多，可牵引气囊导尿管，保证通畅引流新膀胱，多可自行愈合。拔除导尿管后应严密观察患者排尿情况，如有尿失禁应指导患者进行盆底肌训练，即反复收缩及松弛包括括约肌在内的盆底肌，达到增强外括约肌收缩力、紧闭尿道的目的。经数个月的训练多数患者能恢复控尿。如术后发生排尿困难，残余尿量逐渐增多应作膀胱尿道造影及膀胱尿道镜检查；如发现有膀胱尿道吻合口瘢痕狭窄，可做内切开术；如因腹肌无力引起的残余尿增多，可采用定期自我导尿。

(3)输尿管并发症：输尿管新膀胱吻合可能发生梗阻、尿瘘及反流等并发症。

防治：如支架引流管过早脱落后继发梗阻，可行经皮肾穿刺重新置入引流管。轻度膀胱输尿管反流不需特殊处理，如因反流导致反复尿路感染，肾盂输尿管扩张积液，应再次作抗反流输尿管吻合。

9.注意要点

(1)套管位置选择应根据患者高矮适当调整，体型矮小者，第一个套管应定脐部以上，其他套管也应相对上移，以免操作通道靠得太近而影响操作。体型高大者则应在脐下置入第一个套管，其他套管要适当下移，避免因位置太高使器械不能到达前列腺尖端。

(2)手术者与第一助手各使用一侧的操作通道，可使术者及助手都在舒适的体位下操作，还可坐在凳子上手术，方便手脚的配合，增加操作的精确性及稳定性。

(3)分离膀胱前列腺后面时，要先认真辨认两个弓状隆起的位置，准确的定位对找到输精管及精囊非常重要。注意精囊外侧的精囊动脉，剪开狄氏筋膜时注意避免损伤后方的直肠。

(4)分离膀胱前间隙时，应认真辨认前腹壁与膀胱交界处的腹膜反折位置，如不能确定可充盈膀胱帮助定位。

(5)处理阴茎背深静脉复合体时,应先剪开盆侧筋膜反折及耻骨前列腺韧带,显露前列腺尖部两侧,便于缝扎。如发生较明显出血时可牵拉导尿管,借助气囊压迫止血,待膀胱侧血管蒂、前列腺侧血管蒂全部分离后,再处理背深静脉可减少出血。

(6)尿道切断位置应尽量靠近前列腺尖端,断端尽可能整齐。

(詹　扬)

第十四节　泌尿系结石经腹腔镜治疗的技术

一、腹腔镜输尿管切开取石术

(一)概述

当输尿管结石直径过大,一般超过15mm,或结石下方有息肉包裹,或因其他原因无法行体外冲击波(SWL)或输尿管镜碎石而需要采用开放手术治疗时,腹腔镜输尿管切开取石手术作为微创治疗方法已基本取代了传统开放手术。Lipsky和Gaur等先后在1993年和1994年报告经腹腔途径和经腹膜后途径行输尿管切开取石术。国内学者1995年首先报道采用经腹膜后途径开展腹腔镜输尿管切开取石术,所有患者一次手术后复查X线片输尿管无残留结石,手术效果佳。1999年Turk报道一组26例腹腔镜输尿管切开取石,其中21例采用经腹膜后途径,5例采用经腹途径,取出的输尿管结石直径为20～45mm。对于两种途径腹腔镜输尿管切开取石术,学者认为术后效果相同,但经腹膜后途径对腹腔胃肠道干扰较小,术后恢复较快,经腹腔途径手术结束时必须要关闭侧腹膜,避免术后尿液渗漏至腹腔引起腹膜炎。

(二)适应证和禁忌证

1.适应证

(1)直径＞15mm的结石,质地致密坚硬,经SWL治疗或输尿管镜碎石无效或失败者。

(2)结石嵌顿时间较长,输尿管黏膜水肿、结石周围息肉包裹者。

(3)结石嵌顿导致输尿管严重梗阻或上尿路感染甚至积脓等情况者。

(4)输尿管严重迂曲,不宜行输尿管镜或经皮肾镜者。

2.禁忌证

(1)有腹部或腰部手术病史者,腹腔或腹膜后严重粘连者。

(2)有其他腹腔镜手术禁忌证如心、肺功能不全等者。

(三)术前准备

行静脉肾盂造影或逆行肾盂造影检查了解输尿管的解剖位置及是否存在狭窄,术前行腹部平片定位,术前晚灌肠。

(四)手术方法

1.经腹膜后途径腹腔镜输尿管切开取石术

(1)麻醉和体位:采用气管插管全麻,先截石位,后健侧卧位、头低脚低垫高腰桥呈夹克刀体位。

(2)手术关键

1)输尿管导管的放置:截石位,F21膀胱镜下患侧输尿管内留置F4输尿管导管一根,头端置至结石水平。

2)后腹腔的建立和 Trocar 的放置:术者立于患者背侧,监视器位于患者腹侧头端。在腋后线肋缘下 1 横指处作一长约 15～20mm 切口,钝性分离肌肉,用钳尖刺破腰背筋膜进入后腹膜腔间隙,用手指将腹膜向前推开后,置入气囊,注气约 300～500ml 扩张后腹膜腔间隙,气囊扩张 5 分钟后取出。再次进切口伸入手指,探查扩张后的后腹膜腔,并在手指引导下,分别在腋中线髂嵴上 2 横指处、腋前线平第一切口处插入 5mm、10mm Trocar,术中如需要可在腋前线髂前上棘上 2 横指处增加一个 5mm Trocar。切口内插入 10mm Trocar。腹膜后间隙注入 CO_2,气腹压力控制在 12～15mmHg。

3)分离输尿管:检查后腹腔,腹膜外脂肪较多者可先切除取出体外,沿腰方肌外侧缘切开与其相连的 Gerota 筋膜,进入肾筋膜后层与腰方肌、腰大肌之间的间隙,在此层面将肾输尿管随肾筋膜一起游离翻向腹侧。在腰大肌前方切开肾筋膜后层,找到输尿管。腹腔镜下可发现输尿管结石所在部位增粗,用钳夹质地较硬即可证实输尿管结石所在。

4)切开输尿管、取出结石:术者左手用无创抓钳在结石上方固定结石及输尿管,用电钩在结石上方切开约 2/3 输尿管壁,见到结石后可用电钩剜出或用取石钳取出结石,置入自制标本收集袋,将结石先放入收集袋,待手术结束后在经第一切口处随 Trocar 取出。

5)放置输尿管内支架管、缝合输尿管:检查输尿管切口处有无肉芽组织,并将其切除并送病理检查,从切口探查下段输尿管可见输尿管导管;然后拔出输尿管导管,置入 F6 的双 J 管于输尿管内作支架,若置管困难,亦可考虑将输尿管导管在腹腔镜下向上越过切口置入肾盂内作支架;用 5-0 无创可吸收线间断缝合输尿管切口 2～3 针,缝合时注意切勿缝合过多导致输尿管狭窄,同时亦注意输尿管黏膜的对合。国外曾报道输尿管切口长度小于 10mm,可以不缝合,切口沿支架管自然愈合。但是,学者还是主张缝合输尿管,减少漏尿和伤口感染等并发症的发生。

6)引流管的放置:盐水冲洗伤口,并将气腹降至 5mmHg,检查无活动性出血,在髂嵴上 10mm Trocar 处插入并留置橡胶引流管一根,拔除各 Trocar,切口缝合 1～2 针,手术结束。

2.*经腹腔途径腹腔镜输尿管切开取石术*　取 60°侧卧位,在脐水平腹直肌外缘切开皮肤,长约 20～30mm,钝性分离进入腹腔后,插入 10mm Trocar。注入 CO_2 气体建立气腹,压力控制在 12～15mmHg,在电视监视下分别于锁骨中线髂前上棘水平、锁骨中线肋弓缘下插入 5mm、10mm Trocar,必要时在腋中线肋弓下插入 5mm Trocar 供助手协助暴露。

术者切开 Toldt 线,向内侧牵拉结肠,暴露后腹膜。切开肾筋膜在腰大肌前方找到输尿管和结石后,按上述手术关键进行操作。

(五)术后处理

术后 6 小时患者可以下地活动并可进食,术后第 1 天测定伤口引流液的肌酐值,若引流量少于 10ml、引流液肌酐与血清肌酐值相等,术后 24 小时内可拔除引流管。Foley 导尿管在术后第 2 天可拔除,静脉应用抗生素 24 小时后可改为口服预防抗生素 2 周,输尿管内双 J 管可在术后 4 周拔除。3 个月后行静脉肾盂造影检查评估输尿管愈合情况。

(六)并发症及处理

1.*尿漏*　一般在 1 周左右可自行停止,若漏尿量多、时间长,多有输尿管支架管阻塞,应注意保持通畅。若输尿管支架管拔除后出现持续的腰腹疼痛不适,多为尿漏所致,应尽快行膀胱镜下输尿管插管引流。

2.*输尿管狭窄*　Roberts 关于输尿管致密结石的前瞻性研究表明,输尿管切开取石术(开放式或腹腔镜)引起输尿管狭窄的发生率很低。若术后发生输尿管狭窄,多为感染、输尿管切口缝合过紧所致,视具体情况可采用输尿管镜扩张或内切开,必要时行输尿管狭窄段切除端-端吻合术。

二、经腹膜后途经腹腔镜肾盂切开取石术

(一)概述

近年来,随着经皮肾镜技术及输尿管软镜技术的成熟与发展,绝大部分肾结石已完全可采用上述两种方法得到了有效的治疗,肾实质切开取石、肾盂切开取石将逐步被其他微创治疗方式所取代。自 1992 年 Gaur 提出气囊扩张法建立腹膜后人工腔隙的方法,开创腹膜后腹腔镜治疗泌尿外科疾病的历史。1994 年 Gaur 及其同事采用经腹膜后途径对 5 例肾盂结石成功地行腹腔镜肾盂切开取石术,他们认为对于那些不适合行体外冲击波碎石或经皮肾碎石效果不理想的中等大小肾盂内结石的患者,可选择腹腔镜肾盂切开取石。随着腹腔镜手术器械的不断改进与发展,此手术方法亦受到了不少泌尿外科学者的青睐。2001 年 Kaynan 提出了腹腔镜肾盂切开取石主要适用于肾脏先天畸形如马蹄肾、异位肾、肾盂输尿管连接部梗阻等合并肾盂内结石的病人。2002 年 Ramakumar 采用经腹膜后途径腹腔镜肾盂切开取石及肾盂成型术治疗 19 例肾盂输尿管连接部梗阻合并肾盂内结石的患者取得了满意的疗效,平均随访 12 个月结石清除率高达 80%。2003 年 Goel 比较了 18 例腹腔镜肾盂切开取石与 12 例经皮肾镜碎石的临床疗效,平均手术时间肾盂切开取石 142.18 分钟、经皮肾镜碎石 71.6 分钟($P<0.001$),术中失血量肾盂切开取石 173.1ml、经皮肾镜碎石 147.9ml($P>0.05$),平均住院日分别是 3.8 和 3 天,他们认为经皮肾镜碎石治疗肾盂内切结石选择优于腹腔镜肾盂切开取石,腹腔镜肾盂切开取石要求更高的临床操作经验。学者认为国内由于经皮肾镜技术的成熟开展,经腹膜后途径腹腔镜肾盂切开取石开展甚少,其主要适用于肾先天畸形合并肾结石的患者,尤其适用于肾盂输尿管连接部梗阻合并肾盂内结石的患者。但是,随着器械技术的革新,随着腹腔镜技术的日益成熟和发展,腹腔镜下肾盂切开取石亦将逐步成为微创泌尿外科技术中一项重要的临床技术。

(二)适应证

1.肾外型肾盂内结石。

2.肾盂输尿管连接部梗阻合并肾盂内结石。

3.马蹄肾盂内结石。

4.异位肾盂内结石。

(三)术前准备

行静脉肾盂造影或逆行肾盂造影检查了解肾盂形态及结石的解剖位置,术前晚灌肠。

(四)手术方法

1.麻醉和体位 采用气管插管全麻,健侧卧位、头低脚低垫高腰桥呈夹克刀体位。

2.手术关键

(1)后腹腔的建立和 Trocar 的放置:术者立于患者背侧,监视器位于患者腹侧头端。在腋后线肋缘下 1 横指处作一长约 15～20mm 切口,钝性分离肌肉,用钳尖刺破腰背筋膜进入后腹膜腔间隙,用手指将腹膜向前推开后,置入气囊,注气约 300～500ml 扩张后腹膜腔间隙,气囊扩张 5 分钟后取出。再次进切口伸入手指,探查扩张后的后腹膜腔,并在手指引导下,分别在腋中线髂嵴上 2 横指处、腋前线平第一切口处插入 5mm、10mm Trocar,术中如需要可在腋前线髂前上棘上 2 横指处增加一个 5mm Trocar。切口内插入 10mm Trocar。腹膜后间隙注入 CO_2,气腹压力控制在 12～15mmHg。

(2)游离输尿管、肾盂:检查后腹腔,腹膜外脂肪较多者可先切除取出体外,沿腰方肌外侧缘切开与其相连的 Gerota's 筋膜,进入肾筋膜后层与腰方肌、腰大肌之间的间隙,在此层面将肾输尿管随肾筋膜一起游离翻向腹侧。在腰大肌前方切开肾筋膜后层,找到输尿管。沿输尿管向上逐步游离肾盂。

(3)切开肾盂、取出结石:用剪刀弧形剪开肾盂后壁,必要时可行 Y 形切口,见到结石后可用电钩剜出或用取石钳取出结石,置入自制标本收集袋,将结石先放入收集袋,待手术结束后在经第一切口处随 Trocar 取出。若合并肾盂输尿管连接部梗阻,则行 Andeson-Hynes 肾盂成形术。

(4)放置输尿管内支架管、缝合肾盂输尿管切口:检查肾盂、输尿管切口处有无肉芽组织,并将其切除并送病理检查,置入 F6 双 J 管于输尿管内作支架,用 5-0 无创可吸收线间断缝合肾盂、输尿管切口 3～5 针,缝合时注意切勿缝合过多导致输尿管狭窄,同时亦注意肾盂输尿管黏膜的对合。

(5)引流管的放置:盐水冲洗伤口,并将气腹降至 5mmHg,检查无活动性出血,在髂嵴上 10mm Trocar 处插入并留置橡胶引流管一根,拔除各 Trocar,切口缝合 1～2 针,手术结束。

(五)术后处理

术后 6 小时患者可以下地活动并可进食,术后第 1 天测定伤口引流液的肌酐值,若引流量少于 10ml、引流液肌酐与血清肌酐值相等,术后 24 小时内可拔除引流管。Foley 导尿管在术后第 7 天可拔除,静脉应用抗生素 48 小时后可改为口服预防抗生素 2 周,输尿管内双 J 管可在术后 4 周拔除。3 个月后行静脉肾盂造影检查评估输尿管愈合情况。

三、腹腔镜肾低温技术

(一)概述

随着腹腔镜微创技术的快速发展和成熟,腹腔镜辅助下肾部分切除和保留肾单位手术已经越来越受到泌尿外科医生的推崇。目前,国内外已经采用此法治疗肾脏的表浅性或外生性小肿瘤。随着临床应用经验的不断积累和操作技术的进一步提高,一些医疗单位已经逐步采用此法治疗肾脏较大的或者部位较深的肿瘤。近年来,腹腔镜下肾实质切开取石术已经在国外逐步地开展。据推测,随着腹腔镜下肾低温技术的逐渐成熟,这一手术方式有可能成为值得推广的另一种治疗复杂性肾结石的微创手术。众所周知,术中清晰的视野、有效地控制出血是手术成功的关键。阻断肾蒂不仅可以控制肾实质切缘的出血,而且可以提供一个清晰的手术视野,为术者创造了一个良好的手术条件,使手术的进行更加安全。一般情况下,阻断肾蒂时热缺血时间应控制在 30 分钟以内,以免造成肾实质不可逆的恢复。而且,对于中老年以及术前存在氮质血症的患者来说,热缺血时间超过 30 分钟时术后发生肾功能不全的风险将会明显地增加。因此,如果估计术中热缺血的时间可能超过 30 分钟,则应当采用肾低温技术。Wichham 和 Ward 等的研究表明,肾实质温度降至 20℃水平时,肾脏就能耐受长达 3 小时的缺血时间而不会出现永久性的损害。由此可见,肾低温技术是阻遏开展腹腔镜下肾实质切开取石术的关键。

(二)肾低温技术生理变化

肾脏代谢活动主要为有氧代谢,而且肾脏对热缺血的损害亦非常敏感。Canine 的研究表明,如果肾脏热缺血的时间<30 分钟,肾脏可以耐受热缺血所造成的损害,并且以后可以恢复所有的肾脏功能;但是,如果热缺血的时间超过 30 分钟,肾脏将会出现永久性的功能损害。所以,他认为在人类,30 分钟是肾脏所能耐受热缺血的最长时间。

低温技术是保护肾脏功能、防止热缺血损伤最常用的方法。肾脏温度的降低可以抑制肾脏皮质细胞能量代谢的活动,降低氧的摄取,减少 ATP 的损耗。低温技术主要的副作用在于导致细胞水平 Na^{+}-K^{+} 泵的失活,从而进一步导致细胞内水钠的潴留。但是,在温度>4℃时,这些副作用是可逆的。所以,在实际的临床应用中,将温度控制在 20～25℃的范围就能够有效地维持肾脏的正常功能。

(三)腹腔镜肾脏低温的临床方法

1.腹腔镜下冰屑充填肾周低温技术 此技术基于开放手术基础之上,由 Gill 于 2003 年首先报道并应用于 12 例腹腔镜肾部分切除术中。将已游离的肾脏置于一袋子中,袋口在肾门处收紧,用无损伤血管钳阻断肾蒂后,从一穿刺套管通道拉出袋子底部,打开后向袋中注入冰屑完全包裹肾脏,使肾脏降温约 10 分钟后去除袋子,行标准的肾部分切除术。此法低温效果确切,在 Cleveland 的系列临床研究中,平均袋子去除的时间是 7 分钟(5～20 分钟),肾实质的温度可以降低至 5～19.1℃,而同期体内脏器的温度仅下降 0.6℃,平均肾脏热缺血的时间为 43.5 分钟,平均手术时间 4.3 小时(3～5.5 小时)。术后肾脏核素扫描显示存在着不同程度的急性肾小管坏死,术后平均 1.2 天血清肌酐值为 1.5mg/dl,术后平均 2.8 天血清肌酐值为 1.2mg/dl。2004 年 Wakabayashi 报道了 2 例采用此低温技术辅助下行肾部分切除术,平均手术时间分别为 214 分钟和 233 分钟,平均阻断时间为 81 分钟和 47 分钟,肾实质温度分别为 18.4℃和 25.8℃,体内脏器温度分别下降 0.8℃和 0.6℃,术后放射性核素扫描显示残留肾脏肾功能恢复良好。

2.内镜辅助下逆行冷盐水肾盂灌注肾低温技术 2003 年 Landman 采用通过预先放置输尿管导管逆行注入冰盐水而成功地使肾脏降温。在内镜的辅助下,插入 F12/F14 输尿管导管直至肾盂内,在导丝的引导下,再次插入 F7.1 单 J 管一根,分别游离肾动静脉并予以阻断,－1.7℃冰盐水从高于肾脏平面约 120cm 处开始从输尿管导管逆行肾盂灌注约 35 分钟,灌注液通过单 J 管回收,同时可在腹腔镜下开展肾部分切除术。此技术中肾集合系统冰盐水灌注流量约为 85ml/min,测量肾皮髓质温度分别为 24℃和 21℃,测量患者核心温度仍为 37℃。Landman 报道 1 例平均冷缺血时间为 35 分钟,术后未予检测残存肾脏功能情况。此技术操作简单,有一定临床低温疗效,但是,对于术中早期切开肾集合系统后导致灌注液外漏是否会影响低温效果以及术后残存肾功能的恢复情况等方面尚需作进一步的研究证实。

3.经肾动脉插管肾低温技术 此法采用经皮股动脉插气囊导管至肾动脉,气囊注水后阻断肾动脉,经导管注入 4℃灌注液灌注肾脏,从而实现肾脏低温。1980 年 Marberger 和 Eisenberger 首先报道了采用 63 例经肾动脉插管灌注 4℃ 5％葡聚糖溶液降低肾脏温度而成功行肾实质切开取石术,同时比较 39 例肾周放置冰屑降温的病例。结果表明,肾动脉插管组肾脏达到低温的时间约比肾周组快 3 倍,但是,术后患者的血肌酐水平肾周组比肾动脉插管组较低。2004 年 Janetschek 等报道了采用肾动脉插管,以 50ml/min 的速度灌注 4℃林格氏液,达到肾低温状态后行腹腔镜肾部分切除术。开始灌注 10 分钟后肾表面平均温度降至 25℃,平均低温时间为 40 分钟(27～101 分钟),平均灌注总量 1580ml(1150～2800ml),身体核心温度下降约 0.64℃。但是,此技术仍存在着腹主动脉和肾动脉损伤的风险,而且需要放射科医生的协助配合,因此,目前国内外的临床应用报道不多。

4.腹腔镜用肾低温套 最近 Herrell 发明了一种应用腹腔镜下肾低温技术的低温套,他采用肾周低温的原理设计了腹腔镜下使用的低温套,分为内外两层,两层之间一个密闭的腔隙,并连通一个灌注液引入管和引出管,将低温套包裹肾脏后,从引入管内开始灌注 3～5℃低温灌注液,从引出管引出灌注液,共计灌注约 60 分钟,从而使肾脏达到低温的效果。但是,此法实际临床应用甚少,其临床疗效尚需进一步研究证实。

(四)肾低温保护的辅助技术

在肾低温技术手术中,降低肾缺血时间、减少氧自由基的损伤、大量利尿均是手术中的关键。术中肾动脉阻断前,静脉注射肌苷有助于肾脏功能的保护。1979 年 Wickham 等就报道 6 例肾结石病人和 1 例肾肿瘤病人于手术中肾动脉阻断前,注射 2g 肌苷来保护肾脏功能。另外,氧自由基清除剂的应用在需要肾低温技术中延长手术时间、保护肾功能也是十分必要的。

（五）展望

随着腹腔镜技术在泌尿外科的蓬勃发展，肾低温技术的开展也越来越受到重视。目前国内外临床上主要应用肾周冰屑填塞的方法来开展肾低温技术，已取得了不少经验，但是其在灌注方法和技术上仍存在许多的问题。随着科学技术的不断发展，今后将可能出现更加简便、实用、高效的肾低温控制技术。

四、手助式腹腔镜技术

（一）概述

标准腹腔镜手术在临床应用的过程中仍存在着一定的局限性：操作过程复杂，技术的难度大，手术时间长，手术初学者学习曲线长；腹腔镜手术术中缺乏三维视觉效果，往往会影响手术的安全性；腹腔镜器械缺乏触觉功能，不利于病变探查；缺乏手术切口，对某些需将手术大标本完整取出者不便等。腹腔镜手术的这些局限性影响了该技术在泌尿外科领域的进一步发展。在这个情况下，为了弥补标准腹腔镜手术的不足，手助式腹腔镜手术应运而生。

1995 年，Kusminsky 等完成了首例手助腹腔镜脾切除术。1996 年，Bannenburg 等完成手术腹腔镜肾切除术的动物实验。1997 年 Nakada 报道首例手助腹腔镜肾切除术，随后手助腹腔镜技术在泌尿外科领域发展迅速。手助腹腔镜手术不仅保留了标准腹腔镜手术创伤小、痛苦少、康复快的特点，而且由于外科医生手的参与，使操作过程变得相对简便和易于掌握。初学者学习时间大大缩短，并且有利于手术中对病变的探查。手的触觉功能弥补了标准腹腔镜手术缺乏三维视觉效果的不足，便于术中进行分离、切开、缝合、打结等精细操作，达到了缩短手术时间与增加手术安全性的目的。同时，也有利于大标本的取出。手助腹腔镜手术亦可应用于有腹腔手术史的患者，可作为标准腹腔镜手术转开放性手术的过渡。但是，手助腹腔镜技术仍然存在着需要一较大手术切口、切开缝合切口需要一定时间及手术费用增加等缺点。

（二）手术方式

手助腹腔镜手术主要是利用一个长 60～70mm 的切口，将一个既能保护切口又能起到防漏气作用的套管装置置入切口内，手术者将左手或右手通过此装置伸入腹腔内进行操作，同时维持气腹，其余操作类似标准腹腔镜手术。

（三）适应证

迄今为止，泌尿外科手助式腹腔镜手术的主要适应证为单纯性肾切除术、活体供肾切除术、根治性肾切除术、肾输尿管全长切除术、肾部分切除术及肾盂成形术等。也有作者报道了利用手助式腹腔镜行双肾切除术、根治性膀胱全切术、肾上腺大肿瘤切除术、腹膜后淋巴结清扫术、腔静脉后输尿管复位术等。随着腹腔镜下肾低温技术的不断完善，未来的发展将会扩大至肾实质切开取石术。

（詹　扬）

第十五节　腹腔镜手术并发症的处理

泌尿系结石的腹腔镜手术与传统开放手术有一些相似的风险，但具体类型和表现有所不同。据统计，腹腔镜手术并发症的发生率为 1%～3%。因手术的大小、复杂程度不同，各种腹腔镜手术并发症的类型及发生率也有很大的差异。

一、人工气腹引起的并发症

1.穿刺损伤　在气腹针和(或)第一根工作套管穿刺进入腹腔或后腹腔时,整个操作过程都是在盲目状态下进行的。因此,这一步骤容易引起并发症。其发生率约为 0.05%～0.2%。若病人有腹部或后腹腔手术史,大网膜或脏器与腹壁有粘连,气腹针穿刺或工作套管穿刺可能损伤器官及血管,在腹腔内可能刺破胃、肠道、大血管等,导致严重后果。

(1)发生原因:①腹腔内有粘连;②穿刺时用力过猛,气腹针或工作套管穿刺过深或穿刺角度偏斜;③操作粗暴、心中无数,没有损伤的警惕性,事后也难以及时发现。

(2)预防措施:①穿刺时要缓力推进,注意体会突破感;②对腹腔内有粘连者,可与脐下缘作小切口,逐层进入腹腔后,直接将工作套管放入腹腔或腹膜后腔,固定于腹壁后再充气。为减少穿刺并发症,我们认为即使在没有腹腔粘连的情况下,只要穿刺不满意也可以采用切开法完成气腹,而在后腹膜腔我们主张采用切开法并在手指引导下放置穿刺套管:③气腹成功并放入腹腔镜后,不要急于手术,应利用腹腔镜进行观察,了解是否存在腹腔脏器损伤,必要时及时改开放手术探查。

(3)处理:工作套管针穿刺造成的腹壁血管损伤,一般出血量较小,并能自限。处理方法包括:①利用工作套管针本身向一侧倾斜对腹部出血处进行压迫,多能止血成功。②对表浅的出血,在缝合皮肤时用大三角针缝合深达肌层,多能止住。如缝合后仍有出血,说明出血点位置较深,应在腹腔镜监视下用伸入切口电凝止血。

2.皮下气肿　皮下气肿多发于手术时、气腹压过高以及经腹膜后腔的手术。发生率 0.3%～2.5%。

(1)发生原因:①腹压过高,手术时间长;②气腹针穿刺失误,针尖位于筋膜前的皮下组织内;③皮肤切口过大影响了工作套管与腹膜间的紧密程度;④穿刺工作套管时使用了扩张器而使皮下及腹膜与工作套管间出现缝隙。反复穿刺使工作套管偏离了原来的穿刺部位,原穿刺处的腹膜缺损漏气。

(2)临床表现:在病人的胸、腹、面、颈部以及上肢等处出现肿胀,有捻发感。严重时出现心跳加快,血压升高及呼吸困难。

(3)预防措施:①保持足够肌松,防止腹压过高;②提高手术技巧,缩短手术时间;③长时间手术尽量使用全麻,保持足够的通气;④加强监测,必要时使用无气腹腹腔镜或中转开放。

(4)处理:心肺功能正常,轻中度的皮下气肿,多不需处理。严重的皮下气肿,患者表现为心动过速、高血压及高碳酸血症者,应停止气腹,取出工作套管,用手挤压腹壁使气体由穿刺孔排出。同时,使用呼吸机加压给氧、过度换气、监测氧分压及二氧化碳分压,必要时中转手术。

3.高碳酸血症和酸中毒

(1)发生原因:多发生在头低脚高卧位或后腹腔镜手术中损伤腹膜或膈肌。因气腹压力过高、时间过久使横膈抬高,肺底部受压,活动受限,肺顺应性降低,造成换气不良而发生高碳酸血症并代谢性酸中毒。

(2)临床表现:出现缺氧、发绀、心律不齐等,血气分析可明确诊断。

(3)预防措施:①避免高气腹压手术,气腹机压力调控在 15～20mmHg 左右;②提高手术技巧,缩短手术时间;③长时间手术尽量使用全麻,保持足够的通气;④加强术中监测,必要时使用无气腹腹腔镜或中转开放。

(4)处理:立即停止手术,放气降压,并立即过度换气和静脉滴注 $NaHCO_3$ 补碱中和酸中毒。同时,使用呼吸机加压给氧、过度换气、监测氧分压及二氧化碳分压,必要时中转手术。

4.气胸　气腹后气胸是少见而严重的并发症,有因此而致病人死亡的报道。

(1)发生原因:①气体沿主动脉或食管裂孔进入纵隔,破入胸膜腔;②先天或后天的膈肌缺损、手术中损伤膈肌,使腹腔内的气体直接进入胸腔;③肺大疱破裂;④全麻插管时损伤气管,正压呼吸时压力过度。

(2)临床表现:术中出现气道压力增高或肺顺应性降低、通气困难、氧饱和度下降,查体可发现患侧呼吸音减弱,气管移位。

(3)预防措施:①避免持续的高气腹压手术;②提高手术技巧,尽量缩短手术时间;③术中操作仔细,尽量避免损伤膈肌;④全麻插管操作轻柔,给予足量肌松药物。

(4)处理:手术中发现气胸,若肺压缩较少,病人的血流动力学无明显改变,而手术时间又较短的情况下可继续手术。解除气腹后,胸腔内的二氧化碳很快吸收,可严密观察,不做胸腔闭式引流。若肺压缩明显,或为张力性气胸,立即解除气腹,行胸腔闭式引流。

5.气体栓塞　少见而严重的并发症,气体可栓塞脑动脉、肺动脉及冠状动脉,引起严重后果甚至导致生命危险。

(1)发生原因:①气腹针直接刺入腹腔的血管,尤其是腹膜后的静脉,亦可见于肠系膜的血管,由于充气前未能发现而使气体直接进入血管引起栓塞;②气体自手术野中破裂的静脉或实质性脏器断面开放的静脉窦进入引起栓塞。

(2)临床表现:心率加快、血压降低、发绀、第二心音增强、出现隆隆音,严重者可发生休克、死亡。

(3)预防措施:①气腹针穿刺避免过深或偏斜,必要时可回抽是否有血;②术中若发现破裂的静脉应及时钳夹止血;③实质性脏器破裂时,应控制供血动脉,术中积极缝合止血,切勿采用提高气腹压来预防出血。

(4)处理:术中一旦怀疑有气体栓塞的可能,应该立即解除气腹,吸氧,左侧卧位,通过插管抽出中央静脉及右心房内的气体,心脏停搏的病人应即刻行心肺复苏治疗。

6.心律失常

(1)发生原因:多发生在气腹机充气开始时,与充气过快有关。

(2)预防措施:先以低流量充气,待机体适应后再逐渐加大充气流量,尤其对老龄、心肺功能差者。

(3)处理:发生心律失常后只要解除气腹即可使症状得到改善。

二、穿刺工作套管损伤引起的并发症

穿刺工作套管可损伤肠管,大网膜,甚至腹膜后的大血管,可危及生命。

1.发生原因

(1)腹部戳孔的皮肤切口太小,增加穿刺阻力;

(2)麻醉太浅,腹壁肌肉不够松弛;

(3)气腹不当,容量不足,压力不够,使气腹的气垫作用减弱;

(4)腹内脏器下垂,胀气及粘连;

(5)穿刺工作套管故障;

(6)穿刺手法失误。

2.临床表现

(1)实质脏器与大血管的损伤表现为腹腔内的大出血,常引起失血性休克;

(2)空腔脏器损伤手术中一般不易发现,只在手术后病人出现腹膜炎征象,或再次剖腹探查时才明确诊断。

3.预防措施

(1)手术前对异常及困难情况应有足够的重视;

(2)穿刺过程中应注意穿刺方向,缓缓用力;

(3)体会穿刺过程中的腹壁突破感;

(4)穿刺前检查工作套管有无故障;

(5)主工作套管穿刺成功后,在电视监视下穿刺置入其他工作套管;

(6)经过严格培训,掌握正确的穿刺方法。

4.处理　若发现有穿刺损伤,积极抗休克治疗,同时在技术条件允许的情况下亦可在腹腔镜下行修补及止血,必要时立即中转开放手术探查。

三、腹腔脏器损伤

腹腔镜手术在影像放大下进行,而且操作精细,相对损伤较少,多为拉钩、电凝等误伤,在早期开展手术时操作者对局部解剖不熟悉、技术不熟练,亦可导致损伤。发生率虽不高,但因术者不重视及术中不易被发现,而往往导致严重后果。在泌尿系统腹腔镜手术中已报道的曾受到损伤的实质性器官有肝脏、脾、胰腺、肾等,空腔脏器有结肠、小肠、胃、膀胱、输尿管等。

1.发生原因

(1)气腹针和工作套管穿刺不当导致损伤。

(2)术中拉钩用力过度或时间过长或牵引钳牵拉不当,用力牵引致组织的撕脱伤或惯性力致其他组织的戳伤。

(3)带电器械误触拉钩或直接误触组织时电灼伤,电凝器使用不当或用力过度接触腹内金属器物如已夹闭了的钛夹或操作杆等。

(4)电极绝缘失效后的误伤。

(5)高频电刀在密闭的腔体内的“趋肤效应”致组织的延迟性坏死及破裂。

(6)尖锐器械未在腹腔镜的监视下盲目进入腹腔或在腹腔内操作。

2.预防措施

(1)严格培训,熟练掌握腹腔镜下电分离器的使用,同时术前注意常规检查器械的状态。

(2)器械放入腹腔应在监视器直视下操作。

(3)重视腹腔镜手术的风险,操作应认真仔细,每一手术步骤的操作都要在清晰的监视器视野下进行,以减少侥幸盲目操作所致的副损伤。

(4)手术主要操作步骤结束后,应常规仔细检查手术野以及可能损伤的部位,尽早发现脏器损伤并及时处理,手术结束前常规放置腹腔引流管,以便术后观察。

(5)充分做好术前准备,放置胃管和导尿管,术前清洁肠道,减少损伤机会,术毕,在腹腔镜监视下注意拔除工作套管,发现穿刺孔有出血时可电凝止血。

3.处理

(1)实质脏器损伤:如果损伤范围小,出血少,可在腹腔镜下电凝止血,或缝扎止血;若损伤范围较大,出血多导致视野不清,甚至出现休克症状,应立即中转开放手术探查。

(2)空腔脏器损伤:膀胱、输尿管损伤可在腹腔镜下缝合修补,胃、肠道损伤、膈肌损伤主张转开放手术修补。

(3)术后出现不明原因的呼吸困难,气促、胸痛、胸闷,应考虑可能有膈肌损伤,应立即摄胸片,有少量血气胸时可行胸穿抽吸治疗,量多时需行胸腔闭式引流。

四、血管损伤

1.发生原因

(1)气腹针、工作套管盲目穿刺,用力不当所致;多伤及腹主动脉、下腔静脉、门静脉以及肠系膜静脉,这类损伤通常比较凶险,出血量大,速度快,如不及时发现、处理,危及生命。

(2)局部粘连,手术解剖不清。

(3)血管解剖变异。

(4)操作者技术不熟练或粗暴操作,损伤血管。

(5)对血管辨认不清,操作误伤血管。

2.预防措施

(1)加强腹腔镜手术基本技能训练,熟悉镜下解剖结构尤其是血管解剖知识。

(2)工作套管的穿刺、插入、取出均应在腹腔镜监视下进行;做腹腔穿刺时应小心谨慎;对穿刺确有困难者,如肥胖、腹腔粘连等,应采用切开法直接放入工作套管。

(3)术中保持清晰的手术视野,仔细分离、解剖各组织,避免损伤血管;发现出血点,要及时、准确、彻底止血,切勿盲目采用电凝或超声刀钳夹止血;对电凝或超声刀等产生的烟雾,要及时放气或吸出,避免影响手术视野的清晰度。

3.处理

(1)损伤较轻可经腹腔镜进行修补;发现血管损伤时,应沉着、冷静,可用吸引器边吸引边寻找出血点,找准后再处理;必要时还可经工作套管放入一根纱条压迫出血点,稍作思考后再开始处理,处理时先洗净出血,必要时反复冲洗直至手术视野清晰,便于操作为止。

(2)对于直径较小或中等的静脉或动脉出血,可采用电凝或超声刀止血,必要时可钳夹 Hamo-lok 止血;对于腹膜后大血管损伤,出血量大、速度快,导致手术视野不清,盲目的镜下止血不仅效果差,可能还会导致更严重的损伤,故应当机立断,及时中转开放手术。

五、其他并发症

1.术后继发出血　术后应剧烈咳嗽、呃逆等致钛夹或 Hamo-lok 脱落,或组织渗血;若出血量少,生命体征平稳,可保守治疗;若短期内有大量鲜血自引流管引出,且出现休克征象时,在积极抗休克同时及时开放手术探查止血。

2.术后肩背部疼痛、阴囊皮下气肿等　为二氧化碳气体残留所致,观察数日后可自行吸收、缓解。

3.淋巴囊肿　主要原因为广泛损伤淋巴系统,造成淋巴回流障碍所致;囊肿较小时可观察治疗,较大时可经腹腔镜或开放手术切除。

4.感染　包括戳孔感染和腹腔感染;多由于异物如小碎石残留、术中感染性尿液外渗或术中未发现的空腔脏器损伤以及腹腔积血继发感染等原因引起;加强抗感染治疗同时,必要时小切口清创、充分引流。

5.戳孔疝

(1)发生原因:①肥胖病人切口难以缝合;②戳孔处腹壁肌肉薄弱;③腹压升高;④缝合不良。

(2)预防措施:10mm 工作套管置入处应仔细缝合深筋膜,或全层缝合。

(3)处理:发现后立即还纳,3 天内发现者可拆除缝线再次缝合腹壁全层。

各种并发症的发生都是可以预防的,为了减少并发症的发生,对于病例的选择十分重要,术前应积极控制感染,纠正凝血功能障碍,对于有明显的心肺疾患不能耐受气腹的患者以及有腹部、后腹腔手术史者,应谨慎为之。另外,对开展腹腔镜外科技术的医师,应经过严格的、系统的培训,必须熟悉腹腔镜的仪器性能及优缺点,同时须有高度认真负责的医疗态度,在实践中不断提高技术水平。

(詹 扬)

第二十章　经皮肾镜取石微创术

经皮肾镜取石术是指通过经皮肾镜穿刺造瘘所创设的通道，经超声引导或X射线荧光透视监控，在肾镜的工作腔内，借助体内碎石机及器械达到去除结石、解除梗阻的一种治疗手段。经皮肾镜取石术具有成功率高、痛苦小、并发症少、适应证广等优点，大多为肾内大结石、鹿角形结石、部分输尿管上段结石的首选。

早在公元10世纪阿拉伯已有经腰部戳孔取石的传说。1941年Papel和Brow曾用内镜通过经肾造瘘口取出手术后残留结石。1955年Goodwin首先报道了对肾积水的患者成功实施经皮肾穿刺造瘘术，为经皮肾镜取石术奠定了基础，但是一度发展缓慢。1976年Fernstom和Dhansson最先报道通过经皮肾镜穿刺造瘘所创立的通道在X射线荧光透视下套石成功。1981年Wickham和Kellett规范将该技术命名为经皮肾镜取石术，Aiken等对经皮肾镜取石术技术做出了重大革新，1981年报道肾镜直视下取石，并初步显示超声碎石术和液电碎石术在经皮肾镜取石术中的应用。之后气压弹道碎石、钬激光碎石、超声碎石等技术都在经皮肾镜中得到广泛的应用。它与输尿管镜取石术、体外冲击波碎石术、膀胱镜取石术并称为四大治疗泌尿系统结石微创术，为人类治疗泌尿系统结石开辟了新纪元。

一、经皮肾镜取石术的器械

经皮肾镜取石术是指在超声引导或X射线荧光透视下穿刺肾脏，建立皮肾通道及进行各种手术操作。常用的器械：超声装置、X射线装置、视屏装置、肾镜、穿刺针、套入金属扩张器、肾扩张器、碎石器械、取石器械等。

（一）超声装置

选用线性实时超声显像仪或扇形显像仪均可，它能实地观察、监视、监控、跟踪、引导穿刺结石全过程。可以直接通过显像仪看到穿刺针走向途径和针尖到达的部位。超声引导经皮穿刺使用安全、简便、可靠，不需要注射造影剂，无辐射性，不需要防护保护。

（二）X射线装置

X射线荧光透视下监视穿刺、扩张导丝和肾镜置入及器械操作的全过程。由于操作过程长，可选择球管在检查台下，影像强化系统在患者上方的X射线，荧光增强显像系统，可减少在术中X射线的辐射。C臂X射线机可在不同斜角的位置进行操作，可减少X射线对术者的照射。术者接近患者也不受限制，手术操作较方便。

（三）穿刺针

穿刺针有三棱形或斜面形两种，规格为：16G、18G、20G、24G。长有14cm、20cm、25cm等。

（四）导丝

导丝有软尖导丝、软直导丝、转换导丝和环扭导丝等。导丝用不锈钢丝制成，长度为80cm、100cm、

145cm。直径为0.71mm、0.81mm、0.89mm、0.97mm。按导丝用途分类可分为:引导丝和工作导丝两种。

1.软性引导导丝　用细的弹簧钢丝呈同心轴式盘绕在一根细钢丝上制成盘绕的弹簧钢丝,末端超出中心细钢丝,因为末端更柔软,所以可防止尿道上皮组织损伤。末端有直线形的,也可扭成半径为0.3cm、角度为180°的"J"形导丝。

2.硬性引导导丝　是在直径0.97mm的不锈钢丝末端,焊接长度为5cm或10cm弹簧细丝盘线而成的软尖,末端呈直线形或呈"J"形两种。

3.特殊性引导导丝　亦称不环扭可控导丝,是一种末端有8cm长软尖,其后逐渐变硬的柔韧的导丝。末端可做成各种角度的弯曲,操作可调整方向,可在肾盂内扭转,更容易进入输尿管肾盂内。

(五)扩张通道的器械

常用的有金属扩张器、半硬弹性扩张器、气囊导管扩张器等。

1.金属扩张器

(1)套入式金属扩张器:由8F开始,8F为较长的1根,呈中空管状,尖端呈球形,可套在工作导丝上置入肾盂内,其他扩张器可按口径顺序相套,形如拉杆天线。每套上1根,通道可扩张3F,可扩张至24～27F,顺序扩张时不需要除去前1根扩张器。因此,所建通道始终处在被压迫止血状况下,减少扩张过程中出血。

(2)单根金属扩张器:由9～25F组成,9F为较长的1根,呈中空管状,尖端呈球形,可以通过导丝。一般从12F开始扩张,扩张器管腔逐次扩增,均可套入9F扩张器上。但每扩张一次均需要除去前1根,即扩完12F扩张器须先除去后才能放置15F扩张器,此后类推。其缺点是在更换每根扩张器时易出血。

2.半硬弹性扩张器　用聚乙烯或聚四氟乙烯材料制成,均具有可塑性,不透X射线,应用最多。有同轴胆道扩张器、筋膜扩张器、血管扩张器和肾造瘘扩张器4种。由于可塑性强,易于沿创道通过并扩张至最大腔道。这些器械可以用轻微蒸汽加热,其前端的形式使之易于自创道进入,甚至是弯曲的通道。材料设计为一次性使用,但临床上可重复使用4～6次。血管扩张器直径较小,只适用于单纯经皮穿刺扩张肾引流,不适用于经皮肾镜取石术。

(1)同轴胆道扩张器:由不透X射线的聚四氟乙烯材料制成,规格是8～18F,由8F开始,每2F递增。聚四氟乙烯表面平滑,几乎在每一个患者中都能进入收集系统,每一根扩张器尖逐渐变细,可通过直径0.97mm的导丝。其余扩张器可按口径顺序相套,顺序通过,无须取出更换,可减少扩张过程中出血及脱出肾盂。最大扩张型号为18F,只适用于小儿经皮肾镜取石和纤维肾镜检查及治疗。

(2)筋膜扩张器:由不透X射线的聚乙烯制成,规格为8～36F,以2F递增,长20～30cm,每根扩张器的尖端逐渐变细,管腔可通过0.97mm导丝。由于扩张器须分别套在导丝上进行,增加导丝扭结的危险。这些扩张器没有聚四氟乙烯鞘。

3.气囊导管扩张器　由球囊扩张器、球囊加压器、压力表3部分组成。气囊用加强的尼龙或聚丙烯网制成,长4～10cm,膨胀后直径可达8～10mm,导管长60cm,直径9F,管腔内可通过0.89～0.97mm的导丝。气囊的两端各有一不透X射线的标记。气囊与导管为同轴结构。气囊膨胀后可以承受911.9～1722.5kPa(6839.8～12919.8mmHg)的压力。使用气囊扩张器扩张时,先扩张通道至12F后置入导丝,将24F肾造瘘扩张器及其他配套的28F工作鞘套在9F气囊导管上,在工作导丝放气后取出气囊扩张器和24F扩张器及28F聚四氟乙烯工作鞘插入通道至收集系统内,气囊放气后取出气囊扩张器和24F扩张器,保留通道内28F聚四氟乙烯工作鞘。气囊扩张器具有快速扩张通道,患者痛苦小、出血少,即使弯曲通道也容易通过的优点。但价格昂贵,且不能反复多次使用。

（六）肾镜

肾镜是经皮肾镜取石术必备的器械。有硬性紧急肾镜和可弯曲性肾镜两种。

1.硬性紧急肾镜 硬性紧急肾镜是较常用的一类肾镜，通常由镜身、镜鞘和闭孔器 3 部分组成。镜身用金属制成，不能弯曲，长 20～22cm，其内除有光学透镜结构外，尚有 12F 操作中心槽，除所进行连续灌洗外，还可用以通过套石篮、取石钳、硬性超声探头、液电电极、气压弹道探针、激光光纤等器械。镜鞘可用金属制成，规格为 24～26F，中间截面呈圆锥形。闭孔器远端呈圆锥形，其中心呈中空，内可以通过 0.89～0.97mm导丝。有一种肾镜不带镜鞘，其结构是将光学传导、灌洗及器械操作中心槽与卵圆形的外壳组成一个完整的工作部件。目前常用的硬性紧急肾镜有两种。

(1)直角肾镜：镜鞘为 24～26F 内镜的视角一般为 0～50°也有 25°，内镜装配有 90°屈臂观察系统。物镜至镜衔接处是直的，出镜鞘后呈直角拐向一侧，大约 10cm 处，而以直角形式拐向物镜的对侧，即与镜鞘及其内的镜身平行，末端为目镜。这样的构造使目镜与物镜不处在同一直线上。因此，硬性取石钳或各种碎石器械等均可在直线下进行操作。中心槽在置入各种碎石、取石器械操作时，通过灌洗的量仍可每分钟达 500～600ml，使术中视野能够始终处在较清晰的状态，有利于器械的操作。

(2)旁视肾镜：内镜以 30°夹角，装配侧臂观察系统，构造与直视镜基本相似。外壳直径为 22～24F 侧臂观察系统与镜身呈 30°～45°夹角。它可以插入 26F 或更粗的聚四氟乙烯工作鞘中操作，流入肾内的灌洗液可以从镜身外鞘周围流出。其截面为卵圆形，增加了肾镜与工作鞘之内的间隙，使得较大的结石碎屑能够经此间隙被冲洗出来。

2.可弯曲性肾镜 可弯曲性肾镜与纤维胆道镜通用，故又称纤维胆道肾镜。常用规格外径为 15～22F，长 31～37cm。尖端可曲段为 3～5cm，在正常容量的肾盂内操作困难，亦不容易进入平行于肾通道相邻的肾盏中进行观察。其视角为 0°(直视)，视野约 60°～83°，附有 2mm 直径灌洗液注入及器械操作孔道。镜柄与光导纤维会合处有调节尖端转向的装置转向器。尖端可曲段的转向通常只能在同一平面进行，弯曲角度因不同器械而异，一般为 200°～290°，并可向上下各弯曲 110°～160°。

（七）经皮肾镜取石器械

1.套石器械有各种类型套石篮，例如三钢丝、四钢丝、六钢丝齐尾套石篮，线形尖套石篮等。

2.夹取器械有硬性取石钳、硬性回缩三辐射结石夹持器（三爪钳）、硬性鳄口钳、可弯曲性鳄口钳、异物钳等。

（八）视频设备

视频设备由摄像机、摄像头、光源、显示器等组成。摄像头直接接至腔镜后可将图像放大到显示屏幕上，方便操作。

二、适应证和禁忌证

（一）适应证

随着医疗技术的不断发展，各种体内、体外碎石器械的问世，经皮肾镜取石术适应范围也不断地扩大，凡不能自行排出的肾与输尿管上段结石，几乎均可实施经皮肾镜取石术。

1.肾内大结石，直径在 2cm 以上的结石，鹿角形结石，铸型结石，输尿管上段肾积水较重的结石患者。

2.肾的位置较低，身体偏瘦者。

3.建立皮肾通道及肾镜操作不受限制者。

4.肾内大结石经过体外冲击波碎石术后失败者。

5.特殊性肾结石:如孤立肾结石,马蹄形肾结石者。

(二)禁忌证

1.出血性疾病的患者。

2.严重心肺功能不全者。

3.急性感染或有肾结核者。

4.安装心脏起搏器而术中需要用液电碎石者。

5.未纠正的糖尿病及原发性高血压者。

6.高位肾伴有肝脾肿大者,无法进行皮肾通道及内腔镜的操作。

7.合并肾肿瘤、肾下垂或肾活动度较大者。

8.极度肥胖、腰肾间距超过20cm、严重脊柱后凸畸形、不能低卧或侧卧者。

9.肾盂、肾小盏有腔道狭窄者。

三、术前准备

经皮肾镜取石术前要了解患者的全身情况,结石的大小、数目、形态、位置,心肺功能,肾功能,尿路通畅的情况,有无尿路感染。需要做的检查有以下几项。

1.血、尿常规 血型,凝血四项。肝功能、肾功能、电解质、血糖、血尿酸、尿细菌培养及药过敏试验。

2.胸片 X射线胸部正侧位片。

3.X射线腹部平片 可确诊结石的大小、形态、数目、位置及与第12肋间距离,有助于术前定位。

4.静脉尿路造影 了解双肾功能,肾内部结构与结石的关系,肾盂排空的情况,连接珠蛋白通畅情况,确定经皮肾穿刺最佳位置。

5.B超 对阴性结石可用B超定位引导穿刺。

6.输尿管逆行插管及造影 为了术前准备,术中逆行注入液体,扩张集合系统,减少经皮肾镜取石时对肾盂穿孔的可能性,还可冲洗肾盂腔,改善视野。结石梗阻于肾盂输尿管连接处时,防止结石掉入输尿管内,可采用输尿管气囊导管,把结石挤回肾盂内,有利于击碎结石。逆行性插管后引入导丝,经肾逆行性引出体外,安放经皮肾镜穿刺造瘘管,分别起到引流的作用。

7.CT或MRI检查 静脉尿路造影,肾脏不显影,逆行性插管无法进入肾盂内。应做CT或MRI检查。

8.配血。

9.心电图检查。

四、经皮肾镜取石术的分类

经皮肾镜取石术分3类:一期手术、二期手术和延二期手术。要根据结石的大小、位置,收集系统的结构,经皮肾造瘘口难度,患者的体质情况,以及医生操作习惯,医院的医疗器械的配置而选择。

(一)一期手术

一期手术是指:肾造瘘、瘘管扩张、碎石和取石全部一期完成。适用于肾盂轻度扩张、肾盂较小的单发结石或后下盏结石。一期手术优点是:缩短患者住院的时间,减少患者医疗费用。缺点是:新创瘘易出血,视野不清,不利于操作。

（二）二期手术

二期手术是指：先进行经皮肾造瘘，放置造瘘管，当晚或第 2 天进行皮肾通道扩张和肾镜碎石取石术，出血和血块较一期少，视野清晰，有利于操作。

（三）延二期手术

延二期手术是指：在超声引导或 X 射线视屏下，局部麻醉（以下简称局麻）或硬脊膜外麻醉（以下简称硬膜外麻醉），进行经皮肾穿刺。经皮肾通道扩张到 26～28F，放置 22～24F 经皮肾造瘘管 5～7d 后再进行二期经皮肾镜取石术。有利条件是：在二期经皮肾镜取石术时，无须再扩张成熟的皮肾通道，此时尿液已清晰，视野清晰，便于碎石，取石时器械的操作不易损伤肾组织。缺点是：患者花费大，住院时间长，两次都需要配戴肾造瘘管及引流的尿袋。

五、经皮肾穿刺点和皮肾通道的选择

经皮肾镜取石的穿刺点一般在第 12 肋上缘或下缘，皮肤与结石最近的部位建立皮肾通道，所以肾实质损伤最小。术前 B 超腹部 X 射线平片、肾静脉造影、CT 扫描等，确定结石的位置、大小，收集系统的结构与第 12 肋间距离，便于穿刺点准确的定位。直径小于 1.3cm 的孤立肾结石，肾内积水少，肾脏体积不大，穿刺点要定于腋后线与第 12 肋缘交点下 2cm 处，经肾脏中下部后外侧进入肾盂，取石最容易。避免直接穿刺进入肾盂，导致术后尿瘘或在穿刺的过程中损伤肾内大血管。

对大结石、铸型柱状结石、鹿角形分枝型结石，单从肾下后外侧通道远离取石较困难，必要时要建立两条皮肾通道。如经体外冲击波碎石术后，从肾下后外侧更低的位置、最下组进入肾盏，也可取出结石，但尽量减少肾多处穿刺对肾脏的损伤。肾上盏结石一般经第 12 肋上缘直接穿刺进入。中盏的结石，确定位置后直接穿刺进入结石的部位。

输尿管上段需要经皮肾镜、输尿管镜同时进行取石时，穿刺点可选择在肾中部后外侧进入肾内，硬性输尿管镜直接进入输尿管。从肾上部穿刺可更为直接地进入输尿管内。但要贴紧第 1 肋的上缘，防止损伤胸膜，形成气胸的并发症。

六、经皮肾镜取石的步骤

（一）手术间的视频设备

手术间首先要有 B 超或 X 射线荧光透视装置，引导皮肾穿刺及扩张皮肾通道。如有双 C 形臂 X 射线机，有三维立体图像，操作方便，定位精确。B 超定位引导穿刺，操作更加简便，还可减少 X 射线辐射量。

（二）体位

经皮肾镜取石术的体位，要根据肾脏的解剖位置、结石的位置大小及肾内收集系统的结构而选定，选好体位以便穿刺及取石。

1.俯卧位　通常适当垫高腹部，使腰部稍隆起，以减少肾脏向前活动，有利于取石通道的建立。垫高腹部的部位下不能过低，否则会使肾脏位上移，影响穿刺。

2.俯斜位　患侧垫高 30°，该体位可使后排肾盏更接近垂直线，有利于提高穿刺的准确性。

3.侧卧位　可用于部分不能平卧的患者，常取 60°侧卧位，不作为常规体位。

（三）麻醉

直接一期手术或延迟二期手术前，单纯经皮肾造瘘口，可在局麻下完成，穿刺皮肾通道，可注射 1%～

2%普鲁卡因(因须药敏试验,现已不常用)或用10%利多卡因20～40ml,从皮肤、皮下组织、肌层到肾囊。同时适当地注射哌替啶、吗啡或安定等镇痛镇静剂。若是一期手术、直接二期手术或延迟二期经皮肾镜取石术者,取石前通道扩张和肾镜取石过程中,常需要连续硬膜外麻醉。硬膜外麻醉方法简单,麻醉范围容易调整,维持时间久,但长时间俯卧位及下身偏高,可出现呼吸抑制、麻醉平面上升的现象。如有肺功能不全、心血管疾病、不合作的患者,应该实行气管内全部麻醉,便于调节呼吸。

(四)消毒

常规消毒,以皮肤穿刺点为中心,由内向外15cm范围为宜,消毒后铺上消毒巾。

(五)皮肾穿刺及皮肾通道的建立

1.穿刺点　根据术前诊断,确定结石的部位、大小,收集系统的结构,肾的高低位置而定。

2.肾穿刺　用手术刀在穿刺点皮肤切开1～1.5cm切口,然后用弯止血钳将皮下组织、肌层直到腰背膜撑开。当穿刺针进入肾囊,转动C臂X射线机透视监控装置或放入B超探头,以确定针尖前进的方向,如果穿刺针进入肾盂内,就再向前推进2～3cm。穿刺成功后,拔出针芯,即可见到尿液或造影剂自动从针鞘流出。

(六)置入导丝

固定针鞘:将一根8.9mm或9.7mm的金属导丝从鞘内置入。最好将导丝置达输尿管内,使在扩通道的过程中导丝不会脱出,可保证手术成功。X射线视屏下导丝显得更清晰,可通过对其方向进行调整,使之进入输尿管。超声波定位,难以确定导丝的方向,若导丝进入输尿管内,可感觉到阻力变小,并可再深进一步。无论用哪一种方式定位,如果导丝不能进入输尿管内,应尽量让导丝多盘曲在肾盂或肾盏内,导丝盘曲在肾中长度为10cm。推进导丝的过程中,要用手固定好针鞘,以免导丝进入肾内又反弹退出。当针鞘导丝需要退出时,回拉力要适度,若阻力较大,则提示导丝与针鞘已形成角;如果用力拉回导丝,会出现针鞘的切割作用,切断导丝或剥脱肾内组织,应先少许退出针鞘再拉回导丝。针鞘退出后,一定要用手指在皮肤进针点将导丝固定好,避免弹出。

(七)扩张针孔建立皮肾取石通道

1.扩张通道的方法　沿导丝边缘切开皮肤约1mm,可用血管钳适当地分离皮下肌层。先将一根8F的筋膜扩张管沿导丝旋转推入,如果8F推进有困难可改为6F或7F导管进行引导。导管进入后再按不同口径导管递增的顺序进行扩张,直至扩张到16F或18F。扩张管进入的深度要超过皮肤与肾盏的距离1～2cm,目的是让扩张管的尖端锥部完全进入肾盏内,以利于工作鞘的置入。X射线视屏监控下进行手术,可避免取石通道的丢失。在扩张的过程中一定要保护好导丝,防止脱出,特别是导丝留于肾内过短时,应更加注意。建立18F通道时进行手术最好,其目的是既能保证冲洗液的回流、减少其吸收,又有利于碎石颗粒排出。若通道扩张过小,使肾对冲洗液大量重吸收,会导致肾内高压及其各种并发症,更不利于碎石的排出。

2.椎标的手术通道

(1)筋膜扩张管扩张法:具体方法与上述微通道扩张法一致,只是通道须扩张到24F以上。

(2)肾造瘘扩张管扩张法:使用时先将一根8F的导管沿导丝置入到肾内或输尿管内,再将不同口径套装管递增进行扩张,直至扩张到24F号管的置入。

(3)金属同轴扩张法:首先沿导丝将一根硬性引导杆置入肾内,在引导杆的支撑和引导下,将不同径线的扩张管一根套叠一根依次扩入肾内,直至需要的径线。固定好外鞘,一次性地退出引导杆和扩张管,也可先用筋膜扩张管扩张至14F,留置撕开鞘、金属引导管,连同套叠14F管及以下的扩张管沿导丝一同进肾内,退出撕开鞘,再换金属扩张管进一步扩张,这样操作可大大减少肾盂穿孔的机会。在推送扩张管的过程中，一定要用手指固定好引导杆，避免因进入过深损伤肾实质或造成肾穿孔。

(4)气囊扩张法：在X射线视屏监控下，将气囊沿导丝推进集合系统，通过加压注入气体，一次性将通道的周围组织及肾皮质和其他组织扩张至24F或26F，工作鞘在气囊的支撑下沿气囊表面推入集合系统。优点是：建立通道简单快捷，皮质出血少。缺点是：费用昂贵，有过手术史者禁用，因为气囊难以把手术瘢痕组织扩开。

(八)置入工作鞘

当通道扩张达到径线后，在扩张器的支撑和引导下，工作鞘旋转排入集合系统，置入的深度与扩张管进入的深度一致。置入过深则会引起对侧集合系统损伤，甚至穿孔。置入浅，工作鞘不能进入肾内，通道内的出血不能被及时压迫，会使肾内形成血块，会使视野不清，无法进行手术。另外，在重新建立通道的过程中，会大量灌注进入腹膜后腔。进入正确的位置工作鞘，肾镜进入后可以看到呈灰白色的肾盂或肾黏膜及黏膜的血管纹理，并可看到结石。如果肾镜看到黄色的脂肪组织，则提示工作鞘进入肾内或穿出肾外。

为了预防导丝脱出而导致工作通道丢失，必要时可在肾镜直视下放入第2根导丝，先退出工作鞘，然后再沿其中一根导丝将其置入，让一根安全导丝留于工作鞘外。

(九)肾镜检查

皮肾通道建立后，将肾镜经聚四氟乙烯工作鞘放入收集系统内观察。保持视野清晰，如果血凝块遮视肾镜，可用鳄口钳将血块取出，同时加快灌注流量，使视野变清晰。根据术前检查有方向地去寻找结石，如果仍未找到结石，可将肾镜镜鞘或聚四氟乙烯工作鞘退到收集系统与肾实质交界处，从不同角度查看；如仍未看到结石，结石有可能在平行肾通道邻近的肾盏内，或掉入输尿管内，或在扩张的过程中带出收集系统之外。此时X射线视屏或B超可帮助检查。如果结石在平行肾通道邻近的肾盏中，从此通道取出结石均有可能失败，需要重建一条通道进行取石。如果有严重出血，为了安全，应停止操作，拔出肾镜，置入24F造口管，5～7d后再进行二期取石。

(十)碎石

要根据结石的位置、大小，结石的质硬度而选择不同的体内碎石机进行碎石。肾镜进入肾内后，经灌注生理盐水冲洗后找到结石，需要在窥镜的直视下，先将工作鞘的远端对向结石靠通道面，再进行碎石，碎石通常从结石后外侧缘开始，有利于被击碎的结石小颗粒随冲洗液流出。鹿角形结石，先将通道肾盏内结石分支击碎，再击碎主体，对于窥镜不能进入到肾盏，结石分支应先碎主体，用肾镜将分支结石推到肾盂内再进行碎石。在寻找结石和碎石的过程中，肾镜不要摆度过大，否则会引起肾皮质撕裂，导致严重出血。手术时间不宜过长，在手术的过程中失血、液体及毒素吸收，随着手术时间的延长而增多，超过1h，应常规用呋塞米10～20mg，以促使体内的排泄。

1.*钬激光碎石*　对于大结石，碎石通常从结石的边缘部开始，光纤不直接接触结石，而是距结石约1mm，以高功率(60W)连续发射方式，将结石呈虫蚀样剥落。往往这种粉石方式，能把结石粉成粉末状，易被冲洗液冲出。也可采用打孔的方式击碎结石。对移动性的小结石，可用工作鞘或光纤将结石抵在肾盂或肾盏壁上再进行碎石。当光纤接触结石进行碎石时，产生一种类似爆破的效应，使结石迅速破碎。这种方法很容易把结石碎成大块，使碎石概率增加。钬激光在碎石过程中，肾镜离开结石远一点，因为钬激光产生的高温和溅起的碎石可造成肾镜面的损坏。钬激光有较强的穿透作用，要避免误伤组织及引起出血或穿孔。

2.*气压弹道碎石*　碎石的过程中须将探杆尖端用一定力度抵在结石上，才能将其破碎，对较大的非移动性结石，碎石应先从结石的边缘开始，被击碎的结石往往是小颗粒，便于被液体冲出。对小结石或移动性结石，用碎石杆或工作鞘把结石抵在集合系统壁上，再进行碎石。气压弹道碎石往往把结石粉碎成大颗粒，造成残留结石较多，再次碎石概率相对增加，击打结石时的冲击力还会造成集合系统黏膜的损伤，一些小结石嵌入到黏膜下，甚至会造成肾盂穿孔，液体外渗。

3.*气压弹道联合碎石*　超声波气压弹道碎石机，是将超声波碎石机及气压弹道碎石机，两种组合在一起。气压弹道碎石杆可从超声波碎石杆中穿入，两种碎石机可由一组控制开关控制。使碎石功率倍增，气压弹道碎石能把大结石击成小块，却不能把它完全击碎，超声波碎石就能把小块结石粉成末状，在碎石的同时还能把击碎的结石碎片吸出。

（十一）取石

碎石后，大多数碎石片通过灌注液流出，而残留的部分结石小于聚四氟乙烯工作鞘时，可用取石器通肾镜直视下取出结石。结石直径小于1cm可用硬性鳄口钳取出。结石直径1～1.3cm，可用硬性回缩三辐射结石夹持钳或光学三辐射肾石夹持器取石，或用套石篮取出结石，1.5cm以上的结石可试用取出。如果不能通过通道，不能硬拉，防止损伤肾组织，应把结石推回肾内，先进行碎石后再取出。

（十二）放置引流管

经皮肾镜取石术后常规应在肾内放置造瘘管，输尿管内放置“J”管进行引流，其目的是：引流尿液、减少外渗、压迫皮肾通道、减少出血，为再次手术保留通道。当碎石进入输尿管时则给输尿管内置入双“J”管带来困难，在这种情况下，如果是肾内结石手术，可放弃置管，如果是输尿管结石手术，可将引流管的一端置入到结石远端的输尿管内，将导管的另一端盘曲于肾盂内，到时从肾造瘘口拔出。肾造瘘管应放置在肾盂或扩张的上、下肾盏内，置入的深度要合适，以免打折影响尿流。置管的方法为：在肾镜直视下将工作鞘推进肾盂或肾盏内，造瘘管从鞘内置入，置管的深度可略超出工作鞘的长度，肾造瘘管用缝合线固定于皮肤上。

术后造瘘口漏尿较多，其原因往往是造瘘管打折或进入输尿管，使尿液引流不畅，需要造瘘管造影来明确，可在X射线透视下进行。术后1周结石已被取净，要夹住肾造瘘管，观察若无腰痛、发热、漏尿等症状，可拔出肾造瘘管，2周后取出双“J”管。

（十三）肾内残留结石体外冲击波碎石的治疗

经皮肾镜取石往往对肾盏远端的结石取石率不高，容易残留，或因结石较大，一次性不能全部取出，仍有部分残留在肾盂或肾盏内，如果再手术将给患者带来痛苦且增加费用。术后2～3周即选用体外冲击波碎石机击碎，从尿道随尿排出。体外冲击波碎石是目前治疗泌尿系统结石最便捷、最经济、损伤最小的一种治疗方法。

七、术后处理

（一）患者护理

经皮肾镜取石术后均有不同程度的出血，患者须卧床2～3d至尿液转清。术后1～2d引流的尿液无血块，肾造影显示肾盂无充盈缺损，造影剂顺利流入膀胱，才可拔出逆行输尿管导管、安全导丝和导管。术后2～4d，肾造瘘口管引流尿液逐渐转清，体温恢复正常，即可夹闭造瘘管道。观察2天，如果患者无腰胀痛、造瘘口无尿液溢出，即可拔出造口管。如果术后肾造瘘口管引流为持续性血尿，或伴发热，肾造瘘管适当推迟拔出，术后1～2周避免体力劳动。

（二）预防感染

术后预防性给予抗生素，可口服或静脉给药。术后患者体温升高，静脉滴注有效的抗生素，维持体温正常，再改为口服，并持续到拔出肾造瘘管后5～7d为止。

八、并发症的处理及治疗

相对于开放性手术而言，肾结石患者采用经皮肾镜手术是一种安全和微创的治疗方法。但是由于肾脏特有的生理解剖特点、有限的手术操作空间以及需要人为建立经皮肾通道等原因，经皮肾镜手术并发症的发生率相对较高。据报道，其发生率可高达83％。这些并发症既可能发生在术中，也可以发生在术后。一些并发症通过单纯的内科保守治疗就可以恢复，而有些则需要急症介入或者进行开放性手术治疗。一般来说，经皮肾镜手术并发症的发生多数与操作者的操作技巧及经验密切相关。随着临床经验的不断积累，可以有效地减少甚至完全地避免某些并发症的发生。因此，熟悉这些并发症的发生机制，有利于缩短学习的时间，以便尽快地掌握该项技术。

（一）出血

出血是经皮肾镜手术最常见的并发症之一。从通道的建立到碎石取石的全过程，出血在不同程度上是不可避免的。由于术中大量灌注液的使用，准确地计算术中的失血量是比较困难的。临床上一般是通过检查血红蛋白的含量、红细胞计数及血细胞比容、灌注液的性质来进行粗略的计算。此外，密切观察生命体征是尤其重要的。据报道，经皮肾镜手术过程中明显出血的发生率小于8％，需要输血的比率在5％～18％。影响出血的因素包括结石的负荷、结石的形态、通道的数目、扩张的方式以及是否伴随有糖尿病等情况的存在。结石的体积及硬度较大时，手术中碎石及清除结石所需要的时间延长，经皮肾镜通道的出血及碎石过程损伤的黏膜甚至肾实质创面出血的机会就增加。结石的形态复杂时，需要通过已经建立起来的通道探及更多的肾盏以便尽量地处理结石，因此，肾镜大角度地摆动会造成通道的裂伤。此外，勉强地探寻“死角”肾盏，可能会造成肾盏颈部损伤，导致较为严重出血。学者在临床工作中，将鹿角形结石进行了进一步细化，分类为：大肾盂小肾盏的鹿角形结石和小肾盂大肾盏的鹿角形结石两大类。这二者的处理难度差别很大，前一种类型鹿角形结石的处理相对简单，大多数通过单一通道的治疗就可以获得满意的治疗效果。对于后一种类型的鹿角形结石，采用单一通道来处理结石往往会造成损伤及出血的机会增加，甚至通过单一通道处理这一类型的结石几乎是不可能的事情。因此，在此类型鹿角形结石的处理过程中，往往需要建立多通道。而通道数目的增加，必然会导致损伤及出血等并发症的发生概率增加。

1.术中出血

(1)穿刺出血：穿刺过程直接损伤肋间血管、肾脏段、叶间血管或分支时可引起术中出血，因此，必须十分注意穿刺点位置的选择。穿刺点大多选择在第11肋间或第12肋缘下、肩胛下角线至腋后线范围内。一般来说，从此处入针多数在肾脏的后外侧相当于肾脏无血管区进入后组肾盏。如果应用彩色超声定位，则可以通过彩色超声频谱来观察穿刺的通道上是否有较大的血管经过，从而可以调整穿刺的位置与角度，以避免直接损伤血管。从肾盏穹隆部入针，走行与肾盏长轴基本一致，可以避免损伤肾盏颈部血管。对于可能存在血管畸形、肾脏旋转不良以及多次手术造成肾脏结构紊乱的患者，术前做血管造影，术中应用彩色多普勒超声定位，可以减少建立通道过程中的出血机会。

(2)扩张出血：扩张出血有两种情况，一种与穿刺出血相关，穿刺时已经损伤血管或穿刺距离血管过近，扩张时引发出血。另一种是扩张时偏离原穿刺路线进入肾实质内，或者扩张过深损伤肾盂对侧肾实质甚至形成患肾的贯穿。与穿刺出血不同的是，通道扩张时损伤血管可以导致明显甚至是严重的出血。此时可以采用电凝止血，如果效果不理想，出血影响手术的视野，则应该立即停止手术，通道留置肾造瘘管，并夹闭60min，出血控制后24～48h再进行二期手术。如果属肾脏段叶间管损伤，造瘘管压迫止血的效果不理想时，应该立即考虑进行血管造影，证实动脉出血后进行超选择性栓塞。在操作中选择理想的目标肾盏，从肾盏穹隆部入针，走形与肾盏长轴基本一致，可以有效减少建立通道时穿刺及扩张导致严重出血的概率。

(3)与碎石、取石有关的出血：术中碎石所造成的肾内损伤既可能仅仅是肾盂黏膜的损伤，也可能是肾实质的裂伤。损伤既可以是由碎石器直接引起，也可以是通过结石而间接引起。在合并肾内炎症时，肾脏组织较为脆弱，因而更容易造成损伤。熟悉各种碎石器的特性，轻柔地操作是预防出现损伤的关键。一般来说，这种出血的程度并不严重。当一个肾盏出血时，可以换另外一个肾盏继续操作，也可以应用电凝止血以后再继续操作，所以多数情况不会影响手术的过程。但是，如果出血较严重、视野不清、甚至出现穿孔时，就应该立即停止手术。在去除结石的过程中，肾盏颈部撕裂伤所引起的出血程度是严重的。这种情况多数是在勉强地探寻“死角”肾盏或企图强行通过窄颈的肾盏时所造成的，在处理长在肾盏内结石时容易发生。对于这类患者应另建通道来处理，所谓的“死角”肾盏内的结石或者采用软镜进行辅助操作，必要时进行肾盏颈切开是比较适宜的处理方法。肾盏颈撕裂后如果有严重的出血，需要考虑进行超选择性动脉栓塞治疗。

2.*术后出血*　术后出血多是由于导管刺激、结石残留、继发感染所引起，可采取卧床、夹闭肾造瘘管、应用止血药物并进行补液来处理，必要时给予输血。同时，需要加强预防感染的治疗。

3.*术后延迟出血*　术后延迟出血是建立皮肾通道时操作肾脏段、叶间血管及其较大分支、假性动脉瘤或动静脉瘘形成所引起。临床表现为持续性或间断性加重的血尿，出血明显时肾造瘘管引流完全呈血性，甚至出现膀胱内凝血块填塞。通过补液，输血可以维持循环稳定，这时应积极采取措施，进行动脉造影做超选择性动脉栓塞，一般都会取得满意的效果。动脉造影介入栓塞的比率为0.6%～1.4%，用作动脉栓塞的材料可以选择吸收性明胶海绵或者不锈钢圈。但是，吸收性明胶海绵栓塞时存在着可能会发生栓子脱落而造成再次出血的危险，因此可能需要进行再次栓塞治疗。在进行动脉造影时，也有个别患者可能因血块堵塞引起出血暂时停止而找不到出血部位，此时可以保留穿刺针鞘并做妥善的固定，当再有出血时可以及时地通过原针鞘进行栓塞治疗。有学者认为，对于经皮肾镜手术后所出现的肾脏出血，一般不要轻易地进行开放性手术，尤其是延迟出血患者，除了需要进行开放性手术来控制皮下肌肉的出血以外，在肾脏严重出血的治疗选择中，采用开放性手术治疗就意味着需要进行肾切除。

经皮肾镜技术兴起于20世纪70年代，当时应用的肾镜直径较粗，一般在28～36F的范围。虽然大口径的肾镜取石效率较高，但是，由于其存在着损伤大、出血多的缺点，同时也随着20世纪80年代期间体外冲击波碎石技术在临床上的广泛开展，它在随后的一段时间里呈现出临床上应用逐渐减少的趋势。但是，近年来，一方面伴随着体外冲击波碎石技术应用局限性的不断扩展，另一方面也伴随着经皮肾镜技术及设备的不断进步与完善，使得经皮肾镜治疗尿路结石的技术再度得到重视。

从经皮肾输尿管镜碎石取石术，到提出中国微创经皮肾镜术的概念，后者对于降低手术并发症的发生率、避免肾实质因进行大口径通道的扩张而造成的撕裂具有更好的效果，因此，被堪称经皮肾镜术发展过程中的一个里程碑。根据2006年欧洲泌尿外科学会泌尿系统结石诊疗指南的定义，标准的肾镜通道为24～30F，而微创的肾镜通道仅为12～20F。近年来，学者更多地使用的是直径为24F新型标准经皮肾镜，其操作通道可以达到10.5F。这种标准的经皮肾镜既秉承了传统肾镜工作通道较大、有利于临床操作的长处，又吸取了微造瘘出血少、损伤轻的优点，在微创的基础上既可以进行包括激光、弹道碎石等多种能量形式的腔内碎石，还可以通过直径为10F的超声探针进行超声碎石清石。标准肾镜的视野开阔，处理结石更为方便，医师在积累了1000余例临床经验的时候，向大家推荐应用两步法建立标准通道的技术。首先建立微造瘘通道，在此基础上使用输尿管肾镜观察通道的位置并进行调整，将微造瘘通道鳞鞘调整到目标肾盏的恰当位置，然后继续扩张至所需标准通道。此两步法的优点在于建立标准通道过程中增加了一次通道位置的调整机会，避免了在位置不合适的状况下盲目扩张到24F甚至更大的通道，减少了不必要的损伤。

（二）泌尿系统损伤

1.肾脏　肾脏严重损伤常是在皮肾通道建立的过程中出现，穿刺扩张过深，则容易操作到肾盂对侧黏膜、肾实质，甚至形成患侧肾脏的贯通伤。B超实时监测定位穿刺可以清晰地看到穿刺针通过的软组织结构和穿刺到达的部位。穿刺成功以膈引入导丝，沿导丝逐步扩张。因此，应选择质硬的导丝，常用的有头端呈“J”形的专用穿刺导丝或斑马导丝。质软的导丝在扩张时常常被带出肾外，导致通道丢失。沿导丝扩张旋转推进，不宜暴力扩张。在穿刺扩张过程中一定要掌握“宁浅勿深”的原则，“浅”即扩张深度不够，可以调整后进一步扩张，“深”则扩张至肾盂对侧的肾实质，导致出血甚至穿孔，被迫终止手术。因为肾脏特有的解剖特点及结石的复杂性，在去除结石的过程中，勉强地探寻“死角”肾盏可以造成肾盏颈部撕裂并可以引发严重的出血，这种情况多数需要建立两个甚至更多个通道处理结石。建立多通道时应尽量选择在不同的大盏，避免距离过近导致相邻两通道之间肾实质裂开。

2.输尿管　输尿管损伤少见，一般发生在处理上段输尿管结石或狭窄内切开和扩张的过程中，损伤后放置引流4～6周均会愈合，损伤严重时可以导致远期连接部和输尿管狭窄梗阻。因此，在碎石的过程中，应避免在肾盂输尿管连接部和上段输尿管进行过多的操作。此外，将结石移到肾盂或肾盏再进行碎石可以避免输尿管损伤的发生。一般情况下，经皮肾镜几乎看不到输尿管的撕脱，一旦出现这种情况，需要开放性手术修复。

（三）邻近脏器的贯穿性损伤

在经皮肾通道的建立过程中，有可能伤及到包括胸膜、结肠、肝、脾等邻近的组织脏器。因此，术前通过静脉肾盏造影了解肾脏的解剖结构，通过CT了解肾脏与周围脏器的毗邻关系是非常重要的。穿刺宜在X射线或B超的引导下进行，这两种定位方法各有其特点，可以互相补充。在我们进行的4000余例手术中，全部采用超声定位。B超引导可以良好透视X射线结石，无须造影剂，无影像重叠，因此对体位不再有特殊要求，同时它不仅可以多角度检查肾脏内部结构、提供穿刺肾脏皮质的厚度、结石与局部肾盏及全肾的关系等信息，而且方便观察毗邻关系、实时监测穿刺过程，可以清晰地看到穿刺针通过的软组织结构，从而有效地避免伤及邻近的组织器官。本组仅3例发生胸膜损伤，其中2例是肾上盏憩室结石的患者，1例是严重脊柱侧弯畸形患者，经保守治疗均治愈。无结肠、肝、脾等邻近脏器损伤的病例。

1.肺　总体发生率2.3%～3.1%，其中第12肋上穿刺时发生率可高达10%。B超引导或在呼气末穿刺可以减少胸膜损伤，一旦出现胸膜损伤，暂停手术防止灌注液或空气进一步进入胸腔。如果出现明显的血胸、气胸，则可以放置胸腔闭式引流。一般来说，几乎没有需要开放或内镜手术处理的病例。穿刺前如果不能确认通道上有没有胸膜与肺，可以选择较低的肾盏进行穿刺，需要时配合软镜以处理肾上盏结石，这样可以避免损伤的发生。

2.结肠　总体的发生率为0.2%～0.8%。据报道，马蹄肾和高龄是造成损伤的两个高危因素。此外，消瘦、腹膜后脂肪缺乏及有腹部手术史也是易发结肠损伤的因素。一般来说，左侧手术易发生结肠损伤。B超定位、术前影像学检查和认真地阅片可以减少结肠损伤，高热时，要警惕存在着发生结肠损伤的可能性。一旦明确发生结肠损伤后应该将穿过结肠的肾造瘘管撤出集合系统和结肠外，并且移至腹膜后，令患者禁食、禁水，进行静脉营养及给予抗生素，并保证引流通畅。保守治疗1周后大部分结肠损伤会愈合，只有少数患者需要进行结肠造瘘，经消化道造影证实通畅后方可撤除引流管或关闭造瘘口。

3.肝和脾　肝、脾损伤罕见，仅有个案的报道。肝脏的损伤一般不需要进行特殊的处理。巨脾、肾后脾脏、肋间穿刺较易发生脾损伤。一旦出现脾损伤引发的大量出血，需要紧急手术控制出血。B超定位及术前影像学检查和认真阅片均可以减少损伤的概念。

（四）感染

这可能是最为严重的并发症之一，在临床上，有不少操作医师经历了感染带来的严重并发症后，认为严重感染可能比出血及损伤更为可怕。高热的发生率为0.8%～4.7%，感染性休克的发生率为0.25%。术前尿培养阳性、肾功能不全、手术时间过长或灌注用量过多以及集合系统内压力过高均是术后发生高热和感染的高危因素。手术中出现的寒战甚至高热多是由于结石合并感染或者碎石后结石释放出致热原及毒素，在肾盂灌注压力偏高的基础上，这些细菌和毒素进入血液可能引发菌血症或毒血症的缘故。手术过程中开放出水通道并保持通畅，降低肾盂内压对术后发生高热和感染是良好预防措施。对于鹿角形结石及存在尿路感染的症状而尿培养呈现阴性时，可以进行结石培养以确定病原体。

对于感染性结石的患者，操作通道应适当地增大。宽敞的出水通道，可以有效降低碎石过程中肾盂内压过度增加的可能性，有利于避免碎石过程中毒素及致热原的吸收，减少液体外渗导致的肾盂感染等并发症，从而提高了感染性结石及结石并发感染的治疗安全性。气压弹道联合超声碎石设备具备独特的负压清石系统，它不仅可以直接地将已经粉碎的结石清除出体外，还可以主动将稠厚的脓液、脓栓清除出体外，使引流更加畅通。手术的过程采用超声负压清石系统能够进一步降低肾盂压力，在避免碎石后所形成的石街造成感染的过程中显示出独特的优势。

总之，术前根据培养结果有针对性地使用抗生素、肾造瘘引流控制感染并改善肾功能后进行二期手术、尽量缩短手术时间（小于90min）、较大口径的经皮肾通道以及使用负压清石设备均可以有效地减少严重感染的发生。

（五）液体外渗及水、电解质失衡

经皮肾镜取石术中液体外渗的发生率约占7.2%。由于肾盂内压力的增加，会造成灌注液的吸收。碎石过程中出现穿孔而未曾发现或已经发现穿孔但仍然勉强继续手术时，灌注液体会大量地外渗至腹膜后间隙，甚至进入腹腔内。液体外渗可以造成局部症状，并且可能因为外渗液体的吸收导致全身症状的出现。局部症状包括腹痛、腹胀、麻痹性肠梗阻，以及继发性腹膜后感染等。腹痛、腹胀及肠麻痹多在手术后24～48h缓解。当外渗的液体大量地积聚于腹膜后导致明显的腹胀时，应该做局部小切口，在肾周做钝性分离后旋转多孔引流管引流。如果结石感染或者感染性结石患者出现大量液体外渗时，应该注意预防腹膜后继发感染。灌注液过多吸收进入循环系统时，会出现循环超负荷，表现为高血压、心率缓慢、呼吸困难、发绀，甚至癫痫发作临床症状。在这种情况下，对于老年人或心肺功能不全的患者可能存在着致命的风险。有学者建议，当灌注液出入差别超过500ml时，应该中止手术操作。但是，临床工作中较难实现液体出入量的实时监控。建议当怀疑有液体外渗时，应根据具体情况尽快终止手术。对于液体外渗应侧重于预防，穿刺通道应通过肾实质，避免直接穿刺肾盂。手术中应该保持操作鞘始终位于集合系统内，保持皮肾通道畅通；对于结石较大、预计手术时间较长的患者，应选用合适的碎石设备并适当扩大皮肾通道，以减少手术时间和减低肾盂内压过高增加的可能。如果不进行腔内电切、电凝操作，灌注液应该使用静脉用生理盐水，避免使用蒸馏水而导致水、电解质失衡。对于已经出现液体外渗患者，必须密切监测血液电解质的变化情况，限制液体进入量，适当应用利尿剂（甘露醇和呋塞米），应用抗生素可以预防尿外渗继发感染。

（六）残留结石

由于肾脏内部解剖结构的特点、结石的位置与形态、与穿刺的目标肾盏的相互关系，经皮肾镜治疗肾结石必然存在着一定的残石率。对于多发性结石、小肾盂大肾盏的铸型结石，残余结石的发生率相对较高。2006年欧洲泌尿外科学会尿路结石诊疗指南规定，对于肾结石治疗后的残留结石直径不超过4mm的患者，可以进行合理的随访；对于直径大于6～7mm的患者，应该选择合理的方法进行治疗。我们认为下列措施对于降低残余结石有帮助：熟悉X射线或B超影像与实际肾脏解剖的对应关系，将通过影像学检查观察到的结石所在位置转换到肾脏实际的立体结构中；掌握选择目标肾盏的原则，以便尽可能地处理结石，术前尽量充分地了解集合系统的解剖结构及患者肾脏的个性特点，术中逐步地探及各结石的发生。手术邻近结束时，应该常规进行X射线或者B超检查。由于肾脏解剖特性的缘故，即使良好地选择了穿刺的目标肾盏，术中也不可能探及肾脏的所有空间。因此，术中配合使用软镜则有可能探及更多的肾盏，从而有效地减少观察的死角区域。但是由于受到肾盂空间及软镜最小弯曲半径以及开展肾镜手术医院设备条件的限制，有相当一部分的患者仍然需要通过建立多通道来处理结石。建立第2个以上的通道，应基本依照肾镜手术的净石率而进行过多的增加创伤的机会。采用体外冲击波碎石治疗的前提是集合系统内不能存在梗阻的因素影响碎石的排出，对于较大的残留结石在体外碎石后仍然可以通过原来的穿刺通道或另建通道再次进行经皮肾手术清除结石，即所谓“三明治”治疗。

（七）通道丢失

1.通道建立过程中通道丢失　穿刺成功后引入导丝，以下几种情况可能导致导丝从肾脏脱出，从而丢失通道：①结石局部包裹，没有空间引入导丝或肾内空间过小，不能引入足够长度的导丝；②患者突然出现呼吸的幅度过大，造成肾脏移动，导致导丝脱出；③扩张时原穿刺线的角度过大，导丝被带出肾脏外。因此，选择合适的导丝有利于成功的建立通道。专用的肾造瘘弯头导丝的头端呈“J”形，有一定的固定作用，导丝较硬而不易成角。斑马导丝头端柔软，可以放置15～20cm在肾内，导丝的后端较硬，不易脱出。这两种导丝各有其特点，适合在建立肾通道时使用，不推荐使用软导丝。

2.碎石取石过程中通道丢失　碎石取石过程中镜鞘应始终保持在引流系统内，钳取结石或冲洗结石而反复退镜时，容易将镜鞘带出肾脏。预防措施是在操作的全过程中，应有专人把持镜鞘以避免其脱出，当碎石过程中变换角度及移动肾镜时，镜鞘也有可能脱出。因此，在退镜前应首先观察镜鞘的位置，避免在镜鞘已经脱出的情况下，又将肾镜退出从而造成通道的丢失。

通道丢失后应尽快寻原通道找回，留置安全导丝有利于找回丢失的通道。如没有留置安全导丝，软组织的裂孔、血块，甚至碎石片都是引导找回通道的标志。通道丢失后一旦不能尽快地找回时，则较长时间的肾周操作就有可能导致大量的液体潴留在腹膜后。此时应该放弃手术，经原皮肤切口在肾周留置引流管。

（八）肠梗阻

腹膜后液体外渗以及血、尿刺激可以导致麻痹性肠梗阻。肠麻痹多在手术后24～48h缓解，一般不需要特殊处理。

（九）心搏、呼吸骤停

经皮肾镜手术的死亡率为0.3%～0.78%，心肌梗死和心律失常的发生率为1%，肥胖的患者术中呼吸障碍的发生率会增高。术前充分地评价患者的心肺功能，采取俯卧位训练和纠正内科疾患是必要的。过于肥胖及心肺功能较差的患者，可以考虑进行侧卧位或斜仰卧位手术。

附：顺逆行输尿管肾镜取石的微创术

输尿管中上段结石，应首选体外冲击波碎石治疗，由于输尿管迂曲折返或结石以下尿道狭窄，虽然已有成熟的体外冲击波碎石技术，但也难以达到治疗效果。而在这种情况下需要选择输尿管肾镜取石术来治疗，输尿管肾镜取石术可分为：经皮顺行输尿管肾镜取石术和经皮逆行输尿管肾镜取石术两种。

（一）经皮顺行输尿管肾镜取石术

经皮顺行输尿管肾镜取石术适用于输尿管中上段结石，因肾积水中度或重度，肾脏体积增大，位置下移，输尿管发生了迂曲折返，经临床诊断结石以下有梗阻或尿路、尿道狭窄，实施输尿管镜逆行性取石则难以完成，这种情况下就需要实施经皮顺行输尿管镜取石术。

（二）经皮逆行输尿管肾镜取石术

经皮逆行输尿管肾镜取石术适用于输尿管中上段结石，肾积水中度或重度以上，肾脏体积增大，位置下移，输尿管发生了迂曲折返，但结石以下无梗阻或尿路、尿道无狭窄，这种情况下可选逆行输尿管镜取石来治疗。先实施经皮肾造瘘引流，在局麻的情况下经皮肾造瘘，置入引流管，引流尿液，2～3d 后，待肾积水消失或基本消失、肾复位、迂曲折返的输尿管扯回原位，便可实施逆行输尿管肾镜取石术。结石取出后要在输尿管内置入双“J”管，2～3d 后拔出经皮肾造瘘管，2～4 周后拔出双“J”管。这种操作优势是可以降低经皮肾通道取石的风险，减少患者痛苦及费用。

（蔡平昌）

第二十一章　输尿管镜取石的微创术

输尿管镜取石术是指在不开刀的情况下，用输尿管镜直接从尿道进入输尿管内，把结石取出的过程。它属泌尿系统结石微创术之一。它可取输尿管内全程结石、输尿管内被肉芽组织包裹性结石、结石巷、经体外冲击波碎石难以定位的结石。

输尿管镜源于20世纪60年代，首先是输尿管软镜的问世，它需要把输尿管末端开口处扩张后才能进入输尿管内，因用时不方便而没有广泛性推向临床使用。不久又有输尿管硬镜的问世，它在使用时不需要扩张输尿管开口，可直接进入输尿管内，很快被广泛地推广应用。随着科技的发展，临床的适用性几经演变，成为口径小、工作腔大、视野清晰、操作很方便的输尿管镜，它的问世，使患有输尿管结石的患者，在不开刀的情况下能够取出结石，减少了患者的痛苦及费用。

一、术前检查

输尿管镜取石术必须了解患者的全身情况，确诊结石的部位、大小及结石的形状，输尿管走行、迂曲和狭窄的部分。

1.实验室检查血尿常规、出(凝)血时间、肝肾功能及血糖、电解质、尿细菌培养。

2.心电图检查。

3.胸部X射线片、尿路X射线片及逆行输尿管造影或CT、MRI等。

二、适应证与禁忌证

(一)适应证

1.输尿管中下段结石。

2.经体外冲击波碎石治疗形成的结石巷。

3.反复性发生肾绞痛而结石不能自然排出。

4.因结石掉入时间久被肉芽组织包裹，体外冲击波碎石难以碎掉的结石。

5.体外冲击波碎石难以定位的结石。

6.结石梗阻造成上尿路扩张影响肾功能者。

7.结石怀疑并输尿管癌变。

(二)禁忌证

1.急性尿路感染。

2.膀胱挛缩。

3.前列腺增生较大。

4.尿道狭窄。

5.结石远端输尿管狭窄或梗阻。

6.结石远端输尿管严重迂曲打折。

7.有盆腔外伤手术或放疗史。

8.出血性疾病及血液性疾病。

9.严重的心肺功能不全。

10.女性月经期。

三、器械与设备

（一）输尿管镜

输尿管镜包括输尿管硬镜和软镜，临床广泛用 8.5F 和 9.5F 旁视输尿短镜，适用于取中下段结石。输尿管上段结石应用输尿管长镜。

（二）输尿管扩张器

目前临床上常用的是 8～9.8F 输尿管镜，一般不需要进行输尿管口扩张。应用输尿管粗镜取石时，要使用输尿管扩张器对输尿管口进行扩张后才能将输尿管镜顺利置入输尿管。常用的输尿管扩张器有以下几种。

1.金属扩张器　由可弯曲的不锈钢中空管组成。按不同形状又分为橄榄头式和串珠式两种。

(1)橄榄头式金属扩张器：其头部呈橄榄形，规格为 9～15F，中空管可通过直径为 0.89～0.96mm 的金属导丝。将导丝通过膀胱镜插入输尿管内，将 9F 扩张器穿过导丝放入膀胱镜内，用转向器将橄榄头直接对准输尿管口并使膀胱镜、扩张器及壁段输尿管成一条直线。将扩张探子沿导丝慢慢推入尿管口，一旦通过输尿管壁段，常有一种突破感。将扩张探器取出，导丝仍留在输尿管内，按上述方法更换较大的扩张探子继续顺序扩张直至 15F 探子通过。在放入较大的扩张器时须将膀胱镜观察镜取出，插入扩张器后再将观察镜放入，在直视下扩张。操作全过程不能用暴力，只需轻轻推动扩张探子滑过壁段输尿管。

(2)串珠式金属扩张器：其规格与橄榄式金属扩张器相似，主要区别在于串珠式扩张器由 5 个从小到大的橄榄形扩张球间隔 1cm 排列而成，可一次完成扩张，但需要在较粗膀胱镜下完成。

2.聚四氟乙烯扩张器　规格为 8～18F，尖端呈锥形，管腔中心可通过导丝。此法较适合女性患者，扩张时易造成输尿管损伤。通过膀胱镜将 8F 输尿管导管插入输尿管口，导丝穿过输尿管导管进入肾盂，去除输尿管导管，将气囊导管(6mm)插入输尿管口并扩张壁段输尿管，取出气囊和膀胱镜。在 X 射线荧光屏监视下，重新将 8F 导管通过导丝插至中下段输尿管管内，10F 及 12F 同轴扩张导管顺 8F 导管插入输尿管下段。取出 8F 导管，在 12F 鞘内放入第 2 根导丝(安全导丝)。再取出 12F 导管，输尿管内已留有 2 根导丝。至此，将 8～18F 导管全部撤出，只留 20F(或 18F)管鞘。输尿管扩张完毕，输尿管镜及各操作器械均可顺其外鞘插入，可反复进出及操作。此法后复插管，易损伤输尿管黏膜及肌层。

3.Nottingham 扩张器　此种扩张器由细至粗逐渐扩大(从 6～12F)，可以一次完成输尿管口的扩张。导管中心有通道，可置入导丝也可注射造影剂。因前端有 4.0cm 长，故不适合输尿管下段结石嵌顿的患者。在膀胱镜下先将导丝插入输尿管，再沿导丝将 6～12F 的 Nottingham 扩张器套在导丝上扩张。

4.输尿管气囊扩张器　用于输尿管远端及膀胱壁段输尿管的气囊扩张器，其气囊直径一般为 11～18F，长度为 5～10cm。此种扩张器由气囊和导管两部分组成，导管长度 60cm，直径 9F，内部中空管可通过导丝。通过膀胱镜将导丝插入输尿管，沿导丝将气囊导管的气囊置于需要扩张的部位。气囊内注入稀释造影剂，以便在X射线监视下观察其扩张部位及程度。注射前应了解气囊容量及最大承受压力，注射应慢慢进行，最好有压力监视测仪。扩张时间以30s～2min为宜，扩张时间过长可导致输尿管壁严重损伤，注入压力过高，气囊突然破裂，压力骤然下降会引起输尿管损伤。此外不要将气囊放在结石旁。因高压气囊能将结石推入输尿管壁内而造成嵌顿，甚至可将结石压出输尿管壁。另外，粗糙的结石也能将气囊刺破。

5.*液压灌注泵* 这是临床上应用最广泛、操作最简单、最有效的扩张输尿管的方法。通过可控制的灌流泵不断产生脉冲式灌流水柱经输尿管镜进入输尿管，其液压可达26.7kPa(200mmHg)，水流速度达400ml/min。可同步完成输尿管镜操作，并保持术中视野清晰，而且液压对输尿管无任何损害。

（三）体内碎石机

较大的结石在取石前须先进行碎石术。常用碎石机包括气压弹道碎石机、激光碎石机、超声碎石机、液电碎石机及电子能动碎石机。

（四）取石器械

输尿管镜直视下取石的器械有套石篮、三爪钳和取石钳3种。

1.*套石篮* 套石篮的基本结构为操纵把、操纵导丝、套石管鞘及套石网篮。网篮或三爪钳伸出管鞘外即打开，回缩管鞘内即闭合。

2.*取石钳* 适用于输尿管下段较小结石的直接钳取。取石钳的主要优点是在输尿管内取石时如果遇到阻力可以将结石松开以避免造成输尿管损伤，而套石篮一旦将结石套入网篮中则很难将结石松开让其重新掉入输尿管腔内。

（五）引流管

经输尿管镜取石术后一般要放置引流管，一般规格是5～6F双猪尾输尿管支架管。

四、经尿道输尿管镜取石术

（一）麻醉

1.首先硬膜外麻醉。

2.对于女性年龄在55岁以上的部分患者，输尿管中下段结石，可采用局麻或静脉复合性麻醉。

（二）体位

采用截石位，健侧下肢抬高，患侧下肢下垂的截石位有利于输尿管的进入操作，也可采用双下肢截石位。目的是输尿管开口与尿道外口同在一条直线上，使输尿管较容易进入。

（三）手术步骤

1.进镜 男性患者，首先提起阴茎，使镜体达到精阜后，再将阴茎和镜体转为水平线，在灌注液体通过水压的作用下冲开后尿道，同时将镜体推入膀胱内。由于输尿管镜的视野小，有部分输尿管开口异位或患者有滤泡性膀胱炎者，可用导管试探开口，要轻柔防止毛细血管出血，影响视野。找到开口处后先将导管或导丝进入，引导输尿管镜的进入，加大水压帮助进镜，一般在输尿管间背正中向两侧寻找。如有开口异位或患有滤泡性膀胱炎者，可用导管试探开口处后先将导管或导丝进入，引导输尿管镜的进入，加大水压帮助进镜。一般情况下需要先将输尿管镜前端的导管挑起，使输尿管上唇抬高，显露出输尿管管腔，根据输尿管管腔的走向，将输尿管镜体反转180°，使管镜尖端向下，在水压的帮助下，将镜向上推进，如果输尿管有狭窄时可用气囊扩张器进行扩张。进镜操作一定要轻柔、匀力，否则导致毛细血管出血，影响视野甚至输尿管穿孔。当镜进入向上推进3～4cm时，要注意开始爬坡，此时是输尿管越过髂血管处，走行变化很大，须将镜尾下压，才能清楚地看到输尿管的管腔及导丝，再上行可看到髂血管搏动，如果该处有结石，可把结石上推，越过此处再进行碎石，当看到结石随呼吸上下移动时，说明管镜已进入输尿管上段，让患者屏住呼吸再进行碎石。腔镜进入肾盂与输尿管连接部时，可见到环形狭窄处视野变黑，说明已进入肾盂。当输尿管上段迂曲不严重，进镜稍有困难时可让助手按压患者的腹部，上推使肾位置上移，牵扯输尿管达到腔镜上行的目的。

2.*碎石*

(1)气压弹道碎石：在视屏下，将输尿管镜推进结石处，碎石杆从工作道插入过镜端 0.5～1.0cm，并稍微用力将结石压在一侧的管壁上，便可进行碎石，一般情况输尿管内碎石应首选气压弹道碎石。可采用单发或边发。碎石中要牢握杆柄，以免造成输尿管壁机械性损伤。

(2)激光碎石：将石英光导纤维导至结石处，一定要突出于镜端的 0.5～1.0cm。与结石接触，开始功率 30MJ，效果不明显的可增至 60MJ。发射频率为 5～50 次脉冲为宜。

(3)液电碎石：结石要视野清晰才能进入液电碎石，电极头超至管镜前端 5mm 以上，否则易损伤管镜，电极的尖端不可直接与结石接触，要间距 1cm，效果最佳，工作电压通常为 60V，碎石效果不好者可加至 70～80V。当用液电碎石时特别要小心，因其最容易导致输尿管穿孔。

(4)超声碎石：需要 11.5～12.5F 较粗的输尿管镜，以便工作腔能通过中空探杆，手持转换器，保持超声探头与输尿管镜在同一直线上，否则易折断探头。将探头的末端与结石接触，通过脚踏开关控制碎石，每次持续 10～15s。间歇时将碎石屑和冲洗液吸出。

(5)碎石注意事项：为了防止在碎石的过程把结石推回肾内，可以采取以下方法：①在保持视野清晰的情况下，尽量保持水灌注的压力；②调整头高脚低位；③能量及频率；④对结石硬度比较强、表面圆滑的尽量用套石篮套石后再进行碎石；⑤碎石时先从结石的一侧边缘开始把结石击碎。

五、输尿管镜取石钳、套石篮操作技术

输尿管镜下应用取石钳或套石篮取石，是尿路结石微创手术治疗重要手段之一，也是各种镜下取石最快的方法。适用于较小的输尿管结石，特别适用于输尿管难以达到或容易因灌注水压向上移位的小结石，对于输尿管下段的小结石，通过取石钳或套石篮取出结石通常作为首选。小的输尿管结石碎片，能够钳夹取出，安全快捷比套石篮更易操作，对于 6mm 以上的结石，应先用套石篮固定再进行碎石后再用钳夹取出结石，以免直接应用取石钳或套石篮造成输尿管穿孔或者撕脱。

输尿管镜下钳取或套石篮技术要取得良好的效果和安全性，须充分考虑以下的几点因素：①结石的大小、位置；②使用的输尿管镜的情况，硬镜还是软镜，输尿管腔的大小；③输尿管的情况是否有扩张、水肿、有无结石嵌顿；④所造取石钳或套石篮的情况(型号、大小、材料、形状、结构)等；⑤操作医生的技术熟练程度和临床经验。Ptashnyk 认为对于单个直径 4mm 以下的输尿管的损伤较轻。对于输尿管石街螺旋形套石篮取石的速度最快，对输尿管的损伤较小，多网形套石篮和三爪钳对输尿管的损伤最大，El-Gabry 认为螺旋形套石篮不适用于输尿管内较小的结石取石应用。镍钛合金钝头套石篮由于柔韧性好，取石效率较其他金属套石篮高，创伤也小，也可用于肾盂肾盏内结石的取石，须有良好的技术和临床经验。

输尿管镜下取石钳、套石篮技术应掌握好适应证，选择合适的取石钳和套石篮。操作医师手法要轻柔，套取石整个过程可在显示器监视下进行，不能盲取，如果取石套中遇到阻力，或将其输尿管黏膜套入套石篮中，切忌强行牵拉；如果牵拉受到阻力，应立即停止操作，经碎石后再进行取石。此外还应注意在碎石过程中，激光和液电碎石可击断大头套石篮金属丝的可能。因此，炙激光纤和液电碎石探头应避开套石篮网丝。

输尿管上段结石的取石要比下段结石困难得多，技术要求更高，因为输尿管上段管壁薄弱，对于上段输尿管嵌顿性结石，取石时容易造成输尿管损伤。输尿管镜下取石钳、套石篮技术常见的并发症：①输尿管黏膜损伤；②输尿管撕裂；③输尿管镜穿孔；④套石篮断裂，套石篮连同结石嵌顿于输尿管腔内；⑤输尿管套叠，对于输尿管黏膜损伤穿孔，可放置双“J”管引流 2～4 周即可。如果严重的可行开放手术进行修复，保持尿流通畅，断裂的套石篮应用异物钳小心取出。如同时伴有损伤应放置双“J”管引流。当套石篮连同结石嵌顿于输尿管内时切勿大力强行牵拉，易造成输尿管断裂或套叠，可应用输尿管镜下气压弹道碎石或体外冲击波碎石将结石粉碎再取出套石篮。输尿管镜下取石钳、套石篮技术是泌尿系统外科医师常规掌握的一门技术，但对技术人员的要求高，对泌尿系统腔内手术要熟练，操作手术要轻柔，避免用暴力施术，防止产生严重的并发症。

六、术后处理

输尿管镜下碎石取石术的处理也是手术成功与否的一个重要环节。

(一)生命体征观察

患者在硬膜外麻醉下行输尿管镜下碎石术后，应常规去枕平卧 4～6h，详细了解术中情况，失血多少，应于 24h 内严密观察患者生命体征的变化，术后一般卧床休息 1～2d，减少活动量。

(二)尿量的变化

术后因椎管内麻醉，须常规留置导尿管。留置期间应注意尿道外口的清洁，保持尿管的通畅，妥善固定尿管，防止发生逆行感染，术后尿管一般留置 1～2d。防止膀胱尿液过度充盈，引起膀胱输尿管反流致泌尿系统感染，鼓励患者多喝水，每日应在 2000ml 以上，以达到尿液自然冲洗尿道，同时也有利于残余石屑的排出，减少尿路感染的概率。

1.尿色的变化：术后留置尿管期间应严密观察尿的颜色，如大量输液后尿液仍是鲜红色，说明有出血情况应给予止血药的应用，加快输液；如有血块排出，则需要用无菌生理盐水冲洗膀胱，以免更大血块的形成。

2.术后应合理地应用有效抗生素，预防和控制泌尿系统感染。

3.术后收集取出的结石，做结石分析有利于日后的结石预防。

4.出院前应行 X 射线腹部平片了解有无残留结石，双“J”管的位置如有过多残留结石，或肾内结石再次掉入输尿管，应根据情况及时进行体外冲击波碎石或再次手术治疗。

5.术后一般应尽量减少活动，适量运动。过重体力劳动后，双“J”管会与输尿管腔有摩擦，易引起血尿疼痛症状，应多饮水。

6.术后 1～3 周内拔出双“J”管。

七、并发症的处理

输尿管镜并发症有急性并发症和远期并发症两种，随着泌尿外科的发展及输尿管镜手术器械的不断改良，输尿管镜手术的并发症已经在逐步减少，小的并发症虽然没有长期的影响，但及时发现并处理并发症至关重要。并发症的发生率与医务人员的技术水平、所用的医疗设备及患者本身的条件有明显的关系。根据文献报道并发症的发生率为 5%～9%，较为严重的并发症发生率 0.6%～1%。

（一）急性并发症

1.*出血* 主要表现为肉眼血尿，常由术中损伤输尿管、术中息肉增生包裹结石、钳夹息肉及导管对输尿管腔摩擦所致。有些患者可持续到取出双“J”管后肉眼血尿方能消失，一般尿液为淡红色，出血较轻，不须特殊处理，应多饮水，卧床休息，减少活动即可，稍重的出血，可给予止血药的应用。如果遇到较严重的出血，考虑是否有输尿管穿孔、损伤周围脏器的可能，必要时须改开放手术。

2.*黏膜撕裂和黏膜下假道形成* 黏膜撕裂和黏膜下假道的形成是输尿管镜下取石术中较为常见的并发症。常见输尿管导管或导丝插入不当，术者的技术不够熟练所致，若能及时发现并停止进镜一般损伤较轻。退镜后，正确插入导管，可继续手术，但有时操作不当，可造成大的黏膜下假道，易引起输尿管缺血，致术后输尿管狭窄甚至坏死。因此操作时动作尽量要轻巧，避免盲目进镜及导丝导管镜体引起的黏膜损伤。

3.*输尿管穿孔* 输尿管镜下取石术所致输尿管穿孔，常表现为镜下不能清楚地看到输尿管腔或者只可看到黄色的脂肪组织。输尿管穿孔的发生常见于狭窄导管进入或输尿管镜沿着导管错误的方向前进所致，穿孔后应及时退镜。未损伤血管及周围脏器，无明显出血者，可再行正确插入输尿管导管，沿正确的方向可继续手术，一般手术后放置双“J”管常可解决问题。对于退镜后找不到输尿管正常管腔正确进入输尿管置双“J”管失败的，可配合经皮肾穿刺造瘘，经皮肾镜引导下顺行置入斑马导丝通过损伤的输尿管部位。留置双“J”管引流 3～4 周后，再行拔出双“J”管。输尿管穿孔后的处理最重要的是保持输尿管通畅，避免尿液渗漏到腹腔或腹膜后引起尿性感染及囊肿的形成。输尿管穿孔一般患者表现较剧疼痛、腹胀等症状，疼痛常给予哌替啶、吗啡，如难以控制症状，必要时可给予椎管内麻醉导管引流镇痛泵进行止痛，48～72h 即可拔出。

4.*黏膜撕脱或套叠断裂* 输尿管黏膜撕脱和套叠是输尿管镜手术中最为严重的并发症。小的黏膜撕脱（小于 0.5cm）可先保守处理，一般可自愈，因与输尿管上皮组织的移行生长速度较快有关，如黏膜撕脱套叠较长，应立即行开放手术，修复损伤的输尿管。黏膜撕脱常见于术者的手法不够轻柔，试图钳夹出较大的结石块用力过猛导致，术中应尽量避免钳夹过大的结石块。输尿管套叠较为少见，主要发生于输尿管狭窄时，试图将输尿管镜通过此处狭窄的输尿管腔用力过猛所致。术中感觉镜体嵌入输尿管内较深时，应避免手术时间过长或将镜体反复进出输尿管试图通过输尿管狭窄段。此时应先将输尿管内放置双“J”管，将其被动扩张后，再行输尿管镜取石术，较为严重的套叠时，可致输尿管全层断裂，应立即开放手术吻合处理。

5.*双“J”管回缩与脱落* 输尿管镜下碎石取石术后应常规留置双“J”管引流，但双“J”管可能会因剧烈活动，而回缩至肾盂内或脱落至膀胱，甚至随尿排出。

术后双“J”管的回缩常见于术中将双“J”管过多的留置于肾盂内，或肾积水的减少，使双“J”管回缩至肾盂。如输尿管下段结石时，输尿管黏膜水肿，双“J”管回缩至水肿段以上时，会引起肾绞痛的出现，由肾积水不能被引流所致，应行 X 射线腹部平片明确后再行输尿管镜下将双“J”管拔出输尿管开口处。

双“J”管的脱落，可见于术中留置膀胱内过多，或患者过多运动，随着重力及尿流的冲击，使双“J”管移位脱出。如输尿管上段的结石或息肉时，双“J”管脱落到此处以下，可致肾积水增加，引流不畅，发生肾绞痛，不能达到治疗的目的，视情况再次行双“J”管置入。

6.*术后腰腹疼痛及肾绞痛* 常由于留置双“J”管刺激或膀胱过度充盈时，尿液随双“J”管反流至肾盂所引起。肾绞痛常由于输尿管水肿或血块暂时阻塞输尿管及双“J”管的回缩与脱落所致。一般口服解痉、止痛药物即可缓解，如因双“J”管回缩与脱落所致，则须再次行输尿管镜下双“J”管的复位。

7.*术后发热和感染* 输尿管镜下取石术后，发热较为常见，常为低热，一般对症处理后可缓解。对于术后出现高热的患者，一般常见于术前合并尿路感染，且手术时间过长，术中灌注水的压力过高引起的反流性感染。术后可常规应用敏感的抗生素给予抗生素治疗，一般可以恢复正常，但对于某些术前明确存在输尿管梗阻合并感染或肾积脓时，在进行输尿管镜取石前应先做经皮肾造瘘引流，应用敏感的抗生素，待感染控制后再行输尿管镜下取石术，否则易发生感染性休克或败血症。必须行输尿管镜手术时，术中应避免冲水压力过高，手术应尽快结束，避免手术时间过长，使肾内压升高引起肾内静脉反流，术前、术后均应给予足量的敏感抗生素预防控制感染。术前控制感染，术中防止灌注压过高，术后输尿管引流的通畅与否是预防输尿管镜手术引起发热甚至败血症的关键。

8.*其他有关并发症*　长时间的液电碎石或气压弹道碎石、钬激光碎石灌注水压力过高，偶尔会发生RUR综合征，术中对结石冲击力过大，偶尔有异物残留，结石残留于输尿管外的并发症极为罕见，但也应注意。

（二）远期并发症

1.*输尿管坏死*　主要由于输尿管黏膜下穿孔假道形成后灌注水压过高，灌注液过多冲入输尿管黏膜下，使输尿管壁缺血坏死，一般较少见。

2.*输尿管狭窄*　主要由于局部输尿管壁缺血、早期的输尿管镜体较粗、对输尿管损伤较大所致，如今的输尿管镜已小型化，此前并发症较少见。

3.*膀胱镜输尿管尿液反流*　输尿管镜下取石术后膀胱输尿管尿液反流偶尔发生，不伴有感染的膀胱输尿管反流一般无临床表现，以此预防输尿管手术的感染，一般术后拔出双“J”管后，膀胱输尿管反流可自行恢复，无须特殊处理。

（安旭方）

第二十二章 体外冲击波碎石的微创术

一、概述

体外冲击波碎石(SWL)自1980年应用于临床以来,迄今已基本完善了其理论体系,并成为治疗上尿路结石的主要方法。

(一)适应证

随着SWL治疗体系的不断完善,SWL治疗适应证的选择从最初大约20%的泌尿系结石病人到现在的90%。SWL已基本上不受患者年龄、性别、结石部位及其X线影像特征等因素的影响,而且由于其非侵入性的特点,对患者身体状况的要求也远不如经皮肾镜取石术(PNL)或开放手术那样严格。

1.*肾结石* 直径≤2cm的肾盂或肾盏单发结石,或总体积与之相当的多发的结石是SWL的最佳适应证,多数情况下,单期治疗即可将它完全粉碎。直径2~4cm的结石一般仍可首选SWL,但往往需要多期治疗,且术前常需放置输尿管导管或支架。对于难碎结石(胱氨酸结石等)或直径在4cm以上的巨大结石,SWL只能作为PNL或开放手术的辅助方法。畸形肾结石、移植肾结石亦可用SWL治疗,但疗效各有差异。

2.*输尿管结石* 全程输尿管结石均可用SWL治疗。其最佳适应证是结石直径≤1.0cm,停留时间不超过半年,患肾功能良好。停留时间较长、结构致密或体积较大的输尿管结石,总体碎石效果较差。但仍可选择SWL治疗,无效时再改用其他办法,或联合应用腔内操作技术等其他辅助措施。

尽管输尿管中下段结石的首选疗法尚有争议,SWL治疗的总体效果也许比输尿管镜略为逊色,但SWL为非侵入性的治疗,简便安全,不必麻醉与住院,病人痛苦小,费用低。相比之下,SWL更具优势,应该作为大部分输尿管结石的治疗首选。

3.*膀胱结石* 膀胱内储存的尿液为SWL治疗提供了一个良好的空间。<3cm的原发性膀胱结石,可以采用SWL治疗;≥3cm的结石或多发性结石的SWL需要分期治疗,容易导致尿道梗阻,故不宜首选SWL。继发性膀胱结石,应首先针对病因治疗。

4.*尿道结石* 尿道结石多为“急症”,而且它缺少一个含水的扩张腔隙,原位SWL未必能保证单期碎石成功,加之冲击波和X光对会阴部邻近的内生殖器有潜在的损害,一般SWL不作为一线治疗选择。可通过插导尿管或用尿道探子将结石推回膀胱再行SWL或直接用尿道镜处理结石。

(二)禁忌证

在早期,SWL的禁忌证相当广泛,包括妊娠、小儿、心脏起搏器置入者、过度肥胖等。随着SWL适应证的不断扩大,其禁忌证的范围在不断缩小。目前,很多有所谓禁忌证的结石患者能安全而成功地接受体外SWL治疗,甚至被认为是SWL绝对禁忌证的妊娠也受到了质疑。

当前,SWL唯一的绝对禁忌证是妊娠期尿路结石;相对禁忌证有两种含义,一是指在无充分准备的情况下不应行 SWL，只有在控制或纠正基础疾病后方可慎行 SWL；二是在 SWL 后出现并发症时有相应的补救措施。常见的相对禁忌证包括：①结石远端尿路梗阻；②慢性少尿性肾功能不全；③急性尿路感染；④出凝血机能障碍；⑤泌尿系活动结核；⑥结石大小＞2.5cm；⑦严重心血管疾病。

1.全身性因素

(1)妊娠：妊娠一直是 SWL 的绝对禁忌证，冲击波及 X 线对胚胎和胎儿的影响仍有待进一步研究。鉴于 SWL 用于孕妇风险巨大，如可能导致胎儿流产或畸形，建议这类结石患者改用其他治疗方法，或待分娩后再行 SWL 治疗。女性患者在接受 X 光定位的 SWL 后，最好在一年之内避免怀孕(包括 KUB 复查时间)。

(2)凝血机制异常：凝血机制异常者在 SWL 后可能会发生靶器官大出血或出血不止，因而是 SWL 的相对禁忌证，但在凝血机制异常得到纠正后仍可进行 SWL 治疗。

(3)严重心血管疾患：心功能不全和严重心律失常者，因 SWL 有加重病情的危险，故需等待心脏病情好转后方可行 SWL。但心脏起搏器携带者现在已不是 SWL 的禁忌证。

研究表明：SWL 的致痛作用可引起血压一过性升高，而且高血压患者碎石时更易并发肾周血肿、肾损害甚至肾功能丧失，故对伴有高血压的尿路结石患者应在病情稳定、血压控制良好的情况下慎行 SWL。若为输尿管结石，结石的梗阻可能是血压升高的诱因，此时可在使用降压药的前提下进行 SWL。此外，脑血管意外的急性期不宜 SWL。

(4)严重的糖尿病：糖尿病患者容易出现严重的泌尿系感染如脓肾。对于结石合并严重的糖尿病患者，应在正确使用胰岛素和抗生素的前提下进行 SWL，否则容易出现严重的感染或酮症酸中毒等严重的并发症。

2.泌尿系因素

(1)结石远端尿路梗阻：某些尿路局部病变，如先天性畸形、输尿管息肉、狭窄、肿瘤导致结石远端尿路梗阻者，粉碎的结石难以排出，梗阻解除后可行 SWL。

(2)肾功能不全：SWL 可引起短暂的肾功能减退，加重肾功能的损害。因此，少尿期慢性非梗阻性肾功能不全是 SWL 的禁忌证。如果肾功能不全是结石梗阻所致，则要积极解除梗阻，尤其是体积较小的结石所致的急性肾后性肾衰竭，SWL 常能迅速解除梗阻。

(3)尿路感染：尿路感染为 SWL 的相对禁忌证，其情况应分别对待。①急性尿路感染期经抗感染治疗，在症状消退，尿白细胞消失和细菌培养转阴后方可碎石。②肾脏的慢性感染在结石去除前常不可能根治。使用抗生素后，只要尿中白细胞消失，尿培养转阴，就可行 SWL。③输尿管结石梗阻所致的急性尿路感染，单一的抗菌治疗有时难以奏效，可在使用有效抗生素的同时进行 SWL。梗阻解除后，才能有效地控制尿路感染。

(4)泌尿系结核：对于泌尿系活动性结核患者，SWL 导致的组织损伤可促使结核杆菌的血行扩散，形成全身粟粒性结核。因此，泌尿系活动性结核不能进行 SWL。

(三)冲击波碎石前的准备

1.碎石前检查　SWL 前检查的目的是：①明确结石的诊断；②评定 SWL 的适应证；③排除 SWL 的禁忌证；④评估患者耐受 SWL 的条件。由于结石的部位不同，患者的身体状况不同，疾病的缓急不同，碎石前的检查项目也不尽相同。

病史询问时要关注出血性疾病史和尿路感染史，在临床工作中，最易忽略的是询问抗凝药物(如阿司匹林、吲哚美辛等)的用药史，对此应予以充分注意。对育龄期女性患者应注意了解月经史和妊娠史。实验室检查包括尿常规、血常规、凝血三项和肝肾功能。对有尿路感染者应行尿培养。B 超、KUB、IVU 是常规性影像学检查项目，螺旋CT平扫、逆行尿路造影、MRU等是选择性检查项目。

对于急性肾绞痛患者，可只检查血、尿常规和出、凝血时间，KUB和B超结合可对多数结石做出定性和定位诊断，亦可行螺旋CT检查，而IVU已不再是必要的检查项目。

2.碎石前用药

(1)抗生素的应用：SWL前无泌尿系统感染者没有必要预防性使用抗生素，对泌尿系统感染者，SWL前有必要给予足量有效抗生素。

(2)利尿剂：SWL前使用利尿剂可增加结石周围的液体量，以及冲刷碎石时产生的结石粉末，有利于结石的粉碎和排出，可于SWL前1小时口服呋塞米20～40mg。但急性梗阻性肾衰竭的患者不宜应用利尿剂。

(3)输尿管扩张剂：急性肾绞痛的患者或输尿管扩张不明显的输尿管结石患者，在SWL前可舌下含服硝苯地平片10mg，该药具有解痉和扩张输尿管的作用，同时还有降压作用，尤其适用于高血压患者。

(4)镇痛与麻醉：SWL过程中，50%的患者有严重的疼痛。国产碎石机致痛作用较轻，一般无须镇痛。现阶段，SWL常用的镇痛药有：哌替啶和曲马多，双氯酚酸有抗血小板凝集作用，可加重出血，应慎用。早期国外的SWL常需应用麻醉技术。现阶段，全身麻醉的应用逐渐减少。EMLA外敷软膏是一种低熔混合物，每克软膏分别含有利多卡因和丙胺卡因各25mg。在SWL前45分钟至1小时将其外敷于冲击波经过的皮肤部位。实验表明，有一定效果，副反应少，同时避免了肌注和静脉注射的弊端，其简易性和非侵入性颇具优势。但诱导时间长，且须降低输出电压，因而可能影响碎石效果，增加复震率。

3.肠道准备　肠道准备不是常规，但当肠内容较多影响定位和冲击波的传导时，肠道准备是必要的。常用的泻药有番泻叶和甘露醇。对来不及服用泻药者，可在SWL之前一次性灌肠。

4.尿路准备　术前1小时常规饮水500ml可增加尿液的分泌，有利于结石的粉碎和碎石的移动。下段输尿管结石SWL需要适度充盈膀胱，尤其在B超定位时。但过度的充盈可导致患者不适同时增加结石的治疗深度不利于碎石。

（四）定位技术

1.X光定位技术

(1)定位技术操作：定位前根据KUB、IVP结果在相应的体表投影区作一标记（大致定位）。然后利用碎石机的定位系统，通过上下、左右、前后及斜形运动移动人体，最后将结石准确地定位在焦点上（细致定位）。

1)交叉式X光定位：早期碎石机几乎都采用这类定位方式。有互成90°角的双轴向X光定位、互成45°角的双轴向X光定位和可移动的45°角单轴向X光定位等3种。这类定位方式的原理基本相同：两个交叉的X光束的相交点与碎石机的碎石焦点重叠，只要将结石位置移到X光束的相交点上，定位即告成功。

定位方法：对病人进行大致定位后，通过治疗床的三维运动、水囊的充盈度先在一束X光方向上（互成45°角的交叉式X光定位先进行垂直方向的定位）将结石移至碎石机焦点位置，再换另一方向X光，将结石移至焦点位置。交叉式X光定位有一共同缺点，即只能在两个角度观察结石，X光影像增强器在两个角度之间移动的过程中无法观察到结石，定位难度较大，对操作者的技术和经验要求较高。

2)C臂旋转式X光定位：C臂旋转式X光定位基本原理与交叉式X光定位相同，但克服了前者不能连续、多角度地动态观察结石的缺点，因而图像更清晰，定位更加准确、迅速。C臂旋转式X光定位系统是将X光发射球管和影像增强器分别固定在一个可旋转的大C形臂的两端。冲击波源安装于小C臂上，两个C臂围绕同一轴心，大C臂的运动轴心（不同角度的X光束相交点）即为碎石焦点（焦区）。C臂旋转式定位有多种运动方式，如头脚方向、左右方向，现已出现球面运动方向的C臂，定位更加方便。

对病人进行大致定位后，先从大C臂垂直位置位进行观察。此时如病人采取平卧位，则屏幕所见与KUB片完全相同，操作者通过比较X片可迅速找到结石。通过移动治疗床，将结石移至显示器上的焦点位置。此时，结石位于焦点所在的垂直轴线上。第二步，旋转大C臂，从另一角度（约30°）观察结石，通过调节治疗床的高度使结石移至焦点位置。

定位完成后，在0°至30°之间转动C臂，可见结石始终处于焦点位置。

（2）结石粉碎程度的判断：结石被击碎后可有如下改变：①结石完整性的改变：结石粉碎成多颗；②结石密度的改变：表现为结石的X光密度不断降低；③结石几何形状的改变或透视下结石面积增大；④结石位置的改变：碎石可随体位或尿流作用移动到到其他部位如远端输尿管、膀胱。

2.B超定位技术

（1）定位前B超常规检查：体外碎石前，操作者必须对患者再次进行常规泌尿系B超检查，这相当重要。其目的在于复核先前的诊断结论，同时，通过扫描选择一个能清晰显示结石的体位并作一定位标志，避免治疗时的盲目性。

（2）体位选择：碎石术的体位取决于结石的部位、体型、肠道的状态。术中疼痛的程度也可因体位的不同而异，碎石体位的适当与否有3个标准：①结石图像清晰；②冲击波传导入路能量损耗最小；③患者感觉舒适，避免疼痛及减少迷走神经反射。目前临床上使用的绝大部分国产B超定位碎石机为侧轴外置式定位装置，其B超探头和冲击波源安装在碎石床下，我们就以此机型来说明超声的定位技术。

1）同侧仰卧位：患者取仰卧位，探头和波源在结石的同侧，由外向内对肾和输尿管上段结石进行扫描定位。这一体位对大部分肾和输尿管上段结石的定位效果比较理想。但其缺点是容易受肋骨遮挡，而且对输尿管上段远端的结石和肥胖病人，这一体位的定位效果常难以令人满意。

2）对侧仰卧位：患者取仰卧位，探头和波源在碎石床下越过患者的脊椎至患侧，在患侧肋脊角处贴紧皮肤后由内向外扫描肾区。使用“对侧”这一术语只为区别同侧仰卧位。虽然从体位上说，同侧仰卧位和对侧仰卧位的体位正好相反，但实际上，超声波和冲击波的入路依然在结石侧。该体位主要用于治疗肾结石，尤其是肾盏结石。这一体位图像不受肋骨影响，且冲击波不通过脊椎及内脏器官。

3）侧卧位：患者取侧卧位，患侧在下。定位时，探头从腰背侧或腰腹侧扫描肾和输尿管上段。这一体位能很好地显示肾盂和输尿管上段，可避开腰肌的干扰，且水囊的上升对图像的影响较小，因而肥胖者或腰肌发达者常需用这一体位进行输尿管上段结石的定位，其痛感也比同侧仰卧位要轻。

4）同侧俯卧位：患者取俯卧位，探头置于患侧腹部，从输尿管或肾脏的外侧由外向内扫描定位。这一方法主要用于定位上段和中段输尿管结石，偶尔用于肾结石。用同侧俯卧位法定位输尿管上中段结石时，通常比对侧俯卧位定位要容易，因为扫描的位置和方向与常规B超检查一致，且探头在患者腹部的外侧，操作者容易看见探头的具体位置，便于进行调整。

5）对侧俯卧位：患者取俯卧位，探头在结石的对侧。定位时，将探头移过腹中线，在输尿管的内侧由内向外扫描输尿管结石。它主要用于定位输尿管下段结石和少部分的上、中段输尿管结石。用该体位时，探头在腹部下方，操作者难以看清探头的具体位置，单凭声像图判断容易失去方向，故在操作时较同侧俯卧位困难。因此，最好在术前的超声检查后做一个体表标志，术中沿下腔静脉的外前方找到搏动的髂血管，再在其前方找出输尿管，定位就容易多了。

在碎石过程中有时可能需要使用两种体位。当结石显示不清晰，疼痛明显，或为减少某一入路内组织的损伤，都可以改变体位。如膀胱结石可以通过改变体位使结石移动，从而减少同一处黏膜的累积损伤。

上述体位只是常用体位，部分病人需要在上述体位的基础上加以变化，如侧卧位向腹部倾斜可清晰显示肾盂；俯卧位向健侧倾斜可减少肠道的干扰；下段出口处结石受耻骨影响时可取头低脚高的俯卧位等。

只要定位时以解剖为依据，就能灵活地应用各种体位，使定位更加准确。

(3)技术要领

1)肾结石的定位：常用同侧仰卧位，其次是侧卧位或对侧仰卧位。肾结石一般距体表4～8cm，定位时要上升探头，充盈水囊。如果结石影像被肋骨遮挡，可以调整探头及治疗头与皮肤之间的贴紧度，必要时可更换体位。由于切割式成像的局限性，超声对鹿角形结石和多发性结石的显示效果不及X线，因而选择X线定位比较合适。

2)上段输尿管结石的定位：同侧仰卧位时上段输尿管结石一般距体表6～10cm。若结石比较靠近髂骨可将病人体位向患侧倾斜30°，或于下腹部加压沙袋，如果仍不满意可采用俯卧位。若结石在输尿管近UPJ处，沙袋宜放在中腹部。侧卧位时皮肤的弧度较小，因而水囊的充盈度和升降对图像影响较小，定位容易。输尿管上段走行个体差异较大，部分病人输尿管自第三腰椎开始向前下行，这种情况采用俯卧位往往容易获得清晰的图像和良好的碎石效果。俯卧位时宜在腹主动脉和下腔静脉的外前方寻找上段输尿管。定位时可用探头从肾盂沿输尿管行径向下扫描，寻找结石。对于上段输尿管远端的结石，可直接从结石近端循扩张的输尿管形成的“水路”寻找结石。

3)中段输尿管结石的定位：常用同侧俯卧位。如无输尿管扩张，定位中段输尿管结石几乎是不可能的。但只要输尿管有扩张，中段的定位并不困难。术前的B超检查定位后划一体位标记，操作时将治疗头和探头对准结石所在区域来回进行纵切面的扫描，在搏动的髂动脉的前方寻找扩张的中段输尿管，再循扩张的输尿管向下寻找结石。对于中段输尿管远端的结石可选择对侧俯卧位，通过充盈的膀胱作为声窗来扫描扩张的输尿管和结石。探查该段输尿管时探头可适当旋转约15°，使之与输尿管的纵切面平行，这样容易发现扩张的输尿管。但有些碎石机的探头不能自转。中段结石受肠道气体干扰大，气体的回声同样是强回声，区别是结石的回声相对固定，而肠气的类结石回声是短暂而飘忽不定的，且回声的上方没有输尿管的回声。当不明确的时候可以等待观察或加压探头。

4)下段输尿管结石的定位：下段输尿管结石可用对侧俯卧位。有些肥胖患者结石距皮肤距离可达11cm以上，水囊上升幅度大，挡住部分超声，且膀胱伪像干扰大，往往在不定位时结石声像清晰，但要定位到焦点时结石声像反而显示不清。解决的办法是：少量排尿，适当降低膀胱充盈度，以缩短治疗头与结石之间的距离。水囊充水后水囊膜能紧贴皮肤即可。输尿管出口处的结石影像若被耻骨遮挡，可采用头低足高位或旋转定位探头。

5)膀胱结石的定位：采用俯卧位。膀胱结石可随体位移动，俯卧位治疗时，由于上升的探头和治疗头把身体的一侧抬高，结石往往滚动至膀胱的一侧，距体表2～4cm，水囊必须充盈饱满才能有比较大的接触面，保证冲击波的传导。

(4)碎石程度的判断：超声可动态观察结石被粉碎的过程，较X光透视更为直观。典型的图像变化有如下过程：结石震动、脱落→结石形态改变(碎石反流或随尿流下移)→回声和声影变淡。根据回声的强弱和声影的浓淡可判断哪些结石还需要继续冲击。一般粉碎得比较均匀的结石，回声比较均匀，强度减弱，声影如细雨状，较小的结石粉碎后声影可以消失。但1cm以上的结石一般粉碎后声影仍然存在，从理论上说，粉碎成功的结石，其每一颗碎石直径应＜3mm，可以没有声影，但众多的碎石堆积时，仍可形成声影，只是浓淡的差别而已。

(五)术后处理

1.一般处理

(1)止痛：大部分患者在SWL后并无不适，急性肾绞痛患者术中绞痛就可缓解。少数患者受冲击的区域可有不适和疼痛，一般无须特殊处理。在治疗后头6～8小时内很少发生肾绞痛。若患者在SWL术后几个小时内主诉剧烈疼痛，可能有肾内或肾周血肿，必须严密观察或做超声检查和CT检查。

约4%～9%的患者术后可出现肾绞痛。肾绞痛发作时可给予止痛治疗。当结石碎粒到达输尿管膀胱交界处时，易出现下腹痛伴尿频、尿急、尿痛等膀胱刺激症状，可用黄酮哌酯类药治疗。

(2)抗生素的应用：根据某医院的临床调查，输尿管结石SWL后很少并发尿路感染，不必常规使用抗生素。对原有感染的患者和有潜在感染因素（如畸形肾、糖尿病）的患者，应继续控制和预防感染。一般情况下，肾结石患者可于术后继续口服抗生素3～5天，感染严重者需要静脉滴注抗生素。

2.复治间期　难治型结石常需多期SWL治疗，两期之间的最佳间隔期限，应根据肾损伤的恢复时间、排石时间与梗阻性肾功损害这三者之间的关系进行权衡后确定，每期SWL的间隔时限以2～3周为宜。

首先，原则上应在前次SWL后组织愈合时进行下次复震。其次应考虑结石排出的时间。为减轻组织损伤和降低治疗成本，切忌急功近利的短时间内反复冲击。治疗间期过短不利于组织的恢复，也未必有助于结石的排出；但间期过长，则梗阻的时间也会相应延长，导致肾功能的损害。

3.随访　随访时间可在术后2～3周。SWL术后不良反应严重者应缩短随访时间增加随访次数。结石粉碎但有残石者应每隔3～6个月复查，跟踪残石排出情况。

随访内容：一是了解排石情况，二是影像学检查，三是进行结石成分分析。目的是评定疗效，对疗效不理想患者采取进一步治疗，无石者尽可能进行长期的跟踪随访以了解结石病的发生发展过程。

影像学检查是随访的主要手段，包括B超和KUB。输尿管壁间段结石、膀胱结石、透光结石可只选择B超检查。其他情形则主张同时行B超或KUB检查。必要时需要复查IVU了解肾功能恢复情况。

4.疗效评定　末期SWL术后3个月为期对患者进行疗效评定。目前认为，KUB与B超联合，其准确性大于IVP。

疗效判定标准：①结石排净：体内无碎石颗粒；②完全粉碎：残石长径<4mm；③部分粉碎：残石长径≥4mm；④未粉碎：结石主体变化不大。成功率是结石排净率与完全粉碎率之和，失败率是结石部分粉碎率与未粉碎率的总和。

为了总体地全面客观评价SWL的临床疗效，Preminger和Clayman提出了效率商(EQ)概念：

$$EQ_A=\frac{\text{无石率}}{\text{初震率}+\text{复震率}+\text{SWL 后辅治率}}\times 100\%$$

EQ_A为原始效率商；复震率是指接受二期以上（含二期）碎石患者的百分比；辅治率是指使用除SWL外的各种辅助疗法的百分率，这些辅助疗法主要包括输尿管镜碎石、输尿管内支架植入、结石归位术等。

显然，原始效率商没有考虑到SWL前的辅助治疗，所以后来Tailly在计算效率商时也将其纳入在内。效率商的公式扩展为：

$$EQ=\frac{\text{无石率}}{\text{初震率}+\text{复震率}+\text{SWL 前辅治率}+\text{SWL 后辅治率}}\times 100\%$$

为更加精确地评价SWL的效率，区分SWL后用的是补救性还是治疗性辅助措施，确定是否通过输尿管镜、PNL、甚至开放手术等治疗性辅助措施取得无石状态。因此，又将效率商进一步做了如下改进：

$$EQ_B=\frac{\text{无石率}-\text{SWL 后治疗性辅治率}}{\text{初震率}+\text{复震率}+\text{SWL 前辅治率}+\text{SWL 后补救性辅治率}}\times 100\%$$

显然，改进式效率商是评价SWL技术比较合理的重要参数。然而随着治疗理念的发展如“多期碎石哲理”“低压式碎石”等等，这些治疗理念在尽量减少肾脏损伤，提高患者的无石率的同时也提高了复震率。目前没有一个效率商能充分反映这些细节和变化。

5.病案记录　病案资料是临床工作必需的具有法律效应的医疗文书，也是临床研究的宝贵数据资源。规范的病案记录有利于我们进行多中心的研究和医疗管理。

二、单纯肾结石的SWL治疗

(一)肾盏结石

肾盏是结石形成、生长和复发的重要部位。肾盏结石约占肾内结石的65.2%。约75%的结石位于肾下盏。研究表明,肾盏结石的自排率随着时间的延长而降低。2年期为29%,5年期为13%,5年后为0,而且随观察时间延长,梗阻和感染症状加重。因此,确诊后5年内80%的肾盏结石需要外科治疗。大量研究证实,及早处理肾盏结石可减少并发症的发生。

1.SWL指征　肾盏结石SWL治疗公认的最佳选择范围为0.5~2.0cm。直径小于0.5cm但有腰痛症状时,SWL治疗后90%症状可缓解。

在SWL时代之前,对于<0.6cm的无症状非梗阻性肾盏结石的处理原则是采用保守治疗,等待结石自行排出。如今,可否用SWL治疗<0.5cm的无症状非梗阻性肾盏结石依然存有争议。鉴于约有50%这类结石会成为输尿管结石,引发上尿路梗阻、急性腹痛等一系列并发症。近年来对于<0.5cm肾盏结石的治疗观点在逐渐改变,多数学者主张早期合理应用SWL。SWL简单易行,而且所需的能量较小,极少引起并发症,况且,小结石SWL的成功率可达90%。

以下情形不适于首选SWL:①盏颈结石伴所属肾盏中到重度积水;②有UPJ梗阻、盏颈狭窄、肾盏憩室等解剖异常;③结石所在肾盏不显影。

2.SWL要点　B超可实时跟踪目标,手动触发,且肾盏邻近肾实质,故选择B超定位更为合适。尤其对呼吸幅度大、直径小于1.0cm肾盏的结石,可减少因呼吸运动造成的无效冲击,从而减少对肾实质的损害。

根据肾盏结石的解剖部位来选择冲击波的入路,使冲击波的路径与肾盏的流向保持一致,借用冲击波的推斥力促使残石流出肾盏,对于提高SWL的效果颇有帮助。例如,治疗下盏的前盏结石时,宜将冲击波治疗头置于腹前壁;而治疗下后盏结石时,则将冲击波治疗头置于腰背。对于治疗头在下的碎石机,可灵活应用仰卧、侧卧、俯卧来解决。

肾盏结石的冲击次数不宜超过2500次,尽可能用低能量冲击。重复治疗宜间隔两周以上,肾盏结石绝大部分直径小于2.0cm,通常1~2期的治疗即可彻底粉碎结石。三个月后不能排出的残留结石,再次低能量的冲击治疗可提高无石率。

由于肾盏结石"易碎难排",术后积极的处理可提高无石率,处理的方法有:①增加尿量。②体位引流。③中药排石。

3.疗效影响因素

(1)结石部位:肾盏结石易碎难排;据长期随访性调查,SWL对肾中盏和上盏结石的疗效较好,但对肾下盏结石的疗效不佳。SWL术后3个月内肾上中盏结石无石率为68%~94%;肾下盏结石的无石率仅为41%~79%。60%~70%的残石发生在肾下盏。大部分残石为临床无意义残石,约占残石总数的75%~87%,但只有4%~25%的残石需重复治疗。

(2)结石体积:结石的体积是影响SWL疗效的重要参数。直径<1.0cm的结石,疗效令人满意,而直径为1.0~2.0cm的结石,术后无石率相应降低,尤以肾下盏结石为甚。1.0~2.0cm肾下盏结石SWL的效率商为0.54,而PNL的效率商为0.77。因此,直径>2.0cm的肾盏结石,PNL联合SWL治疗为其最佳的治疗选择。

(3)观察时间:较小的上盏和中盏结石一般可在SWL后的头3个月内排出。有时,在肾盏结石SWL

之后的一定时段内(可长达6～19个月),无石率似乎无明显变化,但经长达24个月的随访,可见碎石有陆续排出的现象。SWL后的结石年复发率为8%。其中93%是在肾盏,而且多数在肾下盏,占60%。

(4)解剖因素:解剖学研究显示,下盏结石SWL后排出困难除受重力因素影响外,还与集尿系统的结构有关:①肾下盏漏斗部与肾盏之间的夹角(LIP角)＜70°;②肾下盏漏斗部长度(IL)＞3cm;③肾下盏漏斗部宽度(IW)≤5mm。如果这三个因素或前两个因素存在,下盏结石SWL后的排净率≤50%。此外,若下盏结石长期阻塞漏斗部,可致下盏重度扩张和积水,形成所谓的“结石袋”,不仅会进一步造成排石困难,而且还因局部尿液淤滞易使结石再发。

(二)肾盂结石

肾盂是集尿系统中空间体积最大的部位。正常情况下,肾盂的容量为5～10ml。因而在上尿路各部位的结石中,肾盂结石是SWL效果最理想的一种,并且术后的复发率最低。

1.SWL指征　直径≤2.0cm的肾盂结石是SWL的最佳适应证,一般单期SWL可将结石完全粉碎,并彻底排净,术后并发症很少;直径2.0～4.0cm的肾盂结石,亦可单用SWL,但术前应放置输尿管内支架,防止碎石形成的严重“石街”堵塞输尿管;直径≥4.0cm的巨大结石,可参照鹿角状结石处理。

2.SWL要点　通过静脉造影可将肾盂分成两类:肾内肾盂(开放性肾盂),肾外肾盂(关闭性肾盂);前者肾盂一直处于开放状态,尿液引流通畅,此型肾盂结石在SWL术中结石容易下移至输尿管,结石的分散可导致结石粉碎不均,术后容易出现肾绞痛;肾外肾盂的尿液引流与体位有关,平卧位时引流最通畅,因此,术中和术后采用平卧位有助于结石的排泄。

肾盂结石容易定位,也容易当即判断结石的粉碎程度。较小的结石仅需1000次左右的冲击即可被彻底粉碎。较大的结石在治疗中解体时,要细心判断结石的粉碎情况,及时调整冲击部位,争取一次完全粉碎,防止术后残留较大石块。

对于巨大结石,应按部位顺序进行冲击,主要取决于集尿系统的扩张与否:①肾集尿系统明显扩张的结石,应遵循扩展间隙的理论,先冲击扩张的一侧,当表层结石粉碎退散至扩张的腔隙后,暴露出结石的深层部位,冲击波的能量能够直接作用于新暴露出的结石深层部位。完成一处结石的粉碎之后,再将焦区调至结石的其他薄弱易碎之处进行冲击。②对于无明显集尿系统扩张的结石,粉碎的顺序一般是自下而上。反之,由于重力作用,粉末在液中散开后,往往会下沉至最低的肾盂、肾盏中,这样,当上盏的碎石粉末沉落到下盏后,不仅遮挡下盏附近的结石影像,而且也阻碍冲击波的传播,以及妨碍空化效应的碎石作用。

较大肾盂结石术后的碎块往往较大,或仅断裂成几块,这些残石有时会坠入输尿管,引起输尿管绞痛,或形成上段输尿管“石街”。因此,SWL后严禁患者过度运动(如跑、跳等),必要时应缩短KUB复查间期,以便早期发现问题,及时处理。

三、鹿角形肾结石的SWL治疗

鹿角形结石是一种累及整个肾盏和肾盂的分枝状结石,因其形似雄鹿角而得名。现阶段,鹿角状结石有四种治疗方法:SWL治疗、PNL治疗、PNL与SWL联合治疗以及开放手术治疗。

(一)冲击波碎石

1.单一SWL　因国内PNL技术远未普及,而且国内在效价比上,SWL优于PNL,故对体积小的鹿角形结石,单一SWL目前仍是一种可行的治疗选择。单一SWL安全、有效、并发症少、术后恢复快,但残石率高达50%.感染复发率和结石复发率因此而增加。

鹿角形结石往往需要多期SWL,且在SWL前,通常难以预测治疗所需的总时间、肾脏对冲击波累加能量的耐受程度以及患者在心理上的适应期限，术后感染、“石街”等并发症的发生率相对较高，需要进一步的治疗。因此，术前必须对患者充分而详细地说明治疗的难度和风险。获得患者的理解和配合。

一般在治疗之前3天常规放置输尿管双J导管或Dormia输尿管支架，目的是防止较大石块或碎石堵塞输尿管，同时还可避免排石所致的输尿管绞痛。

SWL最好采用X光定位。通常，应首先选择结石的薄弱之处或近水侧进行冲击，随后逐步移向UPJ处，以尽早建立尿液引流和排石的出路。对于一些形态典型的结石，应先划分区域后进行有计划、有步骤的治疗：①狭小型和分枝型鹿角形结石的UPJ处的体积较小，较为薄弱，应先予粉碎，开通后有利于尽早引流尿液和排石；②巨块型鹿角形结石往往伴有多处肾盏扩张和积水。治疗时应首先冲击肾下极靠近积水侧的结石部位。反之，若先治疗肾上极部位的结石，结石粉末沉落到下极后，将会影响日后该处结石的治疗；③中央型鹿角形结石，应自上而下冲击。因为这种结石完全充满整个集尿系统，所以不必担心上盏的结石粉末向下方沉积。对于这类结石，虽然常有文献提到，在SWL时应先冲击鹿角形结石在肾盂开口(UPJ)的部位，以期尽早解决梗阻，但这并不符合扩展间隙理论，在实践中难以奏效，这是因为，在UPJ处，结石的远侧是输尿管，近侧是结石的主体，它的周围缺少一个理想的水环境和碎砂分散的空间，其粉碎难度可想而知，即使结石破碎，大多也只是碎下一块较大的石块，若其坠入输尿管后，反而在复震时增加麻烦。实际上，鹿角形结石在肾盂出口处的梗阻未必严重，况且SWL前已常规放置了双J管，可在保证尿流通畅的同时尚有足够的时间等待治疗。在结石粉碎近半时，再寻机粉碎肾盂漏斗处的结石、解除这一“交通要冲”的梗阻，一般也为时不晚。

2.*PNL与SWL联合治疗* 联合治疗的方法有多种，包括SWL＋PNL＋SWL，PNL＋SWL，PNL＋SWL＋PNL等。目前较普遍使用的是PNL＋SWL＋PNL，即“三文治”疗法，其具体的做法是：首先通过PNL取石，术后留置24F导管引流，一般术后3～4天尿液转清，经皮通道形成，此时行SWL治疗肾盏残石，SWL术后1～2天内，碎石排至肾盂或堆积于肾下盏，再经形成的皮肾通道进行第二次的取石。PNL取石迅速且不受结石成分的影响，但它对散在的结石就无能为力，SWL正好弥补这一不足，达到缩短疗程、提高疗效和减少并发症的目的。在这一治疗方案中，SWL不必遵循单一SWL的原则，而是配合PNL进行治疗。联合治疗还可以根据结石成分，配合药物灌注溶石，彻底清除残石。鹿角石联合治疗的术后无石率达70%。90%，并发症的发生率不到30%，以Kaplan-Merier模式估计的结石术后5年复发率是36.8%，显然联合治疗的总体疗效优于上述单一治疗。

(二)SWL疗效的影响因素

1.*结石类型* 结石类型与SWL疗效有较大的关系。单一SWL最适用于治疗狭小型鹿角状结石或周围型鹿角形结石。

2.*结石总量* 结石总量是影响SWL疗效的主要因素。＞2.5cm的结石，碎石难度明显增大，但＜4cm的松脆结石，仍可考虑单用SWL治疗。一般而言，每期SWL只能粉碎1～2cm^2的结石。结石是立体的，但平时我们往往只注意到它在KUB中的面积(长和宽)，而很少考虑其厚度。实际上，鹿角形结石在KUB平片上的1cm^2比单个1cm^2的结石大得多，加上鹿角形结石呈膨胀式生长，整体上在肾盂肾盏内处于相对嵌顿状态，周围的水环境条件远不如单发性肾盂内的小结石充分，显然在粉碎难度上要大得多。

3.*结石成分* 结石成分对SWL的疗效有较大影响。二水草酸钙结石最易被粉碎；尿酸结石可配合溶石疗法进行SWL；磷酸铵镁结石非常松脆，易于粉碎，但仍应采取分期治疗，一是为试探术后的感染性反应，二是为防止这种感染石术后形成“石街”，进而导致脓肾；一水草酸钙结石则较难粉碎；对于鹿角形胱氨酸结石，单用SWL几乎是不可能奏效的。

四、海绵肾结石的SWL治疗

海绵肾的特征性表现是肾集合管的远端部分高度扩张，并伴有大量的囊腔和憩室。海绵肾结石一般附着在囊腔和扩张肾小管的内壁，多为纯磷灰石，其次可能为草酸钙。这些结石坠落到集尿系统后，可逐渐增大，形成尿路内结石。

（一）临床特点

海绵肾患者通常在20岁以后出现症状，而且多数临床症状是由结石所致。海绵肾结石形成后，不断有结石排向集尿系统，约1/3患者有排石史，并表现为反复的肾绞痛和血尿。海绵肾内的结石一般不影响总肾功能，其主要危险是结石排出过程中停留在尿路内引起梗阻性损害。

一些海绵肾结石患者可能合并代谢异常。大约1/3～1/2的海绵肾患者合并高钙血症；部分患者合并肾性高钙尿症或吸收性高钙尿症；少数患者可能合并肾小管性酸中毒，尿液酸化功能障碍，导致磷灰石沉淀。

影像学检查是确诊该病的方法。在KUB平片上，肾髓质区域内有大量散在的微小结石钙化影，形成奇特的“满天星”现象。在静脉尿路造影片（IVU）上，如果发现这些微小结石位于肾盏的杯口缘之外（尤其在侧面观时），即可确诊海绵肾。有时还可发现肾锥体区有可数的放射状条纹（扩张的集合管）。这些扩张的管道呈刷毛样外观，而且可被逐条计数。有时，集合管内充满微小结石，形如“花束”。

（二）冲击波碎石

当今认为，用SWL治疗海绵肾结石是唯一可行的方法。海绵肾结石患者1/3有排石史，说明部分结石可从乳头管或穿破囊腔排出，这是可用SWL治疗海绵肾结石的理论依据。然而，疗效并不理想，术后仅有极少数病例的结石能完全排净。虽然SWL不能完全清除海绵肾结石，但能减少结石量和缓解症状。Holmes等治疗了17例患者，首先冲击集尿系统内结石，接着冲击锥体内结石，其中6例结石量减少＞50%，另11例结石量减少近50%，随访16个月，7例肾绞痛的发作次数明显减少。另有文献报道，囊腔直径8mm以上的囊腔内结石碎石后排石率达80%以上，而囊腔直径小于8mm，则碎石排出率明显减低，原因可能是囊腔扩大时，乳头管随之扩大，使结石易于排出。因此，小囊内结石不宜SWL。如经2～3期治疗仍无结石排出，应放弃SWL。

鉴于海绵肾的结构特殊，而且结石复发率很高，治疗方针有三：①集尿系统结石，应先予以治疗，尽早解除梗阻；②对于肾实质结石，可采用分期碎石，以减少肾内的结石量、改善肾功能和缓解症状，但不能期望通过SWL来达到无石状态；③纠正海绵肾的钙代谢异常，控制和防止结石的复发和增长。

海绵肾结石SWL的治疗顺序可依据结石在尿路内的分布而定。结石位于集尿系统（肾盏、肾盂）以下，可按一般结石的SWL进行治疗；结石位于肾实质内，一般是从单肾上极开始，分期碎石。因为海绵肾往往有潜在的肾功异常，所以术后应给予较长的恢复间期，每期间隔时间至少一月。最好待完成一侧肾脏治疗后，再治疗对侧肾脏。术前应先进行静脉肾盂造影，以了解已受治肾脏的功能。在每期SWL之后应常规检测各项生化和电解质指标，密切关注肾功改变。

海绵肾结石的患者往往合并高钙尿症，应常规服用噻嗪类利尿剂，以控制高钙尿症。即使患者不存在高钙尿症，服用噻嗪类利尿剂亦可防止结石形成和阻止结石生长。如果噻嗪类利尿剂无效，可试用正磷酸盐类药物。海绵肾结石常并发尿路感染，其中以金黄色葡萄球菌感染最为常见，因此，定期尿培养是必要的。有些反复尿路感染者，应给予长期预防性抗生素治疗。

五、肾盏憩室结石的SWL治疗

肾盏憩室是肾盂肾盏周围的囊性洞穴，通过一狭细的管道与肾小盏相通。肾盏憩室约39%继发结石。

（一）临床特点

肾盏憩室多见于肾上极，偶见于肾下极，多为单发，亦可为多发，此称为Ⅰ型憩室；Ⅱ型憩室体积较大，并直接与肾盂相通，而且比Ⅰ型憩室更易产生临床症状。Ⅱ型憩室亦可称作肾盂源性囊肿。

肾盏憩室结石可为钙乳，亦可为固体结石。憩室合并结石时，憩室表面之外的肾实质常形成瘢痕或萎缩导致通道闭合，结石不易自行排出。

单纯的肾盏憩室可无症状。结石形成之后可有血尿和疼痛，有时会并发尿路感染。影像学检查是肾盏憩室及结石的确诊手段。KUB检查可以发现结石位于肾皮质附近。静脉尿路造影（IVU），特别是延迟造影显示肾盂肾盏保持正常的外形，肾盏憩室位于肾皮质，边缘光滑，憩室内造影剂排泄迟缓，有时可见一细长的管道与肾盏相通，即所谓的“球拍征”。若IVU显影不良，可通过逆行造影显示憩室管。

超声检查难以区分憩室或囊肿。在声像图上，憩室表现为肾皮质旁囊性占位病变，极少部分人能发现与肾盂相通的细窄管道。囊内为均匀的液性回声和结石的强回声。当憩室内出现钙乳时，声像图中可在憩室的低位发现密度中等的强回声，强回声的上面成一水平面，可随体位移动。此为肾盏憩室有别于其他囊肿的特征表现。

（二）冲击波碎石

肾盏憩室结石的SWL疗效在很大程度上取决于憩室现有的功能和形态。若憩室功能良好，造影能显示憩室通道，则SWL的无石率较高。而周围无腔隙、无尿液的结石碎石效果不容乐观。此外憩室漏斗管道的长度大于10mm时，即使其功能良好，结石粉末也难以排出，结石残留率较高。

病例的选择对疗效有决定性影响。根据影像学检查，肾盏憩室结石SWL治疗的选择标准是：①肾盏憩室出口是开放的，而且长度不应超过10mm；②结石体积不应大于10mm；③憩室至少应存在部分功能。

肾盏憩室多发于右肾上盏，结石常与肋骨重叠，影响定位。当用X光定位时，可适当倾斜体位，或抬高上半身，减少肋骨与结石的重叠度；采用B超定位，可取仰卧位，B超探头从患侧肋脊角由内向外扫描肾区的结石，以避开肋骨的干扰。由于结石接近肺底部，若呼吸幅度大，可在B超实时监控下手动触发，尽量避免伤及肺组织。冲击时应避开憩室出口，防止憩室管术后水肿，造成日后排石困难。由于肾盏憩室结石存在的空间狭小，结石粉碎后难以充分散开，在碎石过程中判断其粉碎程度是困难的，对此，常规的额定剂量应被视为治疗的终点。

SWL后应根据憩室的位置进行体位引流。憩室结石合并感染的发生率高，术前合并感染者术后约有67%反复感染，术后应密切观察尿常规的变化，足量应用抗生素。亦应指出，肾盏憩室结石是由基础疾病发展而来的，SWL之后短期（3～6个月）的无石率较低，仅为10%～25%，因此，SWL之后短期内的频繁随访和各种影像学检查是徒劳无益的。

六、输尿管结石的SWL治疗

（一）上段输尿管结石的SWL

1.基本概念　上段输尿管结石靠近肾脏，而且平均体积较中下段结石大，因而对肾脏功能威胁较大。若结石在局部停留时间超过6周，自排几率很低。因此，在当今微创疗法的时代普遍主张对上段输尿管结石尽早采取外科干预。

输尿管结石所处的空间狭小，有些结石甚至处于相对嵌顿状态，缺乏一个利于结石粉碎的水环境，尤其是上段输尿管结石随呼吸移动的幅度与肾脏相似，并且在冲击波径路上的肌肉层次较多，冲击能量易发生衰减，因此，与相同大小的肾结石相比，上段输尿管结石的粉碎难度明显增大。有鉴于此，上段输尿管结石的治疗，除了原位式 SWL，最初还曾设计了一种辅助式 SWL，即事先将输尿管结石用输尿管导管推回肾内后（又称结石重归位术）再行 SWL。如果归位失败，可将输尿管导管沿结石旁绕行并插入肾盂后再行 SWL。然而，经后来的许多临床调查，这种辅助 SWL 的作用和效果受到了质疑。

到 20 世纪 90 年代，大量的研究已不支持 SWL 术前插管的结石重归位治疗。目前，上段输尿管结石的辅助式 SWL 应用较早期大幅下降。

目前认为，只有作为一种预防性辅助治疗，插管才是必要的。若经输尿管插管不能将结石成功推回肾盂时，可将导管留置于输尿管，在结石旁撑开一些间隙，根据扩展空间理论，这也有利于结石的粉碎。此外，它也有助于 X 光透视定位。由于在 X 光透视中，上段输尿管结石通常与脊柱重叠，使其影像被腰椎体或横突掩盖，输尿管导管可标明输尿管的走向，有助于结石的精确定位，这在透光性结石的定位中尤其必要。

2.冲击波碎石

（1）能量：输尿管结石往往处于相对嵌顿状态，周围缺少一个有利结石粉碎的水环境，与同等大小的肾结石相比，它的粉碎难度要大得多。但由于输尿管只是一条肌性的管道，周围没有重要的脏器，可用高于肾结石 SWL 的能量治疗。Parr 在实验中发现，在对人工输尿管结石碎石时有能量饱和现象，即使增加冲击波的能量数量，也未必会明显提高结石粉碎效果。因此，过高的能量投入是不必要的，甚至是有害的。

（2）焦点：上段输尿管因受呼吸影响而上下摆动幅度较大，移动距离 5～20mm，平均 11mm，在 SWL 过程中应将焦点置于结石的几何中心，可减少冲击波的“击空”现象。

（3）冲击次数：输尿管结石的冲击次数应视结石对治疗的反应而定。小结石可能 1000 次内可被完全粉碎。大结石解体后往往可散开并沿管腔拉长，可追踪不同部位的较大碎块，力争完全粉碎。一般情况下，额定冲击剂量为 3000 次。过量的冲击只能增加输尿管局部的充血水肿，进一步缩小局部的空间，不利于碎石和排石。

（4）复震：原位 SWL 术后，局部输尿管黏膜水肿，有些结石即使已经碎裂，但仍可能被嵌在输尿管的管腔内，以致短期之内碎石不能自行排出，待水肿消失后，随着管腔内径扩大，结石碎片便会自行通过并被逐步排出。如果术后 2～3 周在 KUB 上结石形态仍无明显改变，应采取二期 SWL。

若复震疗效仍旧不佳、结石的基本形态毫无改变，应改用体内碎石，而不宜勉强反复冲击，以免加重局部组织损伤，延误尿路梗阻的及时治疗。

（二）中段输尿管结石 SWL

1.基本概念　中段输尿管结石往往停留于第二狭窄，此为相对狭窄，因此结石嵌顿可能性较少，且结石相对较小，加之中段输尿管随呼吸的摆动幅度远低于上段输尿管，结石的中靶率较高，只要定位准确，碎石效果相当令人满意。Cass 对比 143 例采用 Medstone STS 碎石机和 53 例采用 Donuer HM3 碎石机治疗的中段输尿管结石患者，结果表明，治疗后的无石率分别为 80％和 75％，复治率分别为 14％和 19％。据孙西钊报道，中段输尿管结石 SWL 的单期成功率为 75％，二期 19％，三期 6％。结石的三月无石率为 96％。

在我国，由于大部分冲击波碎石机只有单一的定位系统，且 X 光定位系统的分辨率不高，对中段结石的可定位率不高，经常只得选用 URS 治疗。可喜的是，我国大部分 B 超定位碎石机的使用者已经掌握了 B 超定位中段输尿管结石的技术。由于中段输尿管结石比较表浅，加之有搏动的动脉作为借鉴，B 超定位中段输尿管结石较X光定位更为方便容易。

2.冲击波碎石

(1)X光定位:患者的体位和结石的定位是影响中段输尿管结石SWL疗效的主要因素。患者在仰卧位时,致密的骨盆骨组织可以吸收冲击波,使之衰减80%～90%,因此,患者应置于俯卧位,冲击波经腹侧到达结石的部位。虽然这可避开骨组织的干扰,但从理论上讲,腹侧方向的冲击波可能被冲击波源和结石之间的肠道气体吸收。因此,若肠道状况不佳,SWL前须做肠道准备。

在X光定位下采用俯卧位时,患侧下腹部应紧抵波源水囊。这样可将肠管挤向对侧,减少肠气的干扰,同时可缩短波源与结石的间距。定位时应注意参照术前腹部平片上的结石位置,仔细观察和寻找监视器上的目标。可充分利用呼吸摆动的瞬间将动态的结石与静态的骨骼背景区别开来。结石影像太淡时,亦可采用双剂量静脉泌尿系造影或输尿管置管协助定位。根据孙西钊的报道,结石的X光直接定位准确率为98%,依靠静脉泌尿系造影协助定位者仅为2%。

(2)B超定位:中段输尿管是全程输尿管中最为表浅的一段,当用B超探头紧抵皮肤时,结石距腹部皮肤约2～6cm。通过髂血管的引导沿扩张输尿管的水路容易找到结石。但若上段输尿管不扩张,结石定位则较困难。此时要依靠髂血管和输尿管的解剖关系寻找输尿管,结石上方的输尿管总是可以显示管道回声的,管道回声的远端出现有典型声影的强回声便是典型的结石。进一步的鉴别还可以通过短暂的动态观察和利用探头加压或放松压迫,动态观察期间结石的图像依然典型便可放心进行碎石治疗,碎石的过程还可以继续进行动态的观察。这是B超定位的优势。

(三)下段输尿管结石SWL

1.基本概念　目前,SWL和URS均为治疗下段输尿管结石的一线疗法,而且都非常有效,在大多数情况下,都是合理选择。

从表中可以看出,在国外,SWL的使用数接近URS使用数的一倍。在使用效果上两者也各有优缺点,但总体权衡,差异并不明显,只在效价比上URS优于SWL。但在我国,从治疗效价比上看,URS远不如SWL,因此,SWL理应是国内治疗下段输尿管结石的首选方法。当SWL疗效不佳时,可改用URS。对>1cm的结石,有技术条件者可首选URS。

与肾脏和上段输尿管结石所处的位置相比,下段输尿管结石更适合SWL治疗。理由是:①作为冲击波入路的前腹壁较后腰部薄,而且在射程间距内基本无骨骼阻碍;②该段输尿管完全固定,不随呼吸上下移动,中靶率高,而且周围无重要器官,组织损伤较轻;③膀胱在半充盈状态下可以充当理想的声波传递介质,并可推开肠管,防止肠内容干扰影像定位和衰减冲击能量,同时也避免肠管损伤;④膀胱充盈后,通过反压作用,可使上尿路轻度扩张,并在结石周围形成扩张腔,有助于提高结石的粉碎效率。

2.冲击波碎石　下段输尿管结石SWL时一般应取俯卧位,冲击波经腹部进入。患者在SWL前应适当充盈膀胱,尿液200～300ml为宜。但不宜大量饮水,以免在治疗过程膀胱不断充盈而致过度扩张,使患者术中难以忍耐,躁动不安,影响定位和冲击。此外,膀胱过度充盈会将输尿管推向骶骨,拉长了冲击波径路,以至于焦点够不到靶位。重度肥胖者可选用仰卧位,从骶部的尾骨旁的骨间隙自后向前进行冲击。此处距下段输尿管的距离比经腹路径短,骶尾骨骼与髂骨之间的宽度约4cm,一般不会阻挡冲击波,而且在径路中无含气肠管阻碍,冲击波能够较大限度地发挥作用。

直径小于1.0～1.5cm的结石多数单期即可治愈,是SWL的最佳适应证。随着结石体积增大,局部嵌顿加重,结石外壳粉碎后的粉末不能及时充分散开,造成后续冲击波反射和吸收,妨碍结石内部的进一步粉碎,因而复震率随之增高。对于较大的下段输尿管结石即使增加术中的冲击剂量,也未必能提高一次性成功率,因而最好采取分期SWL。治疗2～3期后,如果仍无任何改变,则不宜继续盲目冲击,应寻找原因,或改行输尿管镜碎石或开放式手术取石。有学者曾用第二代压电式、液电式和电磁式冲击波碎石机治疗了603例下段输尿管结石，效果颇佳，效率商分别为0.69、0.74和0.81，术后较少需要额外的治疗。

下段输尿管结石距离肾脏较远，对肾脏功能威胁较小，SWL后如有残石存留，不必在短期之内反复冲击，以免加重局部水肿，影响残石排出。患者如无症状，可适当延长复震间期，等待残石自行排净，以降低治疗成本和减少额外的组织损伤。

七、膀胱结石的SWL治疗

膀胱结石的人群患病率较低，而且其中适合冲击波碎石(SWL)的原发性膀胱结石也不多。虽然SWL具有非侵入性、无须麻醉等优点，但并非膀胱结石的首选治疗方法。这是因为一方面膀胱结石多为继发性结石.SWL显然无法胜任，如继发于前列腺增生、尿道狭窄等疾病的膀胱结石，诊疗的原则是去除结石形成的病因。另一方面有更快捷、更有效的经尿道碎石方法。因此，目前只在无体内碎石设备或不能接受经尿道治疗的情况下，膀胱结石才需SWL碎石。

然而，膀胱结石的SWL却有着得天独厚的有利条件：膀胱充盈时是一个良好的膨胀空间，有利于冲击波发挥碎石效应；膀胱结石与体表距离很近，冲击能量衰减较少；作为结石出路的尿道较粗，残石容易排出。Hotiana MZ报道SWL治疗29例膀胱结石，结石平均大小为22.65mm×15.17mm。75%的患者为一期碎石，每期冲击次数与结石的大小相关。Garcia JV报道，十年间SWL应用俯卧位治疗45例膀胱结石，一期碎石的有55%，二期碎石的有26.7%，三期碎石的有8.8%。79%的患者结石完全排尽，13%病人SWL后因结石的残留而行内镜治疗。

儿童的膀胱结石多为原发性结石，可首选SWL治疗。治疗儿童的膀胱结石，一般较少采用经膀胱镜碎石，除了器械因素和技术性因素外，主要是儿童的尿道细而娇嫩，经尿道反复操作可能会造成尿道损伤而发生狭窄。＜3cm的成人原发性膀胱结石，可以采用SWL治疗。结石≥3cm或过多(＞6个)者，不仅SWL治疗费时费力，而且碎石残块较大，易阻塞尿道；其次出于价格效能比的考虑，加之经膀胱镜碎石相对容易，因而较少采用SWL治疗过大的膀胱结石。成人继发性膀胱结石，是由下尿道梗阻性疾病所致，临床上应首先针对结石的病因进行治疗，同时顺带取出膀胱结石，而不应单独采用SWL。

在决定施行SWL前必须了解尿道是否畅通，若存在明显尿道狭窄，则不宜行SWL。膀胱结石多伴有下尿路感染，SWL前需常规给予抗生素治疗2～3天，碎石后仍需继续使用一周。碎石时是否需要膀胱充盈有一定的争议，一些观点认为，膀胱空虚时结石相对固定，易于定位和冲击，故应在排空膀胱后再碎石。亦有人认为结石在充满尿液的环境中更易粉碎，而且膀胱充盈后将肠管向上推，这样既避免SWL损伤肠管，又能减少了能量损耗。冲击波碎石术前应剃去阴毛。适当饮水充盈膀胱，应当注意，饮水过多会使膀胱充盈过度，患者因剧烈的尿意而无法坚持治疗或在中途被迫排尿时排出较大残石，引起尿道梗阻。

超声波对性腺无损伤，在SWL治疗膀胱结石时最好采用B超定位。若用X光定位，男性患者宜用铅橡皮保护两侧睾丸，同时注意让阴茎避开冲击波径路。治疗肘患者通常取俯卧位，也有人建议采用坐位或半坐位，但不如俯卧位。膀胱结石一般较坚硬，可用较高的冲击能量治疗，冲击的次数也可适当增加，结石粉碎后再适当降低冲击能量。SWL进行至一半时，可变换体位从另侧冲击，以减少该侧膀胱壁的累积损伤，亦可避开冲击波径路上的碎石粉末，有利于冲击波的传播和空化效应的发挥。膀胱是空腔肌性器官，周围又无重要脏器，SWL时工作电压可适当调高，冲击次数也可适当增加，但仍以不超过2500次为宜。膀胱结石因周围间隙大，冲击时会产生跳动现象，导致移位，因此，操作者要及时调整定位。

膀胱结石碎石后往往第一次排尿就有碎石排出，可瞩患者在膀胱充盈明显时排尿，以减少结石嵌顿的机会。结石较大者应在术后第一二次排尿时取侧卧位，或不完全排尿使碎石分次排出，避免大量的碎石突然堵塞尿道。若出现排尿困难和排尿疼痛，说明尿道已被碎石堵塞，应让患者平卧，使碎石退回膀胱。若症状仍不能缓解，可插尿管或用尿道探子把结石推回膀胱内后，再行 SWL。有人报道了 7 例膀胱结石（直径 1.8～4.6cm）SWL，10～35 天后在尿道内发生了“石街”，说明对体积较大的膀胱结石应慎用 SWL，至少术后要早期复查，需要再次治疗的病例应在术后一周内复震，以减少尿道梗阻的发生。膀胱结石的并发症较轻，多为肉眼血尿、皮肤出血，偶见因尿路感染所引起的发热。

八、尿道结石的 SWL 治疗

尿道结石很少见，冲击波碎石（SWL）治疗的主要是男性后尿道结石，SWL 在治疗尿道结石的方法上可分为原位碎石和“推回”碎石。

尿道结石的原位 SWL 是有效的，但并非最佳治疗选择，这是因为：①经内窥镜下粉碎尿道结石，简单有效；②动物实验表明，睾丸受冲击波作用后发生出血等改变，生精能力下降，而普通的保护措施对紧靠尿道的睾丸并非绝对有效；③如用 X 光定位，睾丸辐射损伤更是在所难免；④尿道结石 SWL 时，采用任何体位都不舒适，况且对会阴部这个敏感部位进行冲击，患者心理上难以接受。

所谓“推回”碎石，实质上相当于膀胱结石的 SWL，即先将结石推回膀胱后再行碎石。尿道结石多是“急性”尿石，尤其是尿道结石导致急性尿潴留时，患者常感极度不适，情绪不稳定，而将后尿道结石推回膀胱后，梗阻立即解除，患者痛苦明显减轻，也有利于配合 SWL。与原位尿道 SWL 相比，将后尿道结石推至膀胱内能够更有效击碎结石。El-Sherif AE 报道 SWL 治疗 64 例尿道结石，60 例用尿管将结石推入膀胱，并一期完成碎石。4 例因尿管无法将结石推入膀胱，而行内镜治疗。

SWL 一般采用坐位（骑跨位），身体稍向后倾，与床面呈 75°～80°角，两腿外展 10°～15°，固定大腿。会阴部紧贴水囊，冲击波经会阴软组织进入骨盆出口处并聚焦于结石。亦可采用头低脚高的俯卧位，冲击波从耻骨弓下缘的阴茎根部腹侧进入。但这种体位只能用 X 线定位。B 超定位可采用俯卧位，患者体轴与床体垂直相交，这样需在治疗床两侧辅加治疗台，分别支撑患者的头部及下肢，将 B 超探头置于耻骨上方，使冲击波经耻骨后聚焦于后尿道结石上。亦可采用坐位，患者坐于治疗床上，双手放置于自制的支撑架上，两腿略分开，用 B 型超声波探头从会阴部探测到结石后，将水囊贴近会阴部皮肤，进而完成结石定位。

尿道结石多伴有尿路感染，SWL 前需常规给予抗生素治疗，碎石后仍需继续使用一段时间，直至感染得到控制。SWL 前需剃去阴毛，适度充盈膀胱。将外生殖器上翻至腹壁并用宽胶布加以固定，用铅橡皮套包住双侧睾丸。

由于经会阴处或阴茎根部皮肤到结石的距离较其他部位短的多，冲击波经过的距离较短，作用效能较高，对此，可将冲击波的能量调低，冲出次数也应相应减少，否则可能引起会阴部的水肿和前列腺的损伤。尿道结石的 SWL 应争取一期成功，尽量避免多期碎石。如果一期碎石后结石仍未排出，应改为腔内碎石。

九、SWL 技术在儿童肾结石治疗的应用

目前 SWL 可治疗所有儿童上尿路结石，已成为临床上第一线的治疗方法。国外统计资料表明，儿童尿路结石约占尿石症的 1%～3%，而且其患病率有上升趋势。国内虽然还没有系统的统计资料，但目前认为，几乎任何年龄的儿童都可患尿路结石，2 岁以下的儿童发生率相对较低。儿童结石好发部位是肾脏，输尿管和膀胱多为继发部位，发生率很低。

（一）结石的成因

儿童尿路结石形成的原因非常复杂，目前没有一种学说能够完全解释所有尿路结石形成的原因。随着人们生活水平和生活质量的提高，儿童上尿路结石发生率相对提高，膀胱结石发生率明显下降。促成儿童结石形成的原因大致归纳为：地理因素、营养因素、感染因素、代谢因素、解剖因素、特发性因素以及遗传因素等七个方面。但在临床上主要因素为以下三方面：①代谢因素：儿童钙代谢紊乱，其中以特发性高钙尿症尤为突出，是造成儿童尿路结石的重要原因，约占儿童泌尿系结石的30%，其特点是血清钙正常，血清磷降低，偶见中度血钙升高，7%～53%的患儿有尿钙升高。肾小管酸中毒、原发性甲状旁腺功能亢进等因素所造成的儿童尿结石少见。②尿路畸形：是儿童尿路结石形成的重要局部因素，30%的肾结石患儿存在泌尿系畸形，常见的有多囊肾、肾盂输尿管连接部梗阻、巨输尿管症、重复肾盂输尿管畸形等。③尿路感染：因感染所致泌尿系结石，占儿童肾结石的30%～40%，变形杆菌是最常见的致病菌。

（二）临床表现

1.*疼痛*　表现为腰腹部疼痛，可出现恶心、呕吐、发热，可呈钝痛或绞痛，疼痛可自行缓解，同时排尿时可能有灼热感，或有血尿。下尿路结石疼痛时可向会阴及阴茎、大腿内侧放射。

2.*血尿*　血尿是儿童尿路结石典型的症状，合并腰腹部疼痛的血尿首先考虑合并结石的可能性。

3.*泌尿系感染*　儿童泌尿系畸形可致泌尿系感染，但结石也是造成儿童泌尿系感染的常见原因。当患儿有反复泌尿系感染时，应考虑泌尿系结石的可能。

4.*其他*　尿液中排出砂石，发生急性尿闭，经常性出现尿频、尿急、尿痛等膀胱刺激症状，在做其他疾病检查或体检时偶然发现泌尿系结石，或患儿出现肾功能不全症状后检查发现泌尿系结石。

（三）临床特点

儿童结石常与尿路畸形有关，一般可通过病史、B超、KUB及IVU可初步诊断儿童泌尿系结石。以上检查不仅可以了解肾盏、肾盂形成及肾功能情况，而且有助于断定多囊肾、肾盂输尿管连接部梗阻、巨输尿管症、重复肾盂输尿管及肾积水等。通过以上方法检查，对儿童结石诊断不佳者，可行CTU或螺旋CT检查。儿童尿路结石多继发于代谢异常、尿路畸形或尿路感染。因此，全部尿石症儿童，均应例行代谢评估检查，做病因学诊断。治疗前应仔细了解泌尿系形态和功能的各项检查结果，充分估计术后碎石的排净能力和并发感染的可能性，同时应注意纠正代谢异常。

（四）冲击波碎石治疗

体外冲击波碎石技术1980年应用于临床，作为上尿路结石的治疗手段已被迅速接受和应用，但广泛将这项技术应用于儿童则经历了较长的一个过程。主要考虑的是儿童潜在生长期对肾脏造成发育障碍、功能损害、骨骼损伤，还有技术上的因素及X光定位对儿童造成辐射性损伤。后来大量的动物实验和临床研究表明儿童SWL不仅能有效治疗结石，而且术后并发症很少，同时调查也发现，定位和跟踪所需要的X光辐射剂量很少，仅相当于诊断性X光摄片检查。

采用SWL治疗儿童肾结石，其疗效与成人相似，结石清除率介于50%～100%之间。1986—1995年使用第一代DomierHM3碎石机，结石排净率为41%～96%。但是，使用液电式和电磁式碎石机后，儿童结石SWL后结石排净率高达90%以上。据Marberger和Starr报道，即使使用功率较低的压电式碎石机，成功率亦分别为96%和100%。

一些研究者认为，被击碎的泌尿系结石在通过小儿较小的输尿管时可能有一定的困难。然而，临床显示，在结石排出的过程中，输尿管细小并不是一个实际问题。事实上，较小儿童较年长儿童及成人对结石的排出更具有耐受性。来自全球各大碎石中心的研究资料亦证实了SWL应用于儿童时的价值。这些研究显示，SWL治疗儿童尿路结石的疗效优于成人尿路结石，其原因在于：儿童结石形成的时间较短，结构疏松；冲击波通过儿童身体的距离较短，且儿童组织含水量高，冲击波在传导过程中的阻抗较小；儿童输尿管较易扩张，有利于碎石排出。但儿童尿路结石具有高复发的特点，甚至在没有代谢异常的情况下。Lingeman 对 34 例患儿（37 个肾输尿管单位，77 枚结石）平均 9.7 年的随访中，患儿的结石复发率高达 50%。因此，SWL 术后要注意收集结石，分析结石的理化性质，服用针对性药物，（对高尿钙症患儿，可考虑应用噻嗪类利尿药物），预防结石的复发。

儿童在 SWL 治疗时应注意以下与成人 SWL 的不同：

1.全部患儿均应在 SWL 之前一天实行“模拟定位”　即将患儿在事先在碎石机上寻找和观察结石情况，确认可行 SWL 之后，次日才可麻醉碎石，以防因直接 SWL 时出现定位失败而枉费麻醉，造成不必要的损失。

2.麻醉　对于学龄前儿童在 SWL 治疗时应选择全身麻醉。学龄前儿童配合差，体位容易移动。良好的麻醉、妥善的固定以及敏感部位的保护，可有效提高成功率。对学龄期儿童配合较好者，可给予麻醉性止痛药。

3.X 线定位和跟踪所需的 X 线辐射剂量　一般 X 线定位和跟踪所需的 X 线辐射剂量很小，但仍应注意用铅皮保护生殖腺及肺部，避免冲击波和 X 光的不良作用。

4.定位准确和稳定性　儿童身体小，要适当增高、增大水囊，以增加定位准确和稳定性，提高碎石效果。

5.冲击波能量　儿童 SWL 中所需的冲击波能量较成人低、冲击次数也较成人少，因此，治疗时间较短暂。Willis 等发现，SWL 诱导的小体积肾的组织损伤范围和程度比大体积肾要明显和严重。因此推测，儿童接受 SWL 治疗时可能更易发生肾损伤。SWL 治疗儿童结石时，除了限制冲击波剂量和延长治疗间期，有学者主张使用肾脏保护药。Vallanyi 等观察到，冲击波可导致患儿暂时性肾小管功能损害，因而建议，治疗期间应不少于两周。

6.术前放置双 J 管　对于长径≥2cm 的肾结石，SWL 术前常规放置双 J 管，预防形成“石街”。由于儿童排石能力较强，双 J 管放置时间不宜过长。放置双 J 管的缺点是造成排石延缓。

7.治疗的成功率　如果不考虑解剖因素的话，成人 SWL 治疗的成功率与结石的体积和部位相关。而儿童 SWL 治疗的成功率与结石的体积和部位关系不大，但肾下盏结石和嵌顿于肾盂输尿管连接部的结石 SWL 成功率相对较低。

8.应用范围　SWL 可以安全地应用各年龄组的小儿，不受体重和身长的限制。儿童 SWL 引起的损伤通常较轻，术后没有严重的并发症。血尿发生率大概在 40%仅为成人的一半。术后轻度腹痛较常见，但很少发生严重绞痛。儿童 SWL 中至今未见死亡病例的报道。在儿童 SWL 后的三年随访期间，未发现肾脏生长障碍、肾功能持续降低以及长期肾性高血压。而且，SWL 对儿童骨骼生长和身高发育亦无明显的影响。

十、X 线不显影结石的 SWL 治疗

X 线不显影的结石在尿路结石中约占 5%，其在肾内的形成主要是由嘌呤代谢紊乱所致。在临床上，X 线不显影的结石通常指的是尿酸结石。尿液中的尿酸排出增多、尿量不足和持久的酸性尿是促进 X 线不显影结石形成的因素。因此，在 SWL 治疗前后应强调对其进行病因治疗。在各种成分的结石中，X 线不显影的结石是唯一口服溶石药物疗效理想的结石。

（一）理化特性

X 线不显影的结石通常是在 pH＜5.5 的酸性尿液中形成的，它的显微结构有颗粒型和微晶型两种。

后者的结构更为致密，质地也较硬。此外，在高尿酸患者中，当尿液 pH 达到 6.5 时，尿液中的尿酸解离可与尿液中的钠结合，从而形成尿酸钠。尿酸钠与一水草酸钙在晶体的晶格上相似，两者可通过取向附生作用相互沉积和生长，形成混合性结石。X 线不显影的结石的密度为 $1546kg/m^3$，纵波速度为 3471m/s，纵波声阻率为 $5366\times10^3kg/(m^2\cdot s)$，杨氏模量为 9.2GPa，韦氏模量为 312MPa，压力性材料的破坏强度为 20MPa，张力性材料的破坏强度为 1.8MPa。虽然在物理学上，X 线不显影的结石是比较“硬”的，但是在化学上，X 线不显影的结石却是“软”的，因为它可以经过尿液的碱化而将其溶解。在用尿液碱化疗法溶石时，X 线不显影结石的每月平均溶解半径最多可达 1cm。

（二）临床特点

大多数 X 线不显影结石患者的尿液呈酸性，尿液 pH≤5.5。在临床上，10%～20%的患者伴有痛风病史，其他临床症状并无特异性。24 小时尿中尿酸的排泄量往往超过 750mg，约 50%的患者血尿酸升高。X 线不显影的结石属于 X 光透光结石，如果单纯依靠静脉肾盂造影的充盈缺损这种间接的影像学征象来确定诊断的话，临床的检出率较低。因此，可以直接采用 B 超和 CT 检查。如果 B 超下发现尿路内强回声并伴声影，同时 KUB 平片呈阴性，几乎就可以确诊为 X 线不显影的结石。有时 KUB 可以显示中心透光而外周为钙化影的结石，即所谓“空心样”结石，其实这就是核心为尿酸钠、外层为一水草酸钙的同心圆形混合性结石。另外，一些微阻光结石也可能是尿酸成分为主的混合性结石，可结合病史、血尿酸值、尿 pH 等资料来进行综合的断定。X 线不显影结石的 CT 值为 380～400HU，远低于胱氨酸结石。CT 对 X 线不显影的结石的诊断精确度与其他含钙结石相同，约为 94%～100%。然而，至今仍有不少的人在临床上错误地推想：“既然 X 线不显影的结石透过 X 光，那么 CT 对它是不显影的”。

（三）冲击波碎石治疗

在 SWL 中，应首选 B 超定位，该法直观，容易跟踪，无辐射性损伤，远较间接式 X 光造影定位法方便和准确。在 SWL 的操作结束时，通过 B 超影像可以初步判断结石的粉碎程度。

1.*较小 X 线不显影的结石*　结石直径小于 2cm，可单独行 SWL 治疗，且结石较易击碎。

2.*巨大 X 线不显影的结石*　对于巨大 X 线不显影的结石、结石直径大于 2cm 者，一般应首选口服溶石疗法。

3.*直径大于 2cm 的结石*　对于直径大于 2cm 的结石，由于结石混合其他的成分而导致溶石的效果不佳时，则可选用 SWL 和口服溶石疗法联合治疗。在 SWL 治疗时可将结石击碎成为多数较小的碎块，从而增加溶石药物的接触面积，加快结石的溶解速度。

4.*追加冲击剂量*　由于 B 超判定结石的粉碎程度不够准确，故应在初步认为结石粉碎后再追加一定剂量的冲击，确保结石完全粉碎，以防残石坠入下方输尿管，导致复震时定位更加困难。

5.*冲击过程中的观察*　肾内结石粉碎时，由于粉碎弥散空间较大，B 超声像呈现所谓“云雾”现象：当输尿管结石粉碎时，粉末沿着管腔拉长，在 B 超声像上表现为“喷流”现象；输尿管膀胱开口的结石粉碎时，可见碎屑缓缓地坠落膀胱的过程，B 超下呈现动感的“飘雪”现象。

6.*随访*　X 线不显影的结石 SWL 后随访时，若残石的碎片未排尽，即使数量很少，B 超下也可显示出很强的回声，有时可能误导对碎石结果的判断。

（四）辅助治疗

在 SWL 前应常规使用碱性药物可以降低结石表面的能量。此外，在 SWL 后服用碱性药物可进一步提高 X 线不显影结石的治疗效果。其理论依据主要是结石粉碎之后表面积显著增大，药物—结石的接触面也相应增加，有利于加快结石的溶解；部分 X 线不显影的结石因取向附生作用，表层可能沉积草酸钙结晶，粉碎结石表面的草酸钙晶体层后，药物就可以直接溶解其内部的尿酸成分；可溶解坠入输尿管的残石，防止潜在的尿路梗阻发生。

临床上常用的碱化尿液方法有三种：

1.*口服碱性药物* 常用的药物有枸橼酸盐和碳酸氢钠。服药量完全根据尿液的pH来决定。其中，枸橼酸钾应作为碱化尿液的首选药物。一般情况下，30～60mmol/d的一般用量就可以将尿液pH提高并维持在6.5左右的范围。但是，肾功能不全者应慎用，以免引起高血钾。此外，饮用橙汁是值得推荐的方法。研究证明，每日饮用1200mL的橙汁，既可增加尿量又可碱化尿液，相当于服用60mmol的枸橼酸钾，能使尿液的pH从5.7增至6.5，同时使尿液中的枸橼酸含量从571mg/d增加到952mg/d，对尿酸结石和含钙结石都有防治作用。碳酸氢钠能增加体内的钠负荷，长期使用对伴有肾功能不全、高血压和充血性心衰、肝硬化腹水等病变的患者有一定的风险。此外，它还可能增加尿钠和尿钙的排泄，具有提高尿液磷酸钙饱和度以及降低尿液枸橼酸排泄量的作用，因此容易导致尿路含钙结石的形成。为此，一般将碳酸氢钠和乙酰唑胺一起联合应用。这样除了可以减轻水钠潴留的效应以外，还能够增加尿液的碱化效果。

存在着尿路梗阻的患者禁用口服碱性药物来碱化尿液的治疗。

2.*静脉滴注碱性药物* 静脉滴注碱性药物的溶石速度较快，但患者往往需要住院治疗。常用的药物有1/6mol乳酸钠溶液或5%碳酸氢钠溶液。使用时应密切观察血压等变化，防止因水钠潴留引起的各种并发症。

存在着尿路梗阻的患者禁用静脉滴注碱性药物来碱化尿液的治疗。

3.*局部灌注碱性药物* 适应于不能耐受全身用药或已携带尿路造瘘管、导管的患者。常用的药物有碳酸氢钠和三羟甲基氨基甲烷(THAM)溶液。该法溶石迅速，操作时应保持压力＜20～25cmH_2O。用药过程中应每日监测尿pH 2～3次，使之维持在6.5～7.0之间。应避免尿液的过度碱化。若尿液pH＞7.0，则尿中的磷酸盐易产生结晶沉淀。

急性尿路感染者禁用局部灌注药物碱化尿液的治疗。

X线不显影的结石患者应严格限制摄入高嘌呤食物。此外，高尿酸血症患者或中度以上高尿酸尿症的患者应服用别嘌醇。别嘌醇是次黄嘌呤异构体，一方面能抑制黄嘌呤氧化酶，从而减少尿酸形成；另一方面，别嘌醇使体内从头合成的嘌呤核苷酸减少，间接的减少了尿酸的生成量。因此，别嘌醇可显著降低血液和尿液中的尿酸水平。常用的剂量为300mg/d，分次或一次性服用。该药副作用较小，可出现皮疹、发热、急性痛风等现象。长期应用可增加体内黄嘌呤、次黄嘌呤含量，有出现相应成分结石的可能。

（詹 扬）

第二十三章 结石性脓肾微创术的治疗

一、概述

急性结石梗阻性脓肾是肾脏的严重化脓性感染并发症之一。结石性脓肾占梗阻性脓肾的60.5%，致病菌多见于大肠杆菌，由于尿液长期积聚在肾盂内及结石本身原因，导致肾盂感染，使肾脏积脓。结石性脓肾传统治疗方法是肾切除，但手术创伤大、围手术期并发症多、致死率高。近年来，国内外学者主张先行经皮肾穿刺造瘘引流，择期再做相应处理，从而使脓肾的治疗更加安全有效、肾切除率显著降低、患肾最终得以保留，从而打破了脓肾应早期切除的传统观念。

二、病理生理

结石性脓肾是上尿路结石引起梗阻、继发肾脏感染所致，其主要病理变化是肾盂内高压的脓性尿液渗入肾实质，形成脓性炎症及肾实质脓肿，终致肾实质破坏，肾功能丧失，严重者细菌及毒素入血可致全身感染，出现严重的全身中毒症状，甚至弥散性血管内凝血及休克。因此，急性梗阻性脓肾治疗的关键在于及早引流以降低肾盂内压，而治疗的最终目的是解除梗阻、挽救患肾功能。由于此类患者中毒症状重，全身情况差，采用急诊开放性手术解除梗阻或引流，危险性大，并发症亦较多，有报道急诊手术后死于感染性休克及降结肠瘘者，故应慎重。

上尿路梗阻致脓肾，一般过程都是慢性的。上尿路梗阻后，使梗阻段以上尿路及肾盂压力增大，导致肾积水、肾盂扩张、肾实质变薄，肾集合管、肾小管压力上升，肾小球与肾小管压力缩小，而肾脏本身具有反流机制及肾盂的进一步扩张，使肾小球与肾小管间的压力差一直存在，肾小球仍能保持一定的过滤功能，从而减轻了梗阻及感染对肾小球的破坏，决定了梗阻性脓肾在解除梗阻后患肾功能得到部分恢复。如果梗阻为结石所致，肾盂及肾盏的扩张不是均一的，肾皮质的变化常常局限于肾的一部分或一极，而'肾皮质其他部分仍较厚。所以，一旦梗阻解除，肾盂压力下降，肾功能可以得到部分恢复。

三、微创治疗技术

脓肾一旦确诊，应急诊行经皮肾穿刺造瘘术，以解除梗阻、畅通引流、恢复肾功能，并纠正患者全身情况。待以后继续处理结石，彻底消除梗阻病因。

微创经皮肾穿刺造瘘引流术：患者取俯卧位，常规消毒铺巾，局部麻醉。B超或X射线视屏定位引导下，肾结石及输尿管上段结石，选择中组后排肾盏为穿刺点；输尿管中、下段结石，选择肾下盏或扩张积液明显肾盏为穿刺点。18G肾穿刺针向所需肾盏穿刺，引出脓液后，置入导丝，退出穿刺针，沿导丝切开皮肤，用筋膜扩张器从8F扩张至14～16F，并带入撕开鞘，经鞘置入硅胶肾造瘘管，或扩张至12F，引入单猪尾肾造瘘管，调整造瘘管位置后缝线固定。取脓液做细菌培养及药敏试验。记录每日引流量。

经皮肾穿刺造瘘治疗急性梗阻性脓肾具有如下优点：操作简单、创伤小，较为安全，有助于脓肾的早期诊断和治疗。因脓肾的临床表现不一，单凭临床表现和常用的辅助检查手段难以判断脓肾或肾积水。但经皮肾穿刺均有脓液，可确诊为脓肾，从而得到及时引流，避免延误病情，能较为准确地判断患肾功能，为后期处理提供依据。一般穿刺后早期每日引流尿量在200ml以上者，患肾功能大多恢复较好，且尿量可逐渐增加，可考虑保留患肾；另外，对部分梗阻原因尚难明确者，还可通过造瘘管造影进一步了解梗阻情况，为解除梗阻病因提供方便。

微创治疗梗阻的结石：随着腔道泌尿外科技术及体外冲击波碎石的日趋成熟，多数上尿路结石已无须开放性手术取石，对结石梗阻性脓肾，经穿刺造瘘引流、感染控制，肾功能恢复良好者，可经造瘘口置入经皮肾镜或输尿管镜替代肾镜，配合有效的腔内碎石器即可处理结石，解除梗阻。

1.*治疗时机*　关于穿刺造瘘引流后期手术的时机，应根据患者的全身情况及梗阻原因全面考虑。若经腔道技术可处理梗阻，待患者一般情况恢复，感染控制后即可进行；而需要开放手术者，因急性梗阻性脓肾多合并较严重的肾周围炎，在穿刺过程中或多或少有外溢脓溢到周围间隙，造成局部感染，如过早手术，往往分离较为困难，且渗血亦较多，易造成邻近器官损伤等并发症，而待造瘘引流充分、局部感染控制后再行手术，可减少并发症及术中出血。学者曾对2例造瘘引流术后2～4周患者行病肾切除术，术中发现肾周粘连致密，分离困难而被迫行包膜下肾切除术，术中出血均在400ml以上，而中期行开放性手术的病例均在造瘘引流3个月后施行，手术均很顺利，无1例发生分离困难及手术并发症。因此，穿刺造瘘术后期须行开放性手术者，以引流3个月后进行为宜。

2.*Ⅱ期行经皮肾输尿管镜取石手术*　适合于肾结石或输尿管上段结石并发脓肾者。待肾造瘘管引流5～10d后，引流尿液清晰，患者全身情况好转，感染基本控制后，在硬膜外麻醉下，俯卧或侧卧位，距皮肤瘘口2cm剪断肾造瘘管，经管腔放入斑马导丝，确定导丝在肾集合系统内，拔出造瘘管，用16F筋鞘扩张器扩张通道并带入撕开鞘。建立经皮肾取石通道，鞘内置入8/9.8F输尿管镜，进入肾集合系统观察，发现结石进行气压弹道或激光腔内碎石，利用灌注泵冲水压力将碎石从鞘内冲出或用取石钳取出，顺行放置6F双“J”管内支架引流，放置肾造瘘管1～2周。

3.*Ⅱ期经尿道输尿管镜取石术*　适合输尿管中、下段结石并发脓肾的患者，硬膜外麻醉，截石位，经尿道置入8/9.8F输尿管镜入膀胱，一般在内镜灌注液压下直接进镜，输尿管口狭窄直接进镜困难者先行输尿管口扩张，进镜至结石下方，自工作通道插入气压弹道碎石金属探杆将碎石粉碎至1～2mm，也可用取石钳将碎石钳至膀胱内，留置双“J”管引流4周。

四、总结

微创腔内手术具有安全有效、创伤性小、保肾率高的优点，适合结石性脓肾患者的保肾治疗。

直到20世纪80年代早期，肾切除术仍是结石性脓肾的主要治疗方法，围手术期并发症多(包括出血、损伤邻近器官、感染性休克等)，致死率很高。随着抗生素的不断更新，更重要的是经皮肾穿刺造瘘引流术的应用，结石性脓肾的手术并发症明显减少、致死率明显降低、患肾切除率明显降低。

所以，微创经皮肾穿刺造瘘术是梗阻性肾疾病的首选方法，特别是在结石性脓肾治疗方面具有以下优点：引流肾脏集合系统脓液，减轻患肾集合系统压力利于患肾功能恢复，为Ⅱ期腔内镜取石建立经皮肾通道提供了优越的条件。由于结石性脓肾患者肾脏集合系统压力增高，Ⅱ期腔内碎石取石由于冲洗液压力易使肾内感染扩散，肾内静脉反流，致感染性休克和尿源性败血症。一般不主张Ⅱ期腔内碎石取石，Ⅰ期肾造瘘充分引流脓液后，辅助敏感抗生素应用，尿液多在10d内转清，患者全身症状明显改善，肾内感染基本控制，此时即可行Ⅱ期腔内碎石取石，患者多能耐受。

结石性脓肾保肾手术，在解除梗阻后患者肾功能常得到恢复或部分恢复。关于肾切除指征，待梗阻解除、患者情况好转后，认真评估患肾功能，如果每日引流尿量不足50ml，尿比重＜1.005，肾图呈无功能图形，且对侧肾功能正常，可考虑进行患肾切除。

学者对一组结石性脓肾保肾手术行肾脏活检，光镜下肾小球变化不大，而肾小管上皮细胞肿胀变性，局灶性坏死，间质内有淋巴细胞浸润，这种病理变化与肾脏其他原发疾病所致的肾脏病变有明显区别。因此也决定了结石性脓肾在解除梗阻后患肾功能得到部分恢复。学者随访30例患者中，24例患肾功能经静脉尿路造影及ECT证实恢复或部分恢复，5例由于病程较长，解除梗阻后肾功能未能恢复，术后1年复查B超或CT发现患肾已发生萎缩。

结石性脓肾保肾治疗的并发症包括：再次出现脓肾及结石残留，再次出现脓肾可能与结石残留、肾脏引流不充分、抗感染治疗不彻底、机体抵抗力低有关。结石残留是再次出现脓肾的主要原因，故应尽量把肾内结石取净，残留结石者术后应配合体外冲击波碎石治疗。

腔内微创是泌尿外科技术治疗结石性脓肾，在经皮肾穿刺微造瘘术引流的基础上进行的经尿道输尿管镜取石术或经皮肾镜取石术，与Ⅰ期或分期肾切除术，肾、输尿管切开取石术相比，具有以下优点：避免了在游离炎症粘连肾脏时，对机体的损伤及炎症的扩散，手术并发症减少，不易出现感染性休克，脓液播散及邻近器官损伤等并发症。通过对肾造瘘管引流量的观察，判断解除梗阻后患肾功能的转归。保肾手术在结石性脓肾的治疗中占有重要地位，可挽回相当数量的患肾。这对于双侧肾结石，或双肾功能欠佳，先天性独肾的患者意义重大。相信随着引流方法的改进，腔内技术的发展会不断提高。

（李宏军）

第二十四章　输尿管结石性脓肾微创术的治疗

输尿管结石合并脓肾是输尿管结石严重并发症之一，占梗阻性脓肾的65%，致病菌以大肠杆菌多见。由于尿液在肾盂内的长期集聚及结石本身的原因，导致肾盂感染，使肾脏积脓。细菌可逆行至肾集合管、肾小管使之发生感染。而结石引起泌尿系统梗阻导致肾盂内压力增高，引起脓性尿液的重吸收、肾盂和淋巴逆流、肾盂和静脉逆流以及可能的脓性尿液外渗，可使尿液和细菌直接进入肾实质或血液，导致化脓性肾炎和脓毒血症。而肾内压力的升高又降低了药物到达肾脏的量，会导致快速的肾功能损坏甚至致命的脓毒血症，进而出现感染性休克、多脏器衰竭等严重后果。重症输尿管结石梗阻性脓肾有两种类型：一是临床上出现持续高热等菌血症危象，病情严重，抗生素治疗效果不佳，称为症状型重症脓肾；二是肾周围炎或肾周围脓肿，导致患侧肾与周围组织严重粘连，肾功能基本消失，手术切除患肾相当困难，称为手术型重症脓症。症状型重症脓肾的治疗，单纯抗生素效果不佳，需要进行输尿管内插管或经皮肾造瘘引流，以减少并发症。

过去很多学者认为大多数脓肾应早期切除，但随着多种广谱抗生素的问世、引流方法的改进、内腔镜的快速发展、诊断技术的提高，脓肾行保肾治疗成功率大大增加，使保肾手术在脓肾的治疗中占重要的地位。近期文献报道75%输尿管结石梗阻性脓肾患者，临床上可保肾成功。这是由于在肾盂高压的同时，肾脏本身具有反流机制及肾盂进一步扩张，使肾小球与肾小管间的压力差一直存在，因此肾小球仍能保持一定的滤过功能，在肾组织未完全破坏的情况下解除梗阻及控制感染后，肾功能有可能得到不同程度的恢复。因此，在治疗结石梗阻性脓肾以及时地解除梗阻、保留肾功能和阻止感染为原则。

近些年来，迅速地采用尿液引流、脓液引流，以及积极的全身抗感染治疗等支持疗法进行保肾治疗。目前常用的解除输尿管结石梗阻方法有：经皮肾造瘘术、膀胱逆行性插管引流术、输尿管镜碎石取石术、输尿管内置入引流管术、体外冲击波碎石术等。输尿管结石性脓肾因病情不同，治疗方法也不同，如肾内积脓较多、输尿管发生迂曲，可经皮肾造瘘引流，使脓液引流出，输尿管回位，可再行输尿管镜取石术，如果输尿管上段结石并发脓肾，结石以下梗阻或狭窄，可实施经皮肾造瘘引流术后或二期再实施经皮肾造瘘取石术。结石较小，逆行性插管成功后可选择体外冲击波碎石治疗。全身情况较差可先行经皮肾造瘘引流术后，待全身情况改善后再施行二期手术。脓肾治疗不仅单纯地解除结石梗阻，由于肾功能不良，血液内有效的抗菌药物很难达到患肾的集合系统内，感染难以控制，另外，患肾难以得到尿液的冲刷，感染会反复发作，脓尿迁延不愈。因此强调充分地引流冲洗及抗菌药应用，也是保肾成功的关键。一般认为保肾成功取决于：术前充分准备和准确把握保肾指征；术中解除梗阻和正确留置内外引流管；术后保持患肾通畅引流，积极的抗感染等方面。当然对于肾功能丧失的患者，控制感染后应二期施行肾切除术，但不可以降低程序，直接进入一期肾切除术的危险性。对症状型脓肾出现感染性休克征象者，应早发现早治疗，及时的给予抗休克治疗。

一、急症引流适应证

（一）脓毒血症

脓毒血症指对感染的全身炎症反应和全身炎症反应综合征，可包括以下症状：①体温＞38℃或体温＜36℃；②心率＞90 次/分；③呼吸急促，呼吸频率＞20 次/分，或过度换气，部分 PCO_2 低于 4.3kPa（32mmHg）；④白细胞计数改变，$>12.0\times10^9$/L 或$<4.0\times10^9$/L 或者不成熟中性大于 10%。

（二）输尿管结石合并梗阻继发性感染者

白细胞计数$\geq17.0\times10^9$/L 或者体温≥38℃，而抗生素不能有效控制者。

二、微创取石术及引流方法

（一）经皮肾造瘘引流术

肾积脓的外科干预可追溯至 1906 年 AIbarran 首先采用了经皮肾造瘘术，患者病情稳定后再实施肾脏切除术，可大大地降低手术风险。随着经皮肾造瘘术的发展，经皮肾造瘘术逐渐取代了开放性手术。从临床上观察经皮肾造瘘引流后，待病情稳定后施行肾切除的相关并发症减少了许多。因而结石梗阻性脓肾，肾无功能的情况下先实施肾造瘘引流，二期再切除肾为首选。对于肾尚有功能的情况下，先进行经皮肾造瘘引流术后再实施二期取石术也是一种治疗手段。事实上经皮肾造瘘引流术减少了革兰氏阴性菌所引起的脓毒血症的死亡率。经皮肾造瘘引流术有以下优点。

(1)引流肾集合系统的脓液，通过肾造瘘管注入造影剂，造影可明确梗阻的原因及梗阻的部位，可在 24h 内通过造瘘管引流，观察尿中脓液的浓度、尿液的多少、判断肾功能的情况及病情的转归。

(2)如果有必要，该引流管可进行冲洗，缓解暂时的梗阻管，同时可从造瘘管通道内注入有效的抗生素，以加强局部的抗感染治疗，并可在瘘道内实施碎石取石术。

(3)管道可以根据需要不同管径(8～12F)，一般较逆行性插管管径粗，更利于引流。

(4)可以避免对梗阻输尿管操作可能引起的穿孔和加重感染。

(5)可采用局麻治疗，不需要硬膜外麻醉或全麻，可减少麻醉的风险。

术后肾造瘘管留置时间一般为 2 周，拔管前一般先夹管 1～2d，观察该肾引流是否通畅，再决定是否拔出。

虽然经皮肾造瘘术没有较高的并发症，但是经皮肾造瘘术仍有一定的危险性，Lee 等回顾了 160 例(169 次)急症行经皮肾造瘘术的患者，其中 69 例(43%)存在梗阻和感染。98%成功放置，严重并发症是出现脓毒血症(3.6%，术前没有)；出血而需要输血(2.4%)。次要并发症为 27.7%，包括导管脱出(4.8%)，尿外渗(4.3%)，肺炎、肺不张(1.8%)，胸腔积液(1.2%)，麻痹性肠梗阻(2.4%)，持续 6h 以上的发热(12.6%)。Yoder 等回顾报道了 70 例经皮肾造瘘术治疗肾积脓的患者，并发症发生率为 28%，包括感染性休克(7%)，出血性休克(1.4%)，低血压(2.9%)，发热、寒战(14%)。

（二）膀胱镜下逆行插管引流

随着内引流管的发展，也有人认为在膀胱镜下置管可替代经皮肾引流。早期的导管放置困难，也容易出现远近距离的移动。而新导管的出现可以更容易放置，位置也更可靠。逆行插管采用内引流可以使患者更加舒适，有更低的并发症。但是，内引流不能对引流效果进行评估，而且膀胱镜下行逆行插管引流有一定盲目性，对于输尿管结石停留时间较长，局部已有炎性水肿和肉芽组织形成的患者，输尿管导管通过结石的可能性小，易造成输尿管黏膜下损伤和假道形成，甚至穿孔。输尿管结石梗阻时实施逆行性插管失败率较高，易发生输尿管穿孔、导管移位、膀胱刺激征、血尿等症状。

逆行性插管后患者保持半坐卧位和留置尿管，有助于防止尿液反流引起的肾盂感染。双"J"管留置期一般不超过6个月，国产管在2～4周内拔出，以免管壁积成结石，造成拔管困难。留置双"J"管期间应积极地二期处理相关结石。

（三）输尿管镜碎石取石术

输尿管镜取石术治疗梗阻性脓肾具有损伤轻、引流畅、恢复快、痛苦小等特点。当肾盂内压力超过3.5kPa（35.5cmH_2O）时会出现肾静脉反流，加重全身感染。因此，实际应用时必须控制灌注压力，以免引起肾静脉、肾小管、淋巴管反流使感染扩散。也有人认为结石梗阻性脓肾肾盂内压力增高，但肾乳头的瓣膜功能可防止反流的作用，只要术中控制好低压灌注，操作轻巧，避免输尿管损伤，结石松动后，先引流肾内的脓液，降低肾内压力后再加压灌注，并用有效的抗生素，手术是安全可行的。有人认为，该方法仅适应于输尿管下段结石梗阻性脓肾，并且结石＜0.8cm，可一次性完成取石引流。对于结石较大需要超声碎石的患者，以及中、上段结石梗阻感染性患者，估计操作时间较长，宜先插管引流，控制感染后再行取石术。为了减少并发症在操作过程中应注意以下几点。

（1）术前应用抗生素及必要的支持治疗有利于改善全身情况和降低手术的危险性。

（2）利用液压灌注扩张输尿管管口，减少输尿管开口处机械性损伤。

（3）如果操作中遇到阻力，不可强行进镜或退镜，应摆动式进镜，尽量使导丝位于视野中央。

（4）保持视野清晰，对于活动性结石，应采用旁敲侧击碎石，以提高碎石的成功率，避免碎石时碎石杆误伤输尿管管壁。

（5）对患者体质较虚弱者，手术者必须熟练掌握输尿管镜碎石取石的技巧，尽量缩短手术操作时间。

（6）当输尿管镜进入输尿管内后，应尽量地降低冲洗液灌注压力及流速，减少结石被冲回肾内的概率，同时可减少术中及术后并发症。

（7）对病情严重者可先行经皮肾造瘘引流脓液，待病情稳定后再进行输尿管镜碎石取石术，术后用生理盐水从造瘘管进行冲洗，有利于肾内感染的迅速控制及残留的结石碎片的顺利排出。

（四）开放性取石术

开放性手术创伤较大，此类患者中毒症状较重、取石情况较差，手术危险性及并发症的发生率较高。目前已经很少用，只限于无内腔镜引流条件的一种急症治疗方式。

（五）经皮肾造瘘术与输尿管逆行插管的作用

输尿管插管和皮肾穿刺在效果上没有明显的区别：包括体温、白细胞恢复正常、并发症发生率、患者不适（除经皮肾造瘘者主诉腰痛外）。选择哪种治疗方法，可能取决于血小板减少情况和结石的大小、多少。血小板在抵御微生物方面具有重要的作用，细菌或病毒引起的急性感染可以使巨核细胞生成受到抑制，血小板更新加快。因此血小板减少可以作为一个多器官障碍严重程度的指标。另外，要根据医院设施和患者情况，如果患者可能需要经皮肾取石术，最好采用经皮肾造瘘术。如果只是孤立输尿管结石，可采用体外冲击波碎石或输尿管镜取石，最好采用输尿管逆行性插管。

虽然经皮肾造瘘术并发症高于逆行性插管，但严重的并发症两者都很低。在一些条件不够成熟的医院，对结石梗阻性脓肾开始可试图逆行性插管，如果成功，结合全身情况，给予抗感染治疗患者也有治愈的可能性。但经皮肾造瘘术常常是必要的，多数情况下是脓肾的选择。经皮肾造瘘术优于逆行性插管的理由包括以下几点。

（1）脓肾往往意味着输尿管梗阻，插管困难或不可能，试图插管不能通过梗阻的输尿管，增加了输尿管内并发症的危险。

（2）脓肾引流的东西往往黏稠，有效的减压往往需要较粗的引流管，而输尿管引流管常规是 8F，而经皮肾造瘘管管径是 12～14F，大孔径的引流管则不易被脓稠物堵塞，引流更加快速。

（3）经皮肾造瘘引流能够准确估测肾脏感染及肾功能的情况，可通过监测引流量、感染物尿量来了解治疗后的情况。而多数输尿管逆行性插管是内引流，很难准确估测感染肾脏引流的情况。

到目前为止，一般认为经皮肾造瘘引流术还是多数患者的选择，虽然输尿管逆行性插管并发症低于经皮肾造瘘术，但是选择引流方法最应该考虑的问题是引流是否充分。也有人主张解除结石梗阻后采用肾造瘘管和输尿管内置入双"J"管相结合，进行造瘘管低压冲洗，保持引流通畅，同时配合敏感抗生素。其重点包括以下几点。

（1）利用术后脓苔，残留结石碎片排出，有助于减少漏尿、感染及狭窄等并发症。

（2）由于对冲洗引流，避免了肾盂内压力过高所引起的感染扩散，而且局部给予抗生素可获得更好的疗效。

（3）输尿管内置入的双"J"管可以防止结石巷的形成，最大限度保护肾功能。输尿管镜技术也是一种治疗结石梗阻性脓肾的新的治疗方法，在解除梗阻，充分引流脓液的同时还具有祛除结石的优点。

三、注意事项

（1）早期诊断和治疗肾内积脓是防止肾功能不可逆性损害、预防脓毒症以及减少肾切除率的关键。

（2）诊断脓肾：当穿刺抽出脓液时，即可诊断为脓肾。

（3）查出病原菌，指导临床用药。

（4）一期手术及二期手术的经皮肾造瘘术能在第一时间内解除梗阻，有助于改善全身情况和控制感染，对成功保肾意义重大。

（5）充分掌握保肾条件，如不能确定患肾是否有功能，则术前行肾造瘘术，可估计脓肾的残留功能。

（6）对危重不能耐受手术的患者，经皮肾造瘘术后待体质恢复后再行二期取石解除梗阻的治疗。

（刘　云）

参考文献

1.张元芳,孙颖浩,王忠.实用外科学和男科学.北京:科学出版社,2013

2.李汉中.泌尿外科诊疗常规.北京:中国医药科技出版社,2012

3.冯京生,任红.泌尿系统.上海:上海交通大学出版社,2011

4.李虹,王建业.泌尿外科疾病临床诊疗思维.北京:人民卫生出版社,2015

5.高振利,刘庆祚.泌尿系结石的微创治疗.北京:人民卫生出版社,2011

6.陈在贤.实用男科学.北京:人民军医出版社,2013

7.尤舒彻.泌尿生殖疾病.北京:科学出版社,2011

8.陈涛,曹延炜.泌尿系统结石临床诊断治疗.北京:人民军医出版社,2013

9.郭正辉,许可慰,谢文练.泌尿系结石外科治疗.北京:科学技术文献出版社,2010

10.李州利.泌尿外科诊疗与风险防范.北京:人民军医出版社,2011

11.巢志复.泌尿生殖疾病诊治实用手册.北京:人民军医出版社,2011

12.马潞林.泌尿外科微创手术学(精).北京:人民卫生出版社,2013

13.孙世仁,王汉民.肾脏病研究进展(2012).西安:第四军医大学出版社,2013

14.史沛清,叶章群.当代泌尿外科热点聚焦(精).北京:人民卫生出版社,2014

15.周利群.泌尿外科内镜诊断治疗学.北京:北京大学医学出版社,2016

16.夏术阶.微创泌尿外科手术并发症预防与处理.北京:人民卫生出版社,2013

17.张大宏.经腹腔入路泌尿外科腹腔镜手术操作技巧.北京:人民卫生出版社,2012

18.吴金光.经尿道前列腺电切术对48例良性前列腺增生症的临床治疗效果.当代医学,2013,19(14):58-59

19.田雨,卢剑,肖春雷,马潞林,田晓军,侯小飞,赵磊,王国良,洪锴.输尿管软镜在泌尿外科疾病诊断及治疗中的应用.中国微创外科杂志,2013,13(04):322-326

20.关礼贤,张湛英,徐勋,周振星,冯权尧,胡明,崔学江.经尿道前列腺等离子双极电切术治疗前列腺增生86例.当代医学,2013,19(09):28-29

21.曾明祥.经尿道电切术治疗前列腺增生症的临床疗效观察.当代医学,2013,19(01):102-103

22.李永强,杨大英.体外冲击波碎石治疗泌尿结石的临床疗效分析.中国社区医师(医学专业),2012,14(20):177-178

23.林宁峰,刘昌明,李国敏.经尿道等离子前列腺电切术和剜除术治疗前列腺增生的临床疗效比较.当代医学,2011,17(27):58-60

24.毕霞,王雪强,孙丹,黄帅杰.对神经源性膀胱患者进行简易膀胱容量压力测定的可行性研究.中国康复医学杂志,2011,26(09):811-813+831

25.高绍青,陈伟光,黄长青.经尿道前列腺电切术治疗良性前列腺增生症的临床体会.当代医学,2011,17(16):61-62

26.戴继灿.男性不育的辅助生殖技术处理:潜在风险与思考.中华男科学杂志,2011,17(05):387-390

27.泌尿男生殖系统肿瘤多学科团队综合诊治组织与实施规范中国专家共识.中国癌症杂志,2017,(11):917-920

28.王浩,于代友.膀胱憩室癌的临床、病理及影像学研究进展.实用肿瘤杂志,2017,(06):559-562

29.胡月鹏,杨青松,曹迪,吕秀敏,朱维聪,李辰,王立敏,杨丰硕.扩大性部分膀胱切除治疗脐尿管癌(附3例).现代肿瘤医学,2018,(02):241-243

30.朱圣煌,胡军全,李彤,刘凡,周华.微创经皮肾穿刺输尿管镜取石术治疗复杂性上尿路结石.当代医学,2017,(34):117-118

31.刘俊峰,谭朝晖,李三祥,李星智,迟宁,刘春晓.经尿道双极等离子前列腺剜除术与经尿道双极等离子电切术比较治疗前列腺增生的临床研究.中国循证医学杂志,2013,13(12):1405-1408

32.周良毅,李雪峰,李斌,赵勇,马晋鄂,金强.微创经皮肾镜取石术治疗泌尿系统结石的临床疗效及安全性分析.实用药物与临床,2013,16(08):686-688

33.刘伟.体外冲击波碎石治疗泌尿结石的临床效果.临床医学研究与实践,2017,2(28):71-72

34.孟祥锋,宋广霞,孟烁.微创经皮肾镜与泌尿道输尿管镜治疗上尿路结石的疗效对比研究.世界最新医学信息文摘,2017,17(72):7-8

35.梁怀远,马丽,任力.泌尿结石患者采用体外冲击波碎石治疗的临床效果.中医临床研究,2017,9(18):97-98

36.赵黎明,刘致中,岳长久.输尿管镜下钬激光碎石取石术治疗泌尿结石的疗效分析.系统医学,2016,1(12):52-54

37.魏红建,苗晓林,周振中,王顺新,李鼎.钬激光碎石取石术治疗泌尿结石临床探讨.中国医学创新,2015,12(30):54-57

38.龚瑞龙,吕凸,韩庆荣,张玲,王乐群,许珊丹,朱长才.育龄男性生殖系统疾患与行为因素相关性分析.中华疾病控制杂志,2015,19(08):824-826

39.彭昊.泌尿结石采用体外冲击波碎石治疗的临床效果分析.中国卫生标准管理,2015,6(21):59-60

40.张玉明,李铁英.钬激光碎石取石术治疗泌尿结石的疗效评价.中国卫生标准管理,2015,6(19):50-51

41.何永胜,邹宁.体外冲击碎石在泌尿结石治疗上的应用.世界最新医学信息文摘,2015,15(15):36-37

42.廖颖,李祖茂.1342例泌尿系统肿瘤病理资料分析.现代肿瘤医学,2015,23(12):1700-1704

43.王亚双.降钙素原、C反应蛋白对泌尿结石合并感染病情的评估作用.中外医学研究,2015,13(01):24-25

44.潘铁军.泌尿系结石微创手术治疗进展.临床泌尿外科杂志,2014,29(07):563-566

45.刘斌,董杰,周水根,田丰,张征宇,高建平,王龙信.经皮肾镜及输尿管软镜治疗孤立肾肾盂结石的临床疗效及对肾功能影响的比较.中国微创外科杂志,2014,14(05):430-433

46.桂定文,杨嗣星,张青汉.输尿管软镜治疗肾结石的现状和展望.临床泌尿外科杂志,2014,29(05):452-457

47.谢宜兴,卢川,程永德.经导管前列腺动脉栓塞术治疗前列腺增生.介入放射学杂志,2014,23(03):185-190

48.王国民,陈伟.泌尿系统肿瘤治疗的进展与展望.肿瘤防治研究,2014,41(02)(02):97-101

49.刘建河,潘春武,李瑞鹏,张尊胜,沈海波,齐隽.输尿管软镜下钬激光碎石处理直径＞2cm肾结石.中国微创外科杂志,2014,14(02):132-133＋137